EDITION C. G. JUNG

C. G. JUNG

Gesammelte Werke
Fünfter Band

C. G. Jung

Symbole der Wandlung

Analyse des Vorspiels zu einer Schizophrenie

EDITION C. G. JUNG

Herausgegeben von:
Lilly Jung-Merker
Dr. phil. Elisabeth Rüf

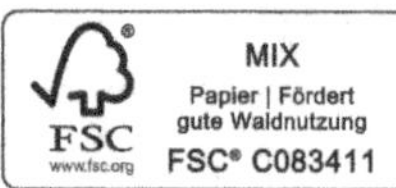

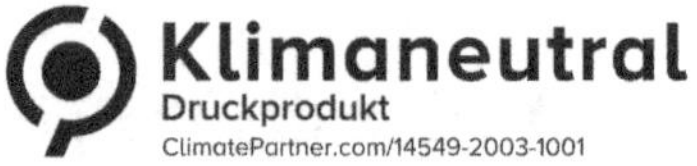

Die Verlagsgruppe Patmos ist sich ihrer Verantwortung gegenüber unserer Umwelt bewusst. Wir folgen dem Prinzip der Nachhaltigkeit und streben den Einklang von wirtschaftlicher Entwicklung, sozialer Sicherheit und Erhaltung unserer natürlichen Lebensgrundlagen an. Näheres zur Nachhaltigkeitsstrategie der Verlagsgruppe Patmos auf unserer Website www.verlagsgruppe-patmos.de/nachhaltig-gut-leben

Bibliografische Information der Deutschen Nationalbibliothek
Die Deutsche Nationalbibliothek verzeichnet diese Publikation in der Deutschen Nationalbibliografie; detaillierte bibliografische Daten sind im Internet über http://dnb.d-nb.de abrufbar.

Sonderausgabe
7. Auflage 2023

Verlagsgruppe Patmos in der Schwabenverlag AG, Ostfildern
www.verlagsgruppe-patmos.de

Umschlaggestaltung: Finken & Bumiller, Stuttgart
Druck: CPI books GmbH, Leck
Hergestellt in Deutschland

ISBN 978-3-8436-0123-8

EDITION C. G. JUNG im Patmos Verlag

INHALT

Vorwort der Herausgeber 8
Vorrede zur vierten Auflage 11
Vorrede zur dritten Auflage 16
Vorrede zur zweiten Auflage 17

ERSTER TEIL

I. Einleitung 21
II. Über die zwei Arten des Denkens 25
III. Vorgeschichte 55
IV. Der Schöpferhymnus 60
V. Das Lied von der Motte 106

ZWEITER TEIL

I. Einleitung 157
II. Über den Begriff der Libido 170
III. Die Wandlung der Libido 182
IV. Die Entstehung des Heros 216
V. Symbole der Mutter und der Wiedergeburt 261
VI. Der Kampf um die Befreiung von der Mutter 352
VII. Die zweifache Mutter 393
VIII. Das Opfer 501
IX. Schlußwort 558

ANHANG

Übersetzungen 565
Bildernachweis 594
Bibliographie 600
Personenregister 617
Sachregister 623
Schriftenverzeichnis 659

VORWORT DER HERAUSGEBER

Wir freuen uns, als dreizehnten Band im Rahmen der Gesammelten Werke, Band V vorzulegen. Er enthält, wie der wohlbekannte Titel erkennen läßt, ausschließlich die vollständige und endgültige Fassung einer der zentralsten und bahnbrechenden Schriften C. G. JUNGS.

Der Leser wird den drei Vorreden des Verfassers zu früheren Ausgaben entnehmen, was für die über nahezu vierzig Jahre sich erstrekkende Entstehungsgeschichte wesentlich ist. Eine kurze Zusammenfassung mehr technischer Daten mag die «Biographie» des Werkes ergänzen:

1911 erschien der Erste Teil der Studie (bis und mit 5. Das Lied von der Motte) unter dem Titel «*Wandlungen und Symbole der Libido. Beiträge zur Entwicklungsgeschichte des Denkens*» in dem von EUGEN BLEULER und SIGMUND FREUD herausgegebenen *Jahrbuch für psychoanalytische und psychopathologische Forschungen*, III, als Artikel und ohne Illustrationen.

1912 folgte der gesamte Zweite Teil im *Jahrbuch*, IV, bereichert durch neun Bildreproduktionen. Im gleichen Jahr gab der Verlag, Franz Deuticke, Leipzig und Wien, einen «Sonderabdruck» in Buchform heraus, der 413 Text- und (neu) 9 Registerseiten umfaßte.

1925 wurde dieses Separatum, «aus technischen Gründen unverändert», doch versehen mit der «November 1924» datierten Vorrede, zum zweiten, 1938 zum dritten Male aufgelegt.

1952 publizierte JUNGS Hauptverleger, Rascher in Zürich, die im wesentlichen um 1950 entstandene Neufassung mit dem Titel «*Symbole der Wandlung. Analyse des Vorspiels zu einer Schizophrenie*», die als «vierte, umgearbeitete Auflage» vorgestellt wurde und 769 Seiten – einschließlich 300 Illustrationen – sowie 50 Seiten Register enthielt. Die Auswahl und Zusammenstellung der Bilder hatte der Autor seiner bewährten Mitarbeiterin Frau Dr. Jolande Jacobi übertragen, in deren Todesjahr nun dieser Band V erscheint. Zur wohlbedachten Reduktion der ursprünglichen Bilderfülle haben wir uns im Einklang mit der englischsprachigen Ausgabe und auf Veranlassung des Walter-Verlages entschlossen, der den Ladenpreis des umfangreichen Buches in erträglichen Grenzen zu halten wünschte.

Wie für die vorhergehenden Bände haben wir wiederum grundsätzlich alle Zitate nachgeprüft, Angaben ergänzt und unübersetzt gebliebene Textstellen ins Deutsche übertragen. Der Leser findet sie entweder an Ort und Stelle in Text oder Anmerkung (durch eckige Klammern als Zutat der Herausgeber gekennzeichnet) oder im Anhang. Wo eine bereits publizierte Übersetzung übernommen werden konnte, ist diese je im Anschluß an deren Anführung sowie in der Bibliographie verzeichnet. Ebenfalls im Anhang vermitteln wir eine zusammenhängende, von den vereinzelten Zitaten im Text unabhängige, vollständige Übersetzung der Phantasien und Kommentare Miss Millers aus der von THÉODORE FLOURNOY 1906 herausgegebenen französischen Fassung.

Es war ein reizvolles Unternehmen, den Urtext von 1911/12 mit der definitiven Ausgabe des Werkes von 1952 Abschnitt für Abschnitt zu vergleichen. Das Ergebnis im einzelnen vorzulegen, würde den Rahmen eines Vorwortes sprengen. Wir müssen uns auf wenige Hinweise beschränken:

Die neue Version ist insgesamt etwas umfangreicher. Zahlreiche neue Abschnitte sind eingefügt, andererseits ganze Seiten weggelassen worden. Praktisch in jedem Paragraphen sind Änderungen, Ergänzungen oder Streichungen festzustellen.

Stilistisch fallen größere Einfachheit und Dichte auf. Die zeitliche hat geistige Distanz zur Aussage geschaffen. Der Leitgedanke ist unterdessen vollends reif geworden: öfters – da und dort vielleicht bedauerlicherweise – unter Verzicht auf die Sichtbarmachung eines Denkprozesses, auf manche Veranschaulichungen, Beispiele und Vergleiche. Streckenweise wirkt der neue Text jedoch, im Gegenteil, weniger abstrakt und «schwierig».

Die Fachsprache der damaligen Psychoanalyse und Psychiatrie ist weitgehend fallen gelassen. Das Thema wurde in einen umfassenderen Rahmen gestellt. Der Autor wird persönlicher, mit zunehmendem Alter behutsamer in der Ausdrucksweise, zurückhaltender in der Wertung, weniger kämpferisch. Dafür verwendet er um so bestimmter seine eigenständigen, inzwischen bewährten Bezeichnungen (wie Archetypus, Animus-Anima, Schatten, Selbst usw.), erläutert diese und durch sie den Stoff.

Inhaltlich erlebt der Leser die gleiche Entwicklung von der konkretistischen zu einer symbolhaften Auffassung des Materials mit, die JUNG selbst in bezug auf das Verständnis des Begriffes Libido (im Sinne gerichteter psychischer Energie statt bloßer Sexualität) in eben diesem Buch vollzogen und gefordert hat. So ist etwa anstelle von «Inzestwunsch» von «Regression der Libido», weniger von (persönlicher) «Mutter» als vom «Unbewußten» die Rede. Im gleichen Maße, wie die Kritik an der orthodoxen psychoanalytischen Libidotheorie offenbarer und ausdrücklicher wird, nehmen Loslösung und Unabhängigkeit zu. Der Verfasser geht in der Auswahl der Amplifikationen strenger und zugleich in ihrer Zuordnung entschiedener vor. «Vermutungen» von Zusammenhängen werden durch positive Aussagen ersetzt und belegt.

Nicht zuletzt ist die Änderung von Titel und Untertitel deutlicher Ausdruck eines Wandels in Standpunkt und Zielsetzung.

Zum Schluß möchten wir dem Verlag für all seinen Einsatz und unseren Mitarbeiterinnen, Frau Elisabeth Imboden-Stahel und Frau Lotte Boesch-Hanhart für ihre gewissenhafte Arbeit an dem anspruchsvollen Personen- und Sachregister herzlich danken.

Sommer 1973 Die Herausgeber

VORREDE ZUR VIERTEN AUFLAGE

Die Tatsache, daß dieses Buch, das ich vor siebenunddreißig Jahren geschrieben habe, einer Umarbeitung dringend bedurfte, war mir schon längstens bewußt, aber meine beruflichen Verpflichtungen und meine wissenschaftliche Tätigkeit ließen mir nie die genügende Muße, um mich in Ruhe dieser ebenso unangenehmen wie schwierigen Aufgabe widmen zu können. Alter und Krankheit entbanden mich schließlich meiner beruflichen Pflichten und verschafften mir die nötige Zeit zur Betrachtung meiner Jugendsünden. Ich war nie beglückt von diesem Buch und noch weniger damit zufrieden: es wurde sozusagen über meinen Kopf weg geschrieben, und zwar mitten in der Unruhe und dem Andrang der ärztlichen Praxis, ohne Rücksicht auf Zeit und Mittel. Ich mußte mein Material hastig zusammenraffen, wo ich es eben fand. Es gab keine Möglichkeit, meine Gedanken ausreifen

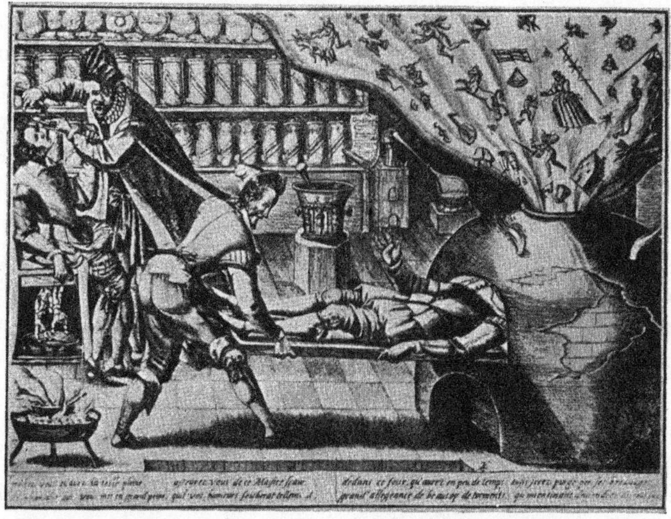

Abb. 1 Austreibung der Dämonen. Anonymer Kupferstich (17. Jh.)

zu lassen. Das Ganze kam über mich wie ein Bergsturz, den man ja auch nicht aufhalten kann. Die Dringlichkeit, die dahinter lag, wurde mir erst später bewußt: es war die Explosion aller jener seelischen Inhalte, welche in der drangvollen Enge der FREUDschen Psychologie und Weltanschauung keine Aufnahme finden konnten. Es liegt mir fern, die außergewöhnlichen Verdienste FREUDS um die Erforschung der individuellen Psyche irgendwie schmälern zu wollen. Der begriffliche Rahmen aber, in welchen FREUD die seelische Erscheinung spannte, erschien mir unerträglich eng. Ich meine damit keineswegs zum Beispiel seine Neurosentheorie, die so eng sein kann als sie mag, wenn sie nur dem Erfahrungsmaterial adäquat ist – oder seine Traumtheorie, über die man in guten Treuen verschiedener Ansicht sein kann; ich meine vielmehr den reduktiven Kausalismus seines allgemeinen Standpunktes und das sozusagen vollständige Außerachtlassen der für alles Psychische so charakteristischen Zielgerichtetheit. FREUDS Schrift *«Die Zukunft einer Illusion»* datiert später, gibt aber eine für die früheren Jahre erst recht gültige Darstellung seiner Anschauungsweise, welche sich innerhalb der Grenzen des für das ausgehende 19. Jahrhundert charakteristischen Rationalismus und Wissenschaftsmaterialismus bewegt.

Wie zu erwarten, bestand das unter solchen Umständen geborene Buch aus größeren und kleineren Fragmenten, die ich nur ungenügend zusammenzusetzen vermochte. Es war ein nur teilweise gelungener Versuch, der medizinischen Psychologie zunächst einen weiteren Rahmen zu schaffen, um das Ganze des psychischen Phänomens in deren Blickfeld zu rücken. Eine meiner Hauptabsichten war, die medizinische Psychologie von dem damals vorherrschenden subjektiven und personalistischen Charakter ihrer Anschauungsweise wenigstens soweit zu befreien, daß es möglich wurde, das Unbewußte als eine objektive und kollektive Psyche zu verstehen. Der mit dem Individualismus des 19. Jahrhunderts parallelgehende Personalismus der FREUDschen sowohl wie der ADLERschen Ansicht befriedigte mich eben insofern nicht, als sie mit Ausnahme der Instinktdynamik (die bei ADLER sogar zu kurz kommt) keinen Raum für objektive und unpersönliche Gegebenheiten bot. In Übereinstimmung mit dieser Tatsache konnte FREUD meinem Versuche keine objektive Berechtigung zuerkennen, sondern vermutete persönliche Beweggründe.

So wurde dieses Buch ein Markstein, gesetzt an der Stelle, wo sich zwei Wege trennten. Um seiner Unvollkommen- und Unvollendetheit willen wurde es zum Programm der folgenden Jahrzehnte meines Lebens. Kaum hatte ich nämlich das Manuskript abgeschlossen, dämmerte es mir, was es heißt, mit einem Mythus oder ohne denselben zu leben. Der Mythus ist das, worüber ein Kirchenvater sagt: «Quod ubique, quod semper, quod ab omnibus creditum est», also bildet der, welcher ohne Mythus oder außerhalb desselben zu leben glaubt, eine Ausnahme. Ja, er ist sogar ein Entwurzelter, welcher weder mit der Vergangenheit, dem Ahnenleben (das immer in ihm lebt), noch mit der gegenwärtigen menschlichen Gesellschaft in wahrhafter Verbindung steht. Er wohnt in keinem Hause wie die andern, er ißt und trinkt nicht, was die andern, sondern lebt ein Leben für sich, eingewickelt in einen von seinem Verstand ausgeheckten, subjektiven Wahn, den er für die eben entdeckte Wahrheit hält. Dieses Spielzeug seines Verstandes erschüttert seine Eingeweide nicht. Es verdirbt ihm zwar gelegentlich den Magen, weil dieser das Verstandesprodukt als etwas Unverdauliches ansieht. Die Seele ist nicht von heute! ihr Alter zählt viele Millionen Jahre. Das individuelle Bewußtsein aber ist nur der saisongemäße Blüten- und Fruchtständer, der aus dem perennierenden unterirdischen Rhizom emporwächst, und dieser befindet sich in besserer Übereinstimmung mit der Wahrheit, wenn er die Existenz des Rhizoms mit in seine Rechnung einbezieht, denn das Wurzelgeflecht ist aller Mutter.

Mir ahnte, daß der Mythus einen Sinn hatte, den ich vermissen müßte, wenn ich außerhalb desselben im Nebel der eigenen Spekulation leben würde. Ich fand mich gedrängt, mich allen Ernstes zu fragen: «Was ist der Mythus, den du lebst?» Ich konnte die Antwort darauf nicht geben, sondern mußte mir eingestehen, daß ich eigentlich weder mit einem Mythus noch innerhalb eines solchen lebte, sondern vielmehr in einer unsicheren Wolke von Ansichtsmöglichkeiten, die ich allerdings mit steigendem Mißtrauen betrachtete. Ich wußte nicht, daß ich einen Mythus lebte, und wenn ich es auch gewußt hätte, so würde ich damit den Mythus, der mein Leben über meinen Kopf weg anordnete, doch nicht gekannt haben. So ergab sich mir natürlicherweise der Entschluß, «meinen» Mythus kennen zu lernen, und ich betrachtete dies als die Aufgabe par excellence, denn – so sagte ich mir – wie konnte ich meinen Patienten gegenüber meinen persönlichen Faktor, meine persönliche Gleichung, die doch zur Erkenntnis des andern so unerläßlich ist, richtig in Rechnung stellen, wenn ich darüber unbewußt war? Ich mußte doch wissen, welcher unbewußte und vorbewußte Mythus mich gestaltete, das heißt aus was für einem Rhizom ich abstammte. Dieser Entschluß führte mich zu jenen jahrelangen Untersuchungen über die durch unbewußte Vorgänge hervorgebrachten subjektiven Inhalte und zur Ausarbeitung jener Methoden, welche die praktische Erforschung der Manifestationen des Unbewußten teils ermöglichen, teils unterstützen. Hier entdeckte ich nun allmählich die Zusammenhänge, um welche ich vorher hätte wissen sollen, um die Fragmente meines Buches zusammenzukitten. Ich weiß nicht, ob mir die Lösung dieser Aufgabe jetzt, nach Ablauf von siebenunddreißig Jahren, gelungen ist. Ich mußte mit vielem aufräumen und viele Lücken auffüllen. Es hat sich als unmöglich erwiesen, den Stil von 1912 beizubehalten, das heißt ich mußte vieles hineinnehmen, was ich erst Jahrzehnte später entdeckt hatte. Immerhin habe ich versucht, trotz einer Reihe radikaler Eingriffe soviel wie möglich von dem ursprünglichen Gebäude stehen zu lassen, um die Kontinuität mit den früheren Auflagen zu wahren. Trotz erheblichen Veränderungen kann man nicht behaupten, daß es ein anderes Buch geworden sei. Dies ist schon darum ausgeschlossen, weil das Ganze eigentlich nur einen einigermaßen ausführlichen Kommentar zu einer «praktischen» Analyse, die ein schizophrenes Prodromalstadium betrifft, darstellt. Die Symptomatik dieses Falles bildet den Ariadnefaden durch die Labyrinthe symbolistischer Parallelen, das heißt durch die Amplifikationen, welche zur Feststellung des Sinnes archetypischer Zusammenhänge unerläßlich sind. Sobald solche Parallelisierungen ausgearbeitet werden, beanspruchen sie einen großen Raum, weshalb kasuistische Darstellungen zu den schwierigeren Aufgaben gehören. Das liegt aber in der Natur der Sache: je tiefer man geht, desto breiter wird das Fundament. Es wird eben gerade nicht schmäler, und keinesfalls endet es in einer Spitze, wie zum Beispiel in einem psychischen Trauma. Eine derartige Theorie setzt eine Kenntnis der traumatisch affizierten Seele voraus, die kein Mensch besitzt, die man sich erst mühselig durch die Erforschung des wirklichen Unbewußten erwerben muß. Dazu gehört ein weitläufiges Vergleichsmaterial, wie auch die vergleichende

Anatomie ohne ein solches nicht auskommt. Mit einer Kenntnis subjektiver Bewußtseinsinhalte weiß man von der Psyche und ihrem wirklichen unterirdischen Leben noch längstens nichts. Wie in jeder Wissenschaft gehören auch in der Psychologie ziemlich ausgedehnte Kenntnisse zu den Requisiten der Forschungsarbeit. Ein bißchen Neurosenpathologie und -theorie ist hiezu völlig unzureichend, denn dieses medizinische Wissen hat bloß Kenntnis von einer Krankheit, weiß aber nichts von der Seele, die krank ist. Diesem Übelstand wollte ich mit diesem Buche abhelfen, soweit es in meiner Macht stand – damals so wie heute.

Die Herausgabe einer umgearbeiteten Auflage wäre mir kaum möglich gewesen, wenn mir nicht hilfreiche Unterstützung zuteil geworden wäre. Vor allem gebührt der Bollingen Foundation (New York) mein besonderer Dank dafür, daß sie durch finanzielle Hilfe die Sammlung des Bildmaterials ermöglicht hat. Für die Auswahl und Zusammenstellung der Illustrationen bin ich Frau Dr. J. Jacobi verpflichtet, welche mit Umsicht und Sorgfalt sich ihrer Aufgabe entledigt hat. Herrn Prof. K. Kerényi und Fräulein Dr. R. Schärf danke ich dafür, daß sie mein Manuskript kritisch revidiert haben; Herrn Vizedirektor Dr. K. Reucker für die liebenswürdige Überlassung von Photographien aus dem Archiv der Ciba-Zeitschrift, Herrn Prof. E. Abegg für freundliche Auskünfte und Hinweise; Fräulein Dr. M.-L. v. Franz für die Übersetzung der griechischen und lateinischen Texte, Frau L. Hurwitz für die sorgsame Ausarbeitung eines neuen Index, und meiner Sekretärin Fräulein M.-J. Schmid für die Bewältigung der großen Arbeit, welche die Herstellung des druckfertigen Textes verursachte. Endlich möchte ich auch meinem Verleger, Herrn Rascher, für seine entgegenkommende Bereitwilligkeit meine Dankbarkeit bezeugen.

Dieses Buch wurde 1911 in meinem sechsunddreißigsten Jahre verfaßt. Dieser Zeitpunkt ist kritisch, denn er bezeichnet den Anfang der zweiten Lebenshälfte, in welchem nicht selten eine Metanoia, eine Sinnesänderung stattfindet. Der Verlust der Arbeitsgemeinschaft mit und der freundschaftlichen Beziehung zu Freud war mir damals gewiß. Der praktischen und moralischen Unterstützung, die mir meine liebe Frau in jener schwierigen Zeit gewährte, muß ich mich hier dankbar erinnern.

Im September 1950 C. G. Jung

VORREDE ZUR DRITTEN AUFLAGE

Die neue Auflage erscheint im wesentlichen unverändert, das heißt es sind einige, den Inhalt des Gesagten kaum berührende Verbesserungen des Textes vorgenommen worden.

Dieses Buch hat die undankbare Aufgabe zu erfüllen, meinen Zeitgenossen klarzumachen, daß die Probleme der menschlichen Seele mit dem spärlichen Rüstzeug des ärztlichen Konsultationszimmers ebensowenig zu erledigen sind wie mit der vielgerühmten «Welt- und Menschenkenntnis» der Laien. Die Psychologie kann des Beitrages der Geisteswissenschaften nicht entraten, vor allem nicht derjenigen der Geschichte des menschlichen Geistes. Es ist sozusagen die Geschichte in erster Linie, die es uns heutzutage ermöglicht, die uferlose Fülle des empirischen Materials in geordnete Zusammenhänge zu bringen und die funktionelle Bedeutung der kollektiven Inhalte des Unbewußten zu erkennen. Die Psyche ist nicht etwas unveränderlich Gegebenes, sondern ein Produkt ihrer fortschreitenden Geschichte. So sind nicht veränderte Drüsenprodukte oder erschwerte persönliche Beziehungen die alleinigen Erreger von neurotischen Konflikten, sondern ebensosehr geistesgeschichtlich bedingte Einstellungen und Inhalte. Naturwissenschaftlich-ärztliche Vorkenntnisse genügen längstens nicht, um das Wesen der Seele zu erfassen. Das psychiatrische Verständnis des pathologischen Vorganges ermöglicht keineswegs dessen Einordnung in den Gesamtumfang der Psyche. Ebenso ist die bloße Rationalisierung ein unzulängliches Werkzeug. Die Geschichte lehrt uns dagegen immer wieder, daß entgegen der vernünftigen Erwartung sogenannte irrationale Faktoren in allen seelischen Wandlungsprozessen die größte, ja die ausschlaggebende Rolle spielen.

Es scheint, als ob diese Einsicht sich mit der Unterstützung durch zeitgenössische Ereignisse allmählich Bahn bräche.

November 1937 C. G. Jung

VORREDE ZUR ZWEITEN AUFLAGE

In der gegenwärtigen zweiten Auflage ist der Text des Buches, aus technischen Gründen, unverändert geblieben. Die unveränderte Wiedergabe des vor zwölf Jahren erstmals erschienenen Buches will daher nicht besagen, daß ich nicht gewisse Änderungen und Verbesserungen für wünschenswert hielte. Solche Verbesserungen beträfen Einzelheiten, aber nichts Wesentliches. Die im Buche ausgesprochenen Ansichten und Feststellungen halte ich in ihren wesentlichen Grundzügen heute noch fest. Gewisse Irrtümer beziehungsweise Ungenauigkeiten und Unsicherheiten im Einzelnen möge der Leser mit Geduld ertragen.

Dieses Buch hat viele Mißverständnisse erzeugt. Man hat sogar gemeint, daß ich darin meine ärztliche Behandlungsmethode darstelle. Eine solche Methode wäre praktisch unmöglich; es handelt sich vielmehr um eine Ausarbeitung des Phantasiematerials einer mir unbekannten jungen Amerikanerin, Frank Miller (ein Pseudonym). Dieses Material wurde seinerzeit von meinem verehrten väterlichen Freunde THÉODORE FLOURNOY (†) in den *«Archives de Psychologie»* publiziert. Ich hatte die große Genugtuung, von ihm selber zu hören, daß ich die Mentalität der jungen Dame gut getroffen hätte. Eine äußerst wertvolle Bestätigung ist mir 1918 zugekommen, und zwar durch einen amerikanischen Kollegen, der Miss Miller wegen einer nach ihrem europäischen Aufenthalt ausgebrochenen schizophrenen Störung behandelte. Er schrieb mir, daß meine Darstellung dermaßen erschöpfend sei, daß auch persönliche Bekanntschaft mit der Patientin ihm «nicht ein Jota» mehr über deren Mentalität lehren konnte. Ich muß aus diesen Bestätigungen schließen, daß meine Rekonstruktion der halbbewußten und unbewußten Phantasievorgänge in allen wesentlichen Zügen offenbar das Richtige getroffen hat. Ich kann nicht unterlassen, den Leser auf ein häufig vorkommendes Mißverständnis aufmerksam zu machen. Die durch die Eigenart der Millerschen Phantasien bedingte reichliche Verwendung mythologischen und etymologischen Vergleichsmaterials kann bei gewissen Lesern den Eindruck erwecken, als ob es die Absicht des Buches wäre, mythologische oder etymologische Hypothesen aufzustellen. Dies ist aber meine Absicht nicht, denn sonst hätte ich mir vorgenommen, einen Mythus oder ein ganzes Mythengebiet zu analysieren, also zum Beispiel einen indianischen Zyklus. Dazu hätte ich mir gewiß LONGFELLOWS «*Song of Hiawatha*» nicht ausgewählt, ebensowenig wie ich WAGNERS «*Siegfried*» benutzt hätte, um etwa den Zyklus der jüngeren *Edda* zu behandeln. Ich benütze die im Buche angeführten Stoffe, weil sie zu den direkten und indirekten Voraussetzungen der Millerschen Phantasien gehören, in dem Sinne, wie ich ihn im Texte des näheren erläutere. Wenn bei dieser Arbeit allerhand Mythologeme in eine Beleuchtung gerückt werden, die deren psychologischen Sinn greifbarer erscheinen läßt, so habe ich dieser Einsicht als eines willkommenen Nebenproduktes Erwähnung getan, ohne aber damit einen Anspruch auf eine allgemeine Mythentheorie machen zu wollen. Die wirkliche Absicht dieses Buches beschränkt sich auf eine möglichst gründliche Ausarbeitung aller jener geistesgeschichtlichen Faktoren, die in einem unwillkürlichen individuellen Phantasieprodukt zusammenkommen. Neben den offensichtlichen persönlichen Quellen verfügt die schöpferische Phantasie auch über den vergessenen und längst überwucherten primitiven Geist mit seinen eigentümlichen Bildern, die sich in den Mythologien von allen Zeiten und Völkern offenbaren. Die Gesamtheit dieser Bilder formiert das *kollektive Unbewußte*, welches in potentia jedem Individuum durch Vererbung mitgegeben ist. Es ist das psychische Korrelat der menschlichen Gehirndifferenzierung. In dieser Tatsache liegt der Grund, warum die mythologischen Bilder spontan und unter sich übereinstimmend nicht nur in allen Winkeln der weiten Erde, sondern auch zu allen Zeiten immer wieder aufs neue entstehen können. Sie sind eben immer und überall vorhanden. Daher ist es ganz selbstverständlich, daß wir auch die zeitlich oder ethnisch entlegensten Mythologeme mit einem individuellen Phantasiesystem ohne weiteres in Beziehung setzen können. Die schöpferische Grundlage ist nämlich überall die gleiche menschliche Psyche und das gleiche menschliche Gehirn, das mit relativ geringen Variationen überall in der gleichen Weise funktioniert.

Küsnacht-Zürich, im November 1924 C. G. JUNG

ERSTER TEIL

Donc comme c'est la théorie qui donne leur valeur et leur signification aux faits, elle est souvent très utile, même si elle est partiellement fausse; car elle jette la lumière sur des phénomènes auxquels personne ne faisait attention, force à examiner sous plusieurs faces des faits que personne n'étudiait auparavant, et donne l'impulsion à des recherches plus étendues et plus heureuses. ... c'est donc un devoir moral de l'homme de science de s'exposer à commettre des erreurs et à subir des critiques, pour que la science avance toujours ... Un écrivain ... a vivement attaqué l'auteur en disant que c'est là un idéal scientifique bien restreint et bien mesquin ... Mais ceux qui sont doués d'un esprit assez sérieux et froid pour ne pas croire que tout ce qu'ils écrivent est l'expression de la vérité absolue et éternelle, approuveront cette théorie qui place les raisons de la science bien au dessus de la misérable vanité et du mesquin amour propre du savant.

Guillaume Ferrero
Les Lois psychologiques du symbolisme
Préface, p. VIII

I. EINLEITUNG

Wer FREUDS *«Traumdeutung»* ohne Empörung wider die Neuheit und anscheinend ungerechtfertigte Kühnheit ihres Verfahrens und ohne sittliche Entrüstung über die erstaunliche Nudität der Traumdeutungen lesen, und also ruhig und vorurteilsfrei diesen besonderen Stoff auf sich wirken lassen konnte, dem wird wohl kaum ein tiefer Eindruck entgangen sein bei jener Stelle, wo FREUD[1] die Tatsache in Erinnerung ruft, daß ein individueller Konflikt, nämlich die Inzestphantasie, eine wesentliche Wurzel des gewaltigen antiken Dramenstoffes, der Ödipus-Sage, ist. Der Eindruck, den dieser einfache Hinweis macht, läßt sich vergleichen mit jenem ganz besonderen Gefühl, das uns befällt, wenn wir zum Beispiel im Lärm und Gewühl einer modernen städtischen Straße auf ein antikes Relikt – das korinthische Kapitell einer eingemauerten Säule oder ein Inschriftenfragment – stoßen. Eben waren wir dem geräuschvollen ephemeren Treiben der Gegenwart ganz hingegeben, da erscheint uns etwas sehr Fernes und Fremdes, das unseren Blick auf Dinge anderer Ordnung lenkt: ein Aufblicken vom unübersichtlichen Vielerlei der Gegenwart zu einem höheren Zusammenhang im Historischen. Wir werden uns plötzlich entsinnen, daß an dieser Stelle, wo wir jetzt geschäftig hin und her laufen, auch schon zweitausend Jahre zuvor in etwas anderen Formen ein ähnliches Leben und Treiben herrschte, ähnliche Leidenschaften die Menschen bewegten, und diese auch von der Einzigartigkeit ihres Daseins überzeugt waren. Diesen Eindruck, den erstmalige Bekanntschaft mit den Monumenten der Antike leicht hinterläßt, muß ich jenem vergleichen, den FREUDS Hinweis auf die Sage von Ödipus macht. – Eben noch waren wir beschäftigt mit den verwirrenden Eindrücken des unendlich Variabeln der Individualseele, als plötzlich

[1] *Die Traumdeutung*, p. 185.

sich der Blick auftat auf jene einfache Größe der Ödipustragödie, diese nie erlöschende Leuchte des griechischen Theaters. Die Erweiterung des Blickes hat etwas von Offenbarung an sich. Für uns war die Antike psychologisch längst in die Schatten der Vergangenheit hinabgesunken; auf der Schulbank konnte man ein skeptisches Lächeln kaum unterdrücken, wenn man indiskreterweise das Matronenalter der Penelope und die behäbige Jahreszahl der Jokaste nachrechnete und das Resultat der Berechnung mit den tragisch-erotischen Stürmen der Sage und des Dramas in komische Vergleichung brachte. Wir wußten damals nicht (und wer weiß es denn heute noch?), daß der «Mutter» eine ebenso verzehrende wie unbewußte Leidenschaft des Sohnes gelten kann, die vielleicht sein ganzes Leben untergräbt und tragisch verwirrt, so daß die Größe des Ödipusschicksals als nicht um ein Jota übertrieben erscheint. Seltene und als pathologisch empfundene Fälle, wie Ninon de Lenclos und ihr Sohn [2], liegen uns meist zu fern, um uns einen lebendigen Eindruck zu vermitteln. Wenn wir aber den von FREUD vorgezeichneten Wegen folgen, gelangen wir zur lebendigen Erkenntnis des Vorhandenseins solcher Möglichkeiten, die, zwar zu schwach, um den wirklichen Inzest zu erzwingen, jedoch stark genug sind, Störungen der Seele beträchtlichen Umfanges hervorzurufen. Es geht nicht ohne anfängliche Empörung des sittlichen Gefühles, solche Möglichkeiten in einem selber zuzugeben, und nicht ohne Widerstände, die nur allzu leicht den Intellekt verblenden und die Selbsterkenntnis verunmöglichen. Gelingt es aber, zwischen objektiver Erkenntnis und Gefühlswertungen zu unterscheiden, so ist jener Abgrund, der unsere Zeit von der Antike trennt, überbrückt, und wir sehen mit Staunen, daß Ödipus doch noch lebendig ist. Die Bedeutsamkeit eines solchen Eindruckes darf nicht unterschätzt werden: eine derartige Einsicht lehrt uns nämlich eine Identität menschlicher Elementarkonflikte, die jenseits von Zeit und Raum steht. Was den Griechen mit Schauder ergriff, ist immer noch wahr, aber für uns nur dann, wenn wir eine eitle Illusion unserer späten Tage aufgeben, nämlich die, daß wir anders, zum Beispiel sittlicher seien als die Alten. Es ist uns bloß gelungen zu vergessen, daß uns eine unauflösbare Gemein-

[2] Er soll sich umgebracht haben, als er hörte, daß die von ihm glühend verehrte Ninon seine Mutter sei.

schaft mit dem Menschen der Antike verbindet. Damit eröffnet sich ein Weg zum Verständnis des antiken Geistes, wie er zuvor nicht existiert hat, der Weg eines innerlichen Mitfühlens einerseits und eines intellektuellen Verstehens andererseits. Auf dem Umwege durch die verschütteten Substruktionen der eigenen Seele bemächtigen wir uns des lebendigen Sinnes antiker Kultur, und eben dadurch gewinnen wir jenen festen Punkt außerhalb der eigenen Sphäre, von wo aus erst ein objektives Verstehen ihrer Strömungen möglich wird. Das wenigstens ist die Hoffnung, die wir aus der Wiederentdeckung der Unsterblichkeit des Ödipusproblems schöpfen.

Diese Fragestellung hat bereits befruchtend gewirkt; wir verdanken 2
dieser Anregung einige mehr oder weniger gelungene Angriffe auf das Gebiet der menschlichen Geistesgeschichte. Es sind die Arbeiten von Riklin[3], Abraham[4], Rank[5], Mäder[6] und Jones[7], zu denen sich Silberer mit einer schönen Untersuchung über *«Phantasie und Mythus»*[8] gesellt. Einen weiteren hier nicht zu vergessenden Beitrag zur christlichen Religionspsychologie verdanken wir Pfister[9]. Das Leitmotiv dieser Arbeiten ist die Aufschließung historischer Probleme durch Anwendung von aus der Tätigkeit der modernen unbewußten Seele geschöpften Erkenntnissen auf gegebenen historischen Stoff. Ich muß den Leser auf die angegebenen Arbeiten verweisen, damit er sich dort über den Umfang und die Art der bereits erlangten Einsichten unterrichten kann. In Einzelheiten sind die Deutungen vielerorts unsicher, was aber das Gesamtresultat nicht grundsätzlich beeinträchtigt. Es wäre bedeutend genug, wenn es auch nur die weitreichende Analogie zwischen dem psychologischen Aufbau der historischen Relikte und der Struktur moderner individueller Produkte demonstrierte. Die Analogie herrscht namentlich in der Symbolik, wie Riklin, Rank,

3 *Wunscherfüllung und Symbolik im Märchen.*

4 *Traum und Mythos.*

5 *Der Mythus von der Geburt des Helden.*

6 *Die Symbolik in den Legenden, Märchen, Gebräuchen und Träumen.*

7 *On the Nightmare.*

8 *Phantasie und Mythus. (Vornehmlich vom Gesichtspunkte der «funktionalen Kategorie» aus betrachtet.)*

9 *Die Frömmigkeit des Grafen Ludwig von Zinzendorf.*

Mäder und Abraham gezeigt haben, und sodann in den einzelnen Mechanismen der unbewußten Motivbearbeitung.

3 Der psychologische Forscher hat bisher in der Hauptsache sein Interesse der Analyse individualpsychologischer Probleme zugewendet. Bei der gegenwärtigen Sachlage aber scheint es mir zu einer mehr oder weniger unabweisbaren Forderung zu werden, die Analyse der Individualprobleme durch Hinzuziehung historischen Materials zu erweitern, wie dies bereits Freud in seiner Schrift über *«Leonardo da Vinci»* versucht hat [10]. Denn genau so, wie die psychologischen Erkenntnisse das Verständnis historischer Gebilde fördern, können umgekehrt historische Materialien neues Licht über individualpsychologische Zusammenhänge verbreiten. Solche und ähnliche Überlegungen haben mich veranlaßt, meine Aufmerksamkeit etwas mehr dem Historischen zuzuwenden, in der Hoffnung, von dorther neue Einsichten in die Grundlagen der Psychologie zu gewinnen.

[10] *Eine Kindheitserinnerung des Leonardo da Vinci.* Ebenso Rank, *Ein Traum, der sich selbst deutet.*

II. ÜBER DIE ZWEI ARTEN DES DENKENS

Bekanntlich ist es einer der Grundsätze der analytischen Psychologie, 4
daß die Traumbilder symbolisch zu verstehen seien, daß man sie nicht etwa buchstäblich nehmen dürfe, sondern in ihnen einen verborgenen Sinn zu vermuten habe. Dieser altertümliche Gedanke einer Traumsymbolik ist es, der nicht nur Kritik, sondern geradezu Opposition herausgefordert hat. Es scheint nun dem gemeinen Menschenverstande nichts so Unerhörtes zu sein, daß der Traum etwas Sinnvolles und daher Deutbares sei; damit wird ja nur eine seit Jahrtausenden geläufige, darum soviel wie banale Wahrheit ausgesprochen. Man erinnert sich noch von der Schulbank her, von den ägyptischen und chaldäischen Traumdeutern gehört zu haben. Man weiß von Josef, der die Träume des Pharao deutete [1. *Moses* 40 f.]; von Daniel und dem Traum des Nebukadnezar [*Daniel* 4] und auch von des Artemidoros Traumbuch. In schriftlichen Denkmälern aus allen Zeiten und Völkern wird von bedeutsamen und weissagenden, von unheilkündenden und von heilenden Träumen, welche von den Göttern geschickt wurden, berichtet. Wenn eine Ansicht so alt ist und so allgemein geglaubt wird, so muß sie auch irgendwie wahr sein, nämlich *psychologisch* wahr.

Es ist für die moderne Einstellung kaum denkbar, daß ein außer uns 5
existierender Gott den Traum verursacht, oder daß der Traum prophetisch das Zukünftige voraussage. Übersetzen wir dies aber ins Psychologische, so lautet die antike Auffassung schon viel verständlicher, nämlich: der Traum entsteht aus einem uns nicht bekannten Teil der Seele und beschäftigt sich mit der Vorbereitung des kommenden Tages und dessen Ereignissen.

Wie der alte Glaube sagt, spricht die Gottheit oder der Dämon in 6
symbolischer Sprache zum Schlafenden, und der Traumdeuter muß die Rätselsprache übersetzen. Modern ausgedrückt heißt es, der Traum sei eine Serie von Bildern, die scheinbar widerspruchsvoll und unsin-

nig sind; er enthalte aber ein Gedankenmaterial, das, wenn übersetzt, einen klaren Sinn ergibt.

7 Sollte ich bei meinem Leser eine weitgehende Unkenntnis der Traumanalyse vorauszusetzen haben, so müßte ich diesen Satz wohl mit vielfachen Beispielen belegen. Heutzutage sind jedoch diese Dinge schon so bekannt, daß man aus Rücksicht auf das Publikum mit Traumkasuistik sparsam verfahren muß, um nicht langweilig zu werden. Ein besonderer Übelstand ist es, daß man keinen Traum erzählen kann, ohne nachher eine halbe Lebensgeschichte hinzufügen zu müssen, welche die individuellen Grundlagen des Traumes darstellt. Es gibt allerdings gewisse typische Träume und Traummotive von anscheinend einfacher Bedeutung, wenn man sie unter dem Gesichtswinkel der Sexualsymbolik betrachtet. Man kann diese Betrachtungsweise anwenden, ohne damit den Schluß zu verbinden, daß der so ausgedrückte Inhalt notwendigerweise ebenfalls sexueller Provenienz sei. Die Sprache hat, wie bekannt, zahlreiche erotische Metaphern, welche auf Inhalte angewendet werden, die nichts mit Sexualität zu tun haben; und umgekehrt bedeutet die Sexualsymbolik keineswegs, daß das sie anwendende Interesse erotischer Natur wäre. Die Sexualität als ein wichtigster Instinkt ist Grund und Ursache zahlloser Affekte, welche, wie bekannt, die Sprache aufs nachhaltigste beeinflussen. Affekte aber können insofern nicht mit Sexualität identifiziert werden, als sie irgendwelchen Konfliktsituationen entspringen können: so ist zum Beispiel der Instinkt der Selbsterhaltung ebenfalls eine Quelle vieler Emotionen.

8 Viele Traumbilder haben allerdings entweder einen sexuellen Aspekt oder drücken erotische Konflikte aus. Dies wird besonders deutlich am Motiv der Gewalttat. So kommt das Motiv vom Einbrecher, Räuber, Mörder und Lustmörder häufig in erotischen Träumen von Frauen vor. Dieses Thema hat unzählige Varianten. Die Mordwaffe ist Lanze, Schwert, Dolch, Revolver, Gewehr, Kanone, Hydrant, Gießkanne, und die Gewalttat ist ein Einbruch, eine Verfolgung, ein Diebstahl, oder es ist jemand im Schrank oder unter dem Bette verborgen. Oder die Gefahr wird durch wilde Tiere veranschaulicht, zum Beispiel durch ein Pferd, das die Träumerin zu Boden wirft und ihr mit dem Hinterbein in den Leib stößt, durch Löwen, Tiger, Elefanten mit bedrohlichem Rüssel und schließlich durch Schlangen in endloser

Abwandlung. Bald kriecht die Schlange in den Mund, bald beißt sie in die Brust, wie Kleopatras legendäre Schlange, bald gefällt sie sich in der Rolle der paradiesischen Schlange oder in den Variationen von FRANZ STUCK, dessen Schlangenbilder die bedeutsamen Namen: das «Laster», die «Sünde» und die «Sinnlichkeit» führen. (Abb. 24) Die Stimmung der Bilder drückt auch unvergleichlich die Mischung von Wollust und Angst aus, weit brutaler allerdings als MÖRIKES reizvolles Gedicht:

Erstes Liebeslied eines Mädchens

Was im Netze? Schau einmal!
Aber ich bin bange;
Greif' ich einen süßen Aal?
Greif' ich eine Schlange?

Lieb' ist blinde
Fischerin;
Sagt dem Kinde,
Wo greift's hin?

Schon schnellt mir's in Händen!
Ach Jammer! o Lust!
Mit Schmiegen und Wenden
Mir schlüpft's an die Brust.

Es beißt sich, o Wunder,
Mir keck durch die Haut,
Schießt s'Herze hinunter!
O Liebe, mir graut!

Was thun, was beginnen?
Das schaurige Ding,
Es schnalzet da drinnen
Es legt sich im Ring.

Gift muß ich haben!
Hier schleicht es herum,
Thut wonniglich graben
Und bringt mich noch um. [1]

[1] Werke II, p. 35.

9 Alle diese Dinge scheinen einfach und keiner Erklärung zu bedürfen, um verständlich zu sein. Etwas komplizierter ist folgender Traum einer jungen Frau: *Sie sieht den Triumphbogen des Konstantin. Davor steht eine Kanone, rechts davon ein Vogel, links ein Mann. Ein Schuß blitzt aus dem Rohre, das Projektil trifft sie, es geht in die Tasche, ins Portemonnaie. Dort liegt es still, und sie hält das Portemonnaie, wie wenn etwas sehr Kostbares darin wäre. Da verschwindet das Bild, und sie sieht nur noch das Kanonenrohr, und darüber steht der Wahlspruch des Konstantin: «In hoc signo vinces.»* – Die Sexualsymbolik dieses Traumes ist offenkundig genug, um das unwillige Erstaunen des Naiven zu rechtfertigen. Liegt der Fall nun so, daß eine derartige Erkenntnis dem Träumer tatsächlich neu ist und insofern eine Kompensation für eine Lücke der Bewußtseinsorientierung bedeutet, so ist der Traum praktisch gedeutet. Ist dem Träumer selber aber diese Deutung geläufig, so bedeutet sie nicht mehr als eine Repetition, deren Zweck unersichtlich ist. Solche und ähnliche Träume und Traummotive können sich nämlich sozusagen serienweise wiederholen, ohne daß sich irgend etwas anderes – nämlich bei dieser Art von Betrachtung – als das schon bis zum Überdruß Bekannte darin erkennen ließe. Diese Betrachtungsweise führt daher leicht zu jener «Monotonie» der Deutung, über die Freud sich selber beklagt hat. In einem derartigen Falle rechtfertigt sich der Verdacht, daß die Sexualsymbolik so gut wie irgendeine andere façon de parler als Traumsprache benützt wird. «Canis panem somniat, piscator pisces.» (Der Hund träumt von Brot, der Fischer von Fischen.) Auch die Traumsprache entartet zum Jargon. Eine Ausnahme bildet allerdings der Fall, in welchem ein Motiv oder ein ganzer Traum sich wiederholt, und zwar darum, weil er nie richtig verstanden wurde, und es doch für die Orientierung des Bewußtseins wichtig wäre, wenn die durch ihn ausgedrückte Kompensation erkannt würde. Im vorliegenden Fall handelt es sich allerdings um gewöhnliche Unwissenheit, respektive um Verdrängung. Man könnte es daher praktisch bei der sexuellen Bedeutung bewenden lassen, ohne auf die weiterweisenden Feinheiten der Symbolik einzutreten. Auf einen tieferen Sinn weist der Schluß: «In diesem Zeichen wirst du siegen.» Diese Stufe kann aber nur dann erreicht werden, wenn die Träumerin so bewußt geworden ist, daß sie sich die Existenz eines erotischen Konfliktes zugeben kann.

Diese wenigen Hinweise auf die Symbolnatur des Traumes mögen 10
genügen. Wir müssen hier mit der Traumsymbolik als vollendeter Tatsache rechnen, um die nötige Ernsthaftigkeit für die Bewunderung dieser Tatsache aufzubringen. Es ist nämlich erstaunlich, daß in die bewußte Seelentätigkeit ein geistiges Gebilde hineinragt, das offenbar so ganz anderen Gesetzen und anderen Zwecken gehorcht als die bewußte psychische Tätigkeit.

Woher kommt es, daß die Träume symbolisch sind? Das heißt, 11
woher rührt diese Fähigkeit symbolischer Darstellung, von der wir doch in unserem bewußten Denken anscheinend keine Spur zu entdecken vermögen? Sehen wir einmal näher zu: Wir nehmen eine Ausgangsvorstellung oder Obervorstellung, wie man sie auch nennt; aber ohne jedesmal an sie zu denken, sondern bloß von einem Richtungsgefühl geleitet, verfolgen wir eine Reihe von zusammenhängenden Einzelvorstellungen. Hierin können wir nichts Symbolisches finden, und nach diesem Typus verläuft doch unser ganzes bewußtes Denken[2]. Wenn wir unser Denken ganz aus der Nähe betrachten und einen intensiven Gedankengang verfolgen, zum Beispiel die Auflösung irgendeines schwierigen Problemes, so merken wir plötzlich, daß wir *in Worten denken*; daß wir bei ganz intensivem Denken mit uns selber zu sprechen anfangen und sogar gelegentlich das Problem aufschreiben oder zeichnen, um ganz klar zu sein. Wer längere Zeit im Gebiet einer fremden Sprache gelebt hat, dem wird es gewiß aufgefallen sein, daß er nach einiger Zeit in der Sprache des Landes zu denken anfing. Ein sehr intensiver Gedankengang spielt sich also in mehr oder weniger sprachlicher Form ab, wie wenn man ihn sagen, ihn lehren oder jemand davon überzeugen wollte. Er richtet sich offenbar ganz *nach außen*. Insofern ist uns ja das gerichtete oder das logische Den-

[2] Vgl. LIEPMANN, *Über Ideenflucht;* ferner JUNG UND RIKLIN, *Untersuchungen über Assoziationen Gesunder.* Denken als Unterordnung unter eine herrschende Vorstellung; vgl. EBBINGHAUS, *Psychologie.* KÜLPE (*Grundriß der Psychologie,* p. 464) spricht sich ähnlich aus: Beim Denken handelt es sich «um eine anticipirende Apperception, die theils einen größeren, theils einen kleineren Kreis einzelner Reproductionen beherrscht und sich nur durch die Consequenz, mit der alles diesem Kreise Fernstehende zurückgehalten oder verdrängt wird, von zufälligen Reproductionsmotiven unterscheidet.»

ken ein Wirklichkeitsdenken[3], das heißt ein Denken, das sich der Wirklichkeit anpaßt[4], wo wir, mit anderen Worten ausgedrückt, die Sukzession der objektiv-realen Dinge nachahmen, so daß sich die Bilder in unserem Kopfe in derselben streng kausalen Reihe folgen wie die Ereignisse außerhalb unseres Kopfes[5]. Wir nennen dieses Denken auch Denken mit gerichteter Aufmerksamkeit. Es hat außerdem die Eigentümlichkeit, daß man davon ermüdet, und daß es deshalb nur zeitweise in Funktion gesetzt wird. Unsere ganze, so kostspielige vitale Leistung ist Anpassung an die Umgebung, ein Teil davon ist das gerichtete Denken, das, biologisch ausgedrückt, nichts als ein psychischer Assimilationsprozeß ist, der, wie jede vitale Leistung, eine entsprechende Erschöpfung hinterläßt.

12 Der Stoff, womit wir denken, ist *Sprache* und *sprachlicher Begriff*, ein Ding, das von jeher Außenseite und Brücke war und das eine einzige Bestimmung, nämlich die der Mitteilung hat. Solange wir gerichtet denken, denken wir für andere und sprechen zu anderen[6]. Die Sprache ist ursprünglich ein System von Emotions- und Imitationslauten; Laute, die Schreck, Furcht, Zorn, Liebe usw. ausdrücken, sol-

3 In seiner *Psychologia empirica*, § 23 [p. 16] sagt CHRISTIAN WOLFF einfach und präzise: «*Cogitatio* igitur est actus animae, quo sibi sui rerumque aliarum extra se conscia est.» [Das Denken ist somit jener Akt der Seele, durch den sie sich ihrer und der übrigen Dinge außerhalb ihrer selbst bewußt wird.]

4 Das Anpassungsmoment wird besonders von WILLIAM JAMES (*Psychologie*, p. 353 f.) in seiner Definition des logischen Denkens hervorgehoben: «Wir wollen diese Geschicktheit neuen Tatsachen gerecht zu werden als die differentia specifica des logischen Denkens betrachten. Dadurch wird es genügend von dem gewöhnlichen assoziativen Denken unterschieden ...»

5 «Gedanken sind Schatten unserer Empfindungen, immer dunkler, leerer, einfacher als diese», sagt NIETZSCHE. LOTZE (*Logik*, p. 552) drückt sich hierüber folgendermaßen aus: «... daß das Denken, wenn es sich den logischen Gesetzen dieser seiner Bewegungen überläßt, am Ende seines richtig durchlaufenen Weges wieder mit dem Verhalten der Sachen zusammentrifft.»

6 Vgl. unten die Ausführungen BALDWINS. Der philosophische Sonderling JOHANN GEORG HAMANN (1730–1788) setzte sogar Vernunft und Sprache identisch. (Siehe *Schriften* VII, p. 1 ff.) Bei NIETZSCHE kommt die Vernunft als «Sprachmetaphysik» noch schlechter weg. Am weitesten geht FRIEDRICH MAUTHNER (*Sprache und Psychologie*); für ihn existiert überhaupt kein Denken ohne Sprache, und nur Sprechen ist Denken. Beherzigenswert ist sein Gedanke des in der Wissenschaft herrschenden «Wortfetischismus» [p. 150 ff.].

che, die die Geräusche der Elemente nachahmen, das Rauschen und Gurgeln des Wassers, das Rollen des Donners, das Brausen des Windes, die Töne der Tierwelt usw., und schließlich solche, die eine Kombination des Lautes der Wahrnehmung und desjenigen der affektiven Reaktion darstellen[7]. Auch in der mehr oder weniger modernen Sprache sind noch massenhaft onomatopoetische Relikte erhalten, zum Beispiel Laute für Wasserbewegung: rauschen, rieseln, rûschen, rinnen, rennen, to rush, ruscello, ruisseau, river, Rhein – Wasser, wissen, wissern, pissen, piscis, Fisch.

So ist die Sprache ursprünglich und wesentlich nichts als ein System 13
von Zeichen oder «Symbolen», welche reale Vorgänge oder ihren Widerhall in der menschlichen Seele bezeichnen[8]. Man muß ANATOLE FRANCE[9] entschieden beipflichten, wenn er sagt:

« Et qu'est-ce que penser? Et comment pense-t-on? Nous pensons avec des mots; cela seul est sensuel et ramène à la nature. Songez-y, un métaphysicien n'a, pour constituer le système du monde, que le cri perfectionné des singes et des chiens. Ce qu'il appelle spéculation profonde et méthode transcendante, c'est de mettre bout à bout, dans un ordre arbitraire, les onomatopées qui criaient la faim, la peur et l'amour dans les forêts primitives et auxquelles se sont attachées peu à peu des significations qu'on croit abstraites quand elles sont seulement relâchées. – N'ayez pas peur que cette suite de petits cris éteints et affaiblis qui composent un livre de philosophie nous en apprenne trop sur l'univers pour que nous ne puissions plus y vivre. »

So ist unser gerichtetes Denken, und sollten wir die einsamsten und 14
weltfernsten Denker sein, nichts als die Vorstufe eines Rufes an die Genossen, daß einer frisches Wasser gefunden, daß er den Bären erlegt, daß ein Sturm nahe oder Wölfe das Lager umschleichen. Ein treffendes Paradox ABÄLARDS, das ahnungsvoll die menschliche Beschränktheit unserer komplizierten Denkleistung ausdrückt, lautet:

7 Vgl. KLEINPAUL, *Das Leben der Sprache.*

8 Wie es aber mit der Subjektivität von dergleichen ganz dem Subjekt zugehörigen «Symbolen» ursprünglich ausgesehen haben mag, davon gab mir mein kleiner Junge ein ausdrückliches Exempel: er bezeichnete nämlich alles, was er gerne genommen oder gegessen hätte, mit dem energischen Rufe «stô lô!» (schweizerdeutsch für «stehen lassen!»).

9 *Le Jardin d'Epicure*, p. 80.

«Sermo generatur ab intellectu et generat intellectum [10].» Ein noch so abstraktes System der Philosophie stellt also in Mittel und Zweck nichts anderes dar als eine äußerst kunstvolle Kombination ursprünglicher Naturlaute [11]. Daher der Drang eines SCHOPENHAUER, eines NIETZSCHE nach Anerkennung und Verständnis, die Verzweiflung und die Bitterkeit ihres Alleinseins. Man könnte ja vielleicht erwarten, ein genialer Mensch vermöchte sich an der Größe seines eigenen Gedankens zu weiden und auf den billigen Beifall der von ihm verachteten Menge zu verzichten; er unterliegt aber dem mächtigeren Triebe des Herdeninstinktes, sein Suchen und sein Finden, sein Ruf gilt unweigerlich der Herde und muß gehört werden. Wenn ich eben sagte, daß das gerichtete Denken eigentlich ein Denken in Worten sei, und das geistreiche Zeugnis des ANATOLE FRANCE als drastischen Beleg dafür anführte, so könnte daraus leicht das Mißverständnis entstehen, das gerichtete Denken sei wirklich allemal bloß «Wort». Das ginge allerdings zu weit. Sprache vielmehr ist in einem weiteren Umfange zu fassen als zum Beispiel dem der Rede, welche an sich nur der Ausfluß des formulierten, der Mitteilung fähigen Gedankens ist. Sonst müßte ja der Taubstumme in seiner Denkfähigkeit aufs äußerste beschränkt sein, was doch nicht der Fall ist. Er hat auch ohne Kenntnis der Rede seine «Sprache». Historisch ist diese ideelle Sprache oder, mit anderen Worten, das gerichtete Denken doch ein Abkömmling der Urworte, wie zum Beispiel WUNDT [12] ausführt:

«Eine weitere wichtige Folge jenes Zusammenwirkens von Laut- und Bedeutungswandel besteht darin, daß zahlreiche Wörter allmählich ihre ursprüngliche concret sinnliche Bedeutung ganz verlieren und in Zeichen für allge-

[10] «Die Sprache wird vom Denken erzeugt und erzeugt das Denken.»

[11] Es ist wohl kaum zu ermessen, wie groß der verführerische Einfluß der primitiven Wortbedeutungen auf das Denken ist. – «... daß Alles, was je im Bewußtsein gewesen ist, als ein wirksames Moment im Unbewußten bleibt», sagt HERMANN PAUL (*Prinzipien der Sprachgeschichte,* p. 25). Die alten Wortbedeutungen wirken nach, und zwar in zunächst unmerkbarer Weise «aus diesem dunkeln Raume des Unbewußten in der Seele» (l. c.). Sehr unzweideutig drückt sich der oben erwähnte HAMANN aus: Die Metaphysik «mißbraucht ... alle Wortzeichen und Redefiguren unsrer empirischen Erkenntniss zu lauter Hieroglyphen und Typen idealischer Verhältnisse ...» (l. c., p. 8). Es geht die Rede, daß KANT einiges von HAMANN gelernt habe.

[12] *Grundriß der Psychologie,* p. 365.

meine Begriffe und für den Ausdruck der apperceptiven Functionen der Beziehung und Vergleichung und ihrer Producte übergehen. Auf diese Weise entwickelt sich das abstracte Denken, das, weil es ohne den zugrunde liegenden Bedeutungswandel nicht möglich wäre, selbst erst ein Erzeugnis jener psychischen und psychophysischen Wechselwirkungen ist, aus denen sich die Entwicklung der Sprache zusammensetzt.»

Jodl[13] verwirft die Identität von Sprache und Denken, weil zum Beispiel ein und derselbe psychische Tatbestand in verschiedenen Sprachen auf verschiedene Weise ausgedrückt werden könne. Er schließt daraus auf die Existenz eines «übersprachlichen» Denkens. Gewiß gibt es ein solches, ob man es nun mit Erdmann als «hypologisch» oder mit Jodl als «übersprachlich» bezeichnen will, nur ist dies kein logisches Denken. Meine Auffassung begegnet sich mit den bemerkenswerten Ausführungen Baldwins, die ich in Geisses Übersetzung wörtlich hierher setzen will[14]:

«Der Übergang vom Ideensystem der Vorstufen des Urteils, zu dem des Urteils, ist genau der von einem Wissen, welches soziale Bestätigung findet, zu dem, welches derselben entraten kann. Die im Urteil verwendeten Begriffe sind diejenigen, welche durch die Bestätigungen des sozialen Verkehrs bereits in ihren Voraussetzungen und Implikationen ausgebildet worden sind. Auf diese Weise projiziert das persönliche Urteil, welches in den Methoden der sozialen Wiedergabe geschult, durch die Wechselwirkung seiner sozialen Welt gefestigt worden ist, seinen Inhalt wieder in diese Welt hinein. Mit anderen Worten, die Grundlage jeder Bewegung, die zur Behauptung des individuellen Urteils führt, das Niveau, von welchem aus neue Erfahrung nutzbar gemacht wird, ist zu jeder Zeit bereits sozialisiert; und gerade diese Bewegung ist es, welche wir im tatsächlichen Ergebnis als das Gefühl der ‹Angemessenheit› oder die synnomische Eigentümlichkeit des Inhalts wieder erkennen, welcher zum Ausdruck kommt.»

«Wie wir ... sehen werden, erfolgt die Entwicklung des Denkens im wesentlichen durch eine Methode des Versuchs und Irrtums, des Experiments, wobei Inhalte in einer Weise benutzt werden, als hätten sie tatsächlich höheren Wert als denjenigen, welcher ihnen bis jetzt zuerkannt wurde. Der einzelne ist gezwungen seine alten Gedanken, sein festgestelltes Wissen, seine folgerechten Urteile, zum Aufbau seiner neuen erfinderischen Konstruktio-

13 *Lehrbuch der Psychologie* II, p. 300.

14 *Das Denken und die Dinge oder Genetische Logik* II, p. 175 ff.

nen heranzuziehen. Er führt seinen Gedanken, wie wir sagen ‹schematisch› oder wie die Logik es nennt, problematisch, auf, das heißt bedingungsweise, disjunktiv; er schickt eine Ansicht, die noch seine eigene, persönliche ist, in die Welt hinaus als wäre sie wahr. Jede Methode der Entdeckung bedient sich eines derartigen Verfahrens. Sie bedient sich aber damit, vom sprachlichen Gesichtspunkt, noch immer der Umgangssprache; sie verwendet damit noch immer Ideen deren sich die soziale und übereinkömmliche Redeweise bereits bemächtigt hat.»

«Durch dieses Experimentieren werden sowohl das Denken als die Sprache gleichzeitig gefördert.»

«Die Sprache wächst daher genau so wie das Denken wächst, indem sie niemals ihren synnomischen oder zweigliedrigen Hinweis verliert; ihre Bedeutung ist sowohl persönlich als sozial.»

«Die Sprache ist das Verzeichnis überlieferten Wissens, die Chronik nationaler Eroberungen, die Schatzkammer für alle durch das Genie der einzelnen erzielten Errungenschaften. Das auf diese Weise gebildete System sozialer ‹Vorbilder› spiegelt ... die Urteilsvorgänge der Rasse ab; und es wird seinerseits zur Pflanzschule des Urteils neuer Generationen.»

«Bei weitem der größte Teil der Schulung des Ich, mit der sie begleitenden Rückführung der Unsicherheiten der persönlichen Reaktion, Tatsachen und Vorstellungen gegenüber, auf die fundierte Grundlage gesunden Urteils, erfolgt durch die Benutzung der Sprache. Wenn das Kind spricht, unterbreitet es der Welt Fingerzeige für die Festlegung einer allgemeinen und gemeinsamen Bedeutung; der Empfang, welcher denselben zuteil wird, bestätigt oder widerlegt seinen Vorschlag. Im einen wie im anderen Falle hat der Vorgang Belehrung zur Folge. Das nächste Wagnis des Kleinen erfolgt dann von einer Stufe des Wissens aus, auf welcher die neuere Einzelheit schon mehr dasjenige ist, was in die gemeinsame Münze effektiven Verkehrs umsetzbar ist. Was hier Beachtung verdient, ist nicht so sehr der genaue Mechanismus des Austauschs, die soziale Umsetzung, durch welche dieser Gewinn gesichert wird, als die, vermöge seiner unausgesetzten Benutzung dargebotene Schulung im Urteile. In jedem einzelnen Falle ist das wirksame Urteil auch das gemeinsame Urteil ...»

«... hier wollen wir zeigen, daß dieses Urteil durch die Entwicklung einer Funktion erzielt wird, deren Entstehen in gerader Linie ad hoc ist – die direkt auf jene soziale Experimentation abzielt, durch welche die Ausbildung in sozialer Befähigung gleichfalls gefördert wird – der Funktion der Sprache. Wir haben daher ... in der Sprache das greifbare, tatsächliche und historische Werkzeug der Entwicklung und Erhaltung psychischer Bedeutung. Sie legt zutreffendes Zeugnis ab, und erbringt den Beweis für die

Übereinstimmung des sozialen und persönlichen Urteils. In ihr wird die synnomische, durch das Urteil für ‹angemessen› erklärte, zur ‹sozialen› Bedeutung, die als sozial verallgemeinert und anerkannt gilt.»

Diese Ausführungen BALDWINS betonen ausgiebig die durch die 16
Sprache verursachte Bedingtheit des Denkens[15], die sowohl subjektiv (intrapsychisch) als auch objektiv (sozial) von größter Bedeutung ist; wenigstens von so großer, daß man sich wirklich fragen muß, ob nicht am Ende der hinsichtlich der Selbständigkeit des Denkens durchaus skeptische FRIEDRICH MAUTHNER[16] doch recht hat mit seiner Ansicht, daß das Denken Sprache ist, und nichts weiter. BALDWIN drückt sich vorsichtiger und reservierter, aber unter der Hand doch eigentlich recht deutlich zugunsten des Primates der Sprache aus.

Das gerichtete oder, wie wir es vielleicht auch nennen könnten, das 17
sprachliche Denken ist das offenkundige Instrument der Kultur, und wir gehen wohl nicht fehl, wenn wir sagen, daß die gewaltige Erziehungsarbeit, die die Jahrhunderte dem gerichteten Denken haben angedeihen lassen, eben durch die eigenartige Herauswicklung des Denkens aus dem Subjektiv-Individuellen ins Objektiv-Soziale, eine Anpassungsleistung des menschlichen Geistes erzwungen hat, der wir moderne Empirie und Technik, dieses absolut Erstmalige in der Weltgeschichte, verdanken. Das haben frühere Jahrhunderte nicht gekannt. Es hat neugierige Köpfe schon öfters gereizt, sich zu fragen, warum wohl die hochstehenden mathematischen, mechanischen und Materialkenntnisse im Verein mit der beispiellosen Kunst der menschlichen Hand in der Antike nie dazu verwendet wurden, jene bekannten technischen Ansätze (zum Beispiel die Prinzipien der einfachen Maschinen) über das Spielerische und Kuriose hinaus zur wirklichen Technik im modernen Sinne zu entwickeln. Darauf ist zu antworten: Die Alten ermangelten, mit Ausnahme weniger erlauchter Geister, durchgehend der Fähigkeit, ihr Interesse derart den Veränderungen

[15] Ich erwähne nebenbei, daß ADOLF EBERSCHWEILER auf meine Veranlassung experimentelle *«Untersuchungen über die sprachliche Komponente der Assoziation»* angestellt hat, welche die bemerkenswerte Tatsache enthüllten, daß beim Assoziationsexperiment die intrapsychische Assoziation durch phonetische Rücksichten gebeugt wird.

[16] l. c., p. 164 ff.

der unbelebten Materie folgen zu lassen, daß sie imstande gewesen wären, künstlich den Naturvorgang wieder zu erzeugen, wodurch allein sie sich in Besitz der Naturkraft hätten setzen können. Es fehlte am Training des gerichteten Denkens [17]. Das Geheimnis der Kulturentwicklung ist die *Beweglichkeit und Verlagerungsfähigkeit der psychischen Energie.* Das gerichtete Denken unserer Zeit ist eine mehr oder weniger moderne Errungenschaft, die früheren Zeiten fehlte.

18 Damit kommen wir aber zu einer weiteren Frage, was nämlich geschieht, wenn wir nicht gerichtet denken: dann fehlt nämlich unserem Denken die Obervorstellung und das hieraus emanierende Richtungsgefühl [18]. Wir zwingen unsere Gedanken nicht mehr auf bestimmte Geleise, sondern lassen sie schweben, sinken und steigen nach ihrer eigenen Schwere. Nach KÜLPE [19] ist das Denken eine Art «innerer Willenshandlung», deren Fehlen notwendigerweise zu einem «automatischen Spiel der Vorstellungen» führt. WILLIAM JAMES faßt das nicht gerichtete Denken oder «bloß assoziative» Denken als das gewöhnliche auf. Er äußert sich darüber folgendermaßen:

«Unser Denken besteht zum großen Teil aus Reihen von Bildern, von denen eines das andere herbeiführt, aus einer Art passiver Träumerei, deren die höheren Tiere wahrscheinlich auch fähig sind. Diese Art des Denkens führt dessenungeachtet zu vernünftigen Schlüssen, sowohl praktischer als theoretischer Natur ... In der Regel sind bei dieser Art unverantwortlichen Den-

[17] Es bestand in dieser Hinsicht keine Not, welche ein technisches Denken zum Bedürfnis gemacht hätte. Die Labour-Frage war durch die billige Sklavenarbeit gelöst, so daß Bemühungen zur Arbeitsersparnis überflüssig waren. Es muß auch in Betracht gezogen werden, daß das Interesse des antiken Menschen in anderer Richtung gebunden war: Er hatte Ehrfurcht vor dem göttlichen Kosmos, eine Eigenschaft, die unser technisches Zeitalter völlig vermissen läßt.

[18] So erscheint dieses Denken wenigstens dem Bewußtsein. FREUD bemerkt dazu (*Die Traumdeutung,* p. 325): «Es ist nämlich nachweisbar unrichtig, daß wir uns einem ziellosen Vorstellungsablauf hingeben, wenn wir ... unser Nachdenken fallen und die ungewollten Vorstellungen auftauchen lassen. Es läßt sich zeigen, daß wir immer nur auf die uns bekannten Zielvorstellungen verzichten können, und daß mit dem Aufhören dieser sofort unbekannte – wie wir ungenau sagen: unbewußte – Zielvorstellungen zur Macht kommen, die jetzt den Ablauf der ungewollten Vorstellungen determiniert halten. Ein Denken ohne Zielvorstellungen läßt sich durch unsere eigene Beeinflussung unseres Seelenlebens überhaupt nicht herstellen ...»

[19] l. c., p. 464.

kens die Glieder, die zufällig miteinander verbunden werden, empirische Konkreta, keine Abstraktionen.» [20]

Wir können diese Bestimmungen James' noch folgendermaßen er- 19
gänzen: Dieses Denken ist mühelos, führt von der Realität weg in Phantasien der Vergangenheit und Zukunft. Hier hört das Denken in Sprachform auf, Bild drängt sich an Bild, Gefühl an Gefühl [21], immer deutlicher wagt sich eine Tendenz hervor, die alles so schafft und stellt, nicht wie es wirklich ist, sondern wie man vielleicht wünschen möchte, daß es wäre. Der Stoff dieses Denkens, das sich vor der Wirklichkeit abkehrt, kann natürlich nur Vergangenheit mit ihren tausend Erinnerungsbildern sein. Der Sprachgebrauch nennt dieses Denken «Träumen».

Wer sich selber aufmerksam beobachtet, wird den allgemeinen 20

[20] l. c., p. 352.

[21] Hinter dieser Behauptung stehen zuerst Erfahrungen aus normalem Gebiet: Das unbestimmte Denken entfernt sich vom «Nachdenken» sehr weit, und zwar besonders in puncto der sprachlichen Bereitschaft. Ich habe bei psychologischen Experimenten sehr häufig die Erfahrung gemacht, daß die Versuchspersonen (ich rede nur von gebildeten und intelligenten Leuten), welche ich, scheinbar unabsichtlich und ohne sie vorher zu instruieren, ihren Träumereien überlassen habe, experimentell registrierbare Affektäußerungen aufwiesen, über deren gedankliche Grundlagen sie sich beim besten Willen entweder nur unvollkommen oder gar nicht äußern konnten. Instruktiver sind die Erfahrungen pathologischer Natur, und zwar weniger die, welche aus dem Gebiet der Hysterie und aller derjenigen Neurosen stammen, die durch eine überwiegende Übertragungstendenz charakterisiert sind, als vielmehr die Erfahrungen auf dem Gebiete der Introversionspsychose oder -neurose, als welche weitaus die Großzahl der Geistesstörungen, jedenfalls die gesamte Bleulersche Schizophreniegruppe, aufzufassen ist. Wie schon der Terminus «Introversion» (den ich in meiner Arbeit *Über Konflikte der kindlichen Seele* kurz angeführt habe), andeutet, führt diese Neurose zu einem abgeschlossenen Innenleben. Und hier treffen wir auch auf jenes «übersprachliche», rein «phantastische» Denken, das sich in «unaussprechlichen» Bildern und Gefühlen bewegt. Einen kleinen Eindruck davon empfängt man, wenn man die ärmlichen und verworrenen sprachlichen Ausdrücke dieser Kranken auf ihren Sinn zu prüfen sucht. Es kostet auch die Kranken, wie ich mehrfach gesehen habe, eine unendliche Mühe, ihre Phantasien in menschliche Worte zu fassen. Eine hochintelligente Kranke, die bruchstückweise mir ein derartiges Phantasiesystem «übersetzte», sagte mir öfters: «Ich weiß ganz genau, worum es sich handelt, ich sehe und fühle alles, aber es ist mir noch ganz unmöglich, die Worte dazu aufzufinden.»

Sprachgebrauch treffend finden. Wir können es fast alle Tage erleben, wie unsere Phantasien beim Einschlafen sich in die Träume verweben, so daß zwischen den Träumen des Tages und der Nacht der Unterschied nicht zu groß ist. Wir haben also zwei Formen des Denkens: das gerichtete Denken und das Träumen oder Phantasieren. Jenes arbeitet für die Mitteilung, mit sprachlichen Elementen, ist mühsam und erschöpfend, dieses dagegen arbeitet mühelos, sozusagen spontan, mit vorgefundenen Inhalten, geleitet von unbewußten Motiven. Ersteres schafft Neuerwerb, Anpassung, imitiert Wirklichkeit und sucht auch auf sie zu wirken. Letzteres dagegen wendet sich von der Wirklichkeit weg, befreit subjektive Tendenzen und ist hinsichtlich der Anpassung unproduktiv [22].

21 Ich habe vorhin angedeutet, daß die Geschichte zeige, inwiefern das gerichtete Denken nicht immer so entwickelt war, wie es jetzt ist. Heutzutage sind der deutlichste Ausdruck des gerichteten Denkens die Wissenschaft und die von ihr genährte Technik. Beide Dinge verdanken ihre Existenz nur einer energischen Erziehung des gerichteten Denkens. Zu jener Zeit aber, da erst wenige Vorläufer der jetzigen Kultur, wie der Dichter Petrarca, anfingen, der Natur verständnisvoll gegenüberzutreten [23], bestand ein Äquivalent unserer Wissen-

[22] Ähnlich James, l. c., p. 353 f. Das Schließen besitzt produktive Bedeutung, während das «empirische» (bloß assoziative) Denken nur reproduktiv ist. Dieses Urteil befriedigt allerdings nicht ganz. Wohl ist es wahr, daß das Phantasieren zunächst und unmittelbar «unproduktiv», d. h. unangepaßt und darum hinsichtlich einer praktischen Verwendung nutzlos ist. Auf lange Sicht dagegen enthüllt gerade die spielerische Phantasie schöpferische Kräfte und Inhalte, genau wie die Träume. Solche Inhalte lassen sich in der Regel gar nicht anders erkennen als eben durch das passive, assoziative, phantastische Denken.

[23] Vgl. die eindrucksvolle Schilderung von Petrarcas Besteigung des Mont Ventoux bei Jacob Burckhardt, *Die Cultur der Renaissance in Italien*, p. 236: «Eine Beschreibung der Aussicht erwartet man nun allerdings vergebens, aber nicht, weil der Dichter dagegen unempfindlich wäre, sondern im Gegentheil, weil der Eindruck allzu gewaltig auf ihn wirkt. Vor seine Seele tritt sein ganzes vergangenes Leben mit allen Thorheiten; er erinnert sich, daß es heut' zehn Jahre sind, seit er jung aus Bologna gezogen, und wendet einen sehnsüchtigen Blick in der Richtung gen Italien hin; er schlägt ein Büchlein auf, das damals sein Begleiter war, die Bekenntnisse des heil. Augustin; allein siehe, sein Auge fällt auf die Stelle im zehnten Abschnitt: ‹und da gehen die Menschen hin und bewundern hohe Berge und weite Meeresfluthen und mächtig daherrauschende Ströme und den Ocean und den Lauf der

schaft, die Scholastik [24], die ihre Gegenstände den Phantasien der Vergangenheit entnahm, daran aber dem Geist eine dialektische Schulung des gerichteten Denkens angedeihen ließ. Der einzige Erfolg, der dem Denker winkte, war der rhetorische Sieg in der Disputation, und nicht eine sichtbare Umgestaltung der Realität. Die Gegenstände des Denkens waren oft erstaunlich phantastisch, so wurden zum Beispiel Fragen diskutiert wie: wieviele Engel Platz hätten auf der Spitze einer Nadel, ob Christus sein Erlösungswerk auch hätte tun können, wenn er als Erbse auf die Welt gekommen wäre usw. Die Möglichkeiten solcher Probleme, zu denen das metaphysische Problem, nämlich das Unwißbare wissen zu können, überhaupt gehört, zeigt, von welch besonderer Artung jener Geist gewesen sein muß, der solche Dinge erschuf, die für uns einen Gipfel der Absurdität bedeuten. NIETZSCHE hat aber etwas von dem Hintergrund dieser Erscheinung geahnt, als er von der «prachtvollen Spannung» des Geistes sprach, welche das Mittelalter geschaffen hat.

Historisch genommen ist die Scholastik, in deren Geist Leute von 22
überragendem intellektuellem Vermögen wie THOMAS VON AQUINO, DUNS SCOTUS, ABÄLARD, WILHELM VON OCCAM und andere gearbeitet haben, die Mutter der modernen Wissenschaftlichkeit, und eine spätere Zukunft wird klar sehen, wie und wo die Scholastik auch der Wissenschaft von heutzutage noch lebendige Unterströmungen liefert. Sie ist ihrem ganzen Wesen nach dialektische Gymnastik, die dem sprachlichen Symbol, dem Wort, zu einer geradezu absoluten Bedeutung verholfen hat, so daß es endlich jene Substantialität gewann, welche die ausgehende Antike ihrem Logos nur durch mystische Wer-

Gestirne und verlassen sich selbst darob». Sein Bruder, dem er diese Worte vorliest, kann nicht begreifen, warum er hierauf das Buch schließt und schweigt.»

24 Eine kurze Schilderung der scholastischen Methode gibt WUNDT, *Über naiven und kritischen Realismus,* p. 345. Die Methode bestand «erstens darin, daß man in der Auffindung eines fest gegebenen und auf die verschiedensten Probleme in gleichförmiger Weise angewandten Begriffsmechanismus die Hauptaufgabe der wissenschaftlichen Forschung erblickt; und zweitens darin, daß man auf gewisse Allgemeinbegriffe und folgeweise auch auf diese Begriffe bezeichnenden Wortsymbole einen übermäßigen Werth legt, wodurch dann eine Analyse der Wortbedeutungen, in extremen Fällen eine leere Begriffstüftelei und Wortklauberei an die Stelle der Untersuchung der wirklichen Tatsachen tritt, aus denen die Begriffe abstrahirt sind.»

tung verleihen konnte. Als die große Tat der Scholastik erscheint die Grundlegung der festgefügten intellektuellen Funktion, der conditio sine qua non der modernen Wissenschaftlichkeit und Technik.

23 Gehen wir in der Geschichte noch weiter zurück, so zerfließt das, was wir heute Wissenschaft nennen, in unbestimmte Nebel. Der kulturschaffende Geist ist unablässig beschäftigt, alles Subjektive von der Erfahrung abzustreifen und diejenigen Formeln zu finden, welche die Natur und ihre Kräfte auf den besten und passendsten Ausdruck bringen. Es wäre eine lächerliche und ungerechtfertigte Selbstüberhebung, wenn wir annehmen wollten, wir seien energischer oder intelligenter als das Altertum – unser Wissensstoff hat zugenommen, nicht aber die Intelligenz. Darum sind wir neuen Ideen gegenüber gerade so borniert und unfähig wie die Menschen in den dunkelsten Zeiten des Altertums. An Wissen sind wir reich geworden, nicht aber an Weisheit. Der Schwerpunkt unseres Interesses hat sich ganz nach der materiellen Wirklichkeit hin verschoben; das Altertum bevorzugte ein Denken, das sich mehr dem phantastischen Typus annäherte. Noch ist im antiken Geiste alles durchdrungen von Mythologie, obschon die Philosophie und die Anfänge der Naturwissenschaft schon unmißverständlich «Aufklärungsarbeit» leisteten.

24 Leider bekommen wir in der Schule nur einen ganz armseligen Begriff von dem Reichtum und der ungeheuren Lebendigkeit der griechischen Mythologie. All jene Gestaltungskraft, die der moderne Mensch auf Wissenschaft und Technik verwendet, hat der antike seiner Mythologie gewidmet. Aus diesem schöpferischen Drang erklären sich der verwirrende Wechsel, die kaleidoskopischen Verwandlungen und synkretistischen Neugruppierungen, die unaufhörlichen Verjüngungen der Mythen in der griechischen Kultursphäre. Hier bewegen wir uns nun in einer Welt von Phantasien, die, wenig bekümmert um den äußeren Gang der Dinge, aus einer inneren Quelle fließen und wechselvolle, bald plastische, bald schemenhafte Gestalten erzeugen. Diese Tätigkeit des früh-antiken Geistes arbeitete künstlerisch par excellence. Nicht das Wie der wirklichen Welt möglichst objektiv und exakt zu erfassen, sondern sie subjektiven Phantasien und Erwartungen ästhetisch anzupassen, scheint das Ziel des Interesses gewesen zu sein. Nur ganz wenigen unter den antiken Menschen wurde die Erkältung und Enttäuschung zuteil, die GIORDANO BRUNOS Unendlichkeits-

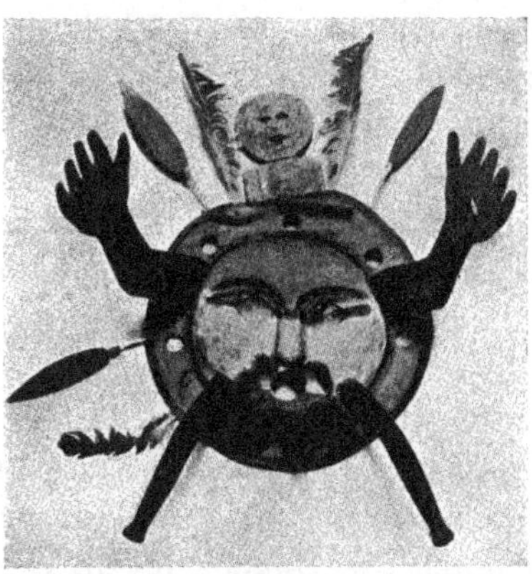

Abb. 2 Sonnengott-Idol eines Schamanen der Alaska-Eskimos.

gedanke und Keplers Entdeckungen der modernen Menschheit gebracht haben. Die naive Vorzeit sah in der Sonne den großen Himmels- und Weltvater und im Monde die fruchtbare Mutter. Und jedwedes Ding hatte seinen Dämon, das heißt war belebt und gleich einem Menschen oder seinem Bruder, dem Tiere. Man bildete alles anthropomorph oder theriomorph, als Menschen oder als Tier. Sogar die Sonnenscheibe erhielt Flügel oder Füßchen, um ihre Bewegung zu veranschaulichen. (Abb. 2) So entstand ein Bild des Universums, das der Realität nur sehr entfernt, ganz aber den subjektiven Phantasien entsprach. Es braucht wohl nicht weitläufig bewiesen zu werden, daß das Kind ganz ähnlich denkt. Es belebt seine Puppen und sein Spielzeug überhaupt, und bei phantasiebegabten Kindern kann man unschwer sehen, daß sie in einer Wunderwelt leben.

Wie wir wissen, zeigt auch der Traum ein ähnliches Denken. Unbe- 25
kümmert um die realen Verhältnisse der Dinge wird darin das Heterogenste zusammengebracht, und eine Welt von Unmöglichkeiten tritt an Stelle der Wirklichkeit. Freud findet als Charakteristikum des wachen Denkens die *Progression,* den Fortschritt der Denkerregung von dem Systeme der inneren oder äußeren Wahrnehmung durch die endopsychische Assoziationsarbeit zum motorischen Ende, das heißt zur Innervation. Für den Traum findet er das Umgekehrte: nämlich *Regression* der Denkerregung vom Vorbewußten oder Unbewußten zum Systeme der Wahrnehmung, wodurch der Traum sein gewöhnli-

ches Gepräge sinnlicher Anschaulichkeit erhält, die sich bis zur halluzinatorischen Deutlichkeit steigern kann. Das Traumdenken bewegt sich also rückläufig zu den Rohmaterialien der Erinnerung: «Das Gefüge der Traumgedanken wird bei der Regression in sein Rohmaterial aufgelöst.» [25] Die Wiederbelebung ursprünglicher Wahrnehmungen ist aber nur die eine Seite der Regression; die andere Seite ist die Regression auf das infantile Erinnerungsmaterial, was zwar ebenfalls als Regression auf die ursprüngliche Wahrnehmung aufgefaßt werden kann, aber wegen seiner selbständigen Wichtigkeit besondere Erwähnung verdient. Diese Regression darf wohl als «historische» bezeichnet werden. In dieser Hinsicht ließe sich der Traum nach FREUD auch beschreiben als eine durch Übertragung auf die Gegenwart veränderte Reminiszenz. Die Ursprungsszene kann ihre Erneuerung nicht durchsetzen; sie muß sich mit der Wiederkehr als Traum begnügen [26]. Nach der Auffassung FREUDS ist es eine wesentliche Eigenschaft des Traumes, daß er ein Erinnerungsmaterial, das meist bis in die Kindheit zurückreicht, «bearbeitet», das heißt der Gegenwart annähert beziehungsweise in die Sprache derselben übersetzt. Insofern aber das Kinderseelenleben seinen archaischen Charakter nicht verleugnen kann, so kommt letztere Eigentümlichkeit dem Traume in ganz besonderem Maße zu. FREUD macht ausdrücklich hierauf aufmerksam:

«Der Traum, der seine Wünsche auf kurzem regredientem Wege erfüllt, hat uns hiemit nur eine Probe der primären, als unzweckmäßig verlassenen Arbeitsweise des psychischen Apparats aufbewahrt. In das Nachtleben scheint verbannt, was einst im Wachen herrschte, als das psychische Leben noch jung und untüchtig war, etwa wie wir in der Kinderstube die abgelegten primitiven Waffen der erwachsenen Menschheit, Pfeil und Bogen, wiederfinden.» [27]

25 *Die Traumdeutung*, p. 336.

26 l. c., p. 338.

27 l. c., p. 349. Der in der *Traumdeutung* sich hier anschließende Passus hat sich seither durch die Erforschung der Psychosen bestätigt. «In den Psychosen werden diese sonst im Wachen unterdrückten Arbeitsweisen des psychischen Apparats sich wiederum Geltung erzwingen und dann ihre Unfähigkeit zur Befriedigung unserer Bedürfnisse gegen die Außenwelt an den Tag legen.» Die Wichtigkeit dieses Satzes

Diese Überlegungen legen es uns nahe, eine Parallele zu ziehen zwi- 26
schen dem mythologischen Denken des Altertums und dem ähnlichen Denken der Kinder[28], der Primitiven und des Traumes. Dieser Gedankengang ist uns nicht fremd, sondern wohlbekannt aus der vergleichenden Anatomie und Entwicklungsgeschichte, die uns zeigen, wie Bau und Funktion des menschlichen Körpers durch eine Reihe embryonaler Wandlungen entstehen, welche ähnlichen Wandlungen in der Stammesgeschichte entsprechen. Die Vermutung, daß auch in der Psychologie die Ontogenese der Phylogenese entspreche, ist daher gerechtfertigt. Mithin wäre also der Zustand des infantilen Denkens[29]

wird unterstrichen durch die von Freud unabhängigen Ansichten Pierre Janets, die hier erwähnt zu werden verdienen, weil sie von einer ganz anderen Seite her, nämlich der biologischen, bestätigend beitragen. Janet unterscheidet an der Funktion einen festorganisierten «unteren» Teil und einen in steter Transformation begriffenen «oberen» Teil: «C'est justement sur cette partie supérieure des fonctions, sur leur adaptation aux circonstances présentes que portent les névroses ...» [p. 386] «... les névroses sont des troubles ou des arrêts dans l'évolution des fonctions.» [p. 388] «Les névroses sont des maladies portant sur les diverses fonctions de l'organisme, caractérisées par une altération des parties supérieures de ces fonctions, arrêtées dans leur évolution, dans leur adaptation au moment présent, à l'état présent du monde extérieur et de l'individu et par l'absence de détérioration des parties anciennes de ces mêmes fonctions ...» [p. 392] «A la place de ces opérations supérieures se développent de l'agitation physique et mentale, et surtout de l'émotivité. Celle-ci n'est ... que la tendance à remplacer les opérations supérieures par l'exagération de certaines opérations inférieures et surtout par de grossières agitations viscérales» [p. 393] (*Les Névroses*). Die «parties anciennes» sind eben die «parties inférieures» der Funktionen, und diese ersetzen die mißlungene Adaptation. Ähnliche Ansichten über die Natur des neurotischen Symptoms äußert auch Claparède (*Quelques Mots sur la définition de l'hystérie*). Er faßt den hysterogenen Mechanismus als eine «tendance à la réversion», als eine Art Atavismus der Reaktionsweise auf.

28 Ich verdanke Dr. Abraham folgende Mitteilung: Ein dreieinhalbjähriges Mädchen hatte ein Brüderchen bekommen, das zum Gegenstande der bekannten kindlichen Eifersucht wurde; sie sagte einmal zur Mutter: «Du bist zwei Mamas. Du bist meine Mama und deine Brust ist Brüderchens Mama.» Sie hatte eben mit großem Interesse dem Akte des Stillens zugesehen. Für das archaische Denken des Kindes ist es charakteristisch, daß es die Brust als Mama bezeichnet. Mamma lat. = Brust.

29 Vgl. namentlich die Untersuchung Freuds *Analyse der Phobie eines 5jährigen Knaben* sowie meinen Aufsatz *Über Konflikte der kindlichen Seele*.

sowohl wie desjenigen im Traume etwas wie eine Wiederholung früherer Entwicklungsstufen.

27 NIETZSCHE nimmt in dieser Hinsicht einen bemerkenswerten Standpunkt ein:

«... im Schlaf und Traum machen wir das Pensum früheren Menschthums noch einmal durch.» «Ich meine: wie jetzt noch der Mensch im Traume schließt, schloß die Menschheit auch im Wachen viele Jahrtausende hindurch: die erste causa, die dem Geiste einfiel, um irgend Etwas, das der Erklärung bedurfte, zu erklären, genügte ihm und galt als Wahrheit ... Im Traum übt sich dieses uralte Stück Menschthum in uns fort, denn es ist die Grundlage, auf der die höhere Vernunft sich entwickelte und in jedem Menschen sich noch entwickelt: der Traum bringt uns in ferne Zustände der menschlichen Cultur wieder zurück und giebt ein Mittel an die Hand, sie besser zu verstehen. Das Traumdenken wird uns jetzt so leicht, weil wir in ungeheuren Entwicklungsstrecken der Menschheit gerade auf diese Form des phantastischen und wohlfeilen Erklärens aus dem ersten beliebigen Einfalle heraus so gut eingedrillt worden sind. Insofern ist der Traum eine Erholung für das Gehirn, welches am Tage den strengeren Anforderungen an das Denken zu genügen hat, wie sie von der höheren Cultur gestellt werden.»

«Wir können aus diesen Vorgängen entnehmen, wie spät das schärfere logische Denken, das Strengnehmen von Ursache und Wirkung entwickelt worden ist, wenn unsere Vernunft- und Verstandesfunctionen jetzt noch unwillkürlich nach jenen primitiven Formen des Schließens zurückgreifen und wir ziemlich die Hälfte unseres Lebens in diesem Zustande leben.» [30]

28 Wir haben oben bereits gesehen, daß FREUD auf Grund der Traumanalyse bezüglich des archaischen Traumdenkens zu einem ähnlichen Standpunkt gelangt ist. Der Schritt von dieser Feststellung zur Auffassung der Mythen als traumähnlichen Gebilden ist nicht mehr groß: FREUD [31] hat diesen Schluß selber formuliert: «Die Untersuchung dieser völkerpsychologischen Bildungen ⟨Mythen usw.⟩ ist nun keineswegs abgeschlossen, aber es ist zum Beispiel von den Mythen durchaus wahrscheinlich, daß sie den entstellten Überresten von Wunschphantasien ganzer Nationen, den Säkularträumen der jungen Menschheit

30 *Menschliches, Allzumenschliches*, p. 27 ff.

31 *Der Dichter und das Phantasieren*, p. 205.

entsprechen.» In ähnlicher Weise faßt auch Rank[32] den Mythus als einen «Massentraum» des Volkes auf[33].

Riklin hat den Traummechanismus der Märchen hervorgehoben[34]. 29
Dasselbe hat Abraham für den Mythus getan[35]. Er sagt (p. 36): «Der Mythus ist ein Stück überwundenen infantilen Seelenlebens des Volkes», und (p. 71): «So ist der Mythus ein erhalten gebliebenes Stück aus dem infantilen Seelenleben des Volkes und der Traum der Mythus des Individuums.» Der Schluß, daß die Zeit, welche die Mythen schuf, so gedacht hat, wie es bei uns jetzt noch der Traum tut, ergibt sich beinahe von selbst. Die Ansätze zur Mythenbildung beim Kinde, das Für-real-Setzen von Phantasien, die zum Teil an Historisches anklingen, lassen sich in der Tat unschwer bei Kindern entdecken. Allerdings muß man hinter die Behauptung, daß der Mythus aus dem «infantilen» Seelenleben des Volkes hervorgehe, ein großes Fragezeichen setzen. Er ist im Gegenteil das Erwachsenste, was früheres Menschtum hervorgebracht hat. Jene mit Kiemen versehenen Urahnen des Menschen waren keineswegs Embryonen, sondern voll ausgewachsene Tiere, und so war auch der im Mythus denkende und lebende Mensch eine erwachsene Wirklichkeit und nicht ein vierjähriges Kind. Der Mythus ist ja kein kindisches Phantasma, sondern ein wichtigstes Requisit primitiven Lebens.

Man wird den Einwand erheben, daß die mythologischen Neigun- 30
gen der Kinder durch die Erziehung eingepflanzt würden. Der Einwand ist müßig. Sind die Menschen überhaupt je vom Mythus ganz losgekommen? Jeder Mensch hatte die Augen und alle seine Sinne, um zu merken, daß die Welt tot, kalt und unendlich ist, und noch nie hat er einen Gott gesehen oder dessen Existenz aus Nötigung seiner Sinne fordern müssen. Es bedurfte im Gegenteil einer stärksten inneren Nötigung, die man nur aus der irrationalen Kraft des Instinktes erklären kann, um zum Beispiel jene religiösen Glaubensinhalte aufzustellen, deren Absurdität schon Tertullian hervorgehoben hat. So kann man einem Kinde wohl die Inhalte früherer Mythen vorenthalten, nicht aber ihm das Bedürfnis nach Mythologie, und noch weniger die

32 *Der Künstler: Ansätze zu einer Sexualpsychologie*, p. 36.

33 Vgl. ebenso Rank, *Der Mythus von der Geburt des Helden.*

34 *Wunscherfüllung und Symbolik im Märchen.*

35 *Traum und Mythus.*

Fähigkeit, solche zu erzeugen, wegnehmen. Man kann sagen, wenn es gelänge, alle Traditionen in der Welt mit einem Male abzuschneiden, so würde mit der nächsten Generation die ganze Mythologie und Religionsgeschichte wieder von vorne beginnen. Es gelingt nur wenig Individuen, die Mythologie in der Epoche eines gewissen intellektuellen Übermutes abzustreifen; die Masse befreit sich nie. Alle Aufklärung nützt nichts, sie zerstört bloß eine vorübergehende Manifestationsform, nicht aber den schaffenden Trieb.

31 Nehmen wir unseren früheren Gedankengang wieder auf!

32 Wir sprachen von der ontogenetischen Wiederholung der phylogenetischen Psychologie im Kinde. Wir sahen, daß das archaische Denken eine Eigentümlichkeit des Kindes und der Primitiven ist. Wir wissen nun aber auch, daß dieses gleiche Denken bei uns modernen Menschen einen breiten Raum beansprucht und eintritt, sobald das gerichtete Denken aufhört. Eine Erschlaffung des Interesses, eine leichte Ermüdung genügt, um die exakte psychologische Anpassung an die reale Welt, die sich durch gerichtetes Denken ausdrückt, aufzuheben und durch Phantasien zu ersetzen. Wir schweifen vom Thema ab und hängen eigenen Gedankengängen nach; wird die Entspannung der Aufmerksamkeit stärker, so verlieren wir allmählich das Bewußtsein der Gegenwart, und die Phantasie nimmt überhand.

33 Hier drängt sich die wichtige Frage auf: Wie sind die Phantasien beschaffen? Von den Dichtern wissen wir darüber viel, von der Wissenschaft aber wenig. Erst die Erfahrung des Psychotherapeuten schaffte hierüber einiges Licht. Sie zeigte uns, daß es typische Zyklen gibt. Der Stotterer phantasiert sich als großen Redner, was DEMOSTHENES dank seiner gewaltigen Energie zur Wahrheit gemacht hat; der Arme phantasiert sich als Millionär, das Kind als erwachsen. Der Unterdrückte ficht siegreiche Kämpfe mit dem Unterdrücker aus, der Untaugliche quält oder ergötzt sich mit Ehrgeizplänen. Man kompensiert sich durch die Phantasie.

34 Woher beziehen die Phantasien ihren Stoff? Wir wählen als Beispiel eine typische Pubertätsphantasie: Ein junger Mensch, vor dem die ganze Unsicherheit des zukünftigen Schicksals steht, verlegt in seiner Phantasie die Unsicherheit in die Vergangenheit und sagt: Wenn ich jetzt nicht das Kind meiner gewöhnlichen Eltern wäre, sondern dasjenige eines vornehmen und reichen Grafen, das den Eltern bloß

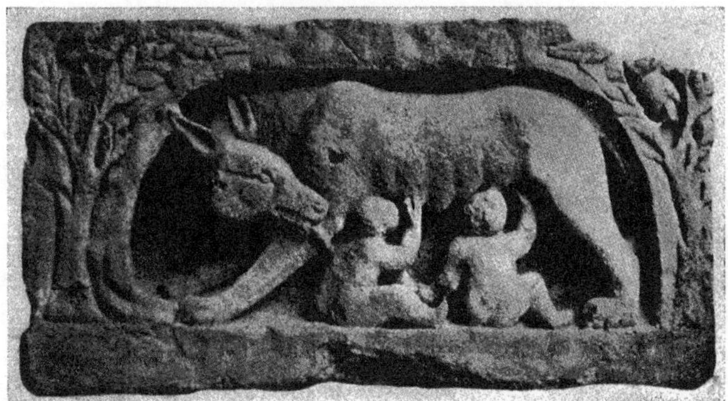

Abb. 3 Romulus und Remus mit der Wölfin. Römisches Relief, Avenches (Schweiz)

untergeschoben wäre, dann würde wohl eines Tages eine goldene Kutsche kommen, und der Herr Graf würde sein Kind mitnehmen in sein wunderschönes Schloß – – – und so ginge es weiter wie in einem Märchen von Grimm, das den Kindern von der Mutter erzählt wird. Beim normalen Kinde bleibt es bei der flüchtig vorüberhuschenden Idee, die bald verweht und vergessen ist. Einmal aber, und das war in der antiken Kulturwelt, war die Phantasie eine allgemein anerkannte legitime Wahrheit. Die Heroen – ich erinnere an Romulus und Remus (Abb. 3), Moses, Semiramis und viele andere – sind den wirklichen Eltern abhanden gekommen [36]. Andere sind direkt die Söhne der Götter, und die edlen Geschlechter leiten ihren Stammbaum von Heroen und Göttern her. Wie dieses Beispiel zeigt, ist die Phantasie der modernen Menschen im Grunde genommen nichts mehr als eine Wiederholung eines alten Volksglaubens, der ursprünglich weiteste Verbreitung hatte. Die ehrgeizige Phantasie wählt also unter anderem eine Form, die klassisch ist und einmal wirkliche Geltung hatte. Ganz dasselbe gilt von gewissen erotischen Phantasien. Wir haben eingangs Träume von sexueller Gewalttat erwähnt: Der Räuber, der in ein Haus einbricht und eine gefährliche Tat begeht. Auch das ist ein mythologisches Thema und war häufig gewiß auch Wirklichkeit [37]. Ganz abge-

36 Rank, l. c. Ebenso Jung und Kerényi, *Einführung in das Wesen der Mythologie*, p. 44 ff. [«2. Das Waisenkind.»]

37 Über den mythologischen Brautraub vgl. Jung und Kerényi, l. c., p. 156 [bezw. 160] ff. [«3. Göttliche Mädchengestalten, 4. Hekate.»]

sehen von der Tatsache, daß Weiberraub etwas Gewöhnliches war in prähistorischen Zeiten, wurde er auch Gegenstand der Mythologie in kultivierten Epochen. Ich erinnere an den Raub der Persephone, Deianira, Europa, der Sabinerinnen usw. Nicht zu vergessen ist, daß heute noch Hochzeitsgebräuche in verschiedenen Gegenden existieren, die an den alten Raub erinnern.

35 Man könnte zahlreiche Beispiele dieser Art anführen. Sie würden alle dasselbe beweisen, daß nämlich das, was bei uns Hintergrundsphantasie ist, einstmals offen zutage lag. Was bei uns in Träumen und Phantasien auftaucht, war früher bewußter Brauch oder allgemeine Überzeugung. Was aber einst so stark war, was einst die geistige Lebenssphäre eines hochentwickelten Volkes bilden konnte, das wird im Laufe weniger Generationen nicht gänzlich aus der menschlichen Seele verschwunden sein. Man darf nicht vergessen, daß seit der Glanzzeit der griechischen Kultur bloß etwa achtzig Generationen vergangen sind. Und was sind achtzig Generationen? Sie schrumpfen auf eine unmerkliche Zeitspanne zusammen, wenn wir sie dem Zeitraume vergleichen, der uns vom Homo Neandertalensis oder Heidelbergensis trennt. Ich möchte an ein treffliches Wort des großen Historikers Guillaume Ferrero erinnern:

« Il est très commun de croire que plus l'homme s'éloigne dans le lointain du temps, plus il est censé être différent de nous par ses idées et ses sentiments; que la psychologie de l'humanité change de siècle en siècle comme la mode ou la littérature. Aussi, à peine trouve-t-on dans l'histoire un peu ancienne une institution, un usage, une loi, une croyance un peu différentes de celles que nous voyons chaque jour, que l'on va chercher toutes sortes d'explications compliquées lesquelles, le plus souvent, se réduisent à des phrases dont la signification n'est pas très-précise. Or l'homme ne change pas si vite; sa psychologie reste au fond la même; et si sa culture varie beaucoup d'une époque à l'autre, ce n'est pas encore cela qui changera le fonctionnement de son esprit. Les lois fondamentales de l'esprit demeurent les mêmes, au moins pour les périodes historiques si courtes dont nous avons connaissance; et presque tous les phénomènes, même les plus étranges, doivent pouvoir s'expliquer par ces lois communes de l'esprit que nous pouvons constater en nous mêmes. » [38]

[38] *Les Lois psychologiques du symbolisme*, p. VII.

Dieser Ansicht muß sich der Psychologe unbedingt anschließen. Aus unserer Zivilisation sind ja die dionysischen Phallagogien des klassischen Athen und die Mysterien chthonischer Götter verschwunden; ebenso sind die theriomorphen Darstellungen der Gottheit bis auf gewisse Reste, wie die Taube, das Lamm und den unsere Kirchtürme zierenden Hahn, reduziert, aber dies alles hindert nicht, daß wir in der Kindheit eine Epoche durchlaufen, wo das archaische Denken und Fühlen sich zum Worte meldet, und daß wir das ganze Leben hindurch neben dem neuerworbenen, gerichteten und angepaßten Denken ein Phantasie-Denken besitzen, das altertümlichen Geisteszuständen entspricht. Wie unser Körper in vielen Organen noch die Relikte alter Funktionen und Zustände bewahrt, so trägt unser Geist, der zwar jenen archaischen Triebrichtungen anscheinend entwachsen ist, immer noch die Merkmale der durchlaufenen Entwicklung und wiederholt das Uralte wenigstens in Träumen und Phantasien. 36

Die Frage, woher Neigung und Fähigkeit des Geistes kommen, sich symbolisch auszudrücken, führte zu der Unterscheidung zweierlei Denkens, des gerichteten und angepaßten und des subjektiven, von inneren Motiven bewegten Denkens. Die letztere Denkform – vorausgesetzt, daß sie nicht beständig durch die Anpassung korrigiert wird – muß notwendigerweise ein überwiegend subjektiv entstelltes Weltbild erzeugen. Diesen Geisteszustand bezeichnete man zunächst als infantil und autoerotisch oder mit Eugen Bleuler als «autistisch», womit der Auffassung, daß das subjektive Weltbild, vom Standpunkt der Anpassung aus beurteilt, gegenüber demjenigen des gerichteten Denkens unterlegen sei, deutlich Ausdruck gegeben wurde. Den Idealfall von Autismus stellt die Schizophrenie dar, und der infantile Autoerotismus charakterisiert die Neurosen. Durch eine derartige Anschauung wird ein an sich durchaus normaler Vorgang wie das nicht gerichtete Phantasiedenken in die Nachbarschaft der Pathologie entrückt, was weniger dem Zynismus der Ärzte, als vielmehr dem Umstande zuzuschreiben ist, daß es die Ärzte waren, welche dieses Denken zum ersten Male würdigten. Das nicht gerichtete Denken ist in der Hauptsache subjektiv motiviert, und zwar viel weniger durch bewußte als vielmehr durch unbewußte Beweggründe. Gewiß erzeugt es ein anderes Weltbild als das bewußte, gerichtete Denken. Aber es besteht kein wirklicher Grund zur Annahme, daß ersteres nichts als eine Entstellung des 37 objektiven Weltbildes sei, denn es ist fraglich, ob das hauptsächlich unbewußte, innere Motiv, welches Phantasievorgänge leitet, nicht eine objektive Gegebenheit darstellt. FREUD selber hat ja zur Genüge darauf hingewiesen, wie sehr unbewußte Motive auf dem Instinkt, der doch gewiß eine *objektive Gegebenheit* ist, beruhen. Ebenso hat er deren archaische Natur, zum Teil wenigstens, anerkannt.

38 Die unbewußten Grundlagen der Träume und Phantasien sind nur scheinbar infantile Reminiszenzen. In Wirklichkeit handelt es sich um auf Instinkten beruhende, primitive beziehungsweise archaische Denkformen, die im Kindesalter natürlich klarer hervortreten als später. An sich sind sie aber keineswegs infantil oder gar pathologisch. Zu ihrer Charakterisierung sollten also Ausdrücke, die der Pathologie entlehnt sind, nicht verwendet werden. So ist auch der auf unbewußten Phantasievorgängen beruhende Mythus in puncto Sinn, Gehalt und Form keineswegs infantil oder der Ausdruck einer autoerotischen respektive autistischen Einstellung, obschon er ein Weltbild schafft, das sich mit unserer rationalen und objektiven Anschauung kaum in Vergleich setzen läßt. Die instinktiv-archaische Grundlage unseres Geistes bildet eine objektive, vorgefundene Gegebenheit, die weder von individueller Erfahrung, noch von subjektiv-persönlicher Willkür abhängt, so wenig wie die anererbte Struktur und funktionelle Disposition des Gehirns oder irgendeines anderen Organs. Wie der Körper seine Entwicklungsgeschichte hat, von deren verschiedenen Stufen er noch deutliche Spuren an sich trägt, so auch die Psyche[39].

39 Während das gerichtete Denken ein durchaus bewußtes Phänomen ist[40], läßt sich dasselbe vom Phantasiedenken nicht behaupten. Ein großer Teil seiner Inhalte fällt noch in den Bereich des Bewußtseins, mindestens ebensoviel verläuft aber im Halbschatten oder überhaupt im Unbewußten und ist daher nur mittelbar zu erschließen[41]. Durch das Phantasiedenken geht die Verbindung des gerichteten Denkens mit den ältesten «Schichten» des menschlichen Geistes, die längst

39 Siehe dazu meinen Aufsatz *Der Geist der Psychologie.*

40 Bis auf die Tatsache, daß die Inhalte schon in hoher Komplexität fertig ins Bewußtsein treten, worauf WUNDT hinweist.

41 SCHELLING (*Philosophie der Mythologie* II) hält das Vorbewußte für die schöpferische Quelle; ebenso FICHTE (*Psychologie* I, p. 508 ff.) die «vorbewußte Region» für die Ursprungsstätte wesentlicher Trauminhalte.

unter der Schwelle des Bewußtseins liegen. Die das Bewußtsein direkt beschäftigenden Phantasieprodukte sind zunächst die Wachträume oder Tagesphantasien, denen FREUD, FLOURNOY, PICK und andere besondere Aufmerksamkeit geschenkt haben, sodann die Träume, die aber dem Bewußtsein eine zunächst rätselhafte Außenseite bieten und erst durch die mittelbar erschlossenen unbewußten Inhalte Sinn gewinnen. Schließlich gibt es sozusagen gänzlich unbewußte Phantasiesysteme im abgespaltenen Komplex, die eine Tendenz zur Konstituierung einer Sonderpersönlichkeit zeigen[42].

40 Unsere obigen Darlegungen zeigen, wie gerade die dem Unbewußten entstammenden Produkte Verwandtschaft mit Mythischem haben. Es müßte daher gefolgert werden, daß eine im späteren Leben erfolgende Introversion regressiv infantile Reminiszenzen (aus der individuellen Vergangenheit) aufgreift, denen zunächst spurweise, bei stärkerer Introversion und Regression jedoch ausgesprochen archaische Züge anhaften.

41 Dieses Problem verdient eine weitere Diskussion. Nehmen wir als konkretes Beispiel die Geschichte des frommen Abbé Oegger, die ANATOLE FRANCE[43] erzählt. Dieser Priester war ein Grübler und phantasierte viel, besonders über das Schicksal des Judas, ob letzterer tatsächlich, wie die Lehre der Kirche behauptet, zur ewigen Höllenstrafe verdammt sei, oder ob Gott ihn doch begnadigt habe. Oegger fußte auf der verständlichen Überlegung, daß Gott in seiner Allweisheit den Judas als Instrument auserkoren hatte, um den Höhepunkt des Erlösungswerkes Christi herbeizuführen[44]. Dieses notwendige Werkzeug, ohne dessen Hilfe die Menschheit gar nicht des Heiles teilhaftig geworden wäre, konnte unmöglich von dem allgütigen Gott auf ewig verdammt werden. Um seinen Zweifeln ein Ende zu machen, begab sich Oegger einmal des Nachts in die Kirche und erflehte ein

42 Vgl. darüber FLOURNOY, *Des Indes à la planète Mars;* JUNG, *Zur Psychologie und Pathologie sogenannter occulter Phänomene, Über die Psychologie der Dementia praecox* und *Allgemeines zur Komplextheorie.* – Treffliche Belege auch bei SCHREBER, *Denkwürdigkeiten eines Nervenkranken.*

43 *Le Jardin d'Epicure*, p. 98 f.

44 Der Figur des Judas kommt eine hohe psychologische Bedeutung als Opferer des Gotteslammes zu, der sich dadurch auch selber opfert (Selbstmord). Vgl. Teil II dieser Arbeit.

Zeichen, daß Judas doch erlöst sei. Da fühlte er eine himmlische Berührung an der Schulter. Andern Tages teilte Oegger dem Erzbischof seinen Entschluß mit, daß er in die Welt ziehen wolle, um das Evangelium der unendlichen Barmherzigkeit Gottes zu predigen.

42 Hier haben wir ein deutliches Phantasiesystem vor uns: Es handelt sich um die spitzfindige und ewig unentschiedene Frage, ob die legendäre Figur des Judas verdammt sei oder nicht. Die Judaslegende an sich ist ein typisches Motiv, nämlich der heimtückische Verrat am Helden. Ich erinnere an Siegfried und Hagen, Balder und Loki; Siegfried und Balder werden gemordet durch einen treulosen Verräter in der nächsten Umgebung. Dieser Mythus ist rührend und tragisch darum, weil nicht ehrlicher Kampf den Edlen fällt, sondern Verrat; zugleich ist es ein Ereignis, das vielfach historisch war, zum Beispiel CAESAR und BRUTUS. Der Mythus solcher Tat ist uralt, aber noch immer Gegenstand der Wiedererzählung. Das drückt die Tatsache aus, daß der Neid den Menschen nicht schlafen läßt. Diese Regel will überhaupt auf die mythische Tradition angewendet sein: es pflanzen sich nicht Berichte beliebiger vergangener Ereignisse fort, sondern bloß solche, die einen allgemeinen und immer aufs neue sich wieder verjüngenden Gedanken der Menschheit aussprechen. So sind zum Beispiel Leben und Taten der Kulturheroen und Religionsstifter die reinsten Verdichtungen typischer Mythenmotive, hinter denen die Individualfigur verschwindet[45].

43 Warum aber quälte sich unser frommer Abbé mit der alten Judaslegende? Er ging also in die Welt, um das Evangelium der Barmher-

45 Vgl. dazu die Ausführungen von DREWS, *Die Christusmythe*. Einsichtige Theologen, wie KALTHOFF (*Die Entstehung des Christentums*) beurteilen die Sachlage ähnlich wie DREWS. So sagt KALTHOFF (l. c., p. 8): «Die Quellen, welche von dem Ursprung des Christentums Kunde geben, sind derart, daß es bei dem heutigen Stande der Geschichtsforschung keinem Historiker mehr einfallen würde, auf Grund derselben den Versuch zur Abfassung der Biographie eines historischen Jesus zu unternehmen.» Ferner (l. c., p. 10): «Hinter diesen Erzählungen der Evangelien das Leben eines natürlichen, historischen Menschen zu suchen, würde heute ohne die Nachwirkungen der rationalistischen Theologie keinem Menschen mehr einfallen.» Und (l. c., p. 9): «Das Göttliche ist in Christus stets und überall mit dem Menschlichen innerlich eins zu denken: von dem kirchlichen Gottmenschen führt eine gerade Linie rückwärts durch die Episteln und Evangelien des Neuen Testaments bis zur Danielapokalypse, in der die kirchliche Ausprägung des Christusbildes ihren

zigkeit zu predigen. Nach einiger Zeit trat er aus der katholischen Kirche aus und wurde Swedenborgianer. Nun verstehen wir seine Judasphantasie: er war der Judas, der seinen Herrn verriet; deshalb mußte er sich vorerst der göttlichen Barmherzigkeit versichern, um ruhig Judas sein zu können.

Dieser Fall wirft ein Licht auf den Mechanismus der Phantasien 44
überhaupt. Die bewußte Phantasie kann von mythischem oder anderem Stoffe sein, sie ist als solche nicht buchstäblich zu nehmen, sondern muß ihrem Sinne nach verstanden werden. Hält man dagegen an ihrer Buchstäblichkeit fest, so bleibt die Sache unverständlich, und man muß an der Zweckmäßigkeit der psychischen Funktion verzweifeln. Wir sahen aber im Falle des Abbé Oegger, daß dessen Zweifel und Hoffnungen sich nur scheinbar um die historische Person des Judas, in Wirklichkeit aber um seine eigene Person drehen, die sich durch die Lösung des Judasproblems den Weg in die Freiheit bahnen will.

Die bewußten Phantasien schildern also unter Benützung eines 45
mythischen Stoffes gewisse noch nicht oder nicht mehr anerkannte Tendenzen der eigenen Persönlichkeit. Wie leicht verständlich, wird eine Tendenz, der man die Anerkennung versagt und die man als nicht existierend behandelt, kaum etwas enthalten, das zu unserem bewußten Charakter gut passen würde. Es handelt sich daher meist um Dinge, die als unmoralisch und unmöglich gelten und deren Bewußtmachung darum auf den stärksten Widerstand stößt. Was hätte wohl Oegger gesagt, wenn man ihm vertraulich mitgeteilt hätte, daß er sich selber für die Judasrolle vorbereite? Weil er die Verdammung des Judas unverträglich mit der Güte Gottes fand, so dachte er über diesen Konflikt nach: das ist die bewußte Kausalreihe. Nebenher geht die unbewußte Reihe: weil er selber Judas werden wollte oder mußte, versicherte er sich der Güte Gottes im voraus. Judas wurde für Oegger zum Symbol seiner eigenen unbewußten Tendenz, und letzterer brauchte dieses Bild, um über seine eigene Angelegenheit nachdenken

Anfang genommen. Aber auf jedem einzelnen Punkte dieser Linie trägt Christus auch übermenschliche Züge, nie und nirgends ist er das, was die kritische Theologie aus ihm hat machen wollen: ein bloßer, natürlicher Mensch, ein historisches Individuum.» Siehe auch ALBERT SCHWEITZER, *Geschichte der Leben-Jesu-Forschung.*

zu können; die direkte Bewußtmachung wäre ihm wohl zu schmerzlich gewesen. So muß es wohl typische Mythen geben, die recht eigentlich die Instrumente zur völkerpsychologischen Komplexbearbeitung sind. JACOB BURCKHARDT scheint dies geahnt zu haben, als er einmal sagte, daß jeder Grieche der klassischen Zeit ein Stück Ödipus in sich trug, wie jeder Deutsche ein Stück Faust[46].

46 Die Probleme, die uns die einfache Erzählung des Abbé Oegger vor Augen geführt hat, begegnen uns wieder, wenn wir uns anschicken, Phantasien zu untersuchen, die diesmal ihre Existenz einer ausschließlich unbewußten Tätigkeit verdanken. Miss Frank Miller hat durch die Vermittlung von FLOURNOY unter dem Titel «*Quelques Faits d'imagination créatrice subconsciente*» einige zum Teil dichterisch geformte Phantasien im 5. Bande der «*Archives de Psychologie*» (1906) der Öffentlichkeit zugänglich gemacht[47].

46 Briefe an ALBERT BRENNER (*Basler Jahrbuch 1901,* p. 91 f.): «Für die Spezialerklärung des Faust habe ich in Kisten und Kasten gar nichts vorrätig. Auch sind Sie ja bestens versehen mit Commentatoren aller Art. Hören Sie: Tragen Sie augenblicklich diesen ganzen Trödel wieder auf die Lesegesellschaft, von wannen er gekommen ist... Was Ihnen im Faust zu finden bestimmt ist, das werden Sie von Ahnungswegen finden müssen... Faust ist nämlich ein echter und gerechter Mythus, d. h. ein großes, urtümliches Bild, in welchem jeder *sein* Wesen und Schicksal auf seine Weise wiederzuahnen hat. Erlauben Sie mir eine Vergleichung: Was hätten wohl die alten Griechen gesagt, wenn zwischen sie und die Oedipussage sich ein Commentator hingepflanzt hätte? – Zu der Oedipussage lag in jedem Griechen eine Oedipusfiber, welche *unmittelbar* berührt zu werden und auf *ihre* Weise nachzuzittern verlangte. Und so ist es mit der deutschen Nation und dem Faust.»

47 Ich darf es nicht verschweigen, daß ich eine Zeitlang im Zweifel war, ob ich es wagen dürfe, das persönlich Intime, welches die Autorin in einer gewissen Selbstlosigkeit wissenschaftlichen Interesses der Öffentlichkeit preisgegeben hat, zu entschleiern. Aber ich sagte mir, daß die Verfasserin ein tiefer gehendes Verständnis ebenso ertragen müsse wie die Einwendungen der Kritik. Man hat ja immer etwas zu riskieren, wenn man sich der Öffentlichkeit aussetzt. Mein vollständiger Mangel an persönlicher Beziehung zu Miss Miller erlaubt mir eine freie Sprache.

III. VORGESCHICHTE

Wir wissen aus mannigfacher Erfahrung, daß, wenn jemand eigene 47
Phantasien oder seine Träume erzählt, es sich dabei sehr oft nicht nur um ein dringendes, sondern um das momentan peinlichste seiner intimen Probleme handelt[1]. Da wir es bei Miss Miller mit einem komplizierten System zu tun haben, müssen wir uns auch mit Einzelheiten beschäftigen, die ich am besten, der Darstellung Miss Millers folgend, abhandle. Im ersten Kapitel, «Phénomènes de suggestion passagère ou d'autosuggestion instantanée», gibt sie eine Reihe von Beispielen für ihre ungewöhnliche Suggestibilität, die sie selber als das Symptom eines nervösen Temperamentes betrachtet. Sie scheint eine außerge-

[1] Ein Beispiel findet sich bei BERNOULLI, *Franz Overbeck und Friedrich Nietzsche. Eine Freundschaft*, I, p. 72. BERNOULLI schildert NIETZSCHES Benehmen in der Basler Gesellschaft: «Einmal erzählte er seiner Tischdame: ‹Mir hat kürzlich geträumt, meine Hand, die vor mir auf dem Tische lag, bekam plötzlich eine gläserne, durchsichtige Haut; ich sah deutlich in ihr Gebein, in ihr Gewebe, in ihr Muskelspiel hinein. Mit einem Mal sah ich eine dicke Kröte auf meiner Hand sitzen und verspürte zugleich den unwiderstehlichen Zwang, das Tier zu verschlucken. Ich überwand meinen entsetzlichen Widerwillen und würgte sie hinunter.› Die junge Frau lachte. ‹Und darüber lachen Sie?› fragte Nietzsche mit furchtbarem Ernste und hielt seine tiefen Augen halb fragend, halb traurig auf seine Nachbarin gerichtet. Da ahnte diese, wenn sie es auch nicht ganz begriff, es habe hier ein Orakel im Gleichnismunde zu ihr gesprochen und Nietzsche ihr durch eine schmale Spalte den Blick in den dunkeln Abgrund seines Innern aufgetan.» BERNOULLI fügt (p. 166) folgende Notiz an: «... man kam vielleicht auch dahinter, daß die tadellose Exaktheit in seiner Kleidung weniger auf ein harmloses Wohlgefallen an sich selbst zurückzuführen sei, als daß darin sich eine aus einem geheimen, quälenden Ekel entspringende Befleckungsfurcht äußere.» – NIETZSCHE ist bekanntlich sehr jung nach Basel gekommen. Er befand sich damals gerade in einem Alter, wo andere junge Leute ans Heiraten denken. Er saß neben einer jungen Frau und erzählte ihr, daß mit seinem durchsichtigen Gliede etwas Schreckliches und Ekelhaftes passiert sei, das er auch ganz in seinen Körper habe aufnehmen müssen. Man weiß, welche Krankheit NIETZSCHES Leben ein vorzeitiges Ende bereitet hat. Eben gerade das hatte er seiner Dame mitzuteilen. Ihr Lachen war wirklich ungereimt.

wöhnliche Fähigkeit der Einfühlung und Identifikation zu haben. Zum Beispiel identifizierte sie sich im *«Cyrano»* dermaßen mit dem verwundeten Christian de Neuvillette, daß sie in ihrer eigenen Brust einen durchdringenden Schmerz fühlte, und zwar an der Stelle, wo Christian den tödlichen Schuß erhielt.

48 Man könnte das Theater unästhetischerweise als eine Anstalt für öffentliche Komplexbearbeitung bezeichnen. Der Genuß des Lustspiels oder der sich in Wonne auflösenden dramatischen Verwicklung geschieht auf dem Wege der Identifikation eigener Komplexe mit dem Spiele, der Genuß der Tragödie vermöge des schauerlich wohltätigen Gefühles, daß dem anderen passiert, was einem selber droht. Das Mitempfinden unserer Autorin mit dem sterbenden Christian will heißen, daß in ihr ein Komplex einer ähnlichen Lösung harrt, und leise ein «hodie tibi, cras mihi» [heute dir, morgen mir] mitflüstert; und damit man wisse, welches, genau bezeichnet, der wirksame Augenblick sei, fügt Miss Miller bei, daß sie den Schmerz in der Brust fühle «lorsque Sarah Bernhardt se précipite sur lui pour étancher le sang de sa blessure»; also der wirksame Augenblick ist der, wo die Liebe zwischen Christian und Roxane ein jähes Ende findet. Überblicken wir das ganze Stück Rostands, so fallen uns gewisse Stellen auf, deren Wirkung man sich nicht leicht entziehen kann, und die wir hier hervorheben wollen, weil sie für alles Spätere von Bedeutung sind. Cyrano de Bergerac mit der langen häßlichen Nase, derentwegen er zahlreiche Duelle besteht, liebt Roxane, die ihrerseits ahnungslos Christian liebt, weil sie diesen für den Verfasser jener schönen Verse hält, welche aber aus Cyranos Feder stammen. Letzterer ist der Unverstandene, dessen heiße Liebe und edle Seele niemand ahnt, der Held, der sich anderen opfert; und sterbend, erst am Abend des Lebens, liest er ihr nochmals den letzten Brief Christians vor, dessen Verse er aber selber verfaßt hatte:

Roxane, adieu, je vais mourir!
C'est pour ce soir, je crois, ma bien-aimée!
J'ai l'âme lourde encor d'amour inexprimé
Et je meurs! Jamais plus, jamais mes yeux grisés,
Mes regards dont c'était les frémissantes fêtes,
Ne baiseront au vol les gestes que vous faites;

J'en revois un petit qui vous est familier
Pour toucher votre front, et je voudrais crier . . .
Et je crie:
Adieu! . . . Ma chère, ma chérie,
Mon trésor . . . Mon amour! . . .
Mon cœur ne vous quitta jamais une seconde,
Et je suis et serai jusque dans l'autre monde
Celui qui vous aima sans mesure, celui . . . [2]

Worauf Roxane in ihm den wahren Geliebten erkennt. Es ist schon 49
zu spät, der Tod kommt, und im agonalen Delir erhebt sich Cyrano, zieht den Degen:

Je crois qu'elle regarde . . .
Qu'elle ose regarder mon nez, cette camarde!
(*Il lève son épée.*)
Que dites-vous? . . . C'est inutile? . . . Je le sais!
Mais on ne se bat pas dans l'espoir du succès!
Non! non! c'est bien plus beau lorsque c'est inutile!
– Qu'est-ce que c'est que tous ceux-là? – Vous êtes mille?
Ah! je vous reconnais, tous mes vieux ennemis!
Le Mensonge?
(*Il frappe de son épée le vide.*)
Tiens, tiens! Ha! ha! les Compromis,
Les Préjugés, les Lâchetés! . . .
(*Il frappe.*)
Que je pactise?
Jamais, jamais! – Ah, te voilà, toi, la Sottise!
– Je sais bien qu'à la fin vous me mettrez à bas;
N'importe: je me bats! je me bats! je me bats!
Oui, vous m'arrachez tout, le laurier et la rose!
Arrachez! Il y a malgré vous quelque chose
Que j'emporte, et ce soir, quand j'entrerai chez Dieu,
Mon salut balaiera largement le seuil bleu,
Quelque chose que sans un pli, sans une tache,
J'emporte malgré vous, et c'est . . .
Mon panache. [3]

[2] ROSTAND, *Cyrano de Bergerac*, p. 217 f.
[3] l. c., p. 224 f.

50 Cyrano, der unter der häßlichen Hülle seines Körpers eine um so schönere Seele birgt, ist ein Sehnsüchtiger und Unverstandener, und sein letzter Triumph ist, daß er wenigstens mit reiner Helmzier scheidet – «sans un pli et sans une tache». Die Identifikation der Autorin mit dem sterbenden Christian, der an sich eine wenig eindrucksvolle Figur ist, spricht es aus, daß ihrer Liebe ein jähes Ende beschieden ist – so wie Christian. Das tragische Intermezzo mit Christian spielt sich aber, wie wir gesehen haben, auf einem weit bedeutungsvolleren Hintergrund ab, nämlich der unverstandenen Liebe Cyranos zu Roxane. Die Identifikation mit Christian dürfte nur vorgeschoben sein. Daß dem wahrscheinlich so ist, werden wir im weiteren Verlaufe unserer Analyse sehen.

51 Der Identifikation mit Christian folgt als weiteres Beispiel eine plastische Erinnerung an das Meer beim Anblicke der Photographie eines Dampfers auf hoher See. («... je sentis les pulsations des machines, le soulèvement des vagues, le balancement du navire.») Wir dürfen hier schon die Vermutung aussprechen, daß sich an die Seereisen besonders eindrucksvolle Erinnerungen knüpfen, die tief in die Seele eingegriffen haben und der Deckerinnerung durch unbewußtes Mitklingen ein besonders kräftiges Relief verleihen. Inwiefern diese hier vermuteten Erinnerungen mit dem oben berührten Problem zusammenhängen könnten, werden wir unten sehen.

52 Das nunmehr folgende Beispiel ist sonderbar: Einmal im Bade hatte sich Miss Miller die Haare mit einem Handtuch umwunden, um sie vor der Nässe zu schützen. Im gleichen Momente hatte sie folgenden starken Eindruck: «Il me sembla que j'étais sur un piédestal, une véritable statue égyptienne, avec tous ses détails: membres raides, un pied en avant, la main tenant des insignes» usw. Miss Miller identifiziert sich also mit einer ägyptischen Statue, natürlich auf Grund einer nicht anerkannten Ähnlichkeit. Das heißt doch: Ich bin wie eine ägyptische Statue, als ebenso steif, hölzern, erhaben und «impassible», wofür ja der ägyptische Stil sprichwörtlich ist.

53 Das darauf folgende Beispiel hebt die persönliche Einwirkung der Autorin auf einen Künstler hervor:

> «... j'ai réussi à lui faire rendre des paysages, comme ceux du lac Léman, où il n'a jamais été, et il prétendait, que je pouvais lui faire rendre des

choses qu'il n'avait jamais vues, et lui donner la sensation d'une atmosphère ambiante qu'il n'avait jamais sentie; bref, que je me servais de lui comme lui-même se servait de son crayon, c'est à dire comme d'un simple instrument.»

Diese Beobachtung steht in schroffem Gegensatz zur Phantasie der 54
ägyptischen Statue. Miss Miller hat das unausgesprochene Bedürfnis, hier ihre beinahe magische Wirkung auf einen anderen Menschen hervorzuheben. Auch dies dürfte nicht ohne innere Nötigung geschehen, die namentlich der empfindet, dem die Herstellung einer wirklichen Gefühlsbeziehung öfter nicht gelingt. Er wird sich dann mit der Vorstellung seiner ans Magische grenzenden Suggestionskraft trösten.

Damit ist die Reihe der Beispiele erschöpft, welche die Autosugge- 55
stibilität und suggestive Wirkung der Autorin schildern sollen. In dieser Hinsicht sind die Beispiele allerdings weder besonders schlagend noch interessant, in psychologischer Hinsicht dagegen schon viel wertvoller, da sie einen gewissen Einblick in die persönliche Problematik gestatten. Die Mehrzahl der Beispiele betrifft Fälle, in denen Miss Miller Suggestivwirkungen unterlag, das heißt wo sich die Libido gewisser Eindrücke bemächtigte und diese steigerte, was unmöglich gewesen wäre, wenn nicht infolge einer ungenügenden Beziehung zur Wirklichkeit ungebundene Energie zur Verfügung gestanden hätte.

IV. DER SCHÖPFERHYMNUS

56 Das zweite Kapitel von FLOURNOYS Publikation ist überschrieben: «Gloire à Dieu. Poème onirique.»

57 Im Alter von zwanzig Jahren machte Miss Miller (1898) eine größere Reise nach und in Europa. Wir lassen ihrer Schilderung das Wort:

«Nach einer langen und rauhen Reise von New York nach Stockholm, von da nach Petersburg und Odessa, war es für mich eine wahre Wollust (une véritable volupté [1]) die Welt der bewohnten Städte – zu verlassen und in die Welt der Wellen, des Himmels und des Schweigens einzutreten –. Ich blieb stundenlang an Deck, um zu träumen, auf einem Liegestuhl ausgestreckt: Die Geschichten, Legenden und Mythen der verschiedenen Länder, die ich in der Ferne gesehen, kamen undeutlich zurück, in eine Art leuchtenden Nebels verschmolzen, in dem die Dinge ihre Realität verloren, während die Träume und Gedanken einzig den Anschein einer wirklichen Realität gewannen. In der ersten Zeit vermied ich sogar jede Gesellschaft und hielt mich auf der Seite, ganz in meine Träumereien verloren, wo alles, was ich von Großem, Schönem und Gutem kannte, mir mit neuer Kraft und neuem Leben ins Bewußtsein zurückkam. Ich verwendete auch einen guten Teil meiner Zeit dazu, um meinen fernen Freunden zu schreiben, zu lesen und kleine Gedichte über die geschauten Orte zu skizzieren. Einige dieser Gedichte hatten einen eher ernsten Charakter.»

58 Es mag vielleicht überflüssig scheinen, auf alle diese Details näher einzutreten. Wir wollen uns aber hier an die oben gemachte Feststellung erinnern, daß, wenn die Menschen ihr Unbewußtes reden lassen, dieses immer die intimsten Dinge ausplaudert. Unter diesem Gesichtswinkel wird oft auch das Kleinste bedeutsam. Miss Miller schildert in diesem Stück einen «Introversionszustand»: Nachdem das Leben der

[1] Die Auswahl von Worten und Gleichnissen ist immer bedeutsam.

Städte mit seinen vielen Eindrücken ihr Interesse an sich gerissen hatte (mit jener bereits erörterten Suggestivkraft, welche den Eindruck gewaltsam erzwingt), atmet sie auf dem Meere erleichtert auf und versinkt nach all der Äußerlichkeit in ihre Innenwelt mit absichtlicher Abspaltung der Umgebung, so daß die Dinge ihre Realität verlieren und die Träume zur Wirklichkeit werden. Die Psychopathologie kennt eine gewisse Geistesstörung [2], welche dadurch eingeleitet wird, daß die Kranken sich immer mehr von der Realität abschließen und in ihre Phantasie versinken, wobei in dem Maße, wie die Realität ihre Wirksamkeit verliert, die Innenwelt an determinierender Kraft zunimmt. Dieser Prozeß führt zu einem Höhepunkt, wo die Kranken oft plötzlich ihrer Abspaltung von der Wirklichkeit mehr oder weniger bewußt werden: das Ereignis, das dann eintritt, ist eine Art von Panik, in welcher die Kranken anfangen, sich mit krankhaften Versuchen an die Umgebung zu wenden. Diese Versuche entspringen dem kompensierenden Wunsch nach Wiederanknüpfung. Dies scheint eine psychologische Regel zu sein, welche für die Kranken und in abgeschwächtem Maße auch für die Normalen gilt.

Man kann daher erwarten, daß Miss Miller nach ihrer anhaltenden 59
Introversion, die sogar das Realitätsgefühl zeitweise beeinträchtigte, von neuem einem Eindruck der Außenwelt unterliegen wird, und zwar einem ebenso energisch suggestiven Einfluß wie dem ihrer Träumereien. Folgen wir der Erzählung weiter:

[2] Diese Krankheit hatte früher die nicht gerade passende KRAEPELINsche Bezeichnung Dementia praecox. BLEULER hat sie später Schizophrenie genannt. Es ist ein ganz besonderes Unglück für diese Krankheit, daß die Psychiater sie gefunden haben. Diesem Umstande ist ihre scheinbar schlechte Prognose zu verdanken, indem «Dementia praecox» soviel wie therapeutische Hoffnungslosigkeit bedeutet. Wie sähe die Hysterie aus, wenn man sie vom Standpunkt des Psychiaters beurteilen wollte! Der Psychiater sieht naturgemäß in seiner Anstalt nur das Allerschlimmste und muß daher ein Pessimist sein, denn er ist therapeutisch gelähmt. Wie würde die Tuberkulose kläglich dastehen, wenn sie nur auf Grund der Erfahrungen in einem Asyl für Unheilbare beschrieben würde! So wenig wie die chronischen Hysterien, die in den Irrenanstalten langsam versimpeln, für die wirkliche Hysterie charakteristisch sind, so wenig ist es die Schizophrenie für ihre in der Praxis so häufigen Vorstufen, die kaum jemals dem Anstaltspsychiater unter die Augen kommen. «Latente Psychose» ist ein Begriff, den der Psychotherapeut nur zu gut kennt und fürchtet.

> «Aber als die Reise sich ihrem Ende nahte, überboten sich die Schiffsoffiziere an Liebenswürdigkeiten (tout ce qu'il y a de plus empressé et de plus aimable) und ich brachte viele amüsante Stunden damit zu, ihnen Englisch beizubringen. An der Küste von Sizilien, im Hafen von Catania, schrieb ich ein Seemannslied, das sich übrigens einem auf See wohlbekannten Liede sehr annäherte (‹Brine, wine and damsels fine›). Die Italiener singen im allgemeinen alle gut, und einer der Offiziere, der während der Nachtwache auf Deck sang, hatte mir einen großen Eindruck gemacht und mir die Idee eingegeben, einige zu seiner Melodie passende Worte zu schreiben. Bald darauf mußte ich beinahe das bekannte Sprichwort, ‹Veder Napoli e poi morir›, umkehren; ich wurde nämlich plötzlich sehr leidend (obschon nicht gefährlich); ich erholte mich aber wieder soweit, daß ich an Land gehen konnte, um im Wagen die Sehenswürdigkeiten der Stadt zu besuchen. Dieser Tag ermüdete mich sehr und, da wir die Absicht hatten, folgenden Tags Pisa zu sehen, ging ich abends beizeiten an Bord und legte mich bald schlafen, ohne an etwas Ernsthafteres als an die Schönheit der Offiziere und an die Häßlichkeit der italienischen Bettler zu denken.»

60 Man ist etwas enttäuscht, statt des erwarteten großen Eindrucks bloß einem anscheinend unbedeutenden Intermezzo, einem Flirt, zu begegnen. Immerhin hatte einer der Offiziere, der Sänger, ihr einen beträchtlichen Eindruck gemacht («il m'avait fait beaucoup d'impression»). Die Bemerkung am Schlusse der Schilderung «sans songer à rien de plus sérieux qu'à la beauté des officiers» usw. vermindert allerdings wieder die Ernsthaftigkeit des Eindruckes. Die Annahme aber, daß letzterer doch offenbar die Stimmung nicht wenig beeinflußte, wird unterstützt durch die Tatsache, daß ein Gedicht zu Ehren des Sängers zustande kam. Man ist allzu sehr geneigt, dergleichen Erlebnisse leicht zu nehmen, indem man gerne den Aussagen der Beteiligten nachgibt, wenn sie alles als einfach und unwichtig darstellen. Ich schenke diesem Erlebnis etwas mehr Aufmerksamkeit, weil erfahrungsgemäß ein Eindruck nach einer derartigen Introversion von tiefer und von Miss Miller vielleicht unterschätzter Wirkung auf das Gemüt ist. Das plötzliche, vorübergehende Unwohlsein bedürfte einer psychologischen Beleuchtung, die allerdings aus Mangel an Anhaltspunkten unterbleiben muß. Aber nur aus einer bis in die Fundamente reichenden Erschütterung können die nunmehr zu schildernden Phänomene verstanden werden:

«Von Neapel nach Livorno fährt das Schiff eine Nacht, während welcher ich mehr oder weniger gut schlief – mein Schlaf ist nämlich selten tief oder traumlos. Es schien mir, als ob die Stimme meiner Mutter mich gerade zu Ende des folgenden Traumes aufweckte: Zuerst hatte ich eine vage Vorstellung von den Worten: ‹When the morning stars sang together› – welche das Präludium einer gewissen unklaren Vorstellung von Schöpfung und von mächtigen das Weltall durchhallenden Chorälen waren. Trotz dem sonderbaren widerspruchsvoll-verworrenen Charakter, der dem Traum eigentümlich ist, mischten sich die Chöre eines Oratoriums, das von einer der ersten Musikgesellschaften New Yorks aufgeführt worden war, und sodann Erinnerungen an Miltons ‹Verlorenes Paradies› hinein. Dann tauchten aus diesem Gewirre langsam gewisse Worte auf, die sich zu drei Strophen ordneten, und zwar erschienen sie in meiner Handschrift, auf gewöhnlichem Schreibpapier mit blauen Linien, auf einem Blatte meines alten Poesiealbums, das ich immer bei mir führe, kurz, sie erschienen mir genau so, wie sie sich einige Minuten später wirklich in meinem Buche befanden.»

Miss Miller zeichnete nun folgendes Gedicht auf, das sie einige 61
Monate später noch etwas umredigierte, wodurch es sich dem Traumoriginal nach ihrer Ansicht wieder mehr annäherte:

When the Eternal first made Sound
A myriad ears sprang out to hear,
And throughout all the Universe
There rolled an echo deep and clear:
" All Glory to the God of Sound! "

When the Eternal first made Light
A myriad eyes sprang out to look,
And hearing ears and seeing eyes,
Once more a mighty choral took:
" All Glory to the God of Light! "

When the Eternal first gave Love,
A myriad hearts sprang into life;
Ears filled with music, eyes with light,
Pealed forth with hearts with love all rife:
" All Glory to the God of Love! " [3]

[3] Der Sinn kann deutsch folgendermaßen wiedergegeben werden:
Als der Ewige den Ton erschuf,
Da erstanden Myriaden Ohren, ihn zu hören,

62 Bevor wir auf ihre Versuche, durch eigene Einfälle die Wurzeln dieser subliminalen Schöpfung aufzudecken, eingehen, wollen wir einen kurzen Überblick über das bisher mitgeteilte Material zu gewinnen versuchen. Der Eindruck vom Schiffe wurde bereits gebührend hervorgehoben, so daß es nun nicht mehr schwer fallen dürfte, der dynamischen Prozesse habhaft zu werden, welche diese dichterische Offenbarung herbeiführten. Es wurde oben angedeutet, daß Miss Miller die Tragweite des erotischen Eindruckes vielleicht nicht unbeträchtlich unterschätzt hat. Diese Annahme gewinnt an Wahrscheinlichkeit durch die Erfahrung, daß relativ schwache erotische Eindrücke oft unterschätzt werden. Man kann dies am besten in den Fällen sehen, wo die Beteiligten aus sozialen oder moralischen Gründen eine erotische Beziehung für unmöglich halten (zum Beispiel Eltern und Kinder, Geschwister, Beziehungen zwischen älteren und jüngeren Männern usw.). Ist der Eindruck relativ leicht, so existiert er für den Beteiligten gar nicht; ist er stark, so entsteht eine tragische Abhängigkeit, die jeden Unsinn im Gefolge haben kann. Die Urteilslosigkeit kann sehr weit gehen, und doch sind alle moralisch im höchsten Grad entrüstet, wenn man von «Sexualität» sprechen wollte. Eine gewisse Art von Erziehung geht stillschweigend darauf aus, von solchen Hintergründen möglichst wenig zu wissen und tiefe Unkenntnis darüber zu verbreiten[4]. Es ist daher kein Wunder, daß das Urteil in puncto Tragweite eines erotischen Eindruckes sozusagen in der Regel unsicher

Und durch das ganze Universum rollte ein Echo tief und klar:
«Ruhm sei dem Gott des Tones!»

Als der Ewige das Licht erschuf,
Da erstanden Myriaden Augen, es zu sehen,
Und hörende Ohren und sehende Augen
Erhoben von neuem den mächtigen Choral:
«Ruhm sei dem Gott des Lichtes!»

Als der Ewige die Liebe erschuf,
Da traten Myriaden Herzen ins Leben;
Ohren füllten sich mit Musik, Augen mit Licht,
Verkündeten zusammen mit Herzen, übervoll von Liebe,
«Ruhm sei dem Gott der Liebe!»

4 Der Leser muß sich vergegenwärtigen, daß diese Zeilen *vor* dem Ersten Weltkrieg geschrieben wurden. Seither hat sich einiges geändert.

und unzulänglich ist. Miss Miller war zu einem *tiefen* Eindruck, wie wir gesehen haben, durchaus disponiert. Von den dadurch erregten Gefühlen scheint aber nicht allzuviel ans Licht gedrungen zu sein, indem der Traum noch eine mächtige Nachlese zu halten hatte. Die analytische Erfahrung weiß, daß die ersten Träume, welche Patienten zur Analyse mitbringen, nicht zuletzt auch deshalb von besonderem Interesse sind, weil sie öfters Beurteilungen und Wertungen der Persönlichkeit des Arztes herausbringen, die man vorher wohl vergeblich direkt erfragt hätte. Sie bereichern den *bewußten* Eindruck, den der Patient von seinem Arzte hatte, häufig um ganz beträchtliche Stücke, und zwar sind es oft erotische Anmerkungen, welche das Unbewußte zu machen hat, eben wegen der allgemeinen Unterschätzung und unsicheren Beurteilung des Eindruckes. In der drastischen und hyperbolischen Ausdrucksweise des Traumes erscheint der Eindruck häufig wegen der unangemessenen Dimensionen des Symbols in beinahe unverständlicher Form. Eine weitere Eigentümlichkeit, die auf der historischen Schichtung des Unbewußten zu beruhen scheint, ist die, daß ein Eindruck, dem bewußte Anerkennung versagt wird, sich einer früheren Beziehungsform bemächtigt. Daher kommt es zum Beispiel, daß sich bei jungen Mädchen zur Zeit der ersten Liebe bemerkenswerte Schwierigkeiten der Ausdrucksfähigkeit einstellen, die sich auf Störungen durch regressive Wiederbelebung des Vaterbildes oder der Vater-Imago[5] reduzieren lassen.

5 Ich gebe hier dem Ausdruck Imago absichtlich den Vorzug vor dem Ausdruck Komplex, um nämlich den psychologischen Tatbestand, den ich unter «Imago» begreife, jene lebendige Selbständigkeit in der psychischen Hierarchie auch sichtlich in der Wahl des terminus technicus anzudeuten, d. h. jene Autonomie, die sich als wesentliche Eigentümlichkeit des gefühlsbetonten Komplexes auf Grund vielfacher Erfahrungen herausgestellt hat und durch den Begriff Imago verdeutlicht wird. (Vgl. [JUNG,] *Die Psychologie der Dementia praecox,* Kp. II und III.) Meine Kritiker haben in dieser Auffassung eine Rückkehr zu mittelalterlicher Psychologie erblickt und sie darum verworfen. Diese «Rückkehr» geschah meinerseits bewußt und absichtlich, denn die Psychologie alten und neuen Aberglaubens liefert für meine Auffassung zahllose Belege. Interessante Einsichten und Bestätigungen gibt uns auch der geisteskranke SCHREBER in seiner Selbstbiographie (*Denkwürdigkeiten eines Nervenkranken*). «Imago» lehnt sich an SPITTELERS Roman *Imago* an, sodann an die antike religiöse Vorstellung der «imagines et lares». In meinen späteren Schriften verwende ich hiefür «Archetypus», womit ich die Tatsache zum Ausdruck bringe, daß es sich um unpersönliche, kollektive Motive handelt.

63 Man darf wohl etwas ähnliches bei Miss Miller vermuten, denn die Idee der männlichen schöpferischen Gottheit ist anscheinend ein Derivat der Vater-Imago[6], welches unter anderem den Zweck hat, zunächst die kindliche Beziehung zum Vater so zu ersetzen, daß dem Individuum der Übergang aus dem engen Kreise der Familie in den weiteren Kreis der menschlichen Gesellschaft erleichtert werde. Damit ist die Bedeutung des Bildes natürlich noch längst nicht erschöpft.

64 Wir erblicken zufolge dieser Überlegung in dem Gedichte und seinem «Präludium» das religiös-dichterisch geformte Produkt einer auf die Vater-Imago regredierenden Introversion. Trotz der scheinbar mangelhaften Apperzeption des wirksamen Eindruckes werden wesentliche Bestandteile desselben in die Ersatzbildung aufgenommen, gewissermaßen als Abzeichen der Herkunft. Der wirksame Eindruck war ja der zur Nachtwache singende Offizier («When the morning stars sang together –»), dessen Bild dem Mädchen eine neue Welt eröffnete («Schöpfung»).

65 Dieser «Schöpfer» hat den Ton geschaffen, dann das Licht, und schließlich die Liebe. Die Ersterschaffung des Tones hat gewisse Parallelen im «Schöpferwort» der *Genesis,* bei SIMON MAGUS, wo die Stimme der Sonne entspricht[7], im Klagelaut oder -schrei, die im *«Poimandres»* erwähnt werden[8], und im Lachen des Gottes in der Weltschöpfung (κοσμοποιία), die sich im Leidener Papyrus J 395 befindet[9]. Wir dürfen schon jetzt eine Konjektur wagen, die sich nachher reich-

6 Der Satz, daß die männliche Gottheit ein Derivat der Vater-Imago sei, gilt wörtlich genommen nur innerhalb der Reichweite einer personalistischen Psychologie. Eine genauere Untersuchung der Vater-Imago hat ergeben, daß darin von vornherein schon gewisse kollektive Bestandteile enthalten sind, welche nicht auf individuelle Erfahrungen zurückgehen. Vgl. meine Schrift *Die Beziehungen zwischen dem Ich und dem Unbewußten* [Paragr. 211 ff.].

7 «Die Stimme aber und der Name (sind) Sonne und Mond». HIPPOLYTOS, *Elenchos,* VI, 13. – MAX MÜLLER in seiner Vorrede zu den *Sacred Books of the East* (I, p. xxv) sagt vom heiligen Laute Om: «He therefore who meditates on Om, meditates on the spirit in man as identical with the spirit in nature, or in the sun.» [Wer also über Om meditiert, meditiert über den Geist im Menschen als identisch mit dem Geist in der Natur oder in der Sonne.]

8 SCHULTZ, *Dokumente der Gnosis,* p. 62. Text in: SCOTT, *Hermetica* I, p. 12.

9 DIETERICH, *Abraxas,* p. 17: «Und es lachte der Gott siebenmal Cha Cha Cha Cha Cha Cha Cha, und indem der Gott lachte, entstanden sieben Götter.»

lich bestätigen wird, nämlich folgende Assoziationskette: Der Sänger – der singende Morgenstern – der Gott des Tones – der Schöpfer – der Gott des Lichtes – der Sonne – des Feuers – und der Liebe. Diese Bezeichnungen finden sich großenteils auch in der erotischen Sprache und überdies überall dort, wo sich infolge Affektes die Ausdrucksweise steigert.

Miss Miller hat sich bemüht, die unbewußte Schöpfung ihrem Ver- 66
ständnisse zu erschließen, und zwar durch ein Verfahren, das mit dem der psychologischen Analyse prinzipiell übereinstimmt und daher zu denselben Resultaten führt wie diese. Aber wie es dem Laien und Anfänger zu gehen pflegt, bleibt sie bei den Einfällen stehen, die den zugrunde liegenden Komplex nur in indirekter Weise zur Darstellung bringen. Immerhin genügt ein einfaches Schlußverfahren, eigentlich bloß ein Fertigdenken, dazu, den Sinn aufzufinden.

Miss Miller findet es zunächst erstaunlich, daß ihre unbewußte 67
Phantasie nicht, dem Mosaischen Schöpfungsberichte folgend, das Licht an erste Stelle setzt, sondern den Ton. Nun folgt eine richtig ad hoc und theoretisch konstruierte Erklärung. Sie sagt:

« Es ist vielleicht interessant, daran zu erinnern, daß Anaxagoras ebenfalls den Kosmos durch eine Art Wirbelwind [10] aus dem Chaos entstehen läßt, was im allgemeinen nicht ohne Hervorbringung von Schall geschieht. Aber zu dieser Zeit hatte ich noch keine philosophischen Studien gemacht, und ich wußte weder von Anaxagoras noch von seinen Theorien über den Nous, welchen ich offenbar unbewußt gefolgt war. Ich befand mich damals ebenso in gänzlicher Unwissenheit über Leibniz und wußte daher auch nichts von seiner Doktrin ‹dum Deus calculat, fit mundus›.»

Die beiden Hinweise auf Anaxagoras und Leibniz beziehen sich auf Schöpfung durch den «Gedanken», daß nämlich der göttliche Gedanke allein eine neue materielle Wirklichkeit hervorbringen könne;

[10] Es handelt sich bei Anaxagoras darum, daß die lebendige Urpotenz des νοῦς der toten Materie die Bewegung erteilt. Von Schall ist natürlich keine Rede. Auch die Windnatur des nous wird von Miss Miller mehr betont, als die antike Überlieferung gewährleistet. Anderseits ist dieser nous verwandt mit dem spätantiken πνεῦμα und dem λόγος σπερματικός der Stoiker. Die Inzestphantasie einer meiner Kranken lautet: Der Vater deckt die Hände aufs Gesicht und bläst ihr in den geöffneten Mund, wodurch die Inspiration dargestellt wird.

eine zunächst unverständliche Andeutung, die sich aber bald dem Verstehbaren nähern wird.

68 Wir kommen nun zu denjenigen Einfällen, aus denen Miss Miller ihre unbewußte Schöpfung hauptsächlich ableitet:

«Vor allem ist es ‹Das verlorene Paradies› von Milton in der von Doré illustrierten Ausgabe, die wir zu Hause hatten und an der ich mich häufig, seit meiner Kindheit, erfreut habe. Dann das Buch Hiob, woraus man mir öfters, solang ich mich zu entsinnen weiß, vorgelesen hat. Übrigens, wenn man die ersten Worte des ‹Verlorenen Paradieses› mit meinem ersten Vers vergleicht, bemerkt man, daß es das gleiche Versmaß ist.

‹Of man's first disobedience ...›

‹When the Eternal first made sound.›

Weiter erinnert mein Gedicht an verschiedene Stellen in Hiob und an ein oder zwei Stellen aus Händels Oratorium ‹Die Schöpfung› [11], was schon undeutlich im Beginne des Traumes vorkam.»

69 Das «verlorene Paradies», das bekanntlich mit dem Beginne der Welt so nahe zusammenhängt, wird näher präzisiert durch den Vers: «Of man's first disobedience ...», der sich, wie ersichtlich, auf den Sündenfall bezieht, welches Motiv in diesem Zusammenhang einige Bedeutung haben dürfte. Ich kenne den Einwand, den man hier erheben wird, nämlich Miss Miller hätte ja ebensogut irgendeinen anderen Vers als Beispiel wählen können, nur zufälligerweise hätte sie gerade den ersten besten genommen, der ebenso zufälligerweise diesen Inhalt hat. Die Kritik, welche man der Einfallsmethode angedeihen läßt, operiert häufig mit solchen Argumenten. Das Mißverständnis stammt daher, daß man die Kausalität auf psychischem Gebiete zu wenig ernst nimmt: es gibt nämlich keine Zufälle, kein «ebensogut». Es ist so, und darum besteht ein zureichender Grund, warum es so ist. Es ist eine Tatsache, daß das Gedicht mit dem Sündenfalle zusammenhängt, und in dieser Andeutung drängt sich eben jene Problematik hervor, die wir oben vermutet haben. Leider unterläßt es die Autorin, zu sagen, welche Stellen aus *Hiob* ihr einfielen. Es sind deshalb nur allgemeine

11 Es dürfte wohl Haydns *Schöpfung* gemeint sein.

Vermutungen möglich. Zunächst die Analogie zum *«Verlorenen Paradies»*: Hiob verliert alles, was er hat, und zwar auf einen Vorschlag Satans hin, der Gott an ihm zweifeln macht. Ebenso ging durch die Versuchung der Schlange den Menschen das Paradies verloren, und sie wurden in die Erdenqual verstoßen. Die Idee oder vielmehr die Stimmung, die durch die Reminiszenz an das «verlorene Paradies» ausgedrückt wird, ist das Gefühl, etwas verloren zu haben, was mit satanischer Versuchung zusammenhängt. Es geht ihr wie Hiob, daß sie unschuldig leidet, denn sie ist der Versuchung doch nicht zum Opfer gefallen. Hiobs Leiden bleibt von seinen Freunden unverstanden[12]; keiner weiß, daß Satan seine Hand im Spiele hat und Hiob wirklich unschuldig ist. Er wird nicht müde, seine Unschuld zu beteuern. Liegt darin eine Anspielung? Wir wissen, daß gewisse Neurotische und besonders Geisteskranke beständig ihre Unschuld gegen nicht existierende Angriffe verteidigen; bei näherem Zusehen aber entdeckt man, daß der Kranke, indem er scheinbar grundlos seine Unschuld verteidigt, damit bloß ein Selbsttäuschungsmanöver vollzieht, dessen Energie gerade jenen Triebregungen entstammt, deren Charakter eben durch den Inhalt der vermeintlichen Vorwürfe und Verleumdungen enthüllt wird[13].

Hiob leidet doppelt, einerseits am Verluste seines Glückes, ander- 70
seits an dem Mangel an Verständnis bei seinen Freunden, welch letzteres Motiv sich durch das ganze Buch hindurch zieht. Das Leid des Unverstandenen erinnert an die Gestalt des Cyrano de Bergerac: er leidet auch doppelt, einerseits an hoffnungsloser Liebe, andererseits am Unverstandensein. Er fällt, wie wir gesehen haben, im letzten hoffnungslosen Kampfe gegen «le Mensonge, les Compromis, les Préjugés, les Lâchetés et la Sottise» –

«Oui, vous m'arrachez tout, le laurier et la rose!»

[12] Siehe *Hiob* 16, 1–11.

[13] Ich erinnere mich z.B. an den Fall eines zwanzigjährigen geisteskranken Mädchens, das ständig seine Unschuld verdächtigt wähnte, was es sich nicht ausreden ließ. Allmählich entwickelte sich aus der entrüsteten Verteidigung heraus eine Erotomanie mit entsprechender Aggressivität.

71 Hiob klagt:

> Gott überliefert mich den Buben,
> in die Hände der Gottlosen stürzt er mich.
> Ich lebte ruhig, da zerbrach er mich,
> packte mich beim Nacken und zerschmetterte mich;
> er stellte mich zum Ziele für sich auf:
> seine Pfeile schwirren um mich her;
> erbarmungslos durchbohrt er meine Nieren
> und schüttet meine Galle auf die Erde.
> Bresche auf Bresche bricht er in mich,
> rennt wider mich an wie ein Held [14].

72 Die Gefühlsanalogie liegt im Leiden des hoffnungslosen Kampfes gegen das Mächtigere. Es ist, wie wenn dieser Kampf von ferne begleitet wäre von den Klängen der «Schöpfung», was auf ein schönes und mysteriöses Bild schließen läßt, das dem Unbewußten angehört und noch nicht zum Lichte der Oberwelt emporgedrungen ist. Wir ahnen mehr, als daß wir es wissen, daß nämlich dieser Kampf wirklich etwas mit Schöpfung zu tun hat, mit dem Ringen zwischen Verneinung und Bejahung. Die Hinweise auf ROSTANDS *«Cyrano»* durch die Identifikation mit Christian, auf MILTONS *«Verlorenes Paradies»*, auf die Leiden des von seinen Freunden unverstandenen Hiob verraten deutlich, daß in der Seele der Dichterin sich etwas mit diesen Bildern identifiziert, leidet wie Cyrano und Hiob, das Paradies verloren hat und «Schöpfung» träumt oder plant – Schöpfung durch den Gedanken – Befruchtung durch den Windhauch des Pneuma.

73 Wir überlassen uns nun wieder der Führung von Miss Miller:

«Ich erinnere mich, daß ich mich im Alter von fünfzehn Jahren einmal stark erregte über einen Artikel, den mir meine Mutter vorgelesen hatte über die ‹Idee, die spontan ihr Objekt erzeugt›. Ich regte mich dermaßen auf, daß ich fast die ganze Nacht nicht schlafen konnte, indem ich immer und immer wieder überlegte, was das heißen wolle. Im Alter von neun bis sechzehn Jahren ging ich alle Sonntage in eine Presbyterianerkirche, an der damals ein sehr gebildeter Mann als Pfarrer amtete ... In einer der frühesten Erinnerungen, die ich von ihm bewahrt habe, sehe ich mich als ganz kleines Mädchen in einem großen Kirchenstuhl sitzen in beständiger Bemühung,

[14] *Hiob* 16, 11 ff.

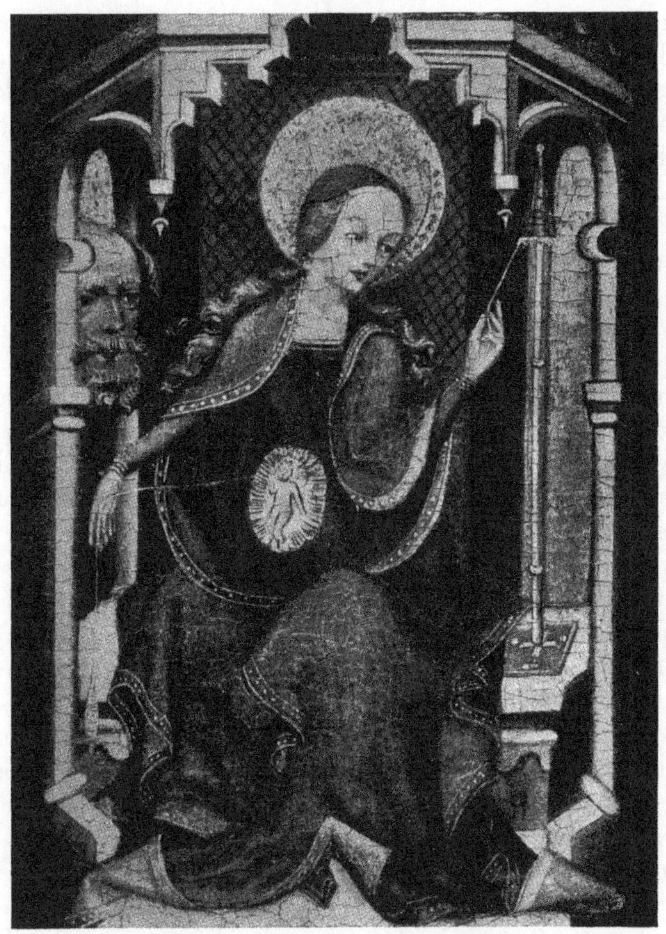

Abb. 4 Christus im Schoß der Jungfrau. Oberrheinischer Meister (um 1400).

mich wach zu halten und aufzupassen, ohne aber um alles in der Welt imstande zu sein, zu verstehen, was er damit sagen wollte, als er uns vom ‹Chaos›, ‹Kosmos› und von der ‹Gabe der Liebe› (don d'amour) sprach.»

Es sind also ziemlich frühe Erinnerungen aus der Zeit der erwa- 74
chenden Pubertät (neun bis sechzehn), welche die Ideen des aus dem Chaos entstehenden Kosmos mit dem «don d'amour» verknüpft haben. Das Medium, in dem diese Verknüpfung stattfand, ist die

Erinnerung an einen verehrten Geistlichen, der jene dunklen Worte sprach. Aus dem gleichen Zeitraum stammt die Erinnerung an jene Aufregung über die Idee des schöpferischen «Gedankens», der von sich aus «sein Objekt erzeugt». Hier sind zwei Wege der Schöpfung angedeutet: der schöpferische Gedanke und die geheimnisvolle Beziehung zum «don d'amour».

75 Ich habe in den letzten Semestern meines Medizinstudiums Gelegenheit gehabt, durch längere Beobachtung tiefe Einblicke in die Seele eines fünfzehnjährigen Mädchens zu gewinnen. Ich habe damals mit Erstaunen entdeckt, welches die Inhalte der unbewußten Phantasien sind, und wie weit sie sich von dem entfernen, was ein Mädchen in diesem Alter äußerlich zeigt und was ein Außenstehender davon etwa vermuten könnte. Es waren weit ausgreifende Phantasien von geradezu mythischer Art. Sie war in der abgespaltenen Phantasie die Stammmutter ungezählter Geschlechter[15]. Wenn wir ihre ausgesprochen dichterische Phantasie in Abzug bringen, so bleiben Elemente übrig, die wohl allen Mädchen in diesem Alter gemeinsam sind, denn das Unbewußte ist in unendlich viel höherem Grade allen Menschen gemeinsam als die Inhalte des individuellen Bewußtseins. Es ist nämlich die Verdichtung des historisch Durchschnittlichen und Häufigen.

76 Das Problem Miss Millers in diesem Alter war das Allgemein-Menschliche: Wie werde ich schöpferisch sein? Die Natur kennt darauf zunächst nur eine Antwort: «Durch das Kind (don d'amour?!).» Doch wie kommt man zum Kinde? Hier taucht das Problem auf, das sich, wie die Erfahrung zeigt, an den Vater knüpft[16], mit dem es sich eigentlich nicht befassen sollte, weil dadurch der verbotene Inzest tangiert wird. Die starke und natürliche Liebe, die das Kind dem Vater verbindet, wendet sich in den Jahren, in denen es der Familie entwächst, weg zu höheren Formen des Vaters, zu der Autorität und den «Vätern» der Kirche und zudem von ihnen sozusagen sichtbar dargestellten Vatergott; und da ist noch weniger Möglichkeit, jenes Problem anzuknüpfen. Jedoch ist die Mythologie nicht verlegen um Tröstungen. Ist der Logos nicht auch Fleisch geworden? Ist nicht das

15 Der Fall ist publiziert in: [JUNG,] *Zur Psychologie und Pathologie sogenannter occulter Phänomene.*

16 Vgl. FREUD, *Analyse der Phobie eines 5jährigen Knaben,* und JUNG, *Über Konflikte der kindlichen Seele.*

göttliche Pneuma und der Logos in den Schoß der Jungfrau eingegangen? Jener «Windstoß» des ANAXAGORAS war ja der göttliche Nous, der aus sich selber zur Welt geworden ist. Warum behielten wir das Bild der unbefleckten Mutter bis auf den heutigen Tag? Weil es immer noch trostreich ist und ohne Worte und laute Predigt den Trostsuchenden sagt: «Ich bin auch Mutter geworden» – durch die «Idee, die spontan ihr Objekt erzeugt». Ich glaube, es war Grund genug vorhanden für eine schlaflose Nacht, wenn sich jene dem Alter der Pubertät eigentümlichen Phantasien dieser Idee bemächtigten – die Folgen wären ja unabsehbar.

Alles Psychische hat eine untere und eine obere Bedeutung, wie der tiefsinnige Satz der spätantiken Mystik sagt: οὐρανὸς ἄνω, οὐρανὸς κάτω, ἄστρα ἄνω, ἄστρα κάτω, πᾶν τοῦτο ἄνω, πᾶν τοῦτο κάτω, τοῦτο λαβὲ καὶ εὐτύχει [17], womit wir an das Geheimnis der symbolischen Bedeutung alles Psychischen rühren. Wir würden nämlich der geistigen Eigenart unserer Autorin wenig gerecht werden, wenn wir uns damit begnügten, die Erregung jener schlaflosen Nacht einzig und allein auf das Sexualproblem im engeren Sinne zurückzuführen. Das wäre bloß die eine, und zwar nur die untere Hälfte. Die andere Hälfte aber ist die ideale Schöpfung an Stelle der realen. 77

Bei einer zu geistiger Leistung offenbar befähigten Persönlichkeit ist die Aussicht auf geistige Fruchtbarkeit etwas, das höchster Erwartung würdig ist, und für viele ist es sogar eine Lebensnotwendigkeit. Auch diese andere Seite der Phantasie erklärt die Erregung, denn es handelt sich um einen das Zukünftige vorahnenden Gedanken; einen von jenen Gedanken, die, um den Ausdruck MAETERLINCKS zu gebrauchen [18], dem «inconscient supérieur», jener «prospektiven Potenz» subliminaler Kombinationen entstammen [19]. Es ist eine Gelegenheits- 78

17 «Himmel oben / Himmel unten / Sterne oben / Sterne unten. Alles, was oben / Dies ist auch unten / Erfasse es, und freue dich.» Eine alte Paraphrase der *Tabula Smaragdina* des HERMES resp. des von ATHANASIUS KIRCHER (*Oedipus Aegyptiacus*, II, p. 414) berichteten Textes. Ich habe letzteren in meiner Schrift *Die Psychologie der Übertragung* [Paragr. 384] angegeben.

18 *La Sagesse et la destinée*, p. 87.

19 Man wird mir deshalb kaum den Vorwurf des Mystizismus ersparen. Vielleicht aber wäre die Sache doch zu überlegen: zweifellos enthält das Unbewußte die psychologischen Kombinationen, die den Schwellenwert des Bewußtseins nicht erreichen. Die Analyse zerlegt diese Kombinationen in ihre historischen Determi-

erfahrung meiner täglichen Berufsarbeit (eine Erfahrung, über deren Sicherheit ich mich mit all jener Vorsicht ausdrücken muß, die durch die Kompliziertheit des Stoffes geboten ist), daß in gewissen Fällen von jahrelangen Neurosen zur Zeit des Krankheitsbeginnes oder geraume Zeit vorher ein Traum stattfand, öfters von visionärer Deutlichkeit, der unauslöschlich dem Gedächtnis sich einprägte und in der Analyse einen dem Patienten verborgenen, die nachfolgenden Lebensereignisse antizipierenden Sinn enthüllt [20]. Ich bin geneigt, der Erregung jener unruhigen Nacht auch diese Bedeutung zuzuerkennen, denn die späteren Vorkommnisse, soweit sie uns Miss Miller bewußt und unbewußt entschleiert, sind ganz dazu angetan, die Vermutung, daß jener Moment auch als das Vorhalten und Vorahnen eines Lebenszieles aufzufassen ist, zu bestätigen.

nanten. Sie arbeitet rückwärts, wie die Geschichtswissenschaft. So, wie ein großer Teil der Vergangenheit dermaßen entrückt ist, daß ihn die Kenntnis der Historie nicht mehr erreicht, so ist auch ein großer Teil der unbewußten Determination unerreichbar. Die Historie weiß aber zweierlei Dinge nicht, nämlich das in der Vergangenheit Verborgene und das in der Zukunft Verborgene. Beides wäre vielleicht mit einer gewissen Wahrscheinlichkeit zu erreichen, ersteres als Postulat, letzteres als politische Prognose. Insofern im Heute schon das Morgen enthalten ist, und alle Fäden des Zukünftigen schon gelegt sind, könnte also eine vertiefte Erkenntnis der Gegenwart eine mehr oder minder weit reichende Prognose des Zukünftigen ermöglichen. Übertragen wir dieses Räsonnement auf das Psychische, so muß sich notwendig das gleiche ergeben: so wie nämlich dem Unbewußten nachweisbar längst unterschwellig gewordene Erinnerungsspuren noch zugänglich sind, so auch gewisse, sehr feine subliminale Kombinationen nach vorwärts, welche für das zukünftige Geschehen, insofern solches durch unsere Psychologie bedingt ist, von allergrößter Bedeutung sind. Sowenig aber die Geschichtswissenschaft sich um die Zukunftskombinationen kümmert, welche vielmehr das Objekt der Politik sind, sowenig sind auch die psychologischen Zukunftskombinationen Gegenstand der Analyse, sondern wären vielmehr Objekt einer verfeinerten psychologischen Synthetik, welche den natürlichen Strömungswegen der Libido zu folgen verstünde. Das können wir nicht oder nur schlecht, wohl aber das Unbewußte, denn dort geschieht es, und es scheint, als ob von Zeit zu Zeit in gewissen Fällen bedeutsame Fragmente dieser Arbeit wenigstens in Träumen zutage träten, woher dann die vom Aberglauben längst behauptete prophetische Bedeutung der Träume käme. Träume sind nicht selten Antizipationen zukünftiger Bewußtseinsänderungen. Siehe dazu meine Ausführungen in: *Über psychische Energetik und das Wesen der Träume.*

20 Träume scheinen so lange spontan in Erinnerung zu bleiben, als sie die psychologische Situation des Individuums treffend resümieren.

Miss Miller schließt die Reihe ihrer Einfälle mit folgenden Bemer- 79
kungen:

«⟨Der Traum⟩ scheint mir hervorzugehen aus einer Vermischung von Vorstellungen des Verlorenen Paradieses, aus Hiob und der Schöpfung mit Ideen wie ‹der Gedanke, der spontan sein Objekt erzeugt›, die ‹Gabe der Liebe›, ‹Chaos› und ‹Kosmos›.»

Wie in einem Kaleidoskop die farbigen Glassplitter, so hätten sich 80
in ihrem Geiste Brocken von Philosophie, Ästhetik und Religion kombiniert –

«unter dem anregenden Einfluß der Reise und der im Fluge gesehenen Länder, verbunden mit dem großen Schweigen und dem unsagbaren Zauber des Meeres ... Ce ne fut que cela et rien de plus: ‹Only this and nothing more!›.»

Mit diesen Worten geleitet uns Miss Miller höflich und nachdrück- 81
lich hinaus. Ihre Abschiedsworte in ihrer noch einmal englisch bestätigten Negation hinterlassen eine Neugierde; nämlich die Frage, welche Position soll durch diese Worte negiert werden? «Ce ne fut que cela et rien de plus», nämlich wirklich nur «le charme impalpable de la mer» – und der junge Mann, der zur Nachtwache melodisch sang, ist wohl vergessen, und niemand soll wissen, am wenigsten die Träumerin, daß er ein Morgenstern war, der der Schöpfung eines neuen Tages vorausging[21]. Man sollte sich aber hüten, mit einem Satz wie

[21] Wie kollektiv die Formen eines solchen Erlebnisses sind, zeigt ein vielfach variiertes Liebeslied, das ich nach seiner epirotischen neugriechischen Fassung zitiere (Arnold, *Die Natur verrät heimliche Liebe,* p. 159):
O Mädchen, als wir uns geküßt, da war es Nacht, wer sah uns? –
Uns hat ein nächtger Stern gesehn, uns hat der Mond gesehen
Und neigte sich herab zum Meer und gab dem Meere Kunde,
Das Meer sagt es dem Ruder dann, das Ruder seinem Schiffer,
Der Schiffer machte draus ein Lied, da hörten es die Nachbarn,
Da hört' es auch der Geistliche und sagt' es meiner Mutter,
Von der erfuhr's der Vater drauf, in hellen Zorn geriet er;
Sie zankten mich und schalten mich und haben mir verboten,
Je noch an meine Thür zu gehn, je noch zu gehn ans Fenster.
Und doch werd' ich ans Fenster gehn, als wär's zu meinen Blumen,
Und nimmer ruh' ich, ehe nicht der Liebste mein geworden.

«Ce ne fut que cela» sich selber und den Leser zu beschwichtigen. Es könnte sich sonst ereignen, daß man sich sofort wieder dementieren muß. Das passiert auch Miss Miller, indem sie ein englisches Zitat: «Nur dies, und weiter nichts» folgen läßt, allerdings ohne die Quelle anzugeben. Das Zitat stammt aus dem Gedicht «The Raven» von Edgar A. Poe. Die betreffende Strophe lautet:

While I nodded, nearly napping, suddenly there came a tapping,
As of some one gently rapping, rapping at my chamber door.
" 'T is some visitor ", I muttered, " tapping at my chamber door " –
Only this and nothing more.

82 Ein gespenstischer Rabe klopft nächtlicherweile an seine Tür und erinnert den Dichter an seine unwiederbringlich verlorene «Lenore». Der Rabe heißt «Nevermore», und als Refrain zu jeder Strophe krächzt er sein unheimliches «Nevermore». Alte Erinnerungen kommen qualvoll zurück, und das Gespenst sagt unerbittlich «Nevermore». Der Dichter versucht vergeblich den unwillkommenen Gast hinauszuscheuchen, er ruft dem Raben zu:

" Be that word our sign of parting, bird or fiend! " I shrieked upstarting –
" Get thee back into the tempest and the Night's Plutonian shore!
Leave no black plume as a token of the lie thy soul hath spoken!
Leave my loneliness unbroken! – quit the bust above my door!
Take thy beak from out my heart, and take thy form from off my door! "
Quoth the Raven " Nevermore ".

83 Das anscheinend leicht über die Situation hinweggleitende Wort «Only this and nothing more» stammt aus einem Texte, der die Verzweiflung über eine verlorene Liebe schildert[22]. Das Zitat dementiert also unsere Dichterin. Sie unterschätzt offenbar den Eindruck, den ihr der nächtliche Sänger gemacht hatte, und dessen weitreichende Wirkung. Eben diese Unterschätzung ist der Grund, warum das

[22] Die Stimmung des Gedichtes erinnert lebhaft an Gérard de Nervals *Aurélie*, wo das gleiche Schicksal antizipiert wird, das auch Miss Miller befallen hat, nämlich die geistige Umnachtung. Vgl. auch die Bedeutung des Raben in der Alchemie (nigredo) in: [Jung,] *Psychologie und Alchemie* [Paragr. 333 ff.].

Problem nicht direkt zur bewußten Bearbeitung gelangt, und daraus entstehen die «psychologischen Rätsel» [23]. Der Eindruck arbeitet im Unbewußten weiter und produziert symbolische Phantasien. Zuerst sind es die «singenden Sterne des Morgens», dann das verlorene Paradies, dann kleidet sich die Sehnsucht in ein priesterliches Gewand, spricht dunkle Worte über Weltschöpfung und erhebt sich schließlich zum religiösen Hymnus, um endlich dort einen Ausweg ins Freie zu finden. Der Hymnus aber enthält in seiner Eigenartigkeit die Kennzeichen seiner Herkunft: der nächtliche Sänger ist auf dem Umwege der Beziehung zur Vater-Imago zum Schöpfer geworden, zum Gott des Tones, des Lichtes und der Liebe, womit keineswegs gesagt sein soll, daß etwa die Idee der Gottheit aus dem Verlust eines Liebhabers hervorgehe oder an sich nichts sei als ein Ersatz für ein menschliches Objekt. Es handelt sich hier offenkundig um die Verlagerung der Libido auf ein symbolisches Objekt, wodurch letzteres quasi zum Ersatz gemacht wird. An sich ist es zwar eine genuine Erlebnissphäre, die aber, wie alles, zu einem uneigentlichen Zweck gebraucht werden kann.

Der Umweg der Libido scheint ein Leidensweg zu sein, wenigstens 84
läßt das *«Verlorene Paradies»* und die parallele Erinnerung an *Hiob* darauf schließen. Die einleitenden Andeutungen der Identifikation mit Christian, die auf Cyrano schließen lassen, zeigen, daß der Umweg ein Leidensweg ist: so wie die Menschen nach dem Sündenfall die Last des Erdenlebens zu tragen hatten, oder wie Hiob unter der Macht Satans und Gottes litt und, selber ahnungslos, zum Spielball zweier jenseitiger Mächte wurde. Dieses selbe Schauspiel der «Gotteswette» bietet uns auch *«Faust»*:

[23] Auch hier besteht eine ausgesprochene Ähnlichkeit mit dem Verhalten GÉRARD DE NERVALS zu Aurélie, deren bedeutende Erscheinung er nicht wahrhaben wollte Er konnte einer «femme ordinaire de ce monde» den Glanz, den ihr sein Unbewußtes verlieh, nicht zugestehen. Heute wissen wir, daß einem solchen machtvollen Eindruck die Projektion eines Archetypus, nämlich desjenigen der Anima (bzw. des Animus) zugrunde liegt. (Dazu meine Schrift *Die Beziehungen zwischen dem Ich und dem Unbewußten* [Paragr. 296 ff.]) und JUNG UND KERÉNYI, *Einführung in das Wesen der Mythologie* [«Zum psychologischen Aspekt der Kore-Figur», Paragr. 356 ff.].

Mephistopheles:

Was wettet Ihr? den sollt Ihr noch verlieren,
Wenn Ihr mir die Erlaubnis gebt,
Ihn meine Straße sacht zu führen![24]

85 Satan: «Aber recke doch einmal deine Hand aus und rühre an alles, was er hat; fürwahr, er wird dir ins Angesicht fluchen.»[25]

86 Während in *Hiob* die beiden großen Strömungen als gut und böse schlechthin charakterisiert sind, ist das nächstliegende Problem des Faust ein ausgesprochen erotisches, wobei der Teufel durch die ihm zugehörige Rolle des Verführers treffend gekennzeichnet ist. Dieser Aspekt fehlt bei Hiob, zugleich ist letzterer aber auch des Konfliktes in seiner eigenen Seele unbewußt, er bekämpft sogar anhaltend die Reden seiner Freunde, die ihn vom Bösen in seinem Herzen überzeugen wollen. Insofern, möchte man sagen, ist Faust bewußter, indem er die Zerrissenheit seiner Seele offen zugibt.

87 Miss Miller handelt wie Hiob; sie erkennt sich nicht und läßt das Böse und das Gute aus dem Jenseits kommen. Die Identifikation mit Hiob ist auch in dieser Hinsicht bezeichnend. Noch eine weitere, bedeutende Analogie muß erwähnt werden: das Zeugende, als welches die Liebe vom natürlichen Standpunkt aus aufgefaßt werden will, bleibt bei der anscheinend aus dem erotischen Eindruck abgeleiteten Gottheit als wesentliches Attribut stehen, weshalb Gott im Hymnus als Schöpfer gepriesen ist. Hiob bietet, wie bekannt, das gleiche Schauspiel. Satan ist der Zerstörer von Hiobs Fruchtbarkeit; Gott ist der Fruchtbare selber, weshalb er am Schluß des Buches den von hoher dichterischer Schönheit erfüllten Hymnus auf seine eigene Schöpferkraft spricht, wobei auffallenderweise zwei unsympathische Vertreter der Tierwelt am meisten bedacht werden, Behemoth und Leviathan, beides Vertreter der denkbar rohesten Naturgewalt:

Siehe doch das Flußpferd, das ich schuf wie dich:
  Gras frißt es wie das Rind.

[24] 1. Teil, Prolog im Himmel, p. 140.
[25] *Hiob* 1, 11.

Siehe doch, welche Kraft in seinen Lenden
und welche Stärke in den Muskeln seines Bauchs!
Steif macht es seinen Schwanz wie eine Zeder;
die Sehnen seiner Schenkel sind verschlungen.
Seine Knochen sind Röhren von Erz,
seine Gebeine wie Stäbe von Eisen.

Wer dürfte ihm in die Augen greifen,
mit Stricken ihm die Nase durchbohren?
Kannst du das Krokodil an der Angel ziehen
und mit dem Stricke seine Zunge niederdrücken?
Legst du ihm ein Binsenseil an die Nase
und stichst einen Haken durch seinen Backen?
Wird es dich lange bitten
oder freundlich mit dir reden?
Wird es einen Vertrag mit dir schließen,
daß du es für immer zum Sklaven bekommst?

Dies ist eine genaue Übersetzung von *Hiob* 40, 10–13 und 19–23. (Zürcher Bibel)

Der Text der englischen Bibel, der Miss Miller vorgelegen hat, ist, 88
wie die LUTHERsche Übersetzung, in einer gewissen Hinsicht suggestiver:

Job 40, 15–19:

Behold now behemoth, which I made with thee;
he eateth grass as an ox.
Lo now, his strength is in his loins, and his force
is in the navel of his belly.
He moveth his tail like a cedar: the sinews of his
stones are wrapped together.
His bones are as strong pieces of brass; his bones
are like bars of iron.
He is the chief of the ways of God ...

41, 1–4:

Canst thou draw out leviathan with an hook?
or his tongue with a cord, which thou lettest down?
Canst thou put an hook into his nose?
or bore his jaw through with a thorn?

Will he make many supplications unto thee?
will he speak soft words unto thee?
Will he make a covenant with thee?
wilt thou take him for a servant for ever?

89 Dies sagt Gott, um Hiob seine Macht und Urgewalt nachdrücklich vor Augen zu führen: Gott ist wie der Behemoth und Leviathan[26]: die segenspendende, fruchtbare Natur – die unbezähmbare Wildheit und Schrankenlosigkeit der Natur – und die überwältigende Gefahr der entfesselten Gewalt[27]. Was aber hat das irdische Paradies Hiobs zerstört? Die entfesselte Naturgewalt. Die Gottheit hat, wie der Dichter hier durchblicken läßt, einfach einmal ihre andere Seite, die man Teufel nennt, herausgekehrt und alle Schrecken der Natur auf Hiob losgelassen. Der Gott, der solche Ungeheuerlichkeiten schuf, vor denen die schwachen Menschlein vor Angst erstarren, muß wirklich Qualitäten in sich bergen, die zu denken geben. Dieser Gott wohnt im Herzen, im Unbewußten[28]. Dort ist die Quelle der Angst vor dem unsagbar Schrecklichen und der Kraft, dem Schrecken zu widerstehen. Der Mensch, das heißt sein bewußtes Ich, aber ist wie ein Spielball, wie eine Feder, die von verschiedenen Windströmungen herumgewirbelt wird, bald das Opfer und bald – der Opferer; und beides kann er nicht hindern. Das *Buch Hiob* zeigt uns den Gott als Schöpfer

[26] Vgl. dazu SCHÄRF, *Die Gestalt des Satans im Alten Testament.*

[27] *Job* 41, 19–29:

Out of his mouth go burning lamps, and sparks of fire leap out.
Out of his nostrils goeth smoke, as out of a seething pot or cauldron.
His breath kindleth coals, and a flame goeth out of his mouth.
In his neck remaineth strength, and sorrow is burnt into joy before him.
The flakes of his flesh are joint together: they are firm in themselves; they cannot be moved.
His heart is as firm as a stone; yea, as hard as a piece of the nether millstone.
When he raiseth up himself, the mighty are afraid: by reason of breakings they purify themselves.
The sword of him that layeth at him cannot hold: the spear, the dart, nor the habergeon.
He esteemeth iron as straw, and brass as rotten wood.
The arrow cannot make him flee: slingstones are turned with him into stubble.
Dart are counted as stubble: he laugheth at the shaking of the spear.

[28] Es handelt sich hier um Anthropomorphismen, für welche in erster Linie die psychologische Quelle in Betracht kommt.

und Zerstörer am Werke: Wer ist dieser Gott? Ein Gedanke, der sich der Menschheit in allen Weltgegenden und zu allen Zeiten und immer wieder aufs neue in ähnlicher Form aufgedrängt hat: eine jenseitige Gewalt, der man preisgegeben ist, die ebensowohl zeugt wie tötet, ein Bild der Notwendigkeiten und Unvermeidlichkeiten des Lebens. Da, psychologisch verstanden, das Gottesbild ein Vorstellungskomplex archetypischer Natur ist, so muß es mithin als Repräsentant einer gewissen Energie-(Libido-)Summe betrachtet werden, welche projiziert auftritt[29]. In den uns vorliegenden hauptsächlichsten Religionsformen scheint zum mindesten das Formgebende die Vater-Imago, in älteren Religionen auch die Mutter-Imago zu sein, welche die Attribute der Gottheit bedingt. Diese sind die Übergewalt, das furchterregende und zornig verfolgende Väterliche (alttestamentlich) und das liebende Väterliche (neutestamentlich). Bei gewissen heidnischen Vorstellungen von der Gottheit tritt das Mütterliche stark hervor, dazu kommt noch das Tierische respektive Theriomorphe in breitester Entwicklung[30]. (Abb. 5) Die Gottesidee ist nicht nur ein Bild, sondern auch eine Kraft. Die Urgewalt, die ihr Hiobs Schöpferhymnus vindiziert, das Bedingungslose und Unerbittliche, Ungerechte und Übermenschliche sind echte und rechte Attribute der natürlichen Instinkt- und Schicksalskraft, die uns «ins Leben hineinführt», die «den Armen schuldig werden» läßt, und gegen die der Kampf in letzter Instanz vergeblich ist. Es gibt nichts anderes, als daß der Mensch mit diesem

[29] Dieser Satz hat großen Anstoß erregt, da man übersah, daß es sich bloß um eine psychologische Auffassung handelt und nicht um eine metaphysische Aussage. Der psychische Tatbestand «Gott» ist ein autonomer Typus, ein *kollektiver Archetypus,* wie ich ihn später bezeichnet habe. Darum eignet er nicht nur allen höheren Religionsformen, sondern erscheint auch spontan in individuellen Träumen. Der Archetypus ist ein an sich unbewußtes, psychisches Gebilde, das aber Wirklichkeit besitzt, unabhängig von der Einstellung des Bewußtseins. Es ist eine seelische Existenz, die als solche nicht mit dem Begriff eines metaphysischen Gottes verwechselt werden darf. Die Existenz des Archetypus *setzt* weder einen Gott, noch leugnet sie einen solchen.

[30] Dem Christlichen fehlt das Theriomorphe bis auf Reste, wie Taube, Fisch, Lamm. Hierher gehören auch die Tiere der Evangelisten. Rabe und Löwe waren bestimmte Einweihungsgrade im Mithrasmysterium. Da Dionysos u. a. auch als Stier dargestellt wurde, trugen dessen Verehrerinnen Hörner, als ob sie Kühe wären. (Freundliche Mitteilung von Prof. KARL KERÉNYI. Die Verehrerinnen der Bärengöttin Artemis hießen ἄρκτοι, Bären. (Vgl. Abb. 95.)

Willen irgendwie zusammengehe. Die Übereinstimmung mit der Libido ist keineswegs ein einfaches Sich-treiben-Lassen, indem nämlich die psychischen Kräfte keine einheitliche Richtung haben, sondern vielfach sogar gegeneinander gerichtet sind. Ein bloßes Sich-gehen-Lassen führt in kürzester Frist zu einer heillosen Verwirrung. Es ist oft schwer, wenn nicht geradezu unmöglich, die Grundströmung und damit die eigentliche Richtung zu erfühlen; auf alle Fälle sind dabei Kollisionen, Konflikte und Irrtümer nicht zu vermeiden.

90 Wir sehen, daß bei Miss Miller der unbewußt entstandene religiöse Hymnus an die Stelle des erotischen Problems tritt. Seine Materialien nimmt er größtenteils aus Reminiszenzen, die durch die introvertierte Libido wieder belebt wurden. Wäre diese «Schöpfung» nicht geglückt, so wäre Miss Miller dem erotischen Eindruck ausgeliefert gewesen, entweder mit den üblichen Folgen oder bis zum negativen Ausgang, der das verlorene Glück mit einem entsprechend kräftigen Bedauern ersetzt hätte. Bekanntlich sind die Meinungen geteilt über den Wert dieses Ausganges eines erotischen Konfliktes, wie ihn Miss Miller darstellt. Man meint, es sei schöner und edler, eine erotische Spannung unbemerkt in die erhabenen Gefühle religiöser Poesie, an denen vielleicht viele andere Menschen Freude und Erbauung finden könnten, sich auflösen zu lassen; und es sei eine Art von ungerechtfertigtem Wahrheitsfanatismus, die Unbewußtheit einer solchen Lösung zu beanstanden. Ich möchte diese Frage nicht in diesem oder jenem Sinne entscheiden, sondern vielmehr zu erforschen suchen, was im Falle einer sogenannten unnatürlichen und unbewußten Lösung der anscheinende Umweg der Libido und die scheinbare Selbsttäuschung zu bedeuten haben, beziehungsweise was für Zwecke sie verfolgen. Es gibt keine «zwecklosen» psychischen Vorgänge, das heißt es ist eine Hypothese von größtem heuristischem Wert, daß das Psychische essentiell zielgerichtet sei.

91 Daß wir als Wurzel und Ursache des Gedichtes die Liebesepisode nachgewiesen haben, will für eine Erklärung noch nicht zuviel bedeuten; jedenfalls ist die Frage nach dem Zweck damit noch nicht erledigt. Nur die Nachweisung des Zweckes gibt die befriedigende Antwort auf psychische Fragen. Würde nicht eine geheime Zweckdienlichkeit mit dem sogenannten Umweg oder mit der «Verdrängung» verbunden sein, so könnte sich ein derartiger Vorgang gewiß nicht so

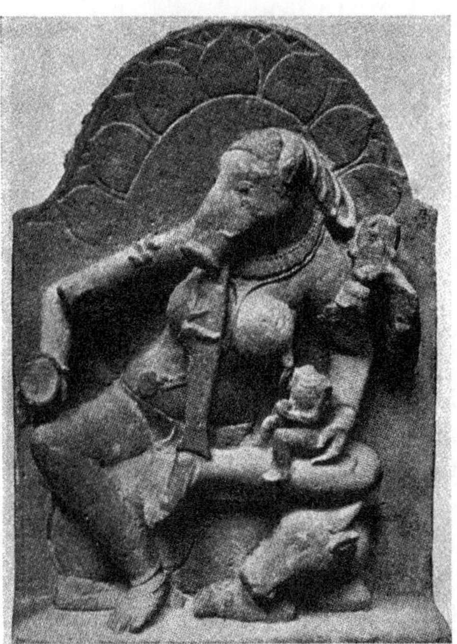

Abb. 5 Die eberköpfige Mutter-Göttin. Vârâhî, als shakti des eberköpfigen Vishnu (vârâha).

leicht, so natürlich und so spontan vollziehen. Auch käme er in dieser oder einer anderen Form wohl kaum so häufig vor. Zweifellos bewegt sich diese Libido-Umwandlung in gleicher Richtung wie die kultürliche Veränderung, Umsetzung oder Verlagerung der natürlichen Triebkräfte überhaupt. Es muß ein oft beschrittener Weg sein, der sogar so gewohnheitsmäßig ist, daß man die Umsetzung selber kaum oder gar nicht merkt. Zwischen der normalen und überall stattfindenden psychischen Verwandlung der Triebkräfte und einem Fall, wie dem vorliegenden, besteht allerdings ein gewisser Unterschied: man kann nämlich den Verdacht nicht unterdrücken, daß über das kritische Erlebnis (den Sänger) geflissentlich hinweggesehen wurde, das heißt mit andern Worten, daß eine gewisse «Verdrängung» stattgefunden hat. Diesen letzteren Terminus dürfte man eigentlich nur dann verwenden, wenn ein voluntaristischer Akt, der als solcher nur bewußt sein kann, vorliegt. Nervöse Personen können dergleichen Willensentscheide bis zu einem gewissen Grade sich selber verheimlichen, so daß es aussieht, als ob der Verdrängungsakt vollkommen unbewußt verlaufen wäre. Der von der Autorin selber beigebrachte *Kontext*[31] ist so eindrucksvoll, daß auch sie diese Hintergründe ziemlich lebhaft empfunden haben muß und daher die Verwandlung der Situation wohl durch einen mehr oder weniger bewußten Verdrängungsakt vollzogen hat.

92 Die Verdrängung bedeutet aber ein illegitimes Loswerden eines Konfliktes; das heißt man täuscht sich über dessen Existenz hinweg. Was aber wird aus dem verdrängten Konflikt? Es ist ja klar, daß er weiterbesteht, obschon er dem Subjekt unbewußt ist. Wie wir bereits gesehen haben, führt die Verdrängung regressiv zur Wiederbelebung einer früheren Beziehung oder Art der Bezogenheit, in diesem Fall zur Wiederbelebung der Vater-Imago. «Konstellierte» (aktivierte) unbewußte Inhalte sind, soviel wir wissen, immer zugleich auch projiziert, das heißt sie werden entweder an äußeren Objekten entdeckt, oder man behauptet wenigstens, daß sie außerhalb der eigenen Psyche vorhanden seien. Irgendwo muß ein verdrängter Konflikt und dessen Affektbetonung wieder erscheinen. Die infolge der Verdrängung entstehende Projektion wird vom Individuum nicht bewußt *gemacht*, sondern ergibt sich automatisch und wird auch als solche nicht erkannt, wenn nicht ganz besondere Bedingungen eintreten, welche die Zurücknahme der Projektion erzwingen.

93 Der «Vorteil» der Projektion besteht darin, daß man den peinlichen Konflikt scheinbar endgültig losgeworden ist. Ein anderer oder äußere Umstände tragen nunmehr die Verantwortung. In unserem Fall entsteht aus der wiederbelebten Vater-Imago ein an die Gottheit gerichteter Hymnus, und zwar unter dem Vateraspekt, daher die Betonung des Vaters aller Dinge, des Schöpfers. An die Stelle des menschlichen Sängers tritt also die Gottheit, und an die Stelle der irdischen Liebe die himmlische. Man kann es zwar aus dem vorliegenden Material nicht beweisen, aber es ist doch recht unwahrscheinlich, daß Miss Miller um eine gewisse Konflikthaftigkeit der damaligen Situation nicht wenigstens soviel gewußt haben sollte, daß die anscheinend mühelose Verwandlung des erotischen Eindruckes in eine religiöse Erhebung durch einen stattgefundenen Verdrängungsakt erklärt

31 Vgl. [Jung,] *Über psychische Energetik und das Wesen der Träume* [Paragr. 542 ff.].

werden kann. Besteht diese Ansicht zu Recht, so stellt die hervortretende Vatergottheit eine Projektion und die hiefür verantwortliche Prozedur ein Selbsttäuschungsmanöver dar, mit dem illegitimen Zweck, eine tatsächlich vorhandene Schwierigkeit zu irrealisieren, das heißt aus der Existenz herauszujonglieren.

Käme ein derartiges Produkt wie der Hymnus aber ohne Verdrän- 94
gungsakt, das heißt unbewußt und spontan zustande, so stünde man vor einem völlig natürlichen und automatischen Umwandlungsvorgang. In einem solchen Fall wäre zum Beispiel die aus der Vater-Imago hervorgehende Schöpfergottheit nicht mehr ein Verdrängungsprodukt, beziehungsweise ein Ersatz, sondern ein unvermeidliches Naturphänomen. Solche natürliche Verwandlungen ohne halbbewußte Konfliktmomente sind alle genuinen künstlerischen oder sonstigen Schöpferakte. In dem Maße aber, als sie durch einen Verdrängungsakt kausal veranlaßt werden, hängt ihnen eine Komplexbedingtheit an, welche sie in zunehmendem Maße neurotisch entstellt und quasi zu Ersatzprodukten stempelt. Mit einiger Erfahrung wird es sogar nicht schwer sein, aus diesem Charakter die Herkunft zu bestimmen, nämlich ihre Abstammung aus einem Verdrängungsakt. Wie eine natürliche Geburt, die eine lebendige Gestalt in die Welt hinaussetzt oder «projiziert», durch keine Verdrängung veranlaßt wird, so stellt auch künstlerische und geistige Schöpfung einen Naturvorgang dar, selbst wenn eine göttliche Gestalt projiziert wird. Es ist keineswegs immer eine religiöse, philosophische oder gar konfessionelle Frage, sondern vielmehr eine allgemein verbreitete Naturerscheinung. Letztere bildet sogar die Grundlage der Gottesvorstellungen überhaupt, welche so alt sind, daß man nicht genau weiß, ob sie von einer Vater-Imago oder diese von jenen abstammt. (Das gleiche muß von der Mutter-Imago gesagt werden.)

Das Gottesbild, das aus einem spontanen Schöpfungsakt hervor- 95
geht, ist eine lebendige Gestalt, ein Wesen, das in seinem eigenen Rechte existiert und daher seinem angeblichen Schöpfer autonom gegenübersteht. Zum Beweis dieser Tatsache mag angeführt werden, daß das Verhältnis zwischen Schöpfer und Geschaffenem ein dialektisches, und daß, wie die Erfahrung zeigt, der Mensch nicht selten der Angesprochene ist. Zu Recht oder Unrecht schließt daraus der naive Verstand auf ein An- und Für-sich-Sein der entstandenen Gestalt und

ist geneigt anzunehmen, daß nicht er sie gebildet, sondern daß sie sich in ihm abgebildet habe – welche Möglichkeit keine Kritik bestreiten kann, indem ja das Werden dieser Gestalt ein final orientierter Naturvorgang ist, in welchem die Ursache das Ziel antizipiert. Da es sich um ein natürliches Phänomen handelt, bleibt es unentschieden, ob ein Gottesbild geschaffen wird oder sich selbst erschafft. Der naive Geist kann nicht umhin, dessen Selbständigkeit in Betracht zu ziehen und seine dialektische Bezogenheit praktisch zu entwickeln. Das äußert sich darin, daß in allen schwierigen oder gefährlichen Situationen die Präsenz angerufen wird, mit der Absicht, diese mit den untragbar scheinenden Schwierigkeiten zu belasten und von ihr Hilfe zu erhoffen[32]. Auf psychologischem Gebiet bedeutet dies, daß die die Seele belastenden Komplexe *bewußt* dem Gottesbild «übertragen» werden, was bemerkenswerterweise das direkte Gegenteil zu einem Verdrängungsakt darstellt. Bei letzterem werden die Komplexe einer unbewußten Instanz überlassen, indem man es vorzieht, sie zu vergessen. Bei der religiösen Übung ist es aber gerade von großem Belang, daß man seiner Schwierigkeiten, das heißt «Sünden», bewußt bleibt. Ein treffliches Mittel hiezu ist das gegenseitige Sündenbekenntnis (*Jakobus* 5, 16), das einen wirksam am Unbewußtwerden verhindert[33]. Diese Maßnahmen zielen auf ein Bewußthalten der Konflikte, was auch eine conditio sine qua non des psychotherapeutischen Verfahrens ist. Wie die ärztliche Behandlung die Person des Arztes als den Übernehmer der Konflikte des Patienten einsetzt, so die christliche Übung den Heiland; denn, wie es heißt, «in diesem haben wir die Erlösung durch sein Blut, nämlich die Vergebung der Übertretungen»[34]. Er ist der Löser und Rückkäufer unserer Schuld; ein Gott, der über der Sünde steht: «Er hat keine Sünde getan, noch ist Trug in seinem Munde gefunden worden»[35]; «er hat unsre Sünden an seinem Leibe selber an das Holz hinaufgetragen»[36]. «So wird auch Christus, nachdem er

[32] Vgl. 1. *Petr.* 5, 7 und *Phil.* 4, 6.

[33] Vgl. 1. *Joh.* 1, 8: «Wenn wir sagen, daß wir keine Sünde haben, führen wir uns selbst irre, und die Wahrheit ist nicht in uns.»

[34] *Eph.* 1, 7 und *Kol.* 1, 14. *Jes.* 53, 4: «Doch wahrlich, unsere Krankheiten hat er getragen und unsere Schmerzen auf sich geladen.»

[35] 1. *Petr.* 2, 22.

[36] 1. *Petr.* 2, 24.

einmal geopfert worden ist, um die Sünden vieler hinwegzunehmen ...»[37]. Dieser Gott ist gekennzeichnet als selber schuldlos und als Selbstopferer. Die bewußte Projektion, auf welche die christliche Erziehung hinarbeitet, bringt somit eine doppelte psychische Wohltat: erstens hält man sich den Konflikt («Sünde») zweier sich gegenseitig widerstrebender Tendenzen bewußt und verhütet dadurch, daß durch Verdrängen und Vergessen aus einem bekannten Leiden ein unbekanntes und darum um so quälenderes werde; und zweitens erleichtert man sich die Last, indem man sie dem Gotte, der alle Lösungen kennt, übergibt. Nun ist aber die göttliche Gestalt zunächst ein psychisches Bild, ein Vorstellungskomplex archetypischer Natur, der vom Glauben als mit einem metaphysischen Ens identisch gesetzt wird. Die Wissenschaft hat keine Kompetenz, über diese Setzung zu urteilen. Sie muß im Gegenteil versuchen, ihre Erklärung ohne diese Hypostasierung durchzuführen. Sie kann daher nur feststellen, daß an Stelle eines objektiven Menschen eine anscheinend subjektive Gestalt, das heißt ein Vorstellungskomplex tritt. Dieser Komplex besitzt, wie die Erfahrung zeigt, eine gewisse funktionale Autonomie. Er erweist sich als eine psychische Existenz. Damit hat es die psychologische Erfahrung in erster Linie zu tun, und insoweit kann dieses Erlebnis auch Gegenstand der Wissenschaft sein. Letztere kann nur das Vorhandensein psychischer Faktoren feststellen, und insofern man über diese Begrenzung nicht mit einem Glauben hinausgreift, ist man in allen sogenannten metaphysischen Fragen ausschließlich mit psychischen Existenzen konfrontiert. Diese sind, eben entsprechend ihrer psychischen Natur, innigst verwoben mit der individuellen Persönlichkeit und darum allen möglichen Variationen ausgesetzt, im Gegensatz zu einem Postulat des Glaubens, dessen Gleichförmigkeit und Dauerhaftigkeit traditionell und institutionell garantiert ist. Die dem wissenschaftlichen Standpunkt gebührende erkenntnistheoretische Beschränkung bringt es daher mit sich, daß die religiöse Gestalt wesentlich als ein psychischer Faktor erscheint, der nur theoretisch von der individuellen Psyche abgetrennt werden kann. Je mehr er von dieser begrifflich gesondert wird, desto mehr büßt er von seiner Plastizität und Anschaulichkeit ein, indem er seine eindrückliche Gestalthaftigkeit

37 *Hebr.* 9, 28.

und Lebendigkeit gerade seiner intimen Verbindung mit der individuellen Psyche verdankt. Die wissenschaftliche Betrachtungsweise macht die göttliche Gestalt, von welcher der Glaube höchste Sicherheit und Gewißheit postuliert, zu einer variabeln und schwerbestimmbaren Größe, obschon sie ihre Tatsächlichkeit (im psychologischen Sinne) nicht in Zweifel ziehen kann. Sie setzt also an Stelle der Sicherheit des Glaubens die Ungewißheit der menschlichen Erkenntnis. Die dadurch bedingte Einstellungsänderung bleibt für das Subjekt nicht ohne eingreifende Folgen: Das Bewußtsein sieht sich isoliert in einer Welt psychischer Faktoren, wobei nur die äußerste Sorgfalt und Gewissenhaftigkeit es daran verhindern kann, diese letzteren zu assimilieren und mit sich zu identifizieren. Diese Gefahr ist darum so besonders groß, weil in der unmittelbaren Erfahrung (in Traum, Vision usw.) die religiösen Gestalten keine geringe Neigung bekunden, in variierter Form zu erscheinen; sie bekleiden sich oft dermaßen mit dem Stoff der individuellen Psyche, daß es zweifelhaft wird, ob sie nicht am Ende vom Subjekt hervorgebracht seien. Das ist zwar eine Illusion des Bewußtseins, aber eine sehr häufige[38]. In Wirklichkeit stammt innere Erfahrung aus dem Unbewußten, über das man keine Verfügung hat. Das Unbewußte aber ist Natur, welche nie täuscht: nur wir täuschen uns. Indem nun die wissenschaftliche Betrachtungsweise von der metaphysischen Auffassung absieht, weil sie sich nur auf die beweisbare Erfahrung gründet, so führt sie direkt in jene Unsicherheit hinein, welche durch die Variabilität des Psychischen bedingt ist. Sie betont geradezu die Subjektivität der religiösen Erfahrung, wodurch offenkundig die Gemeinsamkeit eines Bekenntnisses bedroht wird. Dieser stets gefühlten und oft erfahrenen Gefahr begegnet die Institution der christlichen Gemeinschaft, deren psychologischen Sinn die Vorschrift des *Jakobusbriefes* am besten ausdrückt: «So bekennet nun einander die Sünden.»[39] Es wird als besonders wichtig betont, die Gemeinschaft aufrecht zu erhalten, und zwar durch

[38] Wie ich oben zeigte, handelt es sich auch gar nicht immer um Illusion, sondern das Subjekt resp. die eigene Person kann die Hauptquelle einer Gestaltbildung sein, was besonders bei Neurosen bzw. Psychosen der Fall ist.

[39] *Jak.* 5, 16. – «Einer trage des andern Lasten.» *Gal.* 6, 2.

gegenseitige Liebe; die Paulinischen Vorschriften lassen darüber keinen Zweifel:

«Dienet einander durch die Liebe.»[40]

«Die Bruderliebe bleibe.»[41]

«Und lasset uns darauf achten, einander zur Liebe und zu guten Werken anzuspornen, und unsere Versammlung nicht verlassen ...»[42]

Die gegenseitige Verbundenheit in der christlichen Gemeinschaft 96
scheint eine Bedingung der Erlösung, oder wie man immer den ersehnten Zustand bezeichnen will, zu sein. Der erste *Johannesbrief* drückt sich in dieser Hinsicht ähnlich aus:

«Wer seinen Bruder liebt, bleibt im Lichte ...» «Wer aber seinen Bruder haßt, ist in der Finsternis ...»[43]

«Niemand hat Gott jemals geschaut; wenn wir einander lieben, bleibt Gott in uns ...»[44]

Wir haben oben darauf hingewiesen, daß die Sünden wechselseitig 97
bekannt und die seelischen Schwierigkeiten auf die göttliche Gestalt übertragen wurden. Damit entsteht zwischen dieser und dem Menschen eine innige Verbindung. Aber nicht nur mit Gott, sondern auch mit dem Mitmenschen soll man durch Liebe verbunden sein. Ja, diese Beziehung scheint sogar ebenso wesentlich zu sein wie jene. Wenn Gott nur dann «in uns bleibt», wenn wir «den Bruder» lieben, so könnte man fast vermuten, daß die Liebe noch wichtiger sei als Gott. Diese Frage erscheint nicht so ungereimt, wenn man sich die Worte des Hugo von St. Victor etwas näher ansieht: «Magnum ergo vim habes, caritas, tu sola Deum trahere potuisti de caelo ad terras, O quam forte est vinculum tuum, quo et Deus ligari potuit ... Adduxisti illum vinculis tuis alligatum, adduxisti illum sagittis tuis vulneratum ... Vulnerasti impassibilem, ligasti insuperabilem, traxisti incommutabilem, aeternum fecisti mortalem ... O caritas quanta est victoria tua!»[45] Demnach scheint die Liebe keine geringe Macht zu

[40] *Gal.* 5, 13.

[41] *Hebr.* 13, 1.

[42] *Hebr.* 10, 24.

[43] 1. *Joh.* 2, 10 f.

[44] 1. *Joh.* 4, 12.

[45] «Denn du besitzest große Gewalt, o Liebe, du allein vermochtest es, Gott vom Himmel auf die Erde herabzuziehen, o wie stark ist dein Band, mit dem sogar Gott

sein. Sie ist ja Gott selber[46]. Die «Liebe» ist aber andererseits ein Anthropomorphismus par excellence und, neben dem Hunger, die klassische psychische Triebkraft des Menschen. Sie ist, psychologisch gesehen, einerseits eine Beziehungsfunktion, andererseits ein gefühlsbetonter psychischer Zustand, der, wie ersichtlich, mit dem Gottesbilde sozusagen in eins fällt. Die Liebe hat unzweifelhaft eine triebhafte Determinante; sie ist Eigenschaft und Tätigkeit des Menschen, und, wenn die religiöse Sprache Gott als «Liebe» definiert, so besteht die große Gefahr, die im Menschen wirkende Liebe mit dem Wirken Gottes zu verwechseln. Hier liegt offenbar der oben erwähnte Fall des zutiefst in die individuelle Seele verwobenen Archetypus vor, wo es der größten Sorgfalt bedarf, um aus der persönlichen Psyche wenigstens begrifflich den kollektiven Typus auszuscheiden. Praktisch nämlich ist diese Unterscheidung insofern nicht unbedenklich, als die menschliche «Liebe» als eine conditio sine qua non der göttlichen Gegenwart gedacht wird[47].

98 Zweifellos liegt hier kein geringes Problem für diejenigen vor, welche die Beziehung von Mensch und Gott von der Psychologie befreien möchten. Für den Psychologen ist die Situation weniger verwickelt. Die «Liebe» erweist sich empirisch als die Schicksalskraft par excellence, ob sie nun als niedere concupiscentia oder als geistigste Affektion erscheint. Sie ist einer der mächtigsten Beweger der menschlichen Dinge. Wenn sie als «göttlich» aufgefaßt wird, so kommt ihr diese Bezeichnung mit Fug und Recht zu, denn das schlechthin Mächtigste in der Psyche wurde von jeher als «Gott» bezeichnet. Ob man an Gott glaubt oder nicht, ob man bewundert oder flucht, immer drängt sich das Wort «Gott» auf die Zunge. Immer und überall heißt das psychisch Mächtige etwas wie «Gott». Dabei wird «Gott» immer den Menschen gegenüber gestellt und ausdrücklich von diesem unterschieden. Die Liebe ist allerdings beiden gemeinsam. Dem Menschen

gefesselt werden konnte ... du hast ihn herbeigeführt, in deinen Banden gefesselt, mit deinen Pfeilen verwundet ... du hast den Leidensunfähigen verwundet, den Unüberwindlichen gefesselt, den Unverrückbaren angezogen, den Ewigen sterblich gemacht ... O Liebe, wie groß ist dein Sieg! (*De laude caritatis*, p. 974 f.)

46 1. *Joh.* 4, 16: «Gott ist Liebe, und wer in der Liebe bleibt, der bleibt in Gott, und Gott bleibt in ihm.»

47 1. *Joh.* 4, 12.

eignet sie, insofern er ihrer mächtig ist, dem δαίμον aber, insofern der Mensch ihr Objekt oder ihr Opfer ist. Psychologisch aufgefaßt will das heißen, daß die Libido als Kraft des Begehrens und Strebens, im weitesten Sinne als psychische Energie, dem Ich zum Teil zur Disposition steht, zum Teil aber sich ihm gegenüber autonom verhält und letzteres gegebenenfalls dermaßen bestimmt, daß es entweder in eine unfreiwillige Notlage versetzt wird, oder daß sie demselben eine unerwartete zusätzliche Kraftquelle erschließt. Da die Beziehung des Unbewußten zum Bewußtsein keineswegs bloß mechanisch beziehungsweise komplementär, sondern vielmehr kompensatorisch und auf die Einseitigkeiten der bewußten Einstellung abgestimmt ist, so läßt sich der intelligente Charakter der unbewußten Tätigkeit nicht leugnen. Diese Erfahrungen machen es unmittelbar verständlich, daß das Gottesbild als ein persönliches Wesen angesehen wurde.

Da nun *geistige Bestimmung* im weitesten Sinn und in zunehmen- 99
dem Maß dem Menschen in letzter Hinsicht vom Unbewußten her aufgedrängt wurde[48], so ergab sich aus dieser Erfahrung natürlicherweise die Auffassung, daß das Gottesbild ein Geist sei und den Geist wolle. Das ist keine Erfindung, weder des Christentums noch der Philosophen, sondern eine allgemein menschliche Urerfahrung, welche auch der Atheist bewahrheitet. (In diesem Fall handelt es sich bloß darum, wovon man spricht, und nicht darum, ob man ja oder nein dazu sagt.) Die andere Definition Gottes lautet daher: «Gott ist Geist.»[49] Das pneumatische Gottesbild hat noch die besondere Zuspitzung zum Logos erfahren, was der «Liebe», die von Gott ausgeht, einen besonderen Charakter verliehen hat, nämlich den der Abstraktion, wie er dem Begriffe der «christlichen Liebe» eignet.

Es ist diese «geistige Liebe», welche eigentlich viel mehr zum Got- 100
tesbilde gehört als zum Menschen, die die Gemeinschaft der Menschen binden soll: «Darum nehmet einander an, wie auch Christus euch angenommen hat, zur Ehre Gottes.»[50]

Es ist selbstverständlich, daß Christus die Menschen mit «göttli- 101

48 Man kann nicht etwas freiwillig wählen und begehren, was man nicht kennt. Daher konnte ein geistiges Ziel in einem Moment, wo es ein solches noch gar nicht gab, auch nicht bewußt erstrebt werden.

49 *Joh.* 4, 24.

50 *Röm.* 15, 7.

cher» Liebe «angenommen» hat; infolgedessen soll nicht nur, sondern *kann* auch die Liebe der Menschen unter sich, einen «geistigen» oder «göttlichen» Charakter haben, wie unser Zitat aussagt. Das ist so selbstverständlich nicht, insofern psychologisch die Energie eines Archetypus in der Regel dem Bewußtsein nicht zur Verfügung steht. Daher gelten auch mit Recht die menschlichen Formen der Liebe nicht als «geistig» oder gar «göttlich». Die Energie des Archetypus teilt sich dem menschlichen Ich nur dann mit, wenn dieses durch eine autonome Aktion des Archetypus beeinflußt oder ergriffen ist. Man müßte darum aus dieser psychologischen Erfahrung schließen, daß der Mensch, der eine geistige Liebe ausübt, allbereits von einer solchen im Wege eines donum gratiae ergriffen sei, denn es wäre kaum zu erwarten, daß er aus eigenen Mitteln vermöchte, ein göttliches Handeln, wie es eine derartige Liebe ist, zu usurpieren. Er ist aber eben vermöge des donum amoris imstande, in diesem Sinne an Gottes Stelle zu treten. Man kann in der Tat psychologisch feststellen, daß ein Archetypus fähig ist, das Ich zu ergreifen und es sogar zu zwingen, in seinem (das heißt des Archetypus) Sinn zu handeln. Der Mensch kann in archetypischer Gestalt erscheinen und dementsprechende Wirkungen ausüben; er kann gewissermaßen an Stelle Gottes treten, weshalb es nicht nur möglich, sondern auch sinnvoll ist, wenn sich andere Menschen auf ihn so beziehen, wie sie sich andererseits auf Gott beziehen. Diese psychologische Möglichkeit ist in der katholischen Kirche bekanntlich eine Institution, deren psychologische Wirksamkeit nicht zu bezweifeln ist. Aus dieser Beziehung entsteht eine Gemeinschaft archetypischer Natur, die sich vor allen anderen Gemeinschaften dadurch auszeichnet, daß ihr Ziel oder ihr Zweck keine menschlich-immanente Nützlichkeit, sondern ein transzendentes Symbol ist, dessen Natur der Eigentümlichkeit des beherrschenden Archetypus entspricht.

102 Die durch solche Gemeinschaft bewirkte gegenseitige Annäherung der Menschen aneinander bewirkt eine psychische Intimität, welche ihrerseits wieder die persönliche Triebsphäre der «menschlichen» Liebe berührt und daher gewisse Gefahren in sich birgt. Es sind vor allem die Triebe der Macht und der Erotik, welche unvermeidlicherweise konstelliert werden. Die Intimität schafft gewisse kürzeste Wege zwischen den Menschen, die nur allzuleicht dazu führen, wovon das Christentum Befreiung bringen will, nämlich zur Anziehung des All-

zumenschlichen mit allen jenen Konsequenzen und Notwendigkeiten, unter denen der eigentlich schon hochzivilisierte Mensch um die Wende unserer Zeitrechnung zu leiden hatte. Denn so, wie das antike religiöse Erlebnis häufig als körperliche Vereinigung mit der Gottheit aufgefaßt wurde[51], so waren gewisse Kulte von Sexualität jeglicher Art durchtränkt. Die Sexualität lag den Beziehungen der Menschen unter sich nur zu nahe. Die moralische Zersetzung in den ersten christlichen Jahrhunderten erzeugte eine aus dem Dunkel der untersten Volksschichten aufkeimende moralische Reaktion, die sich im 2. und 3. Jahrhundert am reinsten in den beiden antagonistischen Religionen, dem Christentum einerseits und dem Mithraismus andererseits, ausdrückte. Diese Religionen erstrebten eben jene höhere Form von Gemeinschaft im Zeichen einer projizierten («fleischgewordenen») Idee (λογος), wobei alle jene stärksten Triebkräfte des Menschen nutzbar werden konnten zu sozialer Erhaltung, die ihn vorher von einer Leidenschaft in die andere rissen, was den Alten als der Zwang der bösen Gestirne, als εἱμαρμένμ vorkam[52], und was man psychologisch auch als

[51] Vgl. REITZENSTEIN, *Die hellenistischen Mysterienreligionen,* p. 20: «Zu den Formen, in denen ursprüngliche Völker sich die höchste religiöse Weihe, die Vereinigung mit Gott, vorstellen, gehört mit Notwendigkeit die einer geschlechtlichen Vereinigung, durch welche der Mensch das innerste Wesen und die Kraft eines Gottes, seinen Samen, in sich aufnimmt. Die zunächst ganz sinnliche Vorstellung führt an den verschiedensten Stellen unabhängig zu heiligen Handlungen, in denen der Gott durch menschliche Stellvertreter oder ein Symbol, den Phallos, dargestellt wird.» Mehr darüber bei DIETERICH, *Eine Mithrasliturgie,* p. 121 ff.

[52] Vgl. die Gebete der sogenannten Mithrasliturgie (1910 hg. von DIETERICH). Dort [pp. 4/5; 10/9] finden sich bezeichnende Stellen wie: ... τῆς ἀνθρωπίνης μου ψυχικῆς δυνάμεως, ἣν ἐγὼ πάλιν μεταπαραλήμψομαι μετὰ τὴν ἐνεστῶσαν καὶ κατεπείγουσάν με πικρὰν ἀνάγκην ἀχρεοκόπητον ... («die menschliche Seelenkraft, die ich wiedererlangen werde nach der gegenwärtigen und mich bedrängenden bittern Not schuldentrückt») ... ἐπικαλοῦμαι ἕνεκα τῆς κατεπειγούσης καὶ πικρᾶς καὶ ἀπαραιτήτου ἀνάγκης ... («um der niederdrückenden und bitteren und unerbittlichen Not willen»). Aus der Rede des Isispriesters (APULEIUS, *Metamorphoses,* lib. XI, p. 233) läßt sich ein ähnlicher Gedankengang entnehmen. Der junge Philosoph Lucius wird in einen Esel, das der Isis verhaßte, immer brünstige Tier, verwandelt, später entzaubert und in die Mysterien der Isis eingeweiht. (Vgl. Abb. 9.) Bei der Entzauberung sagt der Priester folgendes: «... lubrico virentes aetatulae, ad serviles delapsus voluptates, curiositatis improsperae sinistrum praemium reportasti ... Nam in eos, quorum sibi servitium Deae nostrae maiestas

Libidozwang übersetzen könnte[53]. Als ein Beispiel von vielen möchte ich hier das Schicksal des Alypius in den *«Bekenntnissen»* des AUGUSTIN erwähnen:

«Allein die Sittenlosigkeit der Karthager, die in den nichtsnutzigen Schau spielen sich in ihrer ganzen Wildheit geltend macht, hatte ihn in den Strudel dieses Elends hinabgezogen.» – (Augustin bekehrte ihn durch seine Weisheit.) – ⟨Und er⟩ «schwang sich nach jenen Worten aus der Tiefe des Schlammes empor, von der er mit seinem Willen sich hatte verschlingen lassen und die ihn in unseliger Lust blendete; mit mutiger Enthaltsamkeit streifte er den Schmutz seiner Seele ab, aller Unrat des Cirkus fiel von ihm ab, er betrat ihn nicht mehr.» (Alypius ging darauf nach Rom, um die Rechte zu studieren; dort wurde er rückfällig) – «Er ward dort von unglücklicher Leidenschaft für Gladiatorenspiele ganz unglaublich hingerissen. Denn da er sie noch anfangs verabscheute und verwünschte, führten ihn einige Freunde und Mitschüler, als er ihnen, die vom Mahle kamen, begegnete, obgleich er

vindicavit, non habet locum casus infestus ... In tutelam iam receptus es Fortunae, sed videntis.» (Auf dem gefährlichen Boden der jugendlichen Kraft bist du den niederen Lüsten sklavisch verfallen und hast den schlimmen Lohn unheilvoller Neugier erhalten ... Denen gegenüber, deren Leben die Majestät unserer Göttin für sich in Anspruch genommen hat, hat aber der feindliche Schicksalsschlag keine Gewalt ⟨mehr⟩ ... du bist unter den Schutz der Fortuna aufgenommen, aber ⟨nicht der blinden⟩, sondern der sehenden.) Im Gebete an die Himmelskönigin Isis (l. c., p. 241) sagt Lucius: «Qua Fatorum etiam inextricabiliter contorta rectatas licia, et Fortunae tempestates mitigas, et stellarum noxios meatus cohibes.» (... ⟨deine Rechte⟩ mit der du die unentwirrbar verwirrten Schicksalsfäden entwirrst und die Stürme des Verhängnisses besänftigst und die verderblichen Bahnen der Sterne hemmst.») – Überhaupt war es der Sinn der Mysterien (Abb. 6), den «Zwang der Sterne» durch magische Gewalt zu brechen. Die Macht des Schicksals macht sich nur dann unangenehm fühlbar, wenn alles gegen unseren Willen geht, d. h. wenn wir uns mit uns selber nicht in Übereinstimmung befinden. Dieser Auffassung entsprechend hat schon die Antike die εἱμαρμένη in Beziehung gesetzt zum «Urlicht» oder «Urfeuer», zur stoischen Vorstellung der letzten Ursache, der überall verbreiteten *Wärme, die alles geschaffen hat,* und eben daher auch das Verhängnis ist. (Vgl. CUMONT, *Die Mysterien des Mithra,* p. 98.) Diese Wärme ist, wie später gezeigt werden soll, ein Libidobild. (Vgl. Abb. 13.) Ein anderes Bild der Ananke (Notwendigkeit) ist nach dem Buche des ZOROASTER περὶ φύσεως die *Luft,* die als *Wind* (siehe oben) wieder Verbindung mit dem Befruchtenden hat.

53 SCHILLER sagt im *Wallenstein* [*Die Piccolomini,* II, 6, p. 118]: «In deiner Brust sind deines Schicksals Sterne.» «Unsere Schicksale sind das Resultat unserer Persönlichkeit», sagt EMERSON in seinem Essay «Fate» in: *The Conduct of Life,* [p. 41].

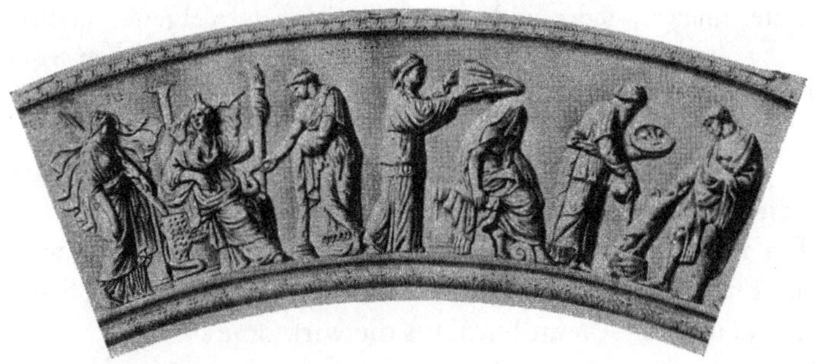

Abb. 6 Szene aus den eleusinischen Mysterien. Der verschleierte Initiand empfängt die reinigende Kraft der Kornwanne über seinen Kopf. Nach einer Grabvase (1. Jh.)

sich mit Aufbietung aller seiner Kräfte heftig weigerte und Widerstand leistete, mit freundlicher Gewalt in das Amphitheater am Tage dieser grausamen und mörderischen Spiele. Er sprach dabei zu ihnen: ‹Wenn Ihr auch meinen Körper an jenen Ort schleppt und dort festhaltet, könnt Ihr auch meinen Geist und meine Augen auf jenes Schauspiel wenden? So will ich abwesend anwesend sein und Euch und diese Spiele überwinden.› Trotz des Gehörten führten sie ihn mit sich fort, begierig zu erfahren, ob er das wohl würde durchsetzen können. Als sie dort anlangten, setzten sie sich, wo noch ein Platz offen war und alles glühte in unmenschlicher Lust. Jener schloß die Augen und verbot seiner Seele, sich in solche Fährnisse hinauszuwagen. O, hätte er doch auch seine Ohren verstopft. Denn als einer im Kampfe fiel und das ganze Volk ein mächtiges Geschrei erhob, erlag er der Neugierde, und bereit, jeden Anblick, möge er sein, wie er wollte, stolz zu verachten, öffnete er die Augen. Und seine Seele ward von schwererer Wunde getroffen als jener am Körper, den er zu sehen begehrte, und er sank elender als jener, bei dessen Falle das Geschrei entstand, das durch seine Ohren eindrang und seine Augen aufschloß, so daß eine Blöße entstand, durch welche er getroffen und niedergeworfen werden konnte, im Gemüt mehr dreist als stark und um so schwächer, als es auf sich vertraute, nicht, wie es gesollt, auf dich. Denn da er das Blut sah, da sog er zugleich den Blutdurst ein und wandte sich nicht mehr ab, sondern richtete sein Gesicht darauf, schlang die Wut in sich und wußte es doch nicht und ergötzte sich an dem frevelhaften Kampfe und ward berauscht von dem blutigen Vergnügen. Nun war er nicht mehr derselbe, als welcher er gekommen war, ... und der echte Spießgeselle derer, die ihn hergeführt hatten. Was ist da noch viel zu sagen? Er sah, er schrie mit, er entbrannte und trug von dannen mit sich das wahnsinnige Verlangen, das ihn reizte, immer wieder und wieder hinzugehen, nicht nur in Begleitung derer, die ihn zuerst mit hingeschleppt hatten, sondern allen voran und andere verführend.»[54]

103 Man darf gewiß annehmen, daß die Zivilisierung des Menschen schwerste Opfer gekostet hat. Eine Zeit, die das stoische Ideal geschaffen hat, wird wohl gewußt haben, wozu und gegen was sie es erfand. Das Neronische Zeitalter gab zu den berühmten Stellen des 41. Briefes des SENECA an LUCILIUS die wirksame Folie:

«Einer reißt den andern hinein in Fehler, und wie können wir zum Heil gelangen, wenn niemand Halt gebietet, wenn alle Welt uns tiefer hineintreibt?»

«Triffst du irgendwo einen Menschen, unerschrocken in Gefahren, unberührt von Lüsten, glücklich im Unglück, ruhig mitten im Sturm, erhaben über die gewöhnlichen Sterblichen, auf gleicher Stufe mit den Göttern: erfaßt Dich nicht auch da Ehrfurcht? Mußt du nicht sagen: ein solch erhabenes Wesen ist doch etwas anderes als nur ein elender Leib? Eine göttliche Kraft waltet da; einen so vorzüglichen Geist, voller Maß, erhaben über alles Kleinliche, der lächelt über das, was wir andern fürchten oder erstreben: einen solchen belebt eine himmlische Macht; etwas Derartiges giebt es nicht ohne Mitwirkung einer Gottheit. Dem größeren Teile nach gehört ein solcher Geist den Regionen an, aus denen er herabkam. Wie die Strahlen der Sonne zwar die Erde berühren, aber doch nur dort zu Hause sind, von wo sie herkommen, so verkehrt ein großer heiliger Mensch, der zu uns gesandt wurde, daß wir das Göttliche besser kennen lernen, zwar mit uns, gehört aber eigentlich doch seiner ursprünglichen Heimat an; dorthin blickt und strebt er; unter uns wandelt er als ein höheres Wesen.»[55]

104 Die Menschen jenes Zeitalters waren reif geworden zur Identifikation mit dem Fleisch gewordenen Logos, zur Gründung einer Gesellschaft, welche eine Idee[56] einigte, in deren Namen sie sich lieben und

[54] 6. Buch, Kp. 7 f., p. 132 ff.

[55] *Fünfzig ausgewählte Briefe Seneca's an Lucilius*, pp. 51 und 49.

[56] Der Aufstieg zur «Idee» ist geschildert bei AUGUSTIN, l. c., 10. Buch, Kp. 6 ff. Der Anfang von Kp. 8 (p. 237) lautet: «Ich werde mich also auch noch über diese Kraft meiner Natur erheben, schrittweise emporsteigend zu dem, der mich bereitet hat; werde kommen zu den Gefilden und weiten Palästen meines Gedächtnisses ...»

Brüder[57] nennen konnten. Die Idee eines μεσίτης, eines Mittlers, in dessen Namen neue Wege der Liebe erschlossen wurden, wurde zur Tatsache, und damit tat die menschliche Gesellschaft einen ungeheuren Schritt vorwärts. Dazu hatte nicht eine spekulativ ausgeklügelte Philosophie, sondern ein elementares Bedürfnis der in geistigem Dunkel vegetierenden Masse geführt. Dazu haben offenbar tiefste Notwendigkeiten gedrängt, denn es war der Menschheit im Zustande der Zügellosigkeit nicht wohl[58]. Der Sinn jener Kulte – ich spreche von Christentum und Mithraismus – ist klar: er ist moralische Bändigung animalischer Triebe[59]. Die große Ausbreitung beider Religionen verrät etwas von jenem Erlösungsgefühl, das den ersten Bekennern innewohnte und das wir heutzutage kaum mehr nachzufühlen verstehen. Wir könnten es wieder verstehen, wenn es uns gelänge, das klar und mit aller Konsequenz zu sehen, was sich in heutiger Zeit wieder ereignet. Der heutige Kulturmensch scheint sehr weit davon entfernt zu sein. Er ist bloß nervös geworden. So sind uns auch die Bedürfnisse

57 Auch die Bekenner des Mithra nannten sich Brüder. In philosophischer Sprache war Mithra der aus Gott emanierte Logos. (CUMONT, *Die Mysterien des Mithra*, p. 125)

58 AUGUSTIN, der jener Zeit des Überganges nicht nur zeitlich, sondern auch geistig nahe stand, schreibt in seinen *Bekenntnissen* (6. Buch, Kp. 16, p. 146 f.): «Ich stelle die Frage auf, warum wir, angenommen, wir könnten unsterblich und im beständigen Genusse des Körpers ohne die Furcht, ihn jemals zu verlieren, weiter leben, doch nicht glückselig seien oder was wir noch weitersuchten? ... Ich Elender bedachte nicht, aus welcher Quelle mir flöße, was ich über dieses doch so Schändliche ruhig mit den Freunden besprach, und ohne diese Freunde konnte ich nicht glücklich sein, selbst nach der Gesinnung, die ich damals bei jedem Strome sinnlicher Lust bewies. Diese Freunde liebte ich wirklich ohne Eigennutz und wußte, daß sie auch mich ohne Eigennutz liebten. O wundersam gewundene Pfade! ... Wehe dem verwegenen Geiste, der da gehofft hat, wenn er von dir ⟨Gott⟩ gewichen, Besseres zu besitzen! Mag er sich vorwärts, rückwärts, auf den Rücken oder auf die Seite legen, überall findet er nur harte Beschwerden; du allein bist die Ruhe.»

59 Beide Religionen lehren ausgesprochen asketische Moral und eine Moral der Tat. Letzteres gilt besonders vom Mithraskult. CUMONT sagt, daß der Mithraismus seine Erfolge dem Werte seiner Moral verdanke, «die in hervorragendem Maße zum Handeln erzog». (*Mysterien des Mithra*, p. 133) Die Anhänger des Mithra bildeten eine «heilige Heerschar» zum Kampf gegen das Böse. (CUMONT, l. c., p. 133) Es gab unter ihnen Virgines = Nonnen, und Continentes = Asketen (l. c., p. 151[4]).

der christlichen Gemeinschaft abhanden gekommen; denn wir kennen ihren Sinn nicht mehr. Wir wissen nicht, wogegen sie uns zu schützen hätte[60]. Für aufgeklärte Leute ist sogar Religiosität schon sehr nahe an die Neurose gerückt[61]. Allerdings muß hervorgehoben werden, daß die christliche Erziehung zum Geist unvermeidlicherweise zu einer unzuträglichen Minderbewertung der Physis geführt und damit in gewissem Sinne ein optimistisches Zerrbild des Menschen hervorgebracht hat. Man kommt sich zu gut und zu geistig vor, und man ist zu naiv und zu optimistisch. In zwei Weltkriegen hat sich der Abgrund der Welt wieder aufgetan und eine Lehre erteilt, die man sich furchtbarer wohl nicht denken kann. Wir wissen nun, wessen der Mensch fähig ist, und was uns droht, wenn die Massenpsyche wieder einmal die Oberhand erhalten sollte. Massenpsychologie ist ins Unvorstellbare gehäufter Egoismus, denn ihr Ziel ist immanent und nicht transzendent.

105 Damit kehren wir zurück zu der Frage, von der wir ausgingen, ob nämlich Miss Miller etwas Wertvolles mit ihrem Gedicht geschaffen hat oder nicht. Wenn wir berücksichtigen, unter welchen psychologischen oder sittengeschichtlichen Bedingungen das Christentum zustande gekommen ist, nämlich in einer Zeit, wo tiefste Roheit ein alltägliches Spektakel war, so verstehen wir die religiöse Ergriffenheit der ganzen Persönlichkeit und den Wert der Religion, die den Menschen der römischen Kultur gegen den sichtbaren Ansturm des Bösen verteidigte. Es war für jene Menschen nicht schwierig, sich die Sünd-

60 Ich habe diese Sätze der früheren Auflagen absichtlich stehen lassen, weil sie für das falsche Sicherheitsgefühl des fin de siècle charakteristisch sind. Seitdem hat man ja Greuel kennen gelernt, von denen Rom noch nicht einmal träumte. In bezug auf die sozialen Zustände im römischen Reiche verweise ich auf VON PÖHLMANN, *Geschichte des antiken Kommunismus und Sozialismus,* sowie auch BÜCHER, *Die Aufstände der unfreien Arbeiter 143 bis 129 vor Christus.* In dem Umstande, daß ein unglaublich großer Teil des Volkes in der schwärzesten Misere des Sklaventums schmachtete, ist wahrscheinlich eine Hauptursache für die merkwürdige Melancholie der ganzen römischen Kaiserzeit zu suchen. Es ist auf die Dauer nicht möglich, daß die, die im Glücke schwelgen, von der tiefen Trauer und dem noch tieferen Elend ihrer Brüder nicht auf dem heimlichen Wege des Unbewußten unvermeidlich angesteckt werden, wodurch die einen in orgiastisches Rasen geraten, die anderen aber, die besseren, in den sonderbaren Weltschmerz und die Übersattheit der damaligen Intellektuellen.

61 Leider hat sich auch FREUD dieses Irrtums schuldig gemacht.

haftigkeit bewußtzuhalten, denn sie sahen sie alltäglich vor ihren Augen ausgebreitet. Miss Miller unterschätzt aber nicht nur ihre «Sünde», sondern der Zusammenhang der «niederdrückenden und unerbittlichen Not» mit ihrem religiösen Produkt ist ihr sogar verlorengegangen. So büßt dieses den lebendigen Wert des Religiösen ein. Es scheint nicht sehr viel mehr als eine sentimentale Umformung des Erotischen zu sein, welche sich unter der Hand und neben dem Bewußtsein vollzieht und prinzipiell daher etwa den gleichen ethischen Wert besitzt wie der Traum, der sich auch ohne unser Zutun ereignet.

In dem Maße, wie das moderne Bewußtsein sich mit Dingen ganz 106
anderer Art als Religion leidenschaftlich beschäftigt, sind die Religion und ihr Objekt, die elementare Sündhaftigkeit, zu einem großen Teil ins Unbewußte verschwunden. Darum glaubt man heutzutage weder das eine noch das andere. Man zeiht die Psychologie einer unsauberen Phantasie und könnte sich doch so leicht durch einen auch bloß flüchtigen Blick auf antike Religions- und Sittengeschichte überzeugen, was für Dämonen die menschliche Seele beherbergt. Mit diesem Unglauben an die Roheit der menschlichen Natur verbindet sich das Unverständnis für die Bedeutung der Religion. Die unbewußte Umformung einer Triebkraft in religiöse Betätigung ist etwas ethisch Wertloses und oft nichts als hysterische Macht, auch wenn ihr Produkt ästhetisch wertvoll sein sollte. Ethische Entscheidung gibt es nur dort, wo der Konflikt in allen seinen Aspekten bewußt ist. Dasselbe gilt von der religiösen Stellungnahme: sie muß ihrer selbst und ihrer Begründung bewußt sein, um mehr zu bedeuten als unbewußte Nachahmung[62].

Das Christentum hat durch säkulare Erziehungsarbeit die animali- 107
sche Triebhaftigkeit der Antike sowohl wie der nachfolgenden barbarischen Jahrhunderte so weit gebändigt, daß ein großer Betrag an Triebkräften für den Aufbau einer Zivilisation frei werden konnte. Die Wirkung dieser Erziehung zeigte sich zunächst in einer fundamentalen Einstellungsänderung, nämlich in der Weltflüchtigkeit und Jenseitigkeit der frühen christlichen Jahrhunderte. Diese Zeit erstrebte

62 Ein Theologe, der mir antichristliche Gesinnung vorwarf, hat gänzlich übersehen, daß Christus niemals sagte: «So ihr nicht *bleibet* wie die Kinder», sondern vielmehr betonte: «So ihr nicht *werdet* wie die Kinder». Das weist auf die bedenkliche Abstumpfung der religiösen Empfindung hin. Man kann doch unmöglich das ganze Drama der Wiedergeburt in novam infantiam übersehen!

die Innerlichkeit und die geistige Abstraktion. Der Natur war man abhold. Ich erinnere an die von BURCKHARDT erwähnte Stelle aus AUGUSTIN: «Es ziehen die Menschen dahin, um zu bewundern die Höhen der Berge, und die gewaltigen Wogen des Meeres ... und verlassen sich selbst.»[63]

108 Es war aber nicht etwa nur die ästhetische Schönheit der Welt, die verführerisch und zerstreuend die Konzentration auf ein geistiges und jenseitiges Ziel stören konnte, sondern es gingen von der Natur auch dämonische oder magische Einflüsse aus.

109 Der hervorragende Kenner des Mithraskultes FRANZ CUMONT sagt über die antike Naturverbundenheit folgendes:

«Die Götter waren überall und mischten sich in alle Vorgänge des täglichen Lebens. Das Feuer, welches die Nahrungsmittel der Gläubigen zubereitete und sie wärmte, das Wasser, welches ihren Durst löschte und sie reinigte, die Luft sogar, die sie atmeten, wie der Tag, der ihnen leuchtete, waren der Gegenstand ihrer Huldigungen. Vielleicht hat keine Religion in dem Maße, wie der Mithriacismus, ihren Anhängern Gelegenheit zum Gebet und Motive der Andacht gegeben. Wenn der Eingeweihte sich abends nach der heiligen Grotte begab, die in der Einsamkeit des Waldes verborgen war, so riefen bei jedem Schritt neue Eindrücke in seinem Herzen eine mystische Erregung hervor. Die Sterne, welche am Himmel glänzten, der Wind, der das Laub bewegte, die Quelle oder der Bach, die murmelnd zu Tal eilten, selbst die Erde, auf welche sein Fuß trat – alles war göttlich in seinen Augen, und die ganze Natur, die ihn umgab, erweckte in ihm die ehrfürchtige Scheu vor unendlichen Gewalten, welche im Weltall wirkten.»[64]

110 Diese religiöse Verbundenheit mit der Natur schildert SENECA mit folgenden Worten:

«Wenn Du eintrittst in einen Wald von alten, ungewöhnlich hohen Bäumen, in welchem das Durcheinander von Ästen und Zweigen Dir den Anblick des Himmels entzieht: weckt nicht die Erhabenheit eines solchen Haines, die Stille des Ortes, der wunderbare Schatten dieses freien und doch dichten Gewölbes in Dir den Glauben an ein höheres Wesen? Und wo sich in unterhöhltes Gestein unter eines Berges Überhang eine Grotte hineinzieht, nicht

63 *Die Bekenntnisse,* 10. Buch, Kp. 8., p. 239.

64 *Mysterien des Mithra,* p. 135.

von Menschenhänden gemacht, sondern von Natur so ausgeklüftet, durchdringt da nicht Dein Gemüt eine Art von Religion? Wir heiligen die Quellpunkte großer Flüsse; wo aus dunklem Grunde ein Wasser herausbricht, da steht ein Altar; warme Quellen verehren wir; mancher See wird für heilig gehalten wegen seines schattigen Dunkels oder wegen seiner unergründeten Tiefe.» [65]

In schroffem Gegensatz zum antiken religiösen Naturgefühl steht 111
die christliche Abwendung von der Welt, wie AUGUSTIN in anschaulichster Weise schildert:

«Was aber liebe ich, wenn ich dich, Gott, liebe? Nicht Körpergestalt noch zeitliche Anmut, nicht den Glanz des Lichts, der diesen Augen so lieb, noch die süßen Melodien abwechslungsreicher Gesänge, nicht der Blumen und wohlriechenden Salben und Gewürze lieblichen Duft, nicht Manna und Honig, nicht Glieder, denen des Fleisches Umarmungen angenehm sind. Nicht liebe ich dies, wenn ich meinen Gott liebe, ... das Licht, die Stimme, den Geruch, die Speise, die Umarmung meines inneren Menschen; wo meiner Seele leuchtet, was kein Raum faßt, wo erklinget, was keine Zeit raubt, wo duftet, was der Wind nicht verweht, wo schmecket, was keine Eßgier vermindert und wo vereint bleibt, was kein Überdruß trennt. Das ist es, was ich liebe, wenn ich meinen Gott liebe.» [66]

Die Welt und ihre Schönheit mußte vermieden werden, nicht etwa 112
nur wegen ihrer Eitelkeit und Vergänglichkeit, sondern weil die Liebe zur Schöpfung den Menschen alsbald zu deren Sklaven machte, wie AUGUSTIN sagt, daß die Menschen «amore subduntur eis (nämlich den geschaffenen Dingen), et subditi iudicare non possunt» [67]. Sie werden durch ihre Zuneigung an die Dinge verhaftet und verlieren sogar ihre Urteilskraft. Man sollte zwar meinen, daß es möglich sei, etwas zu lieben, das heißt eine positive Einstellung zu etwas zu haben, ohne diesem Gegenstand willenlos zu verfallen und dabei sogar das vernünftige Urteil einzubüßen. AUGUSTIN kennt aber die Menschen seiner Zeit und weiß überdies, wieviel Göttlichkeit und göttliche Übermacht der Schönheit der Welt innewohnt.

65 l. c., p. 49.
66 l. c., 10. Buch, 6. Kp., p. 234.
67 l. c., p. 235.

113 Quae quoniam rerum naturam sola gubernas,
nec sine te quicquam dias in luminis oras
exoritur neque fit laetum neque amabile quicquam ...[68]

So besingt LUKREZ die «alma Venus» als allwaltendes Prinzip der Natur. Einem solchen Daimonion ist der Mensch ohnmächtig ausgeliefert, wenn er diesen verführerischen Einfluß nicht a limine und kategorisch abweist. Es handelt sich ja nicht nur um die Sinnlichkeit und die ästhetische Verführung, sondern auch – und das ist das Entscheidende – um das Heidentum und dessen religiöse Naturverbundenheit. (Abb. 7) Weil Götter in den Geschöpfen wohnen, darum unterliegt ihnen der Mensch, und deshalb muß er sich ganz von ihnen abwenden, um von ihrer Macht nicht überwältigt zu werden. In dieser Hinsicht ist das oben erwähnte Beispiel des Alypius äußerst instruktiv. Gelingt die Weltflucht, so kann der Mensch in seinem Inneren eine geistige Welt errichten, welche den einstürmenden Sinneseindrücken schließlich standhält. Der Kampf gegen die Sinnenwelt ermöglichte das Zustandekommen eines von Äußerlichkeiten unabhängigen Denkens. Der Mensch erwarb jene *Selbständigkeit der Idee*, welche dem ästhetischen Eindruck zu widerstehen vermochte, so daß der Gedanke nicht mehr von der emotionalen Wirkung des Eindruckes gefesselt wurde, sondern zunächst sich dagegen behaupten und später sich sogar zu reflektierender Beobachtung erheben konnte. Damit war er in die Lage versetzt, in ein neues und unabhängiges Verhältnis zur Natur zu treten, auf jenen Fundamenten, welche der antike Geist gelegt hatte, weiterzubauen[69], und jene Beziehung zur Natur wieder aufzunehmen, welche die christliche Abkehr von der Welt hatte fallen lassen. Auf dem neugewonnenen geistigen Niveau stellt sich nunmehr eine Verbindung mit Welt und Natur her, welche im Gegensatz zur antiken Haltung dem Zauber des Gegenstandes nicht verfiel, sondern diesen reflektierend betrachten konnte. Etwas allerdings von der religiösen Andacht floß in die dem Naturgegenstande gewidmete Auf-

68 Also lenkst du, o Göttin, allein das Steuer des Weltalls,
Ohne dich dringt kein sterblich Geschöpf zu des Lichtes Gefilden,
Ohne dich kann nichts Frohes der Welt, nichts Lichtes entstehen ...
(Übersetzt von H. DIELS.)

69 Vgl. dazu KERÉNYI, *Die Göttin Natur.*

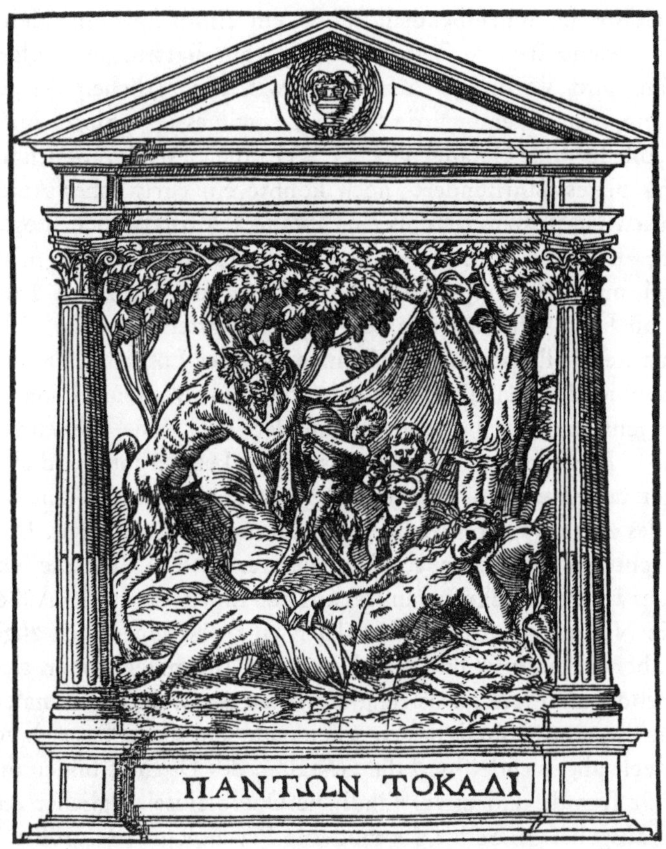

Abb. 7 Die Mutter des Alls. *Le Songe de Poliphile* (16. Jh.)

merksamkeit, und etwas von der religiösen Ethik teilte sich der wissenschaftlichen Wahrhaftigkeit und Ehrlichkeit mit. Obschon zur Zeit der Renaissance antikes Naturgefühl in Kunst[70] und in Naturphilosophie[71] merklich durchbrach und das christliche Prinzip zeitweise in den Hintergrund drängte, so bestätigte sich doch die neugewonnene rationale und intellektuelle Selbständigkeit und erlaubte

70 Vgl. Hartlaub, *Giorgiones Geheimnis.*

71 Nämlich in der Alchemie. Siehe dazu meine Schrift *Paracelsus als geistige Erscheinung* [Paragr. 184, 198 f., 228 f.]

dem Geiste in zunehmendem Maße ein Eindringen in Tiefen der Natur, welche frühere Zeiten kaum geahnt hatten. Je erfolgreicher das Ein- und Vordringen des neuen wissenschaftlichen Geistes sich gestaltete, desto mehr wurde letzterer – wie es dem Sieger immer zu gehen pflegt – der Gefangene jener Welt, die er sich erobert hatte. Im Anfang dieses Jahrhunderts noch konnte ein christlicher Autor den modernen Geist sozusagen als eine zweite Inkarnation des Logos auffassen. «Das tiefere Erfassen der Naturbeseelung in der modernen Malerei und Dichtung», sagt KALTHOFF, «die lebendige Intuition, deren auch die Wissenschaft bei ihren strengsten Arbeiten nicht länger entraten will, läßt leicht erkennen, wie der Logos der griechischen Philosophie, der dem alten Christustypus seine Weltenstellung anwies, seines Jenseitigkeitscharakters entkleidet, eine neue Fleischwerdung feiert.» [72] Es ging ja nicht lange, bis man erkennen mußte, daß es sich weniger um eine Fleischwerdung des Logos, als vielmehr um den Absturz des Anthropos respektive Nous in die Physis handelt. Die Welt war nicht nur entgöttert, sondern auch entseelt. Durch die Verlagerung des Interessenschwerpunktes aus der Innenwelt in die Außenwelt hat die Naturerkenntnis im Vergleich zu früher unendlich zugenommen, aber Erkenntnis und Erfahrung der Innenwelt haben sich entsprechend vermindert. Das religiöse Interesse, welches normalerweise das stärkste und deshalb das entscheidende sein sollte, hat sich von der Innenwelt abgewendet, und die Gestalten des Dogmas bilden in unserer Welt fremde und unverständliche Überbleibsel, jeglicher Art von Kritik ausgeliefert. Selbst die moderne Psychologie hat größte Mühe, der menschlichen Seele ein Existenzrecht zu vindizieren und es glaubhaft zu machen, daß die Seele eine Seinsform mit erforschbaren Eigenschaften ist und daher Gegenstand einer Erfahrungswissenschaft sein kann; daß sie nicht nur an einem Außen hängt, sondern auch ein autonomes Innen besitzt, und daß sie nicht bloß ein Ichbewußtsein, sondern eine im Wesentlichen nur indirekt erschließbare Existenz darstellt. Einer solchen Einstellung erscheint der Mythus, das ist das kirchliche Dogma, als eine Sammlung absurder, weil unmöglicher Aussagen. Der moderne Rationalismus ist aufklärerisch und tut sich auf seine ikonoklastischen Tendenzen sogar moralisch etwas zugute.

[72] *Die Entstehung des Christentums*, p. 154.

Man begnügt sich im allgemeinen mit der wenig intelligenten Auffassung, daß die Aussage des Dogmas eine konkrete Unmöglichkeit beabsichtige. Daß sie aber symbolischer Ausdruck eines bestimmten Ideengehaltes sein könnte, das kommt kaum jemandem bei. Man wüßte ja nicht so ohne weiteres anzugeben, worin diese Idee bestünde. Und was «Ich» nicht weiß, das existiert einfach nicht. Darum gibt es für diese aufgeklärte Dummheit auch kein nichtbewußtes Psychisches.

Das *Symbol* ist keine Allegorie und kein Semeion (Zeichen), sondern das Bild eines zum größeren Teil bewußtseinstranszendenten Inhaltes. Man muß noch entdecken, daß solche Inhalte *wirklich* sind, das heißt agentia, mit denen eine Auseinandersetzung nicht nur möglich, sondern sogar nötig ist[73]. Bei dieser Entdeckung wird man nicht verfehlen, einzusehen, wovon das Dogma handelt, was es formuliert und wozu es entstanden ist[74]. 114

73 Siehe dazu meine Schrift *Die Beziehungen zwischen dem Ich und dem Unbewußten* [Paragr. 353 ff.].

74 Als ich dieses Buch schrieb, waren mir diese Dinge noch völlig dunkel, und ich wußte mir nicht anders zu helfen, als daß ich folgende Stelle aus dem 41. Brief des SENECA an LUCILIUS (l. c., p. 49) zitierte: «Wenn Du ... beharrlich strebst nach einer edeln Gesinnung, so thust Du etwas recht Gutes und Heilsames; Du brauchst das aber nicht zu wünschen, Du hast es ja selber in der Hand und kannst es thun. Du brauchst nicht die Hände gen Himmel zu erheben oder den Tempeldiener zu bitten, daß er Dich zu gewisserer Erhörung ganz nahe zu dem Ohre des Götterbildes hinzugelangen lasse: Gott ist Dir nahe, er ist bei Dir, in Dir. Ja, mein lieber Lucilius, ein heiliger Geist wohnt in uns, der alles Böse und Gute an uns beobachtet und darüber wacht. Wie wir ihn behandeln, so ist er auch gegen uns; niemand ist ein guter Mensch ohne Gott. Oder kann sich jemand aufschwingen zum Glück ohne ihn? Ist Er es nicht, der den Menschen große und erhabene Gedanken eingiebt? In jedem wackern Manne wohnt ein Gott; welcher? – das kann ich Dir nicht sagen.»

V. DAS LIED VON DER MOTTE

115 Kurz nach den oben geschilderten Ereignissen reiste Miss Miller von Genf nach Paris; sie sagt:

«Meine Ermüdung in der Eisenbahn war so groß, daß ich kaum eine Stunde lang schlafen konnte. Es war entsetzlich heiß im Damencoupé.»

116 Um vier Uhr morgens bemerkte sie eine Motte, die gegen das Licht im Wagen flog. Sie versuchte darauf wieder einzuschlafen. Da drängte sich ihr plötzlich folgendes Gedicht auf:

The moth to the sun

I longed for thee when first I crawled to consciousness
My dreams where all of thee when in the chrysalis I lay.
Oft myriads of my kind beat out their lives
Against some feeble spark once caught from thee.
And one hour more – and my poor life is gone;
Yet my last effort, as my first desire, shall be
But to approach thy glory; then, having gained
One raptured glance, I'll die content,
For I, the source of beauty, warmth and life
Have in his perfect splendor once beheld!

117 Bevor wir auf die Materialien eingehen, die Miss Miller zum Verständnis des Gedichtes beibringt, wollen wir wieder zuvor einen Blick auf die psychologische Situation werfen, in der das Gedicht entstanden ist. Seit der letzten direkten Manifestation des Unbewußten scheinen einige Wochen oder Monate verflossen zu sein, über welche Zeit wir gar nicht unterrichtet sind. Wir erfahren nichts über die Stimmungen und Phantasien dieser Zwischenzeit. Wenn man aus diesem Schweigen etwas schließen darf, so wäre es zum Beispiel das, daß in dem Zeitabschnitt zwischen den Gedichten wirklich nichts von Belang

vorgekommen sei, daß mithin das neue Gedicht wieder ein lautgewordenes Stück aus der über Monate sich erstreckenden unbewußten Komplexbearbeitung ist. Es handelt sich höchst wahrscheinlich um denselben Konflikt wie früher[1]. – Das frühere Produkt, der Schöpfungshymnus, hat aber wenig Ähnlichkeit mit dem jetzigen Poem. Das vorliegende Gedicht hat einen recht hoffnungslosen, melancholischen Charakter: Motte und Sonne, zwei Dinge, die nie zusammenkommen. Man muß aber fragen, soll denn eine Motte wirklich zur Sonne kommen? – Wir kennen wohl die sprichwörtliche Redensart von der Motte, die ins Licht fliegt und sich die Flügel verbrennt, nicht aber die Legende von einer Motte, die nach der Sonne strebt. Offenbar verdichten sich hier zwei ihrem Sinne nach nicht ganz zusammengehörige Dinge; zunächst die Motte, die so lange ums Licht fliegt, bis sie sich verbrennt, und dann das Bild eines kleinen ephemeren Wesens, etwa der Eintagsfliege, die in kläglichem Gegensatze zu der Ewigkeit der Gestirne sich nach dem unvergänglichen Lichte sehnt. Dieses Bild erinnert an *«Faust»*:

Betrachte, wie in Abendsonneglut
Die grünumgebnen Hütten schimmern!
Sie rückt und weicht, der Tag ist überlebt,
Dort eilt sie hin und fördert neues Leben.
O daß kein Flügel mich vom Boden hebt,
Ihr nach und immer nach zu streben!
Ich säh im ewgen Abendstrahl
Die stille Welt zu meinen Füßen ...

Doch scheint die Göttin endlich wegzusinken;
Allein der neue Trieb erwacht:
Ich eile fort, ihr ewiges Licht zu trinken,
Vor mir den Tag und hinter mir die Nacht,
Den Himmel über mir und unter mir die Wellen.
Ein schöner Traum, indessen sie entweicht.

[1] Komplexe pflegen von größter Stabilität zu sein, wennschon ihre äußeren Manifestationen kaleidoskopisch wechseln. Experimentelle Untersuchungen haben mich reichlich von diesem Faktum überzeugt. (Diagnostische Assoziationsversuche 1904–1910.)

Ach, zu des Geistes Flügeln wird so leicht
Kein körperlicher Flügel sich gesellen. [2]

118 Nicht lange hernach sieht Faust den «schwarzen Hund durch Saat und Stoppel streifen», den Hund, der der Teufel, der Versucher selber ist, in dessen höllischem Feuer sich Faust die Flügel versengen wird. Als er glaubte, seine große Sehnsucht der Schönheit der Sonne und der Erde zu geben, «verließ er sich selbst» darob und geriet in die Hände des Bösen.

Ja, kehre nur der holden Erdensonne
Entschlossen deinen Rücken zu [3]

hatte Faust kurz zuvor gesagt in richtiger Erkenntnis der Sachlage, denn die Verehrung der Naturschönheit führt den mittelalterlichen Christen auf heidnische Gedanken, die in der gleichen antagonistischen Bereitschaft neben seiner bewußten Religion liegen, wie einst der Mithraismus dem Christentum bedrohliche Konkurrenz machte [4].

119 Die Sehnsucht Fausts wurde sein Verderben. Sein Verlangen nach dem Jenseitigen hatte ihn konsequenterweise zum Lebensüberdruß geführt, und er stand am Rande des Selbstmordes [5]. Die Sehnsucht nach der Schönheit des Diesseits führte ihn von neuem ins Verderben, in Zweifel und Schmerz, bis zum tragischen Tode Margaretens. Sein

[2] 1. Teil, p. 164 f.

[3] l. c., p. 154.

[4] Den letzten, bekanntlich mißlungenen Versuch, Naturreligion über Christentum siegen zu lassen, machte JULIAN der Apostat.

[5] Diese Lösung des Problems wurde durch die Weltflucht der ersten nachchristlichen Jahrhunderte (die Anachoretenstädte in den Wüsten des Orients) in ähnlicher Weise angestrebt. In Vergeistigung töteten die Menschen sich ab, um dem Extrem der Roheit in der römischen Verfallkultur zu entfliehen. Askese findet sich immer da, wo die animalische Triebhaftigkeit noch so stark ist, daß sie gewaltsam ertötet werden muß. CHAMBERLAIN (*Die Grundlagen des 19. Jahrhunderts*) sieht in dieser Tatsache einen biologischen Selbstmord wegen der maßlosen Bastardierung der damaligen Mittelmeervölker. Ich glaube, Bastardierung macht eher gemein und lebensfreudig. Es scheint allem nach, daß es ethische Menschen waren, die der Melancholie jener Zeit, die ein Ausdruck der Zerrissenheit des Einzelnen war, überdrüssig, ihrem Leben ein Ende machten, um in sich eine überholte Einstellung sterben zu lassen.

Fehler war, daß er nach beiden Seiten hemmungslos dem Drange der Libido folgte, als ein Mensch von großer und ungezähmter Leidenschaft. Er bildet noch einmal den kollektiven Konflikt um die Wende unserer Zeitrechnung ab, aber was bemerkenswert ist, in umgekehrter Reihenfolge. Gegen was für Mächte der Verführung sich der Christ mittels der absoluten Jenseitigkeit seiner Hoffnung zu wehren hatte, zeigt das mehrfach erwähnte Beispiel des Alypius. Jene Kultur mußte zugrunde gehen, weil die Menschheit selber sich dagegen empörte. Bekanntlich hatte ja schon vor der Ausbreitung des Christentums eine merkwürdige Erlösungserwartung sich der Menschheit bemächtigt. Ein Niederschlag dieser Stimmung dürfte wohl die Ekloge VERGILS sein:

> Ultima Cumaei venit iam carminis aetas:
> magnus ab integro saeclorum nascitur ordo.
> Iam redit et Virgo [6], redeunt Saturnia regna,
> Iam nova progenies caelo demittitur alto.
> Tu modo nascenti puero, quo ferrea primum
> desinet ac toto surget gens aurea mundo,
> casta fave Lucina: tuus iam regnat Apollo.
> ...
>
> te duce, si qua manent sceleris vestigia nostri,
> inrita perpetua solvent formidine terras.
> Ille deum vitam accipiet, divisque videbit
> permixtos heroas et ipse videbitur illis,
> pacatumque reget patriis virtutibus orbem. [7]

[6] Δίκη (das Recht), Tochter des Zeus und der Themis, die seit dem goldenen Zeitalter die verrohte Erde verlassen hatte.

[7] *Bucolica,* Ecl. IV. Vgl. NORDEN, *Die Geburt des Kindes,* p. 14:
Schon erfüllete sich die Zeit cumäischer Sänge,
Schon von neuem beginnt der Jahrhunderte mächtiger Kreislauf,
Kehrt uns die heilige Magd und kehrt das Reich des Saturnus,
Schon vom hohen Olymp erscheint ein neues Geschlecht uns.
Sei der Geburt des Sohns, dem bald dies eiserne Alter
Weicht und das goldene Jahr neu aufgeht über der Erde,
Keusche Lucina geneigt: schon herrscht dein Bruder Apollo.
... Führer des Jahres; jetzt weicht von Frevel und Grauen
Jede gebliebene Spur, erleichtert atmen die Länder.

120 Der mit der allgemeinen Ausbreitung des Christentums erfolgende Umschlag in die Askese führte ein neues Abenteuer für viele herauf: das Klosterwesen und Anachoretentum. Faust macht den umgekehrten Weg; für ihn ist das asketische Ideal todbringend. Er ringt nach Befreiung und gewinnt das Leben, indem er sich dem Bösen übergibt, aber dadurch wird er zum Todbringer für das, was er am meisten liebt: Margarete. Er entreißt sich dem Schmerze und opfert sein Leben der Arbeit, wodurch er vieler Leben rettet [8]. Seine Doppelbestimmung als Heiland und Todbringer ist präliminarisch schon früher angedeutet:

Wagner:

> Welch ein Gefühl mußt du, o großer Mann,
> Bei der Verehrung dieser Menge haben!
> ...

Faust:

> So haben wir mit höllischen Latwergen
> In diesen Tälern, diesen Bergen
> Weit schlimmer als die Pest getobt.
> Ich habe selbst den Gift an Tausende gegeben,
> Sie welkten hin, ich muß erleben,
> Daß man die frechen Mörder lobt. [9]

Göttlich Schicksal teilet das Kind und schaut die Heroen
Wandelnd im seligen Schwarm; sie selber grüßen ihn freundlich,
Wenn er im Lande regiert, durch Kraft seiner Väter befriedet.
(Übersetzt von R. A. Schröder.)

Dank dieser Ekloge hatte Vergil später die Ehre, quasi christlicher Dichter zu sein. Dieser Stellung verdankt er auch das Führeramt bei Dante.

[8] 2. Teil, 5. Akt, p. 471:
Ein Sumpf zieht am Gebirge hin,
Verpestet alles schon Errungene;
Den faulen Pfuhl auch abzuziehn,
Eröffn ich Räume vielen Millionen ...

[9] 1. Teil, p. 163 f.

Das eben macht die tiefe Bedeutung des GOETHEschen *«Faust»* aus, 121
daß er einem seit mehreren Jahrhunderten sich vorbereitenden Problem Worte verleiht, wie es das Drama des Ödipus für die hellenische Kultursphäre getan hatte. Was soll der Ausweg sein, zwischen der Scylla der Weltverneinung und der Charybdis der Weltbejahung?

Der hoffnungsvolle Ton, der sich im Hymnus an den Schöpfergott 122
Bahn gebrochen hat, dürfte bei unserer Autorin nicht zu lange vorhalten. Die Pose verspricht bloß und hält nie Wort; die alte Sehnsucht wird wiederkommen, denn es ist eine Eigentümlichkeit aller bloß im Unbewußten bearbeiteten Komplexe, daß sie nichts von ihrem ursprünglichen Affektbetrage verlieren, obschon ihre äußeren Manifestationen sich beinahe unbegrenzt verändern können. Man kann daher das erste Gedicht als einen unbewußten Versuch betrachten, den Konflikt durch eine positive religiöse Einstellung zu lösen, etwa in der Art, wie die früheren Jahrhunderte ihre bewußten Konflikte durch die Entgegensetzung eines religiösen Standpunktes zur Entscheidung brachten; dieser Versuch mißlingt. Nun folgt mit dem zweiten Gedicht ein zweiter Versuch, der entschieden weltlicher ausfällt; sein Gedanke ist unzweideutig: Nur einmal ... (having gained one raptured glance ...) und dann sterben. Aus den Sphären der religiösen Jenseitigkeit wendet sich, wie bei Faust[10], der Blick der diesseitigen Sonne zu. Und schon mischt sich etwas darein, das einen anderen Sinn hat; nämlich die Motte, die so lange ums Licht fliegt, bis sie sich die Flügel verbrennt.

Wir gehen nun über zu dem, was Miss Miller zum Verständnis des 123
Gedichtes beibringt:

«Dieses kleine Gedicht machte mir einen tiefen Eindruck. Ich konnte allerdings nicht gleich eine ausreichend klare und direkte Erklärung dafür finden. Wenige Tage später aber, als ich eine gewisse philosophische Arbeit,

[10] 1. Teil, p. 164 f. Faust (beim Spaziergang):
O daß kein Flügel mich vom Boden hebt,
Ihr nach und immer nach zu streben.
Ich säh im ewigen Abendstrahl
Die stille Welt zu meinen Füßen ...
Allein der neue Trieb erwacht,
Ich eile fort, ihr ewges Licht zu trinken.

die ich in Berlin im vorigen Winter gelesen und die mich begeistert hatte, wieder vornahm und sie einer Freundin vorlas, stieß ich dabei auf folgende Worte: ‹La même aspiration passionnée de la mite vers l'étoile, de l'homme vers Dieu.› Ich hatte diese Worte ganz vergessen, aber es erschien als ganz klar, daß eben diese Worte in meinem hypnagogischen Gedicht wieder zum Vorschein gekommen waren. Des weiteren fiel mir ein vor einigen Jahren gesehenes Drama ein: ‹La Mite et la Flamme›, als eine weitere mögliche Ursache des Gedichtes. Man sieht, wie oft mir der Ausdruck ‹Motte› eingeprägt wurde.» [11]

124 Der tiefe Eindruck, den das Gedicht auf die Verfasserin machte, bedeutet, daß es einen ebenso intensiven seelischen Inhalt ausspricht. Im Ausdruck «aspiration passionnée» begegnen wir der leidenschaftlichen Sehnsucht der Motte nach dem Stern, des Menschen nach Gott, das heißt die Motte ist Miss Miller selber. Ihre letzte Bemerkung, daß der Ausdruck «Motte» ihr oft eingeprägt wurde, will sagen, wie oft sie sich unwillkürlich den Namen «Motte» als zu ihr selber passend gemerkt hat. Ihre Sehnsucht nach Gott gleicht der Sehnsucht der Motte nach dem «Stern». Der Leser wird sich erinnern, daß dieser Ausdruck im früheren Material bereits belegt ist: «When the morning stars sang together», das heißt der Schiffsoffizier singt zur Nachtwache an Deck. Die Sehnsucht nach Gott gleicht jener Sehnsucht nach dem singenden Morgenstern. Im vorhergehenden Kapitel wurde gezeigt, daß diese Analogie zu erwarten war – «sic parvis componere magna solebam» [so pflegte ich Großes mit Geringem zu vergleichen].

125 Es ist, wie man will, beschämend oder empörend, daß die höhere Sehnsucht des Menschen, die ihn doch eigentlich erst wirklich zum Menschen macht, so unmittelbar neben dem Menschlich-Allzumenschlichen steht. Man ist deshalb geneigt, trotz unweigerlicher Tatsachen einen derartigen Zusammenhang zu bestreiten. Ein Steuermann mit brauner Haut und schwarzem Schnurrbart und – die höchste religiöse Idee ...? Wir wollen die Inkommensurabilität dieser beiden Objekte nicht in Frage stellen. Sie haben aber ein Gemeinsames: sie sind beide Gegenstand eines liebenden Begehrens, und es bleibt noch auszumachen, ob die Natur des Objektes etwas an der Art der Libido ändert oder ob es nicht in beiden Fällen dasselbe Begehren, das heißt der-

[11] l. c., p. 47.

selbe emotionale Vorgang ist. Psychologisch steht es nämlich keineswegs fest – um einen banalen Vergleich zu gebrauchen – ob der Appetit an sich irgend etwas mit der Natur des Begehrten zu tun hat. Es ist nach außen gewiß nicht unwichtig, welches Objekt begehrt wird, aber nach innen ist es zum mindesten ebenso wichtig, welcher Art der Vorgang des Begehrens ist. Letzterer kann nämlich triebhaft, zwangsläufig, ungehemmt, unbeherrscht, gierig, unvernünftig, sinnlich usw. oder vernünftig, überlegt, beherrscht, koordiniert, abgestimmt, ethisch, reflektiert usw. sein. Für die psychologische Beurteilung ist dieses Wie bedeutsamer als das Was – «si duo faciunt idem, non est idem». [Wenn zwei das gleiche tun, ist es nicht das gleiche.]

Die Art des Begehrens ist darum so wichtig, weil sie dem Gegen- 126
stand die ästhetische und moralische Eigenschaft des Schönen und Guten verleiht und damit unser Verhältnis zu Mitmenschen und Welt ausschlaggebend beeinflußt. Die Natur ist schön, weil ich sie liebe, und gut ist alles, was mein Gefühl als «gut» bezeichnet. Werte gehen in erster Linie aus der Art der subjektiven Reaktion hervor. Damit ist die Existenz sogenannter «objektiver» Werte keineswegs geleugnet. Sie besitzen aber Gültigkeit vermöge eines allgemeinen consensus. Im Gebiet des Eros wird es vollends deutlich, wie wenig das Objekt und wie viel der subjektive Akt zu bedeuten hat.

Anscheinend hatte Miss Miller sehr wenig für den Offizier übrig, 127
was ja menschlich begreiflich ist. Aber trotzdem geht von jener Beziehung eine tiefe und langanhaltende Wirkung aus, die sogar die Gottheit in das Problem einbezieht. Die Stimmungen, die scheinbar von diesen so verschiedenen Objekten ausgehen, kommen wohl kaum von dorther, sondern stammen vielmehr aus dem subjektiven Erlebnis der Liebe. Wenn Miss Miller also Gott oder die Sonne preist, so meint sie eigentlich ihre Liebe, jenen im Tiefsten des menschlichen Wesens wurzelnden Trieb.

Der Leser wird sich erinnern, daß im vorigen Kapitel folgende 128
Kette von Synonymen aufgestellt wurde: Der Sänger – Gott des Tones – singender Morgenstern – Schöpfer – Gott des Lichts – Sonne – Feuer – Liebe. Mit der Umwendung des erotischen Eindruckes aus dem Bejahenden ins Verneinende treten für das Objekt überwiegend *Licht*symbole ein. Im zweiten Gedicht, wo sich die Sehnsucht offener hervorwagt, ist es gar die irdische Sonne. Da sich die Libido vom kon-

kreten Objekt abgewandt hat, ist ihr Objekt zunächst ein psychisches, nämlich Gott, geworden. Psychologisch ist aber Gott der Name eines Vorstellungskomplexes, der sich um ein sehr starkes Gefühl gruppiert; der Gefühlston ist das eigentlich Charakteristische und Wirksame am Komplex[12], er stellt eine emotionale Spannung dar, die sich energetisch formulieren läßt. Die Licht- und Feuerattribute schildern die Intensität des Gefühlstones und sind daher Ausdrücke für die als Libido sich kundgebende psychische Energie. Wenn Gott, die Sonne oder das Feuer, verehrt wird (vgl. Abb. 13), so verehrt man unmittelbar die Intensität oder die Kraft, also das Phänomen der seelischen Energie, der Libido. Jede Kraft und überhaupt jedes Phänomen ist eine gewisse Energieform. Form ist Bild und Erscheinungsweise. Sie drückt zweierlei Dinge aus: erstens die Energie, die in ihr Gestalt gewinnt, und zweitens das Medium, in welchem die Energie erscheint. Man kann einesteils behaupten, daß die Energie ihr eigenes Bild schaffe, anderenteils, daß der Charakter des Mediums die Energie in eine bestimmte Form hineinzwinge. Der eine wird die Gottesidee von der Sonne ableiten, der andere hingegen wird der Ansicht sein, daß die durch Gefühlsbetonung bedingte Numinosität es sei, durch welche der Sonne göttliche Bedeutung zuerkannt werde. Jener glaubt einstellungs- und temperamentgemäß mehr an die kausale Wirksamkeit der Umgebung, dieser mehr an die Spontaneität des seelischen Erlebnisses. Ich fürchte, es handle sich hier um die bekannte Frage, wer älter sei, das Ei oder die Henne. Ich stelle mich trotzdem auf den Standpunkt, daß das psychoenergetische Phänomen in diesem Fall nicht nur den Vorrang besitze, sondern auch viel mehr erkläre als die Hypothese vom kausalen Primat der Umwelt.

129 Ich bin daher der Ansicht, daß im allgemeinen die psychische Energie, die Libido, das Gottesbild unter Benützung archetypischer Vorlage schaffe, und daß der Mensch mithin der in ihm tätigen Seelenkraft göttliche Ehre erweise. (Abb. 8) Wir gelangen damit zu dem anstößigen Schluß, daß – vom psychologischen Standpunkt aus – das Gottesbild ein zwar wirkliches, aber zunächst subjektives Phänomen sei. Wie SENECA sagt: «Gott ist dir nahe, er ist bei dir, in dir»; oder,

[12] Vgl. JUNG, *Über die Psychologie der Dementia praecox* [Paragr. 77 ff.] und *Über psychische Energetik und das Wesen der Träume* [Paragr. 200 ff.].

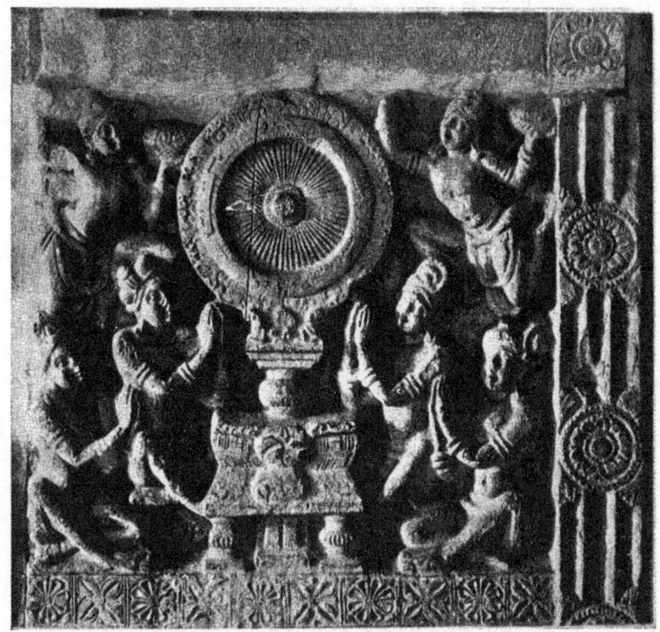

Abb. 8 Verehrung der Buddhalehre als Sonnenrad. Stupa von Amarāvatī (2.–3. Jh.)

wie der *Erste Johannesbrief* sagt: «denn Gott ist Liebe» und «wenn wir einander lieben, bleibt Gott in uns».[13]

Wer unter Libido nur jene psychische Energie versteht, über welche das Bewußtsein verfügt, dem käme ein derart definiertes religiöses Verhältnis allerdings wie ein lächerliches Spiel mit sich selber vor. Es handelt sich aber um jene Energie, die dem Archetypus, respektive dem Unbewußten eignet und uns daher nicht zur Verfügung steht. Dieses scheinbare «Spiel mit sich selber» ist daher nichts weniger als lächerlich, sondern höchst bedeutsam. Einen Gott in sich tragen, will viel heißen: es ist die Garantie des Glückes, der Macht, ja sogar der All- 130

[13] 1. *Joh.* 4, 8 und 12. Die «caritas» der Vulgata entspricht der griechischen ἀγάπη. Dieses neutestamentliche Wort leitet sich wie ἀγάπησις (das Lieben) von ἀγαπᾶν, lieben, achten, loben, billigen usw. her. 'Αγάπη ist daher eine unmißverständlich psychische Funktion.

macht, insofern diese Attribute der Gottheit zukommen. Den Gott in sich tragen heißt, wie es scheint, ja beinahe soviel, wie selber Gott sein. Im Christentum, wo zwar die grobsinnlichen Vorstellungen und Symbole möglichst ausgemerzt sind, finden sich Spuren dieser Psychologie. Noch deutlicher allerdings ist die Gottwerdung in den heidnischen Mysterien, wo der Myste durch die Einweihung selber zu göttlicher Verehrung emporgehoben wird: am Schlusse der Konsekration in den synkretistischen Isismysterien [14] wird er gekrönt mit der Palmenkrone, auf ein Piedestal gestellt und als Helios verehrt. (Abb. 9) In dem von DIETERICH als *Mithrasliturgie* herausgegebenen magischen Papyrus lautet ein ἱερὸς λόγος des Mysten: Ἐγώ εἰμι σύμπλανος ὑμῖν ἀστὴρ καὶ ἐκ τοῦ βάθους ἀναλάμπων [15].

131 Der Myste setzt sich in der religiösen Ekstase den Gestirnen gleich, genau so wie ein Heiliger des Mittelalters sich durch die Stigmatisation mit Christus gleichsetzt. FRANZ VON ASSISI brachte es sogar zu näherer Verwandtschaft mit dem Bruder Sonne und der Schwester Mond [16].

132 HIPPOLYTOS insistiert auf der künftigen Deifikation des Gläubigen: γέγονας γὰρ θεός (du bist Gott geworden); ἔσῃ δὲ ὁμιλητὴς θεοῦ καὶ συγκληρονόμος Χριστοῦ (du wirst Gefährte Gottes und Miterbe Christi sein). Von der Deifikation sagt HIPPOLYTOS: τοῦτ' ἔστι τὸ γνῶθι σεαυτόν (Das ist das «Erkenne dich selbst» [17].) Selbst Jesus begründet den Juden gegenüber seine Gottsohnschaft mit der Berufung auf *Psalm* 82, 6: «Ich habe gesagt: Ihr seid Götter.» [18]

14 APULEIUS, l. c., lib. XI, p. 240: «At manu dextera gerebam flammis adultam facem: et caput decore corona cinxerat, palmae candidae foliis in modum radiorum prosistentibus. Sic ad instar Solis exornato, et in vicem simulacri constituto ...» [Ich führte eine brennende Fackel in der rechten Hand und war mit einem Kranze von Palmblättern geziert, die so geordnet waren, daß sie um mein Haupt gleich Strahlen herumstanden. So als Bild der Sonne ausgeschmückt, stand ich gleich einer Bildsäule da.]

15 «Ich bin ein Stern, der mit Euch seine Wandelbahn geht und aufleuchtet aus der Tiefe.» DIETERICH, *Eine Mithrasliturgie*, pp. 8/9.

16 Ebenso nannten sich die Sassanidenkönige «Brüder der Sonne und des Mondes». In Ägypten war die Seele jedes Herrschers eine Abspaltung aus dem Sonnenhorus.

17 *Elenchos*, X, 34, 4, p. 293.

18 *Joh.* 10, 34 ff.

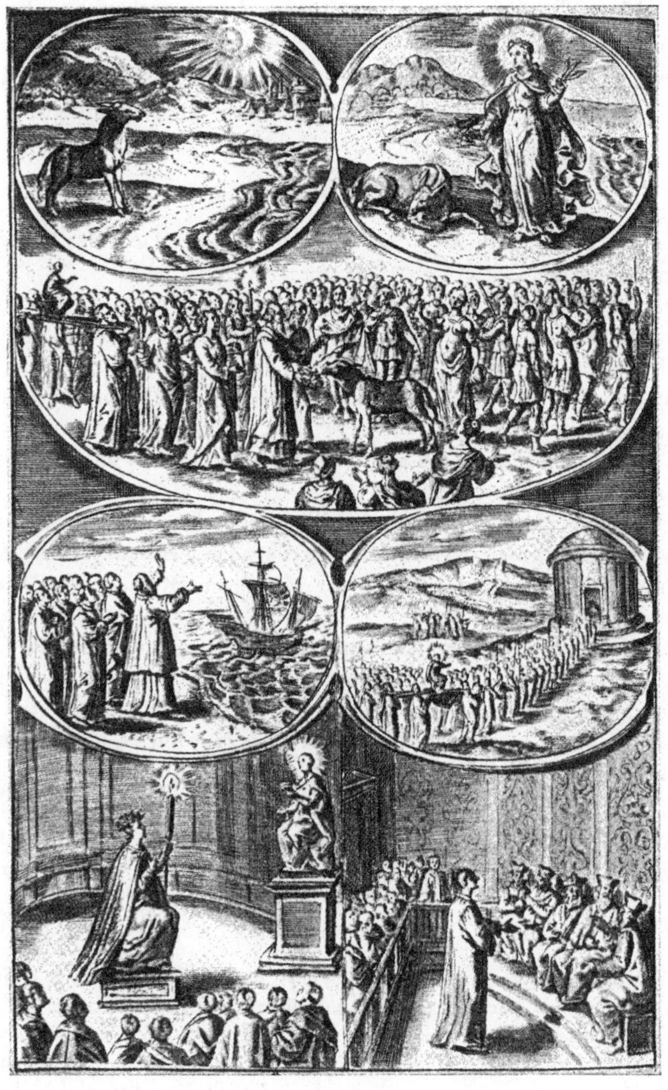

Abb. 9 Die Einweihung des Lucius. Titelbild zum 11. Buch von: *Les Métamorphoses ou l'Asne d'or de L. Apulée* (1648)

133 Die Vorstellungen von der Gottwerdung sind uralt. Der alte Glaube verlegte dieselbe in die Zeit nach dem Tode, das Mysterium aber bringt sie schon in dieser Welt. Am schönsten stellt sie ein ägyptischer Text dar; es ist der Triumphgesang der aufsteigenden Seele:

«Ich bin der Gott Atum, der ich allein war.
Ich bin der Gott Rê' bei seinem ersten Erglänzen.
Ich bin der große Gott, der sich selbst schuf ... der Herr der Götter, dem keiner unter den Göttern gleichkommt.
Ich war gestern und kenne das Morgen; der Kampfplatz der Götter ward gemacht, als ich sprach. Ich kenne den Namen jenes großen Gottes, der in ihm weilt ...
Ich bin der Gott Min, bei seinem Hervortreten, der ich mir die Federn auf mein Haupt setze [19].
Ich bin in meinem Lande, ich komme in meine Stadt. Ich bin zusammen mit meinem Vater Atum alltäglich.
Meine Unreinheit ist vertrieben, und die Sünde, die an mir war, ist niedergeworfen. Ich wusch mich in jenen zwei großen Teichen, die in Herakleopolis sind, in denen das Opfer der Menschen gereinigt wird für jenen großen Gott, der dort weilt.
Ich gehe auf dem Wege, wo ich mein Haupt wasche in dem See der Gerechten. Ich gelange zu diesem Lande der Verklärten und trete ein durch das prächtige Tor.
Ihr, die ihr vorn steht, reicht mir eure Hände, ich bin es, ich bin einer von euch geworden. Ich bin mit meinem Vater Atum zusammen alltäglich.» [20]

134 Die Gottwerdung hat notwendigerweise eine Steigerung der individuellen Bedeutung und Macht [21] im Gefolge. Das scheint zunächst

[19] Vgl. oben die Krönung. Feder, ein Symbol der Macht. Federkrone = Strahlenkrone. Krönung als solche schon ist Sonnenidentifikation. Z. B. tritt die Zackenkrone auf römischen Münzbildern von der Zeit an auf, wo die Cäsaren mit dem Sol invictus indentifiziert wurden: «Solis invicti comes» [Gefährte der unbesiegten Sonne]. Der Heiligenschein ist das gleiche, nämlich ein Sonnenbild, ebenso die Tonsur. Die Isispriester hatten glattrasierte, glänzende Schädel, wie Gestirne (siehe Apuleius, l. c.).

[20] Das «Hervorgehen am Tage aus der Unterwelt». (Erman, *Ägypten*, p. 459 f.)

[21] Im Texte der sogenannten Mithrasliturgie heißt es: 'Εγῴ εἰμι σὺμπλανος ὑμῖν ἀστήρ καὶ ἐκ τοῦ βὰθους ἀναλάμπων οξυοξερθουθ. ταῦτά σου εἰπόντος εὐθέως

auch bezweckt zu sein; nämlich eine Stärkung des Individuums gegenüber seiner allzu großen Schwäche und Unsicherheit im persönlichen Leben. Die Stärkung des Kraftbewußtseins ist aber nur eine äußerliche Folge der Gottwerdung, viel bedeutsamer sind die tieferliegenden Gefühlsvorgänge. Wer Libido introvertiert, das heißt vom äußeren Objekt wegnimmt, der verfällt zunächst den notwendigen Folgen der Introversion: die Libido, die nach innen, ins Subjekt gewendet ist, greift zurück auf die individuelle Vergangenheit und holt aus dem Schatzhause der Erinnerungen jene früh geschauten Bilder herauf, welche die Zeit, wo die Welt noch voll und rund war, wiederbringen. Zuallererst und an oberster Stelle sind es die Erinnerungen der Kindheit und darunter Vater- und Mutterbild. Sie sind die Einzigartigen und Unvergänglichen, und es braucht darum im Leben des Erwachsenen nicht viel an Schwierigkeiten, um jene Erinnerungen wieder wachzurufen und wirksam zu machen. In der Religion spielt die regressive Wiederbelebung von Vater- und Mutter-Imago eine bedeutende Rolle. Die Wohltaten der Religion entsprechen den Wirkungen der Elternobhut auf das Kind, und ihre mystischen Gefühle wurzeln in den unbewußten Erinnerungen an gewisse Regungen der ersten Kindheit, an jene archetypischen Ahnungen; wie der Hymnus sagt: «Ich bin in meinem Lande, ich komme in meine Stadt. Ich bin mit meinem Vater Atum zusammen alltäglich.» [22]

Der sichtbare Vater der Welt aber ist die Sonne, das himmlische 135
Feuer, daher Vater, Gott, Sonne, Feuer mythologische Synonyme sind. Die bekannte Tatsache, daß in der Sonnenkraft die große Zeugungskraft der Natur verehrt wird, spricht es dem, dem es noch nicht klar sein sollte, deutlich aus, daß der Mensch in der Gottheit die Energie

ὁ δίσκος ἁπλωθήσεται (p. 8) [Ich bin ein Stern, der mit euch seine Wandelbahn geht und aufleuchtet aus der Tiefe. (p. 9) Wenn du das gesagt hast, wird sich sofort die Sonnenscheibe entfalten.]

[22] Vgl. besonders die Aussprüche des *Johannesevangeliums:* «Ich und der Vater sind eins» (10, 30). «Wer mich gesehen hat, der hat den Vater gesehen» (14, 9). «Glaubet mir, daß ich im Vater bin und der Vater in mir ist» (14, 11). «Ich bin vom Vater ausgegangen und in die Welt gekommen; hinwiederum verlasse ich die Welt und gehe zum Vater» (16, 28). «Ich fahre auf zu meinem Vater und eurem Vater, zu meinem Gott und eurem Gott» (20, 17).

des Archetypus verehrt. Überaus plastisch tritt diese Symbolik im dritten Logos des von DIETERICH kommentierten Papyrus auf: Nach dem zweiten Gebet kommen von der Sonnenscheibe Sterne gegen den Mysten, «fünfzackig, sehr viele und erfüllend die ganze Luft». «Wenn sich die Sonnenscheibe geöffnet hat, wirst du einen unermeßlichen Kreis sehen und feurige Tore, die abgeschlossen sind.» Der Myste spricht folgendes Gebet: Ἐπακουσόν μου, ἄκουσόν μου ... ὁ συνδήσας πνεύματι τὰ πύρινα κλεῖθρα τοῦ οὐρανοῦ, δισώματος, πυρίπολε ... φωτὸς κτίστα ... πυρίπνοε ... πυρίθυμε ... πνευματόφως ... πυριχαρῆ ... καλλίφως ... φωτοκράτως ... πυρισώματε, φωτοδότα, πυρισπόρε, πυρικλόνε ... φωτόβιε ... πυριδῖνα, φωτοκινῆτα, κεραυνοκλόνε ... φωτὸς κλέος ... αὐξησίφως ... ἐνπυρισχησίφως ... ἀστροδάμα ... [23].

136 Die Anrufung ist, wie man sieht, fast unerschöpflich in Licht- und Feuerattributen und kann in ihrer Überschwänglichkeit nur noch den analogen Liebesadjektiven des christlichen Mystikers verglichen werden. Unter den vielen Texten, die als Belege in Betracht kommen, wähle ich eine Stelle aus den Schriften der MECHTHILD VON MAGDEBURG (1212–1277):

> «O Herr, minne mich gewaltig und minne mich oft und lang; je öfter du mich minnest, um so reiner werde ich; je gewaltiger du mich minnest, um so schöner werde ich; je länger du mich minnest, um so heiliger werde ich hier auf Erden.»
>
> 137 Gott antwortet: «Daß ich dich oft minne, das habe ich von meiner Natur, denn ich bin selber die Liebe. Daß ich dich gewaltig minne, das habe ich von meiner Begier, denn auch ich begehre, daß man mich gewaltig minne. Daß ich dich lange minne, das ist von meiner Ewigkeit, denn ich bin ohne Ende.» [24]

138 Die religiöse Regression bedient sich wohl der Eltern-Imago, aber nur als eines Symboles, das heißt sie bekleidet den Archetypus mit

[23] «Erhöre mich, höre mich ... der du verschlossen hast mit dem Geisthauch die feurigen Schlösser des Himmels, Zweileibiger, Feuerwaltender, des Lichtes Schöpfer, Feuerhauchender, Feuermutiger, Geistleuchtender, Feuerfreudiger, Schönleuchtender, Lichtherrscher, Feuerleibiger, Lichtspender, Feuersäender, Feuertosender, Lichtlebendiger, Feuerwirbelnder, Lichterreger, Blitztosender, des Lichtes Ruhm, Lichtmehrer, Feuerlichthalter, Gestirnbezwinger» usw. (l. c., p. 8/10 und 9)

[24] BUBER [Hg.], *Ekstatische Konfessionen*, p. 66.

dem Bilde der Eltern, wie sie die Energie desselben mit den sinnlichen Vorstellungen von Feuer, Licht, Hitze[25], Fruchtbarkeit, Zeugungskraft usw. verdeutlicht. In der Mystik ist das innerlich geschaute Göttliche öfters bloß Sonne oder Licht und wenig bis gar nicht personifiziert. (Abb. 10) In der Mithrasliturgie findet sich zum Beispiel eine bezeichnende Stelle: ἡ δὲ πορεία τῶν ὁρωμένων θεῶν διὰ τοῦ δίσκου, πατρός μου, θεοῦ φανήσεται[26].

HILDEGARD VON BINGEN (1100–1178) drückt sich folgendermaßen aus: 139

«Das Licht aber, das ich schaue, ist nicht örtlich, sondern weit und weit heller als die Wolke, die die Sonne trägt ... Dieses Lichtes Gestalt vermag ich in keiner Weise zu erkennen, wie ich das Kreisrund der Sonne nicht vollkommen anblicken kann. In diesem Lichte aber sehe ich zuweilen und nicht häufig ein anderes Licht, das mir das lebendige Licht genannt wird, und wann und in welcher Weise ich dieses sehe, das weiß ich nicht zu sagen. Und da ich es schaue, wird mir alle Traurigkeit und alle Not entrafft, also daß ich alsdann die Sitten eines einfältigen Mägdleins, und nicht einer alten Frau habe.»[27]

SYMEON der Neue Theologe (970–1040) sagt folgendes: 140

«Meine Zunge entbehrt der Worte, und was in mir geschieht, sieht mein Geist wohl, aber er erklärt es nicht ... Er schaut das Unsichtbare, das aller Gestalt Ledige, durchaus Einfache, nicht Zusammengesetzte, und an Größe Unendliche. Denn er erblickt keinen Anfang, und kein Ende schaut er, und ist gänzlich keiner Mitte bewußt, und weiß nicht, wie er das sagen soll, was er sieht. Etwas Ganzes erscheint, wie ich meine, und nicht mit dem Wesen selbst, sondern durch eine Teilnahme. Denn an Feuer entzündest du Feuer und das ganze Feuer empfängst du: jenes aber bleibt ungemindert und ungeteilt wie vordem. Gleichwohl sondert sich, was mitgeteilt wird, von dem

[25] RENAN (*Dialogues et fragments philosophiques*, p. 168) sagt: «Avant que la religion fût arrivée à proclamer que Dieu doit être mis dans l'absolu et l'idéal, c'est-à-dire hors du monde, un seul culte fût raisonnable et scientifique, ce fût le culte du soleil.» [Bevor die Religion dahin gelangt war, zu verkünden, Gott müsse im Absoluten und Idealen gedacht werden, das heißt außerhalb der Welt, war nur *ein* Kult vernünftig und wissenschaftlich, und das war der Sonnenkult.]

[26] DIETERICH, *Mithrasliturgie*, pp. 6/7: «Der Weg der sichtbaren Götter wird durch die Sonne erscheinen, den Gott, meinen Vater.»

[27] BUBER, l. c., p. 51 f.

Ersten; und als ein Körperhaftes geht es in mehrere Leuchten ein. Jenes aber ist ein Geistiges, unermeßlich, untrennbar und unerschöpflich. Denn nicht scheidet es sich, wenn es sich hingibt, in viele, sondern verharrt ungeteilt, und ist in mir, und geht drinnen in meinem armen Herzen auf wie eine Sonne oder runde Sonnenscheibe, dem Lichte ähnlich, denn es ist ein Licht!»[28]

[28] BUBER, l. c., p. 41. Eine verwandte Symbolik findet sich bei CARLYLE (*Über Helden, Heldenverehrung und das Heldentümliche in der Geschichte*, p. 54): «Die große Thatsache des Daseins ist ihm groß. Er mag sich wenden, wohin er will, er kann aus der hehren Gegenwart dieser Realität nicht herauskommen. Sein Wesen ist so geartet, und das ist es zu allererst, was ihn groß macht. Furchtbar und wunderbar, wirklich wie das Leben, wirklich wie der Tod ist ihm dies Weltall. Wenn auch alle Menschen dessen Wahrheit vergäßen und in eitlem Scheine wandelten, er vermag es nicht. Ihm strahlt in jedem Augenblick das Flammenbild entgegen ...» Man kann in der Literatur beliebige Proben herausgreifen, z. B. FRIEDLÄNDER (*«Veni Creator!» Zehn Jahre nach dem Tode Friedrich Nietzsche's*, p. 823): «Ihre Sehnsucht begehrt am Geliebten nur das Reinste, sie verzehrt wie die Sonne mit der Flamme des ungeheuersten Lebens zu Kohle, was nicht Licht sein will. Dieses Sonnenauge der Liebe» usw.

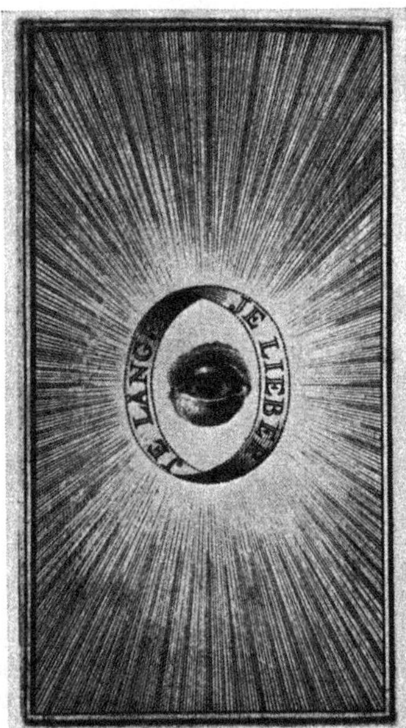

Abb. 10 Das Auge Gottes. *Seraphisches Blumengärtlein ... aus Jacob Boehmens Schriften.* (Titelbild, 1700)

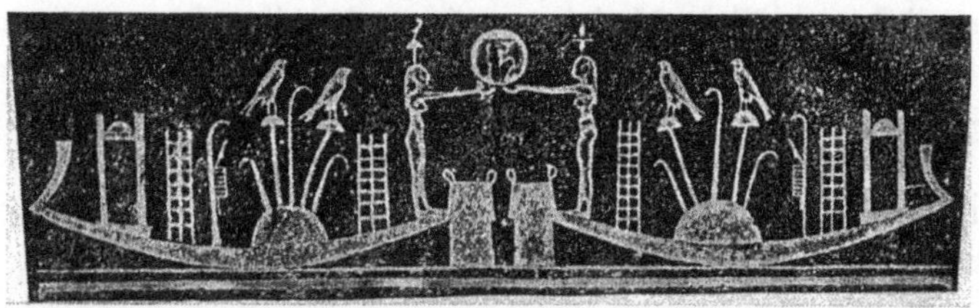

Abb. 11 Die Sonnenwanderung. Die in der Abendbarke stehende Westgöttin reicht der in der Morgenbarke stehenden Ostgöttin die Sonnenscheibe. Spätägyptisch

Daß das als inneres Licht, als Sonne des Jenseits Erschaute das emotionale Psychische ist, ergibt sich klar aus den Worten SYMEONS: 141

«Und ihm folgend verlangte mein Geist den geschauten Glanz zu umfassen, aber er fand ihn nicht als Kreatur und es geriet ihm nicht, aus den Kreaturen zu gehen, daß er jenen unerschaffenen und unerfaßten Glanz umfange. Dennoch umzog er alles und strebte jenen zu schauen. Er durchforschte die Luft, er umwandelte den Himmel, er überschritt die Abgründe, er durchspähte, wie ihm schien, die Enden der Welt[29]. Aber in alledem fand er nichts, denn geschaffen war alles. Und ich klagte und trauerte und brannte im Kerne, und wie ein im Geiste Entrückter, so lebte ich. Er aber kam, als er wollte, und wie eine lichte Nebelwolke niedersteigend, schien er mein ganzes Haupt zu umlagern, daß ich bestürzt aufschrie. Er aber wieder ent-

[29] Dieses Bild enthält die psychologische Wurzel für die sogenannte «Himmelswanderung der Seele», deren Vorstellung uralt ist. Es ist ein Bild der wandernden Sonne (Abb. 11), die vom Anfang zum Niedergang über die ganze Welt wandert. Dieser Vergleich ist der menschlichen Phantasie unauslöschlich eingeprägt, wie z. B. das WESENDONCKsche Gedicht «Schmerzen» zeigt:

Sonne, weinest jeden Abend
Dir die schönen Augen rot,
Wenn im Meeresspiegel badend
Dich erreicht der frühe Tod.

Doch erstehst in alter Pracht,
Glorie der düstern Welt,
Du am Morgen neu erwacht,
wie ein stolzer Siegerheld.

Ach, wie sollte ich da klagen,
wie, mein Herz, so schwer dich sehn,
Muß die Sonne selbst verzagen,
Muß die Sonne untergehn?

Und gebieret Tod nur Leben
Geben Schmerzen Wonnen nur:
O, wie dank' ich, daß gegeben
Solche Schmerzen mir Natur.

Fortsetzung auf S. 125

fliegend ließ mich allein. Und als ich ihn mühevoll suchte, erfuhr ich jählings, daß er in mir selber war, und in der Mitte meines Herzens erschien er wie das Licht einer kreisrunden Sonne.»[30]

142 Bei NIETZSCHE in «Ruhm und Ewigkeit» begegnen wir einer im wesentlichen ganz ähnlichen Symbolik:

Still! –
Von großen Dingen – ich *sehe* Großes! –
soll man schweigen
oder groß reden:
rede groß, meine entzückte Weisheit!

Ich sehe hinauf –
dort rollen Lichtmeere:
– oh Nacht, oh Schweigen, oh todtenstiller Lärm! ...
Ich sehe ein Zeichen –,
aus fernsten Fernen
sinkt langsam funkelnd ein Sternbild gegen mich ...[31]

143 Es ist nicht erstaunlich, wenn die große Einsamkeit NIETZSCHES gewissen Bildern wieder Dasein verleiht, welche das religiöse Erleben alter Kulte zu rituellen Vorstellungen erhoben hat. In den Gesichten der Mithrasliturgie bewegen wir uns in ganz ähnlichen Vorstellungen, die wir nunmehr unschwer als ekstatische Libidosymbole verstehen können:

«Nachdem du aber das zweite Gebet gesagt hast, wo es zweimal Schweigen heißt und das Folgende, so pfeife zweimal und schnalze zweimal, und sogleich wirst du von der Sonnenscheibe Sterne herabkommen sehen, fünfzackig, sehr viele und erfüllend die ganze Luft. Sprich aber wiederum: Schweigen, Schweigen» usw.[32]

144 Das Pfeifen und Schnalzen ist ein archaisches Relikt, ein Anlocken der theriomorphen Gottheit. Von ähnlicher Bedeutung ist das Anbrüllen: «Du aber blicke zu ihm auf und ein langes Gebrüll, wie mit einem Horn, deinen ganzen Atem dran gebend, deine Seite pressend, gib von

30 BUBER, l. c., p. 45.
31 Werke VIII, p. 427.
32 DIETERICH, *Mithrasliturgie*, p. 9.

dir und küsse die Amulette» usw.[33]. «Meine Seele brüllt mit eines hungrigen Löwen Stimme», sagt [l. c., p. 75] MECHTHILD VON MAGDEBURG; *Psalm* 42, 2 [LUTHER-Bibel]: «Wie der Hirsch schreiet nach frischem Wasser, so schreiet meine Seele, Gott, zu dir.» Der kultische Gebrauch ist, wie so oft, zur Metapher herabgesunken. Die Schizophrenie macht den alten Gebrauch aber wieder lebendig im sogenannten «Brüllwunder» SCHREBERS[34], durch das er dem über die Menschheit schlecht orientierten Gott Nachricht von seiner Existenz gibt.

Es wird Schweigen geboten, dann eröffnet sich die Lichtvision. Die 145
Ähnlichkeit der Situation des Mysten mit der dichterischen Vision NIETZSCHES ist überraschend. NIETZSCHE sagt «Sternbild». Sternbilder sind bekanntlich in der Hauptsache therio- oder anthropomorph; der Papyrus sagt: ἀστέρας πενταδακτυλιαίους (fünffingrige Sterne, ähnlich der «rosenfingrigen» Eos), was nichts anderes als ein anthropomorphes

33 l. c., p. 13.

34 *Denkwürdigkeiten eines Nervenkranken*, p. 205 f.

Fortsetzung der Fußn. 29 von S. 123

Eine andere Parallele ist das Gedicht von RICARDA HUCH

Wie sich die Erde scheidend von der Sonne
Mit hastgem Flug in stürmsche Nacht entfernt,
Den nackten Leib mit kaltem Schnee besternt,
Verstummt, beraubt der sommerlichen Wonne.

Und tiefer sinkend in des Winters Schatten
sich plötzlich nähert dem, wovor sie flieht,
Mit Rosenlicht sich warm umschlungen sieht,
Entgegenstürzend dem verlornen Gatten.

So ging ich, leidend der Verbannung Strafe,
Von deinem Antlitz fort ins Ungemach,
Dem öden Norden schutzlos zugewendet,

Stets tiefer neigend mich dem Todesschlafe,
Und wurde so an deinem Herzen wach,
Von morgenroter Herrlichkeit geblendet.

Die Himmelswanderung ist ein Sonderfall der Heldenwanderung, die sich als Motiv der peregrinatio bis in die Alchemie fortsetzt. Das früheste Vorkommen dieses Motivs ist wohl die Himmelswanderung des Platon (?) in dem harranitischen Traktat *Platonis liber quartorum* (p. 145). Siehe auch JUNG, *Psychologie und Alchemie* [Paragr. 457].

Bild ist. Man kann demnach erwarten, daß bei längerem Zusehen sich aus dem «Flammenbild» ein belebtes Wesen formt, ein «Sternbild» von therio- oder anthropomorpher Natur, denn die Libidosymbolik bleibt nicht bei Sonne, Licht und Feuer stehen, sondern verfügt noch über ganz andere Ausdrucksmittel. Ich lasse NIETZSCHE das Wort:

Das Feuerzeichen

Hier, wo zwischen Meeren die Insel wuchs,
ein Opferstein jäh hinaufgethürmt,
hier zündet sich unter schwarzem Himmel
Zarathustra seine Höhenfeuer an, – . . .

Diese Flamme mit weißgrauem Bauche
– in kalte Fernen züngelt ihre Gier,
nach immer reineren Höhn biegt sie den Hals –
eine Schlange gerad aufgerichtet vor Ungeduld:
dieses Zeichen stellte ich vor mich hin.

Meine Seele selber ist diese Flamme:
unersättlich nach neuen Fernen
lodert aufwärts, aufwärts ihre stille Gluth . . .

Nach allem Einsamen werfe ich jetzt die Angel:
gebt Antwort auf die Ungeduld der Flamme,
fangt mir, dem Fischer auf hohen Bergen,
meine siebente letzte Einsamkeit! [35]

146 Hier wird die Libido zum Feuer, zur Flamme und zur Schlange. Das ägyptische Symbol der «lebenden Sonnenscheibe»: der Diskus mit den beiden Uräusschlangen (Abb. 12) enthält die Kombination der beiden Libidoanalogien. Die Sonnenscheibe mit ihrer befruchtenden Wärme ist das Analogon zur befruchtenden Wärme der Liebe. Der Vergleich der Libido mit Sonne und Feuer ist ein wesentlich «analoger». Es ist auch ein «kausatives» Element darin, denn Sonne und Feuer als wohltätige Mächte sind Objekte der menschlichen Liebe (zum Beispiel heißt der Sonnenheld Mithras der «Vielgeliebte»). In

35 Werke VIII, p. 417.

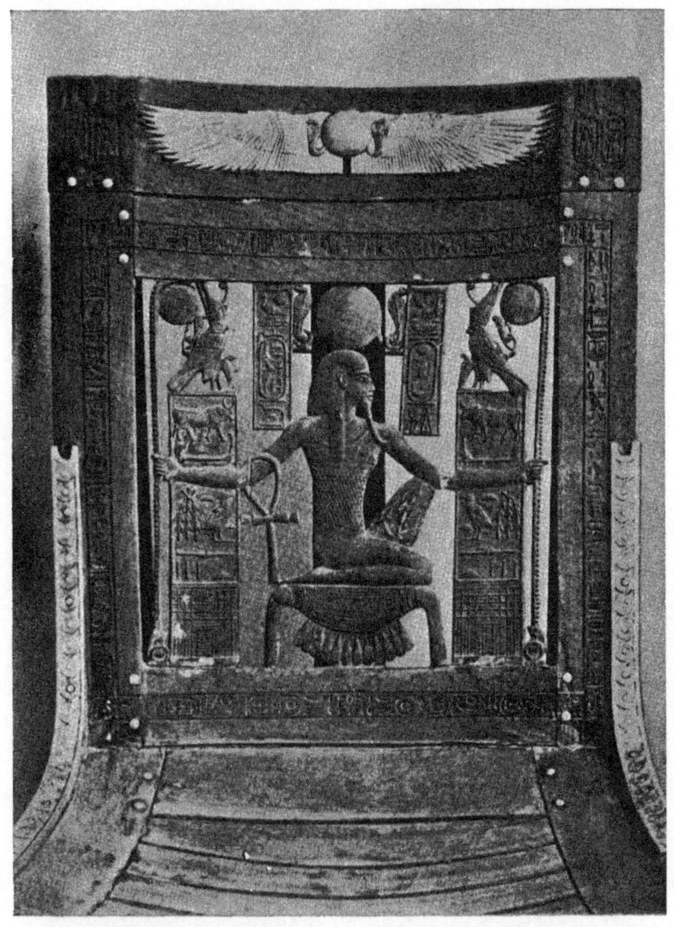

Abb. 12 Die geflügelte Sonnenscheibe. Thron des Thut-ench-Amun (14. Jh. v. Chr.)

NIETZSCHES Gedicht ist der Vergleich ebenfalls ein kausativer, aber diesmal in umgekehrtem Sinne: der Vergleich mit der Schlange ist unverkennbar phallisch. Der Phallus ist die Quelle von Leben und Libido, der Schöpfer und Wundertäter, als welcher er überall Verehrung genoß. Wir haben also drei Arten von Symbolisierung der Libido:

1. Der *analoge Vergleich*: gleich wie Sonne und Feuer. (Abb. 13)
2. Die *kausativen Vergleiche*: a) Objektvergleich. Die Libido wird

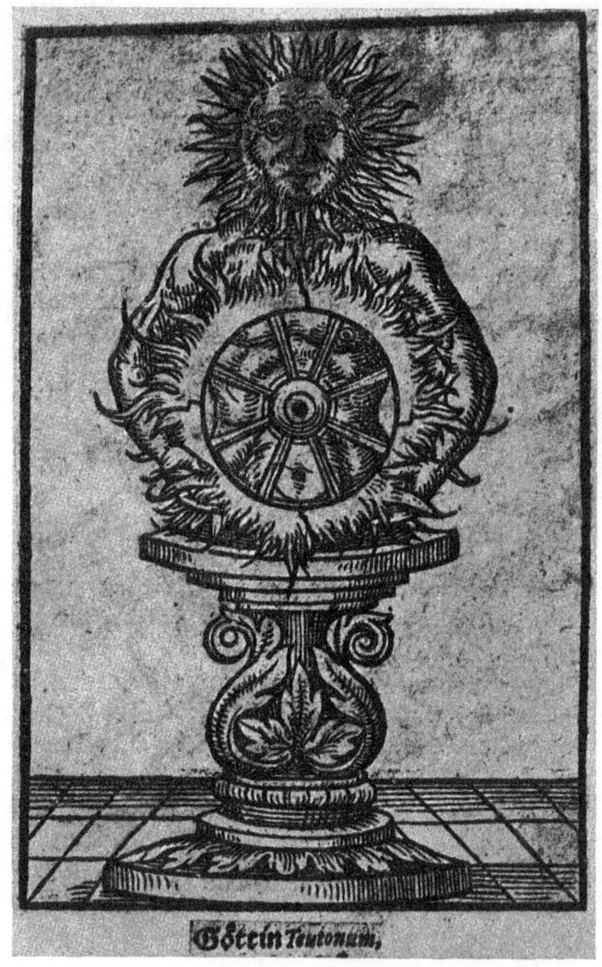

Abb. 13 Germanisches Sonnenidol

durch ihr Objekt bezeichnet, zum Beispiel durch die wohltätige Sonne. b) Subjektvergleich. Die Libido wird durch ihr Instrument oder dessen Analogon bezeichnet, zum Beispiel durch Phallus oder (analog) Schlange.

147 Bei diesen drei Grundformen des Vergleiches wirkt noch ein vierter mit, nämlich der *Tätigkeitsvergleich*, wobei das tertium comparationis

die Tätigkeit ist (zum Beispiel die Libido befruchtet wie der Stier, ist gefährlich – durch die Macht ihrer Leidenschaft – wie der Löwe oder der Eber, ist brünstig wie der Esel usw.). Diese Vergleiche bedeuten ebensoviele Symbolmöglichkeiten, und aus diesem Grunde sind alle die unendlich verschiedenen Symbole, soweit sie Libidobilder sind, eigentlich auf eine sehr einfache Wurzel zu reduzieren, nämlich eben auf die Libido und ihre Eigenschaften. Diese psychologische Reduktion und Vereinfachung entspricht der historischen Bemühung der Zivilisationen, die unendliche Anzahl der Götter synkretistisch zu vereinigen und zu vereinfachen. Wir begegnen diesem Versuche schon im alten Ägypten, wo der maßlose Polytheismus der verschiedenen Ortsdämonen schließlich zur Vereinfachung nötigte. Alle die verschiedenen Lokalgötter wurden mit dem Gotte der Sonne, Rê, identifiziert, so der Amon von Theben, der Horus des Ostens, der Horus von Edfu, der Chnum von Elephantine, der Atum von Heliopolis usw. [36]. In den Sonnenhymnen wurde das Mischprodukt Amon-Rê-Harmachis-Atum als «einziger Gott, in Wahrheit lebender» angerufen [37]. In dieser Richtung ging Amenhotep IV. (18. Dynastie) am weitesten: er ersetzte alle bisherigen Götter durch die «lebende, große Sonnenscheibe», deren offizieller Titel lautete: «Die beide Horizonte beherrschende Sonne, die im Horizont jauchzende in ihrem Namen: Glanz, welcher in der Sonnenscheibe ist.» – «Und zwar sollte nicht ein Sonnengott verehrt werden», fügt ERMAN [38] hinzu, «sondern das Gestirn der Sonne selbst, das die Unendlichkeit von Leben, die in ihm ist, durch seine Strahlenhände [39] ⟨Abb. 14. Vgl. auch Abb. 2 und 16⟩ den lebenden Wesen mitteilt.»

Amenhotep IV. vollzog mit seiner Reform eine Deutungsarbeit, die 148
psychologisch wertvoll ist. Er vereinigte alle die Stier- [40], Widder- [41], Krokodil- [42], Pfahl- [43] usw. -Götter in der Sonnenscheibe und erklärte

[36] Sogar der im Krokodil erscheinende Wassergott Sobk wurde mit Rê identifiziert.

[37] ERMAN, *Ägypten*, p. 354.

[38] l. c., p. 355.

[39] Vgl. oben «fünffingriger Stern».

[40] Apisstier als Manifestation des Ptah.

[41] Amon.

[42] Sobk des Faijum.

[43] Der Gott von Dedu im Delta, der als Holzpfahl verehrt wurde.

damit ihre Sonderattribute als mit den Attributen der Sonne vereinbar[44]. Ein ähnliches Schicksal ereilte den hellenischen und römischen Polytheismus durch die synkretistischen Bestrebungen der späteren Jahrhunderte. Einen trefflichen Beleg dafür liefert das schöne Gebet des Lucius an die Himmelskönigin (Mond):

«Regina coeli, sive tu Ceres alma, frugum parens originalis ... seu tu coelestis Venus ... seu Phoebi soror ... seu nocturnis ululatibus horrenda Proserpina ... ista luce feminae collustrans cuncta moenia ...»[45]

149 Diese Versuche, die in zahllose Varianten zerteilten und zu einzelnen Göttern personifizierten Archetypen nach ihrer polytheistischen Vervielfachung und Zerspaltung wieder zu wenigen Einheiten zusammenzufassen, schildern die Tatsache, daß schon zu frühen Zeiten die Analogien sich förmlich aufgedrängt haben. Reich an solchen Beziehungen ist bekanntlich HERODOT, ganz zu schweigen von den Systemen der hellenistisch-römischen Welt. Dem Bestreben, die Einheit herzustellen, steht eine womöglich noch stärkere Tendenz gegenüber, immer wieder Vielheit zu schaffen, so daß auch in sogenannt streng monotheistischen Religionen, wie zum Beispiel im Christentum, die polytheistische Tendenz sich als ununterdrückbar erwies. Die Gottheit ist in drei Teile geteilt, wozu noch die himmlischen Hierarchien kommen. Diese beiden Tendenzen von Poly- und Monotheismus liegen miteinander in beständigem Kampfe; bald ist es *ein* Gott mit zahlreichen Attributen, oder es sind viele Götter, die dann einfach lokal anders benannt werden, und bald dieses, bald jenes Attribut ihres Archetypus personifizieren, wie wir das zum Beispiel oben bei den ägyptischen Göttern gesehen haben. Damit kehren wir wieder zurück zu dem Gedichte von NIETZSCHE «Das Feuerzeichen». Wir fanden dort als Libidobild die Flamme, theriomorph dargestellt als Schlange (zu-

44 Diese Reformation, die mit viel Fanatismus ins Werk gesetzt wurde, brach bald wieder zusammen.

45 APULEIUS, l. c., lib. XI, p. 223 f. «Himmelskönigin, sei es, daß du (dich) Ceres (nennst), die erhabene Mutter der Feldfrüchte, sei es Venus, sei es die Schwester des Phöbus, oder Proserpina, die durch ihr nächtliches Heulen Grauen erregt, ... die du mit deinem weiblich milden Licht alle Städte beleuchtest.» Es ist bemerkenswert, daß auch die Humanisten (ich denke an ein Wort des MUTIANUS RUFUS) zu dem gleichen Synkretismus gelangten und behaupteten, daß das Altertum eigentlich nur zwei Götter gehabt hatte, nämlich einen männlichen und einen weiblichen.

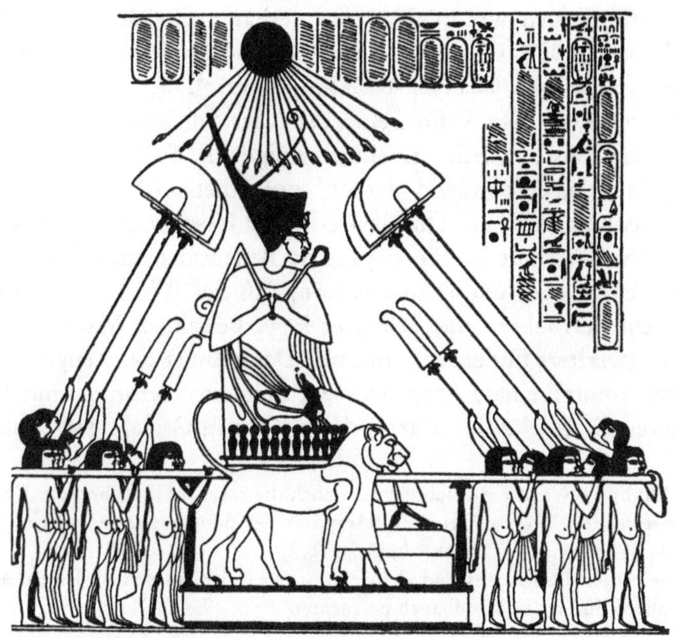

Abb. 14 Die lebenspendende Sonne. Amenhotep IV., auf seinem Throne sitzend. Ägyptisches Relief

gleich als Bild der Seele[46]: «Meine Seele selber ist diese Flamme». Vgl. Abb. 15.). Wir sahen, daß die Schlange nicht nur phallisch aufzufassen, sondern auch ein Attribut des Sonnenbildes (das ägyptische Sonnenidol) beziehungsweise ein Libidosymbol ist. Es kann daher vorkommen, daß die Sonnenscheibe außer mit Händen und Füßen (Abb. 16. Vgl. auch Abb. 2.) auch mit einem Phallus versehen wird. Den

[46] Nicht nur der Gottheit, sondern auch der Seele wurde die Licht- oder Feuersubstanz zugeschrieben, so z. B. im System des Mâni, ebenso bei den Griechen, wo sie als feuriger Lufthauch charakterisiert war. Der Heilige Geist des Neuen Testamentes erscheint in Flammenform auf den Häuptern der Apostel, denn das Pneuma wurde als feurig gedacht (vgl. auch DIETERICH, *Mithrasliturgie*, p. 116). Ganz ähnlich ist die iranische Vorstellung des Hvarenô, worunter die «Gnade des Himmels» zu verstehen ist, durch die ein Monarch regiert. Die «Gnade» wurde als eine Art Feuer oder leuchtende Glorie, sehr substantiell gedacht (siehe CUMONT, *Mysterien des Mithra*, p. 84 f.). Vorstellungen verwandten Charakters begegnen wir bei KERNERS Seherin von Prevorst.

Beleg dafür finden wir in einem sonderbaren Gesichte der Mithrasliturgie: ὁμοίως δὲ καὶ ὁ καλούμενος αὐλός, ἡ ἀρχὴ τοῦ λειτουργοῦντος ἀνέμου. ὄψει γὰρ ἀπὸ τοῦ δίσκου ὡς αὐλὸν κρεμάμενον [47].

150 Diese merkwürdige Vision einer von der Sonnenscheibe herunterhängenden Röhre würde in einem religiösen Texte, wie dem der Mithrasliturgie, befremdend wirken, wenn dieser Röhre nicht phallische Bedeutung zukäme: Die Röhre ist der Ursprungsort des Windes. Aus diesem Attribut ist die phallische Bedeutung zunächst nicht zu ersehen. Es ist aber daran zu erinnern, daß der Wind, so gut wie die Sonne, ein Befruchter und Schöpfer ist [48]. Bei einem Maler des deutschen Mittelalters finden wir folgende Darstellung der Zeugung: Vom Himmel kommt eine Röhre oder ein Schlauch herunter und begibt sich unter die Röcke der Maria; darin fliegt in Gestalt der Taube der

47 «Ähnlicher Weise wird sichtbar sein auch die sogenannte Röhre, der Ursprung des diensttuenden Windes. Denn du wirst von der Sonnenscheibe wie eine herabhängende Röhre sehen.» (Dieterich, l. c., p. 6/7)

48 Die Stuten Lusitaniens und die ägyptischen Geier wurden nach dem antiken Volksglauben durch den Windhauch befruchtet.

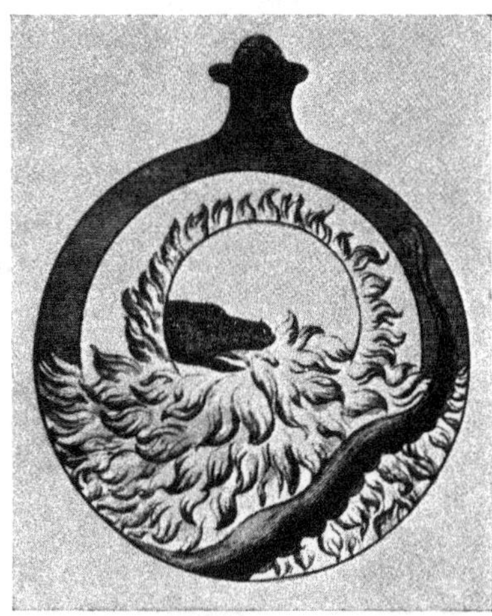

Abb. 15 Die Merkurschlange. Drache, Schlange, Salamander sind in der Alchemie Symbole des psychischen Wandlungsprozesses. Barchusen, *Elementa chemiae* (1718).

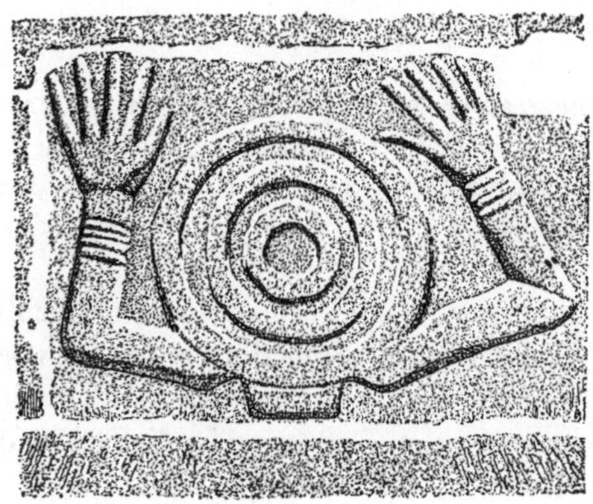

Abb. 16 Die Sonnenhände. Relief, Spitalkirche Tübingen

Heilige Geist herunter zur Befruchtung der Gottesmutter[49]. (Abb. 17. Vgl. auch Abb. 4.)

Ich habe bei einem Geisteskranken folgende Wahnidee beobachtet: 151
Der Kranke sieht an der Sonne ein membrum erectum. Wenn er mit dem Kopfe hin- und herwackelt, so schwankt auch der Sonnenpenis hin und her, und daraus entsteht der Wind. Diese sonderbare Wahnidee blieb mir so lange unverständlich, bis ich die Visionen der Mithrasliturgie kennen lernte. Die Wahnidee wirft auch ein erklärendes Licht, wie mir scheint, auf eine recht dunkle Stelle des Textes, die unmittelbar der vorhin zitierten folgt: εἰς δὲ τὰ μέρη τὰ πρὸς λίβα ἀπέραντον οἷον ἀπηλιώτην. ἐὰν ᾖ κεκληρωμένος εἰς τὰ μέρη τοῦ ἀπηλιώτου ὁ ἕτερος, ὁμοίως εἰς τὰ μέρη τὰ ἐκείνου ὄψει τὴν ἀποφορὰν τοῦ ὁράματος.

Dieterich übersetzt hier: 152

«und zwar nach den Gegenden gen Westen unendlich als Ostwind; wenn die Bestimmung nach den Gegenden des Ostens der andere hat, so wirst du in ähnlicher Weise nach den Gegenden jenes die Umdrehung (Fortbewegung) des Gesichts sehen.»[50]

49 Von Mithras, der in wunderbarer Weise aus einem Felsen geboren wird (vgl. Abb. 20), bemerkt Hieronymus, daß diese Erzeugung «solo aestu libidinis» [durch die bloße Hitze der Libido] erfolgt sei. (Cumont, *Textes et monuments* I, p. 163)

50 l. c., p. 7.

153 Mead übersetzt:

"and toward the regions Westward, as though it were an infinite East Wind. But if the other Wind, toward the regions of the East, should be in service, in the like fashion shalt thou see, toward the regions oft that (side,) the converse of the sight." [51]

154 Ὅραμα ist die Vision, das Gesehene; ἀποφορά heißt eigentlich das Wegtragen, Wegnehmen. Der Sinn dürfte demnach sein: je nach der Richtung des Windes wird das Gesehene bald dahin, bald dorthin weggetragen oder gewendet. Das ὅραμα ist die Röhre, der «Ursprungs-

[51] Mead, *A Mithraic Ritual*, p. 22.

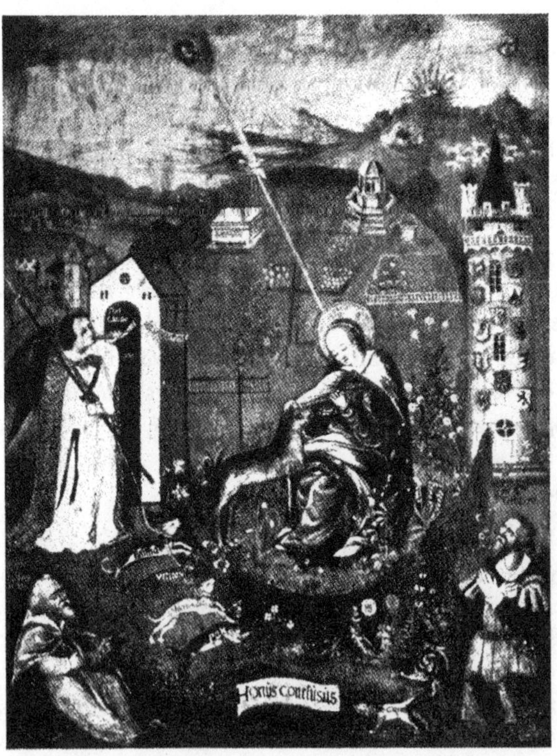

Abb. 17 Obumbratio Mariae. Rheinischer Wirkteppich (Ende 15. Jh.)

ort des Windes», welche sich bald nach Osten, bald nach Westen wendet und vielleicht den entsprechenden Wind erzeugt. Mit dieser Bewegung der Röhre stimmt die Vision des Geisteskranken erstaunlich überein [52]. Dieser bemerkenswerte Fall hat mir Anlaß gegeben zu gewissen Untersuchungen an geisteskranken Negern [53]. Ich konnte mich bei dieser Gelegenheit überzeugen, daß das bekannte Motiv des Ixion am Sonnenrade (vgl. Abb. 90) im Traume eines ungebildeten Negers vorkam. Diese und einige ähnliche Erfahrungen genügten mir zur Orientierung: es handelt sich nicht um eine für die Rasse charakteristische Heredität, sondern um eine allgemeinmenschliche Eigenschaft. Es handelt sich auch keineswegs um vererbte *Vorstellungen*, sondern um eine funktionelle *Disposition*, gleiche oder ähnliche Vorstellungen zu produzieren. Diese Disposition habe ich später als *Archetypus* bezeichnet [54].

Die verschiedenen Attribute der Sonne kommen in der Mithras- 155
liturgie nacheinander zur Erscheinung. Nach der Vision des Helios treten sieben Jungfrauen mit Schlangengesichtern und sieben Götter mit Gesichtern schwarzer Stiere auf. Die Jungfrau ist als kausativer Vergleich der Libido leicht verständlich. Die Schlange im Paradies wird gerne weiblich gedacht, als das verführerische Prinzip im Weibe (von alten Künstlern auch weiblich dargestellt) [55]. (Abb. 18) In ähnlichem Bedeutungswandel wurde in der Antike die Schlange zum Symbol der Erde, die ihrerseits stets weiblich gedacht war. Der Stier ist ein wohlbekanntes Fruchtbarkeitssymbol. Die Stiergötter werden in der Mithrasliturgie κνωδακοφύλακες «Weltachsenwächter» genannt,

[52] Ich verdanke meinem Kollegen Dr. FRANZ RIKLIN † die Kenntnis folgenden Falles, der eine uns interessierende Symbolik aufweist. Es handelt sich um eine paranoide Patientin, die folgendermaßen in den manifesten Größenwahn überging: *Sie sah plötzlich ein starkes Licht, ein Wind blies sie an, sie fühlte, wie sich ihr «Herz umkehrte», und von diesem Augenblick an wußte sie, daß Gott bei ihr eingekehrt und in ihr war.*

[53] Hiefür hatte mir der Direktor des Government Hospital in Washington D. C., Dr. A. WHITE, freundlich Erlaubnis erteilt, wofür ich ihm hier meinen Dank abstatte.

[54] Näheres hiezu in: JUNG UND KERÉNYI, *Einführung in das Wesen der Mythologie* [«Zur Psychologie des Kind-Archetypus», Paragr. 260 ff.] und JUNG, *Der Geist der Psychologie* [Paragr. 388 ff.].

[55] Siehe meine Schrift *Psychologie und Religion* [Paragr. 104 f.]

die die «Achse des Kreises des Himmels» umdrehen. Dasselbe Attribut hat auch Mithras, der bald der Sol invictus selber ist, bald der Gefährte und Beherrscher des Helios (vgl. Abb. 43 und 77.): er hält in der rechten Hand «das Bärengestirn, das bewegt und zurückwendet den Himmel». Die stierköpfigen Götter, ebenfalls ἱεροὶ καὶ ἄλκιμοι νεανίαι (heilige und starke Jünglinge), wie Mithras selbst, dem das Attribut νεώτερος (der jüngere) beigegeben ist, sind nur attributive Auseinanderlegungen derselben Gottheit. Der Hauptgott der Mithrasliturgie zerfällt selber in Mithras und Helios (vgl. Abb. 19.), deren beide Attribute einander sehr verwandt sind (von Helios): ὄψει θεὸν νεώτερον εὐειδῆ πυρινότριχα ἐν χιτῶνι λευκῷ καὶ χλαμύδι κοκκίνῃ, ἔχοντα πύρινον στέφανον[56]; (von Mithras): ⟨ὄψει⟩ θεὸν ὑπερμεγέθη, φωτινὴν ἔχοντα τὴν ὄψιν, νεώτερον, χρυσοκόμαν, ἐν χιτῶνι λευκῷ καὶ χρυσῷ στεφάνῳ καὶ ἀναξυρίσι, κατέχοντα τῇ δεξιᾷ χειρὶ μόσχου ὦμον χρύσεον, ὅς ἐστιν ἄρκτος ἡ κινοῦσα καὶ ἀντιστρέφουσα τὸν οὐρανόν, κατὰ ὥραν ἀναπολεύουσα καὶ καταπολεύουσα. ἔπειτα ὄψει ἀυτοῦ ἐκ τῶν ὀμμάτων ἀστραπὰς καὶ ἐκ τοῦ σώματος ἀστέρας ἁλλομένους[57].

156 Setzen wir Gold und Feuer als wesensähnlich, so herrscht eine große Übereinstimmung in den Attributen der beiden Götter. An diese heidnisch-mystischen Bilder verdienen die wahrscheinlich nicht sehr viel älteren Visionen der *Johannes-Apokalypse* angereiht zu werden:

«Und als ich mich unwandte, sah ich sieben goldene Leuchter und inmitten der sieben Leuchter einen, der einem Menschensohn ähnlich war, bekleidet mit einem Gewand, das bis auf die Füße reichte, und die Brust umgürtet mit einem goldenen Gürtel; sein Haupt aber und seine Haare waren weiß wie Wolle, wie Schnee, und seine Augen wie eine Feuerflamme, und seine Füße

56 Dieterich, *Mithrasliturgie*, pp. 10/11: «... wirst du einen Gott sehen, jugendlich, schön, mit feurigen Locken in weißem Gewande und in scharlachrotem Mantel mit einem feurigen Kranze.» [Zitate im Text oben pp. 12, 13 und 15.]

57 Dieterich, l. c., pp. 14/15: Du wirst sehen «Gott übergewaltig mit leuchtendem Antlitz, jung, mit goldenem Haupthaar, in weißem Gewande, mit goldnem Kranz, in weiten Beinkleidern, haltend in der rechten Hand eines Rindes goldne Schulter, die da ist das Bärengestirn, das bewegt und zurückwendet den Himmel, stundenweise hinauf- und hinabwandelnd, dann wirst du sehen aus seinen Augen Blitze und aus seinem Leibe Sterne springen.»

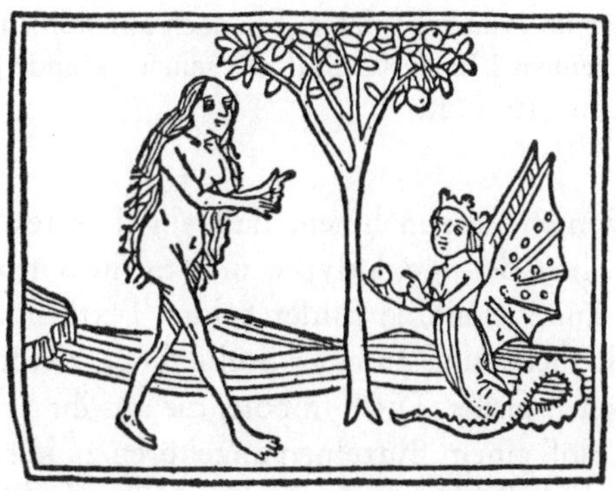

Abb. 18 Die Verführung Evas. ZAINER, *Speculum humanae salvationis.* (Augsburg 1470)

gleich schimmerndem Erz wie aus einem feurigen Ofen, und seine Stimme wie das Rauschen vieler Wasser. Und er hatte in seiner rechten Hand sieben Sterne [58], und aus seinem Munde ging ein zweischneidiges, scharfes Schwert hervor [59], und sein Angesicht war, wie die Sonne leuchtet in ihrer Kraft.» (I, 12 ff.)

«... siehe da, eine weiße Wolke, und auf der Wolke saß einer, der einem Menschensohn ähnlich war, und er hatte auf seinem Haupt eine goldene Krone ⟨στέφανον χρυσοῦν⟩ [60] und in seiner Hand eine scharfe Sichel.» (14, 14.)

«Seine Augen aber waren wie eine Feuerflamme, und auf seinem Haupte waren viele Kronen ...»

«Und er war angetan mit einem Kleide, das in Blut getaucht war ... » [61]

58 Der Große Bär besteht aus sieben Sternen.

59 Mithras wird häufig mit dem kurzen Schwert in der einen Hand und der Fackel in der andern dargestellt (Abb. 20). Das Schwert spielt als Opferinstrument in seinem Mythus eine gewisse Rolle, ebenso in der christlichen Symbolik. Siehe dazu meine Ausführungen in: *Das Wandlungssymbol in der Messe* [Paragr. 324 und 357 ff.]

60 Eigentlich «einen goldenen Kranz».

61 Vgl. dazu den scharlachroten Mantel des Helios. Es gehörte zu den Riten verschiedener Kulte, sich in die blutigen Häute der Opfertiere zu hüllen, so bei den Luperkalien, Dionysien und Saturnalien. Die letztgenannten haben uns den Karneval hinterlassen, dessen typische Figur in Rom der priapische Pulcinello war.

«Und die Heere im Himmel folgten ihm nach auf weißen Pferden, bekleidet mit weißem reinem Linnen[62]. Und aus seinem Munde geht ein scharfes Schwert hervor ...» (19, 12 ff.)

157 Man braucht nicht anzunehmen, daß ein direktes Abhängigkeitsverhältnis zwischen der Apokalypse und mithrischen Vorstellungen vorhanden sei. Die visionären Bilder beider Texte sind geschöpft aus einer Quelle, die nicht bloß an einer Stelle fließt, sondern sich im Geiste vieler Menschen findet. Die Symbole, die aus ihr hervorgehen, sind zu typisch, um bloß einem Einzelnen angehören zu können.

158 Ich erwähne diese Bilder, um zu zeigen, wie sich die Lichtsymbolik allmählich bei zunehmender Vertiefung des Gesichtes zum Bilde des Sonnenhelden, des «Vielgeliebten»[63] entwickelt[64]. Diese visionären Vorgänge sind die psychologischen Wurzeln zu den Sonnenkrönungen in den Mysterien. (Vgl. Abb. 9 sowie APULEIUS, *«Metamorphoses»*, liber XI.) Ihr Ritus ist zu liturgischer Form erstarrtes religiöses Erlebnis, das seiner Gesetzmäßigkeit wegen eben zu allgemeingültiger, äußerer Form werden konnte. Nach all dem ist es leicht verständlich, daß die alte Kirche einerseits in einem besonderen Verhältnis zu Christus als Sol novus stand und andererseits eine gewisse Mühe hatte, sich des heidnischen Symbols zu erwehren. Schon PHILO VON ALEXANDRIEN sah in der Sonne das Bild des göttlichen Logos oder der Gottheit über-

62 Vgl. die in Byssus gekleidete Gefolgschaft des Helios. Die stierköpfigen Götter tragen weiße περιζώματα (Schürzen?).

63 Der Titel des Mithra in: *Vendidad*, XIX, 28; zitiert bei CUMONT, *Textes et monuments*, p. 37.

64 Die Entwicklung der Sonnensymbolik in *Faust* reicht nicht bis zur anthropomorphen Vision, sie macht (in der Selbstmordszene, 1. Teil, I, 1, p. 154) beim Wagen des Helios halt. («Ein Feuerwagen schwebt auf leichten Schwingen / An mich heran!») Zur Aufnahme des sterbenden oder abschiednehmenden Helden kommt der Feuerwagen, wie bei Elias' oder Mithras' Himmelfahrt (ähnlich bei Franz von Assisi). Der Flug des Faust geht übers Meer, ebenso der des Mithras; die altchristlichen bildnerischen Darstellungen der Himmelfahrt des Elias lehnen sich zum Teil an die entsprechenden mithrischen Darstellungen an. Die zum Himmel aufstürmenden Pferde des Sonnenwagens verlassen die feste Erde und nehmen ihren Weg über einen zu ihren Füßen liegenden Wassergott, den Okeanos. (CUMONT, *Textes et monuments* I, p. 178)

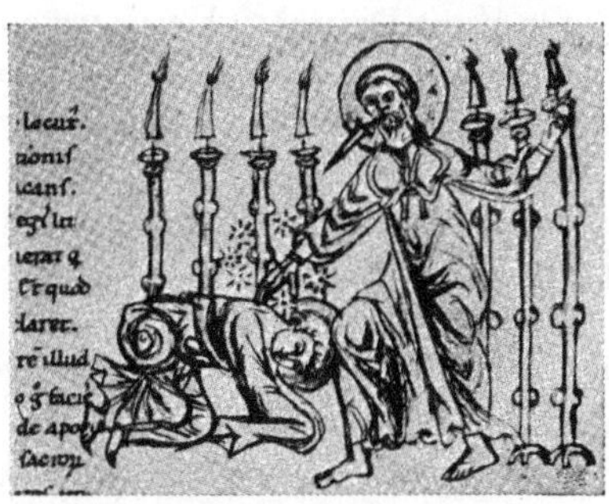

Abb. 19 Der Menschensohn zwischen den sieben Leuchtern. *Beatus-Kommentar.* (2. Hälfte des 12. Jh.)

haupt[65]. In einer Ambrosianischen Hymne wird Christus angerufen: «O sol salutis» usw. Zur Zeit des MARCUS AURELIUS nannte MELITON in seiner Schrift περὶ λούτρου Christus den Ἥλιος ἀνατολῆς ... μόνος ἥλιος οὗτος ἀνέτειλεν ἀπ᾽ οὐρανοῦ[66].

Noch deutlicher ist eine Stelle bei Pseudo-CYPRIAN: 159

«O quam praeclara providentia ut illo die quo factus est sol, in ipso die nasceretur Christus, V. Kal. Apr. feria IV, et ideo de ipso ad plebem dicebat Malachias propheta: ‹orietur vobis sol iustitiae et curatio est in pennis eius›, hic est sol iustitiae cuis in pennis curatio praeostendebatur.»[67]

In einer angeblich von JOHANNES CHRYSOSTOMUS herrührenden 160
Schrift *«De solstitiis et aequinoctiis»* heißt es:

65 *De somniis*, I, 85.

66 «Sonne des Ostens ... als die *eine* Sonne ist er am Himmel aufgegangen.» Vgl. PITRA, *Analecta sacra*, zit. in: CUMONT, *Textes et monuments* I, p. 355.

67 CUMONT, l. c.; deutsch in: USENER, *Das Weihnachtsfest*, p. 8: «‹O wie herrlich und göttlich›, ruft er aus, ‹bewährt sich des herrn vorsehung darin, daß an eben jenem tage, an dem die sonne geschaffen ist, Christus geboren wurde, am 28 märz, einem mittwoch. Darum durfte von ihm mit recht Malachias der prophet zum volke sagen (4, 2): ‹Aufgehen wird euch die sonne der gerechtigkeit, und heilung ist in ihren schwingen›.» Die Stelle aus *Maleachi* lautet: «Euch aber, die ihr meinen Namen fürchtet, wird die Sonne der Gerechtigkeit aufgehen, die Heilung birgt unter ihren Flügeln.» Dieses Bild erinnert an die ägyptische geflügelte Sonnenscheibe. (Vgl. Abb. 21 und 12.)

«Sed et dominus nascitur mense Decembri, hiemis tempore, VIII kal. Ianuarias, quando oleae maturae praemuntur ut unctio, id est chrisma, nascatur ... Sed et Invicti natalem appellant. Quis utique tam invictus nisi dominus noster qui Mortem subactam devicit? vel quod dicant Solis esse natalem, ipse est Sol iustitiae, de quo Malachias propheta dixit. – Dominus lucis ac noctis conditor et discretor qui a propheta Sol iustitiae cognominatus est.»[68]

161 Nach dem Zeugnis des EUSEBIUS VON ALEXANDRIEN beteiligten sich auch die Christen an der bis ins 5. Jahrhundert andauernden Verehrung der aufgehenden Sonne: Οὐαὶ τοῖς προσκυνοῦσι τὸν ἥλιον καὶ τὴν σελήνην καὶ τοὺς ἀστέρας. πολλοὺς γὰρ οἶδα τοὺς προσκυνοῦντας καὶ εὐχομένους εἰς τὸν ἥλιον. ἤδη γὰρ ἀνατείλαντος τοῦ ἡλίου, προσεύχονται καὶ λέγουσιν. "Ἐλέησον ἡμᾶς" καὶ οὐ μόνον Ἡλιογνώσται καὶ αἱρετικοὶ τοῦτο ποιοῦσιν ἀλλὰ καὶ κριστιανοὶ καὶ ἀφέντες τὴν πίστιν τοῖς αἱρετικοῖς συναναμίγυνται[69].

162 AUGUSTIN hält seinen Christen ausdrücklich entgegen: «Non est Dominus Christus sol factus, sed per quem sol factus est.» («Nicht ist Christus der Herr zur Sonne geworden, sondern er ist der, durch den die Sonne geschaffen ist.»)[70]

163 Die kirchliche Kunst hat viel vom Sonnenkult aufbewahrt[71]: so den Strahlenschein um das Haupt Christi, den Heiligenschein über-

68 «Aber auch der Herr ist im Winter, am 24./25. im Monat Dezember geboren, dann wenn man die reifen Oliven preßt, damit die Ölung, d. h. das Salböl, entstehe – aber sie nennen es auch den Geburtstag des Unbesiegbaren. Wer ist jedoch so völlig unbesiegbar wie unser Herr, der den Tod unterwarf und besiegte? Oder wenn sie es den Geburtstag der Sonne nennen, so ist es eben die Sonne der Gerechtigkeit selbst, von der der Prophet Maleachi gesprochen hat. – Der Herr des Lichtes und der Nacht, der Schöpfer und Ordner, der vom Propheten ‹Sonne der Gerechtigkeit› benannt worden ist.» (Übersetzt aus CUMONT, l. c., p. 355.)

69 ORIGINES, VI: περὶ ἀστρονόμων, zitiert in CUMONT, l. c., p. 356: «Wehe denen, die sich vor der Sonne niederwerfen und vor dem Monde und den Gestirnen. Ich habe nämlich viele gesehen, die sich vor der Sonne niederwarfen und zu ihr beteten. Schon bei Sonnenaufgang bringen sie ihre Gebete dar mit den Worten: ‹Erbarme dich unser›, und nicht nur die Heliognosten und Häretiker tun solches, sondern auch die Christen, ihren Glauben vergessend, mischen sich unter die Ketzer.»

70 *In Ioannis evangelium tractatus* XXXIV, 2 [III/2, col. 2037].

71 Die Katakombenbilder enthalten ebenfalls viel Sonnensymbolik. Das Swastikakreuz (Sonnenrad) z. B. findet sich auf dem Gewande des Fossor Diogenes im coemeterium des Petrus und Marcellinus. Die Symbole der aufsteigenden Sonne, Stier und Widder, finden sich im Orpheus-Fresko des coemeteriums der heiligen Domi-

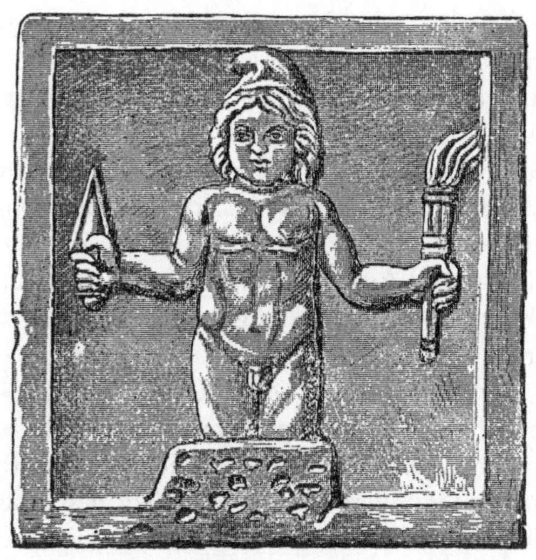

Abb. 20 Mithras mit Schwert und Fackel. Römisches Relief

haupt. Die christliche Legende attribuiert viele Feuer- und Lichtsymbole ihren Heiligen[72]. Die zwölf Apostel wurden zum Beispiel den zwölf Tierkreiszeichen verglichen und daher mit einem Stern über dem Haupte dargestellt[73]. Es ist kein Wunder, daß die Heiden, wie

tilla; ähnlich Widder und Pfau (der mit dem Phönix Sonnensymbol ist) auf einem Epitaph der Kallistus-Katakombe.

72 Zahlreiche Beispiele bei VON GÖRRES, *Die christliche Mystik*.

73 LE BLANT, *Les Sarcophages chrétiens de la Gaule*. In den Homilien des CLEMENS VON ROM (II, 23, zitiert in: CUMONT, l. c., I, p. 356) heißt es: τῷ κυρίῳ γεγονάσιν δώδεκα ἀπόστολοι τῶν τοῦ ἥλιον δώδεκα μηνῶν φέροντες τὸν ἀριθμόν. Wie ersichtlich bezieht sich dieses Bild auf den Sonnenweg durch den Zodiakus. Dieser wurde als Schlange dargestellt (wie auch die assyrische Mondbahn, vgl. Abb. 22), welche die Tierkreiszeichen auf dem Rücken trägt (ähnlich wie der Deus leontocephalus des Mithrasmysteriums, vgl. Abb. 79). Diese Anschauung ist belegt durch eine von CUMONT edierte Stelle aus einem vatikanischen Codex (190, saec. XIII, p. 229, zitiert in: CUMONT, l. c., p. 35): Τότε ὁ πάνσοφος δημιουργὸς ἄκρῳ νεύματι ἐκίνησε τὸν μέγαν δράκοντα σὺν τῷ κεκοσμημένῳ ατεφάνῳ, λέγω δὴ τὰ ιβ' ζώδια, βαστάζοντα ἐπὶ τοῦ νώτου αὐτοῦ ... Auch das manichäische System attribuierte Christus das Bild der Schlange, und zwar der Schlange am Baum des Paradieses (vgl. *Joh.* 3, 14: «Und wie Mose in der Wüste die Schlange erhöhte, so muß der Sohn des Menschen erhöht werden ...») (Vgl. Abb. 23.)

Tertullian[74] berichtet, die Sonne für den Christengott hielten. Bei den Manichäern war es sogar wirklich die Sonne. Eines der merkwürdigsten Monumente dieser Sphäre, wo sich Heidnisch-Asiatisches, Hellenistisches und Christliches mischen, ist die von Wirth editierte Ἐξήγησις περὶ τῶν ἐν Περσίδι πραχθέντων[75], ein Fabelbuch, das tiefe Einblicke in die synkretistische Symbolik gestattet. Dort findet sich folgende magische Widmung: Διὶ Ἡλίῳ θεῷ μεγάλῳ βασιλεῖ Ἰησοῦ[76]. In gewissen Gegenden Armeniens wird noch jetzt die aufgehende Sonne von Christen gebeten, sie möge «ihren Fuß auf dem Gesichte des Betenden ruhen lassen»[77].

164 Wir haben unter dem Symbol von «Motte und Sonne» in die historischen Tiefen der Seele hinuntergegraben, und bei dieser Arbeit sind wir auf ein verschüttetes Idol des «jugendlich schönen, feuerlockigen» und strahlengekrönten Sonnenhelden gestoßen, der ewig, dem Sterblichen unerreichbar, die Erde umwandelt, dem Tage die Nacht, dem Sommer den Winter, dem Leben den Tod folgen läßt – und wiederersteht in verjüngter Pracht und neuen Generationen leuchtet. Ihm gilt die Sehnsucht der in der Motte sich verbergenden Träumerin.

165 Die antike, vorderasiatische Kultursphäre kannte eine Sonnenverehrung unter dem Bilde des sterbenden und wiedererstehenden Gottes – Osiris (vgl. Abb. 64), Tammuz, Attis-Adonis[78], Christus, Mithras[79], Phönix und anderer. – Im Feuer wurde ebensosehr die wohltätige wie die zerstörende Kraft verehrt. Die Naturmächte haben immer zwei Seiten, wie wir schon beim Gotte des Hiob sahen. Dieser Revers

74 «Alii humanius et verisimilius Solem credunt deum nostrum». [Andere. menschlicher und wahrscheinlicher, sehen die Sonne als unseren Gott an.] (*Apologia*, 16)

75 «Bericht über die Geschehnisse in Persien», nach einer Münchner Handschrift aus dem 11. Jh. zitiert in: Wirth, *Aus orientalischen Chroniken*, p. 151 ff.

76 «Dem großen Gott Zeus Helios, dem König Jesus» (l. c., p. 166, 22).

77 Abeghian, *Der armenische Volksglaube*, p. 41.

78 Attis wurde später dem Mithras assimiliert. Er wurde ebenso wie dieser mit der phrygischen Mütze dargestellt (Abb. 20), vgl. Cumont, *Mysterien des Mithra*, p. 167 f. Nach dem Zeugnis des Hieronymus war die Geburtshöhle von Bethlehem ursprünglich ein Heiligtum (spelaeum) des Attis. (Usener, l. c., p. 291)

79 Cumont (*Mysterien des Mithra*, p. IV) sagt: «Mit Erstaunen gewahrten die beiden Gegner, wie ähnlich sie sich in vieler Hinsicht waren, ohne sich von den Ursachen dieser Ähnlichkeit Rechenschaft geben zu können.»

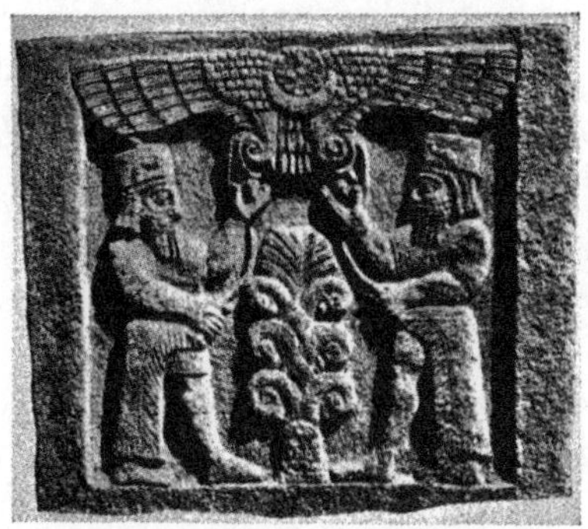

Abb. 21 Geflügelte Sonne mit Mond und Lebensbaum. Hethitisches Relief.

führt uns wieder zum Gedicht der Miss Miller zurück. Ihre Reminiszenzen beweisen unsere vorherige Vermutung, daß nämlich das Bild von Motte und Sonne eine Verdichtung sei von zwei Bildern, wovon wir das eine soeben besprochen haben; das andere ist die Motte und die Flamme. Als Titel eines Theaterstückes, von dessen Inhalt die Autorin uns allerdings nichts mitteilt, dürfte «Motte und Flamme» wohl den bekannten Sinn haben: ums Feuer der Leidenschaft solange herumfliegen, bis man sich die Flügel verbrennt. Das leidenschaftliche Begehren hat seine zwei Seiten: es ist die Kraft, die alles verschönt und unter Umständen auch alles zerstört. Es ist daher begreiflich, daß ein heftiges Begehren entweder an sich schon von Angst begleitet ist oder von Angst gefolgt oder angekündigt wird. Leidenschaft führt Schicksale herbei und schafft damit Unwiderrufliches. Sie treibt das Rad der Zeit voran und belastet die Erinnerung mit unwiederbringlicher Vergangenheit. Die Angst vor dem Schicksal ist nur zu verständlich: es ist ein Unabsehbares und Grenzenloses; es birgt unbekannte Gefahren, und das Zögern des Neurotischen, das Leben zu wagen, erklärt sich unschwer aus dem Wunsche, abseits stehen zu dürfen, um nicht in den gefährlichen Kampf verwickelt zu werden. Wer auf das Wagnis, zu erleben, verzichtet, muß den Wunsch dazu in sich erstikken, also eine Art von partiellem Selbstmord begehen. Daraus erklären sich die Todesphantasien, die den Verzicht auf das Begehren gerne begleiten. Im Gedicht hat Miss Miller diese Phantasien bereits ausgesprochen, sie fügt bei den Materialien noch folgendes hinzu: «Ich hatte eine Auswahl von Stücken BYRONS gelesen, die mir sehr gefielen und eindrücklich blieben. Übrigens ist der Rhythmus meiner zwei letzten Verse ,For I, the source ...', und dem zweier BYRONschen Verse sehr ähnlich:

Now let me die as I have lived in faith
Nor tremble tho' the Universe should quake!»

166 Diese Reminiszenz, womit die Reihe der Einfälle schließt, bestätigt die Todesphantasien, die sich aus dem Verzichte ergeben. Das Zitat stammt, was Miss Miller nicht erwähnt, aus einer unvollendeten Dichtung BYRONS *«Heaven and Earth»*. Die ganze Stelle lautet:

Still blessed be the Lord,
For what is past,
For that which is:
For all are his,
From first to last –
Time, space, eternity, life, death –
The vast known and immeasurable unknown.
He made, and can unmake,
And shall *I* for a little gasp of breath,
Blaspheme and groan?
No; let me die, as I have lived, in faith,
Nor quiver, though the universe may quake! [80]

167 Die Worte sind in einer Art Lobpreisung oder Gebet enthalten, gesprochen von einem «Sterblichen», der vor der steigenden Sintflut auf hoffnungsloser Flucht sich befindet. Miss Miller setzt sich durch ihr Zitat in dieselbe Situation, das heißt sie läßt durchblicken, daß ihre Gefühlslage der Verzweiflung der Unglücklichen vergleichbar sei, welche sich von den steigenden Wassern der Sintflut bedroht sahen. Damit gestattet sie uns einen Blick in die dunkeln Hintergründe ihrer Sehnsucht nach dem Sonnenhelden. Wir sehen, daß ihre Sehnsucht vergeblich ist, denn sie ist eine Sterbliche, nur kurz von höchster Sehnsucht emporgetragen zum Lichte und dann dem Tode verfallen oder vielmehr, von Todesangst emporgetrieben, wie die Menschen der Sint-

80 *The Poetical Works,* p. 421.

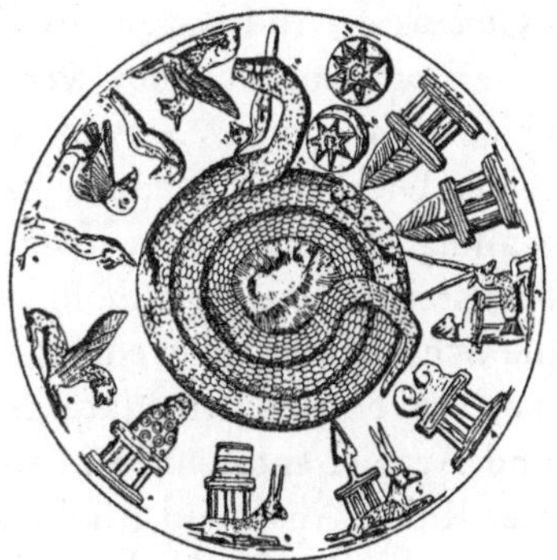

Abb. 22 Schlange, die Mondbahn darstellend. Assyrischer Grenzstein von Susa

flut, und trotz verzweiflungsvollem Kampfe rettungslos dem Verderben preisgegeben, eine Stimmung, die lebhaft die Schlußszene aus *«Cyrano de Bergerac»* in Erinnerung ruft:

Cyrano:

> Oh! mais! ... puisqu'elle est en chemin,
> Je l'attendrai debout, et l'épée à la main! ...
>
> Que dites-vous? ... C'est inutile? ... Je le sais.
> Mais on ne se bat pas dans l'espoir du succès!
> Non! non! c'est bien plus beau lorsque c'est inutile! ...
>
> Je sais bien qu'à la fin vous me mettrez à bas ... [81]

Ihre menschlich verstandene Erwartung ist vergeblich, denn ihr 168
Begehren zielt auf den Göttlichen, den «Vielgeliebten», der im Bilde der Sonne verehrt wird. Nach dem vorliegenden Material läßt sich nicht behaupten, daß es sich dabei um eine bewußte Entscheidung oder Wahl handle. Miss Miller ist vielmehr mit der Tatsache konfrontiert, daß an die Stelle des Sängers ohne ihre Absicht und ohne ihr Zutun ein göttlicher Heros getreten ist. Ob damit etwas Günstiges oder Ungünstiges geschehen ist, diese Frage steht noch offen.

Byrons *«Heaven and Earth»* ist ein «Mystery, founded on the 169

81 Rostand, l. c., p. 224 f.

following passage in Genesis»: «And it came to pass ... that the Sons of God saw the daughters of men, that they were fair; and they took them wives of all which they choose[82].» Außerdem setzt Byron als ein weiteres Motto seiner Dichtung folgenden Passus aus Coleridge vor: «And woman wailing for her demon lover.» Byrons Dichtung komponiert zwei große Ereignisse, ein psychologisches und ein tellurisches, nämlich die alle Schranken niederreißende Leidenschaft einerseits und die Schrecken der entfesselten Naturgewalten andererseits. Die Engel Samiasa und Azaziel entbrennen in sündiger Leidenschaft für die schönen Töchter Kains, Anah und Aholibamah, und durchbrechen so die Schranke, die zwischen Sterbliche und Unsterbliche gesetzt ist. Sie empören sich, wie einst Luzifer, gegen Gott, und der Erzengel Raphael erhebt warnend seine Stimme:

But man hath listen'd to his voice,
And ye to woman's – beautiful she is,
The serpent's voice less subtle than her kiss.
The snake but vanquish'd dust; but she will draw
A second host from heaven, to break heaven's law.[83]

170 Die Macht Gottes ist bedroht durch die Verführung der Leidenschaft; dem Himmel droht ein zweiter Abfall seiner Engel. Übersetzen wir diese Projektion zurück ins Psychische, woher sie ja ihren Ursprung genommen, so heißt es: die Macht des die Welt mit weisen Gesetzen regierenden Guten und Vernünftigen wird bedroht durch die chaotische Urmacht der Leidenschaft. Daher muß diese ausgerottet werden; das bedeutet in mythologischer Projektion: das Geschlecht Kains und die ganze sündige Welt soll von Grund auf durch die Sintflut vernichtet werden. Das ist die notwendige Folge der Leidenschaft, die alle Schranken niedergeworfen hat. Sie ist wie das Meer, das seine Dämme durchbrochen hat, und wie die Gewässer der Tiefe und die Regenfluten[84], welche die erzeugenden, befruchtenden, die «mütter-

82 «... sahen die Gottessöhne, daß die Töchter der Menschen schön waren, und sie nahmen sich zu Weibern, welche sie nur wollten.» (1. *Mos.* 6, 2)

83 l. c., p. 419.

84 Die Natur, das Objekt überhaupt, spiegelt alles jenes wider, was Inhalt unseres Unbewußten, aber als solcher nicht bewußt ist. Viele Lust- und Unlusttöne der

lichen» waren, wie die indische Mythologie sie nennt; nun verlassen sie ihre natürlichen Grenzen und schwellen an über die Höhen der Berge und ersäufen alles Lebendige. Als bewußtseinstranszendente Kraft eignet die Libido dem δαίμων, dem guten Gotte wie dem Teufel. Könnte daher das Böse überhaupt vernichtet werden, so erlitte das «Göttliche» oder «Dämonische» überhaupt einen namhaften Verlust; es wäre eine Amputation am Leibe der Gottheit. Darauf weist die Klage Raphaels über die beiden Empörer Samiasa und Azaziel hin:

> ... why,
> Cannot this earth be made, or be destroy'd,
> Without involving ever some vast void
> In the immortal ranks? ...[85]

171 Die Leidenschaft hebt den Menschen nicht nur über sich selbst, sondern auch über die Grenzen seiner Sterblichkeit und Irdischkeit hinaus, und indem sie ihn emporhebt, vernichtet sie ihn. Diese «Überhebung» findet mythologisch ihren Ausdruck zum Beispiel im Bau des himmelhohen Turmes von Babel, der den Menschen Verwirrung

Wahrnehmung schreiben wir ohne weiteres dem Objekt zu, ohne zu überlegen, inwiefern dieses dafür überhaupt verantwortlich gemacht werden kann. Ein Beispiel unmittelbarer Projektion findet sich in einem Volkslied:
Unten an dem Strande, unten dort am Ufer,
Dort wusch eine Maid wohl ihres Mannes Tüchlein ...
Und ein linder West kam wehend übers Ufer,
Hob den Rock ihr auf ein wenig durch sein Wehen,
Und ein wenig ließ er ihren Knöchel sehen.
Und das Ufer ward, es ward die ganze Welt hell.
(Neugriechisches Volkslied aus Sanders, Das Volksleben der Neugriechen, p. 81, zitiert in Arnold, l. c., p. 166.)
Oder in germanischer Form:
In Gymirs Gehöft gehen sah ich
Mir liebe Maid;
Vom Glanz ihrer Arme erglühte der Himmel
Und all das ewige Meer.
(Aus: *Die Edda.* Zitiert in: Arnold, l. c., p. 167.) Hierher gehören auch alle die Wunderberichte über die «kosmischen» Ereignisse bei Geburt und Tod der Helden.

[85] Byron, l. c., p. 419.

bringt[86], oder in der Empörung Luzifers. In der Dichtung BYRONS ist es der Ehrgeiz des Kainsgeschlechtes, dessen Streben sich die Sterne dienstbar macht und selbst die Söhne Gottes verführt. Wenn schon die Sehnsucht nach den höchsten Dingen legitim ist, so liegt doch in dem Umstand, daß sie über die dem Menschen gesteckten Grenzen hinausgreift, der sündhafte Übergriff und damit das Verderben. Das Sehnen der Motte nach den Sternen ist nicht darum rein, weil diese hoch oben am Himmel stehen, sondern es ist das Begehren einer Motte, die sich kaum zu so edeln Aspirationen denaturalisiert. Auch der Mensch bleibt schließlich Mensch. Durch das Übermaß seines Begehrens kann er auch das Göttliche in das Verderben seiner Leidenschaft herunterziehen[87]. Er scheint sich zwar zum Göttlichen zu erheben, verläßt aber darob seine Menschlichkeit. So wird die Liebe von Anah und Aholibamah zu ihren Engeln zum Untergang für Götter und Menschen. Die Anrufung, mit der die Kainstöchter die Engel beschwören, ist eine sozusagen genaue Parallele zu dem Gedicht von Miss Miller.

Anah[88]:

> Seraph!
> From thy sphere!
> Whatever star[89] contain thy glory;
> In the eternal depths of heaven
> Albeit thou watchest with "the seven"
> Though through space infinite and hoary
> Before thy bright wings worlds be driven,
> Yet hear!
> Oh think of her who holds thee dear!
> And though she nothing is to thee,
> Yet think that thou art all to her ...

86 Vergleichbar den mythischen Helden, die nach ihren größten Taten in geistige Verwirrung fallen.

87 Die Religionsgeschichte enthält zahlreiche Beispiele solcher Entgleisungen.

88 Anah ist die Geliebte Japhets, des Sohnes Noahs. Sie verläßt ihn um des Engels willen.

89 Der Angerufene ist eigentlich ein *Stern*. Vgl. Miss Millers «Morgenstern».

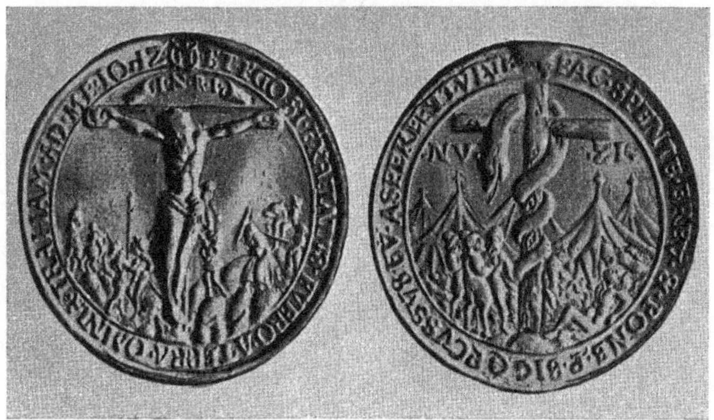

Abb. 23 Die erhöhte Schlange als Kehrseite des Kruzifixus. Pesttaler des HIERONYMUS MAGDEBURGER, Goldschmied zu Annaberg

Eternity is in thine years,
Unborn, undying beauty in thine eyes;
With me thou canst not sympathise,
Except in love, and there thou must
Acknowledge that more loving dust
Ne'er wept beneath the skies.
Thou walk'st thy many worlds [90], thou se'st
The face of him who made thee great,
As he hath made me of the least
Of those cast out from Eden's gate;
Yet, Seraph dear!
Oh hear!

For thou hast loved me, and I would not die
Until I know what I must die in knowing,
That thou forgett'st in thine eternity
Her whose heart death could not keep from
o'erflowing
For thee, immortal essence as thou art!
Great is their love who love in sin and fear;
And such, I feel, are waging in my heart

90 Eigentlich ein Attribut der wandernden Sonne.

A war unworthy: to an Adamite
Forgive, my Seraph! that such thoughts appear.
For sorrow is our element ...

The hour is near
Which tells me we are not abandon'd quite.
Appear! Appear!
Seraph!
My own Azaziel! be but here,
And leave the stars to their own light.

Aholibamah:

I call thee, I await thee and I love thee ...
Though I be form'd of clay,
And thou of beams
More bright than those of day
On Eden's streams,
Thine immortality cannot repay
With love more warm than mine
My love. There is a ray [91]
In me, which, though forbidden yet to shine,
I feel was lighted at thy God's and thine [92].

It may be hidden long: death and decay
Our mother Eve bequeath'd us – but my heart,
Defies it: though this life must pass away,
Is *that* a cause for thee and me to part?

I can share all things, even immortal sorrow;
For thou hast ventured to share life with *me*,
And shall *I* shrink from thine eternity?
No! though the serpent's sting should pierce me thorough,

[91] Die Lichtsubstanz der eigenen Seele.

[92] Die Verbindung der beiden Lichtsubstanzen zeigt die Gemeinschaftlichkeit ihres Ursprungs; es sind Libidobilder. Nach MECHTHILD VON MAGDEBURG (*Das fließende Licht der Gottheit*) ist die Seele aus «Minne» gemacht.

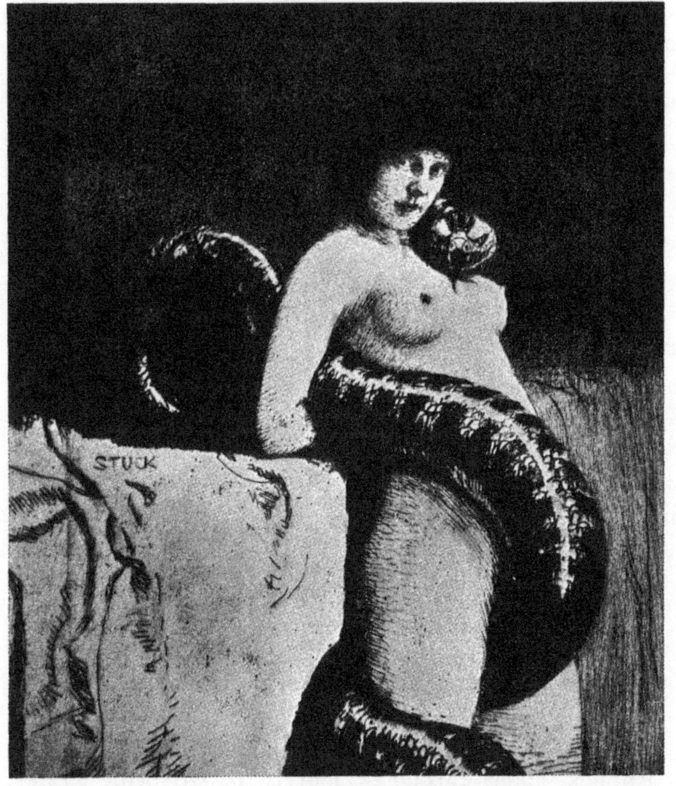

Abb. 24 Die Sinnlichkeit. Gemälde von FRANZ STUCK (1863–1928)

And thou thyself wert like the serpent, coil
Around me still[93]! And I will smile,
And curse thee not; but hold
Thee in as warm a fold
As – but descend, and prove
A mortal's love
For an immortal ...

93 Vgl. die Bilder STUCKS: Die Sünde, Das Laster und Die Sinnlichkeit (vgl. Abb. 24), wo der nackte Frauenleib von einer Schlange umwunden ist. Im Grunde genommen ein Bild der Todesangst.

172 Die Erscheinung der beiden Engel, die auf die Anrufung erfolgt, ist, wie immer, eine glänzende Lichtvision:

Aholibamah:

> The clouds from off their pinions flinging,
> As though they bore to-morrow's light.

Anah:

> But if our father see the sight!

Aholibamah:

> He would but deem it was the moon
> Rising unto some sorcerer's tune
> An hour too soon ...

Anah:

> Lo! They have kindled all the west,
> Like a returning sunset; – lo!
> On Ararat's late secret crest
> A mild and many-colour'd bow,
> The remnant of their flashing path,
> Now shines! ... [94]

173 Im Anblick dieser farbigen Lichtvision, wo beide Frauen ganz Sehnsucht und Erwartung sind, gebraucht Anah ein ahnungsvolles Gleichnis, welches plötzlich wieder einen Blick auftut in die unheimliche Tiefe, aus der für einen Augenblick die erschreckende theriomorphe Natur des milden Lichtgottes auftaucht:

> ... and now, behold! it hath
> Return'd to night, as rippling foam,
> Which the leviathan hath lash'd
> From his unfathomable home,
> When sporting on the face of the calm deep,
> Subsides soon after he again hath dash'd
> Down, down, to where the ocean's fountains sleep. [95]

94 l. c., p. 412 f.
95 l. c., p. 413.

Wir erinnern uns dieses überwältigenden Gewichtes in der Waagschale der Rechte Gottes über den Menschen Hiob. Wo die tiefen Quellen des Ozeans sind, wohnt der Leviathan; von dort steigt die allzerstörende Flut herauf, das Meer der Leidenschaft. Die erdrükkende, umschnürende Empfindung des andringenden Triebes erscheint projiziert als steigende Flut, welche alles Lebende vernichtet, um aus dieser Vernichtung eine neue, bessere Schöpfung hervorgehen zu lassen. 174

Japhet:

The eternal will
Shall deign to expound this dream
Of good and evil; and redeem
Unto himself all times, all things;
And, gather'd under his almighty wings,
Abolish hell!
And to the expiated Earth
Restore the beauty of her birth.

Spirits:

And when shall take effect this wondrous spell?

Japhet:

When the Redeemer cometh; first in pain,
And then in glory.

Spirits:

New times, new climes, new arts, new men; but still,
The same old tears, old crimes, and oldest ill,
Shall be amongst your race in different forms;
But the same moral storms
Shall oversweep the future, as the waves
In a few hours the glorious giants' graves. [96]

[96] l. c., p. 415 f.

175 Die prophetischen Ausblicke Japhets müssen zunächst auf der «Subjektstufe» erklärt werden[97]: mit dem Tode der Motte im Lichte ist zwar für einmal die Gefahr beseitigt; damit ist das Problem aber nicht gelöst. Der Konflikt beginnt wieder von vorne, es ist aber «Verheißung in der Luft», eine Vorahnung des «Vielgeliebten», der zur Mittagshöhe ansteigt und wiederum zu Nacht und Kälte hinuntersteigt, ein frühsterbender Gott, an den sich seit alters Erneuerungs- und Jenseitserwartungen knüpften.

97 Die Deutung der Produkte des Unbewußten, z. B. einer Traumperson, hat einen doppelten Aspekt, nämlich, was letztere an und für sich (Objektstufe) und was sie als Projektion (Subjektstufe) bedeutet. Vgl. [Jung,] *Über die Psychologie des Unbewußten* [Paragr. 130].

ZWEITER TEIL

I. EINLEITUNG

Bevor ich auf die Materialien, welche diesem zweiten Teil zugrunde 176
liegen, eingehe, erscheint es mir geboten, einen Rückblick auf den eigenartigen Gedankengang, den die Analyse des Gedichtes «The Moth to the Sun» gewiesen hat, zu werfen. Obschon dieses Gedicht vom vorhergehenden Schöpferhymnus sehr verschieden ist, hat doch die nähere Untersuchung der Sehnsucht nach der Sonne auf mythologische Grundgedanken geführt, die sich eng an die Betrachtungen zum ersten Gedicht anschließen: Der Schöpfergott, dessen zwiespältige Natur bei *Hiob* deutlich hervortritt, erfährt in den Grundlagen des zweiten Gedichtes eine neue Qualifizierung von astralmythologischer oder, besser gesagt, astrologischer Art. Der Gott wird zur Sonne und findet damit jenseits der moralischen Zerlegung in den lichten

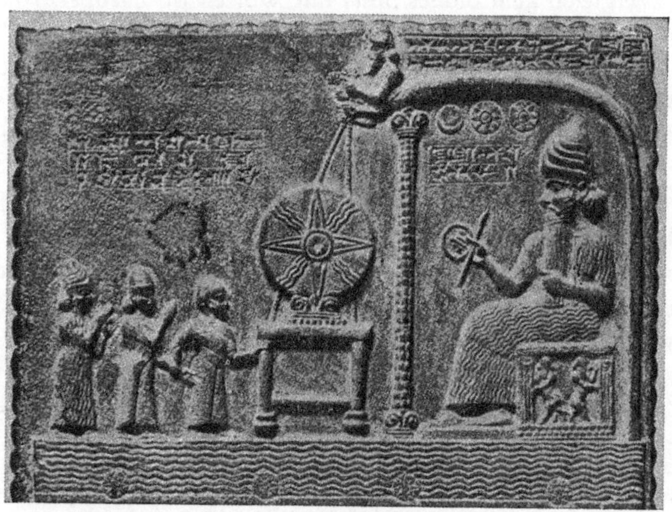

Abb. 25 Die «Sonnengott-Tafel». Nabû-apal-iddina, König von Babylon (um 870 v. Chr.) opfert dem Sonnengott

Himmelsvater und in den Teufel einen natürlichen Ausdruck. Die Sonne ist, wie RENAN bemerkt, eigentlich das einzig «vernünftige» Gottesbild, ob wir nun auf dem Standpunkt des Primitiven oder dem der modernen Naturwissenschaft stehen: beide Male ist die Sonne der Vatergott, von dem alles Lebende lebt und welcher der Befruchter und Schöpfer, die Energiequelle unserer Welt ist. In der Sonne als natürlichem Dinge, das keinen inneren Zwiespalt kennt, läßt sich der Widerstreit, dem die Seele des Menschen anheimgefallen ist, harmonisch auflösen. Die Sonne ist nicht nur Wohltat, denn sie vermag auch zu zerstören, weshalb das Zodiakalbild der Augusthitze der herdenverwüstende Löwe ist, den der jüdische Heros Simson [1] tötet, um die verschmachtende Erde von dieser Plage zu erlösen. Es ist aber die der Sonne eigentümliche Natur, zu brennen, und es erscheint dem Menschen natürlich, daß sie brennt. Auch scheint sie auf Gerechte und Ungerechte gleicherweise und läßt ebensowohl nützliche wie schädliche Lebewesen wachsen. Die Sonne ist daher geeignet, den sichtbaren Gott dieser Welt darzustellen, das heißt die treibende Kraft unserer eigenen Seele, die wir Libido nennen und deren Wesen es ist, Nützliches und Schädliches, Gutes und Böses hervorgehen zu lassen. Daß dieser Vergleich kein bloßes Spiel mit Worten ist, darüber haben uns die Mystiker belehrt: Wenn sie durch Verinnerlichung in die Tiefen ihres eigenen Wesens hinabsteigen, so finden sie «in ihrem Herzen» das Bild der Sonne, sie finden ihren eigenen «Lebenswillen», der mit Recht, ich darf wohl sagen, mit physikalischem Recht, Sonne genannt wird, denn unsere Energie- und Lebensquelle ist die Sonne. So ist unser physiologisches Leben als ein energetischer Prozeß ganz Sonne. Welch besonderer Art diese vom Mystiker innerlich angeschaute «Sonnenenergie» ist, zeigt ein Beispiel aus der indischen Mythologie. Aus den Erklärungen des 3. Teiles der *Svetâsvatara-Upanishad* entnehmen wir folgende Stellen, die sich auf Rudra [2] beziehen:

[1] Simson als Sonnengott. Vgl. STEINTHAL, *Die Sage von Simson.* Die Tötung des Löwen ist, wie das mithrische Stieropfer, eine Antizipation des göttlichen Selbstopfers. Siehe unten.

[2] Rudra, eigentlich als Vater der Maruts (Winde) ein Wind- oder Sturmgott, tritt hier als alleiniger Schöpfergott auf, wie der Verlauf des Textes zeigt. Als Windgott kommt ihm die Schöpfer- und Befruchterrolle zu: Ich verweise auf die Ausführungen des ersten Teiles zu ANAXAGORAS und unten.

«2. For there is one Rudra only, they do not allow a second, who rules all the worlds by his powers. He stands behind all persons, and after having created all worlds he, the protector, rolls it up at the end of time.

3. That one god, having his eyes, his face, his arms, and his feet in every place, when producing heaven and earth, forges them together with his arms and his wings.

4. He, the creator and supporter of the gods, Rudra, the great seer, the lord of all, he who formerly gave birth to Hiranyagarbha, may he endow us with good thoughts» [3]. [Third Adhyâya, p. 244 f.]

Diese Attribute lassen deutlich den Allschöpfer erkennen und in ihm die Sonne, die beflügelt ist und mit tausend Augen die Welt durchspäht [4]. (Vgl. Abb. 26.) Die folgenden Passagen bestätigen das Gesagte und fügen dazu noch die wichtige Besonderheit, daß der Gott auch in der einzelnen Kreatur enthalten ist: 177

«7. Those who know beyond this the High Brahman, the vast, hidden in the bodies of all creatures, and alone enveloping everything, as the Lord, they become immortal.

8. I know that great person (purusha) of sunlike lustre beyond the darkness. A man who knows him truly, passes over death; there is no other path to go.

11. ... he dwells in the cave (of the heart) of all beings, he is all-pervading, therefore he is the omnipresent Siva.» [l. c., p. 245 f.]

Der mächtige Gott, der Sonnengleiche, ist in jedem, und wer ihn kennt, ist unsterblich [5]. Mit dem Texte weiterschreitend, gelangen wir zu neuen Attributen, welche darüber belehren, in welcher Form und Gestalt Rudra im Menschen wohnt: 178

[3] Diese und die folgenden *Upanishad*-Stellen sind zitiert aus: *The Upanishads* [übers. und hg. von F. Max Müller. – Im Unterschied zu den früheren Ausgaben dieses Werkes haben wir die modernere und in Jungs Bibliothek befindliche Übersetzung benutzt].

[4] Ähnlich ist auch der persische Sonnengott Mithras mit einer Unzahl von Augen ausgestattet. Ob auch die Vision der Schlange mit den vielen Augen bei Ignatius von Loyola hieher gehört? Vgl. dazu meine Vorlesung *Der Geist der Psychologie* [Paragr. 395].

[5] Wer den Gott, die Sonne, in sich hat, ist unsterblich wie die Sonne. Vgl. Erster Teil, 5. Kp.

«12. That person (purusha) is the great lord; he is the mover of existence, he possesses that purest power of reaching everything, he is light, he is undecaying.

13. The person (purusha), not larger than a thumb, dwelling within, always dwelling in the heart of man, is perceived by the heart, the thought, the mind; they who know it, become immortal.

14. The person (purusha) with a thousand heads, a thousand eyes, a thousand feet, having compassed the earth on every side, extends beyond it by ten fingers' breadth.

15. That person alone (purusha) is all this, what has been and what will be; he is also the lord of immortality; he is whatever grows by food.» [l. c., p. 246 f.]

179 Wichtige Parallelstellen finden sich *Katha-Upanishad* [Second Adhyâya, Fourth Vallî, p. 16]

«12. The person (purusha), of the size of a thumb, stands in the middle of the Self (body?), as lord of the past and the future, and henceforward fears no more. This is that.

13. That person, of the size of a thumb, is like a light without smoke, lord of the past and the future, he is the same to-day and to-morrow. This is that.»

180 Däumlinge, Daktylen und Kabiren haben einen phallischen Aspekt; begreiflicherweise, da sie personifizierte Bildekräfte sind, wofür auch der Phallus Symbol ist. Dieser stellt die Libido, die psychische Energie in deren schöpferischem Aspekt dar. Das Gesagte gilt überhaupt von vielen sexuellen Symbolen, die nicht nur in der Traumphantasie, sondern auch in der Sprache häufig vorkommen. Sie brauchen weder im einen noch im anderen Falle jeweils wörtlich genommen zu werden; sie sind nicht semiotisch, das heißt als für eine bestimmte Sache gesetzte Zeichen, sondern als Symbole zu verstehen. Mit diesem Begriff ist ein unbestimmter, beziehungsweise vieldeutiger Ausdruck, der auf eine schwer definierbare, nicht völlig erkannte Sache hinweist, gemeint. Das «Zeichen» hat eine feste Bedeutung, weil es eine (konventionelle) Abkürzung für oder ein allgemein gebrauchter Hinweis auf eine bekannte Sache ist. Das Symbol besitzt daher zahlreiche analoge Varianten, und über je mehr es verfügt, desto völliger und zutreffender ist das Bild, das es von seinem Gegenstand entwirft. Die gleiche schöpferische Kraft, welche durch den

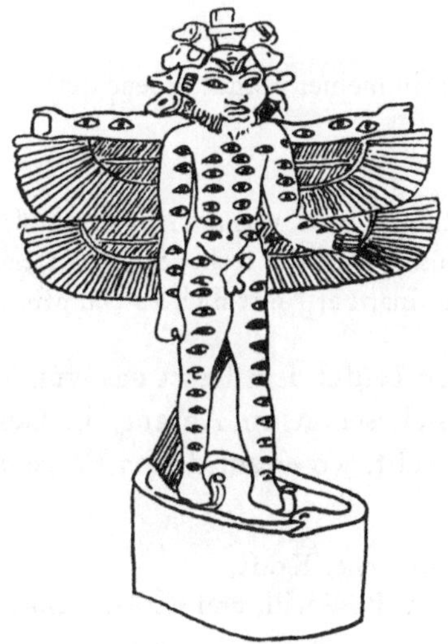

Abb. 26 Bes mit Horusaugen. Ägyptische Bronzefigur (ca. 6. Jh. v. Chr.)

Däumling usw. symbolisiert wird, kann auch durch den Phallus dargestellt werden oder durch andere Symbole (Abb. 27), welche noch weitere Aspekte des zugrunde liegenden Vorganges beschreiben. Die *bildnerischen Zwerge* gestalten im Verborgenen, der *Phallus* erzeugt ein lebendiges Wesen, und zwar ebenfalls im Dunkeln, und der *Schlüssel* zum Beispiel öffnet verbotene und geheime Türen, hinter denen Zuentdeckendes harrt. Diesen Zusammenhang finden wir im *«Faust»* (in der Mütterszene):

Mephistopheles:

> Ich rühme dich, eh du dich von mir trennst,
> Und sehe wohl, daß du den Teufel kennst.
> Hier diesen Schlüssel nimm!

Faust:

> Das kleine Ding!

Mephistopheles:

> Erst faß ihn an und schätz ihn nicht gering!

Faust:

Er wächst in meiner Hand! er leuchtet! blitzt! [6]

Mephistopheles:

Merkst du nun bald, was man an ihm besitzt?
Der Schlüssel wird die rechte Stelle wittern;
Folg ihm hinab; er führt dich zu den Müttern. [7]

181 Wiederum gibt der Teufel dem Faust das wundersame Werkzeug in die Hand, wie er sich schon im Anfang, in Gestalt des schwarzen Hundes, zu Faust gesellt, wo er auf dessen Frage «Wer bist du denn?» antwortet:

Ein Teil von jener Kraft,
Die stets das Böse will, und stets das Gute schafft. [8]

182 Die Libido, dic hier beschrieben wird, ist nicht nur schöpferisch-gestaltend und zeugend, sondern hat auch ein Witterungsvermögen wie ein selbständiges Lebewesen (daher die Personifizierbarkeit!). Sie ist ein zielgerichteter Drang, wie die Sexualität, die überhaupt ein beliebtes Vergleichsobjekt ist. Das «Reich der Mütter» hat nämlich nicht wenig Beziehung zur Gebärmutter (Abb. 28), zur matrix, welche als solche häufig das Unbewußte in seinem plastisch-schaffenden Aspekt symbolisiert. Diese Libido ist eine Naturkraft, gut und böse zugleich, das heißt moralisch indifferent. Mit dieser Kraft vereinigt, gelingt es Faust, seine eigentliche Lebensaufgabe durchzuführen, zuerst mit übeln Abenteuern und dann zum Segen der Menschheit. Im Reich der Mütter findet er den Dreifuß, das hermetische Gefäß, in welchem die «königliche Hochzeit» gefeiert werden soll. Hier bedarf Faust des phallischen Zauberstabes, um das größte der Wunder zu vollbringen, nämlich die Erschaffung von Paris und Helena [9]. Das unscheinbare

6 Siehe unten (4. Kp. des Zweiten Teiles) die Lichtsymbolik in der Etymologie von φαλλός.

7 2. Teil, p. 316.

8 1. Teil, p. 172.

9 Siehe [JUNG,] *Psychologie und Alchemie,* Sachregister s. v. coniunctio. Eine psychologische Darstellung des Problems habe ich in: *Die Psychologie der Übertragung* gegeben.

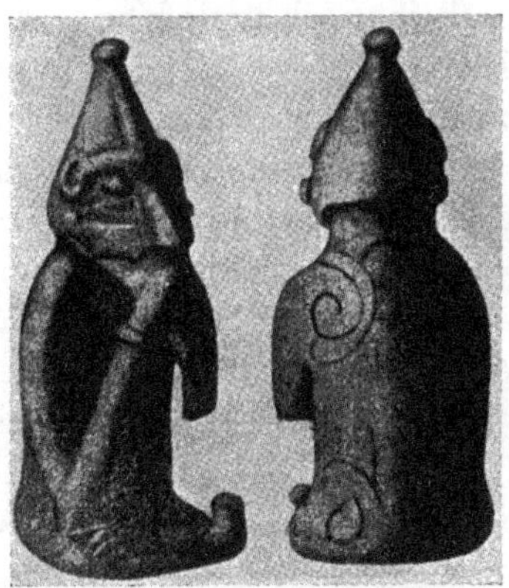

Abb. 27 Der Fruchtbarkeitsgott Frey. Phallische Bronzefigur aus Södermanland, Schweden (11. Jh.)

Instrument in Faustens Hand stellt jene dunkle Schöpferkraft des Unbewußten dar, welche sich dann offenbart, wenn man ihr folgt, und welche Wundertaten zu verrichten imstande ist [10]. Dieser paradoxe Eindruck scheint allgemein zu sein, denn auch die *Svetâsvatara-Upanishad* weiß folgendes vom Zwerggott zu sagen:

«19. Grasping without hands, hasting without feet, he sees without eyes, he hears without ears. He knows what can be known, but no one knows him; they call him the first, the great person (purusha).

20. The Self, smaller than small, greater than great ...» [Third Adhyâya, p. 248]

Das phallische Symbol steht sehr oft für die schöpferische Gottheit, 183
wofür Hermes ein treffendes Beispiel ist. Der Phallus wird als selbständig gedacht, was nicht nur eine dem Altertum geläufige Vorstellung war, sondern auch aus den Zeichnungen unserer Kinder und Künstler hervorgeht. Es ist daher nicht sonderbar, wenn gewisse entsprechende Charakteristika sich auch beim mythologischen Seher, Künstler und Wundertäter wiederfinden. Hephaistos, Wieland der Schmied und Mani (der Stifter des Manichäismus, dessen Künstlerschaft aber auch gerühmt wird), haben verkrüppelte Füße. Dem Fuße nämlich eignet ebenfalls zeugende Zauberkraft, wie ich unten noch

[10] Goethe bezieht sich hier auf das «miraculum» der Chrysopoee.

darstellen werde. Es scheint auch typisch zu sein, daß die Seher blind sind, und daß der alte Seher Melampus, welcher den kultischen Phallus eingeführt haben soll, einen so eigentümlichen Namen – Schwarzfuß – besitzt [11]. Die Unscheinbarkeit und Mißgestalt sind ganz besonders bezeichnend geworden für jene geheimen chthonischen Götter, die Söhne des Hephaistos, denen mächtige Wunderkraft zugetraut wurde, die Kabiren [12]. (Abb. 29) Ihr samothrakischer Kult ist innigst verschmolzen mit dem des ithyphallischen Hermes, der nach dem Berichte des HERODOT durch die Pelasger nach Attika gebracht wurde. Sie heißen auch die μεγάλοι θεοί, die großen Götter. Ihre nahen Verwandten sind die idäischen Daktylen (Finger oder Däumlinge [13]), welchen die Göttermütter die Schmiedekunst gelehrt hat. («Der Schlüssel wird die rechte Stelle wittern; folg ihm hinab, er führt dich zu den Müttern.») Sie waren die ersten Weisen, die Lehrer des Orpheus und erfanden die ephesischen Zauberformeln und die musikalischen Rhythmen [14]. Das charakteristische Mißverhältnis, auf das wir oben im *Upanishad*-Text und im *«Faust»* hinwiesen, findet sich auch hier, indem der gewaltige Herakles als idäischer Daktylos galt. Die riesigen Phryger, die kunstfertigen Diener der Rhea [15], waren ebenfalls Daktylen. Die beiden Dioskuren stehen in Beziehung zu den Kabiren [16], sie tragen auch die bemerkenswerte spitze Kopfbedeckung [17] (pileus), welche diesen geheimnisvollen Göttern eigen ist und die sich von da an, wie ein geheimes Erkennungszeichen, weiterpflanzt. Attis

[11] Es heißt von ihm auch, daß zum Dank dafür, daß er die Mutter der Schlangen bestattete, ihm die jungen Schlangen die Ohren gereinigt hätten, so daß er hellhörend wurde.

[12] Vgl. das Vasenbild aus dem Kabeirion von Theben, wo die Kabiren in edler und in karikierter Form dargestellt sind (ROSCHER, *Lexikon,* s. v. Megaloi Theoi). Siehe auch KERÉNYI, *Mysterien der Kabiren.* (Abb. 30)

[13] Die Berechtigung, die Daktylen Däumlinge zu nennen, gibt eine Notiz bei PLINIUS, *Historiae naturales,* 37, 170, wonach es kretische Edelsteine von Eisenfarbe und Daumenform gab, welche Idaei Daktyli genannt wurden.

[14] Daher das Metrum des Daktylos.

[15] Siehe ROSCHER, l. c., s. v. Daktyloi.

[16] VARRO identifiziert die μεγάλοι θεοί mit den Penaten. Die Kabiren seien «simulacra duo virilia Castoris et Pollucis» am Hafen von Samothrake.

[17] In Prasiae an der lakonischen Küste und in Pephnos befanden sich einige bloß fußhohe Statuen mit Mützen auf dem Kopfe.

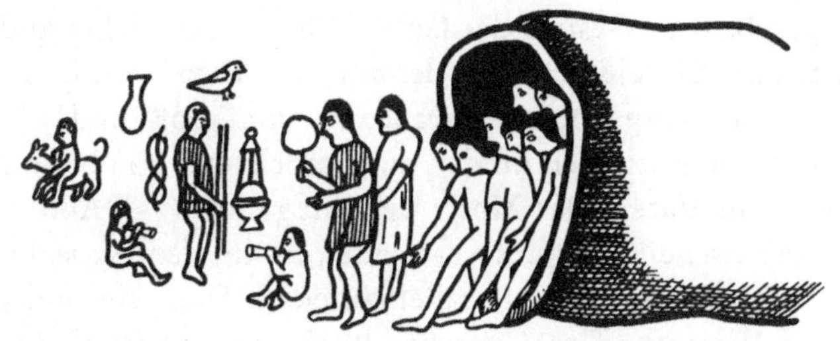

Abb. 28 Die gebärende Höhle. Nach einem mexikanischen Lienzo

trägt den pileus, ebenso Mithras. (Abb. 20 und Abb. 49) Traditionell ist diese Kopfbedeckung für unsere heutigen chthonischen Infantilgötter, die Heinzelmännchen, geworden.

Die Zwerggestalt führt zu der Figur des göttlichen Knaben, des puer aeternus, παῖς, des jungen Dionysos, Iupiter Anxurus, Tages usw. Auf dem oben bereits erwähnten Vasenbild von Theben ist ein bärtiger Dionysos als Καβίϱος bezeichnet, dabei eine Knabengestalt als Παῖς, dann folgt eine karikierte Knabengestalt, als Πϱατόλαος bezeichnet, und dann wieder eine bärtige karikierte Mannesgestalt, die als Μίτος bezeichnet ist[18]. (Abb. 30) Μίτος heißt eigentlich Faden, wird aber in der orphischen Sprache für Samen gebraucht. Es wird vermutet, daß diese Zusammenstellung einer kultischen Bildgruppe im Heiligtum entsprach. Diese Vermutung deckt sich mit der Geschichte des Kultus, soweit sie bekannt ist: es sei, wird angenommen, ein ursprünglich phönikischer Kult von Vater und Sohn[19], von einem alten und jungen Kabir, die den griechischen Göttern mehr oder minder assimiliert wurden. Zu dieser Assimilation eignete sich die Doppelgestalt des erwachsenen und des kindlichen Dionysos besonders. Man konnte diesen Kultus auch den des großen und des kleinen Menschen nennen. Nun ist Dionysos unter verschiedenen Aspekten ein Gott, in dessen Kult der Phallus ein wichtiger Bestandteil war, so zum Beispiel im Kultus des argivischen Stier-Dionysos. Außerdem hat die phallische Herme des Gottes Anlaß zu einer Personifikation des Dionysos- 184

18 Neben ihm findet sich als eine Κπατεια bezeichnete weibliche Figur, die (orphisch) als «Gebärende» gedeutet wird.

19 Roscher, l. c., s. v. Megaloi Theoi.

Phallus gegeben, in Gestalt des Gottes Phales, der nichts anderes als ein Priapus ist. Er heißt ἑταῖρος oder σύγκωμος Βακχίου [20]. Das im *Upanishad*-Text hervorgehobene Paradoxon von groß und klein, von Zwerg und Riese ist hier milder ausgedrückt als Knabe und Mann oder Sohn und Vater. Das Motiv der Mißgestalt (vgl. Abb. 29), welches der kabirische Kult stark verwendet, ist auf dem Vasenbild ebenfalls vorhanden, indem die Parallelfiguren zu Dionysos und Παῖς die karikierten Μίτος und Πρατόλαος sind [21]. Wie vorher der Größenunterschied Anlaß zur Spaltung wird, so hier die Mißgestalt.

185 Unsere Gedankengänge zeigen, daß der von FREUD eingeführte Terminus «Libido» zwar der sexuellen Konnotation keineswegs entbehrt [22], daß aber eine ausschließlich und einseitig sexuelle Definition dieses Begriffes abgelehnt werden muß. Appetitus und compulsio sind Eigenschaften aller Triebe und Automatismen. Wie man die Sexualmetaphern der Sprache nicht wortwörtlich nehmen kann, so auch nicht die entsprechenden Analogien in Triebvorgängen, Symptomen und Träumen. Die Sexualtheorie der psychischen Automatismen ist ein unhaltbares Präjudiz. Schon die einfache Tatsache, daß die Gesamtheit der psychischen Phänomene unmöglich aus *einem* Triebe abgeleitet werden kann, verbietet eine einseitige Definition der Libido. Ich

20 «Gefährte und Begleiter des Bacchus» (ROSCHER, l. c., s. v. Phales). Man hält heute altmediterranen, vorgriechischen Ursprung für wahrscheinlicher. Siehe KERÉNYI, *Die Geburt der Helena*, p. 59.

21 Auch bei KERÉNYI, *Mysterien der Kabiren*, p. 10, abgebildet. [Vgl. Abb. 30.]

22 In der gleichzeitig mit meinem Ersten Teil (1. Auflage) erschienenen Abhandlung FREUDS (*Psychoanalytische Bemerkungen über einen Fall von Paranoia*) findet sich (p. 68) eine dem Sinne meiner Ausführungen parallele Bemerkung über die aus den Phantasien des geisteskranken SCHREBER sich ergebende «Libidotheorie»: «Die durch Verdichtung von Sonnenstrahlen, Nervenfasern und Samenfäden komponierten ‹Gottesstrahlen› *Schrebers* sind eigentlich nichts anderes als die dinglich dargestellten, nach außen projizierten Libidobesetzungen und verleihen seinem Wahn eine auffällige Übereinstimmung mit unserer Theorie. Daß die Welt untergehen muß, weil das Ich des Kranken alle Strahlen an sich zieht, daß er später während des Rekonstruktionsvorganges ängstlich besorgt sein muß, daß Gott nicht die Strahlenverbindung mit ihm löse, diese und manche andere Einzelheiten der *Schreber*schen Wahnbildung klingen fast wie endopsychische Wahrnehmungen der Vorgänge, deren Annahme ich hier einem Verständnis der Paranoia zugrunde gelegt habe.»

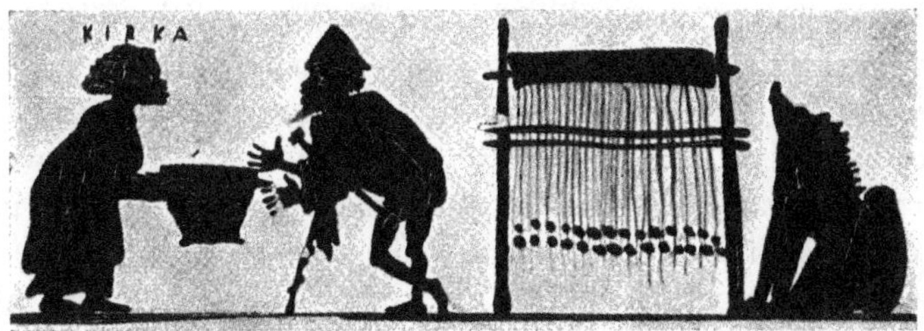

Abb. 29 Odysseus als kabirische Mißgestalt. Dem Kabirenmaler zugeschriebener Skyphos (um 400 v. Chr.)

gebrauche diesen Begriff in jener allgemeinen Anwendung, welche ihm schon die klassische Sprache verliehen hat. Libido ist bei CICERO in einem sehr weiten Sinne gefaßt:

«volunt ex duobus opinatis bonis nasci *libidinem* et *laetitiam,* ut sit laetitia praesentium opinione versatur, cum Libido ad id, quod videtur bonum, inlecta et inflammata rapiatur. – Natura enim omnes ea, quae bona videntur, sequuntur fugiuntque contraria. Quam ob rem simul obiecta species cuiuspiam est, quod bonum videatur, ad id adipiscendum impellit ipsa natura. Id cum constanter prudenterque fit, eius modi appetitionem Stoici βούλησιν appellant, nos appellamus voluntatem; eam illi putant in solo esse sapiente, quam sic definiunt; voluntas est quae quid cum ratione desiderat: quae autem ratione adversa incitata est vehementius, ea libido est, vel cupiditas effrenata, quae in omnibus stultis invenitur.» [23]

Die Bedeutung von libido ist hier Wünschen, und in der stoischen 186
Unterscheidung vom Wollen zügellose Begier. In entsprechendem Sinne gebraucht CICERO libido: « ... quas (res) libidine, non ratione

[23] *Tusculanarum disputationum libri,* IV, VI, 12: «Sie meinen, Freude und Lust entstünden aus zwei der Einbildung vorschwebenden Gütern, nämlich daß die Freude in der Meinung erreichter Güter verweilt, während die Lust von dem, was gut scheint, angelockt, entflammt, sich hinreissen läßt. Denn alle Menschen streben von Natur nach dem, was als ein Gut erscheint und meiden das Entgegengesetzte. Sobald sich daher die Vorstellung von etwas, das ein Gut zu sein scheint, darbietet, treibt die Natur selber (den Menschen) an, es zu gewinnen. Geschieht dies nun mit Umsicht und Beharrlichkeit, so nennen die Stoiker ein solches Begehren ‹Boulesis›, und wir nennen es Wollen. Dieses findet sich nach ihrer Ansicht nur im weisen Menschen, und sie definieren es so: Wollen ist das, was mit Vernunft begehrt. Was

gesserat.» (Was er aus willkürlichem Begehren, nicht mit Vernunft getan hatte[24].) In demselben Sinne sagt SALLUST: «Iracundia pars est libidinis» (der Jähzorn ist ein Teil der Begier); an anderer Stelle in milderem und allgemeinerem Sinne, der sich unserer Anwendung nähert: «Magisque in decoris armis et militaribus equis, quam in scortis e conviviis libidinem habebant.» (Sie hatten mehr Lust an schönen Waffen und Kriegspferden als an Huren und Gelagen[25].) Ebenso: «Quod si tibi bona libido fuerit patriae» usw. (Wenn du ein richtiges Interesse für deine Heimat hättest[26].) Die Anwendung von libido ist so allgemein, daß die Phrase «libido est scire» bloß die Bedeutung von «ich will», «es beliebt mir», hat[27]. In der Phrase «aliquam libido urinae lacessit» hat libido die Bedeutung von Drang. Auch die Bedeutung von sexueller Lüsternheit ist antik vorhanden. Treffend nennt AUGUSTIN «libido» ein «generale vocabulum omnis cupiditatis» und sagt:

«Est igitur libido ulciscendi, quae ira dicitur: est libido habendi pecuniam, quae avaritia: est libido quomodocumque vincendi, quae pervicacia: est libido gloriandi, quae iactantia nuncupatur. Sunt multae variaeque libidines, quarum nonnullae habent etiam vocabula propria, quaedam vero non habent. Quis enim facile dixerit, quid vocetur libido dominandi, quam tamen plurimum valere in tyrannorum animis, etiam civilia bella testantur?»[28]

187 Libido bedeutet ihm ein appetitus wie Hunger und Durst, und was die Sexualität anbelangt, so sagt er: «Voluptatem vero praecedit

aber der Vernunft entgegengesetzt und zu heftig erregt ist, heißt Libido oder zügelloses Begehren, das sich in allen Dummen findet.»

24 *Pro Quinctio*, 14.

25 *Catilina*, 7.

26 *Brief an Caesar*, 13.

27 In diesem Sinne kommt «libidine» noch heute in der toskanischen Volkssprache vor.

28 «Es gibt einen Trieb zur Rache, der Zorn heißt, einen Trieb, Geld zu besitzen, der Habsucht heißt, einen Trieb, auf jede Art und Weise zu obsiegen, der Eigensinn heißt, einen Trieb, sich zu rühmen, der Prahlsucht heißt. Es gibt also viele und verschiedenartige Triebe, von denen einige auch eigene Namen haben, andere aber nicht. Wer könnte z. B. leicht einen Ausdruck finden für den Trieb des Herrschens, der doch, wie man beweisen kann, im Sinn der Tyrannen und in den Bürgerkriegen die größte Rolle spielt?» (*De civitate Dei*, XIV, xv, p. 587)

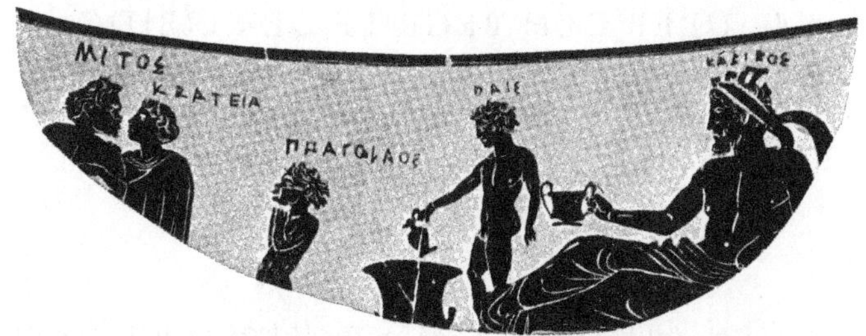

Abb. 30 Gelage des Kabiros. Skyphos des Kabirenmalers (um 435 v. Chr.)

appetitus quidam, qui sentitur in carne quasi cupiditas eius, sicut fames et sitis» usw. [29]. Mit dieser durchaus allgemeinen klassischen Verwendung des Begriffes deckt sich auch der etymologische Kontext des Wortes libido:

Libido oder lubido (mit libet, älter lubet) es beliebt, und libens oder 188
lubens = gern, willig, sanskr. lúbhyati = empfindet heftiges Verlangen, lôbhayati = erregt Verlangen, lubdha-h = gierig, lôbha-h = Verlangen, Gier, got. liufs, althochd. liob = lieb. Im weiteren wird dazugestellt got. lubains = Hoffnung und althochd. lobôn = loben, Lobpreis, Ruhm. Altbulg. ljubiti = lieben, ljuby = Liebe, lit. liáupsinti = lobpreisen [30].

Man kann sagen, daß dem Libidobegriff im psychologischen Gebiete 189
funktionell die gleiche Bedeutung zukommt wie dem Begriff der Energie auf physikalischem Gebiete seit Robert Mayer [31].

[29] «Der Lust geht ein Streben voran, das man im Fleische empfindet, gleichsam als Begierde darnach, wie Hunger und Durst» (l. c.).

[30] Walde, *Lateinisches etymologisches Wörterbuch*, s. v. libet. Liberi = Kinder wird von Nazari (zit. von Walde, l. c., p. 426) zu libet gestellt. Sollte dies sich bestätigen, so wäre der mit liberi unbezweifelt zusammengestellte Liber, der italische Zeugungsgott, ebenfalls auf libet zu beziehen. Libitina ist die Leichengöttin, die mit Lubentina und Lubentia (Attribut der Venus), das zu libet gehört, nichts zu tun haben soll. Der Name ist noch unerklärt. (Weiteres siehe unten.)

[31] Siehe dazu meine Ausführungen *Über psychische Energetik und das Wesen der Träume* [Paragr. 37].

II. ÜBER DEN BEGRIFF DER LIBIDO

190 In den *«Drei Abhandlungen zur Sexualtheorie»* hat FREUD seinen Begriff der Libido eingeführt, und diese, wie erwähnt, als sexuell definiert. Die Libido erweist sich als spaltbar und kann sich in Form «libidinöser Zuschüsse» anderen Funktionen und Gebieten mitteilen, die an sich mit Sexualität nichts zu tun haben. Aus dieser Tatsache ergibt sich der FREUDsche Vergleich der Libido mit einem Strom, der teilbar ist, der sich stauen läßt, der in Kollateralen überfließt usw. [1]. Trotz der Definition der Libido als Sexualität erklärt also FREUD nicht «alles» als «sexuell», sondern anerkennt die Existenz besonderer, ihrer Natur nach weiter nicht bekannter Triebkräfte, denen er aber die Fähigkeit zuschreiben mußte, «libidinöse Zuschüsse» zu empfangen. Das zugrunde liegende hypothetische Bild ist das «Triebbündel» [2], worin der Sexualtrieb als ein Partialtrieb figuriert. Sein Übergreifen in andere Triebgebiete ist eine Erfahrungstatsache [3]. Die aus dieser Auffassung sich ergebende Theorie FREUDS, wonach die Triebkräfte eines neurotischen Systems eben jenen libidinösen Zuschüssen zu anderen (nicht sexuellen) Triebfunktionen entsprechen [4], ist zur Grundlage der

1 Siehe FREUD, *Drei Abhandlungen.*

2 Eine Anschauung, der bekanntlich MÖBIUS wieder zu ihrem Rechte zu verhelfen suchte. Unter den neueren sind es FOUILLÉE, WUNDT, BENEKE, SPENCER, RIBOT u. a., welche dem Triebsystem das psychologische Primat zuerkennen.

3 Das gleiche gilt aber auch vom Hunger. Ich hatte eine Patientin, die ich so ziemlich von ihren Symptomen befreit hatte. Eines Tages erschien sie plötzlich mit einem scheinbar völligen Rückfall in die frühere Neurose. Ich konnte mir die Sache zunächst nicht erklären, bis es sich herausstellte, daß sie über einer sie lebhaft beschäftigenden Phantasie ihr Mittagessen vergessen hatte. Ein Glas Milch und ein Stück Brot hoben den «Hungerzuschuß» mit sofortigem Erfolg auf.

4 FREUD (*Drei Abhandlungen*, p. 22): «Ich muß vorausschicken ..., daß diese Psychoneurosen, soweit meine Erfahrungen reichen, auf sexuellen Triebkräften beruhen. Ich meine dies nicht etwa so, daß die Energie des Sexualtriebes einen Beitrag zu den Kräften liefert, welche die krankhaften Erscheinungen unterhalten,

psychoanalytischen Neurosenlehre (das heißt also der Doktrin der Wiener Schule) geworden. Wenig später mußte sich Freud aber doch überlegen, ob nicht am Ende die Libido mit dem *Interesse* überhaupt zusammenfalle. Ich muß bemerken, daß es ein Fall von schizophrenem Paranoid war, welcher Anlaß zu dieser Überlegung gab. Der betreffende Passus, den ich wörtlich hierher setzen will, lautet:

«Eine dritte Überlegung, die sich auf den Boden der hier entwickelten Anschauungen stellt, wirft die Frage auf, ob wir die allgemeine Ablösung der Libido von der Außenwelt als genügend wirksam annehmen sollen, um aus ihr den ‹Weltuntergang› zu erklären, ob nicht in diesem Falle die festgehaltenen Ichbesetzungen hinreichen müßten, um den Rapport mit der Außenwelt aufrecht zu halten. Man müßte dann entweder das, was wir Libidobesetzung (Interesse aus erotischen Quellen) heißen, mit dem Interesse überhaupt zusammenfallen lassen, oder die Möglichkeit in Betracht ziehen, daß eine ausgiebige Störung in der Unterbringung der Libido auch eine entsprechende Störung in den Ichbesetzungen induzieren kann. Nun sind dies Probleme, zu deren Beantwortung wir noch ganz hilflos und ungeschickt sind. Könnten wir von einer gesicherten Trieblehre ausgehen, so stünde es anders. Aber in Wahrheit verfügen wir über nichts dergleichen. Wir fassen den Trieb als den Grenzbegriff des Somatischen gegen das Seelische, sehen in ihm den psychischen Repräsentanten organischer Mächte und nehmen die populäre Unterscheidung von Ichtrieben und Sexualtrieb an, die uns mit der biologischen Doppelstellung des Einzelwesens, welches seine eigene Erhaltung wie die der Gattung anstrebt, übereinzustimmen scheint. Aber alles weitere sind Konstruktionen, die wir aufstellen und auch bereitwillig wieder fallen lassen, um uns in dem Gewirre der dunkleren seelischen Vorgänge zu orientieren, und wir erwarten gerade von psychoanalytischen Untersuchungen über krankhafte Seelenvorgänge, daß sie uns gewisse Entscheidungen in den Fragen der Trieblehre aufnötigen werden. Bei der Jugend und Vereinzelung solcher Untersuchungen kann diese Erwartung noch nicht Erfüllung gefunden haben.» [5]

Freud entscheidet sich aber schließlich doch dafür, daß die para- 191

sondern ich will ausdrücklich behaupten, daß dieser Anteil der einzig konstante und die wichtigste Energiequelle der Neurose ist, so daß das Sexualleben der betreffenden Personen sich entweder ausschließlich oder vorwiegend oder nur teilweise in diesen Symptomen äußert.»

5 *Psychoanalytische Bemerkungen über einen Fall von Paranoia*, p. 65.

noische Veränderung durch den Rückzug der sexuellen Libido genügend erklärt sei. Er sagt:

«... darum halte ich es für weitaus wahrscheinlicher, daß eine veränderte Relation zur Welt allein oder vorwiegend durch den Ausfall des Libidointeresses zu erklären ist.» [6]

192 In dem oben zitierten Passus tritt FREUD an die Frage heran, ob der notorische Wirklichkeitsverlust der Paranoia (und der Schizophrenie[7]), auf den ich in meiner *«Psychologie der Dementia praecox»* [8] aufmerksam gemacht habe, auf den Rückzug des «libidinösen Zustandes» allein zurückzuführen sei, oder ob dieser zusammenfalle mit dem sogenannten objektiven Interesse überhaupt. Es ist wohl kaum anzunehmen, daß die normale «fonction du réel» (JANET[9]) nur durch «libidinöse Zuschüsse», das heißt erotisches Interesse, unterhalten wird. Die Tatsachen liegen so, daß in sehr vielen Fällen die Wirklichkeit überhaupt wegfällt, so daß die Kranken nicht eine Spur von psychologischer Anpassung erkennen lassen. (Die Realität ist in diesen Zuständen durch Inhalte des Unbewußten überlagert.) Man muß notgedrungenerweise sagen, daß nicht nur das erotische, sondern überhaupt das Interesse, das heißt die ganze Beziehung zur Wirklichkeit bis auf unwesentliche Reste in Verlust geraten ist. Wenn die Libido wirklich nur Sexualität ist, wie steht es dann mit Kastraten? Bei solchen fällt doch eben gerade das «libidinöse» Interesse an der Wirklichkeit weg, ohne daß sie notwendigerweise mit Schizophrenie reagieren. Der Ausdruck «libidinöser Zuschuß» bezeichnet eine sehr fragwürdige Größe. Viele scheinbar sexuelle Inhalte und Vorgänge sind bloße Metaphern und Analogien, wie zum Beispiel «Feuer» für Leidenschaft, «Hitze» für Zorn, «Ehe» für enge Verbindung usw. Man wird doch nicht annehmen, daß alle Dachdecker, die «Mönche» auf «Nonnen» legen, und alle Romanen, die «männliche» und «weibliche»

[6] l. c., p. 66.

[7] SCHREBERS Fall, um den es sich hier handelt, ist keine reine Paranoia. Siehe SCHREBER, *Denkwürdigkeiten.*

[8] Ebenso in: *Der Inhalt der Psychose.*

[9] Vgl. dazu JUNG, *Über die Psychologie der Dementia praecox* [Paragr. 9 und 195].

Schlüssel handhaben, mit besondern «libidinösen Zuschüssen» beglückt seien?

Ich habe mir früher in meiner *«Psychologie der Dementia praecox»* 193
mit dem Ausdruck «psychische Energie» geholfen, weil das, was ausfällt, mehr ist als bloß das erotische Interesse. Wollte man jenen Beziehungsverlust, die schizophrene Abspaltung von Mensch und Welt allein aus dem Rückzug der Erotik erklären, so entstünde dadurch jene Aufblähung des Sexualitätsbegriffes, der für die FREUDsche Auffassung allerdings charakteristisch ist. Man müßte dann nämlich überhaupt jede Beziehung zur Umwelt als Sexualbeziehung erklären, wodurch eine solche Dunstigkeit des Begriffes der Sexualität entstünde, daß man überhaupt nicht mehr wüßte, was eigentlich das Wort «Sexualität» besagt. Ein deutliches Symptom dieser Begriffsinflation ist der Terminus «Psychosexualität». Bei der Schizophrenie fehlt der Wirklichkeit weit mehr, als man der Sexualität sensu strictiori aufs Konto schreiben könnte. Es fehlt ein dermaßen großer Betrag an «fonction du réel», daß auch noch Triebkräfte im Verlust einbegriffen sein müssen, denen man keinen Sexualcharakter zuschreiben kann, denn es wird niemandem einleuchten, daß die Realität nichts als ein Sexualfunktion sei. Überdies müßte, wenn sie es wäre, die Introversion der Libido (sensu strictiori) schon in den Neurosen einen Realitätsverlust zur Folge haben, und zwar einen, der sich mit dem der Schizophrenie in Vergleich setzen ließe. Das ist aber keineswegs der Fall. Wie FREUD selber gezeigt hat, führt die Introversion und Regression der sexuellen oder erotischen Libido bestenfalls in die Neurose, aber nicht in die Schizophrenie.

Meine reservierte Stellung gegenüber der Sexualtheorie, wie ich sie 194
in der Vorrede zu meiner *«Psychologie der Dementia praecox»* bei aller Anerkennung der von FREUD angegebenen psychologischen Mechanismen einnahm, war diktiert durch die damalige Lage der Libidotheorie, deren Auffassung es mir nicht erlaubte, Funktionsstörungen, welche das Gebiet anderer Triebe ebensosehr betreffen wie das der Sexualität, durch eine einseitig sexualistische Theorie zu erklären. An Stelle der Sexualtheorie der *«Drei Abhandlungen»* schien mir eine energetische Auffassung passender zu sein. Sie ermöglichte es mir, den Ausdruck «psychische Energie» mit dem Terminus «Libido» zu identifizieren. Letzterer drückt ein Verlangen oder einen Impuls aus, wel-

cher durch keine moralische oder sonstige Instanz gehemmt ist. Die Libido ist ein appetitus in seinem natürlichen Zustande. Entwicklungsgeschichtlich sind es die körperlichen Bedürfnisse wie Hunger, Durst, Schlaf, Sexualität, und die emotionalen Zustände, die Affekte, welche das Wesen der Libido ausmachen. Alle diese Faktoren besitzen ihre Differenzierungen und feinsten Verästelungen in der hochkomplizierten menschlichen Psyche. Es kann kein Zweifel darüber obwalten, daß auch die höchsten Differenzierungen ursprünglich aus einfacheren Frühformen hervorgegangen sind. So stammen viele komplizierte Funktionen, denen heutzutage der Sexualcharakter abgesprochen werden muß, ursprünglich aus dem Propagationstrieb. Es hat sich ja, wie bekannt, in der aufsteigenden Tierreihe eine wichtige Verschiebung in den Prinzipien der Propagation vollzogen: die Masse der Fortpflanzungsprodukte mit der damit verbundenen Zufälligkeit der Befruchtung wurde mehr und mehr eingeschränkt zugunsten einer sicheren Befruchtung und eines wirksamen Brutschutzes. Durch die Reduktion der Ei- und Samenerzeugung wurde eine beträchtliche Energiemenge frei; diese suchte und fand neue Anwendungen. So erblicken wir die ersten Kunsttriebe in der Tierreihe im Dienste des Propagationstriebes, beschränkt auf die Brunstsaison. Der ursprüngliche Sexualcharakter dieser biologischen Phänomene verliert sich mit ihrer organischen Fixation und funktionellen Selbständigkeit. Wenn schon über die ursprüngliche Zugehörigkeit der Musik zur Propagationssphäre kein Zweifel obwalten kann, so wäre es doch eine ebenso unberechtigte wie seltsame Betrachtungsweise, wenn man Musik unter der Kategorie der Sexualität begreifen wollte. Eine derartige Auffassung würde dazu führen, den Kölner Dom in der Mineralogie abzuhandeln, nämlich darum, weil er unter anderem aus Steinen besteht.

195 Wenn wir von der Libido als dem Propagationstrieb sprechen, so halten wir uns damit in den Schranken jener Auffassung, welche Libido in ähnlicher Weise dem Hunger entgegensetzt, wie der Instinkt der Arterhaltung dem der Selbsterhaltung gegenübergestellt wird. In der Natur gibt es natürlich diese künstliche Scheidung nicht. Hier sehen wir nur einen kontinuierlichen Lebenstrieb, einen Willen zum Dasein, der durch die Erhaltung des Individuums die Fortpflanzung der ganzen Art erreichen will. Insofern deckt sich diese Auffassung mit dem Begriff des Willens bei SCHOPENHAUER, als wir eine von

außen gesehene Bewegung innerlich nur als Wollen oder Verlangen oder Drang erfassen können. Diese Hineinlegung von psychologischen Vorstellungen in das Objekt wird philosophisch als «Introjektion» bezeichnet [10]. Durch die Introjektion wird das Weltbild wesentlich subjektiviert. Derselben Introjektion verdankt der Kraftbegriff sein Dasein. Wie schon GALILEI es klar ausgesprochen hat, ist dessen Ursprung in der subjektiven Wahrnehmung der eigenen Muskelkraft zu suchen. So ist auch der Begriff der Libido als cupiditas oder appetitus eine *Deutung* des energetischen psychischen Vorganges, den wir eben in der Gestalt eines appetitus erleben. Was ihm zugrunde liegt, wissen wir aber ebensowenig, wie das, was die Psyche an und für sich ist.

Wenn wir schon einmal zu der kühnen Annahme gekommen sind, 196
daß Libido, die ursprünglich der Ei- und Samenproduktion diente, nunmehr zum Beispiel in der Funktion des Nestbaus fest organisiert und keiner anderen Verwendung mehr fähig auftritt, dann sind wir auch genötigt, jedes Streben oder Verlangen überhaupt, also auch den Hunger und was immer wir unter Trieb verstehen, energetisch zu betrachten.

Diese Betrachtung führt uns auf einen Libidobegriff, der sich zu 197
einem Begriff des *Intendierens* überhaupt erweitert. Wie das obige Zitat aus FREUD zeigt, wissen wir tatsächlich viel zu wenig über die Natur der menschlichen Instinkte und deren psychische Dynamik, als daß wir es wagen könnten, einem einzelnen Triebe den Primat zuzuerkennen. Es ist daher vorsichtiger, daß, wenn wir von Libido sprechen, wir darunter einen Energiewert verstehen, welcher sich irgendeinem Gebiete, der Macht, dem Hunger, dem Haß, der Sexualität, der Religion usw. mitteilen kann, ohne daß er je ein spezifischer Trieb wäre, wie SCHOPENHAUER treffend sagt: «Der Wille als Ding an sich ist von seiner Erscheinung gänzlich verschieden und völlig frei von allen Formen derselben, in welche er eben erst eingeht, indem er erscheint, die daher nur seine Objektität betreffen, ihm selbst fremd sind [11].»

[10] FERENCZIS Begriff der «Introjektion» bezeichnet umgekehrt das Hereinnehmen der Außenwelt in die Innenwelt. Vgl. FERENCZI, *Introjektion und Übertragung.*

[11] *Die Welt als Wille und Vorstellung*, I, § 23, p. 166.

198 Zahlreich sind die mythologischen wie philosophischen Versuche, die schaffende Kraft, die der Mensch als subjektives Erlebnis kennt, zu formulieren und zu veranschaulichen. Um einige Beispiele zu geben, erinnere ich an die kosmogonische Bedeutung des Eros bei HESIOD[12], sowie an die orphische Figur des Phanes (Abb. 31), des «Leuchtenden», des Erstgewordenen, des «Vaters des Eros». Phanes hat auch (orphisch) die Bedeutung des Priapos, ist zwiegeschlechtig und dem thebanischen Dionysos Lysios gleichgesetzt[13]. Die orphische Bedeutung des Phanes kommt der des indischen Kâma gleich, des Liebesgottes, der auch kosmogonisches Prinzip ist. Beim Neuplatoniker PLOTIN ist die Weltseele die Energie des Intellektes[14]. PLOTIN vergleicht das Eine (das schaffende Urprinzip) mit dem Licht überhaupt, den Intellekt mit der Sonne (♂), die Weltseele mit dem Mond (♀). Ein anderer Vergleich ist, daß PLOTIN das Eine mit dem Vater und den Intellekt mit dem Sohne vergleicht[15]. Das Eine, als Uranos bezeichnet, ist transzendent. Der Sohn als Kronos hat die Regierung der sichtbaren Welt. Die Weltseele (als Zeus bezeichnet), erscheint als ihm untergeordnet. Das Eine oder die Usia des gesamten Daseins wird von PLOTIN als Hypostase bezeichnet, ebenso auch die drei Emanationsformen, also μία οὐσία ἐν τρισὶν ὑποστάσεσιν. (Ein Wesen in drei Hypostasen.) Wie DREWS bemerkt, ist dies aber auch die Formel der christlichen Trinität (Gott-Vater, Gott-Sohn und Heiliger Geist), wie sie auf den Konzilien zu Nizäa und Konstantinopel festgestellt wurde[16]. Es erübrigt sich noch anzumerken, daß gewisse frühchristliche Sektierer dem Heiligen Geist (Weltseele, Mond) mütterliche Bedeutung beilegten. Die Weltseele hat bei PLOTIN Neigung zum geteilten Sein und zur Teilbarkeit, der conditio sine qua non aller Veränderung, Schöpfung und Fortpflanzung, sie ist ein «unendliches All des Lebens» und ganz Energie; sie ist ein lebendiger Organismus der Ideen, die in ihr zur Wirksamkeit und Wirklichkeit gelangen[17]. Der Intellekt ist ihr Erzeuger, ihr Vater, das in ihm Angeschaute bringt sie im Sinnlichen zur Ent-

12 *Theogonie.*

13 Vgl. ROSCHER, *Lexikon* III, Sp. 2248 ff.

14 DREWS, *Plotin und der Untergang der antiken Weltanschauung*, p. 127.

15 l. c., p. 133.

16 l. c., p. 135.

17 PLOTIN, *Enneaden*, II, 5, 3.

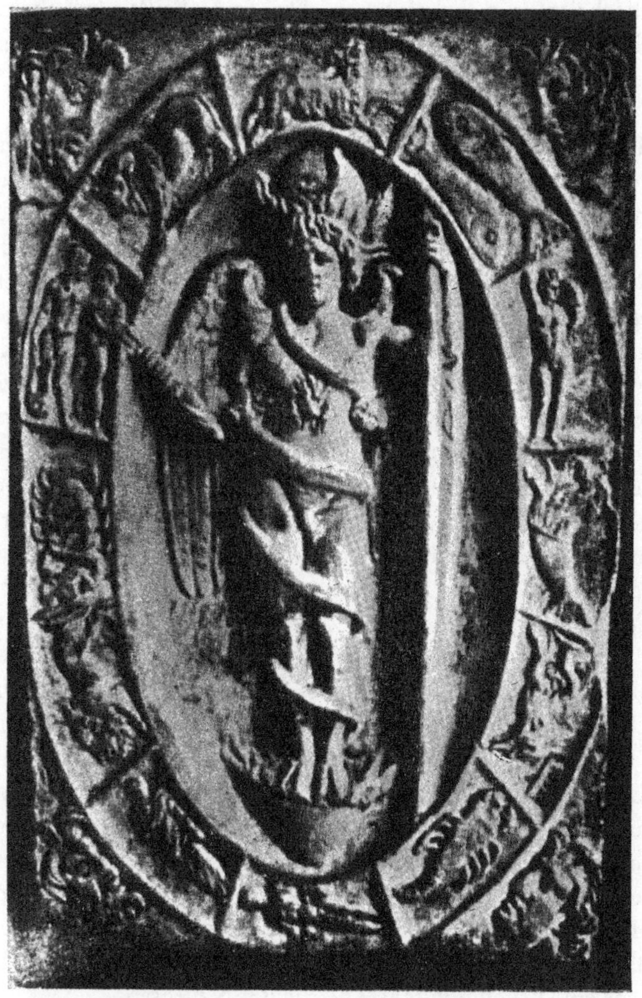

Abb. 31 Phanes im Ei. Orphisches Kultbild

faltung[18]. «Was im Intellekt zusammengeschlossen liegt, das kommt als Logos in der Weltseele zur Entfaltung, erfüllt sie mit Inhalt und macht sie gleichsam von Nektar trunken[19].» Nektar ist analog Soma

18 l. c., IV, 8, 3.
19 l. c., III, 5, 9.

Fruchtbarkeits- und Lebenstrank. Die Seele heißt als «obere» Seele himmlische Aphrodite, als «untere» irdische Aphrodite. Sie kennt «die Schmerzen der Geburt [20]» usw.

199 Der energetische Standpunkt bedeutet die Befreiung der psychischen Energie aus einer zu engen Definition. Die Erfahrung zeigt, daß Triebvorgänge irgendwelcher Art durch Zufluß von Energie, die irgendwoher stammen kann, oft maßlos gesteigert werden. Dies gilt nicht nur von der Sexualität, sondern auch von Hunger und Durst. Eine Triebsphäre kann zeitweilig zugunsten einer anderen energetisch depotenziert werden. Dies gilt von allen psychischen Aktivitäten überhaupt. Wenn wir annähmen, daß es immer nur die Sexualität ist, welche diesen Depotenzierungen unterliege, so entspräche diese Auffassung einer Art von Phlogistontheorie im Gebiete der Physik und Chemie. FREUD war mit Recht skeptisch in bezug auf den heutigen Stand der Trieblehre. Der Trieb ist eine geheimnisvolle Lebensmanifestation teils psychischen, teils physiologischen Charakters. Er gehört zu den konservativsten Funktionen in der Psyche und ist schwer, beziehungsweise gar nicht zu ändern. Pathologische Anpassungsstörungen wie Neurosen usw. werden daher eher aus der Einstellung zum Triebe als aus einer Veränderung des letzteren zu erklären sein. Die Einstellung ist aber ein kompliziertes, höchst psychologisches Problem, das sicherlich keines wäre, wenn die Einstellung vom Instinkt abhinge. Die treibenden Kräfte der Neurose stammen von allen möglichen Charaktereigenschaften und Umwelteinflüssen, die zusammen eine Einstellung ergeben, welche eine die Instinkte befriedigende Lebensführung verunmöglicht. So hängt die neurotische Instinktverdrehtheit des jugendlichen Menschen mit einer ähnlichen Disposition seiner Eltern zusammen, und die Störung seiner Sexualsphäre ist ein sekundäres und kein primäres Phänomen. Es gibt daher keine Sexual-, wohl aber eine psychologische Theorie der Neurosen.

200 Damit kehren wir zu unserer Hypothese zurück, daß es nicht der Sexualinstinkt, sondern eine an sich indifferente Energie ist, welche zu der Bildung von Licht-, Feuer-, Sonne- usw. -Symbolen Anlaß gibt. So entsteht durch den Wegfall der Realitätsfunktion in der Schizophrenie keineswegs eine Steigerung der Sexualität, sondern eine Phan-

20 DREWS, l. c., p. 141.

tasiewelt, welche deutlich archaische Züge[21] trägt. Damit soll nicht geleugnet sein, daß, namentlich am Anfang der Krankheit, gelegentlich sogar heftige sexuelle Störungen auftreten, die aber bei allen möglichen intensiven Erlebnissen, wie Panik, Wut, religiöse Schwärmerei usw., auch vorkommen können. Daß sich in der Schizophrenie eine archaische Phantasie an die Stelle der Wirklichkeit schiebt, beweist für die Natur der Realitätsfunktion nichts, sondern demonstriert nur die auch anderwärts bekannte biologische Tatsache, daß beim Untergang eines rezenten Systems ein primitiveres und daher altertümlicheres an dessen Stelle treten kann, um das FREUDsche Gleichnis zu gebrauchen: man schießt mit Pfeil und Bogen statt mit Gewehren. Ein Verlust der letzten Erwerbungen der Realitätsfunktion (oder Anpassung) wird, wenn überhaupt, durch einen früheren Anpassungsmodus ersetzt. Wir finden diesen Grundsatz bereits in der Neurosenlehre, daß nämlich eine fehlschlagende Anpassung durch einen alten Anpassungsweg ersetzt wird, nämlich durch eine regressive Wiederbelebung der Eltern-Imago. In der Neurose ist das Ersatzprodukt eine Phantasie individueller Provenienz und Tragweite, und es fehlen, bis auf Spuren, jene archaischen Züge, die für die Phantasien der Schizophrenie charakteristisch sind. Bei den Neurosen handelt es sich nie um einen wirklichen Realitätsverlust, sondern nur um eine Verfälschung der Wirklichkeit. Bei der Schizophrenie ist letztere aber tatsächlich in bedeutendem Ausmaß in Verlust geraten. Ein einfaches Beispiel dafür verdanke ich der Arbeit meines leider zu früh verstorbenen Schülers HONEGGER[22]: Ein Paranoider von guter Intelligenz, der die Kugelgestalt der Erde und ihre Rotation um die Sonne sehr wohl kennt, ersetzt in seinem System die modernen astronomischen Einsichten durch ein bis ins Detail ausgearbeitetes System, in welchem die Erde eine flache Scheibe ist, darüber die Sonne wandert. Frau Dr. SPIELREIN gibt ebenfalls einige interessante Beispiele von den archaischen Definitionen, welche in der Krankheit die Bedeutungen der modernen Worte zu überwuchern beginnen. So hat zum Beispiel ihre Patientin die mythologische Analogie des Alkohols, des Rauschtrankes, als «Samenerguß» (das

[21] Vgl. z. B. SPIELREIN, *Über den psychologischen Inhalt eines Falles von Schizophrenie*, p. 329.

[22] Die Arbeit ist nicht veröffentlicht.

heißt als Soma) angegeben[23]. Sie hat auch eine Symbolik des Kochens, welche zu der alchemistischen Vision des Zosimos parallel läuft. Dieser sah in der Höhlung des Altars kochendes Wasser und darin Menschen, welche verwandelt wurden[24]. Die Patientin setzt Erde für Mutter[25], ebenso Wasser für Mutter[26]. (Abb. 36 und 57)

201 Meine obigen Bemerkungen über die Ersetzung der gestörten Wirklichkeitsfunktion durch archaische Surrogate werden unterstützt durch eine Bemerkung Spielreins. Die Autorin sagt: «Ich hatte mehrfach die Illusion, als seien die Kranken einfach Opfer eines im Volke herrschenden Aberglaubens geworden.»[27] Tatsächlich setzen die Kranken an Stelle der Wirklichkeit Phantasien, ähnlich den Auffassungen der Vergangenheit, die aber einmal Realitätsfunktion bedeutet hatten. Wie die Zosimosvision zeigt, waren die alten Superstitionen Symbole[28], welche das Unbekannte der Welt (und der Seele) adäquat auszudrücken versuchten. Die Auf«fassung» ermöglicht einen «Griff» an den Dingen, das heißt einen «Begriff» derselben, was eine Inbesitznahme ausdrückt. Der Begriff entspricht funktionell dem magisch wirksamen Namen, welcher sich des Objektes bemächtigt. Damit wird letzteres nicht nur unschädlich gemacht, sondern auch dem psychischen System eingegliedert, wodurch die Bedeutung und Macht des menschlichen Geistes erhöht wird. (Vgl. die primitive Wertschätzung der Namengebung im Alvissmál der älteren *Edda*). An eine ähnliche Bedeutung des Symbols denkt auch Spielrein, wenn sie sagt:

«So scheint mir ein Symbol überhaupt dem Bestreben eines Komplexes nach ... Auflösung in das allgemeine Ganze des Denkens seinen Ursprung zu verdanken. ... Der Komplex wird dadurch des Persönlichen beraubt. ... Diese Auflösungs-(Transformations-)Tendenz jedes einzelnen Komplexes ist die Triebfeder für Dichtung, Malerei, für jede Art von Kunst.»[29]

23 l. c., pp. 338, 353 und 387. Zu Soma als «Samenerguß» vgl. unten.

24 Berthelot, *Collection des anciens alchimistes grecs*, III, I, 2 ff.

25 Spielrein, l. c., p. 345.

26 l. c., p. 338.

27 l. c., p. 397.

28 Ich muß auch an jene Indianer erinnern, welche die ersten Menschen aus der Vereinigung eines Schwertgriffes und eines Weberschiffchens hervorgehen lassen.

29 l. c., p. 399.

Wenn wir den Begriff «Komplex» durch den des Energiewertes (= Affektgröße des Komplexes) ersetzen, so läßt sich SPIELREINS Ansicht mit der meinigen unschwer in Einklang bringen. 202

Es scheint, als ob auf diesem Wege der Analogiebildung allmählich der Schatz an Vorstellungen und Namen geändert wurde. Damit entstand eine Erweiterung des Weltbildes. Besonders betonte Inhalte («gefühlsbetonte Komplexe») spiegelten sich in zahlreichen Analogien und erzeugten Synonyme, deren Objekte damit in den magischen Wirkungsbereich der Psyche gerückt wurden. Es entstanden dadurch jene intimen Analogiebeziehungen, welche LÉVY-BRUHL passenderweise als «participation mystique» bezeichnete. Es ist evident, daß dieser Tendenz zur Analogiefindung, die von gefühlsbetonten Inhalten ausgeht, eine gewaltige Bedeutung für die menschliche Geistesentwicklung zukommt. Wir müssen STEINTHAL durchaus Recht geben, wenn er meint, daß dem Wörtchen «gleichwie» eine ganz unerhörte Wichtigkeit für die Entwicklungsgeschichte des Denkens zugestanden werden müsse. Man kann sich leicht vorstellen, daß die Überleitung der Libido auf Analogien die primitive Menschheit zu einer Reihe der wichtigsten Entdeckungen geführt hat. 203

III. DIE WANDLUNG DER LIBIDO

204 Ich will im folgenden versuchen, an einem konkreten Beispiel die Libidoüberleitung zu schildern: Ich behandelte einmal eine Patientin, welche an einem katatonen Depressionszustande litt. Da es sich um eine Psychose leichteren Grades handelte, so war die Existenz zahlreicher hysterischer Züge nicht befremdlich. Im Beginn der Behandlung verfiel sie einmal, während sie von einer schmerzlichen Angelegenheit erzählte, in einen hysterischen Dämmerzustand, in welchem sie alle Zeichen sexueller Erregung zeigte. (Es deutete vieles darauf hin, daß sie während dieses Zustandes die Kenntnis meiner Gegenwart abgespalten hatte.) Die Erregung lief aus in einen masturbatorischen Akt. Dieser Akt war von einer sonderbaren Geste begleitet: Sie machte mit dem Zeigefinger der linken Hand an der linken Schläfe anhaltend heftige rotierende Bewegungen, wie wenn sie dort ein Loch bohren wollte. Nachher bestand völlige Amnesie für das Vorgefallene, auch war über die sonderbare Geste mit der Hand nichts zu erfahren. Obschon diese Handlung unschwer als ein an die Schläfe verlegtes Mund-, Nasen- oder Ohrenbohren zu erkennen ist, das als Analogie des masturbatorischen Aktes aufgefaßt werden kann, so schien mir dieser Eindruck doch irgendwie bedeutsam: warum, war mir zunächst nicht klar. Viele Wochen später hatte ich Gelegenheit, mit der Mutter der Patientin zu sprechen. Ich erfuhr von ihr, daß letztere ein recht sonderbares Kind gewesen sei: zweijährig zeigte sie schon die Neigung, stundenlang sich rücklings an eine offene Schranktür zu setzen und mit dem Kopf rhythmisch die Türe zuzustoßen [1], womit sie die ganze Umgebung zur Verzweiflung brachte. Wenig später fing sie an, statt wie andere Kinder zu spielen, im Kalkbewurf der Hausmauer mit dem Finger ein Loch zu bohren. Sie tat das mit kleinen drehenden und

[1] Dieses katatonische Pendeln mit dem Kopf sah ich im Falle einer Katatonika aus allmählich nach oben verlagerten Koitusbewegungen entstehen, was FREUD als Verlegung von unten nach oben beschrieben hat.

schabenden Bewegungen und war stundenlang bei der Arbeit. Den Eltern war sie ein völliges Rätsel. (Vom vierten Jahre an etwa trat dann Onanie ein.) Es ist klar, daß wir in dieser frühen infantilen Betätigung die Vorstufe des späteren Handelns zu erblicken haben.

Das Bohren läßt sich in eine sehr frühe Zeit der Kindheit zurück- 205
verfolgen, die vor der Zeit der Onanie liegt. Jene Zeit ist psychologisch noch recht dunkel, weil individuelle Erinnerungen fehlen. Ein derart individuelles Verhalten eines so kleinen Kindes ist unbedingt auffallend. Wir wissen aus der späteren Lebengeschichte des Kindes, daß seine Entwicklung, die, wie immer, verwoben ist mit parallel laufenden äußeren Ereignissen, zu jener Geistesstörung geführt hat, die für den Individualismus und die Originalität ihrer Produkte ganz besonders bekannt ist: zur Schizophrenie. Das Eigenartige dieser Krankheit besteht in dem merklichen Hervortreten archaischer Psychologie. Daraus gehen alle jene zahlreichen Berührungen mit mythologischen Produkten hervor, und was wir für originelle und individuelle Schöpfungen halten, sind sehr oft nichts anderes als Bildungen, die denen der Vorzeit zu vergleichen sind. Man sollte dieses Kriterium wohl an alle Bildungen dieser merkwürdigen Krankheit anlegen, so vielleicht auch an dieses besondere Symptom des Bohrens. Das Bohren der Patientin stammt aus einer sehr frühen Jugendzeit, das heißt es wurde aus jener Vergangenheit wieder hervorgerufen, indem die Kranke erst, nachdem sie mehrere Jahre verheiratet war, wieder in die frühere Onanie zurückfiel, und zwar nach dem Tode ihres Kindes, mit dem sie sich durch eine überzärtliche Liebe identifiziert hatte. Als das Kind starb, traten bei der damals noch gesunden Mutter die frühinfantilen Symptome wieder auf in Form einer anfallsweisen Masturbation, die mit eben diesem Bohren verknüpft war. Wie schon bemerkt, trat das primäre Bohren ein zu einer Zeit, die der Infantilonanie voranging. Diese Konstatierung ist insofern von Bedeutung, als das Bohren dadurch von einer ähnlichen späteren Gewohnheit, die nach der Onanie eintritt, unterschieden ist.

Wie oben bereits angedeutet wurde, betätigt sich die Libido beim 206
jugendlichen Individuum zunächst ausschließlich in der Zone der Ernährungsfunktion, wo im Saugakt durch rhythmische Bewegung die Nahrung aufgenommen wird. Zugleich tritt auch schon im motorischen Gebiet überhaupt eine lustbetonte rhythmische Bewegung von

Armen und Beinen auf (Strampeln usw.) Mit dem Wachstum des Individuums und der Ausbildung seiner Organe schafft sich die Libido neue Wege der Betätigung. Dabei wird das primäre Modell der rhythmischen, Befriedigung erzeugenden und lustvollen Tätigkeit in die Zone anderer Funktionen übertragen, mit dem vorläufigen und teilweisen Endziel in der Sexualität, womit aber nicht gesagt sein soll, daß die rhythmische Tätigkeit aus dem Nutritionsakt stammt. Ein beträchtlicher Teil von Nutritions- und Wachstumsenergie hat sich in Sexuallibido und andere Formen umzusetzen. Dieser Übergang geschieht nicht etwa plötzlich in der Pubertätszeit, wie laienhafte Voraussetzung glaubt, sondern ganz allmählich im Verlaufe des größeren Teiles der Kindheit. In diesem Übergangsstadium sind, soweit ich dies zu beurteilen vermag, zwei Phasen zu unterscheiden: die Phase des Lutschens und die der rhythmischen Betätigung an sich. Das Lutschen gehört seiner Art nach noch ganz zum Rayon der Ernährungsfunktion, reicht jedoch darüber hinaus dadurch, daß es nicht mehr Ernährungsfunktion ist, sondern eine analoge rhythmische Betätigung ohne Nahrungsaufnahme. Als Hilfsorgan tritt hier die Hand auf. In der Phase der rhythmischen Betätigung an sich tritt die Hand als Hilfsorgan noch deutlicher hervor, die rhythmische Tätigkeit verläßt die Mundzone und wendet sich anderen Gebieten zu. Der Möglichkeiten sind nun viele. Es sind erfahrungsgemäß meist die anderen Körperöffnungen, die das Objekt des Interesses werden; sodann die Haut und besondere Stellen derselben und schließlich rhythmische Bewegungen irgendwelcher Art. Tätigkeit, die als Reiben, Bohren, Zupfen und anderes auftreten kann, erfolgt in einem gewissen Rhythmus. Es ist klar, daß diese Tätigkeit, wenn sie das Sexualgebiet erreicht, dort Anlaß zu den ersten onanistischen Versuchen werden kann. Im Laufe ihrer Wandlung nimmt die Libido nicht weniges aus der Nutritionsphase mit in ihre neuen Anwendungsgebiete, woraus sich zum Beispiel die zahlreichen und innigen Verknüpfungen zwischen Ernährungs- und Sexualfunktion erklären lassen. Wenn sich gegen die erwachsene Tätigkeit ein Widerstand erhebt, welcher diese zur Regression zwingt, so erfolgt eine Regression auf die frühere Entwicklungsstufe. Die Phase der rhythmischen Betätigung an sich fällt im allgemeinen mit der Zeit der Geistes- und Sprachentwicklung zusammen. Ich möchte daher vorschlagen, die Periode von der Geburt bis zu den ersten deutlichen (also nicht «erdeuteten») Manifestationen der Sexualität, also die Spanne vom ersten bis vierten Lebensjahre ungefähr, als vorsexuelle Stufe zu bezeichnen, vergleichbar dem Puppenstadium des Schmetterlings. Sie ist gekennzeichnet durch die wechselnde Mischung von Elementen der Ernährungs- und der Sexualphase. Auf diese vorsexuelle Stufe können gewisse Regressionen zurückgreifen: es scheint dies, wenigstens nach den bisherigen Erfahrungen zu schließen, bei der Regression der Schizophrenie und der Epilepsie die Regel zu sein. Ich möchte zwei Beispiele erwähnen: der eine Fall betrifft ein junges Mädchen, das in der Verlobungszeit an Katatonie erkrankte. Wie sie mich zum erstenmal sah, kam sie plötzlich auf mich zu, umarmte mich und sagte: «Papa, gib mir zu essen!» Der andere Fall betrifft eine junge Magd, die sich beklagte, man verfolge sie mit Elektrizität und bringe ihr damit ein sonderbares Gefühl an den Genitalien bei, «wie wenn es da unten äße und tränke.»

Diese Phänomene zeigen, daß die früheren Phasen der Libido einer 207
regressiven Wiederbelebung fähig sind. Dieser Weg scheint nicht nur gangbar, sondern auch vielfach begangen worden zu sein. Man könnte daher erwarten – wenn diese Annahme zutrifft –, daß in früheren Entwicklungsstufen der Menschheit diese Wandlung nicht nur kein krankhaftes Symptom, sondern ein häufiger, normaler Vorgang war. Es wäre daher von Interesse, zu erfahren, ob sich Spuren davon in der Geschichte erhalten haben.

Wir verdanken es einer Arbeit ABRAHAMS[2], daß wir auf einen völ- 208
kergeschichtlichen Zusammenhang des Bohrens mit der Feuerbereitung aufmerksam wurden. Dieser hat in der Schrift ADALBERT KUHNS[3] eine besondere Bearbeitung gefunden. Durch seine Untersuchungen werden wir mit der Möglichkeit bekannt gemacht, daß der Feuerbringer Prometheus ein Bruder des indischen pramantha, nämlich des männlichen, feuerreibenden Holzstückes sein könnte. Der indische Feuerholer heißt Mâtariçvan, und die Tätigkeit des Feuerbereitens wird in den hieratischen Texten immer mit dem Verbum manthâmi[4]

[2] *Traum und Mythus.*

[3] *Mythologische Studien* I: *Die Herabkunft des Feuers und des Göttertrankes.* (Vgl. Abb. 37.) Ein Auszug des Inhalts findet sich bei STEINTHAL, *Die ursprüngliche Form der Sage von Prometheus;* ebenso bei ABRAHAM, l. c.

[4] Auch mathnâmi und mâthâyati. Die Wurzel ist manth oder math.

bezeichnet, welches schütteln, reiben, durch Reiben hervorbringen heißt. KUHN hat dieses Verbum in Beziehung zum Griechischen μανθάνω gesetzt, welches «lernen» heißt, und ebenso die Begriffsverwandtschaft erläutert[5]. Das tertium comparationis dürfte im Rhythmus liegen (das Hin- und Herbewegen im Geiste). Nach KUHN soll die Wurzel manth oder math über μανθάνω (μάθημα, μάθησις) προ-μηθέομαι auf Προμηθεύς führen, der bekanntlich der griechische Feuerräuber ist. Es wird hervorgehoben, daß, wie der thurische Zeus den hier besonders interessierenden Beinamen Προ-μανθεύς führt, so könnte auch Προ-μηθεύς gar kein ursprüngliches indogermanisches Stammwort, das zu skr. pramantha Beziehung hatte, sein, sondern wäre nur Beiname. Dieser Auffassung kommt eine HESYCH-Glosse entgegen: Ἰθάς: ὁ τῶν Τιτάνον κῆρυξ Προμηθεύς. Eine andere HESYCH-Glosse erklärt ἰθαίνομαι (ἰαίνω erhitzen), als θερμαίνομαι, warm werden, wodurch für Ἰθάς die Bedeutung «der Flammende» analog zu Αἴθων oder Φλεγύας herauskommt[6]. Die Beziehung von Prometheus zu pramantha ist demnach fraglich. Προμηθεύς als Beiname zum Ἰθάς ist allerdings bedeutsam, indem der «Flammende» der «Vorbedenker» ist[7]. (Pramati = Vorsorge ist auch Attribut des Agni, obschon pramati eine andere Ableitung hat.) Prometheus gehört auch dem Stamme der Phlegyer an, welche von KUHN in unbestrittene Beziehung zu der indischen Priesterfamilie der Bhrgu gesetzt werden[8]. Die Bhrgu sind wie Mâtariçvan (der «in der Mutter Schwellende») auch Feuerholer. KUHN bringt eine Stelle bei, wonach Bhrgu aus der Flamme entsteht, ähnlich wie Agni. («In der Flamme entstand Bhrgu, Bhrgu geröstet, verbrannte nicht.») Diese Anschauung führt auf eine verwandte Wurzel von Bhrgu, nämlich skr. bhrây = leuchten, lat. fulgeo und griech. φλεγω (skr. bhargas = Glanz, lat. fulgur). Bhrgu erscheint demnach als der «Leuchtende». Φλεγύας heißt eine gewisse Adlerart wegen ihrer

5 In: *Z. f. vgl. Sprachforsch.* II, p. 395, und IV, p. 124 (ROSCHER, *Lexikon* III, Sp. 3034.

6 BAPP (ROSCHER, l. c.)

7 Eine interessante Parallele stellt der feurige Gott der Balier dar, der seinen Sitz im Gehirn des Menschen hat und immer auf einem flammenden Rad (Sonnensymbol) tanzend abgebildet ist. Er gilt als der höchste und populärste Gott der Balier. (Abb. 32)

8 Bhrigu = φλεγυ, ein anerkannter Lautzusammenhang. Vgl. ROSCHER, l. c.

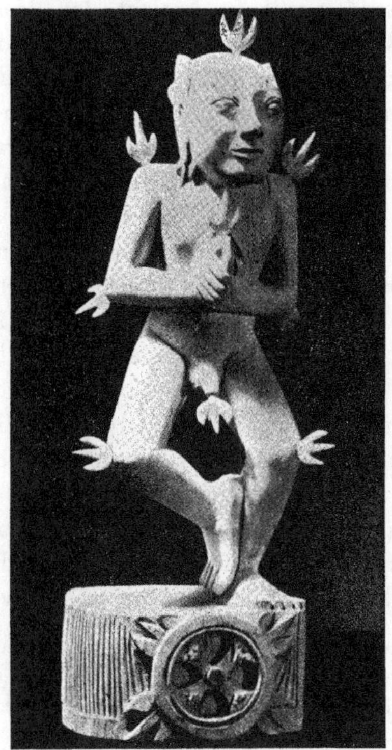

Abb. 32 Der Feuergott Tjintya der Balier. Holzschnitzerei

brandgelben Farbe. Klar ist der Zusammenhang mit φλέγειν = brennen. Die Phlegyer sind also die Feueradler [9]. Zu den Phlegyern gehört auch Prometheus. Der Weg von pramantha zu Prometheus geht allerdings nicht durch das Wort, sondern vielleicht durch die Anschauung respektive das Bild, und vielleicht hat Prometheus dieselbe Bedeutung wie der pramantha [10], mit anderen Worten: es könnte sich um eine archetypische Parallele und eben gerade nicht um eine sprachliche Übermittlung handeln.

9 Der Adler als Feuertotem bei Indianern, siehe Roscher, l. c.

10 Der Stamm «manth» geht nach Kuhn im Deutschen in mangeln, rollen (von der Wäsche) über. Manthara ist der Butterquirl. (Abb. 37) Als die Götter den amrta (Unsterblichkeitstrank) durch die Umquirlung des Ozeans erzeugten, brauchten sie

209 Für eine gewisse Zeit galt die Ansicht, daß Prometheus erst nachträglich seine Bedeutung als Vorbedenker (belegt durch die Figur des «Epimetheus») angenommen und ursprünglich doch mit pramantha, manthâmi, mathâyati zu tun habe, dagegen etymologisch mit προμηθέομαι, μάθημα, μανθάνω nicht zusammengebracht werden dürfe. Umgekehrt hat das mit Agni verbundene pramati = Vorsorge mit manthâmi nichts zu tun. Neuerdings neigt man aber wieder dazu, Prometheus doch von μανθάνω abzuleiten [11]. Was man also bei dieser verwickelten Sachlage als sicher konstatieren kann, ist, daß wir das Denken, respektive das Vorsorgen, Vorbedenken in Verbindung mit der Feuerbohrung vorfinden, ohne daß etymologisch sichere Beziehungen zwischen den dafür gebrauchten Worten gegenwärtig nachzuweisen wären. Für die Etymologie wird neben der Migration der Wortstämme die autochthone Wiederentstehung gewisser urtümlicher Bilder in Betracht gezogen werden müssen.

210 Der pramantha als das Werkzeug des Manthana (des Feueropfers) wird im Indischen sexuell aufgefaßt: der pramantha als Phallus oder Mann, das untenliegende gebohrte Holz als Vulva oder Weib. Das

den Berg Mandara als Quirl (Kuhn, *Mythologische Studien* I, p. 16 ff.). Steinthal (*Prometheus*, p. 8) macht aufmerksam auf den lateinischen Ausdruck der poetischen Sprache: mentula = männliches Glied, wobei mentmanth gesetzt wäre. Ich füge noch hinzu: mentula ist als Diminutiv zu menta oder mentha (μίνθα), Minze, zu denken. Im Altertum hieß die Minze «Krone der Aphrodite» (Dioscorides, II, 154). Apuleius nennt sie «mentha venerea», sie war ein Aphrodisiacum. Der Gegensinn findet sich bei Hippokrates: «Si quis eam saepe comedat, eius genitale semen ita colliquescit, ut effluat, et arrigere prohibet et corpus imbecillum reddit» [Wenn man sie häufig einnimmt, wird der Geschlechtssamen so flüssig, daß er ausfließt, was die Erektion verhindert und den Leib schwächt] und nach Dioscorides ist die Minze auch antikonzeptionelles Mittel. (Aigremont, *Volkserotik und Pflanzenwelt* I, p. 127) Von der menta aber sagten die Alten auch, «Menta autem appellata, quod suo odore mentem feriat ... mentae ipsius odor animum excitat» [Sie heißt Menta, weil sie mit ihrem Geruch auf das Gemüt schlägt ... der Geruch der Minze erregt den Geist]. Das führt uns auf den Stamm ment – in mens: Geist (engl. mind) – womit die parallele Entwicklung zu pramantha vollzogen wäre. Beizufügen ist noch, daß ein starkes Kinn mento (mentum) heißt. Eine besondere Entwicklung des Kinns wird bekanntlich der priapischen Figur des Pulcinello gegeben, ebenso die spitzen Bärte (und Ohren) der Satyren und sonstigen priapischen Dämonen, wie überhaupt alle Hervorragungen des Körpers männliche und alle Vertiefungen oder Höhlen weibliche Bedeutung annehmen können.

[11] Kerényi, *Prometheus*, p. 20.

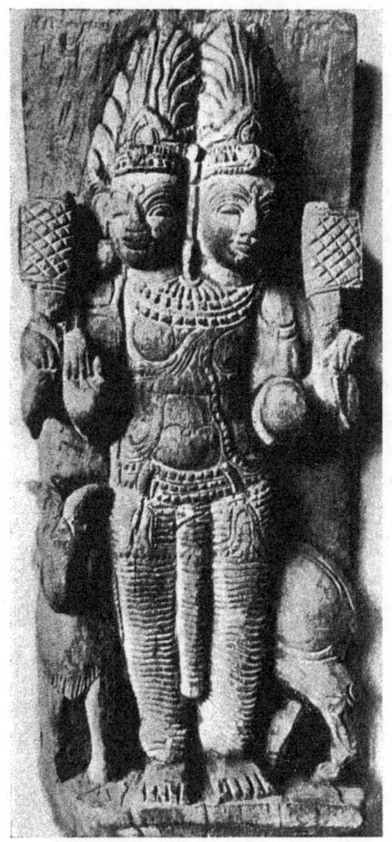

Abb. 33 Agni mit den zwei Hölzern. Indisch

erbohrte Feuer ist das Kind, der göttliche Sohn Agni. (Abb. 33) Kultisch heißen die beiden Hölzer Purûravas und Urvaçi und werden personifiziert gedacht als Mann und Weib. Aus dem Genitale des Weibes wird das Feuer geboren [12]. Eine Darstellung der kultischen Feuererzeugung (manthana) gibt WEBER:

[12] «Was das guhya (pudendum) genannt wird, das heißt die yoni (Geburtsstätte) des Gottes, das Feuer, welches dort geboren wird, heißt segenbringend.» (*Kâtyâyana's Karmapradîpa*, I, 7, übersetzt von KUHN, *Herabkunft des Feuers*, p. 65 ff.) Der etymologische Zusammenhang bohren - geboren ist möglich. Das ger-

«Ein bestimmtes Opferfeuer wird durch Reiben zweier Hölzer entzündet; man nimmt ein Stück Holz mit den Worten: ‹Du bist des Feuers Geburtsort› (janitram), legt darauf zwei Grashalme: ‹ihr seid die beiden Hoden›, auf diese die *adharârani* (das unterlegte Holz) ‹du bist Urvaçî›, salbt die *uttarâraṇi* (das darauf zu legende Holzscheit) mit Butter ‹du bist Kraft› (semen ...), legt sie dann auf die *adhararâṇi*: ‹Du bist Purûravas› und reibt beide dreimal: ‹ich reibe dich mit dem Gâyatrîmetrum›, ‹ich reibe dich mit dem Trishṭubhmetrum›, ‹ich reibe dich mit dem Jagatîmetrum›.» [13]

211 Die sexuelle Symbolik dieser Feuererzeugung ist deutlich. Ein Lied des *Rigveda* (III, 29, 1–3) bringt die gleiche Auffassung und Symbolik:

«Das ist das Drehholz, der Zeuger (penis) ist bereitet, bring die Herrin des Stammes [14] herbei, den Agni laßt uns quirlen nach altem Brauch.

In den beiden Hölzern liegt der jâtavedas, wie in den Schwangern die wohlbewahrte Leibesfrucht; tagtäglich ist Agni zu preisen von den sorgsamen, opferspendenden Menschen.

In die Dahingestreckte laß hinein (den Stab), der du deß kundig bist; sogleich empfängt sie, hat den Befruchtenden geboren; mit röthlicher Spitze, leuchtend seine Bahn, ward der Iḷâsohn in dem trefflichen Holze geboren.» [15]

212 Wir bemerken hier, daß der Pramantha auch zugleich Agni, der erzeugte Sohn ist: der Phallus ist der Sohn oder der Sohn ist der Phallus. Auch in der heutigen deutschen Sprache haben wir Anklänge an die alten Symbole bewahrt: Ein Junge wir als «Bengel» bezeichnet, im Hessischen als «Stift» oder «Bolzen» [16]. Die Artemisia Abrotanum L.,

manische borôn (bohren) ist urverwandt mit lat. forare (id.) und gr. φαράω = pflügen. Es wird eine idg. Wurzel bher mit der Bedeutung tragen vermutet, sanskr. bhar-, gr. φερ, lat. fer-; daraus althd. beran = gebären, engl. to bear, lat. fero und fertilis, fordus (trächtig), gr. φορός (id.). Walde (*Lat. etymol. Wörterbuch* s. v. ferio) stellt forare allerdings zu der Wurzel bher-. Vgl. dazu unten die Pflugsymbolik (Abb. 34).

[13] Weber, *Indische Studien* I, p. 197, zit. von Kuhn, l. c., p. 71.

[14] Oder der Menschen überhaupt. Viçpatni ist das weibliche Holz, viçpati ein Attribut des Agni, das männliche.

[15] Kuhn, *Herabkunft des Feuers*, p. 64 f. Das Holz als Symbol der Mutter. Vgl. Freud, *Traumdeutung*, p. 211. «Ilâsohn»: Ilâ heißt die Tochter Manus, des Einzigen, der mit Hilfe seines Fisches die Sintflut überstanden hat und dann mit seiner Tochter die Menschen wiedererzeugte.

[16] Vgl. Hirt, *Etymologie der neuhochdeutschen Sprache*, p. 348.

welche zu deutsch «Stabwurz» heißt, wird im Englischen als «boy's-love» bezeichnet. (Die Vulgärbezeichnung des Penis als Knabe wurde bereits von GRIMM und anderen angemerkt.) Als abergläubischer Gebrauch wurde die kultische Feuererzeugung in Europa bis ins 19. Jahrhundert festgehalten. KUHN erwähnt einen solchen Fall noch aus dem Jahre 1828, der sich in Deutschland ereignete. Man hieß die feierliche Zauberhandlung das «Nodfyr», Notfeuer [17], und gebrauchte den Zauber hauptsächlich gegen die Viehseuchen. KUHN erwähnt aus der Chronik von Lanercost vom Jahre 1268 einen besonders merkwürdigen Fall von Notfeuer, dessen Zeremonien die sexuelle Analogie erkennen lassen:

«Pro fidei divinae integritate servanda recolat lector, quod cum hoc anno in Laodonia pestis grassaretur in pecudes armenti, quam vocant usitate Lungessouht, quidam bestiales, habitu claustrales non animo, docebant idiotas patriae ignem confrictione de lignis educere et simulacrum Priapi statuere, et per haec bestiis succurrere. Quod cum unus laicus Cisterciensis apud Fentone fecisset ante atrium aulae, ac intinctis testiculis canis in aquam benedictam super animalia sparsisset etc.» [18]

Diese Beispiele erweisen dadurch, daß sie aus verschiedenen Zeiten 213
und von verschiedenen Völkern stammen, die Existenz einer allgemeinen Neigung, Feuererzeugung und Sexualität in Parallele zu setzen. Das kultische oder zauberische Wiederholen der uralten Erfindung zeigt, wie sehr der menschliche Geist in alten Formen perseveriert und wie tief eingewurzelt die Reminiszenz des Feuerbohrens ist. Man wird vielleicht geneigt sein, in der Sexualsymbolik der kultischen Feuer-

[17] Das *Capitulare Carlomanni* von 742 verbot «illos sacrilegos ignes quos niedfyr vocant» [jene frevelhaften Feuer, die man niedfyr nennt]. Vgl. GRIMM, *Deutsche Mythologie* I, p. 502. Hier sind auch Beschreibungen derartiger Feuerzeremonien zu finden.

[18] «Der Leser möge sich zur Wahrung des göttlichen Glaubens daran erinnern, daß als in diesem Jahre in Laodonia die Seuche, die man gewöhnlich Lungensucht nennt, die Viehherden befiel, gewisse Tierbesitzer, die dem Stand nach Klosterleute waren, nicht aber der Gesinnung nach, die Einheimischen lehrten, Feuer durch Reibung aus Hölzern zu erzeugen und ein Bild des Priapus zu errichten, um dadurch den Tieren zu helfen. Als das ein Cisterzienser Laienbruder bei Fenton vor dem Hofeingang getan hatte und die Testikel eines Hundes in das Weihwasser getaucht und die Tiere damit besprengt hatte ...» usw. (l. c., p. 43)

erzeugung eine Zutat der Priestergelehrsamkeit zu erblicken. Dies mag wohl berechtigt sein für gewisse kultische Elaborationen des Feuermysteriums. Es ist aber noch die Frage, ob die Feuererzeugung nicht ursprünglich einen tieferen Zusammenhang mit der Sexualität hatte. Daß dergleichen kultische Handlungen bei primitiven Völkern vorkommen, wissen wir von dem australischen Stamm der Watschandies[19]. Diese führen im Frühling folgenden Befruchtungszauber auf: Sie graben ein Loch in den Boden, so geformt und mit Büschen so umsteckt, daß es ein weibliches Genitale nachahmt. Um dieses Loch tanzen sie die ganze Nacht, wobei sie die Speere so vor sich halten, daß sie an einen Penis in erectione erinnern. Sie umtanzen das Loch und stoßen die Speere in die Grube, indem sie dazu rufen: «pullì nira, pullì nira, pullì nira wataka» (non fossa, non fossa, non fossa sed cunnus!). Solche «obszönen» Tänze kommen auch bei anderen Stämmen vor[20].

214 In diesem Frühlingszauber[21] ist eine sakramentale Begattung dargestellt, wobei das Weibliche durch das Erdloch, das Männliche durch

19 Preuss, *Der Ursprung der Religion und Kunst*, p. 358 f.

20 Vgl. dazu F. Schultze, *Psychologie der Naturvölker*, p. 161 f.

21 Dieses primitive Spiel führt zur phallischen Pflugsymbolik. 'Αρoῦν heißt pflügen und hat daneben die poetische Bedeutung von schwängern. Das lateinische arare heißt bloß pflügen, die Phrase aber «fundum alienum arare» heißt «die Kirschen in Nachbars Garten pflücken». Eine treffliche Darstellung des phallischen Pfluges findet sich auf einer Vase des Archäologischen Museums in Florenz: Es sind darauf eine Reihe von sechs nackten ithyphallischen Männern abgebildet, die einen phallisch dargestellten Pflug tragen (Abb. 34; vgl. Dieterich, *Mutter Erde*, p. 107 ff.). Der «carrus navalis» (Karneval) unseres Frühlingsfestes war im Mittelalter bisweilen ein Pflug. (Hahn, *Demeter und Baubo*, zit. in: Dieterich, l. c., p. 109.) Herr Prof. Abegg in Zürich macht mich aufmerksam auf die Arbeit von Meringer, *Wörter und Sachen*. Wir werden hier mit einer sehr weitgehenden Verschmelzung der Libidosymbole mit äußerem Stoff und äußerer Tätigkeit bekannt gemacht, welche unsere obigen Erörterungen in außerordentlichem Maße stützt. Meringers Überlegung geht von zwei indogermanischen Wurzeln aus, uen und ueneti. Idg. *uen Holz, ai. van, vana. Agni ist garbhas vanām, Leibesfrucht der Hölzer. Idg. *ueneti hieß «er ackert»; damit ist das Anbohren des Bodens mittels eines spitzen Holzes und das darauffolgende Aufreißen desselben gemeint. Dieses Verbum selbst ist nicht belegt, da die damit bezeichnete primitive Bearbeitung des Ackers (Hackbau) schon sehr früh ausgestorben ist. Als man eine bessere Behandlung des Ackers kennen lernte, ging die Bezeichnung des primitiven Kulturbodens auf die Weide,

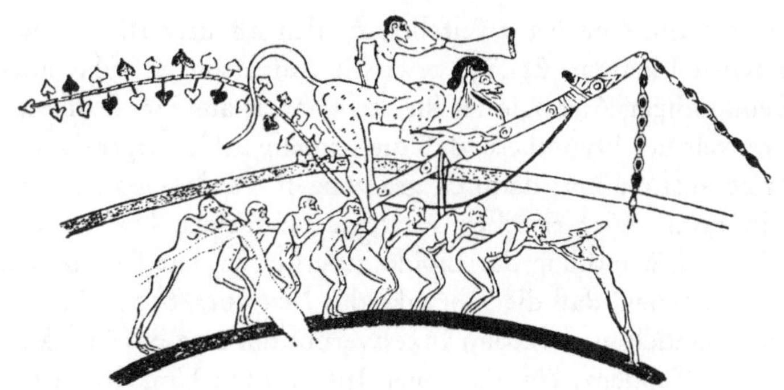

Abb. 34 Der phallische Pflug. Schwarzfigurige Schale. Griechisch

den Speer repräsentiert wird. Dieser Hierosgamos war Bestandteil vieler Kulte und spielte auch in Sekten eine große Rolle [22].

Man kann sich unschwer denken, daß, wie die oben erwähnten Australneger eine Art von Hierosgamos mit der Erde aufführen, derselbe oder ein ähnlicher Gedanke durch die Feuererzeugung aus zwei Hölzern dargestellt werden könnte. Statt durch zwei Menschen wurde das rituelle Beilager durch zwei simulacra dargestellt, durch Purûravas und Urvaçi, durch das männliche und weibliche Holz. (Abb. 33) 215

die Trift über; hierher got. vinja νομή; altisl. vin Grasplatz, Weide. Dazu vielleicht auch die isl. Vanen als Ackerbaugötter. Dazu idg. *uenos, Liebesgenuß, lat. Venus. Zu der emotionalen Bedeutung von *uenos gehört ahd. vinnan «toben». Dazu got. vens, ἔλπις ahd. wân, Erwartung und Hoffnung; skrt. van begehren; ferner «Wonne»; altisl. vinr Geliebter, Freund. Aus der Bedeutung «ackern» entsteht «wohnen»; dieser Übergang hat sich nur im Germanischen vollzogen. Aus wohnen wird gewöhnen, gewohnt sein; altisl. vanr «gewohnt». Aus «ackern» wird ferner sich mühen, plagen; altisl. vanr vinna arbeiten; and. winnan sich abarbeiten; got. vinnan πάσχειν vunns πάθημα. Aus «ackern» entsteht andererseits gewinnen, «erlangen», ahd. giwinnan; aber auch «verletzen»: got. vunds «wund». «Wund» im ursprünglichen Sinne wäre somit zuerst der durch den Hackbau aufgerissene Boden. Aus «verletzen» dann auch «schlagen, besiegen»; ahd. winna Streit; altsächs. winnan kämpfen. (Abb. 35)

[22] Der alte Brauch des «Brautlagers» auf dem Acker, welches dazu bestimmt war, den Acker fruchtbar zu machen, drückt die Analogie in klarster Weise aus: So wie ich das Weib befruchte, befruchte ich die Erde. Das Symbol leitet die Libido über auf die Bebauung und die Befruchtung der Erde. Vgl. dazu Mannhardt, *Wald- und Feldkulte* I, wo reichliche Belege zu finden sind.

216 Die Sexualität gehört zweifellos zu den affektiv stärkst betonten psychischen Inhalten. Es läge gewissen Auffassungen nahe, alles was in offenkundiger Analogie zu ihr steht, auch aus ihr abzuleiten und zwar mittels der Hypothese, daß die sexuelle Libido irgendwo an eine Schranke anstoße und dadurch gezwungen werde, eine Ersatzbetätigung in Form einer rituellen Analogie zu suchen. Um die partielle Umkehr und Wandlung der Libido zu erklären, hat FREUD bekanntlich angenommen, daß die Schranke das *Inzestverbot* sei. Genauer gesprochen handelt es sich beim Inzestverbot um eine Beschränkung der endogamen Tendenz. Um nun einen Instinkt zur Umkehr zu zwingen oder auch nur partiell zu beschränken, braucht es auf der Gegenseite eine entsprechend höhere Energie. Diese Energie vermutet FREUD mit Recht in der *Angst,* und um diese zu erklären, ersinnt er den mehr oder weniger plausibeln Mythus von der Urhorde, die nach Analogie der Affenherde von einem alten Männchen tyrannisiert ist. Man sollte dieses Bild allerdings noch ergänzen durch eine entsprechend furchterregende Matrone, welche den Töchterschreck darstellt, so wie der Urvater die Sohnesschar in grausamem Respekt hält. Wir hätten dann eine den primitiven Verhältnissen entsprechende patrilineare und eine matrilineare Angstquelle. Ich kann mir vorstellen, daß die Neurotiker unter den Urmenschen etwa so «gedacht» haben.

217 Eine solche Ableitung der den Trieb bezwingenden Motivkraft erscheint mir zum mindesten zweifelhaft, und zwar zunächst aus der einfachen Überlegung, daß nämlich die Spannungen innerhalb einer primitiven Gruppe nie größer sind als diejenigen, welche der Kampf ums Dasein für die ganze Gruppe bedeutet. Wäre dem nicht so, so ginge die Gruppe unverzüglich unter. Die endogame Tendenz bedeutet für die primitive Gruppe eine beträchtliche Gefahr, welche durch die Beschränkung eben dieser Tendenz beschworen wird. Das Mittel hiezu scheint das weitverbreitete cross-cousin-marriage zu sein [23], welches die endo- und die exogamen Tendenzen ausbalanciert. Welche Gefahr die Gruppe bedroht, geht aus den Vorteilen hervor, welche sie durch Beschränkung der endogamen Tendenz, wozu das Inzesttabu gehört, erlangt. Die Gruppe gewinnt innere Verfestigung, Ausbreitungsmöglichkeit und damit größere Sicherheit. Die Quelle der Angst

23 Vgl. hierzu meine Schrift *Psychologie der Übertragung* [Paragr. 433 ff.].

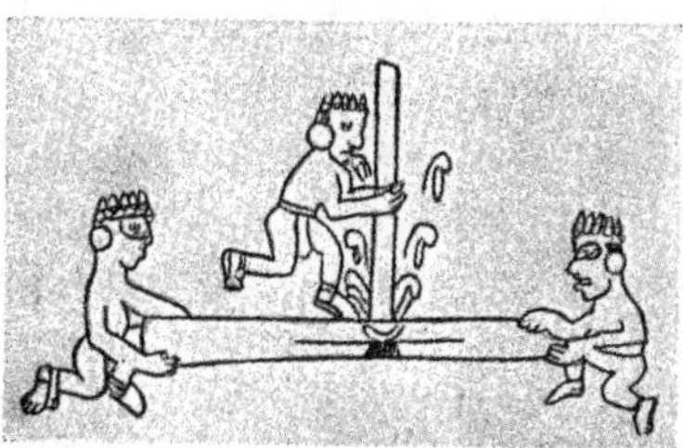

Abb. 35 Der Quirlbohrer. Altmexikanische Hieroglyphenmalerei (Ausschnitt)

liegt nämlich nicht innerhalb der Gruppe, sondern außerhalb in sehr wirklichen Risiken, welche der Kampf ums Dasein mit sich bringt. Die Angst vor Feinden und vor dem Hunger überwiegt sogar die Sexualität, die für die Primitiven bekanntlich kein Problem ist, denn es ist leichter, ein Weib zu haben als die nötigen Nahrungsmittel. Die Angst vor den Folgen der Unangepaßtheit liefert das überzeugende Motiv zur Triebbeschränkung. Die Konfrontation mit Notlagen erzwingt die Beschäftigung mit der Frage, wie diese zu beheben seien. Die durch die Behinderung regressiv gemachte Libido greift immer auf die im Individuum vorhandenen Möglichkeiten zurück. Ein Hund, der die Türe verschlossen findet, kratzt daran, bis sie geöffnet wird, und ein Mensch, der die Antwort nicht findet, reibt sich die Nase, zupft die Unterlippe, kratzt sich hinter den Ohren usw. Wird er dabei ungeduldig, so kommen noch allerhand andere Rhythmen zum Vorschein, er trommelt mit den Fingern, zappelt mit den Füßen usw. Dabei kommen auch allerhand mehr oder weniger deutliche sexuelle Analogien vor, wie zum Beispiel Masturbationsgesten. KOCH-GRÜNBERG[24] erzählt, wie die Indianer auf den Felsen sitzen und mit Steinen Rillen einritzen, während ihre Canoes um die Stromschnellen herumtransportiert werden. Daraus sind im Laufe der Zeit chaotische Zeichnungen respektive Liniengerisse entstanden, die man vielleicht den Zeichnungen auf Fließblättern vergleichen darf. In diesem Zusammenhang wird verständlich, was MAETERLINCK in *«L'Oiseau bleu»*[25] erzählt: Die beiden Kinder, die im Lande der Ungeborenen

24 *Südamerikanische Felszeichnungen*, p. 17.

25 p. 218.

den blauen Vogel suchen, finden dort einen Knaben, der in der Nase bohrt. Von diesem heißt es, er werde einstmals ein neues Feuer erfinden, wenn die Erde erkaltet sei. SPIELREINS Patientin[26] brachte den Akt des Bohrens einerseits mit Feuer, andererseits mit Zeugung zusammen. Sie sagte: «Das Eisen braucht man zum Zwecke der Erddurchbohrung. ... Mit dem Eisen kann man aus dem Steine kalte Menschen schaffen.» Mit dem glühenden Eisen kann man den Berg durchbohren. Das Eisen wird glühend, wenn man es in einen Stein bohrt.

218 Die von einem Hindernis zurückgestaute Libido regrediert nicht notwendigerweise zu früheren sexuellen Anwendungen, sondern vielmehr zu infantilen rhythmischen Tätigkeiten, welche sowohl dem Ernährungs- wie dem Sexualakt als Urmodell zugrundeliegen. Nach dem vorliegenden Material erscheint es nicht ausgeschlossen, daß die Erfindung der Feuererzeugung tatsächlich auf diese Weise zustandegekommen ist, nämlich durch die regressive Wiedererweckung des Rhythmus[27]. Diese Hypothese scheint mir psychologisch wohl möglich. Es soll damit nicht gesagt sein, daß einzig auf diese Weise die Feuererfindung gemacht worden sei. Ebensogut kann sie beim Feuersteinschlagen erfolgt sein. Was ich hier konstatieren möchte, ist bloß der psychologische Prozeß, dessen symbolische Andeutungen auf eine derartige Möglichkeit der Erfindung der Feuerbereitung hinweisen.

219 Wennschon man bei diesen rhythmischen Tätigkeiten den Eindruck des Spielerischen hat, so ist man doch von der Nachdrücklichkeit und Energie des vermeintlichen Spieles beeindruckt. Bekanntlich sind ja solche Riten (um etwas derartiges handelt es sich nämlich) in der Regel ernsthaft und werden mit ungemeinem Energieaufwand durchgeführt, was als ein großer Kontrast zu der notorischen Faulheit der Primitiven erscheint. Dadurch gewinnt das anscheinende Spiel den Charakter der absichtlichen Anstrengung. Wenn gewisse Stämme eine Nacht lang zu drei Tönen in monotonster Weise tanzen können, so fehlt für unser Gefühl daran der Charakter des Spielerischen; es mutet mehr an wie Absicht und Übung. Dem ist auch in der Tat so, denn der Rhythmus ist der klassische Modus für die Einprägung gewisser Vorstellungen oder sonstiger Tätigkeiten, und das, was eingeprägt,

[26] l. c., p. 371.

[27] Vgl. dazu die Nachweise bei BÜCHER, *Arbeit und Rhythmus.*

das heißt fest organisiert werden soll, ist die Überleitung der Libido in eine neue Betätigungsform. Da nach der nutritiven Entwicklungsphase die rhythmische Tätigkeit im Ernährungsakt keine Verwendung mehr findet, tritt sie nicht nur in das Gebiet der Sexualität sensu strictiori über, sondern auch in das der «Anlockungsmechanismen», Musik und Tanz, und schließlich in das der Arbeit im eigentlichen Sinne. Die nahe Beziehung, ja Abhängigkeit der Arbeitsleistung von Musik, Gesang, Tanz, Trommel, von Rhythmen überhaupt unter Primitiven, ist sehr eindrucksvoll. Diese Beziehung bildet die Brücke zur Sexualität, womit die Möglichkeit eines Abweges und Ausweichens vor der eigentlichen Aufgabe gegeben ist. Weil eine solche Disgression nicht selten, und zwar in allen Kulturbereichen vorkommt, entsteht leicht die Meinung, daß alle differenzierte Leistung gewissermaßen ein Surrogat für irgendwelche Formen von Sexualität sei. Ich halte dies für einen Irrtum, der allerdings in Ansehung der enormen psychischen Bedeutung dieses Triebes verständlich ist. Ich war selber früher einer ähnlichen Ansicht, insofern ich wenigstens annahm, daß die vielfachen Betätigungsformen der Anlockung und des Brutschutzes der Aufspaltung und Differenzierung einer sexuellen Urlibido, das heißt des Propagationstriebes im allgemeinsten Sinne entsprungen und damit die Vorstufen auch der kultürlichen Tätigkeiten seien, soweit sie Triebcharakter haben. Der eine Grund zu diesem Irrtum war der Einfluß Freuds, der andere, schwererwiegende aber war der rhythmisierende Faktor, der solchen Funktionen des öftern anhaftet. Ich erkannte erst später, daß die Neigung zur Rhythmisierung keineswegs aus der nutritiven Phase stammt und von dieser gewissermaßen in die sexuelle überwandert, sondern daß sie einen eigentümlichen Charakter aller emotionalen Vorgänge überhaupt darstellt. Jede Erregung, gleichgültig in welcher Lebensphase, hat Neigung zu rhythmischen Manifestationen, das heißt zu perseverierenden Wiederholungen, was sich sogar im Assoziationsexperiment bei komplexbetonten Reaktionswörtern in der Form der Wiederholung, der Assonanz und der Allitteration zeigt[28]. Die Rhythmisierung bildet daher keinen Grund zur

[28] Eberschweiler, *Untersuchungen über die sprachliche Komponente der Assoziation.*

Annahme, daß die davon betroffene Funktion aus der Sexualität stammt.

220 Der psychische Wert der Sexualität sowohl als auch eine plausible Analogie mit ihr machen im Falle einer Regression den Abweg in die Sexualität leicht, wobei es dann natürlich scheint, als ob es sich um einen Sexualwunsch handle, dem (ungerechterweise) die Erfüllung versagt bleibt. Dies ist der typische Gedankengang der Neurose. Die Primitiven scheinen um die Gefahr dieses Abweges instinktiv zu wissen: Die oben erwähnten Watschandies dürfen, wenn sie den Hierosgamos zelebrieren, während der ganzen Zeremonie auf keine Frau blicken. Bei einem gewissen Indianerstamm bestand die Sitte, daß die Männer, bevor sie sich auf den Kriegspfad begaben, im Kreise ein schönes junges Mädchen, das nackt im Mittelpunkt stand, umwandeln mußten. Wer dabei eine Erektion bekam, schied, als zum Kriegshandwerk untauglich, aus. Mit dem Abweg in die Sexualität wird zwar nicht immer, jedoch recht häufig, das eigentliche Problem verdeckt. Man macht sich selber und andern weis, es handle sich um ein Sexualproblem, das schon lange schief gegangen sei und dessen Ursachen in der Vergangenheit lägen. Damit hat man glücklich den Aus- und Abweg aus dem Gegenwartsproblem gefunden, indem man die Fragestellung auf ein anderes, ungefährliches Gebiet verschiebt. Mit diesem unrechtmäßigen Gewinn hat man aber auch die Anpassung eingebüßt und dafür eine Neurose eingetauscht.

221 Wir haben oben die Triebbeschränkung auf die Angst vor den sehr realen Gefahren des Daseins in dieser Welt zurückgeführt. Die äußere Wirklichkeit ist aber nicht die einzige Quelle der triebbeschränkenden Angst, indem nämlich der Primitive eine «innere» Wirklichkeit oft noch mehr fürchtet, das heißt die Welt der Träume, Totengeister, Dämonen, Götter und last not least der Zauberer und Hexen, obschon unser Rationalismus diese Angstquelle dadurch zu verstopfen glaubt, daß er auf deren Unwirklichkeit hinweist. Es handelt sich aber um innere psychische Wirklichkeiten, deren irrationaler Natur mit Vernunftgründen nicht beizukommen ist. Man kann zwar dem primitiven Verstand gewisse Superstitionen nehmen, aber aus der Trunksucht, der moralischen Verlotterung und der Hoffnungslosigkeit kann man den Primitiven nicht mehr herausschwatzen. Es gibt eine psychische Wirklichkeit, genau so unerbittlich und so unüberwindlich wie

die Außenwelt, auch ebenso nützlich und hilfreich wie erstere, wenn man die Mittel und Wege kennt, die Gefahren zu vermeiden und die Schätze zu heben. «Magic is the science of the jungle», hat einmal ein berühmter Forschungsreisender gesagt. Der Zivilisierte sieht zwar mit Verachtung auf den primitiven Aberglauben herunter, was ebenso dumm ist, wie wenn man die Rüstungen und Hellebarden, die festen Burgen und die hochragenden Kathedralen des Mittelalters verachtete. Primitive Mittel sind ebenso wirksam unter primitiven Umständen wie ein Maschinengewehr oder das Radio unter modernen Bedingungen. Unsere Religionen und sozialpolitischen Ideologien lassen sich als Heil- und Propitiierungsmaßnahmen verstehen und den primitiven magischen Vorstellungen vergleichen, und wo dergleichen représentations collectives fehlen, stellen sich entsprechend verschrobene, individualistische Idiosynkrasien, Zwangsideen, Phobien und sonstige Besessenheitszustände ein, welche an Primitivität nichts zu wünschen übrig lassen, nicht zu sprechen von den geistigen Epidemien unserer Zeit, vor denen selbst die Hexenwahnepidemie des 15. Jahrhunderts verblaßt.

Trotz allen rationalistischen Umdeutungsversuchen ist und bleibt die 222
psychische Wirklichkeit eine genuine Angstquelle, die an Gefährlichkeit gewinnt, je mehr sie geleugnet wird. Die biologischen Triebe stoßen damit nicht nur gegen eine äußere, sondern auch gegen eine innere Schranke. Dasselbe psychische System, das einerseits auf der Konkupiszenz der Triebe beruht, gründet sich andererseits auf einen Gegenwillen, der mindestens ebenso stark ist wie der biologische Trieb.

Der Wille zur Verdrängung oder Unterdrückung der natürlichen 223
Triebe, das heißt genauer gesagt der Vorherrschaft und Unkoordiniertheit derselben, nämlich der superbia und concupiscentia, stammt – sofern das Motiv nicht von der äußeren Notlage gebildet wird – aus der geistigen Quelle, das heißt aus numinosen, psychischen Bildern. Diese Bilder, Auffassungen, Überzeugungen oder Ideale wirken vermöge der dem Individuum eigentümlichen Energie, die es allerdings nicht immer freiwillig zu diesem Zwecke disponiert, sondern die ihm sozusagen von diesen Bildern entzogen wird. Sogar die väterliche Autorität ist selten so groß, daß sie genügen würde, um den Geist der Söhne dauernd in Bann zu halten. Das letztere ist nämlich nur dann der Fall, wenn der Vater dasjenige Bild anruft oder ausspricht, wel-

ches allgemein menschlich numinos ist oder wenigstens durch den consensus omnium unterstützt wird. Die Milieusuggestion ist an sich eine Folge der Bildnuminosität und vermehrt diese wiederum. Besteht keine Milieusuggestion in dieser Hinsicht, so ist die kollektive Wirkung des Bildes gering, beziehungsweise überhaupt null, wennschon es als individuelles Erlebnis von größter Intensität sein kann. Ich erwähne diesen Umstand darum, weil die Frage, ob die inneren Bilder, die représentations collectives, bloße Milieusuggestionen oder genuine und spontane Urerlebnisse seien, kontrovers ist. Zur ersten Auffassung ist zu bemerken, daß sie die Antwort bloß hinausschiebt, denn der Inhalt der Suggestion muß doch irgendwie einmal entstanden sein. Einmal waren die mythischen Aussagen original, das heißt numinose Urerlebnisse, und wer sich die Mühe der Nachforschung nicht verdrießen läßt, kann diese subjektiven Urerlebnisse auch heute noch beobachten. Ich habe oben [29] ein Beispiel davon gegeben, wie eine mythische Aussage (Sonnenphallus) sich unter Bedingungen wiederholt, welche keine Übermittlungsmöglichkeiten erkennen lassen. Der Patient war ein kleiner kaufmännischer Angestellter mit nicht mehr als Sekundarschulbildung. Er war in Zürich aufgewachsen, und die größte Anstrengung der Phantasie konnte mich nicht in den Stand setzen, auch nur zu ahnen, woher der Patient die Idee des Sonnenphallus, die Hin- und Herwendung des Gesichtes und die Entstehung des Windes bezogen haben könnte. Ich selber, der ich doch weit eher in der Lage gewesen wäre, vermöge einer gewissen allgemeinen Bildung um diesen Gedankenzusammenhang zu wissen, war völlig unwissend und habe überhaupt erst vier Jahre nach meiner erstmaligen Beobachtung (1906) die Parallele dazu in DIETERICH, *«Eine Mithrasliturgie»*, 1910 erschienen, entdeckt [30].

224 Diese Beobachtung ist nicht vereinzelt geblieben [31]: Es handelt sich selbstverständlich nicht um vererbte Vorstellungen, sondern um eine angeborene Disposition zu parallelen Vorstellungsbildungen, beziehungsweise um universale, identische Strukturen der Psyche, welche

[29] [Vgl. Paragr. 150 ff. dieses Bandes.]

[30] l. c., p. 62 f. Siehe dazu meine weiteren Bemerkungen zu diesem Fall in: *Die Struktur der Seele* [Paragr. 104 ff.].

[31] Vgl. JUNG UND KERÉNYI, *Einführung in das Wesen der Mythologie* und JUNG, *Psychologie und Alchemie* [Paragr. 52 ff.].

ich später als das kollektive Unbewußte bezeichnet habe. Diese Strukturen nannte ich Archetypen. Sie entsprechen dem biologischen Begriff des «pattern of behaviour».[32]

Dem Archetypus eignet, wie ein Blick auf die Geschichte der reli- 225
giösen Phänomene zeigt, numinose Wirkung, das heißt das Subjekt ist davon in ähnlicher Weise ergriffen wie vom Instinkt, ja letzterer kann von dieser Kraft beschränkt und sogar überwältigt werden, wofür es überflüssig wäre, Belege anzuführen.

Wird ein Instinkt beschränkt oder gehemmt, so entsteht eine Auf- 226
stauung und Regression desselben; genauer gesagt: tritt zum Beispiel eine Hemmung der Sexualität ein, so besteht eine eventuell erfolgende Regression darin, daß die Energie der Sexualität dieses Anwendungsgebiet verläßt und die Funktion eines anderen Gebietes belebt, beziehungsweise diesem sich mitteilt. Sie ändert dadurch ihre Form. Nehmen wir als Beispiel die Watschandies-Zeremonie: Aller Wahrscheinlichkeit nach ist das Erdloch eine Analogie zum Genitale der Mutter; denn wenn ein Mann auf keine Frau blicken darf, so kehrt sein Eros zur Mutter zurück. Da aber der Inzest vermieden werden soll, so ersetzt das Erdloch gewissermaßen die Mutter. Durch die zeremonielle Übung wird also der Sexualität der inzestuöse Energiebetrag entzogen, hiedurch auf eine kindliche Stufe zurückgeführt und erreicht dort, wenn die Operation gelingt, eine andere Form, was mit einer anderen Funktion gleichbedeutend ist. Es ist aber anzunehmen, daß die Operation nur mit Schwierigkeiten bewerkstelligt werden kann, indem der ursprüngliche Trieb wohl ebensosehr endogame («inzestuöse») wie exogame Tendenz hat und daher gewissermaßen gespalten werden muß. Diese Spaltung ist mit Bewußtsein und Bewußtwerdung verknüpft. Die Regression erfolgt mit gewissen Schwierigkeiten, weil die Energie als spezifische Kraft an ihrem Subjekt haftet und daher bei ihrer Wandlung von einer Form in die andere etwas vom früheren Charakter in die nachfolgende Form überträgt[33]. Die Folge davon ist, daß die hieraus entspringenden Phänomene in unserem Fall zwar den Charakter der Sexualhandlung an sich tragen, aber

32 [Vgl. JUNG, *Theoretische Überlegungen zum Wesen des Psychischen*, Paragr. 397 ff.]

33 In der älteren Energetik als «Extensitätsfaktor» bezeichnet. Vgl. dazu VON HARTMANN, *Weltanschauung der modernen Physik*, p. 5.

doch de facto keine Sexualhandlung mehr sind. So ist auch das Feuerbohren nur die Analogie zu einem Sexualakt, wie auch letzterer in der Sprache vielfach als Analogie für ganz andersartige Tätigkeiten herhalten muß. Die vorsexuelle, frühinfantile Stufe, auf welche die Regression zurückgreift, ist charakterisiert durch zahlreiche Anwendungsmöglichkeiten, weil die Libido dort ihre ursprüngliche undifferenzierte Polyvalenz wieder erlangt. Es erscheint daher verständlich, daß ein Libidobetrag, der regressiv diese Stufe wieder «besetzt», sich mannigfachen Anwendungsmöglichkeiten gegenüber sieht. Da es sich bei dieser Watschandies-Zeremonie um eine objektgebundene Libido, nämlich Sexualität, handelt, so wird sie diese Bestimmung als einen wesentlichen Charakter wenigstens zum Teil mit sich in die neue Form hinübernehmen. Die Folge davon ist, daß ein analoges Objekt «besetzt» wird, das an die Stelle des zurückgedrängten tritt. Den Idealfall eines derartigen Objektes stellt die nahrungspendende Mutter Erde dar. (Abb. 36 und Abb. 7) Die Psychologie der vorsexuellen Stufe trägt den für sie charakteristischen Ernährungscharakter bei, die Sexualität aber ihre charakteristische Form, nämlich den Hierosgamos. Daraus entstehen die uralten Symbole des Ackerbaues. In der Handlung des Ackerbaus mischten sich Hunger und Inzest. Die Kulte der Mutter Erde sahen in der Bebauung der Erde die Befruchtung der Mutter. Das Ziel der Handlung aber ist die Erzeugung der Ackerfrucht, und der Charakter der Handlung ist ein magischer und kein sexueller. Die Regression führt in diesem Fall zur Wiederbelebung der Mutter als Ziel des Begehrens, diesmal aber symbolisch als der Ernährerin.

227 Einer ganz ähnlichen Regression auf die vorsexuelle Stufe, beziehungsweise auf die Stufe der rhythmischen Betätigung, verdanken wir vielleicht die Erfindung des Feuers. Die infolge der Triebbeschränkung regredierende Libido belebt, auf vorsexueller Stufe angelangt, wieder das infantile Bohren, dem sie nun, entsprechend ihrer früheren Bestimmung einen äußern Stoff gibt, weshalb dieser passenderweise materia heißt, indem das Objekt dieser Stufe die Mutter war. Wie ich oben zu zeigen versuchte, gehört zur Aktion des Bohrens die Kraft und Ausdauer eines erwachsenen Mannes und das geeignete «Material», um Feuer zu erzeugen. Der Nachweis hiefür ist selbstverständlich niemals wirklich zu erbringen, aber es ist denkbar, daß sich irgendwo

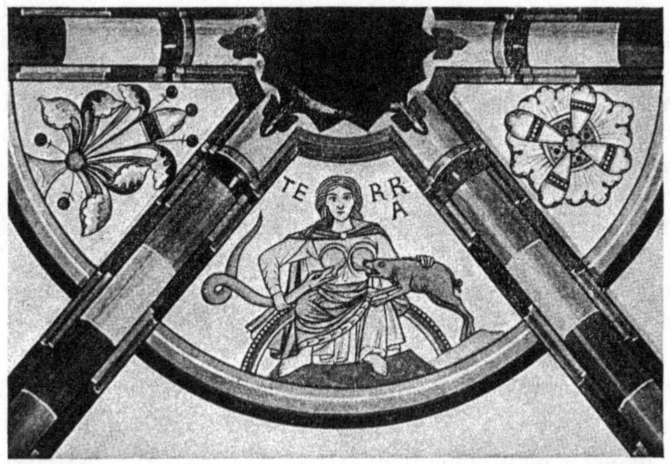

Abb. 36 Die nährende Mutter Erde. Wandmalerei im Limburger Dom (um 1235)

Spuren dieser ursprünglichen Vorübungen zur Feuererzeugung erhalten haben. Es ist mir geglückt, in einem Monument indischer Literatur einen Passus aufzufinden, der diesen Übergang der Libido in die Feuerbereitung enthält. Er findet sich in der *Bṛhadâranyaka-Upanishad*; ich zitiere nach der Übersetzung von DEUSSEN [34]:

«Nämlich er ⟨Âtman [35]⟩ war so groß wie ein Weib und ein Mann, wenn sie sich umschlungen halten. Dieses, sein Selbst zerfällte er in zwei Teile; daraus entstanden Gatte und Gattin [36]. ... Mit ihr begattete er sich; daraus entstanden die Menschen. Sie aber erwog: ‹Wie mag er sich mit mir begatten, nachdem er mich aus sich selbst erzeugt hat? Wohlan! ich will mich verber-

[34] *Die Geheimlehre des Veda,* p. 22 f. Die *Upanishaden* gehören zur Theorie der vedischen Schriften und enthalten den theosophisch-spekulativen Teil der vedischen Lehren. Die vedischen Schriften bzw. Sammlungen sind z. T. von unbestimmbarem Alter und können, da sie lange nur mündlich überliefert wurden, in eine sehr ferne Vorzeit zurückreichen.

[35] Das Ur- und Allwesen, dessen Begriff sich, ins Psychologische zurückübersetzt, mit dem Libidobegriff deckt.

[36] Âtman ist also als ursprünglich bisexuelles bzw. hermaphroditisches Wesen gedacht. Die Welt entstand aus dem Begehren. Vgl. DEUSSEN [Hg.], *Bṛhadâranyaka-Upanishad* 1, 4, 1–3, p. 22: «1. Am Anfang war diese Welt allein der Âtman ... Der blickte um sich: da sah er nichts andres als sich selbst ... Da fürchtete er sich;

gen!› – Da ward sie zu einer Kuh; er aber ward zu einem Stier und begattete sich mit derselben. Daraus entstand das Rindvieh. – Da ward sie zu einer Stute; er aber ward zu einem Hengste; sie ward zu einer Eselin, er zu einem Esel und begattete sich mit derselben. Daraus entstanden die Einhufer. – Sie ward zu einer Ziege, er zu einem Bocke; sie zu einem Schafe, er zu einem Widder und begattete sich mit derselben; daraus entstanden die Ziegen und Schafe. – Also geschah es, daß er alles, was sich paart, bis hinab zu den Ameisen, dieses alles erschuf. Da erkannte er: ‹Wahrlich, ich selbst bin die Schöpfung; denn ich habe diese ganze Welt erschaffen!› ... Darauf rieb er (die vor den Mund gehaltenen Hände), so ; da brachte er aus dem Munde als Mutterschoß und aus den Händen das Feuer hervor.»

228 Bei einem etwa einjährigen Kind beobachtete ich eine sonderbare gewohnheitsmäßige Geste: es hielt die eine Hand vor den Mund und rieb mit der andern anhaltend erstere. Diese Gewohnheit verlor sich nach einigen Monaten. Solche Fälle zeigen, daß die Deutung eines Mythologems wie des obigen als ursprüngliche frühinfantile Geste der Berechtigung nicht entbehrt.

229 Die Beobachtung ist aber noch in anderer Hinsicht interessant: es ist die Betonung des Mundes, der auf dieser Altersstufe noch ausschließlich nutritive Bedeutung hat. Die Lust zur und an der Nahrungsaufnahme ist hier lokalisiert. Diese Lust als sexuell zu deuten, dazu liegt kein Anlaß vor. Die Nahrungsaufnahme ist eine genuine und in sich befriedigende Tätigkeit, und, weil sie vital notwendig ist, hat die Natur die Prämie der Lust auf sie gesetzt. Der Mund beginnt in diesem Alter noch eine andere Bedeutung zu entwickeln, nämlich die des Sprachorganes. Die äußerst wichtige Funktion der Sprache verdoppelt sozusagen die Bedeutung des Mundes beim kleinen Kinde. Die am Munde ausgeführte rhythmische Tätigkeit drückt eine Konzentration der emotionalen Kräfte, eben der Libido, an diesem Orte aus. So wird der Mund (wie übrigens, in geringerem Maße, auch der

darum fürchtet sich einer, wenn er allein ist. Da bedachte er: ‹wovor sollte ich mich fürchten, da nichts andres außer mir da ist?› ... Aber er hatte auch keine Freude; darum hat einer keine Freude, wenn er allein ist. Da begehrte er nach einem *Zweiten.*» Hierauf folgt die oben zitierte Schilderung seiner Zerspaltung. PLATONS Vorstellung der Weltseele nähert sich dem indischen Bilde an: «Der Augen bedurfte sie keineswegs, denn es befand sich neben ihr nichts Sichtbares ... Nichts trennte sich von ihr, nichts trat zu ihr hinzu, denn außer ihr gab es nichts.» (*Timaios*, p. 26)

Anus) zu einem urtümlichen Entstehungsort. Wie wir oben sahen, geht aus ihm sogar die wesentlichste Erfindung der Urmenschen, laut indischem Bericht, nämlich die des Feuers hervor. Es gibt daher Texte, welche Feuer und Rede als parallel setzen. So heißt es in der *Aitareya-Upanishad*:

«Da holte er aus den Wassern einen Purusha (Mann) hervor und formte ihn. Den bebrütete er; da er ihn bebrütete, spaltete sich sein Mund wie ein Ei, aus dem Munde entsprang die Rede, aus der Rede Agni [37].»

Hier heißt es also das eine Mal, daß von der Rede das Feuer kommt, und das andere Mal, daß das Feuer zur Rede wird. In ähnlicher Beziehung steht in der *Bṛhadâranyaka-Upanishad* das Feuer zur Rede: 230

«‹Yâjñavalkya›, so sprach er, ‹wenn nach dem Tode dieses Menschen seine Rede in das Feuer eingeht, sein Odem in den Wind, sein Auge in die Sonne usw.›.»

«‹Aber wenn die Sonne untergegangen ist, o Yâjñavalkya, und der Mond untergegangen ist, und das Feuer erloschen ist, was dient dann dem Menschen als Licht?› – ‹Dann dient ihm die Rede als Licht; denn bei dem Lichte der Rede sitzt er und gehet umher, treibt seine Arbeit und kehret heim.› ... ‹Aber wenn die Sonne untergegangen ist, o Yâjñavalkya, und der Mond untergegangen ist und das Feuer erloschen und die Stimme verstummt ist, was dient dann dem Menschen als Licht?› – ‹Dann dient er sich selbst (*âtman*) als Licht; denn bei dem Lichte des Selbstes (der Seele) sitzt er und gehet umher, treibt seine Arbeit und kehret heim.›» [38]

Die zunächst fremd erscheinende Assoziation von Mund, Feuer und Rede findet sich auch in unserer modernen Sprache: Worte sind «anfeuernd» und «zündend». In der Sprache des *Alten Testaments* ist die Verbindung von Mund und Feuer häufig, so zum Beispiel *2. Samuel* 22, 9: «Rauch stieg auf in seiner Nase und verzehrendes Feuer aus seinem Munde.» *Jesaja* 30, 27: (Der Name des Herrn) «seine Lippen voll Grimm und seine Zunge wie verzehrendes Feuer.» *Psalm* 29, 7: «Die Stimme des Herrn sprüht Feuerflammen.» *Jeremia* 23, 29: «Ist 231

37 DEUSSEN, *Sechzig Upanishads des Veda*, I, 1, 3 und 4, p. 16.

38 l. c., 3, 2, pp. 37 und 53 f.

nicht mein Wort wie ein Feuer?» Aus dem Munde der zwei prophetischen Zungen in *Apokalypse* 11, 5, soll Feuer hervorkommen.

232 Immer wieder wird das Feuer «verzehrend», «fressend» genannt, was auf die Funktion des Mundes hinweist; so *Jesaja* 9, 19: «Durch den Grimm des Herrn der Heerscharen wurde das Land verbrannt, und das Volk ward wie zum Fraß des Feuers.» (Ebenso *Ezechiel* 15, 4.) Ein gutes Beispiel findet sich in der *Apostelgeschichte* 2, 3 ff.: «Und es erschienen ihnen Zungen ⟨γλῶσσαι⟩ die sich zerteilten, wie von Feuer ... Und sie wurden alle mit dem heiligen Geiste erfüllt und fingen an, in andern Zungen ⟨γλῶσσαις⟩ zu reden ...» Die γλῶσσα des Feuers verursacht die Glossolalie der Apostel. In negativem Sinne sagt der *Jakobusbrief* 3, 6: «Auch die Zunge ist ein Feuer. Als die Welt der Ungerechtigkeit erweist sich die Zunge unter unsern Gliedern, sie, die den ganzen Leib befleckt und den Kreis des Lebens in Brand steckt und von der Hölle in Brand gesteckt wird.» Ähnlich heißt es in den *Sprüchen* 16, 27 vom Bösewicht: «... auf seinen Lippen ist's wie brennendes Feuer.» Auch die Drachen, die Pferde (*Apokalypse* 9, 17) und der Leviathan (*Hiob* 41, 10) speien Feuer.

233 Der Zusammenhang von Mund mit Sprache und Feuer ist unzweideutig. Man darf die Tatsache in Berücksichtigung ziehen, daß die etymologischen Wörterbücher einen indogermanischen Stamm bhâ mit der Bedeutung «leuchten, scheinen», anführen. Dieser Stamm findet sich in griech. φάω, φαινω, φάος, in altirl. bán = weiß, im nhd. bohnen = glänzend machen. Der gleichlautende Stamm bhâ bedeutete aber auch «sprechen»; er findet sich im Sanskr. bhan = sprechen, arm. ban = Wort, im nhd. Bann, bannen, griech. φᾶ-μί, ἔφαν, φᾶτις, lat. fâ-ri, fâtum.

234 Der Stamm lâ mit der Bedeutung von tönen, bellen, findet sich in Sanskr. las lásati = erklingen und las lásati = strahlen, glänzen.

235 Ein ähnliches archaisches Zusammenfließen der Bedeutungen scheint sich in jener ägyptischen Wörterklasse zu finden, welche sich aus den naheverwandten Wurzeln ben und bel und der Reduplikation benben und belbel herleitet. Die ursprüngliche Bedeutung dieser Worte ist: auswerfen, heraustreten, schwellen, hervorwallen (mit dem Nebenbegriff sprudeln, blasenwerfen und Rundung); belbel, von dem Zeichen des Obelisken begleitet, bedeutet Lichtquell. Der Obelisk selber führte neben teschenu und men den Namen benben, seltener auch ber-

ber und belbel [39]. Der indogermanische Stamm vel mit der Bedeutung von wallen (Feuer) findet sich im Sanskr. ulunka = Brand, griech. Ϝαλέα att. ἀλέα = Sonnenwärme, goth. vulan = wallen, ahd. mod. walm = Hitze, Glut. Der verwandte indogermanische Stamm vélkô mit der Bedeutung von leuchten, glühen findet sich in Sanskr. ulka = Feuerbrand, griech. Ϝελχᾶνος = Vulcanus. Derselbe Stamm vel heißt aber auch tönen, in Sanskr. vâní = Getön, Gesang, Musik, tschech. volati = rufen. Der Stamm svéno = töne, klinge findet sich in Sanskr. svan, svánati = rauschen, erklingen, zend. qanañt, lat. sonâre, altiran. senm, cambr. sain, lat. sonus, angels. svinsian = tönen. Der verwandte Stamm svénos = Geräusch, Getön, findet sich in vêd. svánas = Geräusch, lat. sonor, sonorus. Ein weiterer verwandter Stamm ist svonós = Ton, Geräusch, in altiran. son = Wort. Der Stamm své(n), loc. svéni, dat. sunéi, bedeutete Sonne in zend. qeng = Sonne (vgl. oben svénô zend. qanant) got. sun-na, sunnô [40]. Obschon die Sterne nur durch ihr Licht wahrgenommen werden, so spricht man doch von Sphärenmusik und -harmonie, wie dies schon PYTHAGORAS tat. Dasselbe findet sich in den GOETHEschen Versen:

Die Sonne tönt nach alter Weise
In Brudersphären Wettgesang,
Und ihre vorgeschriebne Reise
Vollendet sie mit Donnergang. [41]

Horchet, horcht dem Sturm der Horen!
Tönend wird für Geistesohren
Schon der neue Tag geboren.
Felsentore knarren rasselnd,
Phöbus' Räder rollen prasselnd,
Welch Getöse bringt das Licht!
Es trommetet, es posaunet,

39 Vgl. BRUGSCH, *Religion und Mythologie der alten Ägypter,* p. 255 f. und das ägyptische Wörterbuch.

40 Das deutsche Wort Schwan gehört hierher, der denn auch «singt, wenn er stirbt». Schwan, Adler, Phönix treten in der Alchemie als verwandte Symbole auf. Sie bedeuten Sonne und damit das philosophische Gold. Vgl. auch den Vers von HEINE: «Es singt der Schwan im Weiher, / Und rudert auf und ab, / Und immer leiser singend / taucht er ins Flutengrab.» [*Buch der Lieder,* p. 23]

41 *Faust,* 1. Teil, p. 140.

Auge blinzt, und Ohr erstaunet,
Unerhörtes hört sich nicht.
Schlüpfet zu den Blumenkronen,
Tiefer tiefer, still zu wohnen,
In die Felsen, unters Laub.
Trifft es euch, so seid ihr taub. [42]

236 Auch die Verse HÖLDERLINS dürfen wir nicht vergessen:

Wo bist du? trunken dämmert die Seele mir
Von aller deiner Wonne; denn eben ists,
Daß ich gelauscht, wie, goldner Töne
Voll, der entzückende Sonnenjüngling
Sein Abendlied auf himmlischer Leier spielt';
Es tönten rings die Wälder und Hügel nach ... [43]

237 Diese Bilder weisen zurück auf den Sonnengott Apoll, der durch die Leier als Musikant gekennzeichnet ist. Das Zusammenfließen der Bedeutungen von tönen, reden, leuchten, Feuer drückt sich sogar physiologisch (?) aus im Phänomen der audition colorée, der Tonqualität der Farben und der Farbigkeit der Töne. Man muß daher bei diesem Zusammenhang an das Vorhandensein einer vorbewußten Identität denken; das heißt die beiden Erscheinungen haben etwas gemeinsam, trotz aller realen Verschiedenheit. Es handelt sich um eine psychische Gemeinsamkeit und zwar – wohl nicht zufälligerweise um die beiden wichtigsten Entdeckungen, welche den Menschen vor allen Lebewesen auszeichnen, nämlich Sprache und Gebrauch des Feuers. Beide sind Produkte der psychischen Energie, der Libido oder des Mana, um eine primitive Anschauung zu gebrauchen. Im Sanskrit gibt es einen Begriff, welcher den angedeuteten vorbewußten Tatbestand in vollem Umfang bezeichnet. Es ist das Wort têjas. Es bedeutet:

1. Schärfe, Schneide.
2. Feuer, Glanz, Licht, Glut, Hitze.
3. Gesundes Aussehen, Schönheit.
4. Die feurige und farbeerzeugende Kraft im menschlichen Organismus (in der Galle gedacht).

42 l. c., 2. Teil, p. 272.

43 «Sonnenuntergang» [zweite Fassung] (*Sämtliche Werke*, p. 93).

5. Kraft, Energie, Lebenskraft.
6. Heftiges Wesen.
7. Geistige, auch magische Kraft; Einfluß, Ansehen, Würde.
8. Der männliche Same.[44]

Das Wort têjas beschreibt also jenen psychologischen Tatbestand, den auch der Ausdruck «Libido» meint. Es ist die subjektiv wahrgenommene *Intensität* der verschiedensten Sachverhalte. Alles was stark betont ist, also alle energetisch geladenen Inhalte haben daher umfassende symbolische Bedeutungen. Von der Sprache, die sowieso alles ausdrückt, ist dies selbstverständlich. Es dürfte aber nicht überflüssig sein, etwas über die Symbolik des Feuers zu sagen. 238

Das Sanskritwort für Feuer ist agnis (das lateinische ignis)[45], das personifizierte Feuer ist der Gott Agni, der göttliche Mittler (Abb. 33), dessen Symbol gewisse Berührungen mit christlichen Vorstellungen hat. 239

Ein erânischer Name des Feuers ist Nairyôçagha = männliches Wort. Indisch: Narâçamsa = Wunsch der Männer[46]. Von Agni, dem Feuer, sagt Max Müller in seiner *«Einleitung in die vergleichende Religionswissenschaft»*: 240

«Es war eine dem Indier geläufige Vorstellung, das Feuer auf dem Altare zugleich als Subject und Object des Opfers zu fassen. Das Feuer verbrannte das Opfer und war somit gleichsam der Priester, das Feuer trug das Opfer zu den Göttern, und war somit ein Vermittler zwischen Menschen und Göttern; das Feuer stellte aber auch selbst etwas Göttliches, einen Gott vor, und wenn diesem Gotte Ehre erzeugt werden sollte, so war das Feuer sowohl Subject als Object des Opfers. Daher die erste Vorstellung, daß Agni sich selbst opfert das heißt daß er sein eigenes Opfer für sich selbst darbringt, dann aber, daß er sich selbst zum Opfer bringt ...»[47]

Die Berührung dieses Gedankenganges mit dem christlichen Symbol liegt auf der Hand. Den gleichen Gedanken spricht Krishna aus in den *Bhagavad-Gîtâ*: 241

44 [Vgl. Macdonell, *Sanskrit Dictionary*, p. 112, s. v. tégas.]

45 Mit ag-ilis, beweglich, zusammenhängend: F. M. Müller, *Ursprung und Entwicklung der Religion*, p. 237.

46 Spiegel, *Erânische Altertumskunde* II, p. 49.

47 [p. 219, Anm.]

All's then God!

The sacrifice is Brahm, the ghee and grain
Are Brahm, the fire is Brahm, the flesh it eats
Is Brahm, and unto Brahm attaineth he
Who, in such office, meditates on Brahm. [48]

242 Eine andere Auffassung vom Götterboten und Mittler hat allerdings die weise Diotima in Platons *«Symposion»*. Sie belehrt den Sokrates, daß Eros das «Mittelwesen zwischen Sterblichen und Unsterblichen» sei, «Ein großer Dämon, lieber Sokrates; denn alles Dämonische ist eben das Mittelglied zwischen Gott und Mensch». Eros hat die Aufgabe, «Dolmetsch und Bote zu sein von den Menschen bei den Göttern und von den Göttern bei den Menschen, von den Einen für ihre Gebete und Opfer, von den Andern für ihre Befehle und ihre Vergeltungen der Opfer, und so die Kluft zwischen beiden auszufüllen, so daß durch seine Vermittlung das All sich mit sich selber zusammenbindet». Diotima gibt eine treffliche Schilderung des Eros: «⟨Er⟩ ist mannhaft, verwegen und beharrlich, ein gewaltiger Jäger ⟨Bogenschütze! vgl. unten⟩ und unaufhörlicher Ränkeschmied, welcher stets nach der Weisheit trachtet ... ein gewaltiger Zauberer, Giftmischer und Sophist; und weder wie ein Unsterblicher ist er geartet noch wie ein Sterblicher, sondern an demselben Tage blüht er bald und gedeiht, wenn er die Fülle des Erstrebten erlangt hat, bald stirbt er dahin; immer aber erwacht er wieder zum Leben vermöge der Natur seines Vaters ⟨Wiedergeburt!⟩, das Gewonnene jedoch rinnt ihm immer wieder von dannen ...» [49]

243 Im *Avesta* und in den *Vedas* ist das Feuer der Götterbote. Es gibt innerhalb der christlichen Mythologie einiges, das mit dem Agnimythus nahe zusammenkommt. *Daniel* (3, 24 f.) berichtet von den drei Männern im Feuerofen:

«Da sprang der König Nebukadnezar entsetzt auf, hob an und sprach zu seinen Räten: Haben wir nicht drei Männer gebunden ins Feuer geworfen? Sie antworteten und sprachen zum König: Gewiß, o König! Er erwiderte und sprach: Ich sehe aber vier Männer ohne Fesseln und unversehrt im Feuer umhergehen, und der vierte sieht aus wie ein himmlisches Wesen.»

[48] Book IV, pp. 25 und 26.

[49] *Das Gastmahl*, p. 93 f.

Dazu bemerkt die *Biblia pauperum* (nach der Ausgabe von 1471): 244

«Man liest in dem propheten Daniel am III c., daß nabuchodonosor der kunig zu babilon ließ setzen III kind in ain gluenden ofen und da der kunig kam zu dem ofen und sach hinein da sach er bey den III den vierden der was gleich dem sun gotz. Die drey bedeuten uns die heiligen drivaltigkeit in den person und der viert ainigkeit des wesen. Also Christus in seiner erclarung bezaichet er die Drivaltigkeit der person und die ainigkeit des wesen.» [50]

Nach dieser Deutung erscheint die Legende der drei Männer im Feuerofen als eine magische Prozedur, wobei ein Vierter erscheint. Der glühende Ofen (wie der glühende «Dreifuß» im *«Faust»*) ist ein Muttersymbol. Aus letzterem gehen Paris und Helena, das königliche Paar der Alchemie hervor, im ersteren werden nach volkstümlicher Tradition die Kinder gebacken. Der Athanor der Alchemisten, nämlich der Schmelzofen, hat die Bedeutung des Leibes, während der alembicus oder die cucurbita, das vas Hermetis, den Uterus darstellen. Der Vierte im Feuerofen erscheint als ein Gottessohn, im Feuer sichtbar geworden [51]. Jahwe selber ist Feuer. Vom Retter Israels heißt es *Jesaja* 16, 17: «Und das Licht Israels wird zum Feuer werden, und sein Heiliger zur Flamme.» In einem Hymnus des Syrers EPHRÄM heißt es von Christus: «Du, der ganz Feuer ist, erbarme dich meiner.» Diese Anschauung beruht auf dem (apokryphen) Herrenwort: «Wer mir nahe ist, ist nahe dem Feuer.» [52] 245

Agni ist die Opferflamme, der Opferer und das Geopferte. Gleich wie Christus sein erlösendes Blut als ein φάρμακον ἀθανασίας (Unsterblichkeitsmittel) im Weine hinterließ, so ist Agni auch der Soma, der heilige Begeisterungstrank, der Unsterblichkeitsmet [53]. Soma und Feuer sind in der vedischen Literatur als identisch gesetzt. Wie die alten Inder im Feuer ein Symbol der übermächtigen Energie des Gottes, also 246

50 [Tafel XII.]

51 Auch die Alchemisten haben sich mit dieser Geschichte beschäftigt und im Vierten den filius philosophorum erblickt. Vgl. [JUNG,] *Psychologie und Alchemie*, Paragr. 449.

52 [*Neutestamentliche Apokryphen*, p. 35.]

53 Diese Seite Agnis weist auf Dionysos hin, der sowohl mit der christlichen wie mit der indischen Mythologie Parallelen hat.

eines inneren Bildes sahen, so erkannten sie auch im berauschenden Tranke («Feuerwasser», Soma-Agni, als Regen und Feuer) dieselbe psychische Dynamik. Die vedische Definition des Soma als Samenerguß[54] bestätigt diese Auffassung. Die Somabedeutung Agnis geht der christlichen Auffassung des eucharistischen Blutes als Leib Christi parallel.

247 Auch der Soma ist der «nährende Trank», dessen mythologische Charakterisierung mit der des Feuers übereinstimmt, weshalb beide in Agni vereinigt sind. Auch wird der Unsterblichkeitstrank (Amrta) durch die indischen Götter so gequirlt wie das Feuer. (Abb. 37)

248 In den bisherigen Darlegungen, die vom pramantha des Agniopfers ausgingen, haben wir uns nur mit der einen Bedeutung des Wortes manthâmi oder mathnâmi beschäftigt, nämlich mit der, welche die Bewegung des Reibens ausdrückt. Wie KUHN zeigt, kommt diesem Worte aber auch die Bedeutung von abreißen, an sich reißen, rauben zu[55]. Nach ihm ist diese Bedeutung schon in den vedischen Texten vorhanden. Die Entdeckungssage faßt die Feuererzeugung immer als einen *Raub* auf (sie gehört insofern zu dem über die ganze Erde verbreiteten Motiv der schwer zu erreichenden Kostbarkeit). Vielerorts ist die Feuerbereitung etwas Verbotenes, Usurpiertes oder Strafwürdiges, das nur durch List oder Gewalttat (meist durch List) erreicht werden kann[56]. Die rituellen Vorschriften der Inder verheißen dem schwere Strafe, der auf unrichtige Weise Feuer bereitet. In der katholischen Kirche herrschte früher der Brauch, daß an Ostern ein neues Feuer bereitet wurde. Die Feuererzeugung ist daher auch im Okzident Bestandteil des rituellen Mysteriums, womit deren symbolischer, das heißt vieldeutiger Charakter gesichert ist. Die Regeln der rituellen Handlungen müssen peinlichst beobachtet werden, sollen diese die beabsichtigte magische Wirksamkeit haben. Der Ritus hat meist schüt-

54 «Alles nun, was auf der Welt feucht ist, das erschuf er aus dem Samenerguß; dieser aber ist der Soma.» (*Bṛhadâraṇyaka-Upanishad* 1, 4, p. 394).

55 Die Frage ist, ob sich diese Bedeutung erst sekundär entwickelt hat. Nach KUHN scheint dies angenommen zu werden; er sagt (*Herabkunft des Feuers*, p. 18): «Mit der bisher entwickelten Bedeutung der Wurzel *manth* hat sich aber auch schon in den Veden die aus dem Verfahren natürlich sich entwickelnde Vorstellung des Abreißens ... entwickelt.»

56 Beispiele bei FROBENIUS, *Das Zeitalter des Sonnengottes.*

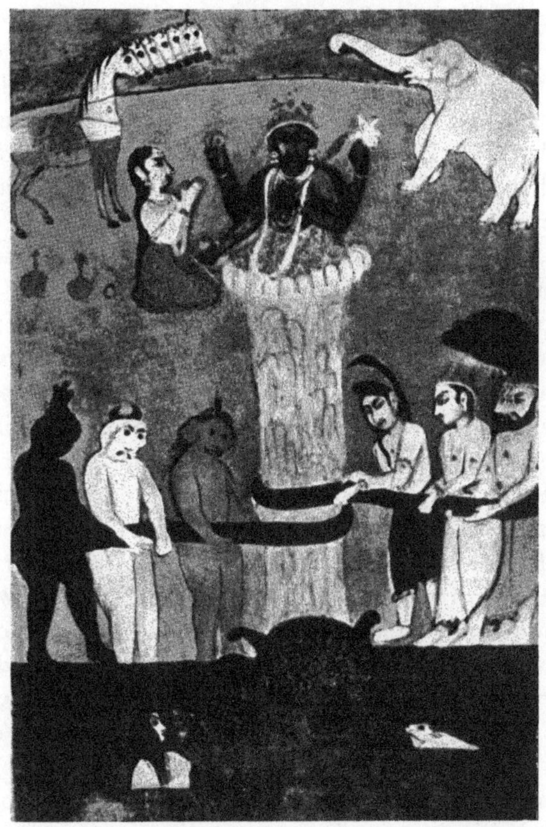

Abb. 37 Die Quirlung des Milchmeeres. Miniatur der Rajput School, Indien

zende, apotropäische Bedeutung, und die unrichtige Ausführung oder Anwendung desselben kann geradezu die Gefahr, die der Ritus abwenden sollte, heraufbeschwören. Sprache sowohl wie Feuererzeugung bedeuteten einstmals Triumphe über die tierische Unbewußtheit und bildeten von da an die stärksten magischen Mittel zur Bewältigung der stets drohenden, «dämonischen» Mächte des Unbewußten. Beide Betätigungen der Libido verlangten Aufmerksamkeit, das heißt Konzentration und Disziplinierung der Libido, und ermöglichten damit eine weitere Entwicklung des Bewußtseins. Die unrichtige Ausführung und Anwendung des Ritus hingegen verursachte eine rückläufige Bewegung der Libido, eine Regression, wodurch der frühere triebhafte und unbewußte Zustand wieder herbeigeführt zu werden drohte. Die Gefahr besteht in den bekannten «perils of the soul», nämlich Persönlichkeitsabspaltung («Verlust einer Seele») und Bewußtseinsverminderung, welche beide eine automatische Verstärkung des Unbewußten zur Folge haben. Dergleichen Konsequenzen bedeuten nicht nur für den Primitiven eine große seelische Gefahr, sondern sie lösen auch beim sogenannten Kulturmenschen psychische Störungen aus, nämlich Besessenheitszustände und psychische Epidemien.

249 Die Rückstauung der Libido vermehrt die Triebhaftigkeit und belebt dadurch alle Möglichkeiten und Neigungen zu Exzessen und Abirrungen der verschiedensten Art. Darunter sind die sexuellen Störungen erwartungs- und erfahrungsgemäß recht häufig. Ein besonders instruktives Beispiel ist die Brandstifterpsychologie: die Brandstiftung ist wirklich eine regressive «Feuererzeugung», und zugleich verbindet sie sich in gewissen Fällen mit Masturbation. Hans Schmid berichtet folgenden Fall [57]: Ein imbeziller Bauernknecht legte mehrmals Feuer. Bei einer Brandstiftung wurde er durch sein Verhalten während des Brandes dadurch verdächtig, daß er, die Hände in den Hosentaschen, in der Tür eines gegenüberliegenden Hauses stand und dem Brande vergnügt zusah. Später, in der Untersuchung, gestand er, daß er jeweilen masturbierte, wenn er sich am selbst gelegten Feuer ergötzte.

250 Die Feuerbereitung ist ein durch viele Jahrtausende überall geübter Brauch, dem an sich wohl bald nichts mehr Geheimnisvolles zukam. Es bestand aber immer eine Tendenz, von Zeit zu Zeit einmal auf eine zeremonielle und geheimnisvolle Art Feuer zu bereiten (ebenso wie das rituelle Essen und Trinken), was in genau vorgeschriebener Weise zu erfüllen war und wovon niemand abweichen durfte. Dieser Ritus erinnert an die ursprüngliche Numinosität der Feuerbereitung. Sonst kommt ihm keinerlei praktische Bedeutung zu. Die Anamnesis der Feuerbereitung steht auf gleicher Stufe mit der Erinnerung der Ahnenwesen auf primitiver und der Götter auf zivilisierter Stufe. Die Zeremonie hat vom psychologischen Standpunkt aus die Bedeutung einer sinnvollen Institution, indem sie eine genau umschriebene Prozedur der Libidoüberleitung darstellt. Diese Darstellung hat den funktionel-

57 *Zur Psychologie der Brandstifter.*

len Wert eines Paradigmas: es soll damit gezeigt werden, wie man im Falle von Rückstauung der Libido verfahren sollte. Was wir als «Rückstauung der Libido» bezeichnen, bedeutet für den Primitiven eine unmittelbar anschauliche Tatsache: das Leben fließt nicht mehr, die Dinge haben ihren Glanz verloren, und Pflanzen, Tiere und Menschen gedeihen nicht mehr. Die alte chinesische Philosophie des *I Ging* hat einleuchtende Bilder hiefür geprägt. Der moderne Mensch empfindet unter diesen Umständen einen Stillstand («I am stuck»), ein Absinken der Lebenslust und Energie («die Libido ist mir weggefallen») oder eine Depression. Nicht selten muß man einen Patienten sogar darauf aufmerksam machen, da die Introspektion des heutigen Kulturmenschen öfters alles zu wünschen übrig läßt. Wenn im Osterritus auch heute noch das neue Feuer entzündet wird, so wird damit die erlösende und rettende Bedeutung der erstmaligen Feuerbohrung wieder erinnert. Damit hat der Mensch der Natur ein Geheimnis entrissen oder geraubt (der prometheische Feuerraub!). Er hat sich einen sozusagen widerrechtlichen Eingriff in die Natur erlaubt und ein Stück urweltlicher Unbewußtheit seinem Bewußtsein einverleibt. Er hat sich wie durch einen Diebstahl etwas Kostbares angeeignet und das Reich der Götter geschädigt. Wer die Scheu des Primitiven vor unabsehbaren Neuerungen kennt, kann sich leicht dessen Unsicherheit und böses Gewissen angesichts dieser Entdeckung vorstellen. Diese Urerfahrung hat ihren Niederschlag wohl in dem Motiv des Raubes (Raub der Sonnenrinder, der Hesperidenäpfel und des Lebenskrautes). Im Kulte der Diana von Aricia konnte nur Priester werden, wer es wagte, im Haine der Göttin einen Ast abzureißen.

IV. DIE ENTSTEHUNG DES HEROS

251 Das vornehmste aller Symbole der Libido ist die menschliche Gestalt als Dämon oder Heros. Damit verläßt die Symbolik das Gebiet des Sächlichen, das dem astralen und meteorischen Bild eignet, und nimmt menschliche Form an, nämlich die Gestalt des von Leid zu Freude und von Freude zu Leid sich wandelnden Wesens, das bald, der Sonne gleich, im Zenith steht, bald in finstere Nacht getaucht ist und aus eben dieser Nacht zu neuem Glanze ersteht [1]. Wie die Sonne in eigener Bewegung und aus eigenem inneren Gesetz vom Morgen zum Mittag aufsteigt, den Mittag überschreitet und sich zum Abend hinunterwendet, ihren Glanz hinter sich lassend, und in die alles verhüllende Nacht hinuntersteigt, so geht auch nach unwandelbaren Gesetzen der Mensch seine Bahn und versinkt nach vollbrachtem Lauf in der Nacht, um am Morgen in seinen Kindern wieder zu neuem Kreislaufe zu erstehen. Der symbolische Übergang von Sonne zu Mensch ist leicht und gangbar. Diesen Weg geht auch die dritte und letzte Schöpfung von Miss Miller. Sie nennt dieses Stück «Chiwantopel, Drame hypnagogique». Über das Zustandekommen der Phantasie berichtet sie folgendes:

«Nach einem Abend voll Sorge und Beängstigung legte ich mich um 11.30 Uhr schlafen. Ich fühlte mich aufgeregt und unfähig zu schlafen, obschon ich sehr ermüdet war ... Es war kein Licht im Zimmer. Ich schloß die Augen und hatte dabei ein Gefühl, wie wenn irgend etwas geschehen sollte. Dann überkam mich das Gefühl einer allgemeinen Entspannung, und ich blieb so passiv wie möglich. Es erschienen vor meinen Augen Linien, Funken und leuchtende Spiralen, ... gefolgt von einer kaleidoskopischen Revue rezenter trivialer Vorkommnisse.»

252 Der Leser wird es mit mir beklagen, daß wir nicht wissen können, was der Gegenstand ihrer Sorgen und Ängste war. Es wäre für das

[1] Daher wohl jener schöne Name des Sonnenhelden Gilgamesh «Wehfrohmensch». Vgl. Jensen, *Das Gilgamesch-Epos in der Weltliteratur.*

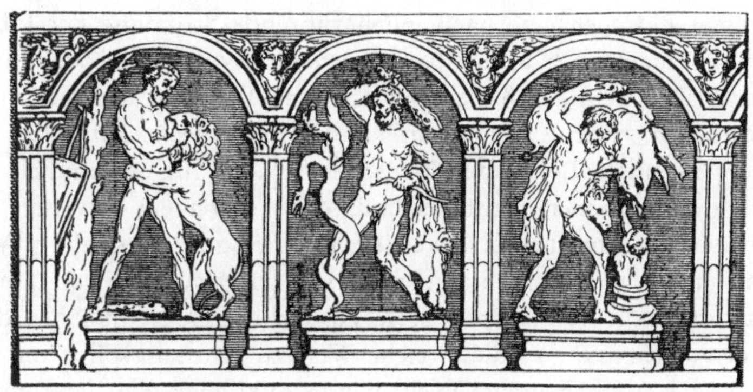

Abb. 38 Die ersten drei Taten des Herakles. Nach einem von GORI (*Inscriptiones antiquae graecae et romanae,* 1783) abgezeichneten Sarkophagrelief

Folgende von großem Belang gewesen, darüber unterrichtet zu sein. Diese Lücke in unserem Wissen ist um so bedauerlicher, als seit dem ersten Gedicht (1898) vier volle Jahre bis zu der hier zu besprechenden Phantasie verflossen sind (1902). Über die Zwischenzeit, in der gewiß das Problem im Unbewußten nicht geschlummert hat, fehlen alle Nachrichten. Vielleicht hat dieser Mangel aber auch insofern sein Gutes, als unser Interesse durch keine Anteilnahme am persönlichen Schicksal der Autorin von der Allgemeingültigkeit der sich nunmehr gebärenden Phantasie abgelenkt wird. Es fällt damit etwas weg, was den Arzt in seiner täglichen Arbeit öfters hindert, den Blick von der beschwerlichen Mühsal der Kleinarbeit zu den weiten Zusammenhängen zu erheben, in denen jeder neurotische Konflikt mit dem Ganzen menschlichen Geschickes steht.

Der Zustand, den uns die Autorin hier schildert, entspricht einem 253
solchen, wie er einem gewollten Somnambulismus voranzugehen pflegt[2], wie ihn also zum Beispiel spiritistische Medien häufig schildern. Man muß wohl eine gewisse Geneigtheit annehmen, auf die leisen nächtlichen Stimmen zu horchen, sonst gehen derartig feine und kaum fühlbare innere Erlebnisse unbemerkt vorüber. Wir erkennen

[2] Vgl. dazu die Untersuchungen von SILBERER, *Bericht über eine Methode, gewisse symbolische Halluzinationserscheinungen hervorzurufen und zu beobachten.*

in diesem Horchen eine nach innen führende Strömung der Libido, die nach einem noch unsichtbaren, geheimnisvollen Ziel abzufließen beginnt. Es scheint, daß sie plötzlich ein Objekt in den Tiefen des Unbewußten, welches sie mächtig anzieht, entdeckt hat. Das nach außen gewendete Leben der Menschen erlaubt für gewöhnlich derartige Introversionen nicht; es muß dazu schon ein gewisser Ausnahmezustand vorausgesetzt werden, nämlich zum Beispiel ein Mangel an äußeren Objekten, welcher das Individuum zwingt, einen Ersatz dafür in der eigenen Seele zu suchen. Es ist nun allerdings schwer zu denken, daß diese reiche Welt zu arm sein sollte, um dem Lieben eines Menschen ein Objekt bieten zu können. Sie bietet unendlichen Raum für jeden. Es ist vielmehr die Unfähigkeit, zu lieben, welche den Menschen seiner Möglichkeiten beraubt. Leer ist diese Welt nur dem, der es nicht versteht, seine Libido auf Dinge und Menschen zu lenken und sie für sich lebendig und schön zu machen. Was uns also zwingt, einen Ersatz aus uns selber zu schaffen, ist nicht der äußere Mangel an Objekten, sondern unsere Unfähigkeit, ein Ding außer uns liebend zu umfassen. Gewiß werden uns die Schwierigkeiten der Lebenslage und die Widrigkeiten des Daseinskampfes bedrükken, aber auch schlimme äußere Situationen werden die Liebe nicht hindern, im Gegenteil, sie können uns zu den größten Anstrengungen anspornen. Nie werden reale Schwierigkeiten die Libido dermaßen dauernd zurückzwingen können, daß daraus zum Beispiel eine Neurose entsteht. Dazu fehlt der Konflikt, der die Bedingung jeder Neurose ist. Der Widerstand, der sein Nichtwollen dem Wollen entgegensetzt, vermag es allein, jene Regression zu erzeugen, welche der Ausgangspunkt einer psychogenen Störung sein kann. Der Widerstand gegen das Lieben erzeugt die Unfähigkeit zur Liebe, oder solche Unfähigkeit wirkt als Widerstand. Wie die Libido einem beständigen Strome gleicht, der seine Wasser breit in die Welt der Wirklichkeit hinausergießt, so gleicht der Widerstand, dynamisch betrachtet, nicht etwa einem im Flußbett sich erhebenden Felsen, der vom Strom über- oder umflutet wird, sondern einem Rückströmen, statt nach der Mündung, nach der Quelle hin. Ein Teil der Seele will wohl das äußere Objekt, ein anderer aber möchte zurück nach der subjektiven Welt, wo die luftigen und leicht gebauten Paläste der Phantasie winken. Man könnte diese Zwiespältigkeit menschlichen Wollens, wofür Bleu-

LER von psychiatrischen Gesichtspunkten aus den Begriff der Ambitendenz[3] geprägt hat, als etwas immer und überall Vorhandenes annehmen und sich daran erinnern, daß auch der allerprimitivste motorische Impuls schon gegensätzlich ist, indem zum Beispiel beim Streckakte auch die Beugemuskeln innerviert werden; diese normale Ambitendenz aber führt niemals zur Erschwerung oder gar Verhinderung des intendierten Aktes, sondern ist unerläßliche Vorbedingung für dessen Koordination und Vollkommenheit. Daß aus der Harmonie fein abgestimmter Gegensätzlichkeit dem Handeln ein störender Widerstand erwachse, dazu gehört ein abnormes Plus oder Minus auf der einen oder andern Seite. Aus diesem dazutretenden Dritten entsteht der Widerstand. Dies gilt auch für die Zwiespältigkeit des Wollens, aus der dem Menschen so viele Schwierigkeiten erwachsen. Erst das abnorme Dritte löst die normalerweise in innigster Verbindung befindlichen Gegensatzpaare und bringt sie als getrennte Tendenzen zur Erscheinung; erst dadurch werden sie eigentlich zu Wollen und Nichtwollen[4], die einander hindernd in den Weg treten. Die Harmonie wird so zur Disharmonie. Es kann hier nicht meine Aufgabe sein, zu untersuchen, woher das unbekannte Dritte stamme und was es sei. FREUD sieht den «Kernkomplex» im Inzestproblem, denn die zu den Eltern regredierende Libido erzeugt nicht nur Symbole, sondern auch Symptome und Situationen, die man nicht anders als inzestuös auffassen kann. Aus dieser Quelle stammen alle jene Inzestbeziehungen, von denen die Mythologie wimmelt. Daß diese Regression so leicht möglich ist, scheint davon herzukommen, daß die Libido eine bedeutende *Trägheit* besitzt, die kein Objekt der Vergangenheit lassen will, sondern es für immer festhalten möchte. Der «tempelschänderische Griff rückwärts», von dem NIETZSCHE spricht, entpuppt sich, seiner Inzesthülle entkleidet, als ein ursprünglich passives Steckenbleiben der Libido bei den ersten Kindheitsobjekten. Diese Trägheit ist aber auch eine Leidenschaft, wie dies LA ROCHEFOUCAULD ausführt:

3 Siehe BLEULER, *Zur Theorie des schizophrenen Negativismus.*

4 Vgl. die Ermahnung Krishnas an den wankenden Arjuna in der *Bhagavad-Gîtâ* (p. 13): «But thou, be free of the pairs of opposites!» [Du aber sei frei von den Gegensatzpaaren!]

« De toutes les passions, celle qui est la plus inconnue à nous-mêmes, c'est la paresse; elle est la plus ardente et la plus maligne de toutes, quoique sa violence soit insensible, et que les dommages qu'elle cause soient très-cachés. Si nous considérons attentivement son pouvoir, nous verrons qu'elle se rend en toutes rencontres maîtresse de nos sentiments, de nos intérêts et de nos plaisirs: c'est la rémore qui a la force d'arrêter les plus grands vaisseaux; c'est une bonace plus dangereuse aux plus importantes affaires que les écueils et que les plus grandes tempêtes. Le repos de la paresse est un charme secret de l'âme qui suspend soudainement les plus ardentes poursuites et les plus opiniâtres résolutions; pour donner enfin la véritable idée de cette passion, il faut dire que la paresse est comme une béatitude de l'âme, qui la console de toutes ses pertes, et qui lui tient lieu de tous ses biens.» [5]

254 Diese gefährliche Leidenschaft ist es, die unter der bedenklichen Maske des Inzestes erscheint. Sie tritt uns entgegen unter dem Bilde der furchtbaren Mutter[6]. (Abb. 74) Sie ist die Erzeugerin unendlich vieler Übel, nicht zuletzt der neurotischen Beschwerden. Denn ganz besonders aus dem Dunste stehengebliebener Libidoreste entwickeln sich jene schädlichen Phantasienebel, welche die Realität so verschleiern, daß die Anpassung unmöglich wird. Wir wollen aber hier den Grundlagen der Inzestphantasien nicht weiter nachspüren; die vorläufige Andeutung des Inzestproblems möge genügen. Hier soll uns nur die Frage beschäftigen, ob der Widerstand, der bei unserer Autorin zur Regression führt, eine bewußte äußere Schwierigkeit bedeute oder nicht. Wäre es eine äußere Schwierigkeit, so würde zwar die Libido aufgestaut; sie würde Phantasien erzeugen, die man am besten als Pläne bezeichnet, nämlich Pläne, wie man das Hindernis überwinden könnte. Es wären Vorstellungen, welche spielerisch Lösungen anzubahnen suchen. Es wäre vielleicht ein angestrengtes Nachdenken, das zu allem andern eher führt als zu einem hypnagogischen Drama. Der oben geschilderte passive Zustand will zu einem wirklichen äußeren Hindernis gar nicht passen, sondern deutet eben durch seine Ergebenheit auf eine Tendenz, die reale Lösungen verschmäht und einen phantastischen Ersatz bevorzugt. Es dürfte sich demnach in letzter Linie und im wesentlichen um einen inneren Konflikt handeln,

5 *Maxime* [*supprimée*] DCXXX, p. 264.
6 Vgl. dazu die folgenden Kapitel.

etwa in der Art jener früheren Eindrücke, welche zu den beiden ersten unbewußten Schöpfungen geführt haben. Wir sind demnach zu dem Schlusse genötigt, daß das äußere Objekt nicht geliebt werden kann, weil ein überwiegender Libidobetrag ein inneres Objekt bevorzugt, das zum Ersatz der fehlenden Wirklichkeit aus den Tiefen des Unbewußten heraufsteigt.

Die auf den ersten Stufen der Introversion sich ergebenden visionären Phänomene rangieren unter den bekannten Erscheinungen[7] der hypnagogischen Visionen (sogenannten «Eigenlichterscheinungen» des Auges). Sie bilden die Grundlage der eigentlichen Visionen, der Selbstwahrnehmungen der Libido in Gestalt von Symbolen, wie wir jetzt sagen können. 255

Miss Miller fährt fort: 256

«Ich hatte darauf den Eindruck, als ob irgendeine Mitteilung mir unmittelbar bevorstünde. Es schien mir, als ob die Worte sich in mir wiederholten: ‹Rede, o Herr, denn deine Magd hört, öffne du selbst meine Ohren!›»

Dieser Passus schildert sehr deutlich die Intention; der Ausdruck «communiqué» (Mitteilung) ist sogar ein in spiritistischen Kreisen geläufiger Ausdruck. Die biblischen Worte enthalten eine Anrufung oder ein «Gebet»: ein an die Gottheit gerichtetes Wünschen, eine Konzentration der Libido auf das Gottesbild. Das Gebet bezieht sich auf *1. Samuel* 3, 1 ff., wo Samuel nachts dreimal von Gott gerufen wird, aber glaubt, Eli rufe ihn, bis ihn dieser belehrt, daß Gott es sei, der ihn rufe, und daß er ihm, wenn er wieder seinen Namen rufe, antworten solle: «Rede, dein Knecht hört.» Die Träumerin benutzt diese Worte eigentlich in umgekehrtem Sinne, indem sie nämlich ihre Wünsche, ihre Libido, damit in die Tiefen des Unbewußten leitet. 257

Wir wissen, daß die Individuen, so sehr sie durch die Verschiedenheit ihres Bewußtseinsinhaltes getrennt sind, um so ähnlicher werden, wenn man sie vom Standpunkt des Unbewußten betrachtet. Es ist für jeden Psychotherapeuten ein bedeutender Eindruck, wenn er inne wird, wie gleichförmig bei allem Reichtum die unbewußten Bilder sind. Verschiedenheit entsteht erst durch die Individuation. Diese Tat- 258

7 Vgl. dazu J. Müller, *Über die phantastischen Gesichtserscheinungen.*

sache gibt einem wesentlichen Stück der SCHOPENHAUERschen, CARUSschen und HARTMANNschen Philosophie eine tiefe psychologische Berechtigung. Diesen philosophischen Anschauungen dient die offenkundige Gleichförmigkeit des Unbewußten als psychische Grundlage. Das Unbewußte besteht unter anderem aus den «Resten» der archaischen, undifferenzierten Psyche mit Einschluß ihrer tierischen Vorstufen. Die Reaktionen und Produkte der tierischen Psyche sind von einer allgemein verbreiteten Gleichförmigkeit und Festigkeit, die wir beim Menschen anscheinend nur zum Teil wieder zu entdecken vermögen. Dieser erscheint uns als viel individueller als das Tier. Allerdings könnte das auch eine Täuschung sein, indem wir die zweckmäßige Tendenz haben, hauptsächlich die Verschiedenheit der uns interessierenden Dinge zu erkennen. Dies erfordert die psychologische Anpassung, welche ohne minutiöse Differenzierung der Eindrücke gar nicht möglich wäre. Wir haben gegenüber dieser Tendenz sogar die größte Mühe, die Dinge, mit denen wir uns tagtäglich beschäftigen, in ihren allgemeinen Zusammenhängen zu erkennen. Diese Erkenntnis wird uns viel leichter bei Dingen, die uns ferner stehen. Es ist zum Beispiel für einen Europäer zunächst fast unmöglich, in einer chinesischen Volksmenge die Gesichter zu differenzieren, während doch die Chinesen ebenso individuelle Gesichtsbildung haben wie wir Europäer; aber das Gemeinsame ihrer fremdartigen Gesichtsbildung ist dem Fernerstehenden viel einleuchtender als die individuelle Verschiedenheit. Leben wir aber unter den Chinesen, so verschwindet der Eindruck des Einheitlichen mehr und mehr, und schließlich sind auch sie Individuen. Die Individualität gehört zu jenen bedingten Tatsächlichkeiten, die wegen ihrer praktischen Bedeutsamkeit überschätzt werden; sie gehört nicht zu jenen überwältigend klaren und sich darum aufdrängenden allgemeinen Tatsachen, auf welche zunächst eine Wissenschaft sich zu gründen hat. Der individuelle Bewußtseinsinhalt ist so das denkbar ungünstigste Objekt für die Psychologie, weil er eben das Allgemeine bis zur Unkenntlichkeit differenziert hat. Das Wesen der Bewußtseinsvorgänge bildet ja der in minutiösen Einzelheiten sich abspielende Anpassungsprozeß. Dagegen ist das Unbewußte das Allgemeine, das nicht nur die Individuen unter sich zum Volke, sondern auch rückwärts mit den Menschen der Vergangenheit und ihrer Psychologie verbindet. So ist das Unbewußte in seiner über das Individuelle hinausgehenden Allgemeinheit[8] in erster Linie das Objekt einer wirklichen Psychologie, die Anspruch darauf erhebt, keine Psychophysik zu sein.

Der Mensch als Individuum ist eine verdächtige Erscheinung, deren 259
Existenzberechtigung von einem biologischen Standpunkt aus angefochten werden könnte, indem von dort her das Individuum nur Sinn hat als Kollektivwesen beziehungsweise Massenbestandteil. Der Kulturstandpunkt aber gibt dem Menschen eine ihn von der Masse trennende Bedeutung, die im Laufe der Jahrtausende zur Persönlichkeitsbildung führte, womit Hand in Hand der Heroenkult sich entwikkelte. Der Versuch der rationalistischen Theologie, den persönlichen Jesus festzuhalten als letzten und kostbarsten Rest der ins Unvorstellbare entschwundenen Gottheit, entspricht dieser Tendenz. In dieser Hinsicht paßte sich die katholische Kirche besser an, indem sie dem allgemeinen Bedürfnis nach dem sichtbaren Heros dadurch entgegenkam, daß sie einen priesterlichen Stellvertreter auf Erden anerkannte. Die sinnliche Wahrnehmbarkeit der religiösen Gestalt unterstützt in gewissem Sinne die Überleitung der Libido auf das Symbol, vorausgesetzt, daß die Verehrung nicht beim sichtbaren Gegenstand überhaupt stehen bleibt. Aber auch in diesem Falle ist sie doch wenigstens an die stellvertretende menschliche Figur geheftet und ihrer ursprünglichen primitiven Form entzogen, auch wenn sie nicht die bezweckte symbolische Gestalt erlangt hat. Dieses Bedürfnis nach anschaulicher Wirklichkeit hat sich in einer gewissen protestantischen und persönlichen Theologie mit ihrem durchaus historisch-gewollten Jesus heimlicherweise erhalten. Nicht daß die Menschen den sichtbaren Gott liebten; sie lieben ihn nicht so, wie er erscheint, nämlich als einen Menschen: denn wenn die Frommen den Menschen lieben wollten, so könnten sie sich an ihren Nachbarn oder an ihren Feind wenden. Die religiöse Gestalt kann nicht bloß ein Mensch sein; sie muß das darstellen, was sie eigentlich ist, nämlich die Gesamtheit jener Urbilder, welche überall und zu allen Zeiten das «außerordentlich Wirkungsvolle» ausdrücken. Man sucht in der sichtbaren menschlichen Form keineswegs den Menschen, sondern den Übermenschen, den Heros oder den Gott, eben die menschen*ähnliche* Wesenheit, die jene Ideen,

[8] In meinen späteren Werken rede ich daher vom «kollektiven» Unbewußten.

Formen und Kräfte ausdrückt, welche die Seele ergreifen und gestalten. Für die psychologische Erfahrung sind es die archetypischen Inhalte des (kollektiven) Unbewußten, jene in allen Menschen gleichen Reste uralten Menschtums, jenes von aller Differenzierung und Fortentwicklung zurückgelassene Gemeingut, das allen Menschen geschenkt ist wie das Sonnenlicht und die Luft. Indem sie aber dieses Erbgut lieben, lieben sie das, was allen gemeinsam ist; sie kehren so zur Mutter der Menschen, nämlich zur Psyche, die war, bevor es ein Bewußtsein gab, zurück und gewinnen auf diese Weise wieder etwas von jenem Zusammenhang und von jener geheimen und unwiderstehlichen Kraft, die das Gefühl der Zusammengehörigkeit mit dem Ganzen zu verleihen pflegt. Es ist das Problem des Antäus, der nur durch die Berührung mit der Mutter Erde seine Riesenkraft bewahrt. Dieses zeitweilige In-sich-selbst-Zurücktreten scheint innerhalb gewisser Grenzen von günstiger Wirkung auf den psychischen Zustand des Individuums zu sein. Es ist überhaupt zu erwarten, daß die beiden Grundmechanismen der Psyche, nämlich die Extraversion und die Introversion, in weitem Maße auch zweckmäßige normale Reaktionsweisen gegen Komplexe sind: die Extraversion als ein Mittel, sich vor dem Komplex in die Realität zu flüchten, die Introversion als ein Mittel, sich mit dem Komplex von der äußeren Realität loszumachen.

260 Die Erzählung *1. Samuel* 3, 1 ff. schildert, wie die Libido nach innen gerichtet wird: die Anrufung drückt die Introversion und die ausgesprochene Erwartung aus, daß Gott reden werde, verlegt die Aktivität aus dem Bewußtsein heraus auf die durch die Anrufung konstellierte Wesenheit, die sich unserem empirischen Verständnis als ein Urbild enthüllt. Es ist eine durch Erfahrung festgestellte Eigentümlichkeit aller archetypischen Inhalte, daß sie eine gewisse Autonomie besitzen, indem sie einerseits spontan erscheinen, andererseits einen gewissen, oft sogar überwältigenden Zwang ausüben können. (Ich muß hier den Leser auf meine späteren Arbeiten verweisen.) Die Erwartung, daß der «Gott» die Aktivität und Spontaneität des Bewußtseins übernehmen könnte, hat daher nichts Unsinniges an sich, indem die Urbilder dieser Leistung durchaus fähig sind.

261 Nachdem wir uns nunmehr über die allgemeinen Absichten des Gebetes unterrichtet haben, sind wir gerüstet, weiteres über die Visionen unserer Träumerin zu vernehmen: nach dem Gebet erscheint «der

Kopf einer Sphinx mit ägyptischem Kopfputz», um rasch wieder zu verschwinden. Hier wurde die Träumerin gestört, so daß sie für einen Moment geweckt wurde. Die Vision erinnert an die eingangs erwähnte Phantasie von der ägyptischen Statue, deren erstarrte Geste hier als ein Phänomen der «funktionalen Kategorie» (SILBERER) ganz am Platze ist. Die leichten Stadien der Hypnose werden auch technisch als «Engourdissement» bezeichnet. Das Wort «Sphinx» deutet auf «Rätsel»; ein rätselhaftes Geschöpf, das auch Rätselfragen stellt, wie die Sphinx des Ödipus, und am Eingang seines Schicksals als eine symbolische Ankündigung des Unabwendbaren steht. Die Sphinx ist eine halb theriomorphe Darstellung derjenigen Mutter-Imago, die man als die furchtbare Mutter bezeichnen kann, von der sich in der Mythologie noch reichlich Spuren finden. Man wird mir vorwerfen, daß nichts außer dem Wort «Sphinx» die Anspielung auf die Sphinx des Ödipus rechtfertige. Bei dem Mangel an Kontext wäre eine individuelle Deutung allerdings ausgeschlossen. Die Andeutung einer «ägyptischen» Phantasie (Erster Teil [Paragr. 52]) ist zu ungenügend, um hier verwendet zu werden. Wir sind daher gezwungen – wenn wir uns überhaupt an ein Verständnis dieser Vision wagen wollen –, in vielleicht allzu kühner Weise uns an die völkergeschichtlichen Materialien zu wenden, unter der Voraussetzung, daß das Unbewußte seine Symbole heute noch ebenso präge wie in fernster Vergangenheit. In bezug auf die Sphinx verweise ich zunächst auf die Ausführungen des Ersten Teiles [Paragr. 24], wo von der theriomorphen Repräsentation der Libido die Rede war (Abb. 5). Dem Arzte ist diese Darstellungsweise aus den Träumen und den Phantasien der Patienten geläufig. Der Trieb wird gern als Stier, Pferd, Hund usw. dargestellt. Einer meiner Patienten, der mißliche Beziehungen zu Frauen hatte und der mit der Befürchtung, ich werde ihm seine Abenteuer verbieten, in die Behandlung eintrat, träumte, ich (sein Arzt) spieße ein sonderbares Tier, halb Schwein, halb Krokodil, mit großer Geschicklichkeit an die Wand. Von derartigen theriomorphen Darstellungen der Libido wimmeln die Träume. Auch Mischwesen, wie in diesem Traume, sind nicht selten. Eine Reihe von Belegen, wo besonders die untere (animalische) Hälfte theriomorph dargestellt ist, hat uns BERTSCHINGER gegeben[9]. Die Libido, welche theriomorph repräsentiert wird, ist die

9 *Illustrierte Halluzinationen.*

«tierische» Triebhaftigkeit [10], welche sich in verdrängtem Zustande befindet. Man fragt sich bei dem angeführten Falle allerdings mit einigem Befremden, wo ein solcher Mensch eigentlich seine Verdrängung habe, da er doch seine Triebe soviel wie möglich auslebe. Die Sexualität ist aber nicht der einzige Trieb, und die Triebhaftigkeit läßt sich nicht schlechthin mit der Sexualität identifizieren. Es ist daher leicht möglich, daß mein Patient mit seinem ausgesprochenen Mangel an Sexualverdrängung eben gerade seinen Instinkt verletzt. Sein Traum bildet seine Befürchtung, ich könnte ihm ein ärztliches Verbot auferlegen, etwas zu getreulich ab, um nicht verdächtig zu sein. Träume, welche die Wirklichkeit zu nachdrücklich wiederholen oder zu deutlich auf einer antizipierten Wirklichkeit insistieren, benützen den Bewußtseinsinhalt als Ausdrucksform. Sein Traum drückt nämlich eine Projektion aus: er projiziert die Tötung des Tieres auf den Arzt, das heißt es erscheint ihm so, da er nicht weiß, daß er selber seinen Instinkt verletzt. Das spitze Instrument bedeutet in der Regel die intellektuelle Nadel, welche den Käfer aufspießt und klassifiziert. Er hat «moderne» Ideen über die Sexualität und weiß nicht, daß in ihm eine Furcht vorhanden ist, ich könnte ihm seine Lieblingsideen wegnehmen. Er fürchtet diese Möglichkeit mit Recht, denn wenn sie nicht in ihm läge, so hätte er wohl kaum diesen Traum. Die theriomorphen Symbole beziehen sich stets auf unbewußte Libidomanifestationen.

262 Die Unbewußtheit instinktiver Regungen beruht auf zweierlei Gründen: der eine ist die allgemeine Unbewußtheit, an der alle mehr oder minder teilhaben, der andere ist eine sekundäre Unbewußtheit infolge Verdrängung inkompatibler Inhalte. Diese Erscheinung ist nicht Ursache, sondern bereits Symptom einer neurotischen Einstellung, welche es nämlich vorzieht, an gewissen unangenehmen Tatsachen vorbeizusehen, und sich nicht scheut, eine ganze Kette krankhafter Erscheinungen gegen einen kleinen Vorteil in der Gegenwart einzutauschen.

10 Im Mittelalter galt die Sphinx als ein «emblema» der Wollust; so sagt Alciatus (*Emblemata*, p. 801), sie bedeute «corporis voluptas, primo quidem aspectu blandies, sed asperrima, tristisque, postquam gustaveris – De qua sic / ... meretricius ardor / Egregijs iuvenes sevocat a studijs» [die Wollust des Leibes, sei nämlich zunächst anziehend von Aussehen, aber herb und traurig, nachdem man

Die Verdrängung bezieht sich, wie wir gesehen haben, keineswegs immer nur auf die Sexualität, sondern ganz allgemein auf die Instinkte. Letztere sind die vitalen Grundlagen, die Lebensgesetze überhaupt. Die durch Instinktverdrängung ausgelöste Regression führt stets in die psychische Vergangenheit und damit auch in die Kindheitsphase, wo die ausschlaggebenden Mächte scheinbar und zum Teil auch wirklich die Eltern waren. Neben den Eltern spielen aber die Impulse der angeborenen Instinkte des Kindes eine gewisse Rolle, was man daran sieht, daß die Eltern auf ihre verschiedenen Kinder keinen gleichmäßigen Einfluß ausüben, das heißt die Kinder reagieren in verschiedener Weise auf die Eltern. Sie besitzen demnach individuelle Determinanten. Für die Leere des kindlichen Bewußtseins muß es natürlich erscheinen, als ob alle determinierenden Einwirkungen von außen kämen. Kinder können ihre eigenen Instinkte vom Einfluß und Willen der Eltern nicht unterscheiden. Aus der mangelnden Unterscheidungsfähigkeit des infantilen Zustandes ergibt sich die Tatsache, daß die Tiere, welche die Instinkte repräsentieren, auch zugleich Attribute der Eltern sind, und daß die Eltern in Tiergestalt erscheinen, der Vater als Stier, die Mutter als Kuh usw.[11]. (Vgl. Abb. 94.) 263

Geht die Regression weiter, über die Kindheitsphase hinaus, das heißt in die vorbewußte («pränatale») Phase, so treten archetypische Bilder auf, welche sich nicht mehr mit Individualerinnerungen verbinden, sondern zu jenem Schatze ererbter Vorstellungsmöglichkeiten gehören, welche mit jedem Menschen wieder geboren werden. Hier entstehen nun die Bilder von «göttlichen» Wesen, die teils menschlicher, teils tierischer Natur sind. Die Erscheinungsweise dieser Gestalten hängt von der Einstellung des Bewußtseins ab: ist dieses negativ zum Unbewußten eingestellt, so sind die Tiere angsterregend, wenn positiv, so sind es zum Beispiel «hilfreiche Tiere». Häufig kommt es auch vor, daß eine zu zärtliche und zu abhängige Einstellung zu den Eltern, an der diese natürlich ausschlaggebend beteiligt sind, im 264

von ihr gekostet hat – Von ihr heißt es ... Buhlerei lockt junge Männer weg von ernsthaften Studien].

11 Vielleicht hängt auch das Motiv der «hilfreichen Tiere» mit der Eltern-Imago zusammen.

Traume kompensiert wird durch angsterregende Tiere, welche den Eltern entsprechen. Ein solches Angsttier ist die Sphinx, welche noch deutliche Züge eines Mutterderivates erkennen läßt: In der Sage von Ödipus wurde die Sphinx gesandt von Hera, welche Theben um der Geburt des Bacchus willen haßte. Indem Ödipus glaubte, die Sphinx, welche von der mütterlichen Göttin stammt, durch die Lösung ihres kindlich einfachen Rätsels überwunden zu haben, verfiel er eben gerade dem matriarchalen Inzest und mußte Jokaste, seine Mutter freien, da der Thron und die Hand der verwitweten Königin von Theben dem zugehörten, der das Land von der Sphinxplage befreite. Damit traten diejenigen tragischen Folgen ein, welche vermieden worden wären, wenn sich Ödipus von der gefährlichen Erscheinung der Sphinx hätte abschrecken lassen. Sie personifiziert formal die «furchtbare» oder «verschlingende» Mutter (siehe unten!). Ödipus kannte noch nicht die philosophische Verwunderung des Faust: «Die Mütter! Mütter! – 's klingt so wunderlich!» [12] Er wußte nicht, daß der Witz des Mannes dem Rätsel der Sphinx niemals gewachsen ist.

265 Die Genealogie der Sphinx ist reich an Beziehungen zu dem hier angeregten Problem: sie ist eine Tochter der Echidna, eines Mischwesens, oben eine schöne Jungfrau, unten eine greuliche Schlange. Dieses Doppelwesen entspricht dem Bilde der Mutter: oben die menschliche, liebenswerte, anziehende Hälfte, unten die animalische, durch das Inzestverbot in ein Angsttier umgewandelte, furchtbare Hälfte [13]. Die Echidna stammt von der Allmutter, der Mutter Erde, Gäa, welche sie mit Tartaros, der personifizierten Unterwelt, zeugte. Echidna selber ist die Mutter aller Schrecken, der Chimära, Scylla, Gorgo (Abb. 39), des scheußlichen Cerberus, des nemeïschen Löwen und des Adlers, der des Prometheus Leber fraß, außerdem zeugte sie noch eine Reihe von Drachen. Einer ihrer Söhne ist Orthrus, der Hund des ungeheuerlichen Geryon, der von Herakles getötet wurde. Mit diesem Hunde, ihrem Sohn, erzeugte Echidna in blutschänderischem Beischlafe die Sphinx. Diese Materialien dürften genügen, um den Symbolkomplex der Sphinx zu charakterisieren. Es ist klar, daß ein

[12] 2. Teil, p. 315.

[13] Die Gestalt der Echidna wurde im hellenistischen Synkretismus zu einem kultischen Symbol der Mutter Isis.

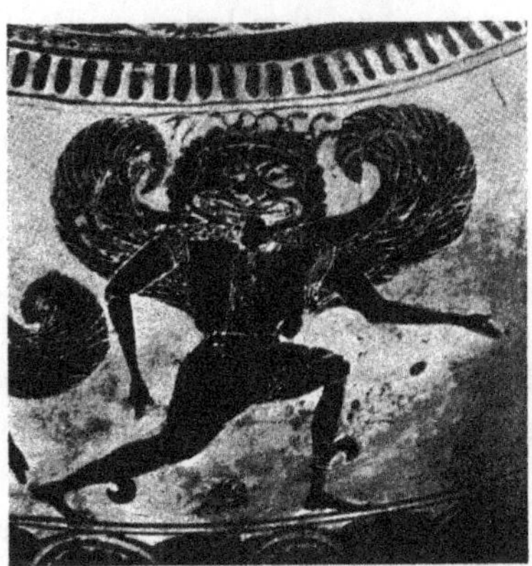

Abb. 39 Gorgo. Detail einer griechischen Vase

derartiger Faktor durch die Lösung eines Kinderrätsels nicht erledigt war. Das Rätsel war eben gerade die Falle, welche die Sphinx dem Wanderer stellte. Infolge der Überschätzung seines Verstandes tappte er in echt männlicher Weise hinein und beging, ohne es zu wissen, den frevelhaften Inzest. Das Rätsel der Sphinx war sie selber, nämlich das furchtbare Mutterbild, von dem sich Ödipus nicht warnen ließ.

Wenn wir bei dem Mangel an subjektivem Material es überhaupt 266
wagen dürfen, einen Rückschluß auf das Sphinxsymbol bei unserer Träumerin zu ziehen, so dürfen wir vielleicht sagen, daß die Bedeutung der Sphinx hier wohl die gleiche ist wie im Falle des Ödipus, obschon dieser ein Mann war. Wir müßten in unserem Falle fast eine männliche Sphinx erwarten. Es gibt in der Tat männliche und weibliche Sphinxe in Ägypten, was Miss Miller vielleicht sogar bekannt war. (Allerdings ist die thebanische Sphinx unzweifelhaft weiblich.) Es müßte der Erwartung nach darum ein männliches Monstrum sein, weil bei einer Frau die Gefahr nicht zunächst von der Mutter, sondern vom Vater droht. Wir wollen diese Frage unentschieden lassen und uns zunächst wieder dem Tatsachenbericht zuwenden. Nachdem nun Miss Miller sich wieder konzentriert hatte, entwickelten sich die Visionen weiter:

«Plötzlich erscheint ein Aztek, vollständig klar in jedem Detail: die Hand offen mit großen Fingern, profilierter Kopf, Rüstung, Kopfschmuck ähnlich dem Federschmuck des amerikanischen Indianers. Das Ganze erinnert etwas an mexikanische Skulpturen.»

267 Unsere Vermutung, daß in der Sphinx sich eine männliche Figur berge, bestätigt sich hier. Der Aztek ist ein Urindianer oder Uramerikaner. Er stellt auf der persönlichen Stufe die primitive Seite des Vaters dar, denn Miss Miller ist Amerikanerin. Ich muß in dieser Hinsicht bemerken, daß ich bei Analysen von Amerikanern häufig beobachtet habe, daß der inferiore Teil der Persönlichkeit (der «Schatten» [14]) durch einen Neger oder Indianer dargestellt wird, das heißt wo ein Europäer in seinem Traum einen etwas negativen Vertreter seiner eigenen Art schildern würde, ist es beim Amerikaner ein Indianer oder ein Neger. Der Vertreter niederen Volkstums charakterisiert den inferioren Persönlichkeitsteil des Mannes. Miss Miller aber ist eine Frau. Ihr Schatten müßte daher eine weibliche Figur sein. Hier handelt es sich aber um eine männliche Gestalt, welche in Anbetracht der Rolle, die sie in den Millerschen Phantasien spielt, als eine Personifikation des Männlichen in der weiblichen Persönlichkeit angesprochen werden darf. In meinen späteren Schriften habe ich diese Personifikation als «Animus» bezeichnet [15].

268 Es lohnt sich, auf die Einzelheiten der Vision einzutreten, da verschiedenes daran bemerkenswert ist. Der Kopfschmuck aus Adlerfedern hat magische Bedeutung. Der Indianer nimmt dadurch etwas von der sonnenhaften Art dieses Vogels an, wenn er sich mit dessen Federn schmückt, so gut wie man sich den Mut und die Kraft des Feindes aneignet, wenn man dessen Herz verschluckt oder seinen Skalp nimmt. Zugleich ist die Federkrone gleichbedeutend mit der Strahlenkrone der Sonne. (Abb. 40) Wie wichtig die Identifikation mit der Sonne ist, haben wir im ersten Teil gesehen. Weitere Beweise hiefür finden wir nicht nur in zahlreichen alten Gebräuchen, sondern auch in entsprechend altertümlichen Figuren der religiösen Sprache, zum Beispiel *Weisheit Salomos* 5, 16: «Darum werden sie empfangen ... eine schöne Krone von der Hand des Herrn.» [16] Es gibt in der

[14] Insofern der Schatten unbewußt ist, entspricht er dem Begriffe des «persönlichen» Unbewußten. Vgl. dazu meine Schrift *Über die Psychologie des Unbewußten* [Paragr. 103].

[15] Vgl. ferner Emma Jung, *Ein Beitrag zum Problem des Animus.*

[16] Luther-Bibel.

Bibel noch zahlreiche ähnliche Stellen. In einem Kirchenliede von JOHANN LUDWIG KONRAD ALLENDORF heißt es von der Seele:

Sie ist nun aller Noth entnommen,
Ihr Schmerz und Seufzen ist dahin;
Sie ist zur Freudenkrone kommen,
Sie steht als Braut und Königinn
Im Golde ew'ger Herrlichkeiten
Dem großen König an der Seiten;

Sie sieht sein klares Angesicht;
Sein freudenvoll, sein lieblich Wesen
Macht sie nun durch und durch genesen;
Sie ist ein Licht in seinem Licht.

Nun kann das Kind den Vater sehen,
Es fühlt den sanften Liebestrieb;
Nun kann es Jesu Wort verstehen:
Er selbst, der Vater hat dich lieb.
Ein unergründlich Meer des Guten,
Ein Abgrund ew'ger Segensfluten
Entdeckt sich dem verklärten Geist;
Er schauet Gott von Angesichte
Und weiß, was Gottes Erb' im Lichte
Und ein Miterbe Christi heißt.

Der matte Leib ruht in der Erden;
Er schläft, bis Jesus ihn erweckt.
Dann wird der Staub zur Sonne werden,
Den jetzt die finstre Gruft bedeckt;
Dann werden wir mit allen Frommen,
Wer weiß, wie bald, zusammenkommen
Und bei dem Herrn sein alle Zeit ... [17]

[17] [Evangelisches Gesangbuch für Kirche, Schule und Haus in Basel-Stadt und Basel-Land, Nr. 401 (p. 428 f.).] Die Krone spielt auch in der Alchemie eine Rolle. Sie dürfte dort aus der Kabbala eingedrungen sein. (Vgl. dazu die große Zusammenstellung bei GOODENOUGH, *The Crown of Victory in Judaism.*) Der Hermaphroditus wird meist als gekrönt dargestellt (Abb. 41). Das alchemistische Material zur corona habe ich in einem noch nicht veröffentlichten Buch *Mysterium Coniunctionis* gesammelt [erschienen 1955–1957, vgl. Bibliographie dieses Bandes].

269 In einem Liede von LAURENTIUS LAURENTII heißt es (ebenfalls von der Seele):

> . . . der Braut wird,
> Weil sie überwunden,
> Die Krone nun vertraut. [18]

270 In einem Liede von GOTTFRIED WILHELM SACER finden wir den Passus:

> Schmückt meinen Sarg mit Kränzen,
> Wie sonst ein Sieger prangt.
> Aus jenen Himmelslenzen
> Hat meine Seel' erlangt
> Die ewig grüne Krone;
> Die werthe Siegespracht,
> Rührt her von Gottes Sohne:
> Der hat mich so bedacht. [19]

271 Die Rolle der Hand in der Vision scheint wichtig zu sein. Ihre Haltung wird als «offen», und die Finger als «larges» (à larges doigts) angegeben. Es ist auffallend, daß es gerade die Hand ist, auf die ein deutlicher Akzent fällt. Man hätte vielleicht eher eine Schilderung des Gesichtsausdruckes erwarten können. Bekanntlich ist die Geste der Hand bedeutsam; leider erfahren wir nichts Näheres darüber. Es ist hier eine Parallelphantasie zu erwähnen, welche die Hand betrifft: Der Patient sah im hypnagogischen Zustand *seine Mutter wie ein byzantinisches Kirchengemälde an die Wand gemalt; sie hielt die eine Hand in die Höhe, weit offen mit gespreizten Fingern. Die Finger waren sehr groß, an den Enden kolbig angeschwollen und je von einer kleinen Strahlenkorona umgeben.* Der nächste Einfall zu diesem Bild waren die Finger eines Frosches mit Saugscheiben an den Enden, dann die Ähnlichkeit mit einem Phallus. Die altertümliche Aufmachung dieses Mutterbildes ist ebenfalls von Belang. Vermutlich hat bei dieser Phantasie die Hand die Bedeutung des Zeugenden und Schöpferischen. Diese Deutung wird unterstützt durch eine bemerkenswerte weitere Phantasie desselben Patienten: *Er sieht aus der Hand seiner Mutter etwas wie eine Rakete aufsteigen, die bei genauerem Zusehen ein leuchtender Vogel mit goldenen Flügeln ist, ein Goldfasan,* wie

[18] [*Evangelisches Gesangbuch,* Nr. 398 (p. 424).]

[19] [l. c., Nr. 392 (p. 420).]

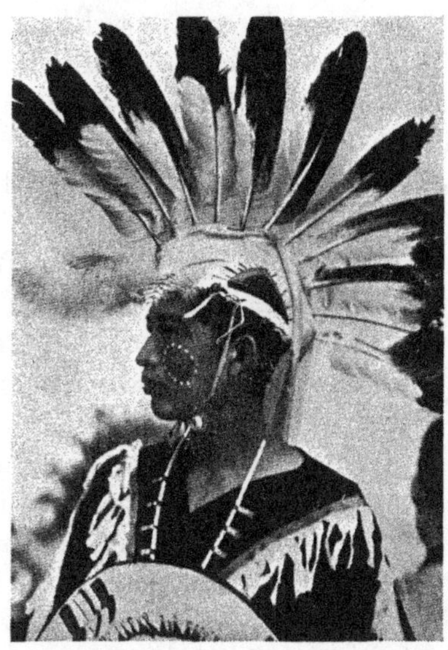

Abb. 40 Indianischer Tänzer im Festschmuck

ihm dann einfällt. Wir haben bereits gesehen, daß der Hand tatsächlich die Bedeutung des Zeugens zukommt, und daß sie bei der Feuerbereitung eine entsprechende Rolle spielt. Mit der Hand wird das Feuer gebohrt, aus der Hand kommt es also. Agni, das Feuer, wird als ein goldbeschwingter Vogel gepriesen[20].

Über den Azteken sagt Miss Miller: «Dans mon enfance, je m'inté- 272
ressais tout particulièrement aux fragments aztèques et à l'histoire du Pérou et des Incas.» Leider erfahren wir nicht mehr. Wir können aber aus dem Auftreten des Azteken schließen, daß das Unbewußte sich bereitwillig der Eindrücke dieser Lektüre angenommen hat, offenbar darum, weil dieses Material den unbewußten Inhalten durch Wesensverwandtschaft entgegenkam, beziehungsweise dieselben befriedigend auszudrücken vermochte. Wie wir in der Sphinx die Mutter, so dürfen wir hier im Azteken einen Aspekt des Vaters vermuten. Da die Mutter hauptsächlich den Eros des Sohnes beeinflußt, so ergibt sich bei Ödipus logischerweise die Heirat mit der Mutter. Der Vater aber beeinflußt den Geist (Logos) der Tochter, indem er diesen steigert, und

20 Brandlegung heißt «Einem den roten Hahn aufs Dach setzen».

zwar oft bis zu pathologischer Intensität, welchen Zustand ich in späteren Arbeiten als «Animusbesessenheit» bezeichnet habe. Diese geistige Bestimmung spielte bei unserer Autorin persönlich keine geringe Rolle und führte schließlich, wie aus der Vorrede zur zweiten Auflage dieses Buches hervorgeht, bis zur Geistesstörung. Obschon im Azteken die männliche Gestalt und damit der Einfluß des Vaters deutlich hervortritt, ging doch die weibliche Sphinx voraus. Bei einer Amerikanerin wäre es nicht ausgeschlossen, daß dadurch ein gewisses Prävalieren des weiblichen Elementes angedeutet wird. Der Mutterkomplex ist in Amerika nämlich häufig und oft sehr ausgesprochen, wohl infolge des starken Vorherrschens des mütterlichen Einflusses in den Familien sowohl als der sozialen Stellung der Frau überhaupt. Die Tatsache, daß mehr als die Hälfte des amerikanischen Kapitals in weiblichen Händen ist, gibt in dieser Hinsicht zu denken. Infolge dieser Bedingungen entwickeln viele Amerikanerinnen hauptsächlich ihre männliche Seite, die dann im Unbewußten durch eine exquisit weibliche Instinktivität, eben durch eine Sphinx, kompensiert wird.

273 Die Figur des Azteken ist bereits als «heroisch» gekennzeichnet. Sie stellt das männliche Ideal für die primitive Weiblichkeit unserer Verfasserin dar. Wir sind diesem Ideal bereits begegnet bei dem Zusammentreffen mit dem italienischen Schiffsoffizier, der so sang- und klanglos verschwand. Er entsprach zwar einigermaßen dem unbewußten Ideal, das Miss Miller vorschwebte, konnte aber die Konkurrenz mit diesem nicht aushalten, denn ihm mangelte der mystische Charme des «demon-lovers», jenes Engels, der sich für Menschenfrauen interessiert, wie dies die Engel gelegentlich zu tun scheinen. (Weshalb die Frauen in der Kirche, wo die Engel ebenfalls anwesend sind, ihr Haar verhüllen müssen!) Wir verstehen jetzt, was sich gegen den Seemann gewandt hat: es ist die durch den aztekischen Heros personifizierte geistige Bestimmung, welche den Geliebten unter Menschensöhnen selten oder nie findet, weil die Erwartungen viel zu hoch geschraubt sind. Die bewußte Einstellung kann in einem solchen Fall noch so vernünftig und anspruchslos sein, die unbewußte Erwartung wird dadurch nicht im geringsten beeinflußt. Auch wenn nach Überwindung größter Schwierigkeiten und Widerstände es doch zu einer sogenannten normalen Heirat kommt, so wird einfach später entdeckt, was das Unbewußte beabsichtigt, und dann setzt sich dieses doch durch, entweder

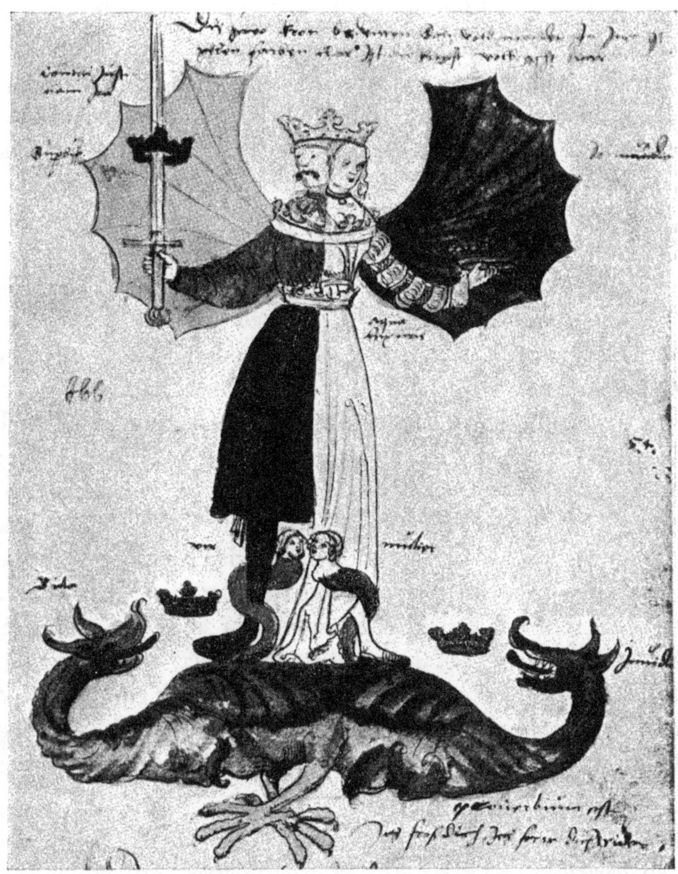

Abb. 41 Der gekrönte Hermaphroditus. *Tractatus qui dicitur Thomae Aquinatis de alchimia* (um 1520)

als Veränderung des Lebensstiles oder in Form einer Neurose oder sogar Psychose.

Nach dieser Vision fühlte Miss Miller, wie sich ihr ein Name «Stück 274
für Stück» formte, der diesem Azteken, «dem Sohn eines Inka von Peru», zuzugehören schien. Er lautet: «Chi-wan-to-pel[21].» Wie die

[21] Die Identität des göttlichen Heros mit dem Mysten ist unzweifelhaft. In einem Papyrusgebet an Hermes heißt es: σὺ γὰρ, ἐγὼ καὶ ἐγὼ σύ · τὸ σὸν ὄνομα ἐμὸν καὶ τὸ ἐμὸν σόν · ἐγὼ γάρ εἰμι τὸ εἴδωλόν σου ... (Du bist nämlich ich, und

Autorin andeutet, gehört etwas derartiges zu ihren Reminiszenzen. Der Akt der Namengebung ist, wie die Taufe, etwas für die Schöpfung der Persönlichkeit ungemein Wichtiges, indem dem Namen seit alters eine magische Gewalt zugetraut wird. Den geheimen Namen jemandes wissen, bedeutet, Macht über ihn haben. Als allgemein bekanntes Beispiel erwähne ich das Märchen vom Rumpelstilzchen. In einem ägyptischen Mythus nimmt Isis dadurch dauernd dem Sonnengott Rê die Macht, daß sie ihn nötigt, ihr seinen wahren Namen mitzuteilen. Den Namen geben, heißt daher, Macht geben, eine bestimmte Persönlichkeit oder Seele verleihen[22]. Dazu bemerkt die Autorin, daß der Name sie sehr an den Namen des Popocatepetl erinnere, welcher bekanntlich zu den unverlierbaren Schulerinnerungen gehört und zur Indignation der Patienten in der Analyse gelegentlich in einem Traum oder Einfall wieder auftaucht. Wenn man sich auch nicht scheut, diesen unheiligen Scherz vorurteilslos in Betracht zu ziehen, so wird man sich doch nach der Berechtigung fragen. Man muß aber auch die Gegenfrage stellen, warum ist es denn gerade immer der Popocatepetl und nicht der benachbarte Iztaccihuatl oder der noch höhere und ebenfalls benachbarte Orizaba? Letzterer hat sogar den schöneren und leichter auszusprechenden Namen. Popocatepetl ist eindrücklich um seines onomatopoetischen Namens willen. Im Englischen ist es das Wort to pop = paffen (popgun = Knallbüchse usw.), das hier als Onomatopoesie in Betracht kommt; im Deutschen und Französischen sind

ich bin du, dein Name ist der meinige, und mein Name der deinige, ich bin nämlich dein Abbild.) Kenyon, zit. in: Dieterich, *Eine Mithrasliturgie*, p. 97. Der Heros als Libidobild ist trefflich dargestellt im Leidener Dionysoskopf (Roscher, *Lexikon* I, Sp. 1128), wo die Haare über die Stirn sich flammenartig emporschlängeln. Er ist wie eine Flamme. Vgl. *Jes.* 10, 17: «Und das Licht Israels wird zum Feuer werden, und sein Heiliger zur Flamme.» Firmicus Maternus (*De errore profanarum religionum*, XIX) berichtet, daß der Gott als Bräutigam und junges Licht begrüßt wurde. Er überliefert den Satz: δε νυμφίε χαῖρε νυμφίε χαῖρε νέον φῶς (Sei gegrüßt, Bräutigam, sei gegrüßt, neues Licht), dem er die christliche Auffassung entgegenhält: «Nullum apud te lumen est, nec est aliquis qui sponsus mereatur audire: unum lumen est, unus est sponsus. Nominum horum gratiam Christus accepit.» (Kein Licht ist bei dir, noch verdient einer Bräutigam genannt zu werden: es gibt nur ein Licht, nur einen Bräutigam. Die Gnade dieser Bezeichnungen hat Christus empfangen.) [p. 47]

22 Die Namengebung überträgt gewisse Qualitäten, wenn nicht gar die Seele selber; daher die alte Sitte, den Kindern Heiligennamen zu geben.

es die Wörter Hinterpommern, Pumpernickel, Bombe, pétarde (le pet = flatus). Das dem Deutschen geläufige Wort «Popo» existiert zwar im Englischen nicht, hingegen wird der Flatus als «to poop» bezeichnet, in der Infantilsprache «to poo-poo» (amerikanisch). Der Akt des Defäzierens bei Kindern wird gern als «to pop» bezeichnet. Ein scherzhafter Name für den Posterior ist «the bum». (Poop heißt auch das Hinterteil des Schiffes.) Im Französischen geht pouf! als Onomatopoesie, pouffer = platzen, la poupe = Schiffshinterteil, le poupard = Wickelkind, la poupée = Puppe. Poupon sagt man als Kosewort für ein pausbäckiges Kind; im Holländischen ist pop = Puppe, im Lateinischen puppis = poupe (Hinterdeck), bei PLAUTUS aber auch scherzhaft für den rückwärtigen Körperteil gebraucht; pupus heißt Kind, pupula = Mädchen, Püppchen. Das griechische ποππύζω bezeichnet einen schnalzenden, klatschenden oder blasenden Schall. Man sagt es vom Küssen, aber auch von den Nebengeräuschen des Flötenblasens (bei THEOKRIT).

Einer meiner Patienten hat in seinen Knabenjahren immer den 275
Defäkationsakt mit der Phantasie verknüpft: sein Posterior sei ein Vulkan, und es finde eine gewaltige Eruption statt, Gasexplosionen und Lavaergüsse. Die Bezeichnungen für die elementaren Naturereignisse sind ursprünglich sehr wenig poetisch, man denke zum Beispiel an die schöne Erscheinung des Meteors, welche die deutsche Sprache in unpoetischer Weise Sternschnuppe nennt. (Gewisse südamerikanische Indianer nennen sie «Harn der Sterne».) Der wegen seiner Schönheit berühmte Wasserfall Voile de la Vierge im Wallis führt diesen poetischen Namen erst seit kurzer Zeit. Früher hieß er Pissevache. Man nimmt eben die Bezeichnung aus nächster Quelle.

Es scheint nun zunächst sehr dunkel zu sein, wieso die geradezu 276
mystisch erwartete Figur des Chiwantopel, welchen Miss Miller in einer Anmerkung dem Kontrollgeist der Spiritisten vergleicht, in eine so unehrerbietige Nachbarschaft gerät, daß sein Wesen (Name) sogar mit jenen abgelegenen Körperregionen in Verbindung zu stehen scheint. Um diese Möglichkeiten zu verstehen, muß man sich sagen: wenn aus dem Unbewußten produziert wird, so wird zunächst das dem Gedächtnis verloren gegangene Material der Infantilzeit heraufgebracht. Man hat sich daher auf den Standpunkt jener Zeit zu stellen, in welcher derartiges Material noch an der Oberfläche war. Wenn

nun ein sehr verehrter Gegenstand vom Unbewußten in die Nähe des Analen gerückt wird, so muß man daraus schließen, daß damit eine Aufmerksamkeit und Wertschätzung ausgedrückt sei, wie sie das Kind diesen dem Erwachsenen verpönten Funktionen noch entgegenbringt. Immerhin bestehen noch Reste dieses infantilen Interesses. Die Frage ist nur, ob das auch der Psychologie des Kindes entspricht. Bevor wir auf diese Frage eintreten, ist zu konstatieren, daß das Anale mit der Verehrung ganz nahe zusammenhängt: Ein orientalisches Märchen berichtet von den christlichen Rittern, daß sie sich mit dem Kote der Priester einsalbten, um sich furchtbar zu machen. Eine Patientin, für welche besondere Verehrung des Vaters charakteristisch ist, hatte die Phantasie, *sie sehe ihren Vater würdevoll auf dem Nachtstuhl sitzen, und vorübergehende Leute grüßten ihn devot.* Zu erwähnen ist auch, daß zwischen Kot und Gold eine innige Beziehung[23] besteht; das äußerst Wertlose gesellt sich zum äußerst Wertvollen. Die Alchemisten suchten unter anderem im Kot («in stercore invenitur») ihre prima materia, aus welcher die mystische Gestalt des filius philosophorum hervorging. Eine religiös erzogene junge Patientin sah in einem Traume *den Crucifixus auf dem Grunde eines blaugeblümten Nachtgeschirres dargestellt.* Der Gegensatz ist so enorm, daß man annehmen muß, die Wertschätzungen der Kindheit müßten von den unsrigen doch recht verschieden sein. Das sind sie tatsächlich auch. Die Kinder widmen dem Defäkationsakt und dessen Produkten ein Interesse[24], wie es später nur noch der Hypochonder aufbringt. Wir begreifen dieses Interesse etwas, wenn wir sehen, daß das Kind schon früh eine Propagationstheorie mit der Defäkation verknüpft[25]. Daraus gewinnt

23 De Gubernatis [*Die Thiere in der indogermanischen Mythologie*] sagt auf Grund der Folklore, daß Kot und Gold immer beisammen seien, Freud das gleiche auf Grund individualpsychologischer Erfahrung. Grimm [*Mythologie* III, p. 454] berichtet folgenden Zauberspruch: Wenn man das ganze Jahr hindurch Geld im Hause haben will, so muß man am Karfreitag Linsen essen. Dieser merkwürdige Zusammenhang erklärt sich einfach durch die physiologische Tatsache der Schwerverdaulichkeit der Linsen, die in Form von Münzen wieder zutage treten. So ist man ein Geldsch ... geworden.

24 Ein französisch sprechender Vater, der mir gegenüber für sein Kind (natürlich) dieses Interesse bestreiten wollte, erwähnte aber doch, daß, wenn das Kind von «cacao» spreche, es immer noch «lit» dazufüge; es meint nämlich «caca-au-lit».

25 Freud, *Analyse der Phobie eines 5jährigen Knaben.*

dieses Interesse ein etwas anderes Gesicht. Das Kind denkt: das ist der Weg, auf dem produziert wird, auf dem etwas «herauskommt».

Dasselbe Kind, von dem ich in der kleinen Broschüre *«Über Konflikte der kindlichen Seele»* berichtete und das bekanntlich eine Analgeburtstheorie hatte, wie der kleine Hans, über den FREUD schrieb, hat später eine gewisse Gewohnheit angenommen, längere Zeit auf dem Klosett zu verweilen. Einmal wurde der Vater ungeduldig, ging zum Klosett und rief: «Komm doch endlich mal raus; was machst du denn?» Worauf von innen die Antwort kam: «Ein Wägelchen und zwei Ponies!» Die Kleine «macht» also ein Wägelchen und zwei Ponies, nämlich Dinge, die sie sich zu jener Zeit besonders wünschte. Auf diesem Wege kann man sich machen, was man sich wünscht. Das Kind wünscht sich sehnlichst eine Puppe oder (im Grunde genommen) ein wirkliches Kind (das heißt das Kind übt sich für seine zukünftige biologische Aufgabe), und auf dem Weg, auf dem überhaupt produziert wird, macht es sich die Puppe als Vertreterin des Kindes oder überhaupt des Gewünschten. Von einer Patientin habe ich eine parallele Phantasie aus ihrer Kinderzeit erfahren: auf dem Klosett befand sich in der Mauer eine Spalte. Sie phantasierte, *aus dieser Spalte komme eine Fee heraus und schenke ihr alles, was sie wünsche.* Der «locus» ist bekanntlich der Ort der Träume, wo manches geschaffen wird, dem man später diesen Ursprungsort nicht mehr ansehen würde. Eine hierhergehörige pathologische Phantasie berichtet LOMBROSO von zwei geisteskranken Künstlern: 277

«Jeder von ihnen hielt sich für Gott selbst und den Beherrscher der Welt. Sie schufen oder zeugten die Welt, indem sie dieselbe aus dem Mastdarm hervorgehen ließen, gleich wie die Eier der Vögel dem Eierkanal ⟨das heißt Kloake⟩ entspringen. Einer dieser beiden Künstler war mit wahrem Kunstsinn ausgestattet. Er malte ein Bild ... in welchem er sich eben im Schöpfungsakt befindet: die Welt tritt aus seinem After hervor; das männliche Geschlechtsglied ist in voller Erektion; er ist nackt, umgeben von Weibern und allen Abzeichen seiner Macht.» [26]

Erst als ich diese Zusammenhänge einsah, wurde mir eine Beobachtung klar, die ich vor Jahren machte, aber nie recht verstand, und die 278

[26] *Genie und Irrsinn,* p. 207.

mich deshalb immer wieder beschäftigte. Die Patientin war eine gebildete Frau, die unter tragischen Umständen von Mann und Kind sich trennen mußte und in die Irrenanstalt gebracht wurde. Sie zeigte eine typische Affektlosigkeit und «Schnoddrigkeit», die man als «affektive Verblödung» auffaßt. Da ich an dieser Verblödung zweifelte und darin eine sekundäre Einstellung zu erkennen geneigt war, gab ich mir eine besondere Mühe, herauszufinden, wie ich an die verschüttete Quelle des Affektes gelangen könnte. Schließlich, nach mehr als dreistündiger Bemühung, gelang es mir, einen Gedankengang zu entdekken, der die Patientin plötzlich zu einem vollständig adäquaten und deshalb erschütternden Affekte brachte. In diesem Moment war der affektive Rapport mit ihr völlig hergestellt. Das geschah am Vormittag. Als ich abends um die abgemachte Zeit wieder auf die Abteilung ging, um sie aufzusuchen, da hatte sie sich zu meinem Empfang vom Kopf bis zu den Füßen mit Kot verschmiert und rief lachend: «Gefall' ich dir jetzt?» Das hatte sie nie zuvor getan; es war offenkundig eine für mich bestimmte Geste. Der Eindruck, den ich dadurch empfing, war dermaßen eindringlich, daß ich infolgedessen von der affektiven Verblödung solcher Fälle auf Jahre hinaus überzeugt war. In Wirklichkeit war diese Begrüßungszeremonie eine drastische Abwehr der Übertragung, insofern die Patientin als erwachsene Person handelte. Insofern sie aber auf dem Niveau regressiver Infantilität handelte, bedeutete diese Zeremonie einen positiven Gefühlsausbruch. Daher ihr doppelsinniges «Gefall' ich dir jetzt?»

279 Die Entstehung von Chiwantopel aus Popocatepetl will also im Sinne der obigen Erklärung heißen: «ich mache, produziere, erfinde ihn.» Es handelt sich um eine Art Menschenschöpfung oder Geburt auf infantilem Wege. Die ersten Menschen werden aus Ton oder Lehm gemacht. Das lateinische lutum, das eigentlich «aufgeweichte Erde» bedeutet, hat ebenfalls den übertragenen Sinn von Dreck. Bei Plautus ist es sogar ein Schimpfwort, etwa «du Dreck!» Die anale Geburt erinnert auch an das Motiv des Hintersichwerfens. Ein bekanntes Beispiel ist das Orakel, das Deukalion und Pyrrha, die einzig Überlebenden aus der großen Flut, erhalten hatten: Sie sollten die Gebeine der Großen Mutter hinter sich werfen. Sie warfen sodann die Steine hinter sich, woraus Menschen entstanden. In ähnlicher Weise entstanden nach einer Sage die Daktylen aus dem Staub, den die Nymphe An-

chiale hinter sich warf. Einer scherzhaften Bedeutung des analen Produktes ist noch zu gedenken: das excrementum wird im Volkswitz oft als Denkmal oder Erinnerungszeichen aufgefaßt (was in der Form des grumus merdae beim Verbrecher eine Rolle spielt). Ich erinnere nur an die allbekannten Scherzerzählungen von dem, der, von einem Geist durch labyrinthische Gänge zu einem verborgenen Schatz geführt, als letztes Wegzeichen, nachdem er sich aller Kleidungsstücke entledigt hat, noch ein excrementum hinpflanzt. In einer fernen Vorzeit freilich kam einem derartigen Zeichen eine ebenso große Bedeutung zu wie der Losung der Tiere als einer wichtigen Kunde der Anwesenheit oder Zugrichtung. Einfache Steinmale («Steinmännchen») werden wohl die vergänglichere Losung ersetzt haben.

Es ist noch zu erwähnen, daß Miss Miller als Parallele zu dem 280
Bewußtwerden von Chiwantopel einen andern Fall anführt, wo ein Name sich ihr plötzlich aufdrängte, nämlich A-ha-ma-ra-ma, mit dem Gefühl, als ob es sich um etwas Assyrisches handle. Als mögliche Quelle fiel ihr dazu ein: «Asurabama – qui fabriqua des briques cunéiformes.» Dieses Faktum ist mir unbekannt. Allerdings hat Aschschurbanaplu oder ASSURBANIPAL jene keilschriftliche Bibliothek hinterlassen, die in Kujundschik ausgegraben wurde. Vielleicht hat «Asurabama» mit diesem Namen zu tun. In Betracht kommt ferner der Name Aholibamah, dem wir im ersten Teil begegneten. Das Wort «Ahamarama» verrät ebenfalls Beziehungen zu Anah und Aholibamah, welche eben jene Kainstöchter mit der sündigen Leidenschaft zu den Gottessöhnen sind. Diese Möglichkeit weist auf Chiwantopel als den ersehnten Gottessohn hin. Dachte BYRON vielleicht an die beiden hurerischen Schwestern Ohola und Oholiba (*Ezechiel* 23, 4)? Oholibama heißt eine Frau Esaus (*Genesis* 36, 2 und 14). Eine weitere Frau desselben heißt Ada. Fräulein Dr. R. SCHÄRF macht mich auf eine Breslauer Dissertation (1887) von GEORG MAYN über BYRONS *«Heaven and Earth»* aufmerksam. Der Autor gibt an, daß Anah ursprünglich sehr wahrscheinlich Adah gelautet habe. BYRON habe diesen Namen aber in Anah geändert, weil Adah schon im Drama *«Cain»* vorkommt. Der Wortbedeutung nach hat Aholibamah Anklang an Ohola und Oholiba in *Ezechiel* 23, 4 ff. Ohola heißt: «(sie hat) ihr (eigenes) Zelt», das heißt ihren eigenen Tempel. Oholiba heißt: «mein Zelt ist darin» (in ihr), das heißt in Jerusalem (in

Ezechiel 23, 4 ff. Ohola ist dort der Name Samariens.). Es ist *Genesis* 36, 41 auch der Name eines edomitischen Stammes. Die kanaanäischen Kulte waren auf Anhöhen, auf «bamoth», wie bei den Propheten insbesondere ersichtlich. Ein Synonym für Anhöhe ist auch «ramah». Ob man damit Miss Millers Neologismus Ahamarama zusammenbringen darf, bleibt fraglich.

281 Miss Miller bemerkt, daß neben dem Namen Asurabama ihr noch «Ahazuerus» eingefallen sei. Dieser Einfall führt auf eine ganz andere Seite des Problems der unbewußten Persönlichkeit. Wenn uns die bisherigen Materialien etwas aus der infantilen Menschenschöpfungstheorie verrieten, so eröffnet sich durch diesen Einfall ein Ausblick auf den Dynamismus der unbewußten Persönlichkeitserschaffung. Ahasver ist bekanntlich der ewige Jude. Sein Charakteristikum ist das endlose und ruhelose Wandern bis zum Weltuntergang. Die Tatsache, daß der Autorin gerade dieser Name eingefallen ist, berechtigt uns, dieser Spur zu folgen.

282 Die Legende des Ahasver, deren erste literarische Spuren dem 13. Jahrhundert angehören, scheint abendländischen Ursprungs zu sein. Die Gestalt des ewigen Juden hat mehr literarische Bearbeitungen erfahren als die Figur des Faust, und diese Bearbeitungen gehören in der Hauptsache dem letzten Jahrhundert an. Hieße die Gestalt nicht Ahasver, sie wäre doch da, unter anderem Namen, vielleicht als der Comte DE SAINT-GERMAIN, der geheimnisvolle Rosenkreuzer, dessen Unsterblichkeit versichert wird und dessen augenblicklicher Aufenthaltsort (das Land) sogar bekannt sein soll[27]. Obschon die Nachrichten von Ahasver nicht früher als im 13. Jahrhundert nachgewiesen werden können, kann die mündliche Tradition ja doch weiter zurückreichen, und es wäre nicht unmöglich, daß eine Brücke zum Orient existierte. Dort ist die Parallelfigur Chidr oder al Chadir, der von RÜCKERT besungene Chidher, der «Ewig Junge». Die Legende ist rein islamisch[28]. Das Sonderbare aber ist, daß Chidr nicht nur als Heiliger gilt, sondern in sufischen Kreisen sogar bis zu göttlicher Bedeutung emporsteigt. Bei dem strengen Monotheismus des Islam ist

[27] Das Volk gibt seinen wandernden Sonnenhelden nicht her. So wurde auch CAGLIOSTRO nachgesagt, er sei einmal aus Basel zu gleicher Zeit aus allen Stadttoren mit vier weißen Pferden ausgefahren.

[28] Vgl. hiezu meinen Aufsatz *Über Wiedergeburt* [Paragr. 40 ff.].

man geneigt, bei Chidr an eine vorislamische, arabische Gottheit zu denken, die von der neuen Religion zwar offiziell nicht anerkannt, aber aus gewissen Gründen toleriert worden wäre. Davon ist aber nichts nachzuweisen. Die ersten Spuren des Chidr finden sich bei den *Koran*-Kommentatoren Buchâri († 870) und Tabari († 923), und zwar im Kommentar zu einer merkwürdigen Stelle der 18. Sure des *Koran.* Die 18. Sure ist betitelt: «Die Höhle», nämlich nach der Höhle der Siebenschläfer, die nach der Legende 309 Jahre darin schliefen, so der Verfolgung entgingen und in einer neuen Ära erwachten. Es ist nun interessant zu sehen, wie der *Koran* nach längeren ethischen Betrachtungen im Verlauf derselben Sure zu folgendem Passus gelangt, der für die Entstehung des Chidrmythus von besonderer Bedeutung ist; ich zitiere darum den *Koran* wörtlich:

«Moses sagte einst zu seinem Diener 〈Josua, Sohn des Nûn〉: Ich will nicht aufhören, zu wandern, und sollte ich auch achtzig Jahre lang reisen, bis ich den Zusammenfluß der zwei Meere erreicht habe. Als sie nun diesen Zusammenfluß der zwei Meere erreicht hatten, da vergaßen sie ihren Fisch 〈den sie nämlich zur Zehrung mitgenommen〉, der seinen Weg durch einen Kanal ins Meer nahm. Als sie nun an diesem Orte vorbei waren, da sagte Moses zu seinem Diener: Bringe uns das Mittagsbrot; denn wir fühlen uns von dieser Reise ermüdet. Dieser aber erwiderte: Sieh' nur, was mir geschehen! Als wir dort am Felsen lagerten, da vergaß ich den Fisch. Nur der Satan kann die Veranlassung sein, daß ich ihn vergessen und mich seiner nicht erinnert habe, und auf eine wunderliche Weise nahm er seinen Weg ins Meer. Da sagte Moses: Dort ist denn die Stelle, die wir suchen. Und sie gingen den Weg, den sie gekommen, wieder zurück. Und sie fanden einen unserer Diener, den wir [29] mit unserer Gnade und Weisheit ausgerüstet hatten. Da sagte Moses zu ihm: Soll ich dir wohl folgen, damit du mich, zu meiner Leitung, lehrest einen Theil der Weisheit, die du gelernt hast? Er aber erwiderte: Du wirst bei mir nicht aushalten können; denn wie solltest du geduldig ausharren bei Dingen, die du nicht begreifen kannst?» [30]

Moses begleitet nun den geheimnisvollen Diener Gottes, der aller- 283
hand Dinge tut, die Moses nicht begreifen kann, schließlich nimmt der Unbekannte Abschied von Moses und sagt folgendes zu ihm:

29 Wir = Allah.
30 l. c., p. 246 f.

«Die Juden werden dich über den Dhulkarnain [31] befragen. Antworte: Ich will euch eine Geschichte von ihm erzählen. Wir befestigten sein Reich auf Erden, und wir gaben ihm die Mittel, alle seine Wünsche zu erfüllen. Er ging einst seines Weges, bis er kam an den Ort, wo die Sonne untergeht, und es schien ihm, als ginge sie in einem Brunnen mit schwarzem Schlamm unter. Dort traf er ein Volk ...» [32]

284 Es folgt eine moralische Betrachtung, darauf fährt die Erzählung fort:

«Dann verfolgte er seinen Weg weiter, bis er kam an den Ort, wo die Sonne aufgeht ...» [33]

285 Wenn wir nun wissen wollen, wer der unbekannte Diener Gottes ist, so belehrt uns darüber dieser Passus: er ist der Dhulqarnein, Alexander, er geht zum Ort des Untergangs und geht zum Ort des Aufgangs, wie die Sonne. Der Passus von dem unbekannten Diener Gottes wird von den Kommentatoren erklärt als Chidr, «der Grünende», «der nie ermüdende Wanderer ... der Belehrer und Berater frommer Menschen, der Weise in göttlichen Dingen ... der Unsterbliche [34].» Die Autorität des TABARI bringt Chidr in Beziehung zum Dhulqarnein: Chidr habe im Zuge Alexanders den «Lebensstrom» erreicht, und beide hätten, ohne es zu wissen, daraus getrunken, so daß sie unsterblich geworden seien. Ferner wird Chidr von den alten Kom-

[31] Der «Zweihörnige». Gemeint ist nach den Kommentatoren Alexander der der Große, der in der arabischen Sage etwa die Rolle des Dietrich von Bern spielt. Das Zweihörnige bezieht sich auf die Kraft des Sonnenstieres. Auf Münzbildern findet sich Alexander oft mit den Hörnern des Jupiter Ammon (Abb. 42). Es handelt sich um Identifikationen des sagenumwobenen Herrschers mit der Frühlingssonne im Zeichen des Widders. Es ist unverkennbar, daß die Menschheit ein stärkstes Bedürfnis hat, das Persönliche und Menschliche ihrer Helden auszulöschen, um sie schließlich durch eine μετάστασις der Sonne gleich, d.h. ganz zum Libidosymbol zu machen. Denken wir mit SCHOPENHAUER, so werden wir wohl sagen: Libidosymbol. Denken wir aber mit GOETHE, so sagen wir: Sonne; denn wir sind, weil uns die Sonne sieht.

[32] l. c., p. 248.

[33] l. c., p. 249.

[34] VOLLERS, *Chidher*, p. 235 f. Ich entnehme dieser Arbeit die Ansichten der *Koran*-Kommentare.

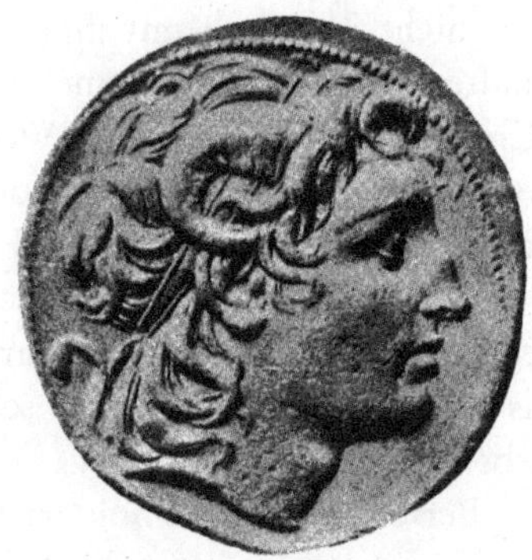

Abb. 42 Der gehörnte Alexander. Münze des Lysimachos (3. Jh. v. Chr.)

mentatoren mit Elias identifiziert, der auch nicht gestorben ist, sondern auf feurigem Wagen zum Himmel fuhr. Elias hat den Wagen mit Helios gemeinsam[35]. Es ist zu bemerken, daß von Ahasver vermutet wird, er verdanke seine Existenz einer dunkeln Stelle der Heiligen Schrift. Diese Stelle findet sich *Matthäus* 16, 28. Dieser voraus geht die Szene, in der Christus den Petrus als den Felsen seiner Kirche einsetzt und ihn zum Statthalter seiner Macht ernennt; darauf folgt die Prophezeiung seines Todes, und dann kommt die Stelle:

«Wahrlich, ich sage euch: Unter denen, die hier stehen, sind einige, die den Tod nicht schmecken werden, bis sie den Sohn des Menschen mit seiner Königsherrschaft haben kommen sehen.»

Hier folgt auch die Szene der Verklärung: 286

«Und er wurde vor ihnen verwandelt, und sein Angesicht leuchtete wie die Sonne, seine Kleider aber wurden weiß wie das Licht. Und siehe, es erschienen ihnen Mose und Elia, die mit ihm redeten. Petrus aber begann und sagte zu Jesus: Herr, es ist gut, daß wir hier sind; wenn du willst, werde ich hier drei Hütten machen, dir eine und Mose eine und Elia eine.»[36]

Aus diesen Stellen geht hervor, daß Christus irgendwie Elias ähn- 287

35 Ähnlich Mithras und Christus, vgl. Erster Teil [Paragr. 165 dieses Bandes].
36 *Mat.* 17, 2–4.

lich gesetzt wird, aber nicht identisch mit ihm ist[37], obschon er vom Volke für Elias gehalten wird. Die Himmelfahrt aber bildet eine Parallele zwischen Christus und Elias. Seine Weissagung läßt erkennen, daß außer seiner eigenen Person noch ein oder einige Unsterbliche existieren, die nicht sterben werden bis zur Parusie. Nach *Johannes* 21, 21 ff. wurde der Jünger Johannes als dieser Unsterbliche angesehen, und in der Legende ist er tatsächlich nicht tot, sondern schläft bloß in der Erde bis zur Parusie und atmet, so daß der Staub auf seinem Grabe aufwirbelt[38].

288 Es heißt in einem Bericht[39], daß Dhulqarnein seinen «Freund» Chidr zur Lebensquelle geführt hätte, um ihn Unsterblichkeit trinken zu lassen[40]. (Alexander hat auch im Lebensstrom gebadet und die rituellen Waschungen verrichtet.) In der arabischen Legende ist Chidr Begleiter oder tritt als begleitet auf. (Chidr mit Dhulqarnein oder mit Elias, «gleich wie» diese oder identisch mit ihnen[41].) Es sind also zwei Ähnliche, die aber doch unterschieden sind. Die analoge Situation im Christlichen finden wir in der Jordanszene, wo Johannes Jesus «zur Lebensquelle führt». Letzterer ist dabei zunächst als Täufling in der untergeordneten Rolle, Johannes der Übergeordnete, ähnlich wie Dhulqarnein und Chidr oder Chidr und Moses, auch Elias. Namentlich dieses Verhältnis ist so, daß VOLLERS[42] Chidr und Elias einerseits mit Gilgamesh und seinem primitiven Bruder Eabani oder Enkidu, andererseits mit den Dioskuren, von denen auch der eine sterblich und der andere unsterblich ist, vergleicht. Diese Beziehung findet sich bei Jesus und Johannes dem Täufer[43] einerseits und Christus und Petrus andererseits. Letztere Parallele findet ihre Erklärung allerdings erst durch die Vergleichung mit dem Mithrasmysterium, wo uns wenigstens durch Monumente der esoterische Inhalt verraten wird. Auf

37 Hingegen ist nach *Mat.* 17, 11 Johannes der Täufer als Elias aufzufassen.

38 Vgl. die Kyffhäusersage.

39 VOLLERS, l. c., p. 258.

40 Ein anderer Bericht sagt, daß Alexander mit seinem «Minister» Chidr auf dem Adamsberg in Indien gewesen sei.

41 Diese mythologischen Gleichungen folgen ganz den Regeln des Traumes, wo der Träumer in mehrere Gestalten zerlegt sein kann.

42 l. c., p. 274.

43 «Jener muß wachsen, ich aber abnehmen.» (*Joh.* 3, 30)

dem mithrischen Marmorrelief von Klagenfurt[44] ist dargestellt, wie Mithras den vor ihm Knienden oder von unten auf ihn zuschwebenden Helios mit der Strahlenkrone krönt oder ihn heraufführt (?). Auf dem mithrischen Monument von Osterburken ist Mithras dargestellt, wie er mit der rechten Hand die mystische Rindsschulter über den vor ihm geneigt stehenden Helios hält, die linke Hand ruht am Schwertgriff. Eine Krone liegt zwischen beiden am Boden. Cumont[45] bemerkt zu dieser Szene, daß sie wahrscheinlich den göttlichen Prototyp der Zeremonie der Einweihung in den Grad des Miles darstelle, wobei dem Mysten ein Schwert und eine Krone verliehen wurden. Helios wird also zum Miles des Mithras ernannt. Überhaupt scheint Mithras sich in einer gönnerhaften Rolle gegenüber dem Helios zu bewegen, was an die Kühnheit des Herakles gegenüber Helios erinnert: auf seinem Zuge gegen Geryon brennt Helios zu heiß; voll Zorn bedroht ihn Herakles mit seinen nie fehlenden Pfeilen. Dadurch wird Helios zum Nachgeben gezwungen und leiht dem Heros sein Sonnenschiff, mit dem er übers Meer zu fahren pflegt. So gelangt Herakles nach Erythia, zu den Rinderherden des Geryon[46].

Auf dem Klagenfurter Monument ist Mithras ferner dargestellt, 289
wie er dem Helios die Hand drückt, wie zum Abschied oder zu einer Bestätigung. (Abb. 43) In einer weiteren Szene besteigt nun Mithras den Wagen des Helios zur Himmelfahrt, beziehungsweise zur «Meerfahrt»[47]. Cumont ist der Ansicht, daß Mithras dem Helios (oder Sol) eine Art feierlicher Belehnung gibt und seine göttliche Macht weiht, indem er ihn eigenhändig krönt[48]. Dieses Verhältnis entspricht dem von Christus zu Petrus. Petrus hat durch sein Attribut, den Hahn, einen solaren Charakter. Nach der Himmelfahrt Christi ist er der

44 Cumont, *Textes et monuments*, p. 172 ff.

45 l. c., p. 173.

46 Die Parallele zwischen Herakles und Mithras ist noch weiter zu führen. Wie Herakles ist Mithras ein trefflicher Bogenschütze. Nach gewissen Monumenten zu urteilen, scheint nicht nur die Jugend des Herakles von einer Schlange bedroht zu sein, sondern auch die des Mithras. Der Sinn des Werkes des Herakles deckt sich mit dem mithrischen Mysterium der Stierüberwältigung und Opferung. (Abb. 38)

47 Diese drei Szenen sind auf dem Klagenfurter Monument alle in einer Reihenfolge dargestellt, so daß man deren dramatische Zusammengehörigkeit vermuten darf. Abbildung in Cumont, *Mysterien des Mithra,* Tafel II, Fig. 6. (Vgl. Abb. 43.)

48 Cumont, l. c., p. 173; Roscher, *Lexikon* II, Sp. 3048, 42 ff.

sichtbare Statthalter der Gottheit, er erleidet daher den gleichen Tod (Kreuzigung) wie Christus, ersetzt den Hauptgott des römischen Imperiums, den Sol invictus, und wird zum Haupt der Ecclesia «militans et triumphans»; in der Malchusszene schon erweist er sich als der miles Christi, dem das Schwert verliehen wird. Der Nachfolger Petri trägt die dreifache Krone. Die Krone aber ist ein Sonnenattribut, und so ist der Papst ein symbolischer «solis invicti comes» wie ein römischer Caesar. Die abtretende Sonne ernennt einen Nachfolger, dem sie die Sonnenkraft übergibt. Dhulqarnein gibt Chidr das ewige Leben, Chidr teilt dem Moses die Weisheit mit; es existiert sogar ein Bericht, wonach der vergeßliche Diener Josua ahnungslos aus der Lebensquelle trinkt, dadurch unsterblich wird und nun von Chidr und Moses (zur Strafe) in ein Schiff gesetzt und aufs Meer hinausgesendet wird – wieder ein Fragment aus einem Sonnenmythus, das Motiv der «Meerfahrt» [49].

290 Das Symbol, das jenen Teil des Zodiakus bezeichnet, in dem die Sonne mit der Wintersonnwende wieder den Jahreskreislauf antritt, ist der Ziegenfisch, der αἰγόκερως (ziegenhörnige); die Sonne steigt wie eine Ziege auf die höchsten Berge und ist in der Tiefe des Meeres wie ein Fisch. Der Fisch hat in den Träumen gelegentlich die Bedeutung des ungeborenen Kindes [50], denn dieses lebt vor seiner Geburt im Wasser, wie ein Fisch; und die Sonne wird, indem sie ins Meer taucht, Kind und Fisch zugleich. Der Fisch hat daher mit Erneuerung und Wiedergeburt zu tun.

291 Die Reise des Moses mit seinem Diener Josua ist eine Lebensreise (achtzig Jahre). Sie werden alt und verlieren die Lebenskraft, das heißt den Fisch, «der auf wunderliche Weise seinen Weg ins Meer nimmt», das heißt die Sonne geht unter. Wie die beiden den Verlust bemerken, da finden sie an jener Stelle, wo sich die Lebensquelle befindet (wo nämlich der tote Fisch wiederbelebt wurde und ins Wasser

49 Vgl. FROBENIUS, *Das Zeitalter des Sonnengottes.*

50 Diese Deutung ist noch etwas mythologisch; genauer gesagt, symbolisiert der Fisch einen (autonomen) Inhalt des Unbewußten. Manu hat einen Fisch, der gehörnt ist. Christus ist ein Fisch, wie der Sohn des 'Ιχθύς, der syrophönizischen Derketo. Josua ben Nûn heißt «Sohn des Fisches». Der «Zweihörnige» (Dhulqarnein = Alexander) spielt in die Chidr-Sage hinein.

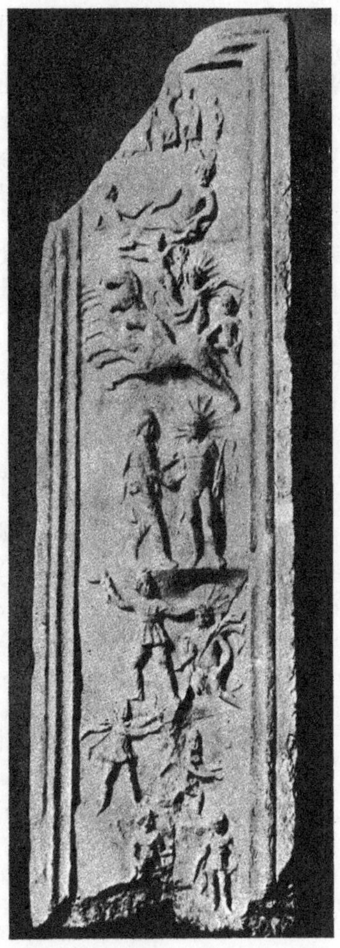

Abb. 43 Mithras und Helios. Fragment vom Mithrasheiligtum bei Klagenfurt

sprang), den Chidr, in seinen Mantel vermummt[51], auf der Erde sitzen, nach anderer Version auf einer Insel im Meere oder «am feuchtesten Orte der Erde»; das heißt eben geboren aus der mütterlichen

51 Die Verhüllung bedeutet Unsicherheit, d. h. «Geist sein». Daher die Verhüllung in den Mysterien. (Abb. 6) Kinder, die mit der «Glückshaube» (Amnionhülle) geboren werden, gelten als besondere (Glücks-)Kinder.

Wassertiefe. Wo der Fisch verschwand, wird Chidr, «der Grünende» geboren, als ein «Sohn der Wassertiefe», das Haupt verhüllt, ein Verkünder göttlicher Weisheit, wie der babylonische Oannes-Ea (Abb. 44), der in Fischgestalt dargestellt wurde und täglich als Fisch aus dem Meere kam, um dem Volk die Weisheit zu lehren [52].

292 Sein Name wird mit Johannes in Zusammenhang gebracht. Durch den Aufgang der wiedererneuerten Sonne wird das, was Fisch war, in der Dunkelheit lebte, von allen Schrecken der Nacht und des Todes umgeben [53], zum leuchtenden, feurigen Tagesgestirn. So gewinnen die Worte des Täufers Johannes besonderen Sinn:

> «Ich taufe euch mit Wasser zur Buße, der aber nach mir kommt, ist stärker denn ich ... Er wird euch mit heiligem Geist und mit Feuer taufen.» [54]

293 Mit Vollers dürfen wir auch Chidr und Elias (Moses und seinen Diener Josua) mit Gilgamesh und seinem Bruder Eabani in Vergleich setzen. Gilgamesh durchwandert die Welt, von Angst und Sehnsucht getrieben, die Unsterblichkeit zu finden. (Abb. 45) Sein Weg führt ihn übers Meer zum weisen Utnapishtim (Noah), der das Mittel kennt, um über die Wasser des Todes überzusetzen. Dort muß Gilgamesh nach der zauberischen Pflanze auf den Grund des Meeres tauchen, die ihn ins Land der Menschen zurückführen soll. Wieder in die Heimat gekommen, stiehlt ihm eine Schlange das Zauberkraut (der Fisch schlüpft wieder ins Meer). Auf der Rückkehr vom Lande der Seligen begleitet ihn aber ein unsterblicher Schiffer, der, durch einen Fluch

52 Der etruskische Tages, der «frisch ausgeackerte Knabe», der aus der eben gezogenen Ackerfurche entsteht, ist ebenfalls ein Weisheitslehrer. In dem Litaolane-Mythus der Basuto (Frobenius, l. c., p. 105), wird geschildert, wie ein Ungeheuer alle Menschen verschlungen hat, und nur ein Weib übrig blieb, das in einem Stalle (statt Höhle, vgl. unten die Etymologie dieses Mythus) mit einem Sohn, dem Helden niederkam. Bis sie ein Lager aus Stroh für den Neugeborenen hergerichtet hatte, war er bereits aufgewachsen und sprach «Worte der Weisheit». Das schnelle Aufwachsen des Helden, ein häufig wiederkehrendes Motiv, scheint darzutun, daß die Geburt und scheinbare Kindheit des Helden darum so sonderbar sind, weil seine Geburt eigentlich eine Wiedergeburt bedeutet, weshalb er sich nachher so rasch an seine Heldenrolle gewöhnt. Zur näheren Deutung der Chidr-Sage vgl. meinen Aufsatz *Über Wiedergeburt* [Paragr. 240 ff.].

53 Kampf des Rê mit der Nachtschlange.

54 *Mat.* 3, 11.

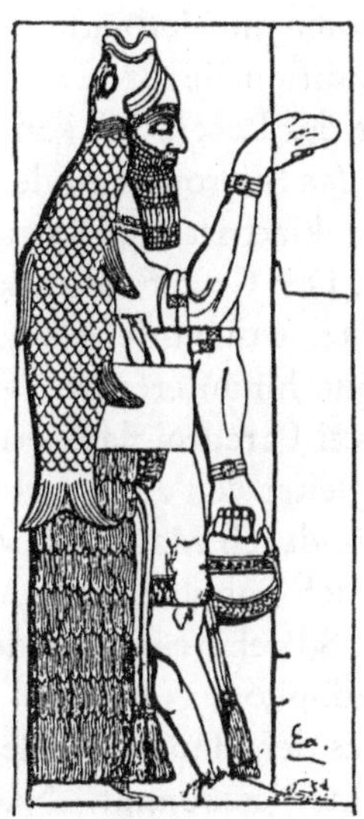

Abb. 44 Priester mit Fischmaske als Oannes. Relief aus Kujundschik (Ninive)

des Utnapishtim verbannt, nicht mehr ins Land der Seligen zurückkehren darf. Durch den Verlust des zauberischen Krautes hat Gilgameshs Reise den Zweck verloren; er ist dafür von einem Unsterblichen begleitet, dessen Schicksal wir allerdings aus den Fragmenten des Epos nicht mehr erfahren können. Dieser verbannte Unsterbliche ist die Vorlage zu Ahasver, wie JENSEN[55] annimmt.

Wir treffen hier auf das Motiv der Dioskuren: sterblich und un- 294
sterblich, untergehende und aufgehende Sonne. Das sacrificium Mithriacum (das Stieropfer) ist in seiner kultischen Darstellung sehr oft flankiert durch die beiden Dadophoren, Cautes und Cautopates, der eine mit aufrechter und der andere mit gesenkter Fackel. (Vgl. Abb. 46.) Sie stellen eine Art Brüderpaar dar, welches seinen Charakter durch die Fackelstellung verrät. CUMONT bringt sie nicht vergebens

55 *Das Gilgamesch-Epos in der Weltliteratur* I, p. 50. Meine wesentlich auf JENSEN fußende Darstellung habe ich bei der Neubearbeitung meines Buches im ursprünglichen Zustand belassen. Sie wäre in gewissen Einzelheiten durch neuere Forschungsergebnisse zu ergänzen. Ich verweise auf HEIDEL, *The Gilgamesh Epic and Old Testament Parallels;* SCHOTT, *Das Gilgamesch-Epos,* und vor allem auf die bemerkenswerte Übersetzung von THOMPSON, *The Epic of Gilgamish.*

mit den sepulkralen Eroten in Verbindung, die als Genien mit der umgekehrten Fackel traditionelle Bedeutung haben. Der eine wäre also der Tod, der andere das Leben. Ich kann nicht umhin, vom sacrificium Mithriacum (wo das Stieropfer in der Mitte von beiden Seiten von den Dadophoren flankiert ist) auf das christliche Lammes-(Widder-)Opfer hinzuweisen. Der Crucifixus ist auch traditionell flankiert durch die beiden Schächer, wovon der eine zum Paradiese aufsteigen und der andere zur Hölle hinunterfahren wird[56]. Semitische Götter werden öfters als von zwei Paredroi flankiert dargestellt, zum Beispiel der Baal von Edessa, begleitet von Aziz und Monimos (Baal als Sonne begleitet auf ihrem Laufe durch Mars und Merkur, wie die astrologische Deutung lautet). Nach babylonischer Anschauung sind die Götter in Triaden gruppiert. So gehören die beiden Schächer irgendwie zu Christus. Die beiden Dadophoren (Abb. 46) sind, wie CUMONT nachweist, Abspaltungen[57] aus der Hauptfigur des Mithras, dem ein geheimer triadischer Charakter zukommt. Nach einer Nachricht bei DIONYSIUS AREOPAGITA feierten die Magier ein Fest τοῦ τρι-πλασίου Μίθρου[58] (des «dreifachen Mithras»).

295 Wie CUMONT berichtet[59], tragen Cautes und Cautopates gelegentlich der eine einen Stierkopf, der andere einen Skorpion in Händen. Taurus und Scorpio sind Äquinoktialzeichen[60], was darauf hinweist,

[56] Der Unterschied zum Mithrasopfer ist bezeichnend. Die Dadophoren sind harmlose Lichtgötter ohne Anteilnahme am Opfer. Die christliche Szene ist viel dramatischer. Die innere Beziehung der Dadophoren zu Mithras, auf die ich unten zu sprechen komme, läßt etwas ähnliches für Christus und die Verbrecher vermuten.

[57] Z. B. zeigt ein Monument folgende Widmung: «D(eo) I(nvicto) M(ithrae) Cautopati.» Man findet bald «Deo Mithrae Caute» oder «Deo Mithrae Cautopati», in ähnlicher Abwechslung wie «Deo Invicto Mithrae» oder bloß «Deo Invicto» oder gar nur «Invicto». Es kommt auch vor, daß die Dadophoren mit Messer und Bogen, den Attributen des Mithras, ausgerüstet sind. Es ist daraus zu schließen, daß die drei Figuren quasi drei verschiedene Zustände einer einzigen Person repräsentieren. Vgl. CUMONT, *Textes et monuments* I, p. 208 f.

[58] CUMONT, l. c. Bezüglich des durch die triadische Symbolik dargestellten Dramas vgl. meine Ausführungen in: *Versuch einer psychologischen Deutung des Trinitätsdogmas* [Paragr. 172 ff.]

[59] l. c., p. 210.

[60] Sie sind die Äquinoktialzeichen für den Zeitraum von –4300 bis –2150. Diese längst überholten Zeichen wurden also konservativ bis in die nachchristliche Zeit noch kultisch aufbewahrt.

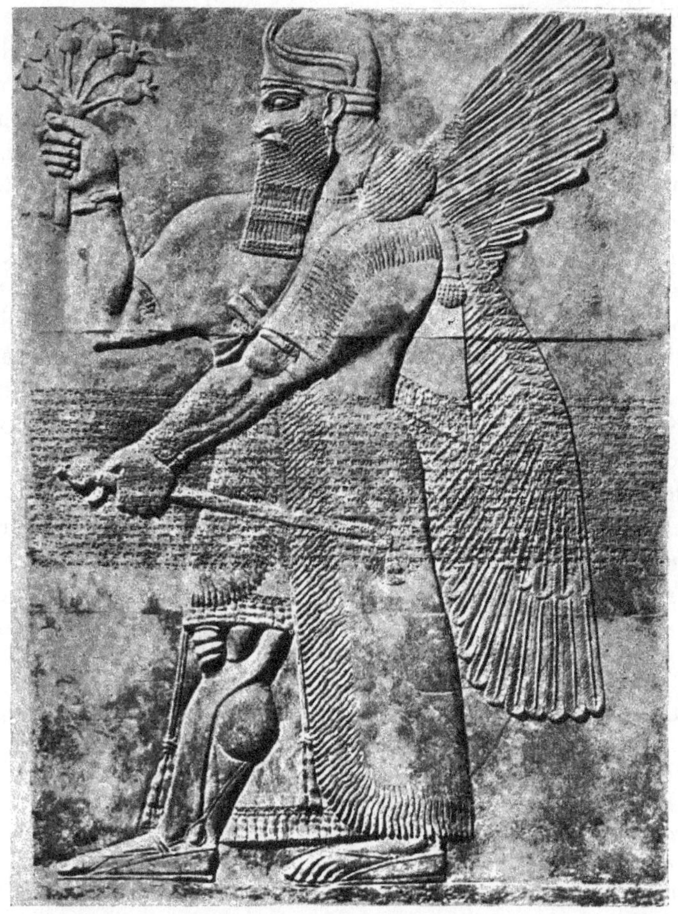

Abb. 45 Gilgamesh mit dem Unsterblichkeitskraut. Relief aus dem Palast von Ashur-nasier-apal II. (885–860) in Kalhu (Assyrien)

daß die Opferszene sich zunächst auf den Sonnenlauf bezieht: die aufsteigende, die in der Sommerhöhe sich selbst opfernde und die untergehende Sonne. In der Opferszene waren der Aufgang und der Untergang nicht leicht zu veranschaulichen, weshalb dieser Gedanke aus dem Opferbild hinausverlegt wurde.

Wir haben oben angedeutet, daß die Dioskuren einen ähnlichen 296
Gedanken darstellen, allerdings in einer etwas anderen Form: Die

eine Sonne ist sterblich, die andere unsterblich. Da diese ganze Sonnenmythologie an den Himmel projizierte Psychologie darstellt, so lautet wohl der zugrunde liegende Satz: So wie der Mensch aus einem Sterblichen und einem Unsterblichen besteht, ist auch die Sonne ein Brüderpaar, wovon der eine Bruder sterblich, der andere unsterblich ist. Der Mensch ist zwar sterblich, aber es gibt Ausnahmen, nämlich solche Menschen, die unsterblich sind, oder es ist in uns etwas, das unsterblich ist. So sind die Götter oder ein Chidr oder ein Comte de Saint-Germain jenes Unsterbliche, das irgendwo unfaßbar weilt. Der Sonnenvergleich belehrt uns immer wieder, daß die Dynamik der Götter seelische Energie ist; sie ist unser Unsterbliches, indem sie jenes Band darstellt, durch welches sich der Mensch als nie erlöschend in der Kontinuität des Lebens fühlt[61]. Es ist Leben vom Leben der Menschheit. Seine aus den Tiefen des Unbewußten emporströmenden Quellen kommen aus dem Stamme der ganzen Menschheit, indem der Einzelne, biologisch wenigstens, nur ein von der Mutter abgebrochener und verpflanzter Zweig ist.

297 Die psychische Lebenskraft, die Libido, symbolisiert sich durch die Sonne[62] oder personifiziert sich in Heroengestalten mit solaren Attri-

[61] Um die individuelle und die Allseele, den persönlichen und den überpersönlichen Atman zu charakterisieren, gebraucht die *Çvetâçvatara-Upanishad* IV, 6, 7, 9 (Deussen, *Sechzig Upanishads des Veda,* p. 301 f.) folgendes Gleichnis:

Zwei schön beflügelte, verbundene Freunde
Umarmen einen und denselben Baum;
Einer von ihnen speist die süße Beere,
Der andre schaut, nicht essend, nur herab.

Zu solchem Baum der Geist, herabgesunken,
In seiner Ohnmacht grämt sich wahnbefangen;
Doch wenn er ehrt und schaut des andern Allmacht
Und Majestät, dann weicht von ihm sein Kummer ...

Aus dem die Hymnen, Opfer, Werk, Gelübde
Vergangnes, Künft'ges, Vedalehren stammen,
Der hat als Zaubrer diese Welt geschaffen,
In der der andre ist verstrickt durch Blendwerk.

[62] Unter den den Menschen zusammensetzenden Elementen wird in der Mithrasliturgie besonders das Feuer als das Göttliche hervorgehoben und bezeichnet als τὸ εἰς ἐμὴν κρᾶσιν θεοδώρητον (das zu meiner Zusammensetzung von Gott gegebene). (Dieterich, *Mithrasliturgie*, p. 58)

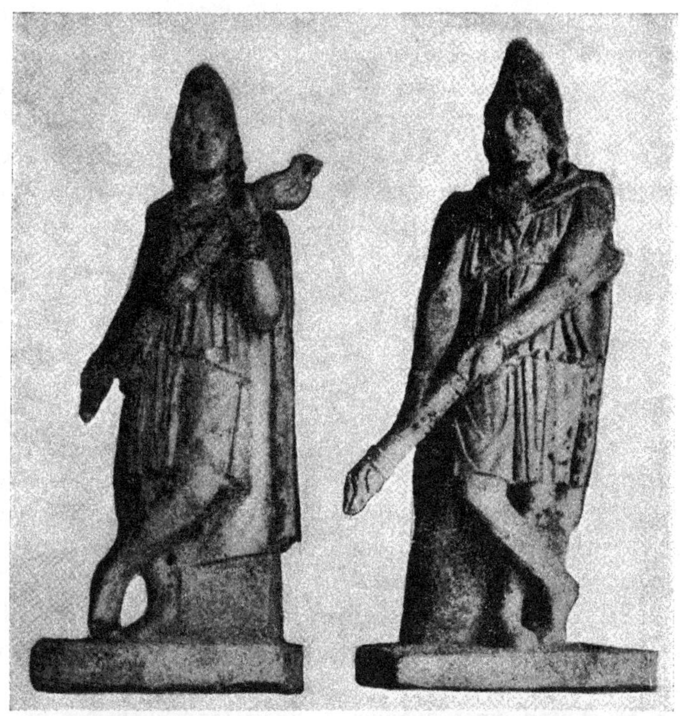

Abb. 46 Die Dadophoren mit der gesenkten und der erhobenen Fackel. Seitenfiguren eines mithraischen Basreliefs aus Marmor

buten. Zugleich aber drückt sie sich in phallischen Symbolen aus. Beide Möglichkeiten kommen auf einer spätbabylonischen Gemme, von LAJARD[63] beschrieben (Abb. 47), vor. In der Mitte des Bildes steht ein androgyner Gott. Auf der männlichen Seite befindet sich eine Schlange mit einem Sonnenhalo um den Kopf, auf der weiblichen Seite befindet sich ebenfalls eine Schlange, mit dem Mond über dem Kopfe. Dieses Bild besitzt nun ein symbolisches Sexualsuffix: auf der männlichen Seite befindet sich eine Raute, ein beliebtes Symbol des weiblichen Genitale, auf der weiblichen Seite befindet sich ein Rad ohne Felgen. Die Speichen sind am peripheren Ende kolbig verdickt,

63 *Recherches sur le culte, les symboles, les attributs, et les monuments figurés de Vénus en Orient et en Occident* [Textteil, 1837], p. 32 ff.

was wie die oben erwähnten kolbig verdickten Finger phallische Bedeutung hat; es scheint ein phallisches Rad zu sein, wie es der Antike nicht unbekannt war. Es gibt «obszöne» Gemmen, auf denen Amor ein Rad, bestehend aus lauter Phalli, dreht[64]. Was die Bedeutung der Sonne betrifft, möchte ich folgendes Beispiel erwähnen: In der Antikensammlung von Verona habe ich eine spätrömische Inschrift entdeckt, in der sich folgende Darstellung findet[65]:

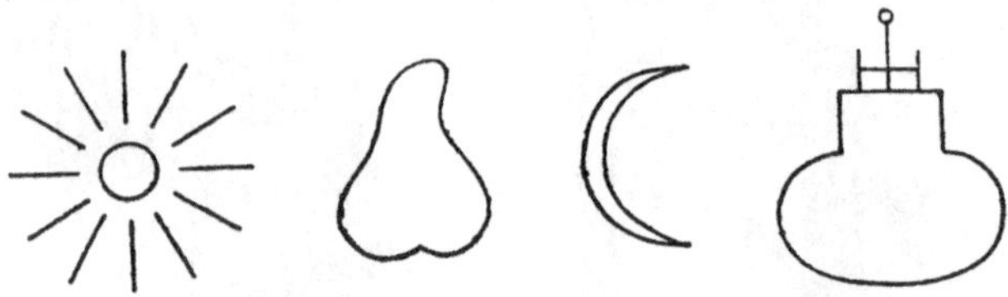

298 Diese Symbolik liest sich sehr einfach: Sonne = Phallus, Mond = Gefäß (Uterus). Bestätigt wird diese Deutung durch ein anderes Monument derselben Sammlung: dort findet sich die gleiche Darstellung, nur ist das Gefäß[66] ersetzt durch die Gestalt eines Weibes. In ähnlicher Weise sind wohl auch gewisse Münzdarstellungen aufzufassen. Bei LAJARD[67] findet sich eine Münze von Perga, wo die Artemis durch einen konischen Stein dargestellt ist, flankiert von einem Mann (angeblich Men) und einer weiblichen Figur (angeblich Artemis). Auf einem attischen Basrelief findet sich Men (der sogenannte Lunus) mit einem Speer, flankiert von Pan mit einer Keule, und einer weiblichen Figur[68]. Wir sehen daraus, daß neben der Sonne auch die Sexualität zur Symbolisierung der Libido benützt wird.

299 Eine besondere Spur verdient hier noch angedeutet zu werden. Der

64 Womit das in der Sexualität sich ausdrückende periodische Phänomen, der Rhythmus, dargestellt ist.

65 Die Abbildung stammt nicht von einer Photographie, sondern bloß von einer Bleistiftskizze des Verfassers.

66 In einem Bakairi-Mythus kommt ein Weib vor, das aus einem Maismörser entstanden ist. In einem Zulu-Mythus heißt es: Eine Frau soll einen Blutstropfen in einem Topfe auffangen, dann den Topf verschließen, für acht Monate beiseite stellen und im neunten wieder öffnen. Sie folgt dem Rate, öffnet im neunten Monat den Topf und findet ein Kind darin. (FROBENIUS, l. c., pp. 236 und 237)

67 l. c., p. 48 f. [Text]; pl. I, fig. 13 [Bildteil, 1849].

68 ROSCHER, *Lexikon* II, Sp. 2733 f., s. v. Men.

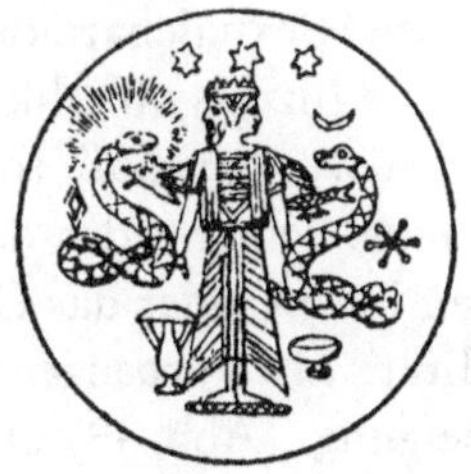

Abb. 47 Androgyne Gottheit. Spätbabylonische Gemme

den Mithras vertretende Dadophor Cautopates wird mit Hahn[69] und Pinienapfel dargestellt. Diese aber sind die Attribute des phrygischen Gottes Men (Abb. 48), dessen Kult eine große Verbreitung hatte. Men wurde mit dem Pileus[70], der «phrygischen» Mütze, Pinienzapfen, und dem Hahn dargestellt, ebenfalls in der Gestalt eines Knaben, wie auch die Dadophoren knabenhafte Figuren sind. (Diese Eigenschaft nähert sie mit Men den Kabiren und Daktylen an.) Nun hat Men ganz nahe Beziehungen zu Attis, dem Sohn und Geliebten der Kybele. In der römischen Kaiserzeit wurden Men und Attis überhaupt verschmolzen. Wie oben schon angemerkt wurde, trägt auch Attis den Pileus, wie Men, Mithras und die Dadophoren. Als Sohn und Geliebter seiner Mutter führt er zum Inzestproblem. Der Inzest führt logischerweise zur sakralen Kastration im Attis-Kybele-Kultus, indem nach der Legende der Heros, von seiner Mutter rasend gemacht, sich selbst verstümmelt hat. Ich muss es mir versagen, an dieser Stelle tiefer zu gehen, da ich das Inzestproblem erst am Schlusse besprechen möchte. Ich deute hier zunächst nur an, daß das Inzestmotiv logischerweise auftreten muß, indem die regredierende Libido, welche aus innerer oder äußerer Notwendigkeit introvertiert wird, stets die Eltern-Imagines wiederbelebt und damit anscheinend die Kindheitsbeziehung wieder herstellt. Dies kann aber darum nicht gelingen, weil es sich um die Libido eines Erwachsenen handelt, welche bereits der Sexualität verhaftet ist und darum unvermeidlicherweise in die sekundäre, das heißt wiederbelebte Beziehung zu den Eltern einen inkompatibeln

69 Ein wohlbekanntes Sonnentier.

70 Wie Mithras und die Dadophoren.

beziehungsweise inzestuösen Sexualcharakter hineinträgt[71]. Dieser nun ist es, welcher Anlaß zur Inzestsymbolik gibt. Da der Inzest unter allen Umständen vermieden werden muß, so ergibt sich zwangsläufig entweder der Tod des Sohngeliebten oder dessen Selbstkastration als Strafe für den vollzogenen Inzest, oder das Opfer der Triebhaftigkeit, insbesondere der Sexualität, als vorbeugende oder sühnende Maßnahme gegen die Inzestneigung. (Abb. 49) Da die Sexualität eines der am meisten überzeugenden Beispiele der Triebhaftigkeit ist, so wird sie auch am ehesten von der Maßnahme des Opfers betroffen, das heißt durch die Abstinenz. Die Heroen sind häufig Wanderer[72]: das Wandern ist ein Bild der Sehnsucht[73], des nie rastenden Verlangens, das nirgends ein Objekt findet, des Suchens nach der verlorenen Mutter. Der Sonnenvergleich ist auch unter diesem Aspekt leicht verständlich. Daher sind die Helden immer der Sonne ähnlich, woraus man sich zum Schluß berechtigt glaubt, der Mythus des Helden sei ein Sonnenmythus. Er ist aber, wie uns scheinen will, in erster Linie die Selbstdarstellung der suchenden Sehnsucht des Unbewußten, das jenes ungestillte und selten stillbare Verlangen nach dem Licht des Bewußtseins hat. Letzteres aber, stets in der Gefahr, von seinem eigenen Lichte verführt und zu einem wurzellosen Irrlicht zu werden, sehnt sich nach der heilsamen Macht der Natur, den tiefen Quellen des Seins und nach der bewußtlosen Gemeinschaft mit dem Leben der unzähligen Gestalten. Ich muß hier das Wort dem Meister lassen, der die Wurzeln Faustischer Sehnsucht geahnt hat:

Mephistopheles:

Ungern entdeck ich höheres Geheimnis. –
Göttinnen thronen hehr in Einsamkeit,
Um sie kein Ort, noch weniger eine Zeit;
Von ihnen sprechen ist Verlegenheit.
Die *Mütter* sind es!

71 Diese Erklärung ist unbefriedigend. Es war mir leider nicht möglich, das archetypische Inzestproblem mit allen seinen Komplikationen hier aufzurollen. Ich habe mich in umfänglicher Weise damit in meinem Buch *Die Psychologie der Übertragung* auseinandergesetzt.

72 Gilgamesh, Dionysos, Herakles, Mithras usw.

73 Vgl. dazu Graf, *Richard Wagner im «Fliegenden Holländer»*.

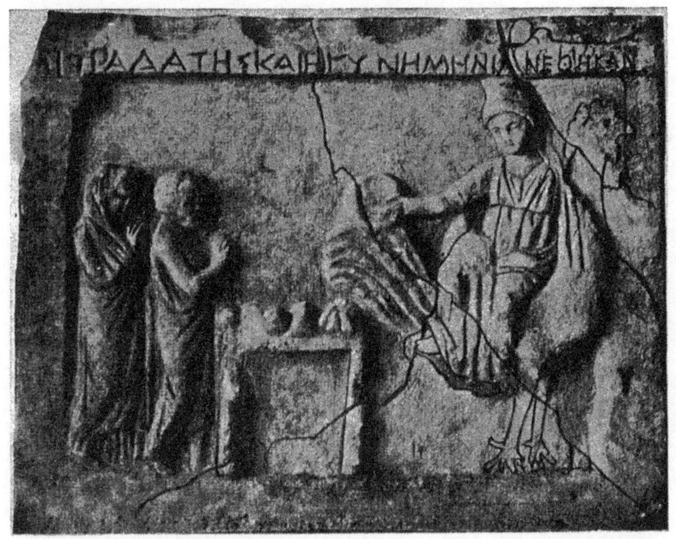

Abb. 48 Der Gott Men auf dem Hahn. Attisches Weihrelief

... Göttinnen, ungekannt
Euch Sterblichen, von uns nicht gern genannt.
Nach ihrer Wohnung magst ins Tiefste schürfen;
Du selbst bist schuld, daß ihrer wir bedürfen.

Faust:

Wohin der Weg?

Mephistopheles:

Kein Weg! Ins Unbetretene,
Nicht zu Betretende! Ein Weg ans Unerbetene,
Nicht zu Erbittende. Bist du bereit?
Nicht Schlösser sind, nicht Riegel wegzuschieben,
Von Einsamkeiten wirst umhergetrieben:
Hast du Begriff von Öd und Einsamkeit? ...

Und hättest du den Ozean durchschwommen,
Das Grenzenlose dort geschaut,
So sähst du dort doch Well auf Welle kommen,
Selbst wenn es dir vorm Untergange graut.
Du sähst doch etwas! sähst wohl in der Grüne

Gestillter Meere streichende Delphine,
Sähst Wolken ziehen, Sonne, Mond und Sterne –
Nichts wirst du sehn in ewig leerer Ferne,
Den Schritt nicht hören, den du tust,
Nichts Festes finden, wo du ruhst ...

Hier diesen Schlüssel nimm ...

Der Schlüssel wird die rechte Stelle wittern;
Folg ihm hinab: er führt dich zu den Müttern ...

Versinke denn! Ich könnt auch sagen: steige!
's ist einerlei. Entfliehe dem Entstandenen,
In der Gebilde losgebundne Reiche!
Ergetze dich am längst nicht mehr Vorhandnen!
Wie Wolkenzüge schlingt sich das Getreibe,
Den Schlüssel schwinge, halte sie vom Leibe ...

Ein glühnder Dreifuß tut dir endlich kund,
Du seist im tiefsten, allertiefsten Grund.
Bei seinem Schein wirst du die Mütter sehn:
Die einen sitzen, andre stehn und gehn,
Wie's eben kommt. Gestaltung, Umgestaltung
Des ewigen Sinnes ewige Unterhaltung.
Umschwebt von Bildern aller Kreatur,
Sie sehn dich nicht, denn Schemen sehn sie nur.
Da faß ein Herz, denn die Gefahr ist groß,
Und gehe grad auf jenen Dreifuß los,
Berühr ihn mit dem Schlüssel! [74]

74 [*Faust*, 2.Teil, p. 315 ff.]

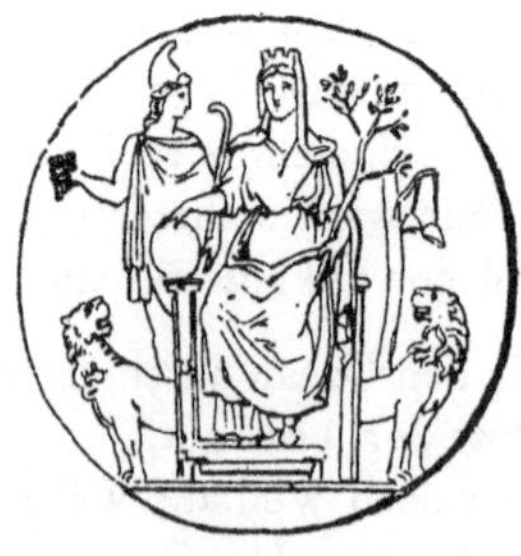

Abb. 49 Kybele und ihr Sohngeliebter Attis. Nach einer römischen Münze

V. SYMBOLE DER MUTTER UND DER WIEDERGEBURT

Die der Schöpfung des Heros folgende Vision beschreibt Miss Miller als «ein Gewimmel von Personen». Dieses Bild ist uns zunächst als das Symbol des Geheimnisses [1], oder besser, des Unbewußten, bekannt. Der Besitz von Geheimnis trennt von der Gemeinschaft der Menschen. Da für den Libidohaushalt der möglichst reibungslose und vollständige Rapport mit der Umgebung von großer Bedeutung ist, so pflegt der Besitz an subjektiv wichtigen Geheimnissen sehr störend zu wirken. Es ist daher für den Neurotiker in der Behandlung eine ganz besondere Wohltat, wenn er sich endlich seiner Geheimnisse entledigen kann. Das Symbol der Volksmenge, vorzugsweise der strömenden und sich bewegenden Menge ist, wie ich öfters gesehen habe, auch für die große Bewegung des Unbewußten gesetzt. Solche Symbole deuten immer auf eine Belebung des Unbewußten und auf eine beginnende Dissoziation zwischen dem Ich und dem Unbewußten hin. 300

Die Vision des Gewimmels entwickelt sich weiter: es treten Pferde auf, eine Schlacht wird geschlagen. 301

Ich möchte die Bedeutung dieser Visionen mit SILBERER zunächst als zur «funktionalen Kategorie» gehörig erkennen, indem der Grundgedanke des durcheinanderströmenden Gewimmels ein Ausdruck für die nunmehr anstürmende Gedankenmasse ist, ebenso die Schlacht und eventuell die Pferde, welche die Bewegung, das heißt die Energie, veranschaulichen. Die tiefere Bedeutung des Auftretens von Pferden wird sich erst im weiteren Verlauf unserer Behandlung der Muttersymbole ergeben. Bestimmteren und auch inhaltlich bedeutenderen Charakter hat die folgende Vision: Miss Miller sieht eine «cité de rêve», eine Stadt der Träume. Das Bild ist so, wie sie es kurz zuvor auf dem Einband eines «Magazines» gesehen hatte. Leider erfahren wir nichts weiteres darüber. Man darf sich wohl ruhig unter dieser 302

1 FREUD, *Die Traumdeutung*.

«cité de rêve» etwas recht Schönes und Ersehntes vorstellen, eine Art von himmlischem Jerusalem, wie es sich der Apokalyptiker geträumt hat[2]. (Abb. 50)

303 Die Stadt ist ein mütterliches Symbol, ein Weib, das die Bewohner wie Kinder in sich hegt. Es ist daher verständlich, daß die beiden Muttergöttinnen, Rhea und Kybele, beide die Mauerkrone tragen (Abb. 51). Das *Alte Testament* behandelt die Städte Jerusalem, Babel usw. wie Weiber. *Jesaia* (47, 1 ff.) ruft aus:

«Steige herab und setze dich in den Staub, Jungfrau, Tochter Babel! Setze dich zur Erde ohne Thron, Tochter der Chaldäer! Fürder nennt man dich nicht mehr die Zarte, die Üppige. Nimm die Mühle und mahle Mehl; decke auf deinen Schleier, hebe hoch die Schleppe, entblöße den Schenkel, durchwate Ströme! Deine Blöße werde aufgedeckt und offenbar deine Schande! Rache nehme ich, unerbittlich, spricht unser Erlöser; Herr der Heerscharen ist sein Name, der Heilige Israels.

Setze dich schweigend hin, geh in die Finsternis, Tochter der Chaldäer! Fürder nennt man dich nicht mehr Herrin der Reiche.»

304 *Jeremia* (50, 12) sagt von Babel:

«... in Schmach und Schande vergeht eure Mutter, beschämt wird, die euch gebar.»

305 Feste, nie bezwungene Städte sind Jungfrauen; Kolonien sind Söhne und Töchter einer Mutter. Städte sind auch Huren: *Jesaia* sagt von Tyrus (23, 16):

«Nimm die Laute, durchziehe die Stadt, vergessene Dirne.»

und (1, 21):

«Wie ist zur Dirne geworden die treue Stadt, die voll war des Rechts!»

306 Einer ähnlichen Symbolik begegnen wir im Mythus des Ogyges, des vorzeitlichen Königs, der im ägyptischen Theben herrschte und dessen Frau entsprechend Thebe hieß. Das von Kadmus gegründete böo-

[2] Heute würden wir von «Mandala» als einem Symbol des Selbst reden.

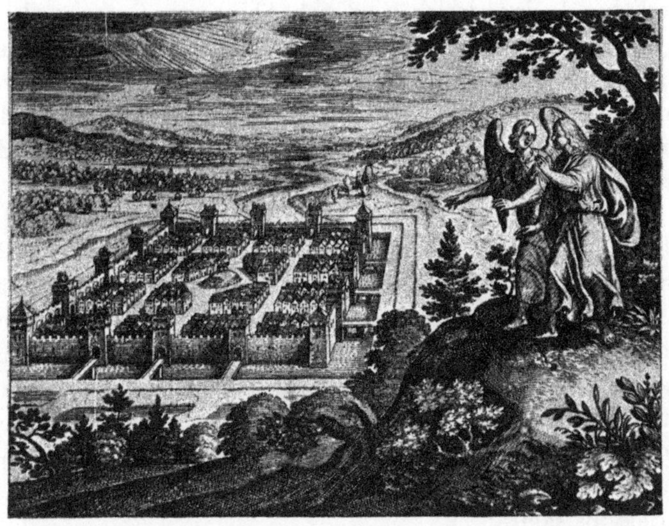

Abb. 50 Das neue Jerusalem (*Off.* 21, 2 f.). MERIAN-Bibel (1704)

tische Theben erhielt daher den Beinamen «ogygisch». Diesen Beinamen führt auch die große Flut, die die «ogygische» heißt, weil sie unter Ogyges kam. Dieses Zusammentreffen wird sich unten als wohl kaum zufällig herausstellen. Die Tatsache, daß Stadt und Frau des Ogyges denselben Namen führen, weist darauf hin, daß irgendeine Beziehung zwischen der Stadt und der Frau existieren muß, was unschwer einzusehen ist, indem die Stadt eben einfach identisch ist mit dem Weibe. Einer ähnlichen Vorstellung begegnen wir im Indischen, wo Indra als Gemahl der Urvarâ gilt. Urvarâ aber heißt das «fruchtbare Land». Ebenso wird die Besitzergreifung eines Landes durch den König als Vermählung mit der Ackererde aufgefaßt. Ähnliche Vorstellungen müssen auch in Europa geherrscht haben. Die Fürsten hatten bei ihrem Regierungsantritt etwa eine gute Ernte zu garantieren. Der schwedische König Domaldi wurde wegen Mißratens der Ernte sogar getötet (Ynglingasage 18). In der Râmasage vermählt sich der Held Râma mit Sîtâ, der Ackerfurche. In den gleichen Vorstellungskreis gehört die chinesische Sitte, daß der Kaiser beim Regierungsantritt zu pflügen hat. Die Idee, daß der Boden weiblich sei, schließt den Gedanken vom beständigen Zusammensein mit dem Weibe, einem körperlichen Ineinanderleben, in sich. Shiva, der Gott, ist als Mahadeva und Parvati männlich und weiblich; er hat seiner Gemahlin Parvati sogar die eine Hälfte seines Körpers zur Wohnung eingeräumt. (Abb. 52) Das Motiv der beständigen Kohabitation findet sich auch ausgedrückt in dem bekannten Lingamsymbol, das in vielen indischen Tempeln zu finden ist: die Basis ist ein weibliches Symbol, und drin steht der Phallus[3]. (Abb. 53) Dieses Symbol kommt den griechischen Phalluskörben und -kistchen nahe. Die Kiste oder Lade ist weibliches Symbol (Vgl. Abb. 55 und 98.) nämlich der Mutterleib, was den älteren Mythologen eine bekannte Auffassung war[4]. Die Kiste, das Faß oder Körbchen mit dem kostbaren Inhalt wird gern als auf dem Wasser schwimmend gedacht, was eine Analogie zum Sonnenlauf bildet. Die Sonne schwimmt über das Meer als der unsterbliche Gott, der jeden Abend in das mütterliche Meer untertaucht und am Morgen wieder erneuert geboren wird.

307 Frobenius sagt:

«Tritt nun für den blutigen Sonnenaufgang etwa die Anschauung auf, daß hier eine Geburt stattfindet, die Geburt der jungen Sonne, so schließt sich hieran unbedingt die Frage, woher denn die Vaterschaft komme, wie dies Weib zu der Schwangerschaft gelangt sei. Und da nun dies Weib dasselbe symbolisiert wie der Fisch, nämlich das Meer (indem wir von einer Ausnahme ausgehen, daß die Sonne sowohl im Meere untergeht, als aus dem Meere emporsteigt), so ist die urmerkwürdige Antwort, daß dies Meer ja vordem die alte Sonne verschluckt habe. Es bildet sich demnach die Konsequenzmythe, da das Weib ‹Meer› vordem die Sonne verschluckt hat und

3 Eine andere Form des gleichen Motivs ist die persische Anschauung vom Lebensbaume, der im Regensee Vourukasha steht. Die Samen dieses Baumes werden dem Wasser beigemischt, und dadurch wird die Fruchtbarkeit der Erde unterhalten. *Vendidâd* 5, 57 ff. heißt es: «Die Gewässer fließen zum See Vourukasha hin zu dem Baum Hvâpa, dort wachsen meine Bäume alle, von allen Gattungen, diese lasse ich dort herabregnen als Speise für den reinen Mann, als Weide für die wohlbeschaffene Kuh.» Ein weiterer Lebensbaum ist der weiße Haoma, der in der Quelle Ardîçura, dem Lebenswasser, wächst. (Spiegel, *Erânische Altertumskunde* I, p. 465 ff).

4 Nachweise hierfür bringt die Schrift Ranks, *Der Mythus von der Geburt des Helden.*

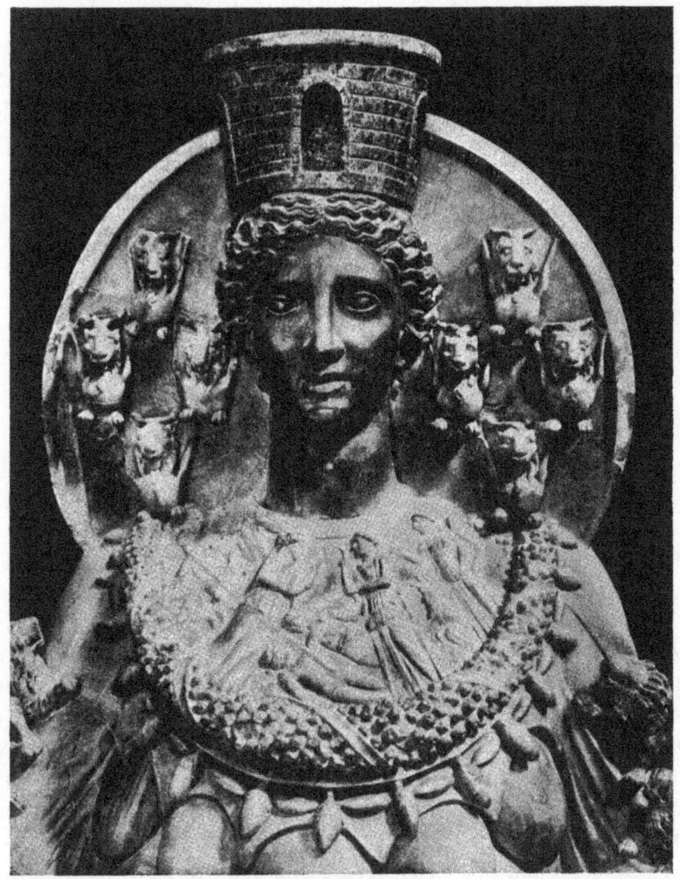

Abb. 51 Diana von Ephesus mit der Mauerkrone. Alabaster und Bronze. Römisch (2. Jh. v. Chr.)

jetzt eine neue Sonne zur Welt bringt; so ist sie offenbar schwanger geworden.»[5]

Alle diese meerbefahrenden Götter sind solare Gestalten. Sie sind für die «Nachtmeerfahrt» (Frobenius) in ein Kästchen oder in eine Arche eingeschlossen, öfters mit einem Weibe zusammen (Abb. 54; wiederum in Umkehrung des tatsächlichen Verhältnisses, aber in An- 308

5 *Das Zeitalter des Sonnengottes*, p. 30.

lehnung an das Motiv der beständigen Kohabitation, dem wir oben begegnet sind). Während der Nachtmeerfahrt ist der Sonnengott im Mutterleibe eingeschlossen, häufig von allerhand Gefahren bedroht.

309 Statt vieler Einzelbeispiele begnüge ich mich damit, das Schema, das FROBENIUS[6] für zahllose Mythen dieser Art konstruiert hat, hier wiederzugeben:

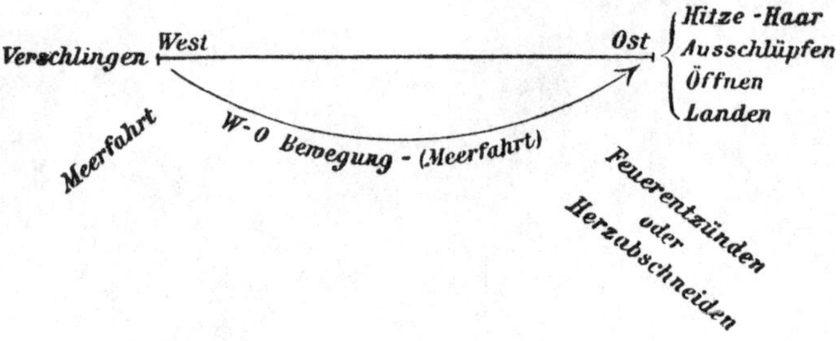

310 FROBENIUS gibt dazu folgende Bildlegende:

«Ein Held wird von einem Wasserungetüm im W⟨esten⟩ verschlungen (*verschlingen*). Das Tier fährt mit ihm nach Osten (*Meerfahrt*). Inzwischen entzündet er in dem Bauche ein Feuer (*Feuerentzünden*) und schneidet sich, da er Hunger verspürt, ein Stück des herabhängenden Herzens ab (*Herzabschneiden*). Bald darauf merkt er, daß der Fisch auf das Trockene gleitet (*Landen*); er beginnt sofort das Tier von innen heraus aufzuschneiden (*Öffnen*); dann schlüpft er heraus (*Ausschlüpfen*). In dem Bauche des Fisches ist es so heiß gewesen, daß ihm alle Haare ausgefallen sind (*Hitze, Haar*). – Vielfach befreit der Held noch gleichzeitig alle, die vorher verschlungen wurden (*Allverschlingen*) und die nun alle auch ausschlüpfen (*Allausschlüpfen*).»

311 Eine sehr naheliegende Parallele ist Noahs Fahrt auf der Sintflut, in der alles Lebende stirbt; nur er und das von ihm bewahrte Leben werden einer erneuerten Schöpfung entgegengeführt. In einer melapolynesischen Sage[7] heißt es, daß der Held im Bauche des Kombili (Königsfisch) seinen Obsidian nimmt und dem Fisch den Bauch aufschneidet. «Er schlüpfte hinaus und sah einen Glanz. Und er setzte

[6] l. c., p. 421.
[7] l. c., p. 60 ff.

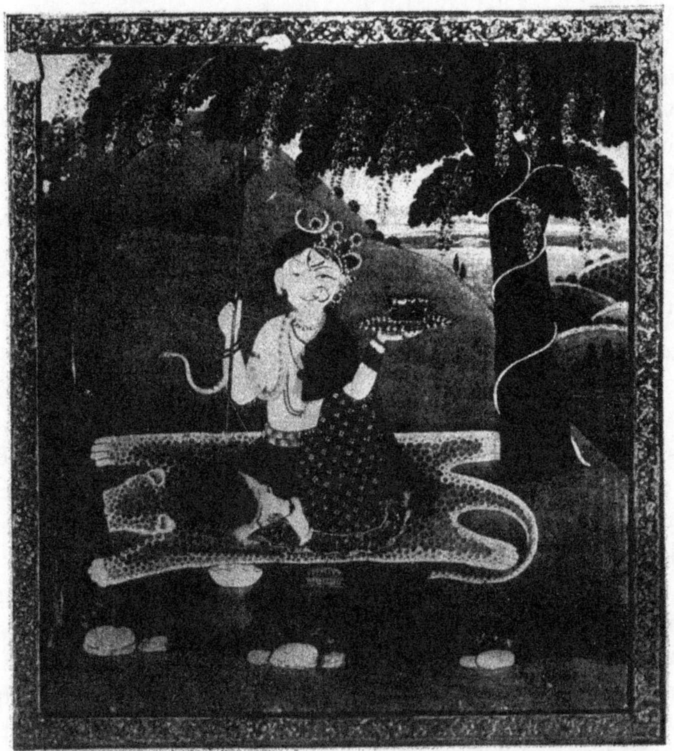

Abb. 52 Shiva und Parvati vereint. Shiva-Ardhanari (Kangra), «Shiva, zweigeschlechtlich». (Frühes 19. Jh.)

sich nieder und überlegte: ‹Ich wundere mich, wo ich bin?› sagte er. Da stieg die Sonne mit einem Ruck empor und warf sich von einer Seite zur andern.» Die Sonne ist wieder ausgeschlüpft. FROBENIUS erwähnt aus dem Ramayana die Geschichte des Affen Hanumant, der den Sonnenhelden repräsentiert: «Die Sonne, in welcher Hanumant durch die Luft eilt, wirft einen Schatten auf das Meer; ein Meerungeheuer bemerkt denselben und zieht durch ihn Hanumant an sich. Als dieser sieht, daß das Ungeheuer ihn verschlucken will, dehnt er seine Gestalt ganz maßlos aus; das Ungeheuer nimmt dieselben gigantischen Proportionen an. Als es das tut, wird Hanumant so klein wie ein Daumen, schlüpft in den großen Leib des Ungeheuers hinein und kommt auf der andern Seite wieder hinaus.»[8] An einer andern Stelle des Gedichtes heißt es, er sei zum rechten Ohre des Ungeheuers wieder herausgekommen. (Wie RABELAIS' Gargantua, der auch aus dem Ohr der Mutter geboren wurde.) «Hanumant nimmt dann seinen Flug wieder auf und findet ein neues Hindernis in dem Meerungeheuer, das ist die Mutter Rahus ⟨des sonnenverschlingenden Dämons⟩. Diese zieht ebenfalls den Schatten[9] Hanumants an sich; dieser nimmt wieder zu der früheren Kriegslist seine Zuflucht, wird klein und schlüpft in ihren Leib hinein; doch kaum ist er darin, so wächst er zum riesigen Klumpen an, schwillt auf, zerreißt sie, tötet sie und macht sich davon.» So verstehen wir, warum der indische Feuerholer Mâtariçvan «der in der Mutter Schwellende» heißt. Die Arche (Kästchen, Lade, Faß, Schiff usw. Abb. 55) ist ein Analogon des Mutterleibes, ebenso wie das Meer, in das die Sonne zur Wiedergeburt versinkt. Das in der Mutter Anschwellende kann auch deren Überwindung und Tötung bedeuten. Die Feuerbereitung ist ein Bewußtseinsakt par excellence und «tötet» daher den dunkeln Zustand der Muttergebundenheit.

312 Aus diesem Vorstellungskreis heraus begreifen wir die mythologischen Aussagen über Ogyges: Er ist der, der die Mutter, die Stadt, besitzt, der also mit der Mutter vereinigt ist; daher kam auch unter ihm die große Flut, indem es ein typisches Stück im Sonnenmythus ist, daß der Held, wenn vereinigt mit der schwer erreichbaren Frau, in einem Faß und dergleichen ins Meer ausgesetzt wird und dann an einem fernen Gestade zu neuem Leben landet. Das Mittelstück, die «Nachtmeerfahrt» in der Arche, fehlt in der Tradition über Ogyges. Es ist aber die Regel in der Mythologie, daß die einzelnen typischen Stücke eines Mythus in allen erdenklichen Variationen aneinander gefügt sein können, was die Deutung des einzelnen Mythus ohne Kenntnis aller anderen außerordentlich erschwert. Der Sinn des hier angeregten Mythenkreises ist klar: es ist die Sehnsucht, durch die Rückkehr in den Mutterleib die Wiedergeburt zu erlangen, das heißt unsterblich zu werden wie die Sonne. Diese Sehnsucht nach der Mutter drückt sich in unseren heiligen Schriften reichlich aus. Ich erinnere zunächst an die Stelle im *Galaterbrief*, wo es heißt (4, 26 ff. und 5, 1):

[8] l. c., p. 173 f.

[9] «Schatten» wohl einfach = Seele. Es sind ja noch keine moralischen Konsiderationen zu vermuten.

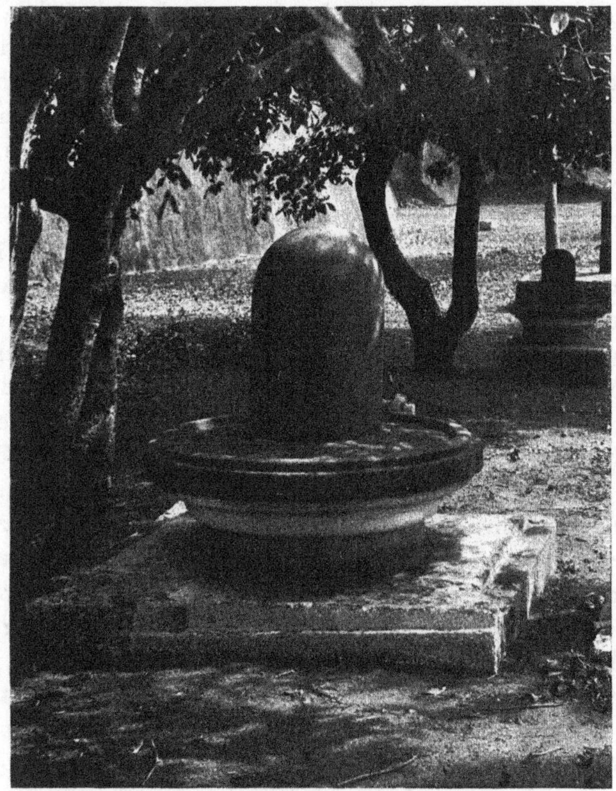

Abb. 53 Lingam mit Yoni. Seven Pagodas, Madras (Indien)

«Das Jerusalem droben aber ist eine Freie, und das ist unsre Mutter. Denn es steht geschrieben: ‹Sei fröhlich, du Unfruchtbare, die du nicht gebierst; brich in Jubel aus und jauchze, die du nicht in Wehen liegst! Denn viele Kinder wird die Vereinsamte haben, mehr als die, welche den Mann hat.› Ihr aber, ihr Brüder, seid nach der Weise des Isaak Kinder der Verheißung. Allein wie damals der nach dem Fleisch Gezeugte den nach dem Geist Gezeugten verfolgte, so auch jetzt. Aber was sagt die Schrift? ‹Treibe die Sklavin und ihren Sohn aus, denn der Sohn der Sklavin soll nicht mit dem Sohn der Freien erben.› Daher, ihr Brüder, sind wir nicht Kinder der Sklavin, sondern der Freien.» «Für die Freiheit hat uns Christus frei gemacht ...»

313 Die Christen sind die Kinder der oberen Stadt, nicht Söhne der irdischen Stadt-Mutter, die man hinauswerfen soll, denn der fleischlich Gezeugte ist im Gegensatz zu dem geistig Gezeugten, welcher nicht aus der fleischlichen Mutter, sondern aus einem Symbol der Mutter geboren ist. Man muß hier wiederum an die Indianer denken, die den ersten Menschen aus einem Schwertgriff und einem Weberschiffchen hervorgehen lassen. Der symbolbildende Prozeß setzt an Stelle der Mutter: Stadt, Quelle, Höhle, Kirche usw. (Abb. 50 und 61). Diese Ersetzung kommt davon her, daß die Regression der Libido Wege und Weisen der Kindheit und vor allem die Beziehung zur Mutter wiederbelebt [10]; was dem Kinde aber einst natürlich und nützlich war, bedeutet für den Erwachsenen eine seelische Gefahr, welche durch das Symbol des Inzestes ausgedrückt wird. Weil das Inzesttabu der Libido entgegentritt und diese auf ihrem regressiven Wege aufhält, kann sich letztere auf die vom Unbewußten produzierten Mutteranalogien überleiten lassen. Damit wird die Libido wieder progressiv, und zwar auf einer gegenüber der früheren etwas erhöhten Bewußtseinsstufe. Die Zweckmäßigkeit dieser Überleitung ist besonders einleuchtend, wenn an Stelle der Mutter die Stadt tritt: die infantile Verhaftung (primär oder sekundär) bedeutet eine Beschränkung und Lähmung des Erwachsenen, wogegen die Bindung an die Stadt seine Bürgertugenden fördert und ihm zum mindesten eine nützliche Existenz ermöglicht. Beim Primitiven steht an Stelle der Stadt der Stamm. Die Symbolik der Stadt finden wir wohl entwickelt in der *Apokalypse des Johannes* (17, 1 ff.), wo zwei Städte eine große Rolle spielen, die eine von ihm beschimpft und verflucht, die andere ersehnt. Wir lesen:

«... Komm, ich will dir das Gericht über die große Buhlerin zeigen, die an vielen Wassern sitzt, mit der die Könige der Erde Unzucht getrieben haben, und die Bewohner der Erde sind vom Wein ihrer Unzucht trunken geworden. Und er entrückte mich im Geist in eine Wüste. Und ich sah ein Weib auf einem scharlachroten Tier sitzen, das voll gotteslästerlicher Namen war und sieben Köpfe und zehn Hörner hatte. Und das Weib war angetan mit Purpur und Scharlach und übergoldet mit Gold und Edel-

[10] Selbstverständlich aber auch zum Vater. Die Beziehung zur Mutter hat aber aus ersichtlichen Gründen den Vortritt. Sie ist primärer und tiefer.

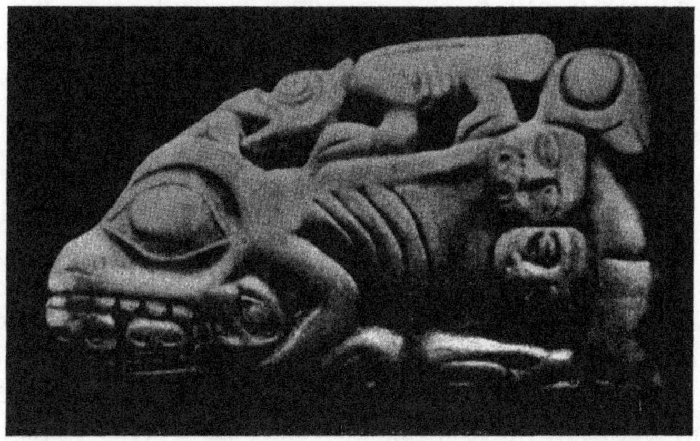

Abb. 54 Das von der furchtbaren Mutter verschlungene Paar. Schamanen-Amulett vom Stamme der Tlingit, Südost-Alaska (19. Jh.)

steinen und Perlen, und sie hatte einen goldenen Becher in der Hand, voll von Greueln und dem Schmutz ihrer Unzucht, und an ihrer Stirne stand ein Name geschrieben, ein Geheimnis: Das große Babylon, die Mutter der Buhlerinnen und der Greuel der Erde. Und ich sah das Weib trunken vom Blute der Heiligen und vom Blute der Zeugen Jesu; und ich verwunderte mich sehr, als ich sie sah.» (Abb. 56)

Es folgt hier im Texte eine schwer verständliche Deutung des Gesichts, aus der wir nur hervorheben wollen, daß die sieben Köpfe des Drachen sieben Berge bedeuten, auf denen das Weib sitzt. Es dürfte sich hier um einen deutlichen Hinweis auf Rom handeln, also auf die Stadt, deren irdische Macht die Welt in der Zeit des Apokalyptikers bedrückte. Die Wasser, auf denen das Weib, die «Mutter», sitzt, sind «Völker und Massen und Nationen und Sprachen», auch das scheint Rom zu gelten, denn es ist die Mutter der Völker und besitzt alle Länder. Wie in der Sprache zum Beispiel Kolonien «Töchter» heißen, so sind die Rom unterworfenen Völker wie Glieder einer der Mutter unterworfenen Familie: In einer anderen Version des Bildes treiben die Könige der Völker, also die «Söhne» mit dieser Mutter Unzucht. Die *Apokalypse* fährt fort (18, 2 ff.): 314

«‹Gefallen, gefallen ist die große Stadt Babylon› und ist eine Behausung von Dämonen und ein Schlupfwinkel aller unreinen Geister und ein Schlupfwinkel aller unreinen und verhaßten Vögel geworden, denn von dem Zornwein ihrer Unzucht haben alle Völker getrunken ...»

315 So wird diese Mutter nicht nur Mutter aller Greuel, sondern auch eigentlich das Behältnis alles Bösen und Unreinen. Die Vögel sind Seelenbilder [11]; gemeint sind also alle Seelen der Verdammten und bösen Geister. So wird die Mutter zur Unterwelt, zur Stadt der Verdammten selber. Wir erkennen in dem urtümlichen Bilde des Weibes auf dem Drachen [12] die oben erwähnte Echidna, die Mutter aller höllischen Schrecken. Die Babylon ist das Bild der «furchtbaren» Mutter, die mit teuflischer Versuchung alle Völker zur Hurerei verführt und mit ihrem Weine trunken macht. (Abb. 56) Der Rauschtrank steht hier in nächster Beziehung zur Unzucht, denn er ist ebenfalls ein Libidosymbol, wie wir bereits bei der Parallele von Feuer und Sonne gesehen haben.

316 Nach dem Fall und der Verfluchung der Babylon finden wir *Apokalypse* (19, 6 ff.) den Hymnus, der uns überleitet von der unteren zur oberen Mutterhälfte, wo nun alles möglich werden soll, was ohne Vermeidung des Inzestes unmöglich wäre:

«Hallelujah! Denn der Herr, unser Gott, der Allmächtige, hat die Herrschaft angetreten. Laßt uns fröhlich sein und frohlocken und ihm die Ehre geben! Denn die Hochzeit des Lammes ist [13] gekommen, und sein Weib

[11] In der babylonischen Unterwelt z. B. tragen die Seelen ein Flügelkleid wie die Vögel. Siehe *Gilgameshepos*.

[12] In einem Brüggener Evangelienbuch des 14. Jh. findet sich eine Miniatur, wo das «Weib» lieblich wie die Gottesmutter zum halben Leibe in einem Drachen drin steht.

[13] Griechisch τὸ ἀρνίον, das Böckchen. Diminutiv des ungebräuchlichen ἀρήν = Widder. (Bei THEOPHRASTUS kommt es in der Bedeutung von «junge Schößlinge» vor.) Das verwandte Wort ἄγνις bezeichnet ein in Argos alljährlich gefeiertes Fest zum Andenken an Linos, wobei der λίνος genannte Klagegesang gesungen wurde zur Beklagung des von Hunden zerrissenen Linos, des neugeborenen Knäbchens der Psamathe und des Apollo. Die Mutter hatte das Kind ausgesetzt aus Furcht vor ihrem Vater Krotopos. Aus Rache sandte aber Apollo einen Drachen, die Poine, in das Land des Krotopos. Das Orakel von Delphi gebot eine jährliche Klage der Frauen und Jungfrauen um den toten Linos. Auch Psamathe fiel ein Teil der Ver-

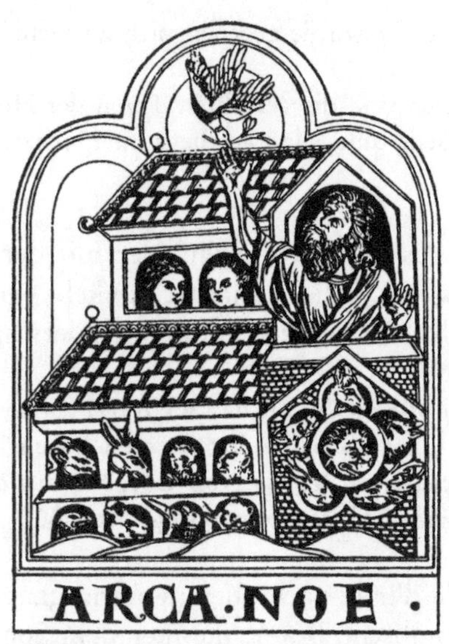

Abb. 55 Noah in der Arche. Emailaltar des Nikolaus von Verdun (1186), Stiftskirche Klosterneuburg bei Wien

ehrung zu. Die Linosbeklagung ist, wie HERODOT (II, 79, p. 215 f.) zeigt, analog dem phönikischen, kyprischen und ägyptischen Gebrauch der Adonis-(Tammuz-) Beklagung. In Ägypten heiße der Linos Maneros, wie HERODOT bemerkt. BRUGSCH (*Religion und Mythologie der alten Ägypter*, p. 13) meint, daß Maneros von dem ägyptischen Klagerufe «*maa-n-chru* ‹komme auf den Ruf!›» herstamme. Die Poine hat die Eigentümlichkeit, daß sie allen Müttern die Kinder aus dem Leibe reißt. Dieses Ensemble von Motiven finden wir wieder in der *Apokalypse*, 12, 1 f., wo von dem gebärenden Gestirnsweib gehandelt wird, dessen Kind von einem Drachen bedroht ist, aber in den Himmel entrückt wird. Der Herodianische Kindermord ist eine Vermenschlichung dieses urtümlichen Bildes. (Vgl. BRUGSCH, *Die Adonisklage und das Linoslied.*) DIETERICH (*Abraxas. Studien zur Religionsgeschichte des späteren Altertums*, p. 117 f.) verweist zur Erklärung dieses Passus auf den Mythos von Apollo und Python, den er (nach HYGINUS) folgendermaßen wiedergibt: «Pytho, dem Sohne der Erde, dem großen Drachen ..., war geweissagt, daß der Sohn der Leto ihn töten würde. Leto war von Zeus schwanger: Hera bewirkt aber, daß sie nur da, wohin die Sonne nicht scheine, gebären könne. Als Python aber es merkt daß Leto gebären wird, fängt er an sie zu verfolgen, um sie zu töten. Aber Boreas trägt die Leto zum Poseidon. Dieser bringt sie nach Ortygia und bedeckt die Insel mit den Wogen des Meeres. Als Python die Leto nicht findet, kehrt er zum Parnaß zurück. Auf der von Poseidon erhobenen Insel Ortygia gebiert Leto. Am vierten Tage nach der Geburt nimmt Apollo Rache, er eilt zum Parnaß und tötet den Python.»

hat sich gerüstet, und ihr wurde gegeben, sich zu kleiden in glänzendes reines Linnen.

Das Linnen nämlich sind die gerechten Taten der Heiligen. Und er sagte zu mir: Schreibe: Selig sind die, welche zum Hochzeitsmahl des Lammes geladen sind.»

317 Das Lamm ist des Menschen Sohn, der mit der «Frau» Hochzeit feiert. Wer die Frau ist, bleibt zunächst dunkel. *Apokalypse* (21, 9 ff.) aber zeigt uns, welche Frau die Braut des Widders ist:

«... Komm, ich will dir die Braut, das Weib des Lammes, zeigen[14]! Und er entrückte mich im Geist auf einen großen und hohen Berg und zeigte mir die heilige Stadt Jerusalem, wie sie von Gott her aus dem Himmel herabkam im Besitz der Herrlichkeit Gottes.» (Vgl. Abb. 50.)

318 Aus dieser Stelle dürfte nach allem Vorangegangenen erhellen, daß die Stadt, die himmlische Braut, die hier dem Sohn verheißen wird, die Mutter ist, respektive die Mutter-Imago[15]. In Babylon wird, um mit dem *Galaterbrief* (4, 21 ff.) zu reden, die unreine Magd hinausgeworfen, um hier im himmlischen Jerusalem die Mutter-Braut um so sicherer zu erwerben. Es zeugt von feinster psychologischer Witterung, daß die Väter der Kirche, die den Kanon aufstellten, die *Apokalypse* nicht verloren gehen ließen. Sie ist eine kostbare Fundgrube für die dem Urchristentum wesentliche Symbolbildung[16]. Die ferneren Attri-

14 *Apokal.* 21, 2: «Und ich sah die heilige Stadt, das neue Jerusalem, von Gott her aus dem Himmel herabkommen, gerüstet wie eine Braut, die für ihren Mann geschmückt ist.»

15 Die Sage von Shaktideva aus der *Somadeva Bhatta* erzählt, daß der Held, nachdem er die Verschlingung durch einen ungeheuren Fisch (furchtbare Mutter) glücklich überstanden hat, endlich die goldene Stadt sieht und seine geliebte Prinzessin heiratet. (FROBENIUS, l. c., p. 175)

16 In den apokryphen *Akten des Thomas* (2. Jh.) ist die Kirche als die jungfräuliche Mutter-Gattin Christi aufgefaßt. In einer Anrufung des Apostels heißt es:
«Komm, heiliger Name Christi, der du über allen Namen bist.
Komm, Macht des Höchsten und größte Gnade.
Komm, Spender des Segens, des höchsten.
Komm, Mutter, gnadenvolle.
Komm, Ökonomie des Männlichen.
Komm, Frau, die du die verborgenen Mysterien aufdeckst ...» usw.

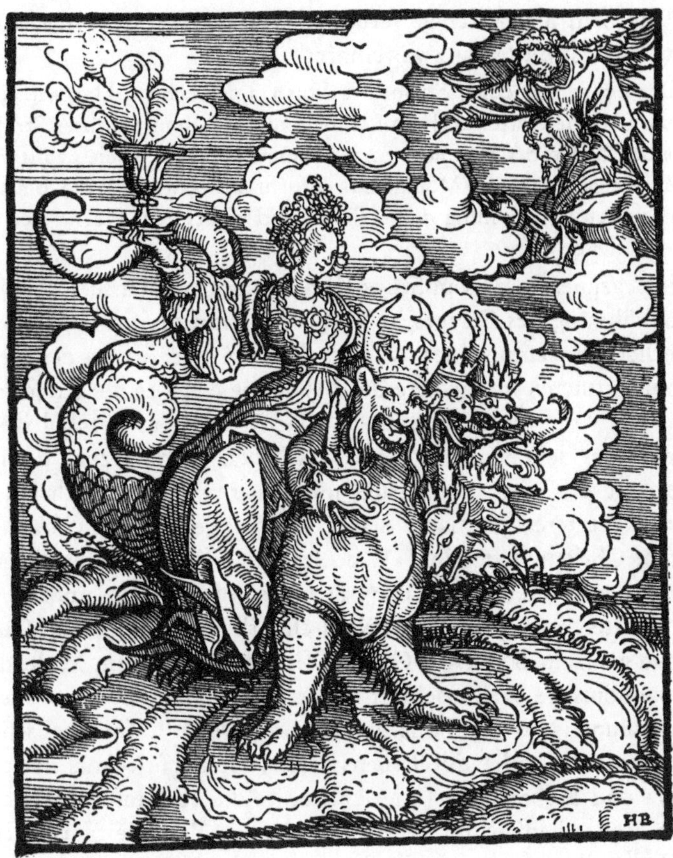

Abb. 56 Die große Babylon. Kupferstich des Burgkmair zum *Neuen Testament* (Augsburg 1523)

In einer anderen Anrufung heißt es:

«Komm, größte Gnade.
Komm, Gattin (buchstäblich: Gemeinschaft) des Männlichen,
Komm, Frau, die du weißt das Mysterium des Erwählten ...

Komm, Frau, die du die verborgenen Dinge zeigest
Und die unsagbaren Dinge offenbarst, heilige Taube, die du die Zwillingsnestvögel hervorbringst.
Komm, geheime Mutter ...»

(Conybeare, *Die jungfräuliche Kirche und die jungfräuliche Mutter,* p. 77) Die Beziehung zur Mutter ist ganz unzweifelhaft (Abb. 61), ebenso die Auffassung der

bute, die dem himmlischen Jerusalem gegeben wurden, machen seine Bedeutung als Mutter unzweifelhaft:

«Und er zeigte mir einen Strom des Wassers des Lebens, klar wie Kristall, der vom Throne Gottes und des Lammes ausging. Inmitten ihrer Straße und auf beiden Seiten des Stromes standen Bäume des Lebens, die zwölf Früchte tragen, indem sie jeden Monat ihre Frucht bringen; und die Blätter der Bäume dienen zur Heilung der Völker. Und nichts dem Fluche Verfallenes wird es mehr geben.» [17]

319 Wir begegnen in diesem Stück dem Symbol des Wassers, das wir bei der Erwähnung des Ogyges in Verbindung mit der Stadt fanden. Die mütterliche Bedeutung des Wassers (Abb. 57) gehört zu den klarsten Symboldeutungen im Gebiete der Mythologie [18], wie die Alten sagten: ἡ θάλασσα – τῆς γενέσεως σύμβολον (das Meer – das Symbol des Entstehens). Aus dem Wasser kommt das Leben [19], daher auch die beiden Götter, die uns hier am meisten interessieren, nämlich Christus und Mithras; letzterer ist nach den Darstellungen neben einem Flusse geboren, Christus hat seine «Wiedergeburt» im Jordan erfahren, zudem ist er geboren aus der Πηγή, dem «sempiterni fons amoris» [20], der Gottesmutter, welche die heidnisch-christliche Legende zur Quellennymphe gemacht hat. Die «Quelle» findet sich auch im Mithraismus: Eine pannonische Weihinschrift lautet «Fonti perenni». Eine Inschrift von Apulum ist dem «Fons aeternus» geweiht [21]. Im Persischen ist Ardvîçûra die Quelle mit Lebenswasser. Ardvîçûra-Anâhita ist eine Wasser- und Liebesgöttin (wie Aphrodite die «Schaumgeborene» ist). In den *Vedas* heißen die Gewässer mâtritamâh = die mütterlichsten. Alles Lebendige steigt, wie die Sonne, aus dem Wasser und taucht am

Mutter als Gattin. Die «Gemeinschaft des Männlichen» weist auf das Motiv des beständigen Zusammenseins. Die «Zwillingsnestvögel» weisen auf die alte Legende, daß Jesus und Thomas Zwillinge gewesen seien. Es handelt sich um eine in Ägypten beheimatete Auffassung von Jesus und seinem Ka. (Siehe *Pistis Sophia.*)

17 *Apokal.* 22, 1 ff.

18 Vgl. dazu Freud, *Traumdeutung;* ferner Abraham, *Traum und Mythus,* p. 22 f.

19 *Jes.* 48, 1: «Höret dies, Haus Jakob, die sich mit dem Namen Israel nennen und aus den Wassern Judas entspringen ...»

20 [Quelle – dem beständigen Quell der Liebe.] Wirth, *Aus orientalischen Chroniken.*

21 [Der immerwährenden – ewigen – Quelle.] Cumont, *Textes et monuments* I, p. 106 f.

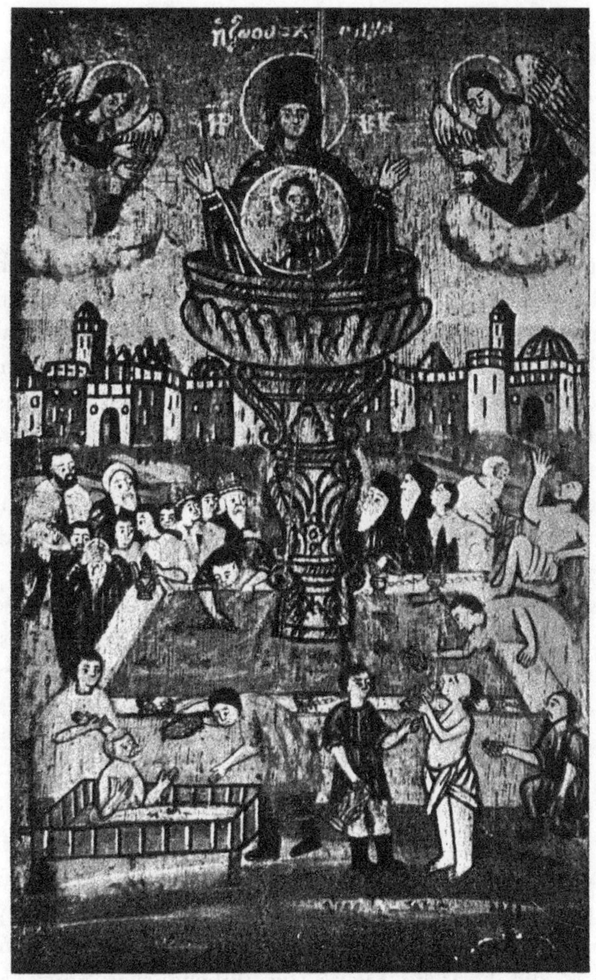

Abb. 57 Die Lebensquelle. Ikone aus der Schule von Konstantinopel (17. Jh.)

Abend wieder darein hinunter. Aus den Quellen, den Flüssen und Seen geboren, gelangt der Mensch im Tode an die Wasser der Styx, um die «Nachtmeerfahrt» anzutreten. Jene schwarzen Wasser des Todes sind Wasser des Lebens, der Tod mit seiner kalten Umarmung ist der Mutterschoß, wie das Meer die Sonne zwar verschlingt, aber aus mütterlichem Schoß wieder gebiert. Das Leben kennt keinen Tod:

In Lebensfluten, im Tatensturm
Wall ich auf und ab,
Webe hin und her!
Geburt und Grab,
Ein ewiges Meer,
Ein wechselnd Weben,
Ein glühend Leben ...[22]

320 Die Projektion der Mutter-Imago auf das Wasser verleiht diesem eine Reihe von numinosen, respektive magischen Qualitäten, wie sie der Mutter eignen. Ein gutes Beispiel ist die Taufwassersymbolik der Kirche (Abb. 58). In den Träumen und Phantasien bedeutet Meer oder jedes größere Gewässer das Unbewußte. Der Mutteraspekt des Wassers koinzidiert insofern mit der Natur des Unbewußten, als dieses (in besonderem Maße beim Manne) als die Mutter oder matrix des Bewußtseins angesprochen werden kann. So hat auch das Unbewußte – wenn auf der Subjektstufe gedeutet[23] – wie das Wasser mütterliche Bedeutung.

321 Ein beinahe ebenso häufiges Muttersymbol wie das Wasser ist das Lebensholz (ξύλον ζωῆς) und der Lebensbaum. Der Lebensbaum ist wohl zunächst ein fruchttragender Stammbaum, also eine Art Stammmutter. Zahlreiche Mythen belegen die Abstammung des Menschen von Bäumen; viele zeigen, wie der Heros im mütterlichen Baum eingeschlossen ist, so der tote Osiris in der Erika, Adonis in der Myrthe usw. (Vgl. Abb. 64.) Weibliche Gottheiten wurden vielfach als Bäume verehrt, daher der Kult der heiligen Haine und Bäume. Es ist darum verständlich, daß sich Attis unter einer Fichte entmannt, das heißt er tut es wegen der oder in bezug auf die Mutter. Die Juno von Thespiae war ein Baumast, die von Samos ein Brett, die von Argos eine Säule, die karische Diana ein unbehauenes Stück Holz, die Athene von Lindos eine geglättete Säule. TERTULLIAN nennt die Ceres auf Pharos «rudis palus et informe lignum sine effigie» [ein roher Pfahl und ein ungeformtes Stück Holz ohne Bildnis]. ATHENAEUS bemerkt von der Latona zu Delos, sie sei ein ξύλινον ἄμορφον, ein unge-

22 [*Faust*, 1. Teil, p. 149.]

23 Bezüglich des Terminus «Subjektstufe» siehe meine Schrift *Psychologische Typen*, Definition 50.

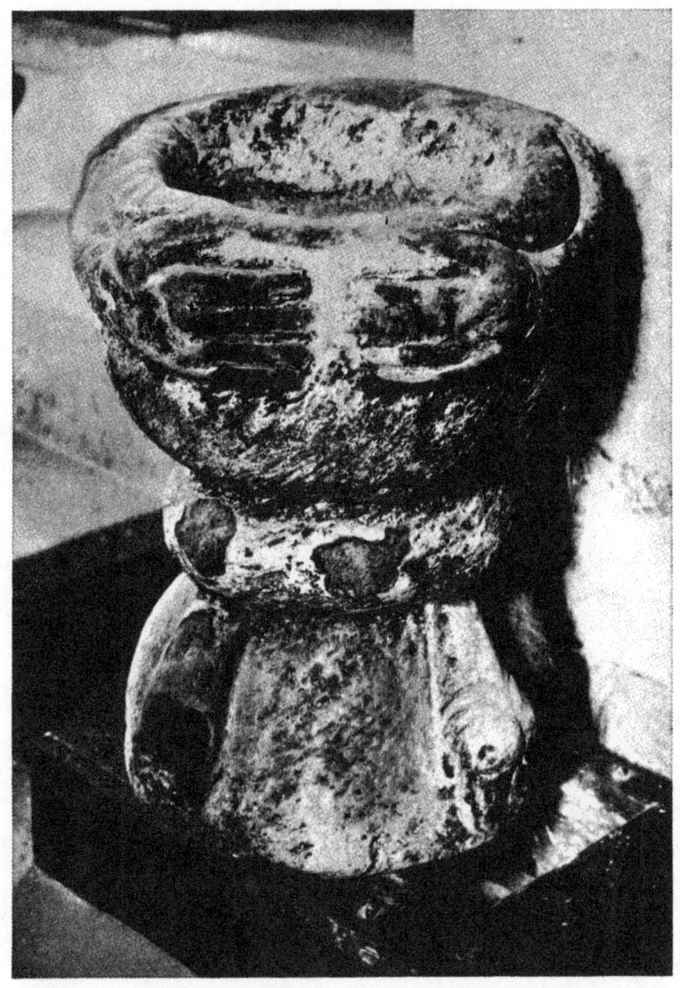

Abb. 58 Angelsächsisches Taufbecken aus Kilpeck, England. (Frühes 12. Jh.)

formtes Holzstück. TERTULLIAN nennt eine attische Palas «crucis stipes», Kreuzpfahl (oder Mast). Der bloße Holzpfahl (vgl. Abb. 59) ist, wie schon der Name (Pfahl, palus, φάλης) andeutet, phallisch[24]. Der φαλλός ist ein Pfahl, als kultischer Lingam meist aus Feigenholz

24 Statt Säulen auch coni, so im Kult der Kypris, der Astarte usw.

geschnitzt, wie auch die römischen Priapstatuen. Φάλος heißt ein Vorsprung oder Aufsatz am Helm, später κῶνος genannt. Φάλληνος hat über φαλλός die Bedeutung von «hölzern»; φαλ-άγγωμα = Walze; φάλαγξ: ein runder Balken; dieselbe Bezeichnung trägt die durch ihre wuchtige Stoßkraft ausgezeichnete mazedonische Schlachtordnung, ferner heißt das Fingerglied [25] auch φάλαγξ. Es kommt nun noch φαλός in Betracht, mit der Bedeutung leuchtend, glänzend. Die idg. Wurzel ist bhale = strotzen, schwellen [26]. Wer denkt nicht an Faust?

> Er wächst in meiner Hand,
> er leuchtet, blitzt! [27]

322 Das ist «urtümliche» Libidosymbolik, welche zeigt, wie unmittelbar die Beziehung zwischen Libido und Licht ist. Ähnliche Beziehungen finden sich auch in den Anrufungen Rudras im *Rigveda*:

1, 114, «3. Mögen wir deine Gunst erlangen durch Götterverehrung deiner, des männerbeherrschenden, o harnender (mit Harn segnender, samenkräftiger) Rudra; ...

4. Den flammenden (funkelnden) Rudra, den das Opfer ausführenden, den kreisenden (am Himmel im Bogen wandelnden), den Seher, rufen wir zur Hilfe hernieder ...

2, 33, 5. ... der Süßes erschließende (gütige?), der sich leicht rufen lassende, der rot-braune, der mit schönem Helme versehene, möge uns nicht der Eifersucht (dem Neide) in die Gewalt geben.

6. Erfreut hat mich der mit den Marut verbundene Stier, mit rüstigerer Lebenskraft den flehenden; ...

8. Dem rötlich-braunen Stier, dem weiß-glänzenden, laß kräftig (?) ich ein kräftiges Preislied erschallen; verehre den flammenden mit Verehrungen, wir besingen das glänzende Wesen (den hehren Namen?) Rudra's.

[25] Bezüglich der Symbolik des Fingergliedes verweise ich auf die Ausführungen über Daktylos [Paragr. 180–184 dieses Bandes]. Ich erwähne hier noch aus einem Bakairimythus folgendes: «Nimagakaniro verschluckte zwei Bakairifingerknochen, von denen viele im Hause waren, weil Oka sie für seine Pfeilspitzen gebrauchte und viele Bakairi tötete, deren Fleisch er aß. Von den Fingerknochen und nur von diesen, nicht von Oka, wurde die Frau schwanger.» (FROBENIUS, l. c., p. 236)

[26] Weitere Belege hierzu bei PRELLWITZ, *Etymologisches Wörterbuch der griechischen Sprache.*

[27] [Vgl. Paragr. 180 dieses Bandes.]

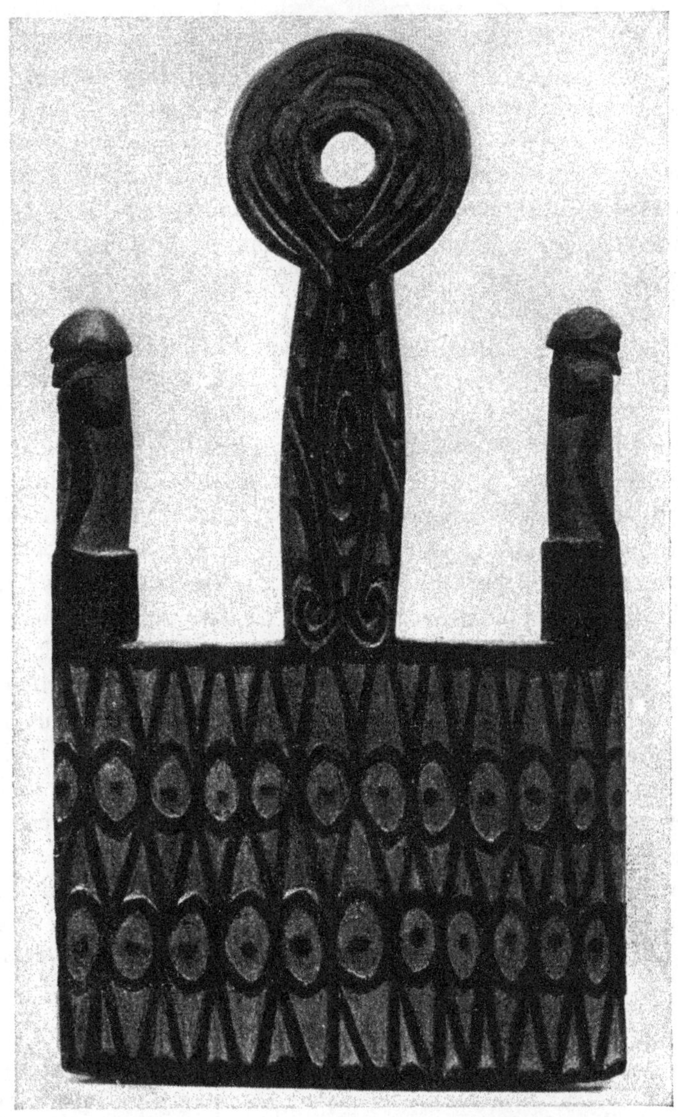

Abb. 59 Phallischer Hänge-Haken. Mittelstück: vermutlich Sonnensymbol.
Holzschnitzerei, Neuguinea

14. Möge Rudra's Geschoß (Pfeil) an uns vorbei sich wenden, möge des Glänzenden große (schwere) Ungunst vorbei gehen; spanne die festen (Bogen, oder die harten Pfeile?) ab für die Fürsten, du (mit Harn) segnender (zeugungskräftiger) sei gnädig unsern Kindern und Enkeln ...» [28]

323 Die verschiedensten Aspekte des seelisch Lebenskräftigen, des «ausserordentlich Wirkungsvollen», des personifizierten Manabegriffes kommen hier in der Gestalt Rudras zusammen: die flammende, weißglänzende Sonne, der schöne Helm, der zeugungskräftige Stier und der Urin (urere = brennen).

324 Nicht nur die Götter, sondern auch die Göttinnen, sind, vom Standpunkt ihrer Dynamik betrachtet, Libidosymbole. Die Libido drückt sich aus im Gleichnis von Sonne, Licht, Feuer, Sexualität, Fruchtbarkeit und Wachstum. Auf diese Weise kommt es, daß auch Göttinnen, wie wir gesehen haben, phallische Symbole besitzen, wo doch diese wesentlich männlicher Natur sind. Ein hauptsächlicher Grund hiefür liegt darin, daß, wie im Manne Weibliches (Abb. 60), so in der Frau Männliches verborgen ist [29]. Die Weiblichkeit des Baumes, der die Göttin repräsentiert (Abb. 62), ist vermischt mit phallischer Symbolik, wie zum Beispiel der Stammbaum zeigt, der aus dem Leibe Adams aufwächst. In meinem Buche *«Psychologie und Alchemie»* habe ich aus einer vatikanischen Handschrift das Bild eines Adam reproduziert, wo der Baum dem membrum virile entspricht. So haftet dem Baum ein sozusagen bisexueller Charakter an. Dieser ist angedeutet durch die Tatsache, daß im Lateinischen die Bäume männliche Endung und weibliches Geschlecht haben [30].

325 Einen ähnlichen hermaphroditischen Charakter [31] weist der Baum in folgendem Traum einer jungen Frau auf: *Sie fand sich in einem Garten, dort stand ein merkwürdiger exotischer Baum mit sonder-*

[28] SIECKE, *Der Gott Rudra im Rig-Veda*, p. 237 ff.

[29] Vgl. dazu die Anima-Animus-Theorie in meinen späteren Arbeiten.

[30] Der *Feigenbaum* ist der phallische Baum. Bemerkenswert ist, daß Dionysos einen Ficus an den Eingang des Hades pflanzte, so, wie man Phallen auf die Gräber stellte. Die der Göttin Aphrodite, der Kypris, geweihte Zypresse wurde ganz zum Todeszeichen, indem man sie an die Türe des Sterbehauses stellte.

[31] Zum Hermaphroditismus vgl. [JUNG,] *Psychologie und Alchemie* [Sachregister, s. v.]

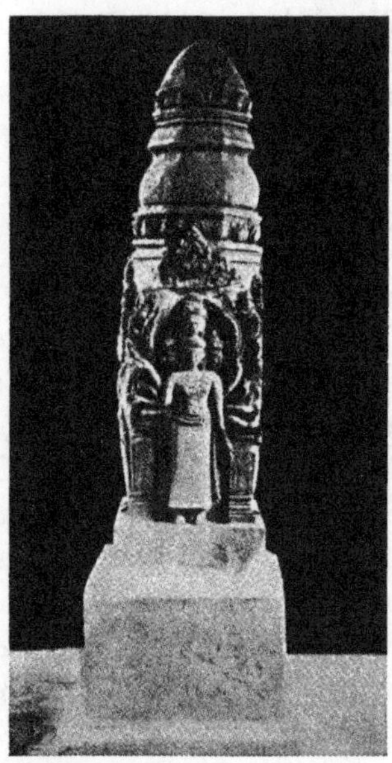

Abb. 60 Göttin im Lingam. Kambodscha (14 Jh.)

baren, rötlichen, fleischigen Blüten oder Früchten, sie brach sich davon und aß. Sie fühlte sich davon zu ihrem Schrecken vergiftet.

In der Ehe der Träumerin bestanden gewisse sexuelle Schwierigkeiten, infolge deren sich ihre Phantasie mit einem jungen Mann in ihrem Bekanntenkreis zu beschäftigen anfing. Es ist der Baum, der schon im Paradies stand und für die ersten Eltern eine ähnliche Rolle wie in diesem Traum spielte. Er ist der Baum der Libido, der in diesem Fall sowohl die weibliche wie die männliche Seite darstellt, indem er einfach die Art der Beziehung der beiden zueinander ausdrückt. 326

Ein norwegisches Rätsel lautet: 327

Es steht ein Baum auf dem Billinsberge,
Der tropft über ein Meer,
Seine Zweige leuchten wie Gold;
Das rätst du heute nicht.

Die Sonnentochter sammelt am Abend die goldenen Zweige, die von der wunderbaren Eiche gebrochen sind. 328

Bitterlich weint das Sonnchen
Im Apfelgarten.
Vom Apfelbaum ist gefallen
Der goldne Apfel,
Weine nicht Sonnchen,
Gott macht einen andern
Von Gold, von Erz,
Von Silberchen.

329 Die schillernde Bedeutung des Baumes – Sonne, Paradiesesbaum, Mutter, Phallus – erklärt sich aus der Tatsache, daß er ein Libidosymbol ist und nicht dieses oder jenes konkrete Objekt allegorisiert. So bedeutet ein phallisches Symbol nicht das Sexualorgan, sondern die Libido, wie dieses auch, wo es klar als solches erscheint, nicht etwa sich selber meint, sondern ein Symbol für Libido darstellt. Symbole sind ja keine Zeichen oder Allegorien für eine bekannte Sache, sondern sie versuchen einen nur wenig oder gar unbekannten Tatbestand anzudeuten. Das tertium comparationis all dieser Symbole ist die Libido. Die Einheit der Bedeutung liegt nur im Libidogleichnis. Die feste Bedeutung der Dinge hat in diesem Reiche ein Ende. Einzige Realität ist dort die Libido, deren Wesen wir nur durch unser Bewirktsein erfahren. Es ist also nicht die wirkliche Mutter, sondern die Libido des Sohnes, deren Objekt einst die Mutter war. Wir nehmen die mythologischen Symbole viel zu konkret und wundern uns bei jedem Schritt über die endlosen Widersprüche der Mythen. Wir vergessen aber immer wieder, daß es die unbewußt schaffende Kraft ist, die sich in Bilder hüllt. Wenn es also etwa heißt, «seine Mutter war eine böse Zauberin», so lautet die Übersetzung: Der Sohn ist nicht imstande, die Libido von der Mutter-Imago abzulösen; er leidet an Widerständen, weil er an die Mutter verhaftet ist.

330 Die Wasser- und Baumsymbolik, die als weitere Attribute dem Symbole der Stadt beigegeben sind, weisen ebenfalls auf jene Libido hin, die unbewußt in der Mutter-Imago verankert ist. Die *Apokalypse* läßt an gewissen Hauptstellen die Sehnsucht nach der Mutter durchschimmern [32]. Auch die Erwartung des Apokalyptikers endet bei der

[32] Das Verhältnis des Sohnes zur Mutter war die psychologische Grundlage vieler Kulte. Robertson (*Die Evangelien-Mythen,* p. 36) fiel die Beziehung Christi

Mutter: καὶ πᾶν κατάθεμα οὐκ ἔσται ἔτι, «und es soll keine Verwünschung mehr geben» [22, 3]. Es soll keine Sünde, keine Verdrängung, kein Uneinssein mit sich selber mehr sein, keine Schuld, keine Todesangst und kein Schmerz der Trennung, weil durch die Hochzeit des Lammes der Sohn mit der Mutter-Gattin vereinigt und damit der glückselige Endzustand erreicht ist. Dieses Symbol wiederholt sich in den nuptiae chymicae, der coniunctio der Alchemie.

So klingt die *Apokalypse* in jenen selben mystisch strahlenden 331
Akkord aus, den dichterische Ahnung zwei Jahrtausende später wieder erlauschte; es ist das letzte Gebet des «Doctor Marianus»:

Blicket auf zum Retterblick,
Alle reuig Zarten,
Euch zu seligem Geschick
Dankend umzuarten!
Werde jeder beßre Sinn
Dir zum Dienst erbötig!
Jungfrau, Mutter, Königin,
Göttin, bleibe gnädig! [33]

Es erhebt sich beim Anblick dieser Schönheit und Größe des Gefüh- 332
les eine prinzipielle Frage: ob die kausale Auffassung, wie sie FREUD vertritt, richtig sei, daß nämlich die Symbolbildung nur durch die Verhinderung der primären Inzesttendenz und somit als ein bloßes Ersatzprodukt zu erklären sei. Das hiebei wirksame «Inzestverbot» ist an sich keine primäre Erscheinung, sondern hängt mit dem viel wichtigeren primitiven Heiratsklassensystem zusammen, das seinerseits wiederum eine vitale Notwendigkeit der Stammesorganisation

zu den Marien auf, und er spricht die Vermutung aus, daß diese Beziehung wahrscheinlich auf einen alten Mythus hinweise, «wo ein palästinensischer Gott, vielleicht des Namens Joschua, in den wechselnden Beziehungen von Geliebter und Sohn gegenüber einer mythischen Maria auftritt – eine natürliche Fluktuation in der ältesten Theosophie und eine, die mit Abweichungen in den Mythen von Mithras, Adonis, Attis, Osiris und Dionysos vorkommt, die alle mit Mutter-Göttinnen und entweder einer Gemahlin oder einer weiblichen Doppelgängerin in Verbindung gebracht werden, insofern die Mutter und Gemahlin gelegentlich identifiziert werden».

33 *Faust*, 2. Teil, p. 487.

darstellt. Es handelt sich also mehr um teleologisch zu erklärende Phänomene als um bloße Kausalitäten. Überdies ist hervorzuheben, daß insbesondere der Sonnenmythus zeigt, inwiefern die Grundlage des «inzestuösen» Begehrens nicht auf der Kohabitation, sondern auf dem eigenartigen Gedanken beruht, wieder Kind zu werden, in den Elternschutz zurückzukehren, in die Mutter hinein zu gelangen, um von ihr wiederum geboren zu werden. Auf dem Wege zu diesem Ziele steht aber der Inzest, das heißt die Notwendigkeit, auf irgendeinem Wege wieder in der Mutter Leib hinein zu gelangen. Einer der einfachsten Wege wäre, die Mutter zu befruchten und sich, mit sich selber identisch, wieder zu erzeugen. Hier greift hindernd das Inzestverbot ein, weshalb nun die Sonnen- oder Wiedergeburtsmythen alle möglichen Analoga der Mutter erfinden, um die Libido in neue Formen überfließen zu lassen und sie damit wirksam verhindern, in einen mehr oder weniger tatsächlichen Inzest zu regredieren. Ein Mittel ist zum Beispiel, die Mutter in ein anderes Wesen zu verwandeln oder zu verjüngen[34], um sie nach erfolgter Geburt wieder verschwinden, das heißt sich zurückverwandeln zu lassen. Es ist nicht die inzestuöse Kohabitation, die gesucht wird, sondern die Wiedergeburt. Das Hindernis des Inzestverbotes macht die Phantasie erfinderisch: zum Beispiel wird versucht, durch Befruchtungszauber die Mutter schwanger zu machen. Der Erfolg des Inzesttabus und der Überleitungsversuche ist die Übung der Phantasie, welche allmählich durch die Schaffung von Möglichkeiten Bahnen herstellt, auf denen die Libido sich betätigen kann. So wird sie auf unmerkliche Weise in geistige Formen übergeführt. Die Kraft, «die stets das Böse will», schafft so geistiges Leben; weshalb in den Religionen dieser Weg zum System erhoben ist. Es ist darum lehrreich, zu sehen, wie diese sich bemühen, das symbolische Übersetzen zu fördern[35]. Ein treffliches Beispiel in dieser Hinsicht

34 Rank hat dies im Schwanjungfraumythus an schönen Beispielen gezeigt. (*Die Lohengrinsage*)

35 Muther (*Geschichte der Malerei* II, p. 355) sagt im Kapitel «Die ersten spanischen Klassiker»: «Tieck schreibt einmal: ‹Wollust ist das große Geheimnis unseres Wesens, Sinnlichkeit das erste bewegende Rad in unserer Maschine. Sie wälzt unser Dasein von der Stelle und macht es froh und lebendig. Alles, was wir als schön und edel träumen, greift hier hinein. Sinnlichkeit und Wollust sind der Geist der Musik, der Malerei und aller Künste. Alle Wünsche der Menschen fliegen um

gibt uns das *Neue Testament*: Im Gespräch über die Wiedergeburt kann sich Nikodemus nicht enthalten, die Sache realistisch aufzufassen:

«Wie kann ein Mensch geboren werden, wenn er alt ist? Kann er etwa zum zweitenmal in den Leib seiner Mutter eingehen und geboren werden?» [36]

Jesus strebt aber danach, die sinnliche Anschauung des in materia- 333
listischer Schwere dämmernden Geistes des Nikodemus läuternd zu erheben und verkündet ihm im Grunde genommen das gleiche – und doch nicht das gleiche:

«Wahrlich, wahrlich, ich sage dir: Wenn jemand nicht aus Wasser und Geist geboren wird, kann er nicht in das Reich Gottes kommen. Was aus dem Fleisch geboren ist, das ist Fleisch, und was aus dem Geist geboren ist, das ist Geist. Wundre dich nicht, daß ich dir sagte: Ihr müßt von oben her geboren werden. Der Wind weht, wo er will, und du hörst seine Stimme, aber du weißt nicht, woher er kommt und wohin er fährt. So ist jeder, der aus dem Geist geboren ist.»

Aus dem Wasser geboren sein heißt ursprünglich: aus dem Mutter- 334
leib geboren sein; vom Geist heißt: vom befruchtenden Windhauch gezeugt sein; darüber belehrt uns auch der griechische Text, wo Geist und Wind durch dasselbe Wort πνεῦμα gegeben sind: τὸ γεγεννημένον ἐκ τῆς σαρκὸς σάρξ ἐστιν, καὶ τὸ γεγεννημένον ἐκ τοῦ πνεύματος πνεῦμά ἐστιν . . . τὸ πνεῦμα ὅπου θέλει πνεῖ usw.

diesen Pol, wie Mücken um das brennende Licht. Schönheitssinn und Kunstgefühl sind nur andere Dialekte und Aussprachen. Sie bezeichnen nichts weiter als den Trieb des Menschen zur Wollust. Ich halte selbst die Andacht für einen abgeleiteten Kanal des Sinnentriebes.› Hier ist ausgesprochen, was man bei der Beurteilung der alten Kirchenkunst niemals vergessen darf: das Streben, die Grenzen zwischen irdischer und himmlischer Liebe zu verwischen, die eine unmerklich in die andere überzuleiten, ist jederzeit der leitende Gedanke, das stärkste Agitationsmittel der katholischen Kirche gewesen.» Hiezu möchte ich anmerken, daß eine zu enge Einschränkung auf die Sexualität wohl kaum möglich ist. Es handelt sich hauptsächlich um primitive Triebhaftigkeit, d. h. um *noch* nicht genügend differenzierte Libido, die sich allerdings mit Vorliebe der sexuellen Form bemächtigt. Wollust ist keineswegs die einzige Form von «des Lebens Vollgefühl». Es gibt verschiedene Leidenschaften, die sich nicht von der Sexualität herleiten lassen.

[36] *Joh.* 3, 3 ff.

335 Diese Symbolik wird vom gleichen Bedürfnis getragen wie die ägyptische Legende vom Geier, der nur weiblich sei und vom Winde befruchtet werde. Man erkennt als Grundlage dieser mythologischen Behauptungen die Forderung: Du sollst von der Mutter sagen, sie werde nicht von einem Manne auf gewöhnliche, sondern von einem Hauchwesen auf ungewöhnliche Art befruchtet. Diese Forderung steht in einem strikten Gegensatz zur empirischen Wahrheit; daher ist der Mythus eine passende Analogiebrücke: man sagt, es sei ein Heros gewesen, der gestorben sei und so die Unsterblichkeit erlangt habe. Das Bedürfnis, das diese Forderung aufstellt, ist offenkundig eine Tendenz, über die Wirklichkeit hinauszugehen: ein Sohn darf natürlich denken, daß ein Vater ihn auf fleischlichem Weg erzeugt habe, nicht aber, daß er selber die Mutter befruchte und so, sich selber gleich, zu neuer Jugend wieder gebären lasse. Letzterer Gedanke ist wegen der Regressionsgefahr verpönt und wird durch die obige Forderung, sich (unter gewissen Bedingungen) über das Wiedergeburtsproblem symbolisch auszudrücken, ersetzt. In der Aufforderung Jesu an Nikodemus erkennen wir diese Forderung: Denke nicht fleischlich, sonst bist du Fleisch, sondern denke symbolisch, dann bist du Geist. Es ist evident, wie erzieherisch und wie fördernd dieser Zwang zum Symbolischen ist: Nikodemus bliebe in platter Alltäglichkeit stecken, wenn es ihm nicht gelänge, symbolisch sich über seinen Konkretismus zu erheben. Wäre er ein Bildungsphilister gewesen, so hätte er sich gewiß an der Irrationalität und dem Irrealismus dieser Anweisungen gestoßen und hätte die Sache wörtlich genommen, um sie schließlich als unbegreiflich und unmöglich abzulehnen. Jesu Worte haben aber darum so große Suggestivkraft, weil sie symbolische Wahrheiten, die in der psychischen Struktur des Menschen begründet sind, aussprechen. Die empirische Wahrheit befreit den Menschen aus seiner sinnlichen Gebundenheit nicht, denn sie zeigt ihm nur, daß es immer so war und auch nicht anders sein könnte. Die symbolische Wahrheit dagegen, welche Wasser an die Stelle der Mutter, Geist oder Feuer an die des Vaters setzt, bietet der in der sogenannten Inzesttendenz gebundenen Libido ein neues Gefälle an, befreit sie und leitet sie über in eine geistige Form. So wird der Mensch als geistiges Wesen wieder ein Kind und hineingeboren in einen Geschwisterkreis, aber seine Mutter ist die «Gemeinschaft der Heiligen», die Kirche (Abb. 61), und sein Ge-

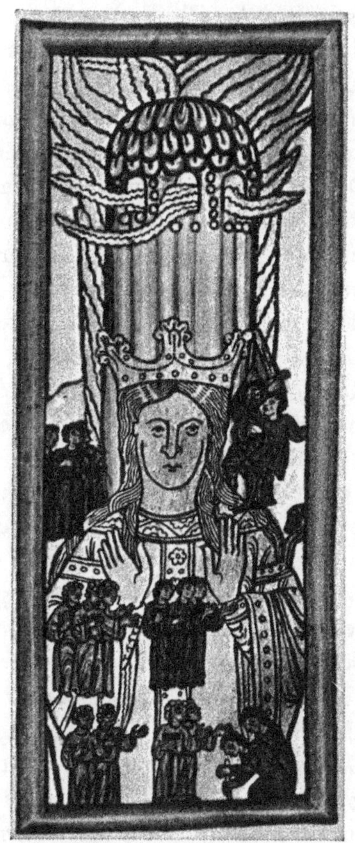

Abb. 61 Die Mater Ecclesia. HILDEGARD VON BINGEN, *Scivias.* (12. Jh.)

schwisterkreis die Menschheit, mit der er im gemeinsamen Erbteil symbolischer Wahrheit sich aufs neue verbindet. Es scheint, daß dieser Prozeß für jene Zeit, in der das Christentum entstanden ist, besonders nötig war, denn jene Zeit ließ infolge der unglaublichen Gegensätze zwischen dem Sklaventum und der Freiheit des Bürgers und Herrn jenes Bewußtsein der Zusammengehörigkeit der Menschen gänzlich vermissen.

Wenn wir sehen, wie sich Jesus bemüht, dem Nikodemus die symbo- 336
lische Auffassung der Dinge, das heißt etwas wie eine Verschleierung des wirklichen Tatbestandes annehmbar zu machen, und wie bedeut-

sam es für die Geschichte der Zivilisation war, daß in dieser Weise gedacht wurde und noch gedacht wird, dann versteht man nicht recht, warum die Bemühungen der modernen Psychologie um die Symbolik vielerorts auf heftige Ablehnung stoßen. Die Überleitung der Libido aus dem Nur-Rationalen und Nur-Realistischen ist heutzutage so nötig wie nur je. Dies nicht etwa darum, weil die Vernünftigkeit und der Realismus etwa überhand genommen hätten (sie haben es eben nicht getan), sondern weil die Hüter und Bewahrer der symbolischen Wahrheiten, nämlich die Religionen, gegenüber den Wissenschaften ihre Wirksamkeit eingebüßt haben. Auch die intelligenten Leute verstehen nicht mehr, wozu symbolische Wahrheit gut sein sollte, und die Vertreter der Religionen haben es versäumt, eine zeitgemäße Apologetik auszubilden. Ein Beharren auf dem bloßen Konkretismus des Dogmas oder eine Ethik um ihrer selbst willen oder gar eine bloße Vermenschlichung der Gestalt Christi, über die man sogar unzulängliche biographische Versuche macht, sprechen nicht an. Die symbolische Wahrheit ist heutzutage dem Zugriff des diesem Gegenstande inadäquaten naturwissenschaftlichen Denkens ungedeckt preisgegeben und erweist sich diesem gegenüber in ihrem jetzigen Zustande als konkurrenzunfähig. Der Wahrheitsbeweis steht aus. Die ausschließliche Berufung auf den Glauben ist eine hilflose petitio principii, denn es ist eben die handgreifliche Unwahrscheinlichkeit der symbolischen Wahrheit, welche den Glauben daran verhindert. Statt auf der bequemen Glaubensforderung zu insistieren, sollten sich die Theologen, wie mir scheint, eher darum bemühen, wie man diesen Glauben möglich machen kann. Dazu müßte aber eine neue Grundlegung der symbolischen Wahrheit geschaffen werden, und zwar eine Grundlegung, welche nicht nur zum Sentiment, sondern auch zum Verstande spricht. Dies kann aber nur geschehen, wenn man sich zurückbesinnt, wieso es überhaupt kam, daß die Menschheit ein Bedürfnis nach der Unwahrscheinlichkeit religiöser Aussagen hatte, und was es bedeuten wollte, wenn dem sinnlich wahrnehmbaren und tastbaren Sosein der Welt eine andere, so ganz anders geartete geistige Wirklichkeit übergeordnet wurde.

337 Die Triebe operieren am ungestörtesten, wenn kein Bewußtsein vorhanden ist, welches mit ihnen kollidiert, oder wenn ein schon vorhandenes Bewußtsein ganz an sie verhaftet ist. Letzterer Zustand ist aller-

dings auch beim primitiven Menschen nicht mehr vorhanden, denn überall finden wir psychische Systeme am Werke, welche in einem gewissen Gegensatze zur reinen Triebhaftigkeit stehen. Und hat der primitive Stamm auch nur Spuren von Kultur aufzuweisen, so finden wir die schöpferische Phantasie damit beschäftigt, Analogien der Triebvorgänge zu erzeugen, um die Libido aus der bloßen Triebhaftigkeit dadurch zu befreien, daß sie auf analoge Vorstellungen übergeleitet wird. Diese Systeme müssen nun so beschaffen sein, daß sie der Libido sozusagen ein Gefälle anbieten. Letztere nimmt nämlich nicht irgend etwas an, sonst könnte man sie beliebig auf irgend etwas richten. Das ist aber nur bei Willensvorgängen der Fall, und auch da nur in beschränktem Maße. Die Libido ist ein natürliches penchant; sie ist wie das Wasser, das ein Gefälle haben muß, um fließen zu können. Die Beschaffenheit der Analogien ist deshalb ein schwerwiegendes Problem, da sie wie gesagt Vorstellungen sein müssen, welche die Libido anlocken. Ihren besondern Charakter glaube ich darin zu erkennen, daß sie Archetypen sind, das heißt universell vorhandene und vererbte Formen, welche in ihrer Gesamtheit die Struktur des Unbewußten ausmachen. Wenn Christus zu Nikodemus von Geist und Wasser spricht, so sind das nicht irgendwelche Vorstellungen, sondern typische, welche seit uralters fascinosa darstellen. Er rührt den Archetypus an, und – wenn irgend etwas – so wird das Nikodemus überzeugen, denn die Archetypen sind jene Formen oder Strombetten, in denen sich der Fluß des psychischen Geschehens von jeher bewegt hat.

Das Problem der Symbolbildung läßt sich ohne Einbeziehung der 338
Triebvorgänge überhaupt nicht behandeln, denn aus diesen stammt die bewegende Kraft des Symbols. Das Symbol selber verliert jeden Sinn, wenn es nicht den Trieb als Widerstand gegen sich hat, wie auch die ungeordneten Triebe nur zum Verderben des Menschen gereichen würden, wenn das Symbol ihnen keine Form gäbe. Es ist darum unvermeidlich, daß wir uns mit einem der stärksten Triebe, nämlich der Sexualität, auseinanderzusetzen haben, indem wohl die meisten Symbole mehr oder weniger Analogien dieses Triebes darstellen. Die Behandlung der Symbolbildung von der Seite der Triebvorgänge entspricht einer naturwissenschaftlichen Betrachtungsweise, welche sich nicht anmaßt, die einzig mögliche zu sein. Ich gebe ohne weiteres zu,

daß man die Entstehung des Symbols auch von der geistigen Seite erklären könnte. Dazu braucht es nur die Hypothese, daß der «Geist» eine autonome Wirklichkeit sei, welche über jene spezifische Energie verfügt, stark genug, um Triebe umzubeugen und in geistige Formen zu zwingen. Diese Hypothese hat für den naturwissenschaftlichen Standpunkt allerdings ihre Haken, aber schließlich wissen wir von der Natur der Psyche noch so wenig, daß man sich keinen entscheidenden Grund gegen diese Annahme imaginieren könnte. Entsprechend meiner empiristischen Einstellung ziehe ich es dennoch vor, im vollen Bewußtsein der wahrscheinlichen Einseitigkeit meines Standpunktes, die Symbolbildung als einen natürlichen Vorgang zu beschreiben und zu erklären.

339 Wie gesagt, spielt die Sexualität eine bedeutende Rolle bei der Symbolbildung, auch bei der religiösen. Es sind keine zweitausend Jahre vergangen, seitdem der Kult der Sexualität mehr oder weniger offen in Blüte stand. Allerdings waren das ja Heiden und wußten es nicht besser. Die Natur der symbolbildenden Kräfte ändert sich nicht von Säkulum zu Säkulum. Wenn man sich einmal einen Eindruck geholt hat vom Sexualgehalt antiker Kulte, und wenn man sich vorstellt, daß das Erlebnis der Vereinigung mit dem Gott vom Altertum als ein mehr oder weniger konkreter Koitus aufgefaßt wurde, dann kann man sich nicht mehr einbilden, daß die Triebkräfte der symbolbildenden Phantasie post Christum natum plötzlich ganz andere geworden seien. Der Umstand, daß das ursprüngliche Christentum sich mit größter Energie von aller Natur und Triebhaftigkeit und insbesondere durch seine asketische Tendenz von der Sexualität abgewandt hat, beweist geradezu die Herkunft seiner Motivkräfte. Es ist daher keinesfalls verwunderlich, daß diese Wandlung beträchtliche Spuren in der christlichen Symbolik hinterlassen hat. Wäre dem nicht so, so hätte diese Religion auch nie vermocht, die Libido zu wandeln. Es ist ihr aber darum in hohem Maße geglückt, weil ihre archetypischen Analogien auf die zu wandelnde Triebkraft hervorragend abgestimmt sind. Man hat es mir schwer verdacht, daß ich nicht davor zurückschreckte, auch die sublimsten geistigen Bilder mit dem sozusagen Untermenschlichen in Beziehung zu bringen. Mir ging es aber vor allem um das Verständnis religiöser Vorstellungen, deren Wert ich zu tief begriff, um sie mit rationalistischen Argumenten abzutun. Was will

man schließlich mit unverständlichen Dingen? Man wendet sich damit nur an die, denen an Denken und Verstehen nichts gelegen ist. Man appelliert an den blinden Glauben und preist ihn aufs höchste. Was man damit erreicht, bedeutet Erziehung zur Gedanken- und Kritiklosigkeit. Was der blinde Glaube, den man so lange gepredigt hat, in Deutschland alles konnte, als er sich endlich unvermeidlicherweise vom christlichen Dogma abgewandt hatte, das hat die Zeitgeschichte blutig genug vordemonstriert. Das Gefährliche sind nicht die großen Ketzer und Ungläubigen, sondern die vielen kleinen Denker, die nur vernünfteln können und dann einmal entdecken, wie irrational alle religiösen Behauptungen sind. Mit dem Unverstandenen ist man dann bald fertig, und damit gehen die hohen Werte der symbolischen Wahrheit unwiederbringlich verloren. Was kann ein Vernünftler mit dem Dogma. der jungfräulichen Geburt, mit dem Opfertod, mit der Dreieinigkeit anfangen?

Heutzutage muß wahrhaftig der ärztliche Psychotherapeut seinen 340
gebildeten Patienten die Grundlagen religiösen Erlebens wieder klarmachen und ihnen sogar den Weg weisen, der sie dorthin führt, wo ein solches Erleben überhaupt möglich wird. Wenn ich daher als Arzt und Naturforscher die komplizierten religiösen Symbole analysiere und in ihre Ursprünge zurückverfolge, so geschieht dies einzig und allein zu dem Zwecke, die Werte, welche sie repräsentieren, durch das Verständnis zu erhalten und die Leute wieder in den Stand zu setzen, symbolisch zu denken, wie es die Denker der alten Kirche noch konnten. Das war beileibe keine strohdürre Dogmatik. Nur wenn heute noch so gedacht wird, so ist das eben antiquiert und erreicht den modernen Menschen nicht mehr. Deshalb muß für diesen ein Weg ausfindig gemacht werden, welcher es ihm ermöglicht, am Inhalt der christlichen Botschaft geistig wieder Anteil zu nehmen.

In einer Zeit, wo ein großer Teil der Menschheit anfängt, das Chri- 341
stentum wegzulegen, lohnt es sich wohl, klar einzusehen, wozu man es eigentlich angenommen hat. Man hat es angenommen, um der Roheit und Unbewußtheit der Antike zu entkommen. Legen wir es weg, so steht schon wieder die ursprüngliche Roheit da, von der uns ja die zeitgenössische Geschichte einen nicht mehr zu überbietenden Eindruck gegeben hat. Der Schritt dorthin ist kein Fortschritt, sondern ein Rückschritt. Es geht wie beim Einzelnen, der eine Anpassungsform

ablegt und keine neue hat; er wird unfehlbar regressiv einen alten Weg wieder betreten, zu seinem größten Nachteil, denn die Umwelt hat sich seitdem wesentlich verändert. Wer also von der philosophischen Haltlosigkeit der christlichen Dogmatik und der religiösen Leere der Idee eines bloß historischen Jesus – von dessen widerspruchsvoller Person wir viel zu wenig wissen, wobei wir durch dieses wenige noch in unserem menschlichen Urteil verwirrt werden – abgestoßen, das Christentum und damit die Begründung der Moral weglegt, der steht allerdings vor dem antiken Problem der Roheit. Wir haben es ja erlebt, was kommt, wenn ein ganzes Volk die moralische Maske zu dumm findet. Dann wird die Bestie losgelassen, und eine ganze Zivilisation geht im Rausche der Entsittlichung unter.

342 Es gibt heutzutage zahllose Neurotische, die es einfach darum sind, weil sie nicht wissen, warum sie eigentlich nicht auf ihre eigene Façon selig werden dürfen; sie wissen auch nicht einmal, daß es ihnen daran fehlt. Und außer diesen Neurotischen gibt es noch viel mehr Normale – und zwar Menschen von besserer Sorte – die sich beengt und unzufrieden fühlen, weil sie kein Symbol mehr haben, welches der Libido eine Bahn gewähren würde. Für alle diese soll die Reduktion auf die ursprünglichen Tatsachen vorgenommen werden, damit sie ihre primitive Persönlichkeit wieder kennenlernen und wissen, wie und wo sie in die Rechnung einzustellen ist. Auf diese Weise allein kann es geschehen, daß gewisse Forderungen erfüllt, andere aber als unbillig, weil infantil, erkannt und zurückgewiesen werden. Wir bilden uns ein, unsere Primitivität sei längst verschwunden, und es existiere nichts mehr davon. Wir sind in dieser Beziehung grausam enttäuscht worden. Das Böse hat unsere Kultur überschwemmt wie nie zuvor. Dieser schauerliche Anblick läßt begreifen, was das Christentum sich gegenüber sah und was es umzuformen sich bemühte. Dieser Umformungsprozeß hat sich in den späteren Jahrhunderten allerdings und hauptsächlich unbewußt vollzogen. Wenn ich früher [Paragr. 106 dieses Bandes] bemerkte, daß eine derartige unbewußte Umformung der Libido ethisch wertlos sei, und dem gegenüber das Christentum der römischen Urzeit stellte, von dem klar ist, gegen welche Mächte der Sittenlosigkeit und Verrohung es stand, so müßte ich auch sagen, daß der bloße Glaube kein ethisches Ideal mehr sei, denn er bedeutet eine unbewußte Umformung der Libido. Der Glaube ist ein Charisma für

den, der ihn besitzt; aber er ist kein Weg für den, der etwas verstehen muß, bevor er es glaubt. Letzteres ist ein Temperament, das man nicht für ungültig erklären kann. Denn schließlich glaubt auch der Fromme, daß Gott den Menschen den Verstand gegeben hat, und zwar zu etwas Besserem als Lügen und Betrügen. Obschon man natürlicherweise und ursprünglich an Symbole *glaubt*, kann man sie aber auch *verstehen*, was für alle die der einzig gangbare Weg ist, denen das Charisma des Glaubens nicht geworden ist.

Der religiöse Mythus tritt uns als eine der größten und bedeutsam- 343
sten Errungenschaften entgegen, welche den Menschen die Sicherheit und Kraft geben, vom Ungeheueren des Weltganzen nicht erdrückt zu werden. Das Symbol, vom Standpunkt des Realismus aus betrachtet, ist keine äußere Wahrheit, aber es ist psychologisch wahr, denn es war und ist die Brücke zu allen größten Errungenschaften der Menschheit[37].

Die psychologische Wahrheit schließt eine metaphysische keines- 344
wegs aus. Psychologie als Wissenschaft hat sich aber aller metaphysischen Behauptungen zu enthalten. Ihr Gegenstand sind die Psyche und ihre Inhalte. Beide sind Wirklichkeiten, denn sie wirken. Obschon wir keine Physik der Seele besitzen, auch nicht imstande sind, dieselbe von einem archimedischen Punkt außerhalb zu beobachten und zu beurteilen, daher nichts Objektives über sie wissen, und da zudem alles Wissen über die Seele eben diese selber ist, so ist sie doch unsere unmittelbare Lebens- und Daseinserfahrung. Sie ist sich selber die einzige und unmittelbare Erfahrung und die conditio sine qua non der subjektiven Weltwirklichkeit überhaupt. Sie schafft Symbole, deren Grundlage der unbewußte Archetypus ist und deren erscheinende Gestalt aus den Vorstellungen, welche das Bewußtsein erworben hat, hervorgeht. Die Archetypen sind numinose Strukturelemente der Psyche und besitzen eine gewisse Selbständigkeit und spezifische Energie, kraft welcher sie die ihnen passenden Inhalte des Bewußtseins anzuziehen vermögen. Die Symbole funktionieren als *Umformer*, indem sie Libido aus einer «niedereren» Form in eine höhere überleiten. Diese Funktion ist so bedeutsam, daß ihr vom Gefühl die höchsten Werte zuerkannt

37 Zur funktionellen Bedeutung des Symbols vgl. [JUNG,] *Über psychische Energetik und das Wesen der Träume* [Paragr. 88 ff.]

werden. Das Symbol wirkt suggestiv, überzeugend, und drückt zugleich den Inhalt der Überzeugung aus. Es wirkt überzeugend vermöge des Numens, das heißt der spezifischen Energie, die dem Archetypus eignet. Das Erlebnis des letzteren ist nicht nur eindrucksvoll, sondern geradezu «ergreifend». Es erzeugt natürlicherweise Glauben.

345 Der «legitime» Glaube geht immer auf das Erlebnis zurück. Daneben aber gibt es einen Glauben, der ausschließlich auf der Autorität der Tradition beruht. Man kann auch diesen Glauben als «legitim» bezeichnen, indem auch die Macht der Tradition ein Erlebnis darstellt, dessen Wichtigkeit für die Kontinuität der Kultur außer Frage steht. Bei dieser Form des Glaubens tritt allerdings die Gefahr der bloßen Gewohnheit, der geistigen Trägheit und des gedankenlosen und bequemen Verharrens ein, welche einen Stillstand und damit einen Rückschritt der Kultur herbeizuführen droht. Diese mechanisch gewordene Abhängigkeit geht Hand in Hand mit einer psychischen Regression zur Infantilität, indem die traditionellen Inhalte ihren eigentlichen Sinn allmählich einbüßen und nur noch formal geglaubt werden, ohne daß dieser Glaube noch irgendwelche Wirkung auf das Leben besäße. Es steht keine Lebensmacht mehr hinter ihm. Die gepriesene Kindlichkeit des Glaubens hat nur dann einen Sinn, wenn das Gefühl des Erlebnisses noch lebendig ist. Geht es aber verloren, so besteht die Gefahr, daß der Glaube bloß noch eine gewohnheitsmäßige, infantile Abhängigkeit bedeutet, welche die Bemühung um ein neues Verständnis ersetzt, ja sogar hindert. Diese Lage scheint mir heutzutage vorhanden zu sein.

346 Da es sich beim Glauben um zentrale und lebenswichtige «Obervorstellungen», welche dem Leben allein den notwendigen Sinn verleihen, handelt, so stellt sich dem Psychotherapeuten zuallererst die Aufgabe, selber die Symbole neu zu begreifen, um seinen Patienten in dessen unbewußtem kompensatorischen Streben nach einer Einstellung, welche das Ganze der menschlichen Seele ausdrückt, zu verstehen.

347 Wenden wir uns wieder unserer Autorin zu.

348 Der Vision der Stadt folgt die eines «seltsamen Nadelholzbaumes mit knorrigen Ästen». Dieses Bild mutet uns nicht mehr fremdartig an nach dem, was wir bereits vom Lebensbaum und seiner Assoziation mit Mutter, Stadt und Lebenswasser vernommen haben. Das Attribut

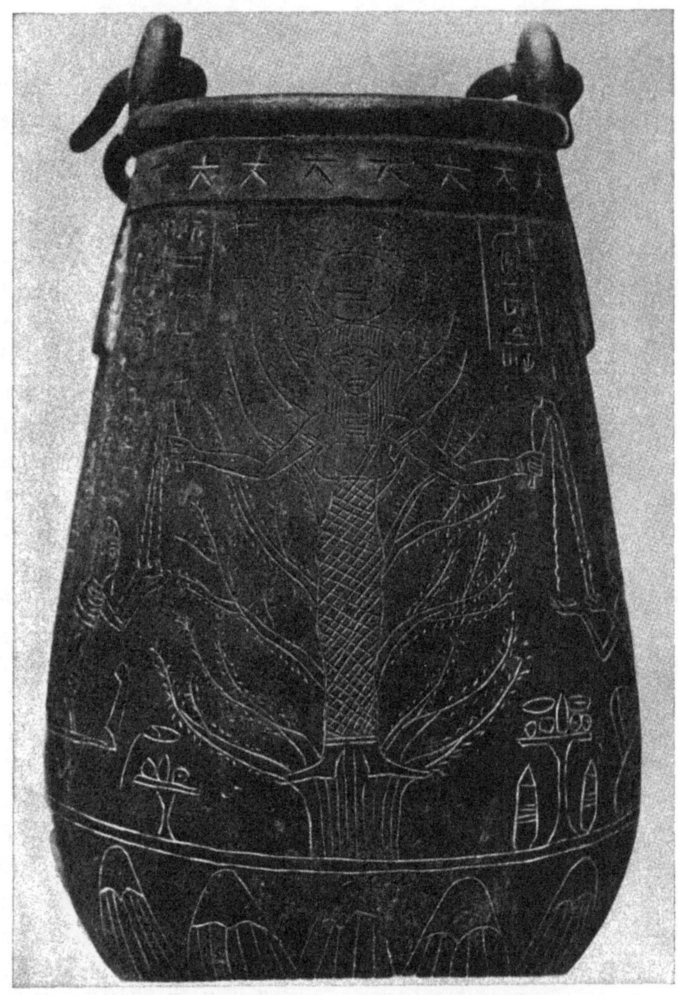

Abb. 62 Der Lebensbaum. Ägyptisches Bronzegefäß (26. Dynastie)

«seltsam» wird wohl, wie in Träumen, eine besondere Hervorhebung beziehungsweise Numinosität ausdrücken. Leider gibt die Autorin kein individuelles Material dazu. Da nun durch die Weiterentwicklung der Visionen der schon in der Symbolik der Stadt angedeutete Baum hier besonders hervorgehoben wird, so sehe ich mich genötigt, noch ein weiteres Stück aus der Symbolgeschichte des Baumes vorzubringen.

349 Bekanntlich haben die Bäume im Kultus und Mythus von jeher eine große Rolle gespielt. (Abb. 62) Der typische Mythenbaum ist der Paradies- oder Lebensbaum; bekannt sind die Fichte des Attis, der Baum oder die Bäume des Mithras, die nordische Weltesche Yggdrasill usw. Das Aufhängen des Attisbildes an einer Fichte (Abb. 120), das Aufhängen des Marsyas, das zu einem berühmten künstlerischen Motiv wurde, das Hängen Odins, die germanischen Hängeopfer usw. belehren uns, daß das Hängen am Kreuzesbaum nicht etwas Einmaliges in der religiösen Mythologie ist, sondern in denselben Vorstellungskreis wie die übrigen hineingehört. In dieser Anschauungswelt ist das Kreuz Christi der Lebensbaum und zugleich das Todesholz. (Abb. 71) So wie man mythisch die Abstammung des Menschen aus Bäumen behauptete, so bestanden auch Bestattungsgebräuche, wonach man sie in hohlen Bäumen bestattete, weshalb bis jetzt der Ausdruck «Totenbaum» für Sarg vorkommt. Wenn man berücksichtigt, daß der Baum überwiegend ein Muttersymbol ist (vgl. Abb. 62), so erscheint der Sinn dieser Bestattungsweise als verständlich: *Der Tote wird gewissermaßen in die Mutter eingeschlossen zur Wiedergeburt.* (Abb. 64, 81 und 108) Wir begegnen diesem Symbol in dem von PLUTARCH[38] überlieferten Osirismythus. Rhea ist mit Osiris schwanger, zu gleicher Zeit auch mit Isis; Osiris und Isis begatten sich schon im Mutterleib. (Motiv der «Nachtmeerfahrt» mit Inzest.) Ihr Sohn ist Arueris, später Horus genannt. Von Isis heißt es, sie sei im «ganz Feuchten» geboren (τετάρτῃ δὲ τὴν Ἶσιν ἐν πανύγροις γενέσθαι)[39]; von Osiris heißt es, ein gewisser Pamyles in Theben habe beim Wasserschöpfen eine Stimme aus dem Zeustempel gehört, die ihm befahl, zu verkündigen, daß der μέγας βασιλεὺς εὐεργέτης Ὄσιρις (große wohltätige König Osiris)[40] geboren sei. Diesem Pamyles zu Ehren wurden die Pamylien gefeiert, die den Phallophorien ähnlich seien. Pamyles scheint also, ähnlich wie Dionysos, ursprünglich ein phallischer Dämon gewesen zu sein. Pamyles stellt als Phallus die schaffende Kraft dar, welche aus dem Unbewußten (nämlich dem Wasser) «schöpft» und dabei den Gott (Osiris)

38 *De Iside et Osiride.*

39 l. c., p. 20.

40 l. c., p. 19 f.

als bewußten Inhalt erzeugt. Dieser Zusammenhang läßt sich auch als individuelles Erlebnis verstehen: Pamyles schöpft Wasser. Dieser Akt ist symbolisch, beziehungsweise kann als Archetypus erlebt werden: es ist ein Heraufholen aus der Tiefe; der Heraufgeholte ist ein numinoser, zuvor unbewußter Inhalt, der an sich dunkel wäre, würde er nicht durch eine Stimme von oben als Gottesgeburt gedeutet. Dieser Typus wiederholt sich in der Jordantaufe (*Matthäus* 3, 17).

Osiris wurde von dem Unterweltgott Typhon listigerweise durch 350
Einschließen in eine Lade getötet; diese wurde auf dem Nil ausgesetzt und so ins Meer hinaus gesandt. Osiris aber begattete sich in der Unterwelt mit seiner zweiten Schwester, Nephthys. Man sieht, wie hier die Symbolik entwickelt wird: Im Mutterleib vor dem extrauterinen Dasein begeht Osiris den Inzest; im Tode, dem zweiten intrauterinen Dasein, begeht Osiris wieder Inzest, beide Male mit einer Schwester, da die Schwesterehe im frühen Altertum nicht nur bloß geduldet, sondern eigentlich vornehm war. Zarathushtra *empfahl* sogar die Verwandtenehe.

Der böse Typhon lockt mit List Osiris in die Lade oder Kiste: das 351
anfänglich «Böse» im Menschen will wieder in die Mutter zurück, das heißt die vom Gesetz verbotene inzestuöse Tendenz zur Mutter ist die angeblich von Typhon erfundene List. Es ist übrigens bemerkenswert, daß es gerade das Böse ist, welches Osiris in die Lade locken will, denn im Lichte der Teleologie dieses Motives bedeutet ja das Eingeschlossensein die Latenz vor der erneuernden Geburt. Das Böse, wie in Anerkennung seiner Unvollständigkeit, strebt nach vervollkommnender Wiedergeburt! – «ein Teil von jener Kraft, die stets das Böse will, und stets das Gute schafft!» [41] Bezeichnenderweise ist es eine List: wie durch einen listigen Betrug will sich der Mensch irgendwie der Wiedergeburt bemächtigen, um von neuem Kind zu werden. So eben erscheint es dem «vernünftigen» Urteil. Ein ägyptischer Hymnus [42] erhebt sogar Anklage gegen die Mutter Isis, daß sie den Sonnengott Rê mit Verrat fälle: es wird der Mutter als böser Wille ausgelegt, daß sie den Sohn ausgestoßen und verraten habe. Der Hymnus beschreibt, wie Isis eine Schlange formte, sie auf den Weg des Rê legte, und wie letz-

41 [*Faust*, 1. Teil, p. 172.]

42 Erman, *Ägypten und ägyptisches Leben im Altertum*, p. 360 f.

tere den Sonnengott mit giftigem Bisse verwundete. Von dieser Wunde genas er nie mehr, so daß er sich schließlich auf den Rücken der Himmelskuh zurückziehen mußte. Die Kuh aber ist die kuhköpfige Muttergöttin (Abb. 63), wie Osiris der Apis. Die Mutter wird angeklagt, als ob sie die Ursache wäre, daß man sich zu ihr flüchten muß, um von der Wunde, die sie einem selber geschlagen hat, zu genesen. Die Wunde entstand dadurch, daß der Inzest tabuiert[43] und man damit abgeschnitten wurde von der hoffnungsvollen Sicherheit der Kindheit und frühen Jugend, von all dem unbewußt triebhaften Geschehen, welches das Kind leben läßt als ein mit keiner Verantwortlichkeit belastetes Anhängsel der Eltern. Es muß darin viel gefühlhafte Erinnerung an das Tierzeitalter liegen, wo es noch kein «Du sollst» und «Du darfst» gab, sondern alles nur einfaches Geschehen war. Noch scheint dem Menschen eine tiefe Erbitterung innezuwohnen, daß ihn einstmals ein brutales Gesetz vom triebartigen Gewährenlassen und der Schönheit der in sich selbst harmonischen Tiernatur trennte. Diese Trennung manifestierte sich unter anderem im Inzestverbot und seinen Korrelaten (Heiratsgesetze, Speisetabus usw.). Solange sich das Kind in jener unbewußten Identität mit der Mutter befindet, ist es noch eins mit der Tierseele, das heißt so unbewußt wie diese. Die Entwicklung des Bewußtseins führt unabwendbar nicht nur zur Unterscheidung von der Mutter, sondern von den Eltern und der Familie überhaupt, und damit zu einer relativen Abtrennung vom Unbewußten und der Instinktwelt. Die Sehnsucht nach dieser verlorenen Welt besteht aber weiter und verlockt immer wieder, wenn schwierige Anpassungsleistungen verlangt werden, zum Aus- und Zurückweichen, zur Regression in die infantile Vorzeit, wodurch dann die inzestuöse Symbolik verursacht wird. Wäre diese Versuchung eindeutig, so könnte sich ein energischer Wille ohne zu große Anstrengung davon befreien. Sie ist aber nicht eindeutig, weil eine neue Anpassung und Orientierung von vitaler Bedeutung nur dann erfolgreich geleistet

[43] Ich muß hier daran erinnern, daß ich mit dem Wort Inzest noch eine andere Bedeutung verbinde, als dem Terminus eigentlich zukäme. Der Inzest ist das in die Kindheit Rückstrebende. Für das Kind heißt es noch nicht Inzest; nur für den Erwachsenen, der eine vollausgebildete Sexualität besitzt, wird dieses Rückstreben zum Inzest, indem er kein Kind mehr ist, sondern über eine Sexualität verfügt, die eigentlich keine regressive Anwendung mehr erträgt.

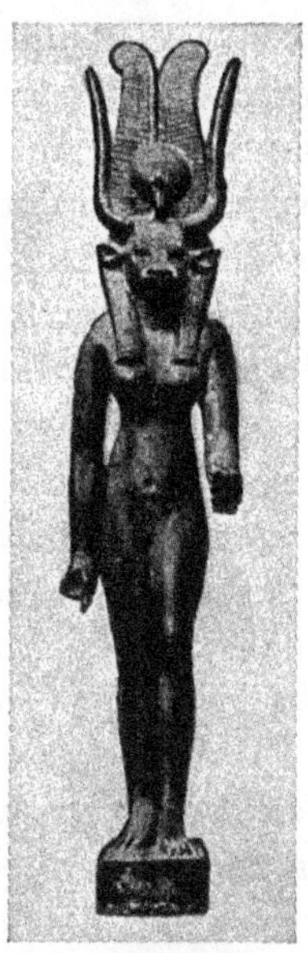

Abb. 63 Die kuhköpfige Hathor. Bronzefigur aus dem Serapaeum in Sakkara (Spätperiode)

werden kann, wenn sie in einer Art und Weise erfolgt, welche den Instinkten entspricht. Fehlt diese Entsprechung, so entsteht nichts Haltbares, sondern ein krampfhaft gewolltes Kunstprodukt, das sich auf die Dauer als lebensunfähig erweist. Der Mensch kann sich nicht zu irgend etwas aus bloßer Vernunft wandeln, sondern nur zu dem, was als Möglichkeit in ihm schon angelegt ist. Wird eine solche Veränderung notwendig, so wird der allmählich zerfallende bisherige Anpassungsweg unbewußt kompensiert durch den Archetypus einer anderen Anpassungsform. Wenn es nun dem Bewußtsein gelingt, den konstellierten Archetypus in sinn- und zeitgemäßer Weise zu deuten, dann entsteht eine lebensfähige Wandlung. So wird die wichtigste Beziehungsform der Kindheit, nämlich die Beziehung zur Mutter durch den Archetypus der Mutter kompensiert, wenn die Ablösung von der Kindheit angezeigt ist. Aus der Deutung entsteht zum Beispiel die Mutter Kirche (Abb. 61), die sich bisher als erfolgreich erwiesen hat. Insofern aber auch an dieser Form Alterserscheinungen auftreten sollten, so wäre mit der Zeit eine neue Deutung unvermeidlich.

352 Tritt eine Wandlung ein, so verliert die frühere Form ihre Anziehungskraft keineswegs: Wer sich von der Mutter trennt, sehnt sich nach ihr zurück. Diese Sehnsucht kann zur verzehrenden Leidenschaft werden, welche alles Gewonnene bedroht. In diesem Fall erscheint dann die «Mutter» einerseits als höchstes Ziel, andererseits als gefährlichste Bedrohung, als «furchtbare» Mutter [44].

353 Nach vollendeter Nachtmeerfahrt wird die Lade des Osiris bei Byblos ans Land geworfen und kommt in die Zweige einer Erika zu liegen, die den Sarg umwächst und zum herrlichen Baum emporgedeiht (Abb. 64). Der König des Landes läßt den Baum als eine Säule unter sein Dach stellen [45]. In diese Zeit des Verlorenseins des Osiris (Wintersonnenwende) fällt die seit Jahrtausenden übliche Klage um den gestorbenen Gott, und seine εὕρεσις (Auffindung) ist ein Freudenfest.

354 Typhon zerstückelt die Leiche und zerstreut die Stücke. Dem Zerstückelungsmotiv begegnen wir in zahlreichen Sonnenmythen [46] im Gegensatz zur Zusammensetzung des Kindes im Mutterleibe. Tatsächlich sucht die Mutter Isis die Stücke des Leichnams mit Hilfe des schakalköpfigen Anubis zusammen. Hier wurden die nächtlichen Leichenfresser, die Hunde und Schakale, zu Mithelfern der Zusammensetzung, der Wiedererzeugung [47]. Dieser Funktion des Leichenfraßes verdankt wohl auch der ägyptische Geier seine Symbolbedeutung als Mutter. In der persischen Urzeit warf man die Leichen hinaus, den Hunden zum Fraße, wie heute noch in Tibet oder in den Leichentürmen der Parsi den Geiern die Beseitigung des Toten überlassen wird. Persien kannte die Sitte, dem Sterbenden einen Hund ans Lager zu

44 Vgl. Frobenius, l. c.

45 Was sehr an die in Astartetempeln aufgestellten phallischen Säulen erinnert. Tatsächlich soll auch nach einer Version die Frau des Königs Astarte geheißen haben. Dieses Symbol erinnert an die passenderweise ἐγκόλπια (enkolpia) genannten Kreuze, die eine Reliquie in sich bergen.

46 Spielrein (l. c., p. 359 ff.) weist bei einer dementen Kranken zahlreiche Anwendungen des Zerstückelungsmotivs nach. Bruchstücke von verschiedenen Dingen und Stoffen werden «gekocht» oder «verbrannt». «Die Asche kann zum Menschen werden.» Die Patientin sah, wie «Kinder in Glassärgen zerschlagen» wurden.

47 Demeter sammelte die Glieder des zerrissenen Dionysos und setzte ihn wieder zusammen.

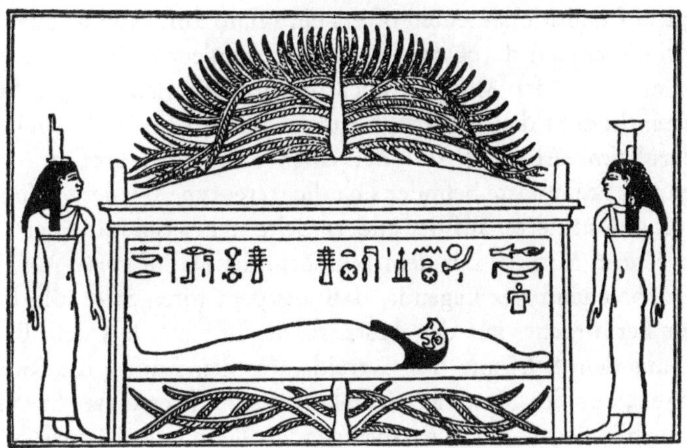

Abb. 64 Osiris im Erikasarg. Nach einem Relief aus Denderah (Ägypten)

führen, und der Sterbende mußte ihm einen Bissen überreichen [48]. Die Sitte will offenbar zunächst sagen, der Bissen soll dem Hund gehören, damit er den Leib des Sterbenden verschone, ähnlich wie Cerberus beschwichtigt wird durch den Honigkuchen, den ihm Herakles bei der Höllenfahrt überreicht. Wenn wir aber den schakalköpfigen Anubis (Abb. 65), der bei der Wiederzusammensetzung des zerstückelten Osiris seine guten Dienste leistet, und die Mutterbedeutung des Geiers berücksichtigen, so drängt sich uns die Frage auf, ob nicht mit dieser Zeremonie etwas Tieferes gemeint sei? Mit dieser Idee hat sich auch Creuzer [49] beschäftigt und ist zum Schluß gekommen, daß die astrale Form der Hundezeremonie, nämlich das Erscheinen des Hundssternes zur Zeit des höchsten Sonnenstandes, damit in Zusammenhang stehe; daß nämlich das Herbeibringen des Hundes eine kompensatorische Bedeutung habe, indem dadurch der Tod zum höchsten Sonnenstande gemacht werde. Dies ist durchaus psychologisch gedacht, wie sich aus der ganz allgemeinen Tatsache ergibt, daß der Tod als Eintreten in den Mutterleib (zur Wiedergeburt) aufgefaßt wird. Dieser Deutung dürfte auch die sonst rätselhafte Funktion des Hundes im sacrificium Mithriacum zu Hilfe kommen. An dem von Mithras getöteten Stier

48 Vgl. Diodorus, III, 62.
49 *Symbolik und Mythologie der alten Völker* II, p. 212.

springt auf den Monumenten öfters ein Hund auf. Nun ist aber dieses sacrificium sowohl durch die persische Legende wie durch die Monumente auch als der Moment höchster Fruchtbarkeit aufgefaßt. Am schönsten kommt dies wohl zum Ausdruck auf dem Mithrasrelief von Heddernheim (Abb. 66); auf der einen Seite einer großen (ehemals drehbaren) Steinplatte befindet sich die stereotype Niederwerfung und Opferung des Stieres, auf der andern Seite stehen Sol mit einer Traube in der Hand, Mithras mit dem Füllhorn, die Dadophoren mit Früchten, entsprechend der Legende, daß aus dem toten Stier alle Fruchtbarkeit hervorgeht: aus den Hörnern die Früchte, aus dem Blut der Wein, aus dem Schwanz das Getreide, aus dem Samen die Rindergeschlechter, aus der Nase der Knoblauch usw. Über dieser Szene steht Silvanus mit den von ihm entspringenden Tieren des Waldes.

355 In diesem Zusammenhang dürfte dem Hund sehr wohl die von Creuzer vermutete Bedeutung zukommen. Hundeköpfig wie Anubis ist auch Hekate, die Unterweltgöttin. Als canicula empfing sie Hundeopfer zur Abwendung der Pest. Ihre Beziehung zur Mondgöttin läßt die Bedeutung der Wachstumsfördernden vermuten. Hekate bringt als erste der Demeter Kunde von der geraubten Tochter und erinnert damit an die Rolle des Anubis. Wie Hekate empfängt Eileithyia, die Geburtsgöttin, Hundeopfer. Ja, Hekate (Abb. 104) ist selber gelegentlich Hochzeits- und Geburtsgöttin. Der Hund ist auch ein ständiger Begleiter des Heilgottes Asklepios, der noch als Mensch sogar einen Toten wieder belebt hat und zur Strafe dafür vom Blitz erschlagen wurde. Diese Zusammenhänge erklären die folgende Petronius-Stelle: «Valde te rogo, ut secundum pedes statuae meae catellam pingas ... ut mihi contingat tuo beneficio post mortem vivere.» [50]

356 Kehren wir wieder zum Osirismythus zurück! Trotz der von Isis ins Werk gesetzten Wiederherstellung der Leiche gelingt die Wiederbelebung insofern nur unvollständig, als der Phallus des Osiris nicht wieder beigebracht werden kann; er war von den Fischen gefressen worden; die Lebenskraft fehlt [51]. Osiris begattet zwar als Schatten noch

[50] *Satyricon,* Kp. 71. [Ich bitte dich sehr, an den Fuß meiner Statue ein Hündchen zu malen ... auf daß mir beschieden sei, dank dir nach dem Tode zu leben.]

[51] Frobenius (l. c., p. 393 f.) macht die Bemerkung, daß den Feuergöttern (den Sonnenhelden) häufig ein Glied fehle. Dazu gibt er folgende Parallele: «So wie der

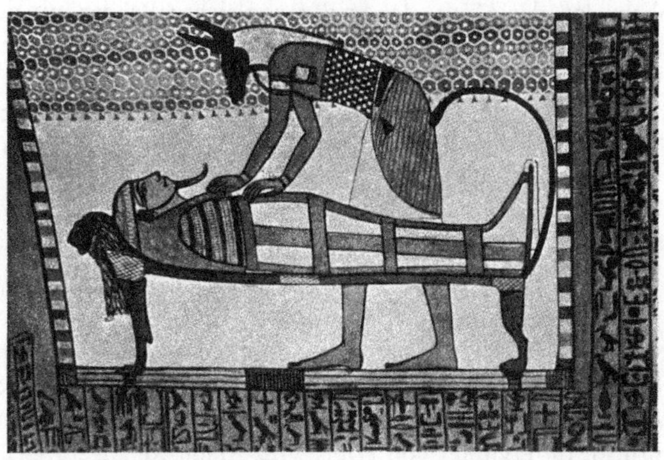

Abb. 65 Der schakalköpfige Gott Anubis beugt sich über einen Toten. Grab von Der-el-Medineh, Theben (Ägypten)

einmal Isis, die Frucht aber ist Harpokrates, der schwach war «an den unteren Gliedmaßen», das heißt entsprechend der Bedeutung von γυίον, an den Füßen. In dem oben erwähnten Hymnus wird Rê von der Schlange der Isis ebenfalls am Fuße verwundet. Der Fuß als das der Erde nächste Organ stellt auch in den Träumen die Beziehung zur irdischen Wirklichkeit dar und hat oft zeugende beziehungsweise phallische Bedeutung[52]. Οἰδίπους (oedipus = Schwellfuß) ist in dieser Hinsicht suspekt. Osiris, wenn auch als Schatten, rüstet nun die junge Sonne, seinen Sohn Horus, zum Kampfe mit Typhon. Osiris und Horus entsprechen dem eingangs erwähnten Vater-Sohn-Symbolismus. Osiris ist flankiert durch die wohlgebildete und durch die häßliche Figur, nämlich Horus und Harpokrates, der meistens als Krüppel erscheint, oft bis zur Fratzenhaftigkeit entstellt. Es ist nicht unwahr-

Gott dem Ogren ⟨Riesen⟩ hier einen Arm ausdreht, so dreht Odysseus dem edlen Polyphem das Auge aus, worauf die Sonne dann geheimnisvoll am Himmel emporkriecht. Sollte dies Feuerandrehen und das Armausdrehen in einem Zusammenhang stehen?» In erster Linie handelt es sich um eine Verstümmelung, sodann um eine drehende Bewegung, die Frobenius wohl richtig mit der Feuerbohrung in Zusammenhang bringt. Die Verstümmelung ist eine Kastration im Falle von Attis, und bei Osiris ist es etwas Ähnliches.

52 Vgl. Aigremont, *Fuß- und Schuhsymbolik und -Erotik.*

scheinlich, daß das Motiv der beiden ungleichen Brüder mit der bekannten primitiven Vorstellung zusammenhängt, wonach die Plazenta der Zwillingsbruder des Neugeborenen ist.

357 Osiris vermischt sich in der Tradition mit Horus. Hor-pi-chrud, wie des letzteren eigentlicher Name lautet[53], setzt sich aus chrud = Kind und Hor (von hri = auf, über, obenauf) zusammen und bedeutet das «obenaufkommende Kind», als die steigende Sonne, gegenüber Osiris, der die niedersteigende Sonne, die Sonne «im Westen» personifiziert. So sind Osiris und Horpichrud oder Horus ein Wesen, bald Gatte, bald Sohn derselben Mutter. Chnum-Rê, der Sonnengott von Unterägypten, als Widder dargestellt, hat als weibliche Landesgottheit Hatmehit zur Seite, die den Fisch auf ihrem Haupte führt. Sie ist die Mutter und Gattin des Bi-neb-did (Widder, Lokalname des Chnum-Rê). Im Hymnus von Hibis wird Amon-Rê angerufen:

«Dein (Chnum-)Widder weilt in Mendes, vereinigt als Viergott in Thmuis. Es ist der Phallus der Herr der Götter. Es freut sich der Stier (d. i. der Gatte) seiner Mutter an der Kuh (ahet, der Mutter) und der Mann befruchtet durch seinen Samen (Ka-mutef).»[54]

358 In weiteren Inschriften[55] wird Hatmehit direkt als «Mutter des Mendes» bezeichnet. (Mendes ist die griechische Form von Bi-neb-did: Widder.) Sie wird auch angerufen als die «Gute», mit dem Nebensinne von ta-nofert, als «junges Weib». Die Kuh als Muttersymbol (Abb. 94) findet sich bei allen möglichen Formen und Abarten der Hathor-Isis (Abb. 63) und besonders bei dem weiblichen Nun (parallel dazu die Urgöttin Nit oder Nêith), dem feuchten Urstoff, der zugleich männlicher und weiblicher Natur ist, Nun wird daher angerufen[56]: «Amon, das Urgewässer ...[57], das als Anfang Seiende.» Er

53 Brugsch, *Religion und Mythologie der alten Ägypter*, p. 354.

54 l. c., p. 310.

55 l. c.

56 l. c., p. 112 ff.

57 In der Thebais, wo der Hauptgott Chnum ist, vertritt dieser in seiner kosmogonischen Komponente den Windhauch, aus dem sich später der «über den Wassern schwebende Geist (πνεῦμα) Gottes» entwickelt hat; das primitive Bild der kosmischen Eltern, die aufeinandergedrückt liegen, bis der Sohn sie auseinandersprengt.

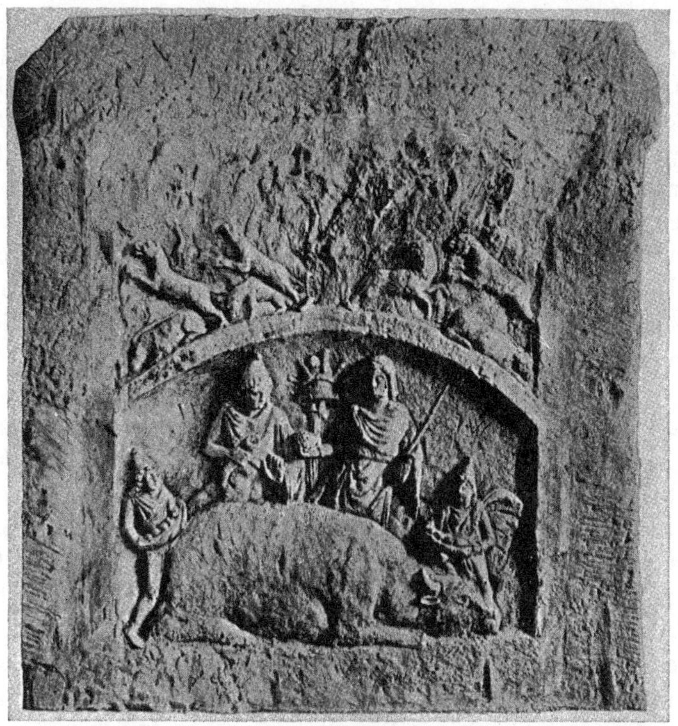

Abb. 66 Die auf das mithraische Opfer folgende Fruchtbarkeit. Heddernheimer Relief

wird bezeichnet als der Vater der Väter, die Mutter der Mütter. Dem entspricht die Anrufung der weiblichen Seite des Nun-Amon, der Nit oder Nêith:

«Nit, die Alte, die Gottes-Mutter, die Herrin von Esne, der Vater der Väter, die Mutter der Mütter, das ist der Käfer und der Geier, das Seiende als Anfang.»
«Nit, die Alte, die Mutter (durch den Geier bezeichnet), welche gebar den Lichtgott Rā, die zuerst gebar, als nichts war, das gebar.»
«Die Kuh, die Alte, welche die Sonne gebar und die Keime der Götter und Menschen legte.» [58] (Abb. 67)

Das Wort «nun» bezeichnet die Begriffe jung, frisch, neu, ebenso 359

58 Brugsch, l. c., p. 114 f.

das neuankommende Wasser der Nilflut. Im übertragenen Sinne wird «nun» auch für das chaotische Urgewässer gebraucht, überhaupt für die gebärende Urmaterie[59], die durch die Göttin Nunet personifiziert ist. Aus ihr entsprang Nut, die Himmelsgöttin, die mit besterntem Leibe dargestellt wird oder als Himmelskuh (Abb. 68), ebenfalls mit besterntem Leibe.

360 Wenn sich also der Sonnengott nach und nach zurückzieht auf den Rücken der Himmelskuh, so heißt das: er geht in die Mutter zurück, um als Horus wieder zu erstehen. Am Morgen ist die Göttin Mutter, am Mittag Schwestergattin und am Abend wieder Mutter, die den Toten in ihren Schoß aufnimmt.

361 So erklärt sich das Schicksal des Osiris: er geht ein in den Mutterleib, die Lade, das Meer, den Baum, die Astartesäule, er wird zerstükkelt, wiedergeformt und erscheint in seinem Sohne, dem Hor-pichrud, aufs neue.

362 Bevor wir auf die weiteren Geheimnisse, die uns dieser Mythus verrät, eingehen, ist noch einiges vom Symbol des Baumes zu sagen. Osiris liegt auf den Zweigen des Baumes[60], die ihn umwachsen. Das Motiv der Umschlingung und Umrankung (Abb. 64) findet sich öfters im Sonnen- beziehungsweise Wiedergeburtsmythus. Ein Beispiel ist das Dornröschen, dann die Sage von dem Mädchen[61], das zwischen Rinde und Holz eingeschlossen ist. Eine primitive Sage berichtet vom Sonnenhelden, wie er aus Schlinggewächsen befreit werden muß[62]. Ein Mädchen träumt *von ihrem Liebhaber, er sei ins Wasser gefallen, sie versucht ihn zu retten, hat aber zuerst Tang und Seegras aus dem Wasser zu ziehen, dann erwischt sie ihn.* In einer afrikanischen Sage muß der Held nach seiner Tat erst aus dem Tang ausgewickelt werden. In einer polynesischen Erzählung wird das Schiff des Helden von den Fangarmen eines riesigen Polypen umschlungen. Rês Schiff ist auf seiner Nachtmeerfahrt von der Nachtschlange umwunden. In der poetischen Bearbeitung von Buddhas Geburtsgeschichte durch Sir Edwin Arnold findet sich ebenfalls das Umschlingungsmotiv:

59 l. c., p. 128 f.

60 Vgl. das ähnliche Motiv im ägyptischen Batamärchen. [Erman, *The Literature of the Ancient Egyptians*, p. 156]

61 Serbisches Lied, auf das Grimm (*Deutsche Mythologie* II, p. 544) Bezug nimmt.

62 Frobenius, l. c., p. 271 ff.

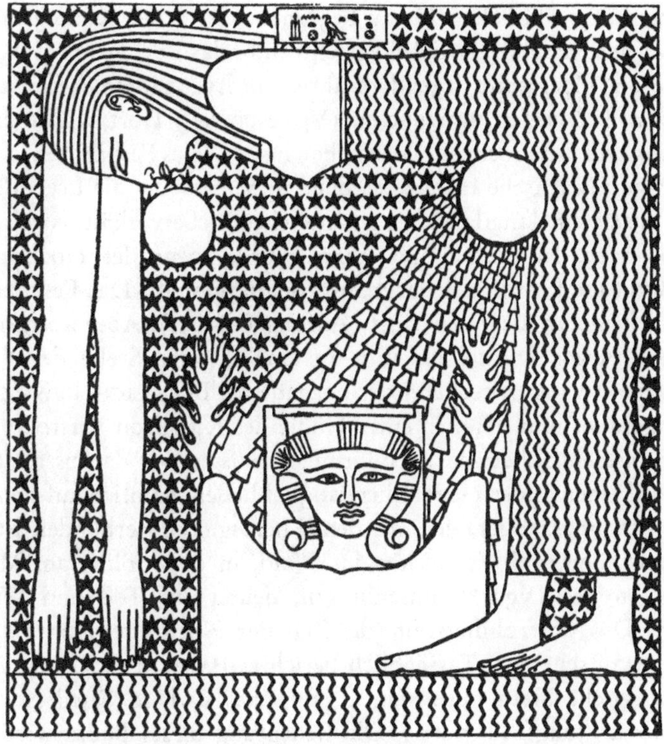

Abb. 67 Nit, die Sonne gebärend. Ägyptisches Relief

Queen Maya stood at noon, her days fulfilled,
Under a Palso in the Palace-grounds,
A stately trunk, straight as a temple-shaft,
With crown of glossy leaves and fragrant blooms;
And, – knowing the time come – for all things knew –
The conscious tree bent down its bows to make
A bower about Queen Maya's majesty;
And Earth put forth a thousand sudden flowers
To spread a couch; while, ready for the bath,
The rock hard by gave out a limpid stream
Of crystal flow. So brought she forth her child ...[63]

[63] *The Light of Asia,* p. 23 f. Vgl. die Geburt des germanischen Aschanes, wo ebenfalls Fels, Baum und Wasser der Geburtsszene beiwohnen. SPITTELER hat in

363 Einem sehr ähnlichen Motiv begegnen wir in der Kultlegende der samischen Hera. Alljährlich «verschwand» das Bild aus dem Tempel, wurde am Meeresufer irgendwo an einem Lygosstamm befestigt und mit dessen Zweigen umwunden. (Vgl. Abb. 64.) Dort wurde es «gefunden» und mit Hochzeitskuchen bewirtet. Dieses Fest ist zunächst ein ἱερὸς γάμος (kultische Hochzeit), denn in Samos ging die Legende, daß Zeus zuerst ein langdauerndes, heimliches Liebesverhältnis mit Hera gehabt habe. In Plataä und Argos wurde sogar der Hochzeitszug mit Brautjungfern, Hochzeitsmahl usw. dargestellt. Das Fest fand im Hochzeitsmonat Γαμηλιών statt (Anfang Februar). Aber auch in Plataä und Argos wurde das Bild an eine einsame Stelle des Waldes gebracht, etwa entsprechend der Legende bei Plutarch, daß Zeus die Hera geraubt und dann in einer Höhle des Kithairon versteckt habe. Nach unseren bisherigen Ausführungen müssen wir daraus allerdings noch auf einen andern Gedankengang schließen, nämlich auf den Wiederverjüngungszauber, der mit dem Hierosgamos verbunden ist. Das Verschwinden und Verstecken im Wald, in der Höhle, am Meeresufer, von der Lygos[64] umschlungen, deutet auf Tod und Wiedergeburt. Die Vorfrühlingszeit (die Zeit der Hochzeiten) im Γαμηλιών paßte dazu sehr gut. Tatsächlich berichtet Pausanias, II, 38, 2, daß die argivische Hera durch ein alljährliches Bad im Quell Kanathos wieder zur Jungfrau wurde. Die Bedeutung dieses Bades wird noch hervorgehoben durch den Bericht, daß im platäischen Kult der Hera Teleia Tritonische Nymphen auftraten als Wasserträgerinnen. In der Erzählung *Ilias*, wo das eheliche Lager des Zeus auf dem Ida geschildert ist, heißt es:

Also Zeus, und umarmte voll Inbrust seine Gemahlin.
Unten die heilige Erd' erzeugt' aufgrünende Kräuter,
Lotos mit thauiger Blum', und Krokos, sammt Hyakinthos,
Dicht und locker geschwellt, die empor vom Boden sie trugen;

seinem *Prometheus* das gleiche Motiv des liebenden Baumes benützt, um zu schildern, wie die Natur das zur Erde gebrachte «Kleinod» empfängt. Es ist eine Entlehnung aus Buddhas Geburtsgeschichte. Vgl. «Om mani padme hum» = oh, das Kleinod im Lotus! [Spitteler, *Prometheus und Epimetheus*, p. 125 ff.]

64 Λύγος ist eine Weide, überhaupt jeder biegsame und flechtbare Zweig. λυγόω heißt flechten.

65 *Beschreibung von Griechenland*, II, 38, 2, p. 189.

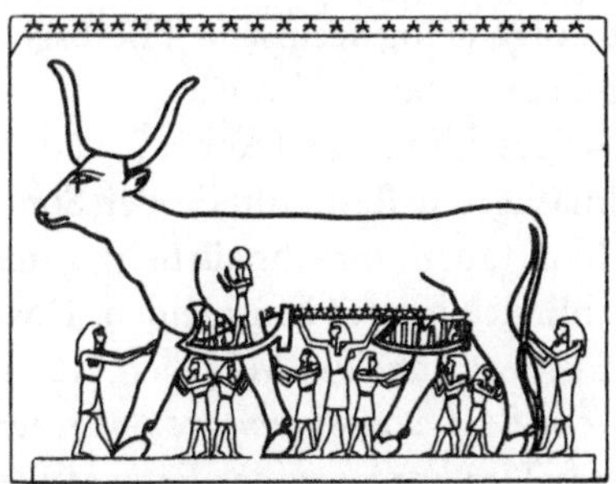

Abb. 68 Himmelskuh. Aus dem Grabe Sethos' I., Ägypten

Hierauf ruheten Beid', und hülleten sich ein Gewölk um,
Schön und stralend von Gold; und es thauete nieder mit Glanzduft.
Also schlummerte sanft auf Gargaros Höhe der Vater,
Trunken von Schlaf und Lieb', und hielt in den Armen die Gattin[66].

Drexler erkennt in dieser Schilderung[67] eine Anspielung auf den 364
Göttergarten im äußersten Westen am Ufer des Ozeans, welche Vorstellung aus einem vorhomerischen Hierosgamos-Hymnus entnommen wäre[68]. Jenes westliche Land ist das Land des Sonnenunterganges, dorthin eilen Herakles und Gilgamesh, wo Sonne und mütterliches Meer zu ewig verjüngendem Beilager sich vereinigen. Unsere Vermutung einer Verbindung des Hierosgamos mit einem Wiedergeburtsmythus dürfte sich demnach wohl bestätigen. Pausanias[69] erwähnt ein verwandtes Mythenfragment, daß nämlich das Bild der Artemis Orthia auch Lygodesma (von Weiden gefesselt) heiße, weil es in einem Weidenbusch gefunden worden sei; in diesem Bericht scheint eine

66 XIV, 294–296.

67 Sonderbarerweise findet sich gerade bei dieser Stelle (Vers 288) die Schilderung des hoch auf der Tanne sitzenden Schlafes. «Allda saß er von Zweigen umhüllt voll stachlicher Tangeln, / gleich dem tönenden Vogel, der nachts die Gebirge durchflattert». Es sieht aus, wie wenn dieses Motiv zum Hierosgamos gehörte. Vgl. das zauberische Netz, mit dem Hephaistos Ares und Aphrodite in flagranti umschlingt und festlegt zum Spotte der Götter.

68 Siehe Roscher, *Lexikon* I, Sp. 2102, 52 ff.

69 l. c., III, 16, 11, p. 231.

Beziehung auf die allgemeingriechische Hierosgamosfeier mit ihren oben besprochenen Gebräuchen zu liegen.

365 Das Motiv des «Verschlingens» (Abb. 69 und 70), das FROBENIUS als einen der regelmäßigsten Bestandteile der Sonnenmythen nachgewiesen hat, steht hier (auch sprachfigürlich) ganz nahe. Der «Walfischdrache» «verschlingt» immer den Helden. Das Verschlingen kann auch partiell sein. Ein sechsjähriges Mädchen, das ungern in die Schule geht, träumt, *daß sein Bein von einem großen roten Wurm umschlungen werde.* Für dieses Tier hat sie wider Erwarten ein zärtliches Interesse. Eine erwachsene Patientin, die sich, infolge einer Mutterübertragung auf eine ältere Freundin, von dieser nicht trennen kann, träumt: *Sie ist im Begriff, einen breiten Bach zu überschreiten. Es ist keine Brücke da. Sie findet aber eine Stelle, wo sie ihn überschreiten kann. Wie sie eben im Begriffe ist, es zu tun, faßt sie ein großer Krebs, der im Wasser verborgen lag, am Fuß und läßt sie nicht mehr los*[70].

366 Auch etymologisch ist dieses Bild vorhanden: Es gibt eine indogermanische Wurzel vélu-, vel-, mit der Bedeutung von umringen, umhüllen, drehen, wenden. Daraus abgeleitet sind: Sanskr. val, valate = bedecken, umhüllen, umringen, ringeln, vallî = Schlingpflanze, ulûta = Boa constrictor = lat. volûtus, lit. velù, velti = wickeln, kirchenslav. vlina = althochd. wella = Welle. Zu der Wurzel vélu gehört auch die Wurzel vlvo mit der Bedeutung Hülle, Eihaut, Gebärmutter. Sanskr. ulva, ulba mit derselben Bedeutung. Lat. volva, volvula, vulva. Zu vélu gehört auch die Wurzel ulvorâ mit der Bedeutung von Fruchtfeld, Pflanzenhülle. Sanskr. urvárâ = Saatfeld. Zend. urvara = Pflanze. Der gleiche Stamm vel hat auch die Bedeutung von wallen. Sanskr. ulmuka = Brand. Ϝαλέα, Ϝέλα, got. vulan = wallen. Althochd. und mittelhochd. walm = Hitze, Glut[71]. (Es ist typisch, daß dem Sonnenhelden im Zustand der «Involution» vor Hitze immer die Haare ausgehen.) Ferner findet sich die Wurzel vel als «tönen»[72] und als wollen, wünschen.

367 Das Motiv des Umschlingens ist Muttersymbolik[73]. Die verschlin-

[70] Vgl. dazu meine Ausführungen in: *Über die Psychologie des Unbewußten* [Paragr. 123 ff.].

[71] FICK, *Vergleichendes Wörterbuch der indogermanischen Sprachen* I, p. 132.

[72] Vgl. die «tönende Sonne» [GOETHE, Paragr. 235 dieses Bandes].

[73] Zum Verschlingungsmotiv gehört wohl auch das Motiv der «Klappfelsen»

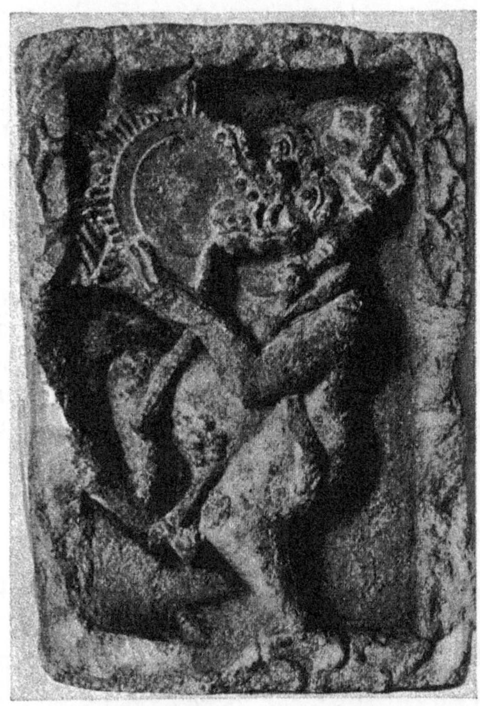

Abb. 69 Sonnenverschlingender Dämon. Relief, Ostjava (15. Jh.)

(Frobenius, l. c., p. 405). Der Held muß mit seinem Schiffe zwei Felsen passieren, die zusammenklappen. (Ähnlich beißende Türe, zusammenklappender Baumstamm.) Beim Passieren wird meistens der Schwanz des Vogels abgeklemmt (oder das Hinterteil des Schiffes usw.): Man erkennt darin wieder das Verstümmelungsmotiv («Armausdrehen»). Scheffel verwendet dieses Bild in seinem bekannten Liede ‹Ein Harung liebt' eine Auster» usw. Das Ende vom Liede ist, daß die Auster ihm beim Küssen den Kopf abklemmt. Die Tauben, die Zeus die Ambrosia bringen, haben die Klappfelsen zu passieren. Wie Frobenius erwähnt, stehen die Felsen oder Höhlen, die sich nur auf einen Zauberspruch öffnen, mit dem Klappfelsenmotiv in nächster Verbindung. Am allerbezeichnendsten in dieser Hinsicht ist eine südafrikanische Sage (Frobenius, p. 407): «Man muß den Felsen dann bei Namen rufen und laut schreien: ‹Felsen Untunjambili öffne dich, damit ich eintreten kann.› Der Stein kann aber, wenn er sich dem betreffenden Manne nicht eröffnen will, dann antworten: ‹Der Fels wird nicht durch Kinder geöffnet; er wird geöffnet durch die Schwalben, die in der Luft fliegen!›» Das Bemerkenswerte ist, daß keine Menschenkraft den Felsen öffnen kann, nur ein Spruch vermag es – oder ein Vogel. Schon diese Formulierung sagt es, daß die Eröffnung des Felsens ein Unternehmen sei, das

genden Bäume sind zugleich gebärende Mütter. (Abb. 76) So sind in der griechischen Sage die μελίαι νύμφαι die Eschen, die Mütter des ehernen Menschengeschlechtes. Der *Bundehesh* symbolisiert die ersten Menschen, Meschia und Meschiane als den Baum Reivas. Der Stoff, den nach dem nordischen Mythus der Gott belebte, als er Menschen schuf, wird als trê = Holz, Baum[74], bezeichnet[75]. Ich erinnere auch an ὕλη = Holz. Im Holz der Weltesche Yggdrasil verbirgt sich beim Weltuntergang ein Menschenpaar, von dem dann die Geschlechter der erneuerten Welt abstammen[76]. Im Moment des Weltunterganges wird die Weltesche zur bewahrenden Mutter, zum Toten- und Lebensbaum, ein ἐγκόλπιον[77]. Aus dieser Wiedergeburtsfunktion der Weltesche wird auch das Bild klar, dem wir in dem Kapitel des *Ägyptischen Totenbuches*, das «Pforte von der Kenntnis der Seelen des Ostens» heißt, begegnen:

«Ich bin der Pilot in dem heiligen Kiele. Ich bin der Steuermann, der sich in dem Schiffe des Ra[78] keine Ruhe gönnt. Ich kenne jenen Baum von smaragdgrüner Farbe, aus dessen Mitte Ra emporsteigt zur Wolkenhöhe.»[79]

368 Schiff und Baum (Totenschiff und Totenbaum [vgl. oben Paragr. 361]) sind hier nahe beisammen. Das Bild sagt, daß Ra aus dem Baum geboren emporstieg. Auf die gleiche Art ist wohl die Darstellung des Son-

nicht wirklich ausgeführt werden kann, sondern das man nur auszuführen wünscht. «Wünschen» ist im Mittelhochdeutschen auch schon das «Vermögen, Außerordentliches zu schaffen». Der Vogel stellt den «Wunschgedanken» dar.

74 Grimm, l. c., I, p. 474.

75 In Athen gab es ein Geschlecht der Αἰγειροτόμοι, der aus der Pappel Gehauenen.

76 Herrmann, *Nordische Mythologie*, p. 589.

77 Javanische Stämme pflegten ihr Gottesbild in einer künstlichen Aushöhlung eines Baumes aufzustellen. Im persischen Mythus ist der weiße Haoma ein himmlischer Baum, der im See Vourukasha wächst, der Fisch Kharmâhî kreist schützend um ihn und verteidigt ihn gegen die Kröte Ahrimans. Er gibt ewiges Leben, den Frauen Kinder, den Mädchen Gatten und den Männern Rosse. Im *Mînôkhired* heißt der Baum der «Zubereiter der Leichname». (Spiegel, *Erânische Altertumskunde* II, p. 114 f.)

78 Sonnenschiff, das Sonne und Seele über das Todesmeer geleitet zum Aufgange.

79 Brugsch, *Religion und Mythologie der alten Ägypter*, p. 177.

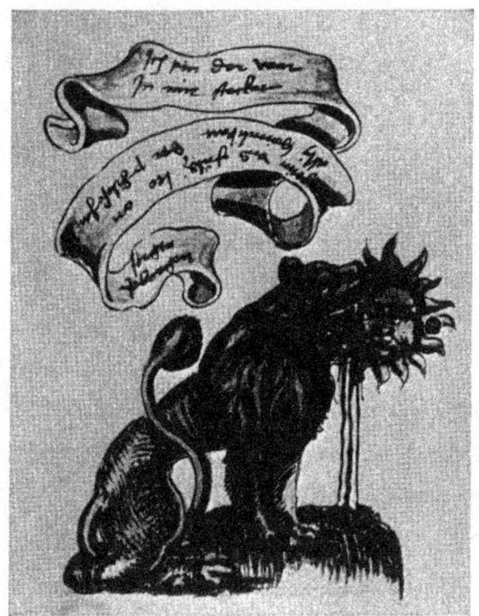

Abb. 70 Der sonnenverschlingende Löwe in der Alchemie. Manuskript, Stiftsbibliothek St. Gallen (17. Jh.)

nengottes Mithras zu deuten, welcher auf dem Heddernheimer Relief zu halbem Leibe aus dem Wipfel eines Baumes emporragt. (Abb. 77) In der gleichen Weise steckt er auf anderen Monumenten bis zu halbem Leibe im Felsen, wodurch die Felsgeburt veranschaulicht wird. Häufig findet sich neben der Geburtsstätte des Mithras ein Fluß. Diesem Symbolkonglomerat entspricht die Geburt des Aschanes, des ersten Sachsenkönigs, der aus den Harzfelsen emporwächst, die mitten im Wald bei einem Springbrunnen [80] stehen [81]. Hier finden wir alle Muttersymbole vereinigt, Erde, Holz und Wasser. Es ist daher nichts als logisch, wenn im Mittelalter der Baum poetisch mit dem Ehrentitel «Frau» angeredet wurde. Ebenso ist es nicht erstaunlich, daß die christliche Legende aus dem Totenbaum des Kreuzes das Lebensholz, den Lebensbaum, machte, so daß öfters Christus als an einem grünenden und fruchttragenden Lebensbaum gekreuzigt dargestellt wurde. (Abb. 71)

80 Ähnlich *Jes.* 51, 1: «Schauet den Felsen an, davon ihr gehauen seid, und des Brunnens Gruft, daraus ihr gegraben seid.» Weitere Belege in: von Löwis of Menar, *Nordkaukasische Steingeburtsagen.*

81 Grimm, l. c. I, p. 474.

Diese Zurückführung des Kreuzes auf den Lebensbaum, der schon babylonisch als Kultsymbol beglaubigt ist, hält auch der Bearbeiter der Kreuzgeschichte, ZÖCKLER[82], für durchaus wahrscheinlich. Die vorchristliche Bedeutung des (universell verbreiteten) Symbols widerspricht dieser Auffassung nicht, im Gegenteil, denn sein Sinn ist Leben. Auch das Vorkommen des Kreuzes im Sonnenkult (hier das gleicharmige und das Swastikakreuz als Darstellung des Sonnenrades) sowie im Kult der Liebesgöttinnen widerspricht der obigen (historischen) Bedeutung keineswegs. Die christliche Legende hat von diesem Symbolismus reichlich Gebrauch gemacht. Dem Kenner mittelalterlicher Kunstgeschichte ist jene Darstellung bekannt, wo das Kreuz aus dem Grabe Adams wächst. (Abb. 72) Die Legende war, daß Adam auf Golgatha begraben lag. Seth hatte auf sein Grab einen Zweig des Paradiesesbaumes gepflanzt, der zum Kreuz- und Totenbaum Christi wurde[83]. Bekanntlich ist durch Adams Schuld Sünde und Tod in die Welt gekommen, und Christus hat uns durch seinen Tod von der Schuld losgekauft. Auf die Frage, worin denn Adams Schuld bestanden habe, ist zu sagen, daß seine unverzeihliche, mit dem Tode zu büßende Sünde war, daß er sich erdreistete, vom Paradiesesbaum zu essen[84]. Was das für Folgen hatte, schildert eine jüdische Legende: Einer, dem es vergönnt war, nach dem Sündenfall noch einen Blick ins Paradies zu werfen, sah dort den Baum und die vier Ströme. Der Baum aber war verdorrt, und in seinen Zweigen lag ein Kindlein. Die Mutter war schwanger geworden[85].

82 *Das Kreuz Christi*, p. 51 ff.

83 Die Sage von Seth findet sich bei JUBINAL, *Mystères inédits du XV. siècle*, T. II, p. 16 ss., zitiert in: ZÖCKLER, l. c., p. 241.

84 Die germanischen heiligen Bäume standen auch unter dem Gesetz eines absoluten Tabu: es durfte von ihnen kein Blatt abgerissen, und auf dem Boden, so weit ihr Schatten reichte, nichts gepflückt werden.

85 Nach der deutschen Sage (GRIMM, l. c. II, p. 809) wird der erlösende Held geboren, wenn der Baum, der jetzt als schwaches Reis aus einer Mauer wächst, groß geworden ist und wenn aus seinem Holze die Wiege gezimmert wird, in welcher der Held soll geschaukelt werden. Die Formel lautet (l. c.): «Eine Linde solle gepflanzt werden, die werde oben zwei Plantschen (Äste) treiben, aus deren Holz eine Poie (Boie) zu machen sei: Welches Kind in ihr zuerst liegen werde, das sei bestimmt, mit dem Schwert vom Leben zum Tode gebracht zu werden, und dann

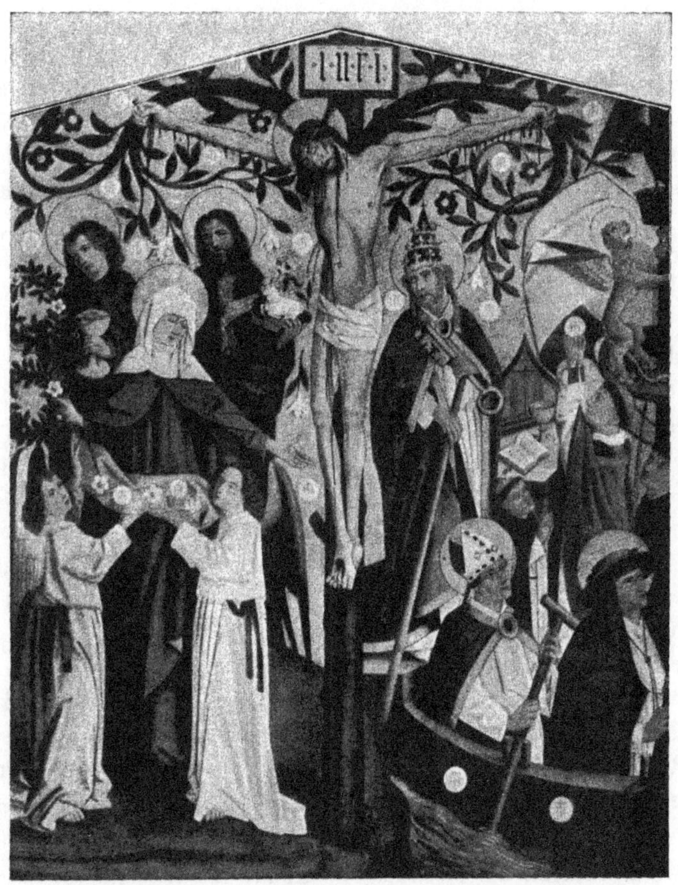

Abb. 71 Christus am Lebensbaum. Gemälde, Straßburg

Dieser bemerkenswerten Sage entspricht die jüdische Tradition, daß 369
Adam schon vor Eva ein dämonisches Weib namens Lilith besessen habe, mit welcher er um die Herrschaft rang. Dieses Weib erhob sich durch den Zauber des Gottesnamens in die Luft und verbarg sich im

trete Erlösung ein.» Auch in germanischen Sagen knüpft sich bemerkenswerterweise der Eintritt des künftigen Ereignisses an einen keimenden Baum. Vgl. dazu die Bezeichnungen Christi als ein «Reis» oder eine «Rute».

Meer. Adam aber zwang sie zurück mit Hilfe von drei Engeln[86]. Lilith wurde zu einem Mar oder einer Lamia (Abb. 73), welche die Schwangeren bedrohte und die neugeborenen Kinder raubte. Der Parallelmythus ist der der Lamien, der Nachtgespenster, die die Kinder erschrecken. Die ursprüngliche Sage war, daß Lamia Zeus verlockte, die eifersüchtige Hera aber bewirkte, daß Lamia nur tote Kinder zur Welt brachte. Seitdem ist die wütende Lamia die Verfolgerin der Kinder, die sie tötet, wo sie nur immer kann. Dieses Motiv kehrt in den Märchenerzählungen häufig wieder, wo die Mutter oft direkt als Mörderin[87] oder als Menschenfresserin auftritt (Abb. 74); ein deutsches Paradigma ist das bekannte Märchen von Hänsel und Gretel. Λαμία ist auch ein großer, gefräßiger Meerfisch[88] genannt, womit eine Brücke zu dem von FROBENIUS bearbeiteten Walfischdrachenmotiv geschlagen ist. Wir begegnen hier wiederum dem Bilde der furchtbaren Mutter in der Gestalt des gefräßigen Fisches, einer Personifikation des Todes[89]. Bei FROBENIUS finden sich zahlreiche Beispiele, wo das Ungeheuer nicht nur Menschen (Abb. 74), sondern auch Tiere, Pflanzen, sogar ein ganzes Land verschlungen hat, was alles durch den Helden zu einer gloriosen Wiedergeburt erlöst wird.

370 Die Lamien sind typische Nachtmare, deren weibliche Natur reichlich belegt ist[90]. Ihre überall verbreitete Eigentümlichkeit ist, daß sie ihre Opfer reiten. Ihr Gegenstück sind die gespenstischen Rosse, die den Reiter in tollem Lauf entführen. Man erkennt in diesen Symbolformen leicht den Typus des Angsttraumes, der für die Märchenerklä-

86 Worin vielleicht das Motiv der «Vogelhilfe» zu erkennen ist. Engel sind eigentlich Vögel. Vgl. das Vogelkleid der Unterweltseelen, «Seelenvogel»; im sacrificium Mithriacum ist der Götterbote (der «Engel») ein Rabe; der Götterbote ist geflügelt. Übrigens sind in der jüdischen Tradition die Engel männlich. Das Symbol der drei Engel ist insofern wichtig, als es die obere, Luft- bzw. Geisttriade im Kampfe mit der einen unteren, weiblichen Macht bedeutet. Vgl. dazu meine Ausführungen *Zur Phänomenologie des Geistes im Märchen* [Paragr. 419 ff.].

87 FROBENIUS, l. c., p. 110 ff.

88 Λαμός = Schlund, Höhle, τὰ λαμία = Erdschlünde.

89 Die nahe Beziehung δελφίς = Delphin und δελφύς = uterus ist hervorzuheben. In Delphi befinden sich der Erdschlund und der Dreifuß (δελφινίς = delphischer Tisch mit drei Füßen in Delphinengestalt). Vgl. Melicertes auf dem Delphin und das Verbrennungsopfer Melkarths.

90 Vgl. die umfangreiche Zusammenstellung bei JONES, *On the Nightmare*.

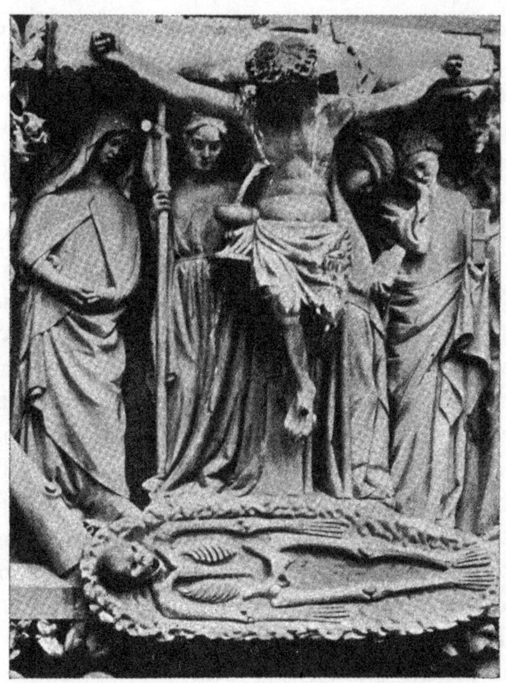

Abb. 72 Das Kreuz aus Adams Grab. Westportal des Straßburger Münsters (um 1280)

rung durch den Versuch von Laistner[91] bereits bedeutsam geworden ist. Das Reiten erhält einen besonderen Aspekt durch die Ergebnisse der Erforschung der Kinderpsychologie: die beiden einschlägigen Arbeiten von Freud und mir[92] haben einerseits die Angstbedeutung der Pferde, andererseits den anscheinend sexuellen Charakter der Reitphantasie nachgewiesen. Das Wesentliche daran dürfte der *Rhythmus* sein, der erst sekundär sexuelle Bedeutung annimmt. Wenn wir diese Erfahrungen mit in Betracht ziehen, so kann es nicht mehr so sehr überraschen, wenn wir vernehmen, daß die mütterliche Weltesche Yggdrasil zu deutsch «Schreckroß» heißt. Cannegieter sagt

91 Laistner, *Das Rätsel der Sphinx.*

92 Freud, *Analyse der Phobie eines 5jährigen Knaben,* und Jung, *Über Konflikte der kindlichen Seele.*

von den Nachtmaren: «Abigunt eas *nymphas* (matres deas, mairas) hodie rustici *osse capitis equini tectis injecto*, cujusmodi ossa per has terras in rusticorum villis crebra est animadvertere. Nocte autem ad concubia equitare creduntur et equos fatigare ad longinqua itinera.» [93] Das Zusammensein von Mar und Pferd scheint auf den ersten Blick auch etymologisch vorzuliegen – nightmare und mare (engl.). Der indogermanische Stamm zu Mähre ist aber mark. Mähre ist das Pferd, engl. mare, althochdeutsch marah (männliches Pferd) und meriha (weibliches Pferd), altnordisch merr (mara = Alp), angelsächsisch myre (maira). Französisch cauchemar kommt von calcare = treten (von Iterativbedeutung, daher für keltern), wird auch vom Hahn gesagt, der die Henne «betritt» (Hahnentritt). Diese Bewegung ist ebenfalls typisch für den Mar, daher heißt es vom König Vanlandi: «Mara tradt hann», die Mara trat ihn tot im Schlafe [94]. Ein Synonym für Alp oder Mar ist der Troll oder «Treter». Diese Bewegung (calcare) ist wiederum belegt durch FREUDS und meine Erfahrung an Kindern, wo dem Treten oder «Strampeln» eine gewisse sekundäre Sexualbedeutung zukommt, während offenkundig der Rhythmus das Primäre ist. Gleich der Mara «tritt» auch die «Stempe» [95].

371 Der gemein-arische Stamm mar heißt sterben, daher «mara» der, die «Tote», oder der Tod. Daraus ergeben sich mors, μόρος = Schicksal, (ebenso μοῖρα?) [96]. Bekanntlich repräsentieren die unter der Weltesche sitzenden Nornen das Schicksal, wie Klotho, Lachesis und Atropos. Auch bei den Kelten geht der Begriff der fatae wohl in den der matres und matronae über [97], die bei den Deutschen göttliche Bedeutung hatten. Eine bekannte Stelle bei JULIUS CAESAR berichtet uns von dieser Bedeutung der Mütter: «Ut matresfamiliae eorum sortibus et

93 *Epistola de ara ad Noviomagum reperta*, p. 25 (zit. in: GRIMM, l. c. II, p. 1041). «Die Bauern vertreiben diese weiblichen Geister (Mütter, Moiren) mit einem Knochen von einem Pferdekopf, den sie aufs Dach werfen, und man kann oft solche Knochen hierzulande auf den Bauernhäusern sehen. Nachts aber sollen sie zur Schlafenszeit reiten und die Pferde für langwierige Reisen ermüden.»

94 GRIMM, l. c. II, p. 1041.

95 GRIMM, l. c.

96 Vgl. HERRMANN, l. c., p. 64, und FICK, l. c. I, p. 284 f.

97 GRIMM, l. c. I, p. 345 f.

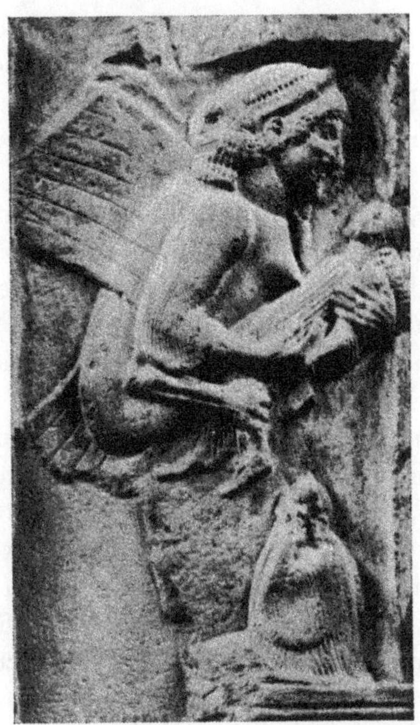

Abb. 73 Lamia entführt Neugeborenes. Fries vom «Grab der Harpyien», Akropolis von Xanthos

vaticinationibus declararent, utrum proelium committi ex usu esset, nec ne.» [98]

Zu der Etymologie des Mar ist hinzuzufügen, daß im französischen mère eine starke lautliche Annäherung stattfindet zwischen Mutter und Mar, was etymologisch allerdings nichts beweist. Im Slawischen heißt mara Hexe, polnisch mora = Alp. Mor oder more (Schweizerdeutsch) heißt Mutterschwein (auch Schimpfwort). Das böhmische mura heißt Nachtmar und Abendschmetterling, Sphinx. Dieser sonderbare Zusammenhang erklärt sich wohl durch die Tatsache, daß der Schmetterling Allegorie sowohl als Symbol der Psyche ist. Die Sphin- 372

98 «... damit ihre Familienmütter durch Lose und Orakel klären, ob es vorteilhaft sei, ein Gefecht zu eröffnen oder nicht.» (*De bello Gallico,* I, 50) Vgl. dazu die mantische Bedeutung des delphischen Schlundes, Mimirs Brunnen usw.

giden sind die Dämmerungsfalter; sie kommen in der Dunkelheit wie die Mare. Endlich ist zu erwähnen, daß der heilige Ölbaum der Athene μορία hieß, das von μόρος, Schicksal, hergeleitet wird. Halirrhotios wollte den Baum umhauen, tötete sich aber dabei selber mit dem Beil.

373 Der klangliche, etymologisch zufällige Zusammenhang von mar, mère mit Meer und lat. mare ist merkwürdig. Sollte er vielleicht zurückweisen auf das «große, urtümliche Bild» der Mutter, die uns erstmals einzige Welt bedeutete und nachmals zum Symbol der ganzen Welt wurde? Von den Müttern sagt ja GOETHE: sie sind «umschwebt von Bildern aller Kreatur».[99] Auch die Christen konnten es nicht lassen, ihre Gottesmutter wieder mit dem Wasser zu vereinigen: «Ave maris stella» beginnt ein Marienhymnus. Es dürfte wohl von Belang sein, daß das Infantilwort ma-ma (Mutterbrust) in allen möglichen Sprachen sich wiederholt, und daß die Mütter von zwei religiösen Heroen Maria und Maja heißen. Daß die Mutter des Kindes Pferd ist, zeigt sich am deutlichsten in der primitiven Sitte, das Kind auf dem Rücken zu tragen oder auf der Hüfte reiten zu lassen. Odin hing an der Weltesche, der Mutter, seinem «Schreckroß».

374 Wir sahen bereits, daß nach ägyptischer Vorstellung Isis, die Gottesmutter, dem Sonnengott den bösen Streich mit der giftigen Schlange spielte, ebenso benimmt sich die Isis in der Überlieferung des PLUTARCH verräterisch gegenüber ihrem Sohn Horus: Horus bezwingt nämlich den bösen Typhon, der Osiris meuchlerisch mordete. Isis aber läßt ihn wieder frei. Horus, darüber empört, legt Hand an die Mutter und reißt ihr den königlichen Schmuck vom Haupte[100], wofür ihr Hermes einen Kuhkopf aufsetzt. (Abb. 63) Darauf bezwingt Horus den Typhon zum zweiten Male. Typhon ist in der griechischen Sage ein Drache. Auch ohne diese Konstatierung ist es klar, daß der Kampf des Horus der typische Kampf des Sonnenhelden mit dem «Walfischdrachen» ist. Von letzterem aber wissen wir, daß er ein Bild der furchtbaren Mutter darstellt, des gefräßigen Todesschlundes, in welchem die Menschen zermahlen und zerstückelt werden[101]. (Abb. 74)

99 [Vgl. Paragr. 299 dieses Bandes, Ende.]

100 PLUTARCH, *De Iside et Osiride*, 19, 6, p. 31 f.

101 Vgl. die bei FROBENIUS (l. c.) berichteten exotischen Mythen, wo der Walfischbauch einfach das Totenland ist.

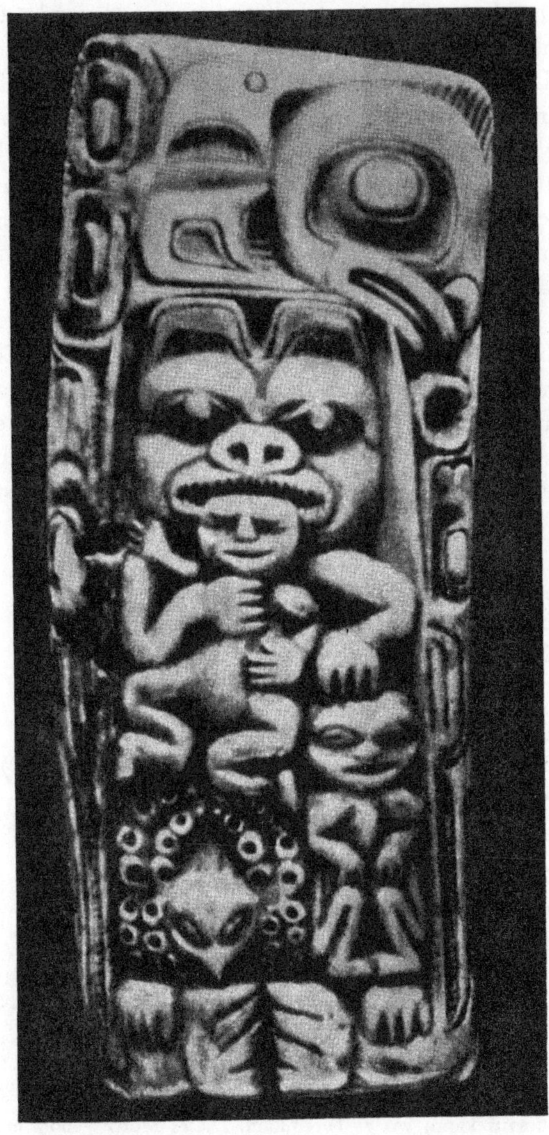

Abb. 74 Die menschenfressende Mutter. Schamanen-Amulett aus dem Stamme der Tlingit, Südost-Alaska (modern)

Wer dieses Ungeheuer überwindet, hat sich eine neue oder ewige Jugend erkämpft. Dazu muß man aber, allen Gefahren trotzend, meistens in den Leib des Ungeheuers hinabsteigen [102] («Höllenfahrt») und dort unten einige Zeit verweilen («Nachtmeergefängnis») [103].

375 Der Kampf mit der Nachtschlange bedeutet demnach die Überwältigung der Mutter, der ein schändliches Verbrechen, nämlich der Verrat des Sohnes, zugetraut wird. Eine volle Bestätigung dieser Zusammenhänge wird uns durch die von GEORGE SMITH entdeckten Fragmente des babylonischen Weltschöpfungsepos gegeben, die größtenteils aus der Bibliothek Assurbanipals stammen. Die Entstehungszeit des Textes könnte in die Zeit HAMMURABIS fallen (2000 v Chr.). Diesem Schöpfungsbericht entnehmen wir, daß der bereits bekannte Ea, der Sohn der Wassertiefe und der Gott der Weisheit [104], Apsû überwältigt hat. Apsû ist der Erzeuger der großen Götter. Ea hat also den Vater bezwungen. Tiâmat aber sann auf Rache. Sie rüstete zum Kriege gegen die Götter:

«Mutter Hubur, die alles bildete,
Gab unwiderstehliche Waffen bei, gebar Riesenschlangen
Mit spitzen Zähnen, schonungslos in jeder Hinsicht (?);
Mit Gift füllte sie statt mit Blut ihren Leib.

Wütende Riesenmolche (?) bekleidete sie mit Furchtbarkeit;
Von Schreckensglanz ließ sie sie strotzen, bildete sie hochragend (?)
Wer sie erschaute, sollte vor Schauder vergehen (?)
Ihre Leiber sollten sich bäumen, ohne daß sie sich zur Flucht wenden.

Sie stellte auf Molche (?), Drachen und Lahamen,
Orkane, tolle Hunde, Skorpionmenschen.
Mächtige Stürme, Fischmenschen und Widder (?)
Mit schonungslosen Waffen, ohne Furcht vor Kampf.
Gewaltig sind ihre (Tiâmat's) Geheiße, unwiderstehlich sind sie ...»

102 Es gehört zu den ständigen Eigentümlichkeiten des Mar, daß er nur wieder zu dem Loche hinaus kann, wo er hereinkam. Dieses Motiv gehört ersichtlicherweise in den Wiedergeburtsmythus.

103 FROBENIUS, l. c., p. 264 ff.

104 Abgrund der Weisheit, Brunnen der Weisheit, Quelle der Phantasie. Vgl. unten.

«Nachdem Tiâmat ihr Werk gewaltig gemacht,
Ersann (?) sie (Böses) gegen die Götter, ihre Nachkommenschaft;
Um Apsû zu rächen, handelte Tiâmat böse ...»

«Da nun Ea jene Sache hörte,
Ward er schmerzlich beängstigt, traurig setzte er sich nieder ...»

«Er ging vor den Vater, seinen Erzeuger Ansar,
Um alles was Tiâmat geplant, ihm zu berichten:

Tiâmat, unsere Mutter, hat Widerwillen gegen uns gefaßt,
Hat eine Zusammenrottung veranstaltet, grimmig wütend.» [105]

Gegen das furchtbare Heer der Tiâmat stellen die Götter schließlich 376
den Frühlingsgott Marduk, die siegende Sonne, Marduk rüstet sich zum Kampfe; von seiner Mordwaffe, die er sich schafft, heißt es:

«Er schuf den bösen Wind Imhullu, den Südsturm und den Orkan;
Den Vierwind, den Siebenwind, den Wirbelwind (?) und den Unheilswind (?).
Ließ dann hinaus die Winde, die er geschaffen, ihrer sieben;
Im Innern Tiâmats Verwirrung zu stiften, zogen sie hinter ihm einher.

Dann nahm empor der Herr den Zyklon (?), seine große Waffe;
Als Wagen bestieg er den Sturmwind, den unvergleichlichen, schrecklichen.»

Seine Hauptwaffe ist der Wind und ein Netz, mit dem er Tiâmat 377
umschlingen will. Er nähert sich Tiâmat und fordert sie zum Zweikampf heraus [106].

«Da traten zusammen Tiâmat und der Weise (?) unter den Göttern, Marduk,
Zum Kampf sich erhebend (?); sich nähernd zur Schlacht:
Da breitete der Herr sein Netz aus und fing sie;
Den Imhullu in seinem Gefolge ließ er gegen ihr Antlitz los,

Als Tiâmat nun ihren Mund öffnete, soweit sie vermochte (?),
Ließ er den Imhullu hineinfahren, damit sich ihre Lippen nicht schließen könnten.

[105] Nach GRESSMANN, *Altorientalische Texte und Bilder zum Alten Testament* I, pp. 8, 9, 16, 18 und 19 [Tafeln I, II und IV].

[106] «Da näherte sich der Herr, nach Tiâmats Mitte (?) spähend ...»

Mit den wütenden Winden füllte er ihren Leib;
Erfaßt (?) ward ihr Inneres, und ihren Mund öffnete sie weit.

Er setzte den Speer (?) an (?), zerschlug ihren Leib,
Ihr Inneres zerfetzte er, zerschnitt (ihr) Herz,
Bändigte sie und machte ihrem Leben ein Ende;
Ihren Leichnam warf er hin, auf ihn tretend.»

378 Nachdem Marduk die Mutter erschlagen, ersann er die Weltschöpfung:

«Da ruhte der Herr aus, ihren Leichnam betrachtend,
Teilte dann den Koloß (?), Kluges planend;
Er zerschlug sie wie einen platten (?) Fisch in zwei Teile [107],
Eine Hälfte von ihr stellte er hin und deckte (damit) den Himmel.»

379 Auf diese Weise schuf Marduk das Weltall aus der Mutter. (Abb. 117) Es ist ersichtlich, daß die Tötung des Mutterdrachens hier unter dem Bilde einer Windbefruchtung mit negativem Vorzeichen erfolgt. Die Welt wird aus der Mutter geschaffen, das heißt mit der von der Mutter (durch die Opferung) weggenommenen Libido und durch Verhinderung der Regression, welch letztere den Helden mit Überwältigung bedrohte. Diese bedeutsame Formel werden wir im letzten Kapitel noch näher zu beleuchten haben. Auch in der Literatur des *Alten Testamentes* finden sich interessante Parallelen zu diesem Mythus, wie GUNKEL [108] nachgewiesen hat. So heißt es *Jesaja* 51, 9 f.:

«Wach auf! Wach auf! Waffne dich mit Kraft, du Arm des Herrn! Wach auf wie in der Vorwelt Tagen, bei den Geschlechtern der Urzeit! Bist du es nicht, der Rahab zerhieb und den Drachen durchbohrte? Bist du es nicht, der das Meer ausgetrocknet, die Wasser der großen Urflut, der die Tiefen des Meeres zum Wege machte, daß die Erlösten hindurchzogen?»

380 Der Name Rahab wird im *Alten Testament* gern für Ägypten gesetzt, ebenso Drache (*Jesaja* 30, 7 heißt Ägypten die «geschweigte Rahab»); er will daher etwas Böses und Feindseliges bedeuten. Hier tritt Rahab auf als der alte Drache, als Tiâmat, gegen deren schlimme

[107] Spaltung der Mutter, vgl. Kaineus.
[108] *Schöpfung und Chaos*, p. 30 ff.

Macht Marduk oder Jahwe auszieht. Der Ausdruck «die Erlösten» bezieht sich auf die aus der Sklaverei befreiten Juden, ist aber auch mythologisch, indem der Held aus dem Walfischdrachen die schon früher Verschluckten wieder befreit. (FROBENIUS, l. c.)

Psalm 89, 11: 381

«Du hast Rahab niedergetreten wie einen Erschlagenen, ...»

Hiob 26, 12 f.: 382

«Durch seine Kraft stillte er das Meer,
durch seine Einsicht schlug er Rahab nieder.
Durch seinen Hauch ward der Himmel heiter,
seine Hand durchbohrte die flüchtige Schlange.»

GUNKEL setzt Rahab als identisch mit Chaos, das heißt Tiâmat. Der 383
Drache Rahab erscheint auch als Leviathan, als Wasserungeheuer und Personifikation des Meeres:

Psalm 74, 13 ff.: 384

«Du hast das Meer zerspalten mit deiner Kraft,
die Häupter der Drachen über den Fluten zerschmettert.
Du hast zerschlagen die Köpfe des Leviathan,
dem Volk der Wüstentiere ihn zum Fraß gegeben.
Du hast aufgetan Quellen und Bäche,
hast ausgetrocknet mächtige Ströme.»

Eine weitere Parallele ist *Jesaja* 27, 1: 385

«An jenem Tage wird der Herr mit seinem harten, großen und starken Schwerte heimsuchen den Leviathan, die flüchtige Schlange, und den Leviathan, die gewundene Schlange, und wird den Drachen töten, der im Meere haust.»

Hiob 40, 20 f. begegnen wir einem besonderen Motiv: 386

«Kannst du das Krokodil an der Angel ziehen
und mit dem Stricke seine Zunge niederdrücken?

Legst du ihm ein Binsenseil an die Nase
und stichst einen Haken durch seinen Backen?»

387 Zu diesem Motiv finden sich bei FROBENIUS zahlreiche Parallelen in primitiven Mythen, wo das Meerungeheuer ebenfalls geangelt wird.

388 Wir haben gesehen, daß das Inzestverbot figürlich den Sohn verhindert, sich selber durch die Mutter hindurch wieder zu erzeugen. Es soll aber nicht der Mensch selber, so wie er ist, wieder erzeugt oder als erneuertes Ganzes wiedergeboren werden, sondern es ist der Held oder der Gott, welcher nach Aussage der Mythologie sich wieder verjüngt. Diese Gestalten sind aber in der Regel durch Libidosymbole (Licht, Feuer, Sonne usw.) ausgedrückt oder gekennzeichnet, so daß es den Anschein hat, als ob sie die psychische oder Lebensenergie darstellten. In der Tat personifizieren sie die Libido. Es ist nun eine durch psychiatrische Erfahrung bestätigte Tatsache, daß alle Teile der Psyche, insofern sie eine gewisse Autonomie besitzen, Persönlichkeitscharakter aufweisen, wie die Spaltungsprodukte der Hysterie und der Schizophrenie, die «Geister» der Spiritisten, die Gestalten der Träume usw. Jeder abgespaltene Libidobetrag, das heißt jeder Komplex, hat oder ist eine (fragmentarische) Persönlichkeit. So sehen die Dinge aus, wenn vom Standpunkt der reinen Beobachtung aus betrachtet. Wenn man der Sache aber auf den Grund geht, so sieht man, daß es sich um archetypische Bildungen handelt. Es gibt keine absoluten Argumente gegen die Annahme, daß die archetypischen Gestalten ihren Persönlichkeitscharakter a priori besitzen und nicht sekundär personifiziert wurden. Die Archetypen nämlich, insofern sie nicht bloß funktionale Zusammenhänge darstellen, offenbaren sich als δαίμονες, als persönliche agentia. In dieser Form werden sie zuerst erfahren, und nicht erdacht, wie der Rationalismus es haben möchte. Infolgedessen leitet der Mensch seinen Persönlichkeitscharakter erst sekundär gewissermaßen, wie der Mythus aussagt, aus der Abstammung von Helden und Göttern her, das heißt psychologisch: sein Persönlichkeitsbewußtsein entsteht aus der Einwirkung personhafter Archetypen[109]. Für diese Auffassung wären viele mythologische Belege anzuführen.

109 In unserem Bereich dargestellt durch die Quaternität Vater-Mutter, Pate-Patin, welch letztere dem Götterpaar entsprechen.

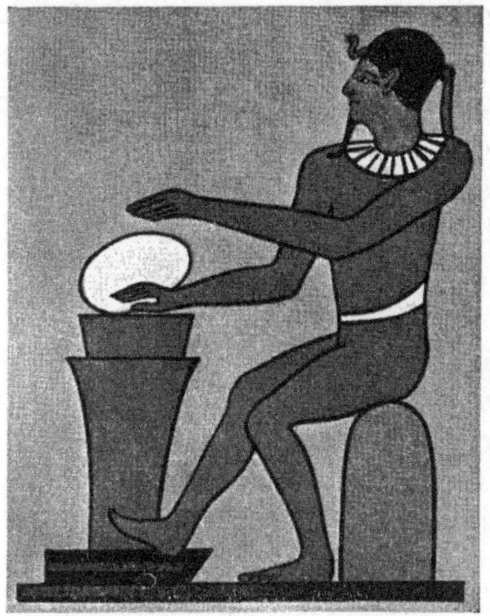

Abb. 75 Die Formung des Welteies. Ägypten

Es ist in erster Linie der Gott, der sich wandelt, und durch ihn nimmt auch der Mensch teil an der Wandlung. So formt Chnum, «der Former, Töpfer, Baumeister» [110] auf der Töpferscheibe sein Ei (Abb. 75), denn er ist «das unsterbliche Wachsthum, die eigene Erzeugung und die eigene Selbstgeburt ... der Schöpfer des Eies, das aus dem Urwasser hervortrat». [111] Im *Totenbuch* heißt es: «Ich bin der hehre Falke (d. h. der Sonnengott), der hervorgetreten ist aus seinem Ei ...» Ferner: «Ich bin der Schöpfer des Nun (des chaotischen Urwassers), der seinen Sitz in der Unterwelt genommen hat. Mein Nest wird nicht geschaut und mein Ei wird nicht zerbrochen.» [112] Ein weiterer Passus lautet: «Jener große und herrliche Gott in seinem Ei, der sein eigener Urheber ist für das, was aus ihm entstanden ist.» [113] (Abb. 109) Daher heißt auch der Gott Nagaga-uer, der «große Gakkerer». (*Totenbuch* 81, 2 und 98, 2: «Ich gackere [nagaga] wie die Gans und ich pfeife wie der Falke.») [114] 389

110 Brugsch, *Religion und Mythologie der alten Ägypter*, p. 161.

111 l. c., p. 162 f.

112 l. c., pp. 169 und 170.

113 l. c., p. 170.

114 l. c., p. 172.

390 Die Überleitung der regredierenden Libido auf den Gott erlaubt die direkte Aussage, daß es ein Gott oder Heros ist, welcher den Inzest begeht. Auf altertümlicher Vorstufe bedarf es noch keiner weiteren Symbolisierung. Letztere wird erst dann notwendig, wenn die direkte Aussage anfängt den Gott zu diskreditieren, was selbstverständlich erst auf einer höheren moralischen Stufe der Fall ist. So berichtet HERODOT:

«Und wie sie der Isis in der Stadt Busiris ihr Fest begehen ist von mir zuvor schon bemerkt worden. Es schlagen nämlich nach der Opferung sich Alle, Männer und Weiber, wohl viele tausend Menschen. Doch den um deßwillen sie sich schlagen, wäre mir Sünde zu nennen ... In Paprémis jedoch feiern sie Opfer mit heiligen Handlungen, wie an den übrigen Orten. Aber um die Zeit, wenn die Sonne sich neigt, sind einige wenige Priester um das Bild herum geschäftig; die Meisten von ihnen stehen mit hölzernen Keulen am Eingang; und Andere, die ein Gelübde erfüllen wollen, über tausend Männer, stehen auch sämmtlich mit Holzprügeln, ihnen gegenüber auf einem Haufen. Nun führen sie das Bild, in einem kleinen hölzernen und vergoldeten Tempel, am Vorabend heraus in ein anderes heiliges Gebäude. Da ziehen denn die Wenigen die bei dem Bilde zurückbleiben einen vierrädrigen Wagen, worauf der Tempel steht mit dem Bilde, das er einschließt. Die Andern aber, die in den Vorhallen stehen, lassen sie nicht herein; allein die Gelübdepflichtigen, die dem Gott beistehen, schlagen zur Abwehr auf sie los. Da gibt es nun eine hitzige Prügelschlacht, wobei sie die Köpfe einander zerschlagen, und, wie ich glaube, wohl auch Viele an den Wunden sterben; unerachtet die Ägypter selbst behaupteten es sterbe kein Einziger.

Und diese Festversammlung behaupten die Eingeborenen darum eingeführt zu haben: in diesem Heiligthum wohne die Mutter des Ares [115]. Nun sei Ares auswärts erzogen worden und, als er zum Manne gereift war, hergekommen, um mit seiner Mutter Umgang zu haben; da ihn denn die Diener seiner Mutter, weil er ihnen noch nie zu Gesicht gekommen war, nicht ruhig herzuließen, sondern abhielten; worauf er aus einer andern Stadt Leute holte, den Dienern übel mitspielte, und zu seiner Mutter eingieng. Daher behaupten sie dem Ares diese Schlägerei bei seinem Feste eingeführt zu haben.» [116]

[115] Unter Ares ist wahrscheinlich der ägyptische Typhon gemeint.

[116] Buch II, 61 ff., p. 208.

In einem Pyramidentext, welcher den Kampf des toten Pharao um die Vorherrschaft im Himmel schildert, heißt es: 391

«Der Himmel weint, die Sterne beben, die Wächter der Götter zittern und ihre Diener entfliehen, wenn sie den König als Geist sich erheben sehen, als einen Gott, der von seinen Vätern lebt und sich seiner Mütter bemächtigt.»[117]

Es ist klar, daß die Frommen sich hier für ihre Teilnahme am Mysterium des Götterinzestes[118] verprügeln und vielleicht sogar töten. Damit nehmen sie in ihrer Art Anteil am Handeln des Gottes[119]. Der dem Osiristod analoge Tod Balders durch die Verwundung mit dem Mistelzweig scheint einer ähnlichen Erklärung zu bedürfen. In der Sage wird berichtet, wie alle Geschöpfe verpflichtet wurden, Balder nichts zu tun, nur die Mistel wurde vergessen, angeblich weil sie noch zu jung war. Es war aber der Mistelzweig, der Balder fällte. Die Mistel ist ein Parasit. Aus dem Holze einer parasitischen oder rankenden Pflanze wurde das weibliche Holzstück bei der rituellen Feuerbohrung gewonnen[120], also die Feuermutter. Auf «maerentakken», worunter GRIMM die Mistel vermutet, ruht die Mare aus[121]. Die Mistel war ein Heilmittel gegen die Unfruchtbarkeit[122]. In Gallien durfte nur unter feierlichen Zeremonien nach vollbrachtem Opfer der Druide auf die heilige Eiche steigen, um dort die rituelle Mistel zu schneiden. Das, was auf dem Baume wächst, ist das Kind (Abb. 76), welches man 392

117 Zit. bei DIETERICH, *Mithrasliturgie*, p. 100.

118 In der polynesischen Mauisage heißt es: Der Held raubte der Mutter den Gürtel (FROBENIUS, p. 308). Der Schleierraub im Schwanjungfraumythus bedeutet das gleiche. In einer afrikanischen Sage von Yoruba notzüchtigt der Held einfach seine Mutter (l. c.).

119 Der oben erwähnte Mythus von Halirrhotios, der sich selber tötet, als er den heiligen Baum der Athene, die moria, fällen wollte, enthält die gleiche Psychologie, ebenso die Priesterkastrationen im Dienste der Großen Mutter. Die asketische Tendenz im Christentum (Selbstkastration des ORIGENES) ist eine ähnliche Erscheinung.

120 Vgl. KUHN, *Herabkunft des Feuers*, p. 37.

121 l. c. II, p. 1041.

122 Weshalb in England wohl an Weihnachten Mistelzweige aufgehängt werden. Mistel als Lebensrute: vgl. AIGREMONT, *Volkserotik und Pflanzenwelt* II, p. 36.

selber in erneuter und verjüngter Gestalt wäre, und eben gerade das kann man nicht haben, weil dem das Inzestverbot entgegensteht. Die Mistel, die noch zu jung ist, wird Balder gefährlich. Die Mistel als auf dem Baum wachsender Parasit bedeutet etwas wie das «Kind des Baumes». Da der Baum, wie wir gesehen haben, Ursprungsbedeutung hat, wie die Mutter, so stellt er Anfang und Quelle des Lebens dar, das heißt jener dem Primitiven so vertrauten magischen Lebenskraft, deren jährliche Erneuerung durch die Verehrung eines göttlichen Sohnes, eines puer aeternus, gefeiert wurde. Eine derartige Gestalt ist der holde Balder. Diesem Typus ist nur kurzes Leben beschieden, denn er ist stets nur Antizipation von etwas Wünschenswertem und Erhofftem. Das ist dermaßen wirklich, daß ein gewisser Typus Muttersohn auch die Eigenschaften des frühblühenden Götterjünglings in concreto aufweist, und zwar so sehr, daß er sogar einem frühen Tode verfällt[123]. Der Grund dafür ist, daß er nur auf der und durch die Mutter lebt und selber in der Welt keine Wurzeln schlägt, daß er sich also in dauerndem Inzest befindet. Er ist sozusagen ein Traum der Mutter – darum auch die Antizipation eines vorbildlichen Zieles –, der alsbald wieder eingeschluckt wird, wofür die vorderasiatischen Sohngötter, wie Tammuz, Attis, Adonis und Christus, treffende Beispiele sind. Die Mistel stellt das gleiche dar wie Balder, nämlich das «Kind der Mutter», das heißt die ersehnte, der «Mutter» entquellende, erneuerte Lebenskraft. Die Mistel aber, abgeschnitten von ihrem Wirt, verwelkt. Der Druide also, der sie schneidet, tötet sie auch und wiederholt mit dieser Handlung die tödliche Selbstkastration des Attis und die Verwundung des Adonis durch den Eberzahn. Dies ist der Traum der Mutter im matriarchalen Zeitalter, wo es nämlich noch keinen Vater gibt, der dem Sohn zur Seite steht.

393 Warum aber tötet die Mistel den Balder, wo sie doch sozusagen dessen Schwester oder Bruder ist? Die liebliche Erscheinung des puer aeternus ist eine Art Illusion. In Wirklichkeit ist er ein Parasit der Mutter, ein Geschöpf ihrer Phantasie, das nur lebt, insofern es im mütterlichen Körper wurzelt. In der unmittelbaren inneren Erfahrung

123 Eine glänzende Beschreibung des «puer aeternus» gibt das exquisite Büchlein des Fliegers SAINT-EXUPÉRY *Le petit Prince*. Der persönliche Mutterkomplex dieses Autors ist mir durch Information aus erster Quelle reichlich bestätigt worden.

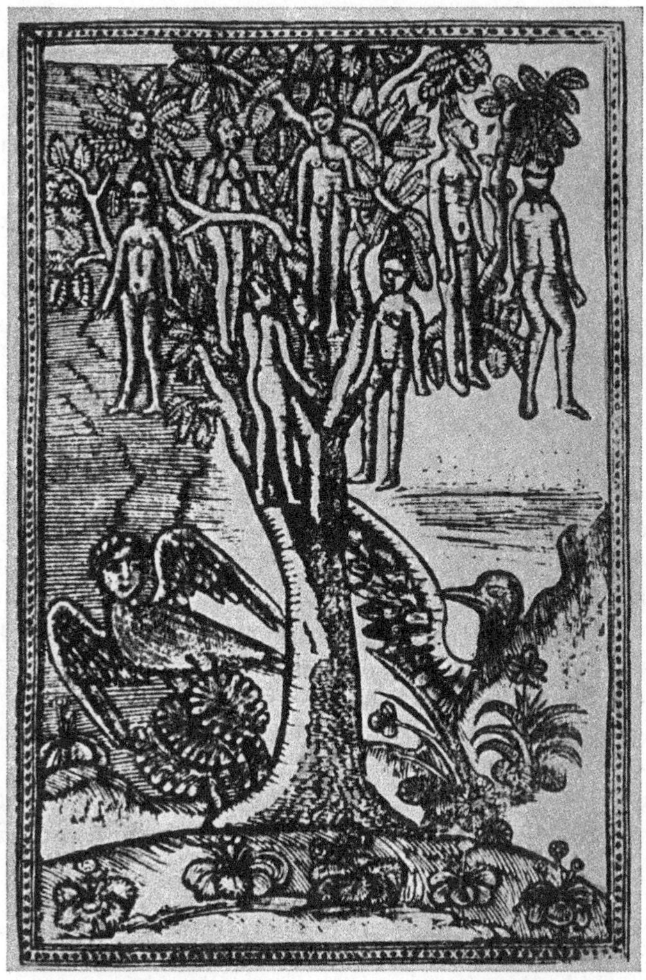

Abb. 76 Der «Wak-Wak-Baum» mit den Menschenfrüchten. Aus einer türkischen Geschichte Westindiens. (Konstantinopel 1730)

entspricht die Mutter dem (kollektiven) Unbewußten, der Sohn dem sich frei dünkenden Bewußtsein, das aber immer wieder der Macht des Schlafes und des Unbewußtseins verfallen muß. Die Mistel aber entspricht dem Schattenbruder, den E. T. A. HOFFMANN in den *«Elixieren des Teufels»* so treffend beschreibt, und der dem Psychotherapeuten als eine Personifikation des «persönlichen Unbewußten»[124] regelmäßig entgegentritt. Wie am Abend die Schatten länger und überwältigend werden, so bedeutet die Mistel Balders Ende. Sie wird, da sie eine Entsprechung Balders bedeutet, als «schwererreichbare Kostbarkeit» (siehe unten) vom Druiden vom Baume geholt. Der Schatten wirkt nämlich tödlich, wenn entweder zu wenig Lebenskraft oder zu wenig Bewußtsein vorhanden ist, um das Heldenwerk zu vollenden.

394 Der «Sohn der Mutter», insofern er bloß Mensch ist, stirbt frühe, als Gott aber kann er das Unerlaubte, Übermenschliche tun, den magischen Inzest begehen und dadurch Unsterblichkeit erlangen. In verschiedenen Mythen stirbt allerdings der Held nicht, muß aber dafür den Drachen des Todes überwinden.

395 Der Drache drückt, wie dem Leser längst klar geworden ist, als negatives Mutterbild den Widerstand gegen den Inzest, beziehungsweise die Angst davor aus. Drache und Schlange sind die Symbolrepräsentanten der Angst vor den Folgen der Tabuverletzung, das heißt der Regression zum Inzest. Es ist daher verständlich, wenn wir immer wieder dem Baum mit der Schlange begegnen. Der Schlange und dem Drachen kommt besonders die Bedeutung des Schatzhüters und -verteidigers zu. In diesem Sinne tritt im altpersischen *Tishtriyalied* auch das schwarze Pferd Apaosha auf, indem es die Quellen des Regensees besetzt hält. Das weiße Pferd Tishtriya stürmt zweimal vergebens gegen Apaosha an, das dritte Mal gelingt es ihm, mit Hilfe Ahuramazdas ihn zu überwältigen[125]. Darauf öffnen sich die Schleu-

[124] Siehe [JUNG,] *Die Beziehungen zwischen dem Ich und dem Unbewußten* [Paragr. 103].

[125] Das gleiche Motiv in anderer Anwendung findet sich in einer niedersächsischen Sage: Es wird einst eine Esche aufwachsen, von der man noch nichts gesehen hat, doch wächst ein kleiner Sproß unbemerkt aus dem Boden. Dazu kommt in jeder Neujahrsnacht ein weißer Reiter auf weißem Pferde, um den jungen Schoß abzuhauen. Zu gleicher Zeit kommt aber auch ein schwarzer Reiter und wehrt ihm. Nach langem Kampfe gelingt es dem Weißen, den Schwarzen zu vertreiben, und der Weiße haut den Sproß ab. Einmal aber wird es dem Weißen nicht mehr gelingen, dann wird die Esche aufwachsen, und wenn sie so groß ist, daß ein Pferd darunter angebunden werden kann, dann wird ein mächtiger König kommen, und eine gewaltige Schlacht wird anheben (Weltuntergang). Vgl. GRIMM, l. c. II, p. 802.

sen des Himmels, und fruchtbarer Regen ergießt sich über die Erde[126]. In der Symbolik dieses Liedes sieht man deutlich, wie Libido gegen Libido, Trieb gegen Trieb gesetzt, wie das Unbewußte uneins mit sich selber ist, und wie der mythologische Mensch in allen Widrigkeiten und Gegensätzlichkeiten der äußeren Natur dieses Unbewußte wahrnahm, ohne zu ahnen, daß er darin den paradoxen Hintergrund seines Bewußtseins erblickte.

Der von der Schlange umwundene Baum ist also wohl als das Sym- 396
bol der von der Angst vor dem Inzest verteidigten Mutter zu verstehen. Dieses Symbol ist auf mithrischen Denkmälern nicht selten. Ähnlich ist der von der Schlange umwundene Fels aufzufassen, denn Mithras (auch Men) ist ein Felsgeborener. Die Bedrohung des Neugeborenen durch die Schlange (Mithras, Apollo, Herkules) erklärt sich durch die Legende der Lilith und der Lamia. Python, der Drache der Leto, und Poine, die das Land des Krotopos verwüstet, sind vom Vater des Neugeborenen entsendet: diese Tatsache läßt erkennen, daß der Vater die Ursache der Angst ist, was bekanntlich FREUD Anlaß zu seinem ätiologischen Mythus von der Urhorde mit dem eifersüchtigen alten Männchen an der Spitze gegeben hat. Die unmittelbare Vorlage dazu ist natürlich die Eifersucht Jahwes, welcher sein Weib Israel vor der Hurerei mit fremden Göttern bewahren will. Der Vater repräsentiert die Welt der moralischen Gebote und Verbote, wobei aus Mangel an Information über die Verhältnisse der Urzeit die Frage offenzubleiben hat, inwiefern nicht gewisse allgemeine Notzustände viel eher die ersten Moralgesetze erklären als die familiären Präokkupationen des Urvaters. Auf alle Fälle wäre es leichter, eine Schachtel voll Spinnen zu hüten, als die Weibchen einer Urhorde. Der Vater ist der Vertreter des Geistes, welcher sich der Triebhaftigkeit hindernd in den Weg stellt. Das ist seine archetypische Rolle, die ihm, unbeschadet seiner persönlichen Eigenschaften, unweigerlich zufällt; weshalb er häufig der Gegenstand neurotischer Ängste beim Sohne ist. Dieser Sachlage entsprechend ist das vom Heros zu überwindende Ungeheuer häufig ein Riese, welcher den Schatz behütet. Ein treffendes Beispiel ist der Riese Chumbaba im *Gilgameshepos*, welcher den Garten der Ishtar be-

126 LEHMANN, in: CHANTEPIE DE LA SAUSSAYE, *Lehrbuch der Religionsgeschichte* II, p. 227 f.

schützt[127]: er wird von Gilgamesh überwältigt, wodurch Ishtar gewonnen wird. Sie stellt darauf das sexuelle Begehren an Gilgamesh[128]. Diese Daten dürften genügen, um die Rolle des Horus bei PLUTARCH zu verstehen, besonders die gewalttätige Behandlung der Isis. Durch die Überwältigung der Mutter wird der Held gleich der Sonne, er erzeugt sich wieder. Er gewinnt die Kraft der unbesieglichen Sonne und ewige Wiederverjüngung. So verstehen wir nunmehr auch eine Folge von Bildern aus der Mithraslegende auf dem Heddernheimer Relief. (Abb. 77) Dort ist zuerst die Geburt des Mithras aus dem Baumwipfel dargestellt, das nächste Bild zeigt ihn, den überwältigten Stier tragend (Abb. 89), wobei dem Stier die Bedeutung des Ungeheuers (vergleichbar dem von Gilgamesh überwältigten Stier), des «Vaters», der paradoxerweise als Riese und gefährliches Tier das Inzestverbot erzwingt, zukommt. Widerspruchsvoll, wie die Mutter, die doch das Leben gibt, als «furchtbare» oder «verschlingende» Mutter es wieder nimmt, ist auch der Vater, der anscheinend ungehemmte Triebhaftigkeit lebt und doch das triebbehindernde Gesetz verkörpert. Der feine, aber wesentliche Unterschied besteht darin, daß der Vater keinen Inzest begeht, wohl aber der Sohn Neigung dazu verrät. Gegen diesen richtet sich das väterliche Gesetz, und zwar mit dem Ungestüm und der Gewalttätigkeit der ungehemmten Triebkraft. FREUD übersieht, daß auch der Geist dynamisch ist, was er auch sein muß, wenn die Psyche nicht ihre Selbstregulierung, das heißt ihr Gleichgewicht einbüßen soll. Indem aber der «Vater», als moralisches Gesetz, nicht nur ein objektiver, sondern auch ein subjektiver seelischer Faktor im Sohne ist, so bedeutet die Stiertötung offenkundig eine Überwindung der tierischen Triebhaftigkeit, im geheimen und verborgenen aber auch eine Überwältigung der Macht des Gesetzes, also eine frevelhafte Usurpation des Rechtes. Da das Bessere immer der Feind des Guten ist, so bedeutet jede einschneidende Neuerung eine Verletzung althergebrachten Rechtes und darum gelegentlich ein todeswürdiges Verbrechen. Wie bekannt, spielt dieses Dilemma eine bedeutsame Rolle in der Psychologie der christlichen Anfänge, nämlich in der Auseinandersetzung mit dem jüdischen Gesetze. Zweifellos war Jesus

127 Weitere Beispiele bei FROBENIUS, l. c., passim.

128 Vgl. JENSEN, *Das Gilgamesch-Epos*, p. 17 f. (Tafel VI).

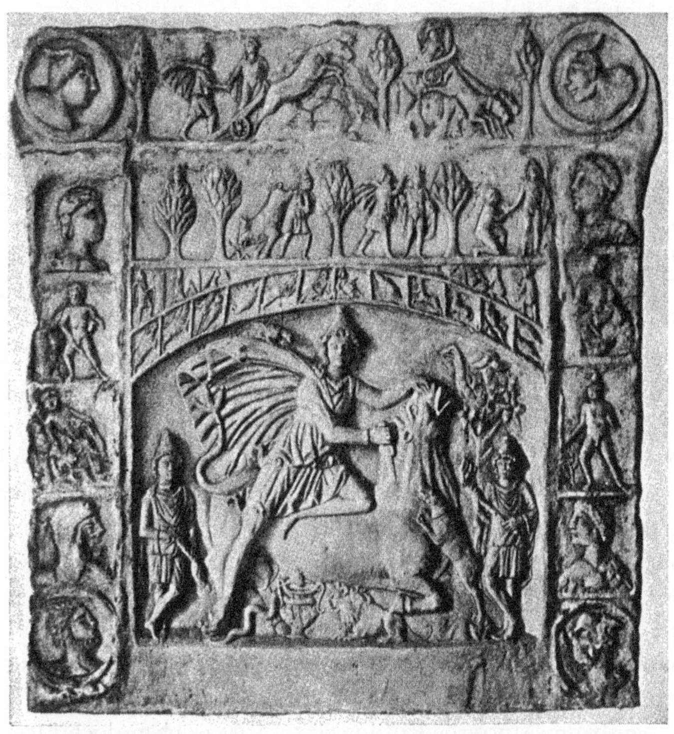

Abb. 77 Das Stieropfer des Mithras. Heddernheimer Relief

in den Augen der Juden ein Rechtsbrecher. Nicht zu Unrecht ist er Adam secundus, und wie der erste Adam durch seine Sünde, durch das Essen vom Baume, das Bewußtsein ermöglichte, so hat der zweite Adam den nötigen Zusammenhang mit einem grundsätzlich anderen Gotte hergestellt [129].

Das dritte Bild stellt Mithras dar, wie er nach dem Hauptschmuck 397

[129] Diese Wandlung des Gottesbildes hat schon das Mittelalter deutlich empfunden und ausgesprochen (siehe [JUNG,] *Psychologie und Alchemie* [Paragr. 522 ff.]). Die Wandlung bereitet sich schon im *Hiob* vor: Jahwe läßt sich vom Satan bestimmen, handelt Hiob gegenüber illoyal, irrt sich in seinem Urteil und muß seinen Irrtum einsehen. Hiob dagegen muß sich zwar der Macht beugen, trägt aber den moralischen Sieg davon. Darin liegt schon der Keim zum Bewußtsein des Johanneischen Christus: «Ich bin der Weg, die Wahrheit und das Leben» [*Jo.* 14, 6].

des Sol, der Strahlenkrone, greift. Diese Handlung erinnert an den christlichen Gedanken, daß die, die überwunden haben, die Krone des ewigen Lebens erlangen.

398 Auf dem vierten Bild kniet Sol vor Mithras. (Abb. 43) Diese beiden letzten Bilder zeigen, daß Mithras die Sonnenkraft an sich genommen hat, so daß er Herr der Sonne wird. Er hat seine «tierische Triebhaftigkeit» (den Stier) überwunden. Das Tier stellt den Trieb und das Verbot dar, und der Mensch ist darum Mensch, weil er die animalische Triebhaftigkeit überwindet. So hat Mithras seine Tiernatur geopfert. (Eine Lösung, die schon im *Gilgameshepos* durch den Verzicht des Heros auf die schreckliche Ishtar vorbereitet ist.) Die Überwindung der Triebhaftigkeit geschieht im sacrificium Mithriacum nicht mehr in der Form der archaischen Überwältigung der Mutter, sondern durch den Verzicht auf die eigene Triebhaftigkeit. Der Urgedanke der Wiedererzeugung durch Eingehen in den Mutterleib hat sich hier schon derart verschoben, daß der Held, bereits genügend weit in der Domestikation fortgeschritten, statt den Inzest zu begehen, durch die Opferung der Inzesttendenz die Unsterblichkeit zu erreichen versucht. Diese bedeutsame Wandlung findet ihre eigentliche Vollendung erst im Symbol des gekreuzigten Gottes. Für Adams Sünde wird ein blutiges Menschenopfer an den Lebensbaum gehängt [130]. (Abb. 71) Obschon der Lebensbaum Mutterbedeutung hat, so ist er eben doch nicht mehr die Mutter, sondern ein symbolisches Äquivalent derselben, dem der Held sein Leben opfert. Man kann sich kaum ein Symbol erdenken, das in noch drastischerer Weise die Triebhaftigkeit unterdrückt. Selbst die Todesart läßt den symbolischen Gehalt der Handlung erkennen: der Held hängt sich sozusagen in die Zweige des mütterlichen Baumes, indem er an die Kreuzarme geheftet wird. Er vereinigt sich sozusagen im Tode mit der Mutter, und zugleich verneint er den Akt der Vereinigung und bezahlt seine Schuld mit der Todesqual. Durch diese Tat größten Mutes und größter Entsagung wird die Tiernatur am mächtigsten unterdrückt, weshalb ein größtes Heil für die Menschheit daraus zu erwarten ist; denn solche Tat allein scheint geeignet, die Schuld Adams, welche in einer unbeherrschten Triebhaftigkeit bestand, zu

130 Christus stirbt am selben Holz, an dem Adam einst gesündigt. (Zöckler, l. c., p. 241)

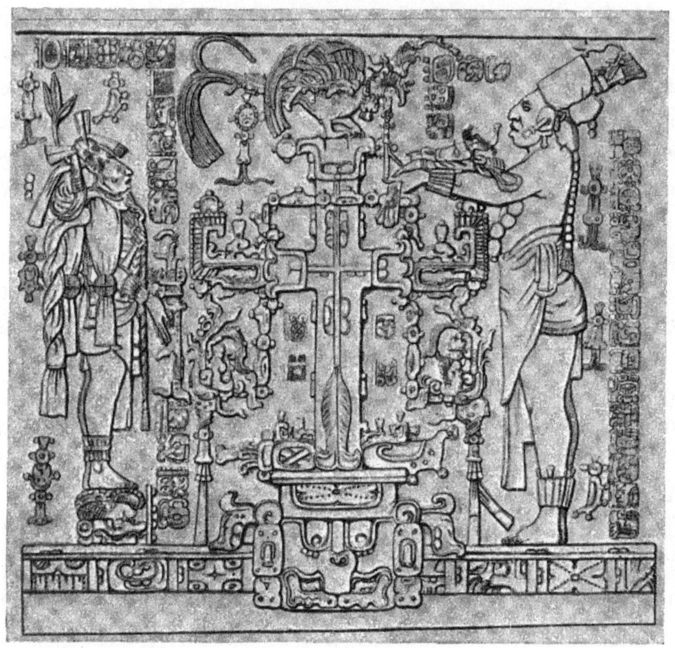

Abb. 78 Das Kreuz von Palenque. Maya-Relief, Yukatan (Mexiko)

sühnen. Das Opfer bedeutet eben gerade keine Regression, sondern eine geglückte Überleitung der Libido auf das symbolische Äquivalent der Mutter, und damit auf einen geistigen Tatbestand.

Wie schon erwähnt, war das Aufhängen der Opfer an Bäumen eine rituelle Sitte, welche besonders germanisch reichlich belegt ist[131]. Dazu gehört, daß die Opfer mit dem Speer durchstochen wurden. So heißt es von Odin: 399

> Ich weiß, daß ich hing am windbewegten Baum
> neun Nächte hindurch,
> verwundet vom Speer, geweiht dem Odin,
> ich selber mir selbst ...[132]

131 Es wurden z. B. Tierhäute an die Opferbäume gehängt, und es wurde mit Speeren danach geworfen.

132 [Zitiert aus: Herrmann, *Nordische Mythologie*, p. 308.]

400 Die Aufhängung der Opfer an Kreuzen war ein mittelamerikanischer religiöser Gebrauch. J. G. Müller[133] erwähnt die *Fejérvárysche Handschrift* (ein mexikanischer Hieroglyphenkodex); am Schlusse derselben findet sich ein Kreuz, in dessen Mitte eine blutige Gottheit aufgehängt ist. Ebenso bedeutsam ist das Kreuz von Palenque[134] (Abb. 78): Obendrauf befindet sich ein Vogel, auf beiden Seiten zwei menschliche Figuren, die das Kreuz ansehen und ein Kind dagegen hinhalten (zur Opferung oder Taufe?). Die alten Mexikaner sollen die Gunst Centeotls, «der Tochter des Himmels und der Göttin des Getreides», jedes Frühjahr durch Annagelung eines Jünglings oder einer Jungfrau an ein Kreuz und durch Beschießung des Opfers mit Pfeilen angerufen haben[135]. Der Name des mexikanischen Kreuzes bedeutete: «Baum unseres Lebens oder Fleisches.»[136] Ein Bildnis der Insel Philae soll Osiris in der Gestalt eines Crucifixus darstellen, beweint von Isis und Nephtys, den Schwestergattinnen[137].

401 Die Bedeutung des Kreuzes ist gewiß mit der des Lebensbaumes nicht erschöpft, wie schon angedeutet. Müller (l. c.) versteht es als Zeichen des Regens und der Fruchtbarkeit[138]. Hervorzuheben ist auch, daß es ein wichtigstes Zeichen zur Fernhaltung alles Unheils ist (Kreuzschlagen).

402 Im Lichte der Tatsache, daß das Kreuz einem Menschen mit waagrecht ausgestreckten Armen gleicht, ist es beachtenswert, daß auf frühchristlichen Abbildungen Christus nicht als ans Kreuz genagelt erscheint, sondern mit ausgebreiteten Armen davor steht[139]. Maurice

[133] *Geschichte der amerikanischen Urreligionen*, p. 498.

[134] Stephens, *Centralamerika* II, p. 346, zit. bei Müller, l. c., p. 498.

[135] Zöckler, l. c., p. 34.

[136] Bankroft, *Native Races of the Pacific States of North America* II, pp. 386 und 509 (zit. bei Robertson, *Die Evangelien-Mythen*, p. 139).

[137] Rossellini, *Monumenti dell'Egitto* etc., Tom. 3, Tav. 23 (zit. bei Robertson, l. c., p. 142).

[138] Zöckler, l. c., p. 7 ff. – In der Darstellung einer Königsgeburt in Luxor sieht man folgendes: Der Logos und Götterbote, der vogelköpfige Thoth, verkündet der jungfräulichen Königin Mautmes, daß sie einen Sohn gebären werde. In der folgenden Szene halten Kneph und Athor die crux ansata ihr an den Mund, indem sie sie damit auf geistige (symbolische) Weise befruchten (Abb. 80). Sharp, *Egyptian Mythology*, p. 18 f. (zit. in: Robertson, l. c., p. 43).

[139] Robertson (l. c., p. 140) erwähnt die Tatsache, daß der mexikanische Prie-

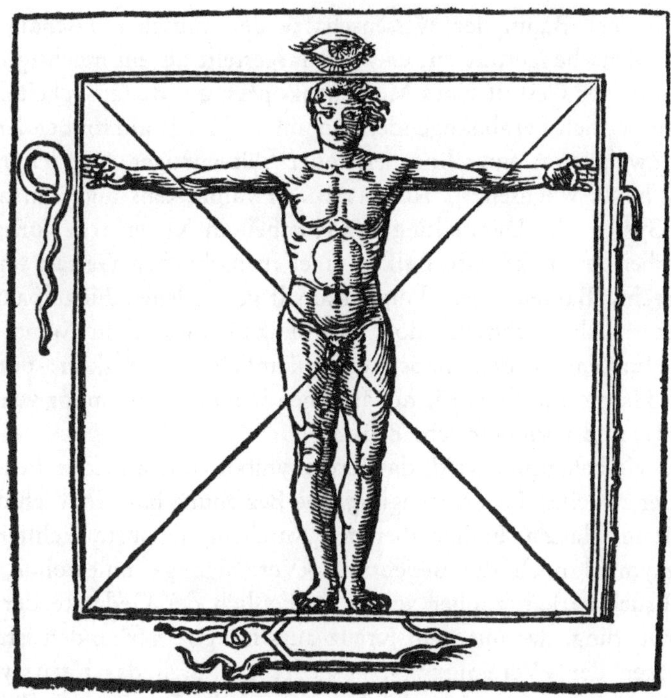

Abb. 79 Der Mensch als Kreuz. AGRIPPA VON NETTESHEIM, *De occulta philosophia* (1533)

gewährt dieser Deutung eine treffliche Unterlage; er sagt folgendes: "... it is a fact not less remarkable than well attested, that the Druids in their groves were accustomed to select the most stately and beautiful tree as an emblem of the deity they adored; and, having cut off the side branches, they affixed two of the largest of them to the highest part of the trunk, in such a manner as that those branches, extended on each side like the arms of a man, together with the body, presented ... the appearence of a huge cross ⟨Abb. 79⟩; and on the bark, in various places, was actually inscribed the letter 'Thau'."[140]

ster und Opferer sich in die Haut eines eben getöteten Weibes hüllt und mit kreuzartig ausgestreckten Armen vor den Kriegsgott stellt.

140 Gemeint ist die primitive ägyptische Kreuzform: T (*Indian Antiquities* VI, p. 68).

403 Auch der «Baum der Wissenschaft» der indischen Dschainasekte nimmt Menschengestalt an; er wird dargestellt als ein mächtig dicker Stamm in der Gestalt eines Menschenkopfes, aus dessen Scheitel zwei längere, seitlich herabhängende, und ein senkrecht aufstrebender kürzerer Zweig, von einer knospen- oder blütenartigen Verdickung gekrönt, herauswachsen [141]. ROBERTSON erwähnt, daß auch im assyrischen System die Darstellung der Gottheit in Kreuzform vorhanden ist, wobei der senkrechte Balken einer menschlichen Gestalt und der waagrechte Balken einem konventionell gewordenen Flügelpaar entspricht [142]. Altgriechische Idole, wie sie zum Beispiel in Ägina reichlich gefunden wurden, haben einen ähnlichen Charakter: unmäßig langes Haupt und flügelförmig abstehende und etwas empor gehobene Arme (?) und vorn deutliche Brüste [143].

404 Ob, wie behauptet wird, das Kreuzsymbol zu den beiden Feuerhölzern der rituellen Feuererzeugung eine Beziehung hat, muß ich dahingestellt sein lassen. Es hat aber den Anschein, als ob tatsächlich dem Kreuzsymbol noch die Bedeutung «Vereinigung» innewohne, denn zum Fruchtbarkeitszauber gehört schließlich der Gedanke der Wiedererneuerung, der mit dem Kreuz aufs innigste verbunden ist. Dem Gedanken der «Vereinigung», ausgedrückt durch das Kreuzsymbol, begegnen wir im *«Timaios»* des PLATON, wo der Demiurg die Teile der Weltseele durch zwei Suturen, welche die Form eines X (Chi) bilden, wieder vereinigt. Nach PLATON enthält die Weltseele in sich die Welt als Körper. Dieses Bild erinnert unfehlbar an die Mutter:

«Die Seele setzte er ⟨der Demiurg⟩ in die Mitte des Weltkörpers ein und dehnte sie durch das ganze Weltall aus, umhüllte aber auch den Weltkörper noch von außen mit ihr. So brachte er denn das Weltall zustande als einen sich im Kreise drehenden Kreis, der, einzig und einsam, infolge seiner guten Beschaffenheit imstande ist, mit sich selbst zu verkehren, und keines andern bedarf, genügend bekannt und befreundet mit sich selbst. Durch alle diese Vorkehrungen schuf er die Welt als einen seligen Gott.» [144]

141 ZÖCKLER, l. c., p. 19.

142 *Evangelien-Mythen*, p. 133.

143 Die Mitteilung über diese Funde verdanke ich Herrn Prof. E. FIECHTER, vormals an der Technischen Hochschule in Stuttgart.

144 *Timaios*, p. 27.

Dieser höchste Grad von Untätigkeit und Bedürfnislosigkeit, symbolisiert durch das Eingeschlossensein in sich selber, bedeutet göttliche Seligkeit. Der Mensch in diesem Zustand ist wie im eigenen Gefäß enthalten, wie ein indischer Gott im Lotus oder in der Umarmung seiner Shakti. Dieser mythologisch-philosophischen Anschauung entsprechend bewohnte der beneidenswerte DIOGENES ein Faß, um dadurch der Seligkeit und Gottähnlichkeit seines Nichtbedürfens mythologischen Ausdruck zu verleihen. Vom Verhältnis der Weltseele zum Weltkörper sagt PLATON folgendes: 405

«Wenn wir jetzt erst von der Seele zu sprechen beginnen, so hat nicht auch der Gott sie erst nach dem Körper gebildet: denn er hätte nicht zugelassen, daß das Ältere vom Jüngeren beherrscht werde; wir, vielfach vom Zufall und Ungefähr abhängig, reden eben auch so, er aber schuf die Seele so, daß sie ihrer Entstehung und guten Beschaffenheit nach dem Körper voranging und ehrwürdiger war als er, er machte sie zur Herrin und künftigen Gebieterin des Körpers ...» [145]

Es scheint auch aus anderen Andeutungen hervorzugehen, daß das Bild der «Seele» irgendwie mit der Mutter-Imago in eins fällt [146]. Die weitere Entwicklung der Weltseele im *«Timaios»* erfolgt in geheimnisvoller und kontroverser Weise [147]. Als die Operation vollendet war, geschah folgendes: 406

«Dieses ganze so zusammengefügte Gebilde aber spaltete er hierauf der Länge nach in zwei Teile, verband dieselben kreuzweise in ihrer Mitte, so daß sie die Gestalt eines Chi (X) bildeten ...»
«Nachdem nun nach dem Sinne des Meisters die ganze Zusammenfügung der Seele erfolgt war, bildete er hierauf alles, was körperlich ist, innerhalb derselben und fügte es so zusammen, daß es dieselbe mitten durchdrang.» [148]

145 l. c.

146 Siehe dazu [JUNG,] *Psychologische Typen,* Definitionen «Seele» und «Seelenbild». Die Anima ist der Archetypus des Weiblichen, der im Unbewußten des Mannes eine besonders wichtige Rolle spielt. Vgl. [JUNG,] *Die Beziehungen zwischen dem Ich und dem Unbewußten* [Paragr. 296 ff.]. Zur Weltseele des *Timaios* vgl. [JUNG,] *Versuch zu einer psychologischen Deutung des Trinitätsdogmas* [Paragr. 186 ff.].

147 Siehe meine Ausführungen l. c.

148 l. c., p. 29 f.

407 Eine eigentümliche Verwendung des Kreuzsymboles findet sich bei den Muysca-Indianern; sie spannen über einem Wasserspiegel (Teich oder Fluß) zwei Seile übers Kreuz, und am Schnittpunkt werfen sie Früchte, Öl und Edelsteine als Opfer ins Wasser [149]. Hier ist die Gottheit offenbar das Wasser und nicht das Kreuz, welch letzteres durch den Kreuzungspunkt nur die Opferstelle bezeichnet. Dieser Symbolismus ist etwas undurchsichtig. Das Wasser, insbesondere die Wassertiefe, hat im allgemeinen mütterliche Bedeutung, etwa die von «Schoß». Der Schnittpunkt der beiden Taue ist der «Vereinigungspunkt», wo die «Kreuzung» stattfindet. (Man beachte den Doppelsinn dieses Wortes! Nach aller Analogie handelt es sich um Opfer, welche die Fruchtbarkeit oder das reichliche Vorhandensein der durch die Opfergabe bezeichneten Dinge bewirken sollen.)

408 Das Kreuz erscheint in der Form der crux ansata (Henkelkreuz) sehr häufig in der Hand des ägyptischen Tum, des obersten Gottes, des Hegemon der Enneas. Es hat die Bedeutung «Leben» und will besagen, daß der Gott «Leben» gibt. (Abb. 80) Es ist nun nicht unwesentlich, um die Eigenschaften, die diesen lebenspendenden Gott auszeichnen, zu wissen. Der Tum von On-Heliopolis führt nämlich den Namen «der Vater seiner Mutter». Die ihm beigegebene Göttin Jusas oder Nebit-Hotpet wird bald die Mutter, bald die Tochter, bald die Gattin des Gottes genannt. Der Tag des Herbstanfanges wird in den heliopolitanischen Inschriften als «der Festtag der Göttin Jusasit» bezeichnet, als die Ankunft der Schwester, die sich anschickt, sich mit ihrem Vater zu vereinigen. Es ist der Tag, an welchem «die Göttin Mehnit ihre Arbeit vollendet, um den Gott Osiris in das linke Auge [150] eintreten zu lassen». Dieser Tag heißt auch «Ausfüllung des heiligen Auges mit seinem Erforderlichen». Die Himmelskuh mit dem Mondauge, Isis, nimmt im Herbstaequinoctium den den Horus zeugenden Samen in sich auf [151]. (Mond als Samenbewahrer.) Das «Auge» vertritt ersichtlich den Mutterschoß, wie aus dem Mythus von Indra hervorgeht, welcher wegen eines Bathsebafrevels die Bilder der Yoni

149 ZÖCKLER, l. c., p. 33.

150 Worunter der Mond zu verstehen ist. Vgl. später [Paragr. 487 dieses Bandes]. Mond als Sammelort der Seelen. (Vgl. Abb. 91.)

151 BRUGSCH, *Religion und Mythologie der alten Ägypter*, p. 286.

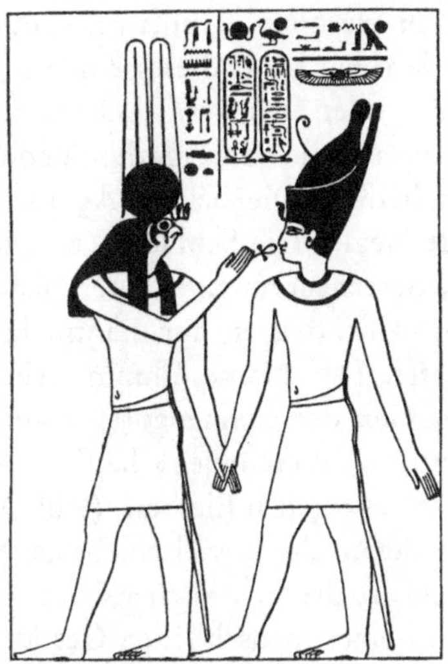

Abb. 80 Die lebenspendende crux ansata. Ägyptisch

(vulva) über seinen ganzen Körper ausgebreitet zu tragen hatte, von den Göttern aber so weit begnadigt wurde, daß die entehrenden Yonibilder in Augen verwandelt wurden (Formähnlichkeit). Im Auge ist die «pupilla», das heißt das kleine Spiegelbild, ein Kind. Der große Gott wird wieder ein Kind, er tritt in den Mutterleib ein, um sich zu erneuern [152]. (Abb. 81) In einem Hymnus heißt es:

> Deine Mutter, der Himmel,
> streckt ihre Arme nach dir aus.

An anderer Stelle heißt es: 409

«Du strahlst, o Vater der Götter, auf dem Rücken deiner Mutter, täglich empfängt dich deine Mutter in ihren Armen. ...wenn du in der Wohnung der Nacht leuchtest, vereinigst du dich mit deiner Mutter, dem Himmel.» [153]

152 Rückzug des Rê auf die Himmelskuh. In einem indischen Reinigungsritus muß der Büßer durch eine künstliche Kuh hindurchkriechen, um wiedergeboren zu werden.

153 F. Schultze, *Psychologie der Naturvölker*, p. 338.

410 Der Tum von Pitum-Heroopolis führt nicht nur die crux ansata als Symbol bei sich, sondern hat sogar dieses Zeichen als seinen häufigsten Beinamen, nämlich ānχ oder ānχi, was «Leben» oder «der Lebendige» bedeutet. Er wird hauptsächlich als Agathodämonschlange (Abb. 110) verehrt, von der es heißt: «Die heilige Agathodämonschlange geht hervor aus der Stadt Nezi.» Die Schlange (wegen ihrer Häutung) ist das Symbol der Wiedererneuerung, wie der Skarabäus (ein Sonnensymbol), von dem es heißt, daß er, nur männlichen Geschlechtes, sich selber wieder erschaffe. Der Name Chnum (ein anderer Name für Tum, gemeint ist immer der Sonnengott) kommt vom Verb num, welches «sich verbinden», «vereinigen» heißt[154]. Chnum tritt als der Töpfer und Bildner seines eigenen Eies auf. (Abb. 75)

411 Das Kreuz scheint demnach ein vielschichtiges Symbol zu sein: eine wesentliche Bedeutung ist die von «Lebensbaum» und von «Mutter». Die Symbolisierung in einer menschlichen Gestalt ist daher verständlich. Die verschiedenen Formen der crux ansata haben den Sinn von «Leben» und «Fruchtbarkeit» sowie von «Vereinigung», die man sich als Hierosgamos des Gottes mit seiner Mutter zum Zwecke der Todüberwindung und Lebenserneuerung zu denken hat[155]. Dieses Mythologem ist, wie ersichtlich, in die christlichen Anschauungen eingegangen. So sagt Augustin:

«Procedit Christus quasi sponsus de thalamo suo; praesagio nuptiarum exiit ad campum saeculi ... pervenit usque ad crucis thorum et ibi firmavit ascendendo coniugium; ubi cum sentiret anhelantem in suspiriis creaturam commercio pietatis se pro coniuge dedit ad poenam ... et copulavit sibi perpetuo iure matronam.» [156]

154 Brugsch, l. c., p. 290 ff.

155 Man darf sich über diese Formen nicht wundern, denn es ist der primitive Mensch in uns, dessen Urkräfte in der Religion erscheinen. Dieterichs Worte (*Mithrasliturgie*, p. 108) gewinnen in diesem Zusammenhang einen besonders bedeutsamen Aspekt: «*Von unten* kommen die alten Gedanken zu neuer Kraft in der Religionsgeschichte: die Revolution von unten schafft neues Leben der Religion in uralten unzerstörbaren Formen.» [Von Jung hervorgehoben.]

156 «Gleichsam als ein Bräutigam ging Christus aus seiner Kammer hervor, er ging mit der Vorherverkündigung seiner Hochzeit in das Feld der Welt hinaus. Er gelangte bis zum Bette des Kreuzes, und da hat er, indem er hinaufstieg, die Ehe bestätigt. Und als er die schweren Seufzer der Kreatur fühlte, hat er sich in from-

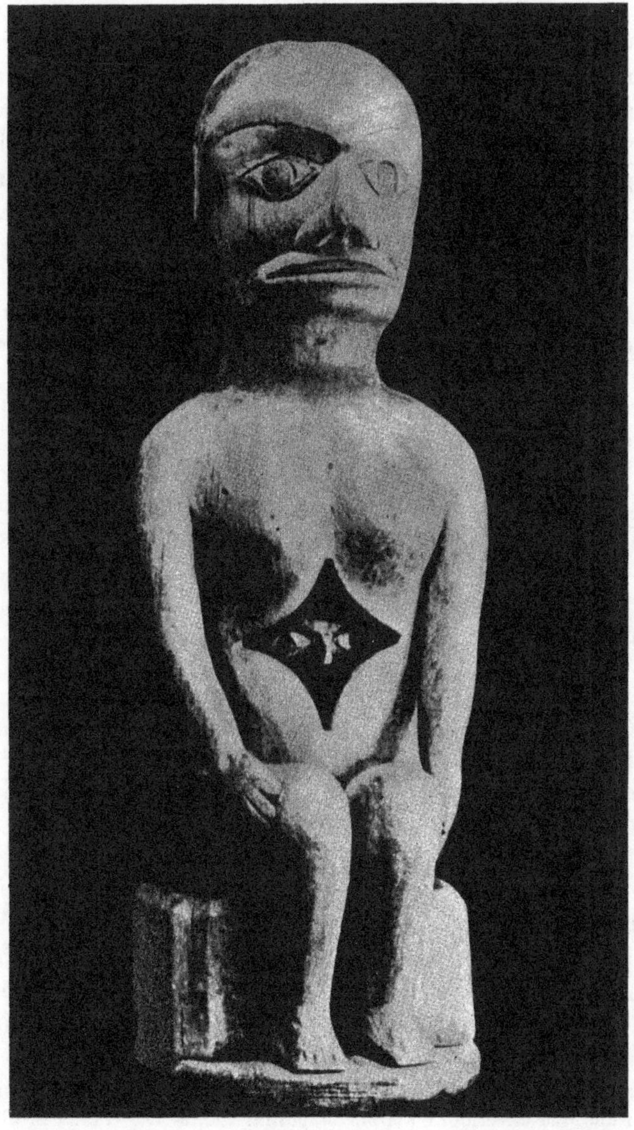

Abb. 81 Erneuerung im Mutterleib. Holzfigur aus dem Stamm der Nootka-Indianer, Insel Vancouver (Kanada)

412 Die Analogie ist so deutlich, daß sie kaum eines weiteren Kommentars bedarf. Es ist daher ein nicht nur rührender, sondern in seiner Naivität tiefsinniger Symbolismus, wenn in einer altenglischen Marienklage [157] Maria das Kreuz anklagt, es sei ein falscher Baum, ungerechterweise und grundlos habe er «ihres Leibes reine Frucht, ihr holdes Vögelein» mit giftigem Trank zerstört, mit dem Todestrank, den nur die Nachkommen des Sünders Adam, denen eine Schuld anhafte, zu trinken hätten. Ihr Sohn hätte daran keine Schuld. Sie klagt:

«Kreuz, du bist meines Sohnes schlimme Stiefmutter, so hoch hast du ihn hinaufgehänget, daß ich nicht einmal seine Füße küssen kann! Kreuz, du bist mein Todfeind; du hast mir erschlagen mein blaues Vöglein!»

413 Sancta Crux antwortet:

«Frau, dir danke ich meine Ehre; deine herrliche Frucht, die ich jetzt trage, strahlt in rotem Blute. Nicht für Dich allein, nein, die ganze Welt zu retten, erblühte diese köstliche Blume in dir ...»

414 Über das Verhältnis der beiden Mütter zueinander sagt Sancta Crux:

«Du warst zur Himmelskönigin gekrönet um des Kindes willen, das du geboren. Ich aber werde als glänzende Relique einst aller Welt erscheinen beim Gerichtstage; da werde ich dann erheben meine Klage um deinen heiligen, unschuldig an mir gemarterten Sohn.»

415 So vereinigt sich die Todesmutter mit der Lebensmutter in ihrer Klage um den sterbenden Gott, und als äußeres Zeichen ihrer Vereinigung küßt Maria das Kreuz und söhnt sich mit ihm aus [158]. Das naive ägyptische Altertum hat die Vereinigung der kontrastierenden Tendenzen im Mutterbild der Isis noch aufbewahrt. Die Abtrennung des

mer Selbsthingabe für die Gattin zur Sühne hergegeben, und hat mit ewiger Geltung sich die Frau anverlobt.» (*Sermo suppositus* 120, 8) Die «Frau» ist die Kirche.

157 «Dispute between Mary and the Cross» in: MORRIS, *Legends of the Holy Rood*, zit. bei ZÖCKLER, l. c., p. 240 f.

158 In Griechenland wurde der Marterpfahl, an dem Verbrecher hingerichtet oder bestraft wurden, als ἑκάτη (Hekate) bezeichnet.

Sohnes von der Mutter bedeutet den Abschied des Menschen von der Unbewußtheit des Tieres. Erst durch den Eingriff des «Inzestverbotes» [159] konnte das sich selber bewußte Individuum geschaffen werden, das vorher gedankenlos eins war mit der Sippe, und so erst konnte die Idee des individuellen und endgültigen Todes möglich werden. So kam durch Adams Sünde, die eben in der Bewußtwerdung bestand, der Tod in die Welt. Der Neurotiker, der die Mutter nicht lassen kann, hat gute Gründe: letztlich ist es die Todesangst, welche ihn dort festhält. Es scheint, als sei kein Begriff und kein Wort stark genug, die Bedeutung dieses Konfliktes auszudrücken. Dieses durch Jahrtausende fortgesetzte Ringen nach Ausdruck kann gewiß seine Kraftquelle nicht in dem durch den Vulgärbegriff des Inzestes allzu eng gefaßten Tatbestand haben; vielmehr muß man wahrscheinlich das in letzter Linie und ursprünglich als «Inzestverbot» sich ausdrükkende Gesetz als den Zwang zur Domestikation auffassen und das Religionssystem als Institution bezeichnen, welche die den Kulturzwecken nicht dienenden Triebkräfte animalischer Natur aufnimmt, organisiert und allmählich zu sublimierter Anwendung fähig macht.

Die bei Miss Miller nunmehr folgenden Visionen bedürfen keiner 416
ausführlichen Besprechung mehr. Die nächste Vision ist das Bild einer «purpurnen Meeresbucht». Die Meeressymbolik reiht sich glatt an das Vorausgegangene an. Man könnte hier des ferneren an die Reminiszenzen vom Golf von Neapel denken, denen wir im ersten Teil begegnet sind. Im Zusammenhang des Ganzen allerdings dürfen wir die Bedeutung der «Meeresbucht» nicht übersehen. Im Französischen heißt es «une baie», was wohl einem «bay» im englischen Urtext entsprechen dürfte. Werfen wir zunächst einen Seitenblick auf das Etymologische dieser Vorstellung. «Baie» wird überhaupt für etwas Offenstehendes gebraucht, wie denn das katalanische Wort badia (bai) von badar = öffnen kommt. Im Französischen heißt «bayer» den Mund offen haben. Ein anderes Wort für dasselbe ist Meerbusen,

159 Das Inzesttabu gehört als Teil zu einem komplizierten Ganzen, nämlich zum Heiratsklassensystem, dessen elementarste Form das cross-cousin-marriage darstellt. Letzteres bedeutet einen Kompromiß zwischen endogamer und exogamer Tendenz. (Siehe dazu [JUNG,] *Die Psychologie der Übertragung* [Paragr. 433 ff.].)

latein. sinus, und ein drittes Wort ist Golf, das französisch in nächster Beziehung mit gouffre = Abgrund steht. Golf ist verwandt mit κόλπος[160], das zugleich Busen und Schoß, Mutterschoß, bedeutet. Es kann auch Gewandfalte und Tasche bedeuten. (Schweizerdeutsch wird buese als Rocktasche angeführt.) Κόλπος kann auch ein tiefes Tal zwischen hohen Bergen bedeuten. Diese Bezeichnungen zeigen klar, welche Urvorstellungen zugrunde liegen. Sie machen die Wortwahl GOETHES verständlich an jener Stelle, wo Faust der Sonne mit beflügelter Sehnsucht folgen möchte, um in ewigem Tage «ihr ewiges Licht zu trinken»:

> Nicht hemmte dann den göttergleichen Lauf
> Der wilde Berg mit allen seinen Schluchten;
> Schon tut das Meer sich mit erwärmten Buchten
> Vor den erstaunten Augen auf.[161]

417 Faustens Sehnsucht geht ja wie bei jedem Helden nach dem Mysterium der Wiedergeburt, der Unsterblichkeit, weshalb sein Weg aufs Meer hinausführt und hinunter in den Schlund des Todes, dessen Angst und Enge zugleich den neuen Tag bedeutet:

> Ins hohe Meer werd ich hinausgewiesen,
> Die Spiegelflut erglänzt zu meinen Füßen,
> Zu neuen Ufern lockt ein neuer Tag.
> Ein Feuerwagen schwebt auf leichten Schwingen
> An mich heran! Ich fühle mich bereit,
> Auf neuer Bahn den Äther zu durchdringen
> Zu neuen Sphären reiner Tätigkeit.
> Dies hohe Leben, diese Götterwonne! ...
>
> Vermesse dich, die Pforten aufzureißen,
> Vor denen jeder gern vorüberschleicht!
> Hier ist es Zeit, durch Taten zu beweisen,
> Daß Manneswürde nicht der Götterhöhe weicht,
> Vor jener dunkeln Höhle nicht zu beben,

160 DIEZ, *Etymologisches Wörterbuch der romanischen Sprachen*, p. 90 ff.
161 *Faust*, 1.Teil, p. 165.

In der sich Phantasie zu eigner Qual verdammt,
Nach jenem Durchgang hinzustreben,
Um dessen engen Mund die ganze Hölle flammt,
Zu diesem Schritt sich heiter zu entschließen,
Und wär es mit Gefahr, ins Nichts dahinzufließen.[162]

Es klingt wie eine Bestätigung, wenn die nächstfolgende Vision 418
«une falaise à pic», eine steil abstürzende Klippe ist. (Vgl. gouffre.) Der Abschluß der ganzen Reihe von Einzelvisionen bildet, wie die Autorin berichtet, ein Gewirr von Lauten, etwa wie wa-ma, wa-ma. Dieser Laut klingt sehr ursprünglich. Da wir über die subjektiven Wurzeln dieser Laute von der Autorin nichts erfahren, so bleibt uns nur eine Vermutung übrig: Im Zusammenhang des Ganzen wäre nämlich zu erwägen, ob nicht dieser Laut eine leichte Entstellung des allbekannten Rufes ist, der ma-ma heißt. (Vgl. dazu unten.)

[162] l. c., p. 154 f.

VI. DER KAMPF UM DIE BEFREIUNG VON DER MUTTER

419 Nach einer kurzen Pause in der Produktion der Visionen setzt die Tätigkeit des Unbewußten wieder energisch ein.

420 Es erscheint ein Wald, Bäume und Gebüsche. Nach den Erörterungen des vorangegangenen Kapitels bedarf es hier nur noch des Hinweises, daß die Bedeutung des Waldes im wesentlichen mit der des tabuierten Baumes zusammenfällt. Der heilige Baum findet sich meist in einem Waldbezirk oder Paradiesesgarten. Der verbotene Hain steht öfters an Stelle des Tabubaumes und übernimmt alle Eigenschaften desselben. Der Wald hat Mutterbedeutung wie der Baum. In der nunmehr folgenden Vision bildet der Wald die Szene, auf der die dramatische Darstellung des Endes Chiwantopels sich abspielen wird. Ich setze zunächst den Anfang des Dramas im Urtext hierher, das heißt die Darstellung des ersten Opferversuches. Am Anfang des nächsten Kapitels findet der Leser die Fortsetzung, den Monolog und die Opferszene.

« Le personnage Chi-wan-to-pel surgit du midi, à cheval avec autour de lui une couverture aux vives couleurs, rouge, bleue et blanche. Un Indien, dans un costume de peau de daim à perles, et orné de plumes, s'avance en se blotissant et se prépare à tirer une flèche contre Chi-wan-to-pel. Celui-ci présente sa poitrine dans une attitude de défi, et l'Indien, fasciné à cette vue, s'esquive et disparaît dans la forêt. »

421 Chiwantopel erscheint zu Pferde. Diese Tatsache dürfte von Belang sein, da, wie der weitere Verlauf des Dramas zeigt [siehe Paragr. 464 ff. dieses Bandes], das Pferd keine gleichgültige Rolle spielt, sondern den gleichen Tod erleidet wie der Held und von diesem sogar als «treuer Bruder» bezeichnet wird. Diese Andeutungen weisen auf eine bemerkenswerte Ähnlichkeit von Roß und Reiter hin. Es scheint zwischen beiden ein innerer Zusammenhang zu existieren, der sie zum

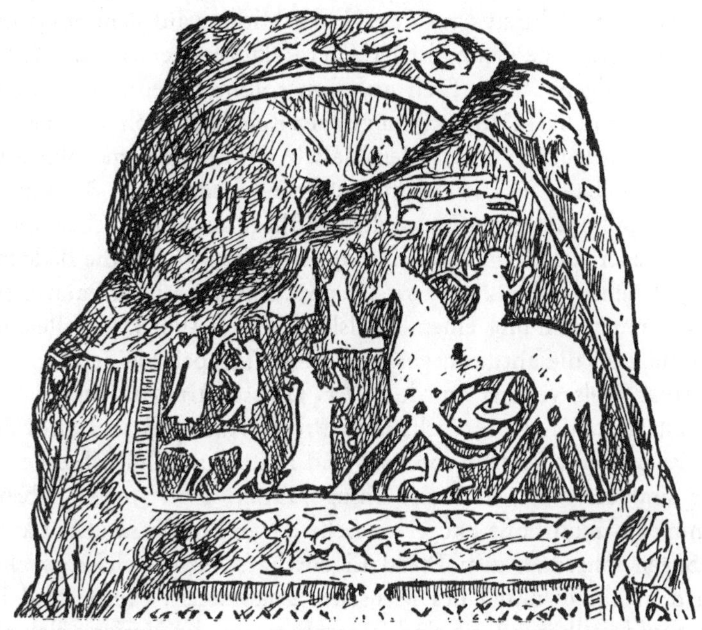

Abb. 82 Wotan auf dem achtbeinigen Sleipnir. Grabstein aus Tjangvide, Götland (Schweden, um 1000)

gleichen Schicksal führt. Wir sahen bereits, daß die Libido, welche auf die Mutter zielt, diese selber als Pferd symbolisiert [1]. Das Mutterbild ist ein Libidosymbol, und ebenso ist das Pferd ein solches, und an einigen Punkten begegnen sich die beiden Symbole im Wege der Begriffsüberschneidung. Das Gemeinsame der beiden Bilder aber liegt in der Libido. In dieser Fassung erscheint uns also der Held und sein Pferd als eine Darstellung der Idee des Menschen mit seiner ihm unterworfenen animalischen Triebsphäre. (Parallele Darstellungen wären Agni auf dem Widder, Wotan auf Sleipnir, Ahuramazda auf

[1] So wird die Unterweltgöttin Hekate auch mit Pferdehaupt dargestellt. Demeter und Philyra verwandeln sich, als sie sich den Nachstellungen des Kronos oder Poseidon entziehen wollen, in ein Roß. Hexen verwandeln sich gerne in Pferde, weshalb man an ihren Händen Nägelmale und Hufbeschlag entdecken kann. Der Teufel reitet auf den Hexenpferden, Pfaffenköchinnen werden nach dem Tode in Pferde verwandelt. (VON NEGELEIN, *Das Pferd im Seelenglauben und Totenkult*)

Angromainyu [2], Christus auf dem Esel [3], Mithras auf dem Stier, Löwe und Schlange, seine symbolischen Tiere, danebenher eilend, Men auf menschenfüßigem Pferd, Freir auf dem goldborstigen Eber usw. Vgl. die Abb. 77 und 82.) Den mythologischen Reittieren wohnt immer auch eine große Bedeutung inne, indem sie sehr oft anthropomorphisiert erscheinen: so hat Mens Pferd menschliche Vorderbeine, Bileams Esel menschliche Sprache, der Stier, dem Mithras auf den Rücken springt, um ihn niederzustechen (Taurokathapsie [4]; Abb. 77), hat die Bedeutung eines göttlichen Lebensspenders. Das Spottkruzifix vom Palatin stellt den Gekreuzigten mit einem Eselskopf dar (Abb. 83; vielleicht in Anlehnung an die antike Legende, daß im Tempel von Jerusalem das Bild eines Esels verehrt wurde [5]). Als Drosselbart (das heißt Pferdebart) ist Wotan halb Mensch, halb Pferd. Auch läßt ein altes deutsches Rätsel diese Einheit von Roß und Reiter [6] sehr hübsch erkennen: «Wer sind die zwei, die zum Thing fahren? Drei Augen haben sie zusammen [7], zehn Füße und einen Schweif und reisen so über Land.» [8] Die Sagen schreiben dem Pferd Eigenschaften zu, welche psychologisch dem Unbewußten des Menschen zukommen: Pferde sind hellsehend und hellhörend, sie sind Wegweiser, wo der Verirrte sich nicht zu helfen weiß, sie sind von mantischer Fähigkeit; in der *Ilias* (XIX)

2 Ebenso reitet der sagenhafte Urkönig Tahmuraht auf Ahriman, dem Teufel.

3 Die Eselin und ihr Füllen dürften der Astrologie entstammen, indem das Zodion Cancer (Sommersolstitium) antik als Esel und sein Junges bezeichnet wurde. (Vgl. Robertson, *Evangelien-Mythen*, p. 19.)

4 Das Bild ist wohl aus dem Zirkus genommen. Noch hat der spanische Matador heroenhafte Bedeutung. Sueton (*Claud.* 21): «... feros tauros per spatia circi agunt insiliuntque defessos et ad terram cornibus detrahunt» [... welche wilde Stiere im Zirkus umherjagen, den ermüdeten auf den Nacken springen und sie bei den Hörnern auf den Boden niederreißen (p. 341)].

5 Diese Legende gehört zum astrologischen Aspekt des jüdischen Gottes (Saturn), den ich hier nicht diskutieren möchte.

6 Vgl. die erschöpfende Darstellung dieses Themas bei Jähns, *Roß und Reiter*.

7 Wotan ist einäugig. Vgl. dazu Schwartz, *Indogermanischer Volksglaube*, p. 164 ff.

8 Odin gibt dieses Rätsel dem König Heidrek (Hervarar-Sage) auf: «Quinam sunt illi duo / qui in conventus eunt / tres coniunctim / habent oculos / decem pedes, / et ambo caudam unam etc.» (Schwartz, l. c., p. 183)

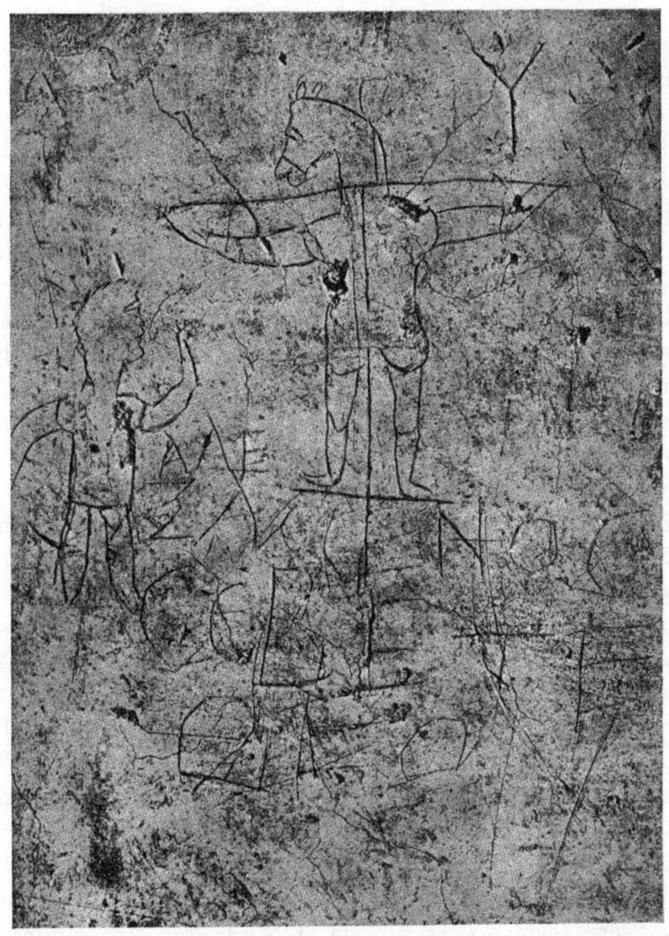

Abb. 83 Das «Spottkruzifix». Graffitto vom Pädagogium auf dem Palatin (Rom)

führt das Pferd unheilverkündende Rede; sie hören die Worte, welche die Leiche spricht, wenn sie zu Grabe getragen wird, was die Menschen nicht hören; Caesar erfährt von seinem menschenfüßigen Roß (wahrscheinlich hergenommen aus einer Identifikation Caesars mit dem phrygischen Men), daß er die Welt erobern werde. Ein Esel prophezeit dem Augustus den Sieg von Actium. Das Pferd sieht auch Gespenster. Alle diese Dinge entsprechen charakteristischen Manifestationen des Unbewußten. Daher ist es auch verständlich, wenn das Pferd als das Bild der tierischen Komponente des Menschen reichlich Beziehungen zum Teufel hat. Der Teufel hat einen Pferdefuß, unter Umständen auch Pferdegestalt. In kritischen Momenten zeigt er plötzlich den Pferdefuß (sprichwörtlich), wie bei Haddings Entführung Sleipnir plötzlich hinter dem Mantel Wotans hervorschaut [9]. Wie der Mar den Schlafenden reitet, so tut's auch der Teufel, daher heißt es, die vom Alp Befallenen seien vom Teufel geritten. Im Persischen ist der Teufel das Reittier Gottes. Der Teufel repräsentiert auch die sexuelle Triebhaftigkeit; daher tritt er er beim Hexensabbath in Bocks- oder Pferdegestalt auf. Die sexuelle Natur des Teufels teilt sich auch dem Pferde mit, weshalb dieses Symbol in Zusammenhängen vorkommt, wo nur diese Deutung erklärend wirkt. Es ist voranzuschicken, daß Loki in Roßgestalt zeugt, wie der Teufel, der in Pferdegestalt dasselbe tut (als alter Feuergott). So wird auch der Blitz theriomorph dargestellt als Pferd [10]. Eine ungebildete Hysterika erzählte mir, daß sie als Kind an heftiger Gewitterangst gelitten habe, *weil sie jedesmal da, wo ein Blitz eingeschlagen hatte, unmittelbar darauf ein ungeheures, bis an den Himmel reichendes schwarzes Pferd gesehen habe.* Die indische Sage kennt das schwarze Donnerroß des Yama, des Totengottes, der mit seiner Hölle im Süden, der mythischen Gewittergegend, wohnt [11]. So heißt es auch im germanischen Folklore, daß der Teufel als Blitzgottheit den Pferdefuß (Blitz) auf die Dächer werfe. Gemäß der Bedeutung des Gewitters als Erdbefruchtung kommt dem Blitz respektive dem Pferdefuß phallische Bedeutung zu. Eine ungebildete Patientin, die von ihrem Mann ursprünglich sehr gewalttätig zum Koitus gezwungen worden war, träumte öfters, *ein wildes Pferd springe über sie und trete ihr mit dem Hinterfuß in den Leib.* PLUTARCH hat folgende Gebetsworte aus den Dionysosorgien übermittelt: ἐλθεῖν ἥρως Διόνυσε Ἄλιον ἐς ναὸν ἁγνὸν σὺν Χαρίτεσσιν ἐς ναὸν τῷ βοέῳ ποδὶ θύων, ἄξιε ταῦρε, ἄξιε ταῦρε. («Komm o Herr in deinen Tempel zu Elis, komm mit den Chariten in deinen heiligen

[9] VON NEGELEIN, l. c., [XI] p. 415.
[10] l. c., p. 419.
[11] SCHWARTZ, l. c., p. 88.

Tempel, tobend ⟨orgiastisch rasend⟩ mit dem Stierfuße.» [12]) Pegasus schlägt mit dem Fuß die Hippokrene, eine Quelle, aus dem Boden. Auf einem korinthischen Steinbild des Bellerophontes [13], das zugleich Fontäne war, floß das Wasser aus dem Huf des Pferdes heraus. Balders Roß eröffnet durch seinen Tritt eine Quelle. So ist der Pferdefuß der Spender des fruchtbaren Nasses [14]. Eine niederösterreichische Sage [15] erwähnt, daß man zuweilen einen riesigen Mann auf einem weißen Pferde über die Berge reiten sehe, was baldigen Regen bedeute. In der deutschen Sage kommt Frau Holle, die Geburtsgöttin, auf dem Pferd. Schwangere in Geburtsnähe pflegen einem Schimmel Hafer in ihrer Schürze zu geben und ihn zu bitten, für baldige Entbindung zu sorgen; ursprüngliche Sitte war es, daß das Pferd das Genitale der Frau zu berühren hatte. Das Pferd hatte überhaupt (wie der Esel) die Bedeutung eines priapischen Tieres [16]. Roßtrappen sind segen- und fruchtspendende Idole. Roßtrappen wirkten besitzgründend und hatten grenzsetzende Bedeutung, wie die Priape des lateinischen Altertums. Wie die Daktylen hat ein Pferd mit seinem Huf den Metallreichtum des Harzgebirges aufgedeckt. Das Hufeisen, eine Abkürzung für Pferdefuß [17], hat glückbringende und apotropäische Bedeutung. In den Niederlanden wird ein Pferdefuß im Stall gegen Zauber aufgehängt. Die analoge Wirkung des Phallus ist bekannt, daher die Torphalli. Besonders wendete die Pferdekeule den Blitz ab, nach dem Grundsatz «similia similibus».

Pferde bedeuten wegen ihrer Geschwindigkeit (Intensität!) den 422
Wind, das heißt das tertium comparationis ist wiederum das Libidosymbol. Die deutsche Sage kennt den Wind als den nach den Mädchen lüsternen wilden Jäger. Wotan verfolgt im Gewitter die vor ihm herfahrende Windsbraut (die Frigg) [18]. Stürmische Punkte leiten ihre Namen gern von Pferden (Hingstbarge) ab, so die Schimmelberge der

12 Preller, *Griechische Mythologie* I, p. 432.

13 Oder Bellerophon.

14 Weitere Beispiele siehe bei Aigremont, *Fuß- und Schuhsymbolik*.

15 Jähns, l. c. I, p. 277.

16 Aigremont, l. c., p. 17.

17 von Negelein, l. c., [XII] p. 386 f.

18 Schwartz, l. c., p. 113.

Lüneburger Heide. Die Zentauren sind unter anderem Windgötter[19].

423 Pferde bedeuten Feuer und Licht. Beispiel sind die feurigen Pferde des Helios. Des Hektor Rosse heißen Xanthos (gelb, hell), Podargos (schnellfüßig), Lampos (leuchtender) und Aithon (brennender). Siegfried überspringt die Waberlohe auf dem Donnerroß Grani, welches vom Sleipnir stammt und allein das Feuer der Waberlohe annimmt[20]. Eine ausgesprochene Feuersymbolik wird repräsentiert durch die bei Dio Chrysostomus erwähnte mystische Quadriga[21]: Der höchste Gott führt seinen Wagen immer im Kreise. Der Wagen ist mit vier Pferden bespannt. Das an der Peripherie gehende Pferd bewegt sich sehr schnell. Es hat eine glänzende Haut und trägt darauf die Zeichen der Planeten und der Sternbilder[22]. Das zweite Pferd geht etwas langsamer und ist nur auf der einen Seite beleuchtet. Das dritte Pferd geht noch langsamer, und das vierte dreht sich um sich selbst. Einmal aber setzt das äußerste Pferd mit seinem feurigen Atem die Mähne des zweiten in Brand, und das dritte überflutet mit strömendem Schweiß das vierte. Dann lösen sich die Pferde auf und gehen in die Substanz des stärksten und feurigsten über, welches nun zum Wagenlenker wird. Die Pferde stellen auch die vier Elemente dar. Die Katastrophe ist Weltbrand und Sintflut, worauf die Spaltung des Gottes in das Vielerlei aufhört und die göttliche Einheit wiederhergestellt wird[23]. Unzweifelhaft ist die Quadriga astronomisch als ein Zeitsymbol zu verstehen. Wir sahen ja bereits im Ersten Teil, daß die stoische Vorstellung vom Schicksal ein Feuersymbol ist. Es ist daher eine konse-

19 Nachweise über die Zentauren als Windgötter finden sich bei Meyer, *Indogermanische Mythen*, p. 447 ff.

20 Schwartz, l. c., p. 141.

21 Or. XXXVI, § 39 ff., zit. in: Cumont, *Mysterien des Mithra*, p. 105 f.

22 Dies ist ein besonderes Motiv, das etwas Typisches an sich haben muß. Eine Schizophrene (*Über die Psychologie der Dementia praecox* [Paragr. 290]) gab an, daß ihre Pferde «Halbmonde» unter der Haut hätten «wie Löckchen». In China soll der *I Ging* von einem Pferd, das auf seinem Fell die magischen Zeichen trug («river map»), gebracht worden sein. Die Haut der ägyptischen Himmelsgöttin oder Himmelskuh ist mit Sternen besät. (Vgl. Abb. 68.) Der mithrische Aion (siehe unten) trägt auf seiner Haut die Zodia. (Vgl. Abb. 84.)

23 Diese Veränderung erfolgt durch eine Weltkatastrophe. In der Mythologie bedeutet das Grünen und das Absterben des Lebensbaumes auch den Wendepunkt in der Folge der Zeitalter.

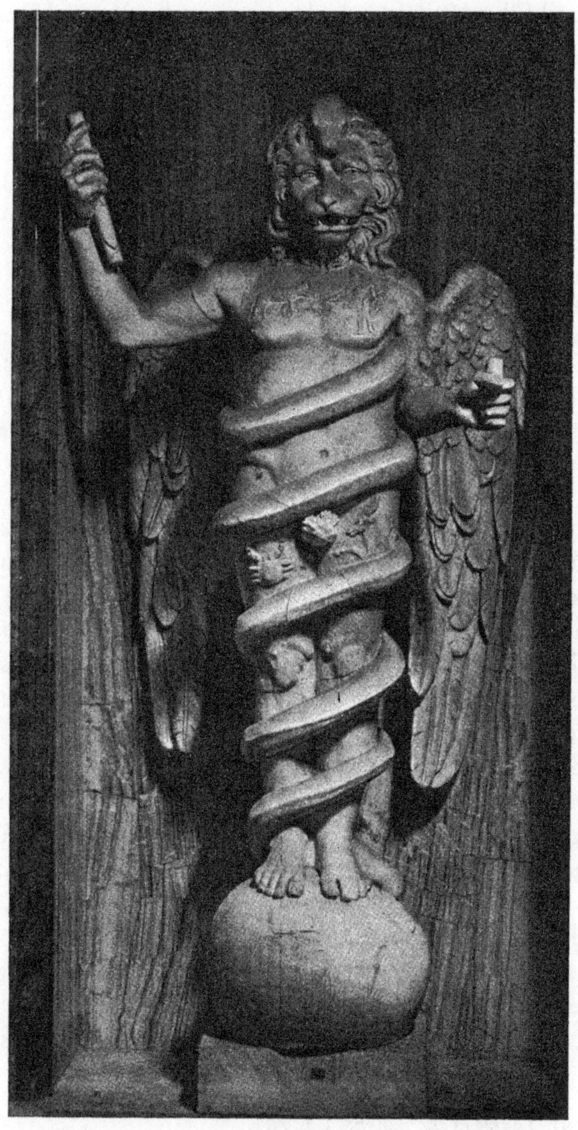

Abb. 84 Aion mit dem Tierkreiszeichen. (Rom, 2./3. Jh.)

quente Durchführung des Gedankens, wenn die dem Schicksalsbegriff nahverwandte Zeit ebenfalls Libidosymbolik aufweist.

424 Die *Bṛihadâraṇyaka-Upanishad* (I, 1 f., p. 382 f.) sagt:

«Die Morgenröte, wahrlich, ist des Opferrosses Haupt, die Sonne sein Auge, der Wind sein Odem, sein Rachen das allverbreitete Feuer, das Jahr ist der Leib des Opferrosses. Der Himmel ist sein Rücken, der Luftraum seine Bauchhöhle, die Erde seines Bauches Wölbung; die Pole sind seine Seiten, die Zwischenpole seine Rippen, die Jahreszeiten seine Glieder, die Monate und Halbmonate seine Gelenke, Tage und Nächte seine Füße, die Gestirne seine Gebeine, das Gewölk sein Fleisch. Das Futter, das es verdaut, sind die Sandwüsten, die Flüsse seine Adern, Leber und Lungen die Gebirge, die Kräuter und Bäume seine Haare; die aufgehende Sonne ist sein Vorderteil, die niedergehende sein Hinterteil.» – «Der Ozean ist sein Verwandter, der Ozean seine Wiege.»

425 Hier finden wir das Pferd unzweifelhaft als Zeitsymbol aufgefaßt, daneben auch als die ganze Welt. Wir begegnen in der mithrischen Religion einem sonderbaren Zeitgott, dem Aion (Abb. 84), Kronos oder auch deus leontocephalus genannt, weil seine stereotype Darstellung eine löwenköpfige Menschengestalt ist, die, in steifer Haltung stehend, von einer Schlange, deren Kopf von hinten über den Löwenkopf nach vorn ragt, umschlungen wird. Die Figur hält in den Händen je einen Schlüssel, auf der Brust ruht der Donnerkeil, auf dem Rücken befinden sich die vier Flügel der Winde, außerdem trägt die Gestalt etwa auch die Zodia am Körper. Beigaben sind Hahn und Werkzeuge. Im karolingischen *Psalterium von Utrecht*, das antike Vorlagen hatte, ist Saeculum-Aion als ein nackter Mann mit einer Schlange in der Hand dargestellt[24]. Wie schon der Name andeutet, ist er ein Zeitsymbol, das aus lauter Libidobildern zusammengesetzt ist. Der Löwe, das Zodion der höchsten Sommerhitze[25], ist das Symbol der «concupiscentia effrenata», des mächtigsten Begehrens. («Meine

[24] CUMONT, *Textes et monuments* I, p. 76 f.

[25] Daher wird der Löwe von Simson getötet, und später erntet letzterer den Honig aus dem Leichnam. Das Ende des Sommers ist die Fruchtbarkeit des Herbstes. Es ist eine Parallele zum sacrificium Mithriacum. Zu Simson vgl. STEINTHAL, *Die Sage von Simson*.

Seele brüllt mit eines hungrigen Löwen Stimme», heißt es bei MECHTHILD VON MAGDEBURG.) Die Schlange ist im Mithrasmysterium öfters als antagonistisch zum Löwen dargestellt, entsprechend jenem allgemeinen Mythus vom Kampf der Sonne mit dem Drachen. Im *Ägyptischen Totenbuch* wird Tum als Kater bezeichnet, weil er als solcher die Apophisschlange bekämpft. Die Umschlingung ist, wie wir sahen, die «Verschlingung», das Eingehen in den Mutterleib. So ist die Zeit definiert durch das Unter- und Aufgehen der Sonne, das heißt durch das Absterben und die Wiedererneuerung der Libido, das Aufdämmern und Auslöschen des Bewußtseins. Die Beigabe des Hahnes deutet wiederum auf die Zeit und die der Werkzeuge auf das Schaffende der Zeit. («Durée créatrice» bei BERGSON.) Oromazdes (Ahuramazda) und Ahriman werden durch Zrwan akarana, die «unendlich lange Dauer» erzeugt. Die Zeit, dieses Leere und lediglich Formale, wird im Mysterium also durch die Wandlungen der schaffenden Kraft, der Libido, ausgedrückt, entsprechend der physikalischen Tatsache, daß sie mit dem Ablauf des energetischen Prozesses identisch ist. MACROBIUS sagt: «Ergo Leonis capite monstratur praesens tempus, quia conditio eius ... valida fervensque est.» [26] PHILO VON ALEXANDRIEN weiß es anscheinend besser:

«Tempus ab hominibus pessimis putatur deus, volentibus Ens essentiale ... abscondere ... Pravis hominibus tempus putatur causa rerum mundi, sapientibus vero et optimis non tempus sed Deus.» [27]

Bei FIRDOSI ist die Zeit öfters das Symbol des Schicksals [28]. Der 426
obenerwähnte indische Text geht allerdings noch weiter; sein Pferdesymbol enthält alle Welt in sich; des Pferdes Verwandter und Wiege

[26] «Durch den Löwenkopf wird der gegenwärtige Moment bezeichnet, weil sein Zustand gleichsam stark und brennend ist.» (*Saturnalia,* I, 20, § 15, p. 271 f.)

[27] «Von den schlechten Menschen wird die Zeit als Gott angesehen, indem sie Gottes eigentliches Sein verbergen wollen ... die Menschen mit verkehrten Anschauungen geben die Zeit als Ursache des Kosmos an, die Weisen und Guten hingegen sehen Gott, nicht die Zeit (als Ursache) an.» (PHILO, *In Genesim,* I, 100, zit. in: CUMONT, *Textes et monuments* I, p. 82.)

[28] SPIEGEL, *Erânische Altertumskunde* II, p. 193. In der dem ZOROASTER zugeschriebenen Schrift περὶ φύσεως wird die Ananke, die Schicksalsnotwendigkeit, durch die Luft dargestellt (CUMONT, l. c. I, p. 87).

ist das Meer, die Mutter, gleichgesetzt der Weltseele. Wie der Aion die Libido in der «Umschlingung», nämlich im Stadium des Todes und der Wiedergeburt darstellt, so ist auch hier die Wiege des Pferdes das Meer, das heißt die Libido ist in der «Mutter», im Unbewußten, sterbend und wiedererstehend.

427 Wir haben bereits gesehen, daß das Pferd durch Yggdrasil mit der Baumsymbolik zusammenhängt. Das Pferd ist auch ein «Totenbaum»; so hieß im Mittelalter die Totenbahre «Sankt Michaelspferd», und neupersisch bedeutet das Wort für Sarg «hölzernes Pferd»[29]. Das Pferd hat auch die Rolle des Psychopompos; es ist das Reittier zum Jenseitsland; Pferdeweiber holen die Seelen (Walküren). Neugriechische Lieder stellen Charon zu Pferde dar.

428 Noch einer Symbolform ist zu gedenken: Gelegentlich reitet der Teufel auf einem dreibeinigen Pferd. Die Todesgöttin Hel reitet in der Pestzeit ebenfalls auf einem dreibeinigen Pferd[30]. Dreibeinig ist der riesige Esel, der im himmlischen Regensee Vourukasha steht, dessen Urin das Wasser des Sees reinigt, von dessen Gebrüll alle nützlichen Tiere schwanger werden, und alle schädlichen Tiere abortieren[31]. Die gegensätzliche Symbolik bei Hel ist in ein Bild verschmolzen bei dem Esel des Vourukasha. Die Libido ist ebensowohl befruchtend wie zerstörend.

429 Dem Helden im Millerschen Drama nähert sich ein Indianer, bereit, einen Pfeil auf ihn abzuschießen. Chiwantopel aber weist dem Feinde die Brust mit stolzer Gebärde. Dieses Bild erinnert die Autorin an die Szene zwischen Cassius und Brutus in *«Julius Cäsar»* von SHAKESPEARE. Es hat sich ein Mißverständnis zwischen den beiden Freunden erhoben, indem Brutus dem Cassius vorwirft, daß er ihm das Geld für die Legionen verweigere. Cassius, empfindlich und gereizt, bricht in die Klageworte aus:

> Komm, Mark Anton, und komm, Octavius, nur!
> Nehmt eure Rach' allein am Cassius,

29 SPIELREINS Patientin (l. c., p. 394) spricht von Pferden, die Menschen, sogar ausgegrabene Leichen, fressen.

30 VON NEGELEIN, l. c., [XII] p. 416. Vgl. dazu meine Ausführungen über das dreibeinige Pferd in: *Zur Phänomenologie des Geistes im Märchen* [Paragr. 425 ff.].

31 Vgl. [JUNG,] *Psychologie und Alchemie* [Paragr. 535].

Denn Cassius ist des Lebens überdrüssig:
Gehaßt von einem, den er liebt; getrotzt
Von seinem Bruder; wie ein Kind gescholten.
Man späht nach allen meinen Fehlern, zeichnet
Sie in ein Denkbuch, lernt sie aus dem Kopf,
Wirft sie mir in die Zähne. – O ich könnte
Aus meinen Augen meine Seele weinen!
Da ist mein Dolch, hier meine nackte Brust;
Ein Herz drin, reicher als des Plutus Schacht,
Mehr werth als Gold: wo du ein Römer bist,
So nimms heraus. Ich der dir Gold versagt,
Ich biete dir mein Herz. Stoß zu, wie einst
Auf Cäsar! Denn ich weiß, als du am ärgsten
Ihn haßtest, liebtest du ihn mehr, als je
Du Cassius geliebt. [32]

Das hierher gehörige Material wäre unvollständig, wenn man nicht 430
erwähnte, daß diese Rede des Cassius mehrere Analogien aufweist zu dem agonalen Delir des Cyrano, nur daß Cassius bei weitem theatralischer ist. In seiner Art liegt sogar etwas Kindliches und Hysterisches. Brutus denkt ja nicht daran, ihn zu töten, sondern verabreicht ihm eine kalte Dusche im folgenden Dialog:

Brutus:

Steckt euren Dolch ein!
Seid zornig, wenn ihr wollt: es steh' euch frei!
Thut, was ihr wollt: Schmach soll für Laune gelten.
O Cassius! Einem Lamm seid ihr gesellt,
Das so nur Zorn hegt, wie der Kiesel Feuer,
Der, viel geschlagen, flücht'ge Funken zeigt,
Und gleich drauf wieder kalt ist.

Cassius:

Lebt' ich dazu,
Ein Scherz nur und Gelächter meinem Brutus
Zu sein, wenn Gram und böses Blut mich plagt?

[32] 4. Aufzug, 2. Szene, p. 92 f.

Brutus:

Als ich das sprach, hatt' ich auch böses Blut.

Cassius:

Gesteht ihr soviel ein? Gebt mir die Hand!

Brutus:

Und auch mein Herz.

Cassius:

O Brutus!

Brutus:

Was verlangt ihr?

Cassius:

Liebt ihr mich nicht genug, Geduld zu haben,
Wenn jene rasche Laune, von der Mutter
Mir angeerbt, macht, daß ich mich vergesse?

Brutus:

Ja, Cassius; künftig, wenn ihr allzu streng
Mit eurem Brutus seid, so denket er,
Die Mutter schmähl' aus euch und läßt euch gehn.

431 Die Aufklärung der Empfindlichkeit des Cassius führt zur Erkenntnis, daß er sich in diesen Momenten mit der Mutter identifiziere und sich daher recht weiblich benehme, wie das ja seine Rede ausgezeichnet dartut[33]. Denn seine weibische, um Liebe werbende und verzweiflungsvolle Unterwerfung unter den männlich-trotzigen Willen des Brutus berechtigt letzteren zu der freundlichen Bemerkung, daß Cas-

33 Ein Fall von Identität mit der Anima. Die erste Trägerin des Animabildes ist bekanntlich die Mutter.

sius «einem Lamm gesellt» sei, das heißt noch etwas sehr Untüchtiges in seinem Charakter habe, welches von der Mutter stamme. Man erkennt hierin unschwer den Tatbestand einer infantilen Disposition, die, wie immer, durch ein Prävalieren der Eltern-Imago, hier der Mutter-Imago, gekennzeichnet ist. Ein Individuum ist darum infantil, weil es sich nur ungenügend oder gar nicht aus der Kindheitsumgebung, das heißt von seiner Elternanpassung befreit hat, weshalb es fälschlicherweise der Welt gegenüber einerseits so reagiert, wie ein Kind den Eltern gegenüber, immer Liebe und sofortige Gefühlsbelohnung heischend; anderseits durch die enge Bindung an die Eltern mit diesen identifiziert, benimmt sich der Infantile wie der Vater und wie die Mutter. Er ist nicht imstande, sich selbst zu leben und seinen ihm zugehörigen Charakter zu finden. Weshalb Brutus sehr richtig annimmt, «die Mutter schmähl'» aus Cassius, er sei es nicht selbst. Der psychologisch wertvolle Tatbestand, den wir hier erheben, ist der Nachweis, daß Cassius infantil und mit der Mutter identifiziert ist. Das hysterische Benehmen fällt dem Umstande zur Last, daß Cassius zum Teil noch «Lamm» ist, also unschuldvolles und harmloses Kind; er ist also, was sein Gefühlsleben anbetrifft, hinter sich selber noch zurückgeblieben, wie wir solches häufig sehen bei Menschen, die anscheinend als Mächtige das Leben und die Mitmenschen beherrschen; sie sind den Anforderungen ihres Gefühls gegenüber infantil geblieben.

Die Figuren des Millerschen Dramas als Kinder der Phantasie der 432
Schöpferin schildern natürlich alle diesen oder jenen Charakterzug, der der Autorin zugehört[34]. Der Held Chiwantopel repräsentiert die Idealfigur, die hier ins Männliche projiziert ist, das heißt Miss Miller sieht das Ideal noch im Manne, was ihrem jugendlichen Alter entspricht. Sie ist in dieser Hinsicht offenbar noch nicht heilsam enttäuscht, sondern erfreut sich noch ihrer Illusionen. Sie weiß noch nicht, daß ihre Idealfigur weiblicher Natur sein müßte, denn eine solche Figur ginge sie etwas an. Das am Manne dargestellte Ideal verpflichtet sie zu nichts, sondern ermöglicht nur phantastische Ansprüche. Wäre das Ideal aber von ihrem eigenen Geschlecht, so könnte sie

34 Diese Auffassung ist hier berechtigt, weil es sich bei der Millerschen Phantasie nicht um eine bewußt gewollte und gestaltete Schöpfung handelt, sondern um ein unwillkürliches Produkt.

die Entdeckung machen, daß sie diesem nicht ganz entspricht. Das wäre gewiß unbequem, aber heilsam. Die Geste Cyranos[35] ist gewiß schön und eindrucksvoll, die des Cassius aber ist theatralisch. Beide Helden schicken sich an, effektvoll zu sterben, was Cyrano gelingt. Diese Wendung zum Tode antizipiert das unvermeidliche Ende der Illusion, daß der andere der Idealmensch sei. Ihre Idealfigur schickt sich offenbar an, ihre Lokalisierung zu ändern und eventuell in die Autorin selber überzusiedeln. Das wäre ein sehr kritischer Punkt in ihrem Lebenslauf. Wenn nämlich eine so lebenswichtige Gestalt wie eine Idealfigur sich zur Veränderung vorbereitet, so ist es, wie wenn sie sterben müßte. Sie erzeugt dann im Individuum schwerverständliche, das heißt scheinbar unbegründete Todesahnungen und weltschmerzliche Gefühle. Diese Tendenzen sind schon im Lied von der Motte zum Ausdruck gekommen, erfahren aber hier eine schärfere Definition. Ihre Infantilwelt will zum Ende kommen, um von der Phase der Erwachsenheit abgelöst zu werden. Das Sterbenwollen junger Mädchen ist oft nur ein indirekter Ausdruck, der Pose bleibt, auch wenn wirklich gestorben wird, denn sogar der Tod kann dramatisiert werden. Durch solchen Ausgang gewinnt die Pose nur an Effekt. Daß der Gipfel des Lebens durch die Symbolik des Todes ausgedrückt wird, ist eine bekannte Tatsache, denn das Sich-selber-Überwachsen bedeutet einen Tod. Als infantiles Wesen kann sich Miss Miller ihrer Lebensaufgabe nicht bewußt werden; sie kann sich keine Ziele oder Lebensnormen setzen, für die sie sich verantwortlich fühlt. Daher ist sie auch noch nicht bereit, das Problem der Liebe aufzunehmen, denn dieses verlangt Bewußtsein und Verantwortlichkeit, Übersicht und Voraussicht. Es ist eine Entscheidung fürs Leben, an dessen Ende der Tod steht. Liebe und Tod haben nicht weniges miteinander zu tun.

433 Die stolze Geste, mit der der Held sich dem Tode darbietet, kann sehr wohl ein indirekter Ausdruck sein, welcher um das Mitleid des andern buhlt und so der kühlen Reduktion, wie sie Brutus vornimmt, verfällt. Auch Chiwantopels Geste ist verdächtig, denn die Cassiusszene, die ihr zur Vorlage dient, verrät indiskreterweise, daß die ganze Sache bloß infantil ist. Wenn nämlich eine Geste zu theatralisch ausfällt, dann besteht der begründete Verdacht, daß sie nicht echt ist,

35 Vgl. Erster Teil [Paragr. 48 dieses Bandes].

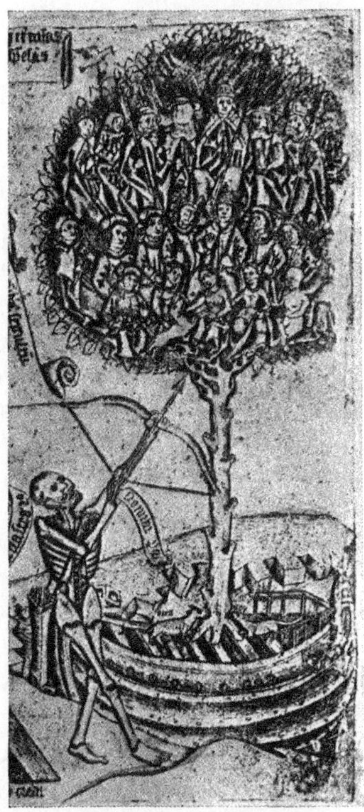

Abb. 85 Der Tod als Bogenschütze (Ausschnitt). «Meister von 1464», Deutsche Schule

daß mithin ein Gegenwille irgendwo am Werke ist, der etwas ganz anderes meint.

Im Drama nimmt nun, im Gegensatz zu der inaktiven Natur der vorausgehenden Symbole, die Libido eine drohende Aktivität an, indem ein Konflikt offenbar wird, worin der eine Teil den andern mit Mord bedroht. Der Held, als das Idealbild der Träumerin, ist geneigt zu sterben, er fürchtet den Tod nicht. Entsprechend dem Infantilcharakter dieses Helden wäre es gewiß an der Zeit, daß er endlich vom Schauplatz abträte. Der Tod soll ihm in Form eines Pfeilschusses gebracht werden. In Anbetracht des Umstandes, daß die Helden oft selber große Bogenschützen sind oder Pfeilschüssen erliegen, dürfte es 434 nicht überflüssig sein, danach zu fragen, was der Tod durch den Pfeilschuß bedeute. (Abb. 85)

435 Wir lesen in der Biographie der hysterischen Nonne und Stigmatisierten KATHARINA EMMERICH folgende Beschreibung ihres Herzleidens:

«Sie erhielt nämlich schon im Noviziate als Weihnachtsgeschenk vom heiligen Christ ein gar sehr peinigendes Herzleiden für die ganze Zeit ihres Ordenslebens. Gott zeigte ihr im Innern den Zweck, es sei für den Verfall des Ordensgeistes, insbesondere für die Sünden ihrer Mitschwestern. Was aber dieses Leiden am peinigendsten machte, war ihre Gabe, welche sie von Jugend auf besessen hatte, nämlich das innere Wesen der Menschen nach seiner Wahrheit vor Augen zu sehen. Das Herzleiden empfand sie körperlich, als werde ihr Herz beständig von Pfeilen durchbohrt[36]. Diese Pfeile – und das war das noch schlimmere geistige Leiden – erkannte sie aus der Nähe als die Gedanken, Pläne, geheimen Reden von Mißdeutungen, Verleumdungen, Lieblosigkeiten, worin ihre Mitschwestern ganz grund- und gewissenlos gegen sie und ihren gottesfürchtigen Wandel begriffen waren.»[37]

436 Es ist schwer, eine Heilige zu sein, denn eine derartige Differenzierung erträgt auch die geduldige und langmütige Natur nur schlecht, und sie verteidigt sich auf ihre Art. Das Gegenstück zur Heiligkeit sind die Versuchungen, ohne die doch kein rechter Heiliger leben kann. Wir wissen, daß diese Versuchungen auch unbewußt verlaufen können, so daß nur Äquivalente davon in Form von Symptomen ins Bewußtsein gelangen. Wir wissen es schon sprichwörtlich, daß «Herz» und «Schmerz» sich reimen. Es ist eine längst bekannte Tatsache, daß die Hysterie an Stelle eines nicht empfundenen, das heißt verdrängten seelischen Schmerzes einen körperlichen setzt. Das hat der Biograph der KATHARINA EMMERICH mehr oder weniger richtig gesehen. Nur beruht die Deutung der EMMERICH wie gewöhnlich auf einer Projektion: Es sind immer die andern, welche heimlich allerhand Übles

[36] Das Herz der Gottesmutter ist von einem Schwert durchbohrt, «damit aus vielen Herzen die Gedanken offenbar werden» (*Luk.* 2, 35).

[37] WEGENER, *Das wunderbare äußere und innere Leben der Dienerin Gottes Anna Katharina Emmerich*, p. 63.

von ihr behaupten, und dies verursache ihr die Schmerzen. Die Sache liegt aber etwas anders: Der Verzicht auf alle Freuden des Lebens, dieses Absterben vor der Blüte, ist das Schmerzhafte im allgemeinen, und im besonderen sind es die unerfüllten Wünsche und die Versuche der Natur, die Macht der Verdrängung, ohne die eine derartige Differenzierung unmöglich wäre, zu durchbrechen. Natürlich spielt das Herumklatschen und Sticheln der Mitschwestern liebevoll und ausgerechnet immer auf diese peinlichen Dinge an, so daß es der Heiligen erscheinen mußte, als kämen ihre Beschwerden davon her. Sie konnte natürlich nicht wissen, daß das Gerücht gern die Rolle des Unbewußten übernimmt, das wie ein geschickter Gegner immer auf die tatsächlichen, aber uns selber unbewußten Lücken unseres Panzers zielt.

In diesem Sinne drückt sich ein Passus aus den Versreden Gotamo 437
Buddhos aus:

Ein Wunsch doch wieder, ernst erwünscht,
Im Willen aufgezeugt, genährt,
Und muß allmählig sein gemißt:
Wie Pfeil im Fleische wühlt er wild. [38]

Die verwundenden und schmerzhaften Pfeile kommen nicht von 438
außen durch Gerüchte, die doch immer nur von außen angreifen, sondern sie kommen aus dem «Hinterhalt», aus dem eigenen Unbewußten. Die eigenen Wünsche sind es, die wie Pfeile in unserem Fleisch stecken [39]. In einem andern Zusammenhang wird dies auch für unsere Nonne klar, und zwar sehr buchstäblich. Es ist eine bekannte Tatsache, daß jene mystischen Vereinigungsszenen mit dem Heiland in der Regel einen stark erotischen Zuschuß erhalten [40]. Die Stigmatisa-

[38] NEUMANN, *Die Reden Gotamo Buddho's aus der Sammlung der Bruchstücke Suttanipāto des Pāli-Kanons übersetzt*, p. 252 [Nr. 767].

[39] In demselben Sinne eines exogenen Schmerzes nennt THEOKRIT 27, 28 die Geburtswehen «Geschosse der Ilithyia». Im Sinne eines Wunsches findet sich dasselbe Gleichnis bei *Jesus Sirach* 19, 12: «Wenn ein Wort im Narren steckt, so ist's eben, als wenn ein Pfeil in der Hüfte steckt.» [LUTHER-Bibel] Das heißt, es läßt ihm keine Ruhe, als bis es heraus ist.

[40] Diese Tatsache beweist aber keineswegs, daß das Erlebnis der unio mystica ausschließlich aus erotischen Quellen hervorgehe. Die sich hervordrängende Erotik

tionsszene bedeutet eine Inkubation durch den Heiland, nur wenig verändert gegenüber der antiken Auffassung der unio mystica als einer cohabitatio mit dem Gotte. Die Nonne erzählt von ihrer Stigmatisation folgendes:

«Ich hatte eine Betrachtung der Leiden Christi und flehte ihn an, mich doch sein Leiden auch mitempfinden zu lassen, und betete fünf Vater unser zu Ehren der heiligen fünf Wunden. Ich kam, mit ausgebreiteten Armen im Bette liegend, in eine große Süßigkeit und in einen unendlichen Durst nach den Schmerzen Jesu. Da sah ich ein Leuchten auf mich niederkommen, es kam schräg von oben. Es war ein gekreuzigter Körper, ganz lebendig und durchscheinend, mit ausgebreiteten Armen, aber ohne Kreuz. Die Wunden leuchteten heller als der Körper, sie waren fünf Glorienkreise, aus der ganzen Glorie hervortretend. Ich war ganz entzückt und mein Herz war mit großem Schmerze und doch mit Süßigkeit vor Verlangen nach dem Mitleiden der Schmerzen meines Heilandes bewegt. Und indem mein Verlangen nach dem Leiden des Erlösers im Anblicke seiner Wunden immer mehr stieg, und wie aus meiner Brust, durch meine Hände, Seite und Füße nach seinen heiligen Wunden hinflehte, stürzten zuerst aus den Händen, dann aus der Seite, dann aus den Füßen des Bildes dreifache leuchtende rothe Strahlen, unten in einem Pfeile sich endend, nach meinen Händen, Seite und Füßen.» [41]

439 Die Strahlen sind dreifach, unten in einer Pfeilspitze endigend[42]. Wie Amor, so hat auch die Sonne ihren Köcher voll zerstörender oder befruchtender Pfeile[43]. Der Pfeil hat männliche Bedeutung. Auf dieser Bedeutung beruht die orientalische Sitte, tapfere Söhne als Pfeile und Wurfspieße der Eltern zu bezeichnen. «Scharfe Pfeile machen» ist eine arabische Redensart für «tapfere Söhne zeugen». Um die

beweist nur, daß die Überleitung der Libido nicht völlig geglückt ist. Unter diesen Umständen bleiben deutliche Reste der ursprünglichen Form unassimiliert zurück.

41 l. c., p. 77 f.

42 Apuleius (*Metamorphoses*, lib. II, p. 31) gebraucht die Symbolik von Pfeil und Bogen in sehr drastischer Weise: «... ubi primam sagittam saevi Cupidinis in ima praecordi mea delapsam excepi, arcum meum et ipse vigor attendit, et oppido formido ne nervus vigoris nimietate rumpatur.» [«Sobald ich Amors ersten Pfeil tief im Innern fühlte, spannte ich gleich aus voller Kraft meinen Bogen, daß Horn und Sehne springen möchten» (p. 52).]

43 So der pestbringende Apollo. Ahd. heißt Pfeil strala.

Geburt eines Sohnes anzuzeigen, hängte der Chinese Pfeil und Bogen vors Haus. Daher erklärt sich auch die *Psalm*-Stelle (127, 4): «Wie Pfeile in der Hand des Helden, so sind Söhne der Jugendkraft.» Dank dieser Bedeutung des Pfeiles wird verständlich, wie der Skythenkönig Ariantas dazu kam, als er eine Volkszählung veranstalten wollte, von jedem Skythen eine Pfeilspitze zu fordern [44]. Eine ähnliche Bedeutung kommt auch der Lanze zu: von ihr stammen die Menschen ab. Die Esche ist die Mutter der Lanzen, weshalb das «eherne» Menschengeschlecht von ihr herkommt. Kaineus [45] befahl, daß man seine Lanze verehre. Nun berichtet PINDAR von diesem Kaineus die Sage, daß er «die Erde mit geradem Fuß spaltend» in die Tiefe gefahren sei [46]. Ursprünglich soll er eine Jungfrau, Kainis gewesen sein, die wegen ihrer Willfährigkeit von Poseidon zu einem unverwundbaren Mann gemacht worden sei. OVID schildert den Kampf der Lapithen mit dem unverwundbaren Kaineus, wie sie ihn zuletzt ganz mit Bäumen bedeckten, weil sie ihm anders nicht beikommen konnten. OVID sagt hier:

Exitus in dubio est: alii sub inania corpus
Tartara detrusum silvarum mole ferebant,
Abnuit Ampycides: medioque ex aggere fulvis
Vidit avem pennis liquidas exire sub auras. [47]

44 HERODOT, IV, 77, p. 353.

45 Vgl. ROSCHER, s. v. Kaineus (II/1 Sp. 894 ff.).

46 l. c.; SPIELREINS Kranke hat die Idee der Erdspaltung ebenfalls in ähnlichem Zusammenhange: «Das Eisen braucht man zum Zwecke der Erddurchbohrung ... Mit dem Eisen kann man ... Menschen schaffen ... die Erde wird gespalten, gesprengt, der Mensch wird geteilt ... Der Mensch wird auseinandergeteilt und wieder zusammengelegt ... um dem Lebendigbegrabensein ein Ende zu machen, hieß Jesus Christus seine Jünger die Erde durchbohren.» Das Motiv des «Spaltens» ist von allgemeiner Bedeutung. Der persische Held Tishtryia, der als weißes Pferd erscheint, öffnet den Regensee und macht so die Erde fruchtbar. Er heißt auch Tîr = Pfeil. Er wird auch weiblich dargestellt mit Bogen und Pfeil. (CUMONT, *Textes et monuments* I, p. 136) Mithras schießt mit dem Pfeil Wasser aus dem Felsen, um die Dürre zu lösen. Auf mithrischen Monumenten findet sich gelegentlich das Messer in die Erde gesteckt, sonst ist es das Opferinstrument, das den Stier tötet. (CUMONT, l. c., pp. 165 und 115)

47 *Metamorphoses*, XII, p. 196. «Ungewiß ist sein Tod; denn einige sagen sein

440 Roscher[48] hält diesen Vogel für den Goldregenpfeifer (Charadrius pluvialis), der seinen Namen davon hat, daß er in der χαράδρα, dem Erdspalt, wohnt. Durch seinen Gesang zeigt er kommenden Regen an. In diesen Vogel wird Kaineus verwandelt.

441 Wir erkennen in diesem Mythus wiederum die typischen Bestandteile des Libidomythus: Ursprüngliche Bisexualität, Unsterblichkeit (Unverwundbarkeit) durch Eingehen in die Mutter (mit dem Fuß die Mutter spalten), Auferstehung als Seelenvogel und Herstellung der Fruchtbarkeit. Wenn dieser so geartete Heros seine Lanze verehren läßt, so ist wohl zu denken, daß ihm diese als ein gültiger und äquivalenter Ausdruck erscheint.

442 Wir verstehen von unserem jetzigen Standpunkt aus jene Stelle bei *Hiob*, die ich im Ersten Teil [Paragr. 71] erwähnte, in einem neuen Sinne:

> «er stellte mich zum Ziele für sich auf:
> seine Pfeile schwirren um mich her;
> erbarmungslos durchbohrt er meine Nieren
> und schüttet meine Galle auf die Erde.
> Bresche auf Bresche bricht er in mich,
> rennt wider mich an wie ein Held.»[49]

443 Hierin drückt Hiob die durch den Ansturm unbewußter Begehrungen verursachte Seelenqual aus; die Libido wühlt in seinem Fleisch, ein grausamer Gott hat sich seiner bemächtigt und durchbohrt ihn mit seinen schmerzhaften Geschossen, mit Gedanken, die ihn überwältigend durchdringen.

444 Dieses nämliche Bild findet sich auch bei Nietzsche:

> Hingestreckt, schaudernd,
> Halbtodtem gleich, dem man die Füße wärmt –

Körper wäre zum stillen Tartarus unter der Last der Bäume gesunken, dies leugnet Mopsus, er sah aus des Haufens Mitte, hoch in die Lüfte einen bräunlichen Vogel fliegen ...» (Übersetzung Schlüter).

48 Besprechung von: Meyer, *Indogermanische Mythen*, p. 155.

49 16, 11 ff.

Geschüttelt, ach! von unbekannten Fiebern,
Zitternd vor spitzen eisigen Frost-Pfeilen,
Von dir gejagt, Gedanke!
Unnennbarer! Verhüllter! Entsetzlicher!
Du Jäger hinter Wolken!
Darniedergeblitzt von dir,
Du höhnisch Auge, das mich aus Dunklem anblickt: – so liege ich,
Biege mich, winde mich, gequält
Von allen ewigen Martern,
Getroffen
Von dir, grausamster Jäger,
Du unbekannter – Gott!

Triff tiefer!
Triff Ein Mal noch!
Zerstich, zerbrich dieß Herz!
Was soll dieß Martern
Mit zähnestumpfen Pfeilen?
Was blickst du wieder,
Der Menschen-Qual nicht müde,
Mit schadenfrohen Götter-Blitz-Augen?
Nicht töten willst du,
Nur martern, martern? [50]

Es bedarf keiner langen Erklärung, um in diesem Gleichnis das Bild des gemarterten Gottesopfers zu erkennen, dem wir bereits bei den mexikanischen Kreuzopfern und dem Odinsopfer [51] begegneten. Das gleiche Bild tritt uns entgegen im Sebastiansmartyrium, wo das mädchenhaft zarte, blühende Fleisch des jungen Heiligen all den Schmerz des Verzichtes erraten läßt, den die Empfindung des Künstlers hineingelegt hat. Der Künstler kann es ja nicht verhindern, daß immer ein Stück Psychologie seiner Zeit sich seinem Werke beimischt. In erhöhtem Maße gilt das gleiche vom christlichen Symbol, dem von der Lanze 445

50 *Also sprach Zarathustra*, p. 367 f.

51 Spielreins Patientin sagt ebenfalls aus, daß sie von Gott «durchschossen» worden sei (drei Schüsse), «dann kam eine Auferstehung nur des Geistes ...» (l. c., p. 376).

durchstochenen Crucifixus, dem Bild des von seinen Wünschen gepeinigten, in Christo gekreuzigten Menschen christlicher Epoche.

446 Daß es nicht von außen kommende Qual ist, die den Menschen trifft, sondern daß er sich selber Jäger, Opferer und Opfermesser ist, zeigt ein anderes Gedicht NIETZSCHES, wo der anscheinende Dualismus in den seelischen Konflikt unter Verwendung derselben Symbolik aufgelöst ist:

Oh Zarathustra,
grausamster Nimrod!
Jüngst Jäger noch Gottes,
das Fangnetz aller Tugend,
der Pfeil des Bösen!
Jetzt –
von dir selber erjagt,
deine eigene Beute,
in dich selber eingebohrt …

Jetzt –
einsam mit dir,
zwiesam im eignen Wissen,
zwischen hundert Spiegeln
vor dir selber falsch,
zwischen hundert Erinnerungen
ungewiß,
an jeder Wunde müd,
an jedem Froste kalt,
in eignen Stricken gewürgt,
Selbstkenner!
Selbsthenker!

Was bandest du dich
mit dem Strick deiner Weisheit?
Was locktest du dich
in's Paradies der alten Schlange?
Was schlichst du dich ein
in *dich* – in *dich*? …[52]

[52] «Zwischen Raubvögeln» in: Werke VIII, p. 414 f.

Nicht von außen treffen den Helden die tödlichen Pfeile, sondern er selbst ist es, der sich selber jagt, bekämpft und martert. In ihm selber hat sich Trieb gegen Trieb gekehrt – weshalb der Dichter sagt: «In sich selber eingebohrt», das heißt vom eigenen Pfeil verwundet. Da wir den Pfeil als Libidosymbol erkannt haben, so wird uns auch das Bild des «Einbohrens» klar: es ist ein Akt der Vereinigung mit sich selbst, eine Art Selbstbefruchtung, auch eine Selbstvergewaltigung, ein Selbstmord. Daher kann sich Zarathustra als «Selbsthenker» bezeichnen (wie Odin, der sich dem Odin opfert). Man darf dieses Psychologem allerdings nicht zu voluntaristisch formulieren: der Mensch tut sich nämlich nicht absichtlich solche Qual an, sondern sie geschieht ihm. Rechnet man das Unbewußte als Teil seiner Persönlichkeit ihm zu, dann muß man allerdings zugeben, daß er in der Tat gegen sich selber wütet. Insofern der Symbolismus seines Leidens hingegen archetypisch, das heißt kollektiv ist, darf dies als Anzeichen dafür betrachtet werden, daß ein solcher Mensch nicht mehr an sich selber leidet, sondern vielmehr am Geist seiner Zeit. Er leidet an einer objektiven, unpersönlichen Ursache, nämlich an seinem kollektiven Unbewußten, das er mit allen gemeinsam hat. 447

Die Verwundung durch den eigenen Pfeil bedeutet also zunächst einen Introversionszustand. Was dieser zu bedeuten hat, wissen wir bereits: die Libido sinkt in ihre «eigene Tiefe» (ein bekanntes Gleichnis NIETZSCHES) und findet dort unten in der Dunkelheit den Ersatz für die Oberwelt, die sie verlassen hat, nämlich die Welt der Erinnerungen («zwischen hundert Erinnerungen»), worunter die stärksten und einflußreichsten die frühen Erinnerungsbilder sind. Es ist die Welt des Kindes, jener paradiesische Zustand frühester Kindheit, aus dem uns das Gesetz der rollenden Zeit vertrieben hat. In diesem unterirdischen Reich schlummern Heimatgefühle und die Hoffnungen alles Werdenden. Wie Heinrich, in der *«Versunkenen Glocke»* von GERHART HAUPTMANN, von seinem Wunderwerke sagt: 448

Es singt ein Lied, verloren und vergessen,
ein Heimatlied, ein Kinderliebeslied,
aus Märchenbrunnentiefen aufgeschöpft,
gekannt von jedem, dennoch unerhört.[53]

[53] [l. c., p. 104.]

449 Doch, «die Gefahr ist groß»[54], wie Mephistopheles sagt, denn die Tiefe ist verlockend. Wenn die Libido die lichte Oberwelt verläßt, sei es aus Entschluß oder aus abnehmender Lebenskraft oder aus Schicksal des Menschen, so sinkt sie in die eigene Tiefe zurück, in die Quelle, aus der sie einst geflossen, und kehrt zurück zu jener Bruchstelle, dem Nabel, durch den sie einst in diesen Körper eingetreten ist. Diese Bruchstelle heißt Mutter, denn aus ihr kam uns der Strom des Lebens. Wenn darum irgendein großes Werk zu tun ist, vor dem der Mann, an seiner Kraft verzweifelnd, zurückweicht, dann strömt seine Libido zu jenem Quellpunkt zurück – und das ist jener gefährliche Augenblick, in dem die Entscheidung fällt zwischen Vernichtung und neuem Leben. Bleibt die Libido im Wunderreich der inneren Welt hängen[55], so ist der Mensch für die Oberwelt zum Schatten geworden, er ist so gut wie tot oder wie schwerkrank. Gelingt es aber der Libido, sich wieder loszureißen und zur Oberwelt emporzudringen, dann zeigt sich ein Wunder: die Unterweltsfahrt war ein Jungbrunnen für sie gewesen, und aus dem scheinbaren Tod erwacht neue Fruchtbarkeit. Dieser Gedankengang wird von einem indischen Mythus dargestellt: Einst versank Vishnu in Entzückung und gebar in diesem Schlafzustand Brahma, der, auf einer Lotosblume thronend, aus dem Nabel Vishnus emporstieg und die Vedas mitbrachte (Abb. 86), sie eifrig lesend. (Geburt des schöpferischen Gedankens aus der Introversion.) Durch Vishnus Verzückung aber kam eine ungeheure Sintflut über die Welt. (Verschlingung und Weltuntergang durch Introversion.) Ein Dämon, die Gelegenheit benutzend, stahl dem Brahma die Vedas und verbarg sie in der Tiefe. Brahma weckte Vishnu und dieser, sich in einen Fisch verwandelnd (Abb. 87), tauchte in die Flut, kämpfte mit dem Dämon, besiegte ihn und eroberte die Vedas wieder.

54 *Faust,* 2. Teil, 1. Akt Mütterszene, p. 317.

55 Dies ist mythologisch dargestellt in der Sage von Theseus und Peirithoos, welche die unterirdische Proserpina sich erobern wollten. Sie stiegen zu diesem Zwecke in den Erdschlund im Haine Kolonos, um in die Unterwelt zu gelangen; als sie unten waren, wollten sie sich etwas ausruhen, blieben aber gebannt an den Felsen hängen, d. h. sie blieben in der Mutter stecken und waren daher für die Oberwelt verloren. Später wurde wenigstens Theseus von Herakles befreit, wodurch letzterer in die Rolle des todüberwindenden Heilandes tritt. Sein Mythus stellt einen Individuationsprozeß dar.

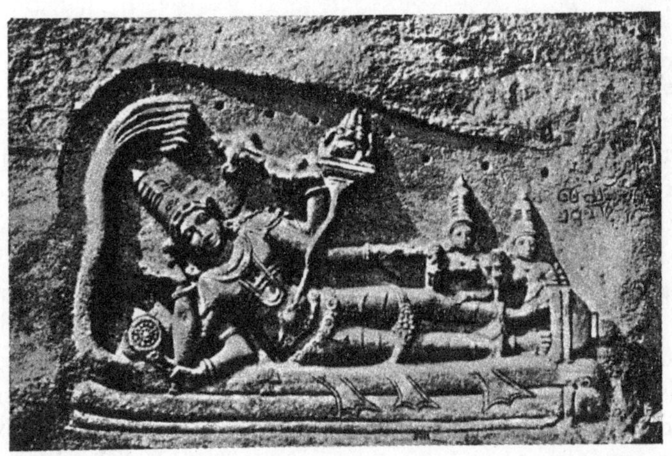

Abb. 86 Die aus Vishnus Nabel wachsende Lotusblüte mit Brahma. Relief aus Hampi, Madras (Indien)

Dieser urtümliche Gedankengang schildert das Eintreten der Libido in den innern Bereich der Seele, in das Unbewußte. Dort werden durch die Introversion und Regression der Libido Inhalte konstelliert, die vorher latent waren. Es sind, wie die Erfahrung zeigt, die urtümlichen Bilder, die Archetypen, welche durch die Introversion der Libido so sehr mit individuellem Erinnerungsstoff angereichert wurden, daß das Bewußtsein sie wahrnehmen kann, so wie ein in der Mutterlauge latentes Kristallgitter durch das Anschießen der Moleküle sichtbar wird. Da solche Introversionen und Regressionen natürlicherweise nur in jenen Momenten stattfinden, wo eine neue Orientierung und Anpassung sich als notwendig herausstellt, so handelt es sich bei dem konstellierten Archetypus jeweils um das Urbild der momentanen Notlage. So unendlich verschieden die wechselnden Situationen unserer Vernunft erscheinen mögen, so reichen deren Möglichkeiten doch nie über die natürlichen Grenzen hinaus, sondern besitzen immer solche Formen, die sich mehr oder weniger typisch wiederholen. Die archetypische Struktur des Unbewußten entspricht den durchschnittlichen Vorkommnissen und dem allgemeinen Ablauf der Dinge. Die dem Menschen zustoßenden Veränderungen sind nicht von unendlicher Mannigfaltigkeit, sondern stellen Varianten gewisser Typen des 450

Geschehens dar. Die Anzahl solcher Typen ist beschränkt. Tritt nun eine Notlage ein, so wird ein dieser Notlage entsprechender Typus im Unbewußten konstelliert. Da dieser numinos ist, das heißt eine spezifische Energie besitzt, zieht er die Inhalte des Bewußtseins, bewußte Vorstellungen an, vermöge welcher er wahrnehmbar und damit bewußtseinsfähig wird. Wenn er ins Bewußtsein übertritt, so wird dies als Erleuchtung und Offenbarung oder als rettender Einfall empfunden. Die vielfache Erfahrung dieses Zusammenhanges hat zur Folge, daß ganz allgemein in einer Notlage der Mechanismus der Introversion künstlich in Funktion gesetzt wird, und zwar durch rituelle Handlungen, die geistige Vorbereitung bedeuten, wie zum Beispiel magische Gebräuche, Opfer, Anrufungen, Gebet usw. Diese rituellen Handlungen haben den Zweck, die Libido auf das Unbewußte zu richten und damit zur Introversion zu zwingen. Bezieht sich nun die Libido auf das Unbewußte, so ist es, wie wenn sie sich auf die Mutter bezöge, wogegen sich das Tabu erhebt. Da aber das Unbewußte eine Größe darstellt, die jenseits der Mutter liegt und durch diese ja nur symbolisiert wird, so müßte die Inzestangst eigentlich überwunden werden, um jene rettenden Inhalte (die «schwer erreichbare Kostbarkeit») zu erlangen. Da der Sohn seiner Inzesttendenz unbewußt ist, so wird diese auf die Mutter respektive deren Symbol projiziert. Da aber das Symbol der Mutter nicht diese selber ist, liegt in Wirklichkeit gar keine Inzestmöglichkeit vor, und damit fällt das Tabu als Widerstandsgrund außer Betracht. Insofern nun die Mutter das Unbewußte repräsentiert, stellt die Inzesttendenz, besonders wenn sie als ein Verlangen der Mutter (zum Beispiel Ishtar und Gilgamesh) oder der Anima (zum Beispiel Chryse und Philoktet[56]) erscheint, eigentlich

[56] Als die Griechen gegen Troja zogen, wollten sie, wie zuvor die Argonauten und Herakles, auf dem Altar der Chryse, einer Nymphe auf der gleichnamigen Insel, opfern, um ihrer Fahrt ein glückliches Ende zu sichern. Nun war unter ihnen Philoktet der einzige, der das verborgene Heiligtum der Chryse zu finden wußte. Dort aber traf ihn das Unheil. Eine Schlange, nach der einen Version, die den Altar bewachte, stieß hervor und biß ihn in den Fuß; nach der anderen Version verletzte er sich zufällig selber mit einem seiner vergifteten Pfeile (die er von Herakles erhalten hatte) und verfiel langem Siechtum, welche Episode SOPHOKLES in seinem *Philoktetes* behandelt. Von einem Scholiasten erfährt man dazu, daß

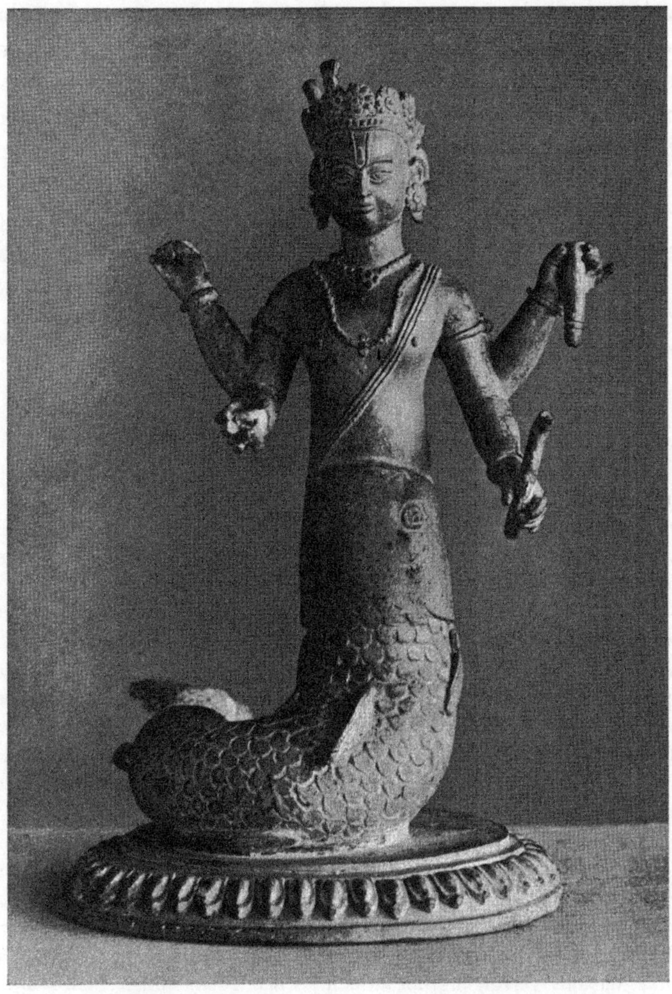

Abb. 87 Vishnu als Fisch. Zinkfigur (Indien, 19. Jh.)

Chryse dem Helden ihre Liebe anbot, von diesem aber verschmäht wurde und infolgedessen ihn verfluchte; dieser Fluch ging in oben angedeuteter Weise grausam in Erfüllung. Philoktetes ist (wie schon andeutungsweise sein Vorläufer Herakles) der Prototypus des verwundeten und kranken Königs, welches Motiv sich bis in die Gralslegende und in die alchemistische Symbolik fortsetzt. ([JUNG,] *Psychologie und Alchemie* [Paragr. 491 ff. und Abb. 149])

einen Anspruch des Unbewußten, berücksichtigt zu werden, dar. Die Abweisung desselben pflegt ungünstige Folgen zu haben: seine instinktiven Kräfte treten, wenn nicht berücksichtigt, in Opposition, das heißt Chryse verwandelt sich in eine giftige Schlange. Je ablehnender die Einstellung des Bewußtseins zum Unbewußten ist, desto gefährlicher wird letzteres. Der Fluch der Chryse verwirklicht sich insofern, als Philoktet, sich ihrem Altare nähernd, nach der einen Version mit einem seiner eigenen tödlich giftigen Pfeile sich am Fuße verletzt oder nach anderen Versionen [57] (die besser und ausgiebiger belegt sind) von einer giftigen Schlange in den Fuß gebissen wird [58]. Von da an siecht er, wie bekannt, dahin [59].

57 Vgl. Roscher, *Lexikon,* s. v. Philoktetes, Sp. 2318, 15 ff.

58 Wie der russische Sonnenheld Oleg an den Schädel des erschlagenen Pferdes herantritt, fährt eine Schlange daraus hervor und sticht ihn in den Fuß. Daran erkrankt und stirbt er. Als Indra in der Gestalt des Cyena, des Falken, den Soma raubt, verwundet ihn Kṛiçânu, der Hüter, mit dem Pfeil am Fuß (de Gubernatis, *Die Thiere in der indogermanischen Mythologie,* p. 479 f.)

59 Vergleichbar dem Gralskönig, der das Gefäß, das Muttersymbol, hütet. Der Mythus des Philoktet ist aus einem längeren Zusammenhang genommen, nämlich aus dem Heraklesmythus. Herakles hat zwei Mütter, die hilfreiche Alkmene und die verfolgende Hera, von deren Brust er die Unsterblichkeit getrunken hat. Heras Schlangen überwindet Herakles schon in der Wiege, d. h. er befreit sich vom Unbewußten. Aber Hera schickt ihm von Zeit zu Zeit Wahnsinnsanfälle, in deren einem er seine Kinder tötet. Sie erweist sich also indirekt als Lamia. Nach einer Überlieferung geschieht die Tat in jenem Augenblicke, wo sich Herakles weigert, im Dienste des Eurystheus das große Werk zu verrichten. Infolge des Zurückweichens regrediert die für das Werk bereitgestellte Libido auf die unbewußte Mutter-Imago, was den Wahnsinn zur Folge hat. In diesem Zustand identifiziert sich Herakles mit der Lamia und tötet die eigenen Kinder. Das delphische Orakel teilt ihm mit, daß er «Herakles heiße», weil er der Hera seinen unsterblichen Ruhm verdanke, da ihre Verfolgung ihn zu den großen Taten nötige. Man sieht, daß die große Tat eigentlich bedeutet: die Mutter überwinden und dadurch die Unsterblichkeit erobern. Seine charakteristische Waffe, die Keule, schnitt er aus dem mütterlichen Ölbaum. Als Sonne besaß er die Pfeile Apolls. Den nemeischen Löwen überwindet er in seiner Höhle, deren Bedeutung «Grab im Mutterleibe» ist (vgl. Ende dieses Kapitels); dann folgen der Kampf mit der Hydra (Abb. 38) und seine übrigen Heldentaten, die ihm alle von Hera eingebrockt werden. Sie stellen samt und sonders den Kampf gegen das Unbewußte dar. Am Schluß seiner Laufbahn aber wird er auf Grund eines delphischen Spruches der Sklave der Omphale (ὀμφαλός = Nabel), d. h. er muß sich dem Unbewußten doch unterwerfen.

Diese durchaus typische Verwundung, die auch Rê zerstört, wird in 451
einem ägyptischen Hymnus folgendermaßen geschildert:

Das Alter des Gottes bewegte ihm den Mund,
Es warf seinen Speichel ihm auf die Erde,
und was er ausspie, fiel auf den Boden.
Das knetete Isis mit ihrer Hand
zusammen mit der Erde, die daran war;
sie bildete einen ehrwürdigen Wurm daraus
und machte ihn wie einen Speer.
Sie wand ihn nicht lebend um ihr Gesicht,
sondern warf ihn zusammengerollt (?) auf den Weg,
auf dem der große Gott wandelte
nach Herzenslust durch seine beiden Länder.
Der ehrwürdige Gott trat glänzend hervor,
die Götter, die dem Pharao dienten, begleiteten ihn
und er erging sich wie alle Tage.
Da stach ihn der ehrwürdige Wurm ...
Der göttliche Gott öffnete den Mund
und die Stimme seiner Majestät drang bis zum Himmel.
Und die Götter riefen «siehe!»
Er konnte nicht darauf antworten,
seine Kinnbacken klapperten,
all seine Glieder zitterten
und das Gift ergriff sein Fleisch,
wie der Nil sein Gebiet (?) ergreift. [60]

In diesem Hymnus hat uns Ägypten eine ursprüngliche Fassung des 452
Schlangenstich-Motives aufbewahrt. Das Altern der Sonne im Herbst, als ein Bild des menschlichen Greisenalters, wird symbolisch auf eine Vergiftung durch die Schlange zurückgeführt. Der Mutter wird vorgeworfen, ihre Heimtücke verursache den Tod des Sonnengottes. Die Schlange veranschaulicht das unheimliche Numen der «Mutter» (und anderer Daimonia), die tötet, aber zugleich die einzige Möglichkeit, einen vor dem Tode zu sichern, darstellt, da sie ja auch die Lebens-

60 ERMAN, *Ägypten und ägyptisches Leben im Altertum*, p. 360 ff.

quelle ist[61]. Dementsprechend kann nur die Mutter den Todkranken heilen, weshalb der Hymnus im weitern schildert, wie die Götter zuzusammengerufen wurden, um Rat zu halten:

Und Isis kam auch mit ihrer Weisheit,
deren Mund voll Lebenshauch ist,
deren Spruch das Leid vertreibt
und deren Wort den nicht mehr Atmenden belebt.
Sie sagte: «Was ist das? was ist das, göttlicher Vater?
Sieh, ein Wurm hat dir Leid gebracht ...

Sage mir deinen Namen, göttlicher Vater,
denn der Mann bleibt leben, der mit seinem Namen
gerufen wird.»

453 Worauf Rê entgegnet:

«Ich bin der, der Himmel und Erde schuf und die Berge
schürzte,
und alle Wesen darauf machte.
Ich bin der, der das Wasser machte und die große Flut
schuf,
der den Stier seiner Mutter machte,
welcher der Erzeuger ist ...»

Das Gift wich nicht, es ging weiter,
der große Gott ward nicht gesund.

Da sprach Isis zu Rê:
«Das ist nicht dein Name, was du mir sagst.
Sage ihn mir, daß das Gift herausgehe,
denn der Mensch, dessen Name genannt wird, bleibt
leben.»

61 Wie konkret dieses Mythologem auf primitiver Stufe zu verstehen ist, möge man bei GATTI, *South of the Sahara*, p. 226 ff., nachlesen. (Beschreibung einer medicine woman in Natal, die sich eine sieben Meter lange Boa constrictor als familiaris hält.)

Endlich kann Rê sich entschließen, seinen wahren Namen zu sagen. 454
Er wurde zwar nur annähernd geheilt, wie auch Osiris nur unvollständig wieder zusammengesetzt wurde, aber er hatte seine Macht verloren und zog sich schließlich auf den Rücken der Himmelskuh zurück.

Der giftige Wurm ist eine tötende, statt belebende Libidoform. Der 455
«wahre Name» ist Seele und Zauberkraft (= Libido). Was Isis verlangt, ist die Übertragung der Libido auf die Mutter. Dieses Verlangen erfüllt sich buchstäblich, indem der alternde Gott zur himmlischen Kuh, dem Muttersymbol, zurückkehrt.

Aus unseren obigen Überlegungen erklärt sich diese Symbolik: Die 456
vorwärts strebende Libido, die das Bewußtsein des Sohnes beherrscht, verlangt Trennung von der Mutter; dem steht aber die Sehnsucht des Kindes nach der Mutter hindernd entgegen in der Form eines psychischen Widerstandes, der erfahrungsgemäß in der Neurose sich in allerhand Befürchtungen ausdrückt, das heißt in Angst vor dem Leben. Je mehr der Mensch sich von der Anpassungsleistung zurückzieht, desto größer wird seine Angst, die ihn auf seinem Weg dann überall und in zunehmendem Maße hindernd befällt. Die Angst vor Welt und Menschen verursacht natürlich auf dem Wege des circulus vitiosus ein vermehrtes Zurückweichen, das zum Infantilismus und «in die Mutter» zurück führt. Der Grund hiefür wird in der Regel nach außen, auf die äußeren Umstände projiziert, oder die Eltern werden verantwortlich gemacht. Es bleibt in der Tat zu untersuchen, wieviel Schuld im Falle eines Sohnes der Mutter, die ihn nicht entlassen will, zuzumessen ist. Der Sohn wird sich zwar durch das fehlerhafte Verhalten der Mutter zu erklären versuchen, unterläßt aber besser dergleichen untaugliche Versuche, durch Anschuldigung der Mutter (oder des Vaters) sich über seine eigene Unfähigkeit hinwegzutäuschen.

Die Angst vor dem Leben ist kein imaginäres Gespenst, sondern 457
eine sehr reale Panik, die nur deshalb so unverhältnismäßig aussieht, weil ihre wirkliche Quelle unbewußt und daher projiziert ist: Der junge Persönlichkeitsteil, der am Leben verhindert und zurückgehalten wird, erzeugt Angst und verwandelt sich in Angst. Die Angst scheint von der Mutter zu kommen, in Wirklichkeit ist es aber die Todesangst des instinktiven, unbewußten Menschen, der durch das anhaltende Zurückweichen vor der Wirklichkeit vom Leben ausge-

schlossen ist. Wird die Mutter als das Hindernis empfunden, so wird sie scheinbar zur heimtückischen Verfolgerin. Natürlich ist es nicht die wirkliche Mutter, obschon auch diese durch ihre krankhafte Zärtlichkeit, mit der sie ihr Kind bis ins erwachsene Alter verfolgt, und dieses durch nicht mehr zeitgemäße Infantilhaltung sogar schwer schädigen kann; es ist vielmehr die Mutter-Imago, die zur Lamia wird[62]. Die Mutter-Imago aber repräsentiert das Unbewußte, dessen Lebensnotwendigkeit es ebenso sehr ist, ans Bewußtsein angeschlossen zu sein, wie es für letzteres unerläßlich ist, den Zusammenhang mit dem Unbewußten nicht zu verlieren. Nichts gefährdet diesen Zusammenhang beim Manne mehr als ein erfolgreiches Leben, das ihn seine Abhängigkeit vom Unbewußten vergessen läßt. Der Fall des Gilgamesh ist in dieser Hinsicht erleuchtend: gegenüber seinen Erfolgen sehen sich die Götter, die Repräsentanten des Unbewußten, genötigt, zu ratschlagen, wie sie Gilgamesh zu Fall bringen könnten. Ihre Versuche scheitern zunächst, aber als der Held das Unsterblichkeitskraut erworben (Abb. 45) und damit sein Ziel beinahe erreicht hat, stiehlt ihm, während er schläft, eine Schlange das Lebenselixier.

458 Der Anspruch des Unbewußten wirkt zunächst wie ein lähmendes Gift auf die Tatkraft und Unternehmungslust, weshalb er wohl dem Biß einer giftigen Schlange verglichen werden kann. (Abb. 88) Scheinbar ist es ein dämonischer Feind, der die Tatkraft raubt, in Wirklichkeit aber eben das eigene Unbewußte, dessen andersartige Tendenz das bewußte Vorwärtsstreben zu hindern beginnt. Die Ursache dieses Vorganges ist oft sehr dunkel, und um so mehr, als sie sich mit allerhand Umständen, Bedingungen und Nebenursachen kompliziert, so zum Beispiel mit schwierigen äußeren Aufgaben, Enttäuschungen, Mißerfolgen, mit durch Alter verminderter Leistungsfähigkeit, mit mißlichen Familienverhältnissen, welche erklärlicherweise Depressionen auslösen usw. Nach dem Mythus aber soll es das Weib sein, das

62 Der Mythus von Hippolytus zeigt ähnliche Bestandteile: Seine Stiefmutter, Phädra, verliebt sich in ihn. Er weist sie zurück; sie verklagt ihn wegen Schändung bei ihrem Manne; dieser bittet den Wassergott Poseidon, Hippolytus zu strafen. Da kommt ein Monstrum aus dem Meer. Die Rosse des Hippolytus werden davon scheu und schleifen ihn zu Tode. Er wird aber durch Äskulap wieder erweckt und von den Göttern zur weisen Nymphe Egeria, der Beraterin des Numa Pompilius, versetzt.

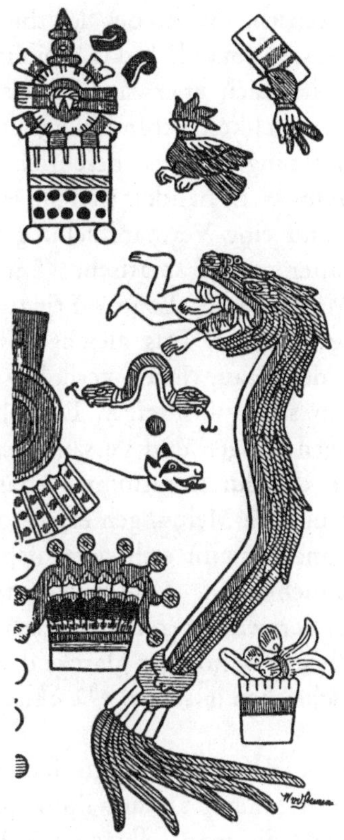

Abb. 88 Quetzalkoatl verschlingt einen Menschen. *Codex Borbonicus* (aztekisch, 16. Jh.)

den Mann heimlich lähmt, von dem er sich nicht mehr zu befreien vermag und an dem er zum Kind wird[63]. Es wird wohl auch bedeutsam sein, daß Isis als Schwester-Gattin des Sonnengottes das giftige Tier schafft, und zwar aus dem Speichel des Gottes, der, wie alle Körpersekrete, magische Bedeutung hat (= Libido). Sie schafft das Tier aus der Libido des Gottes, durch welches sie ihn schwächt und von ihr abhängig macht. Ähnlich handelt Dalila, welche die Haare Simsons, die Sonnenstrahlen, abschneidet und damit den Helden seiner Kraft

63 Vgl. Herakles und Omphale.

beraubt. Dieses dämonische Weib des Mythus ist in der Tat die «Schwester-Gattin-Mutter», nämlich das Weibliche im Manne, das in der zweiten Lebenshälfte sich unerwarteterweise zum Worte meldet und eine gewisse Persönlichkeitsveränderung zu erzwingen versucht. Ich habe diese Veränderung teilweise beschrieben in meinem Aufsatz über *«Die Lebenswende»*[64]. Es handelt sich um eine teilweise Verweiblichung des Mannes und eine Vermännlichung der Frau. Diese Veränderung geht oft unter sehr dramatischen Umständen vor sich, indem die Stärke des Mannes, sein «Logos»-Prinzip, sich gegen ihn wendet und ihn sozusagen verrät. Das gleiche geschieht mit dem entsprechenden «Eros» der Frau. Jener verholzt und versteift sich in schädlichster Weise in seiner bisherigen Einstellung. Diese bleibt in ihren Gefühlsbindungen hängen und versäumt es, Verstand und Vernunft zu entwickeln, die durch «Animus», das heißt durch ebenso eigensinnige wie untaugliche Meinungen ersetzt werden. Der Fossilierungsprozeß des Mannes umgibt sich dementsprechend mit Launen, lächerlichen Empfindlichkeiten, Mißtrauensgefühlen und Ressentiments, welche seine Versteifung rechtfertigen sollen. Ein Fall von Psychose, welcher diese Psychologie glänzend demonstriert, ist derjenige SCHREBERS, beschrieben in seinen *«Denkwürdigkeiten eines Nervenkranken»*[65].

459 Die Lähmung der progressiven Energie hat in der Tat sehr unerfreuliche Aspekte. Sie erscheint als unwillkommener Zufall oder geradezu als Katastrophe, die man selbstverständlich am liebsten vermeiden möchte. Meist bäumt sich die bewußte Persönlichkeit gegen den Anschlag des Unbewußten auf und bekämpft dessen Anspruch, der, wie deutlich gefühlt wird, sich nicht nur auf alle schwachen Stellen des männlichen Charakters richtet, sondern auch die «Hauptugend» (die «differenzierte Funktion» und das Ideal) bedroht. Aus dem Herakles- wie Gilgameshmythus ist ersichtlich, daß der Angriff des Unbewußten geradezu zur Kraftquelle des heroischen Kampfes

64 [Paragr. 749 ff.]

65 Der Fall wurde seinerzeit von FREUD, den ich auf das Buch aufmerksam gemacht hatte, in sehr ungenügender Weise bearbeitet: *Psychoanalytische Bemerkungen über einen autobiographisch beschriebenen Fall von Paranoia (Dementia paranoides)*.

wird, und zwar ist dies dermaßen eindrücklich, daß man sich fragen muß, ob die scheinbare Feindschaft des mütterlichen Archetypus nicht eben gerade eine List der Mater Natura sei, ihr bevorzugtes Kind zu seiner höchsten Leistung zu reizen. Die Verfolgerin Hera wäre dann in der Rolle der gestrengen «Herrin Seele», welche ihren Helden mit dem schwersten Werke belastet, indem sie ihn mit Verderben bedroht, wenn er sich nicht zu seiner höchsten Tat aufrafft und damit zu dem wird, was er in potentia schon immer war. Der Sieg, den der Held über die «Mutter» und deren dämonische Vertreter (Drache usw.) erficht, ist immer vorläufig. Das, was dem jugendlichen Menschen als Regression gelten muß, nämlich die Weiblichkeit des Mannes (partielle Identität mit der Mutter) und die Männlichkeit der Frau (partielle Identität mit dem Vater) gewinnt in der zweiten Lebenshälfte eine andere Bedeutung. Die Assimilation der gegengeschlechtlichen Tendenz wird zur Aufgabe, die gelöst werden muß, um die Libido in Progression zu erhalten. Die Aufgabe besteht in der Integration des Unbewußten, das heißt der Zusammensetzung von «bewußt» und «unbewußt». Ich habe diesen Vorgang als Individuationsprozeß bezeichnet, wofür ich auf meine späteren Arbeiten verweisen muß. Auf dieser Stufe bezieht sich das Muttersymbol nicht mehr rückwärts auf die Anfänge, sondern auf das Unbewußte als die schöpferische Matrix der Zukunft. Das «Eingehen in die Mutter» bedeutet dann: eine Beziehung zwischen dem Ich und dem Unbewußten herstellen. Solches wollen wohl die Verse NIETZSCHES sagen:

Was locktest du dich
in's Paradies der alten Schlange?
Was schlichst du dich ein
in dich – in dich? ...

Ein Kranker nun,
der an Schlangengift krank ist [66];
ein Gefangner nun,
der das härteste Loos zog:

[66] Auch SPIELREINS Patientin ist an «Schlangengift» krank (l. c., p. 385). SCHREBER wird durch «Leichengift» (*Denkwürdigkeiten*, p. 93) infiziert; es wird ein «Seelenmord» (p. 22 f.) an ihm begangen usw.

im eigenen Schachte
gebückt arbeitend,
in dich selber eingehöhlt,
dich selber angrabend,
unbehilflich,
steif,
ein Leichnam –,
von hundert Lasten übertürmt,
von dir überlastet,
ein *Wissender!*
ein *Selbsterkenner!*
der *weise* Zarathustra! . . .
Du suchtest die schwerste Last:
da fandest du dich – . . .[67]

460 Wie in die Erde eingehöhlt ist der in sich selber Vertiefte; ein Toter eigentlich, der in die Mutter Erde zurückgekehrt ist[68]; ein Kaineus, «von hundert Lasten übertürmt» und in den Tod hinuntergedrückt. Einer, der ächzend die schwere Last seines Selbstes und seines Schicksals trägt. Wer denkt nicht an die Taurophorie des Mithras, der seinen Stier (wie der ägyptische Hymnus sagt: den «Stier seiner Mutter»), das heißt die Liebe zu seiner Mater Natura als schwerste Last auf den Rücken nimmt und damit den schmerzvollen Gang, den «transitus», antritt[69]? Dieser Passionsweg führt zur Höhle, in welcher der Stier geopfert wird. So hat auch Christus das Kreuz zu tragen[70] und trägt es zur Opferstätte, wo nach der christlichen Version das Lamm geopfert wird in der Gestalt des Gottes, um dann in die unterirdische

67 l. c., p. 415.

68 Die Patientin SPIELREINS (l. c., p. 336) gebraucht ähnliche Bilder; sie spricht von einer «Starrheit der Seele am Kreuze», von «Steinfiguren», die «gelöst» werden müssen.

69 GURLITT sagt: «Das Stiertragen ⟨Abb. 89⟩ ist eines der schweren ἆθλα, die Mithras im Dienste der zu erlösenden Menschheit verrichtet, etwa, wenn es gestattet ist Kleines mit Großem zu vergleichen, der Kreuztragung Christi entsprechend». (Zit. in: CUMONT, *Textes et monuments* I, p. 172.)

70 Einen Beitrag zur Frage des Symbols der Kreuztragung gibt ROBERTSON (*Evangelien-Mythen,* p. 130 f.): Simson trug die Torpfeiler von Gaza und starb zwischen den Säulen des Saales der Philister. Herakles trug seine Säulen an die Stelle (Gades), wo er nach der syrischen Version der Legende starb. (Die Säulen

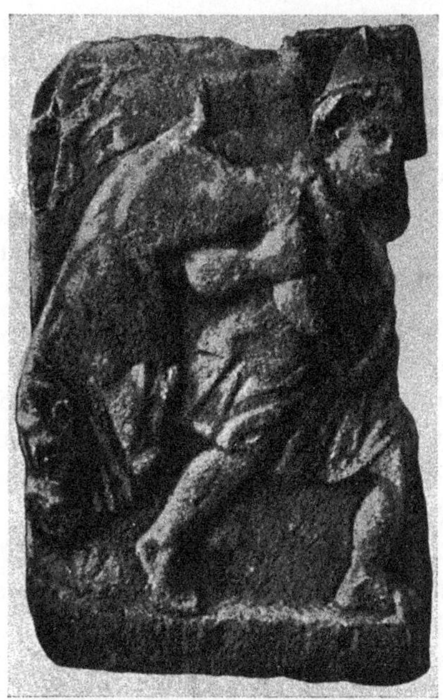

Abb. 89 Stiertragender Mithras. Relief aus dem Kastell Stockstadt (Deutschland)

des Herakles bezeichnen den Westpunkt, wo die Sonne ins Meer sinkt.) «... in der alten Kunst wird er tatsächlich dargestellt, wie er die beiden Säulen in der Weise unter den Armen trägt, daß sie gerade ein Kreuz bilden; hier haben wir vielleicht den Ursprung des Mythus von Jesus vor uns, der sein eigenes Kreuz zur Richtstätte trägt. – Merkwürdigerweise substituieren die 3 Synoptiker Jesus einen Mann namens Simon, aus Kyrene, als Kreuzträger. Kyrene ist in Libyen, dem legendären Schauplatz der Arbeit des Säulentragens des Herakles, wie wir gesehen haben, und Simon (Simson) ist die nächste griechische Namensform für Samson ... In Palästina aber war Simon, Semo oder Sem, tatsächlich ein Göttername, der den alten Sonnengott Semesch repräsentierte, der seinerseits wieder mit Baal identifiziert war, aus dessen Mythus der Samsonmythus zweifellos entstanden ist; und der Gott Simon genoss in Samaria besondere Verehrung.» Ich gebe hier die Worte ROBERTSONS wieder, muß aber betonen, daß die etymologische Verbindung von Simon und Simson eine sehr fragwürdige Sache ist. Das Kreuz des Herakles dürfte wohl das Sonnenrad sein, wofür die Griechen das Kreuzsymbol hatten. Das Sonnenrad auf dem Relief der kleinen Metropolis in Athen enthält sogar ein Kreuz, das dem Malteserkreuz sehr ähnlich sieht. (Vgl. THIELE, *Antike Himmelsbilder*, p. 59.) Ich muß hier auf die Mandalasymbolik verweisen. Vgl. u. a. [JUNG,] *Psychologie und Alchemie* und WILHELM UND JUNG, *Das Geheimnis der Goldenen Blüte*.

Gruft versenkt zu werden[71]. Das Kreuz oder was der Held immer als schwere Last trägt, ist er selber, oder, genauer gesagt, sein Selbst, seine Ganzheit, ebensosehr Gott wie Tier, nicht nur empirischer Mensch, sondern die Fülle seines Wesens, die in der Tiernatur wurzelt und über das Nurmenschliche in die Göttlichkeit hinaufreicht. Seine Ganzheit bedeutet eine ungeheure Gegensätzlichkeit, die aber in sich geeint erscheint, wie das Kreuz, das hiefür trefflichstes Symbol ist. Was bei NIETZSCHE wie dichterische Redefigur anmutet, ist eigentlich uralter Mythus. Es ist, wie wenn dem Dichter noch die Ahnung oder die Fähigkeit gegeben wäre, unter den Worten unserer heutigen Sprache und in den Bildern, die sich seiner Phantasie aufdrängen, jene unvergänglichen Schatten längst vergangener Geisteswelten zu fühlen und wieder wirklich zu machen. HAUPTMANN sagt: «Dichten heißt, hinter Worten das Urwort aufklingen zu lassen.» [72]

461 Das Opfer, dessen geheimen und vielseitigen Sinn wir mehr ahnen als verstehen, geht zunächst unvollendet am Bewußtsein unserer Autorin vorüber. Der Pfeil wird nicht abgeschossen, der Held Chiwantopel ist nicht tödlich vergiftet noch bereit zum Tode im Selbstopfer. Wir dürfen schon jetzt sagen, daß, nach dem vorliegenden Material, mit diesem Opfer wohl das Aufgeben der Bindung an die Mutter gemeint sei, das heißt der Verzicht auf alle Bande und Beschränkungen, welche die Seele aus der Zeit der Kindheit mit ins erwachsene Alter herübergenommen hat. Aus verschiedenen Andeutungen von Miss Miller geht hervor, daß sie zur Zeit jener Phantasien noch im Kreise der Familie gelebt hat, offenbar in einem Alter, das bereits der Selbständigkeit bedurft hätte. Es ist daher bezeichnend, daß die Entstehung ihrer Phantasien gerade mit einer Reise in die weite Welt, also mit einer Loslösung von ihrer Kindheitsumgebung verknüpft ist. Man lebt näm-

[71] Die griechische Sage von Ixion (Abb. 90), der an das Sonnenrad gebunden, an die «vierspeichige Fessel» (Pindar) «gekreuzigt» wurde, deutet auf Ähnliches. Ixion ermordete zuerst seinen Schwiegervater, wurde aber später von Zeus entsühnt und mit seiner Huld beglückt. Der Undankbare aber trachtete Hera, die Mutter, zu verführen. Zeus täuschte ihn, indem er die Wolkengöttin Nephele der Hera Gestalt nachahmen ließ. (Aus dieser Verbindung sollen die Zentauren hervorgegangen sein.) Ixion rühmte sich seiner Tat, aber Zeus stürzte ihn zur Strafe in die Unterwelt, wo er auf das vom Wind ewig fort gewirbelte Rad gebunden wurde.

[72] STEKEL, *Aus Gerhart Hauptmanns Diarium*, p. 365.

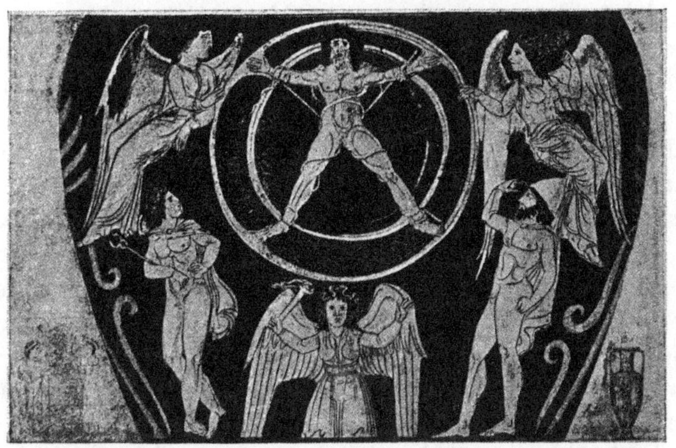

Abb. 90 Ixion auf dem Rade. Cumaeisches Vasenbild

lich ohne eine gewisse Gefährdung seiner geistigen Gesundheit nicht zu lange in der infantilen Umgebung respektive im Schoße der Familie. Das Leben ruft den Menschen hinaus zur Selbständigkeit, und wer diesem Ruf aus kindlicher Bequemlichkeit und Ängstlichkeit keine Folge leistet, wird durch die Neurose bedroht. Und ist diese einmal ausgebrochen, dann wird sie auch immer mehr zu einem vollgültigen Grunde, den Kampf mit dem Leben zu fliehen und für immer in der moralisch vergiftenden Infantilatmosphäre stecken zu bleiben.

In dieses Ringen um die persönliche Selbständigkeit gehört die 462
Phantasie vom Pfeilschuß. Noch hat sich bei der Träumerin der Gedanke dieses Entschlusses nicht durchgerungen. Der schicksalbedeutende Pfeil des Cupido hat sein Ziel noch nicht getroffen. Chiwantopel, der die Rolle der Autorin darstellt, ist noch nicht verwundet oder getötet. Er ist der Kühne und Unternehmende, der das tut, dem Miss Miller sich offenkundig entzieht: er bietet sich freiwillig dem tödlichen Pfeilschuß zum Ziele. Daß diese Geste der Selbstauslieferung einer männlichen Gestalt zufällt, beweist geradezu, daß die Träumerin dieser Schicksalsnotwendigkeit unbewußt ist. Chiwantopel ist nämlich eine typische «Animus»-Figur, das heißt eine Personifikation des männlichen Anteiles einer weiblichen Seele. Er ist eine archetypische Gestalt, welche besonders dann belebt wird, wenn das Bewußtsein den

vom Unbewußten eingegebenen Gefühlen und Instinkten aus unzureichenden Gründen die Gefolgschaft versagt: an Stelle von Liebe und Hingebung treten Männlichkeit, Streitsucht, eigensinnige Selbstbehauptung und der Meinungsteufel in allen möglichen Gestalten. (Macht statt Liebe!) Der Animus ist kein wirklicher Mann, sondern ein etwas hysterischer Infantilheld, durch dessen Panzerlücken die Sehnsucht nach dem Geliebtwerden schimmert. In diese Gestalt hat Miss Miller ihre entscheidenden Entschlüsse gekleidet, oder vielmehr diese Entschlüsse haben das Stadium einer unbewußten Phantasie noch nicht überwunden, das heißt sie werden vom Bewußtsein noch nicht als die eigenen erkannt.

463 Daß der Meuchelmörder sich von der heroischen Gebärde Chiwantopels beeindrucken läßt, bedeutet, daß der an sich fällige Tod dieses Ersatzhelden hinausgeschoben ist, das heißt das Bewußtsein ist noch nicht bereit, einen selbständigen Entschluß zu fassen, sondern zieht die Unbewußtheit vor, indem es – unbewußt – Vogelstraußpolitik treibt. Chiwantopel muß fallen, damit die noch im Unbewußten verhaftete Entschlußkraft, welche die kraftlose Heldengestalt vorderhand aufrecht erhält, dem Bewußtsein zugute komme, denn ohne die Kooperation des Unbewußten und seiner instinktiven Kräfte wäre die bewußte Persönlichkeit zu schwach, sich einerseits von der infantilen Vergangenheit loszureißen und andererseits sich in eine fremde Welt mit ihren unabsehbaren Möglichkeiten zu wagen. Zum Kampfe des Lebens ist alle Libido benötigt. Diesen Entschluß, der alle sentimentalen Verknüpfungen mit der Kindheit, mit Vater und Mutter, zerreißen soll, kann die Träumerin noch nicht fassen, und er sollte doch gefaßt sein, wenn anders sie dem Rufe des eigenen Schicksals Folge leisten will.

VII. DIE ZWEIFACHE MUTTER[1]

Nachdem der Angreifer verschwunden ist, beginnt Chiwantopel folgenden Monolog: 464

« Du bout de l'épine dorsale de ces continents[2], de l'extrémité des basses terres, j'ai erré pendant une centaine de lunes, après avoir abandonné le palais de mon père, toujours poursuivi par mon désir fou de trouver ‹ celle qui comprendra ›. Avec des joyaux j'ai tenté beaucoup de belles, avec des baisers j'ai essayé d'arracher le secret de leur cœur, avec des actes de prouesse j'ai conquis leur admiration. (Il passe en revue les femmes qu'il a connues:) Chi-ta, la princesse de ma race ... c'était une bécasse, vaniteuse comme un paon, n'ayant autre chose en tête que bijoux et parfums. Ta-nan, la jeune paysanne ... bah, une pure truie, rien de plus qu'un buste et un ventre, et ne songeant qu'au plaisir. Et puis Ki-ma, la prêtresse, une vraie perruche, répétant les phrases creuses apprises des prêtres; toute pour la montre, sans instruction réelle ni sincérité, méfiante, poseuse et hypocrite! ... Hélas! Pas une qui me comprenne, pas une qui soit semblable à moi ou qui ait une âme sœur de mon âme. Il n'en est pas une, d'entre elles toutes, qui ait connu mon âme, pas une qui ait pu lire ma pensée, loin de là; pas une capable de chercher avec moi les sommets lumineux, ou d'épeler avec moi le mot surhumain d'Amour! »

Hier sagt es Chiwantopel selber, daß das Herumreisen und Herumwandern ein Suchen nach dem anderen und nach dem in der Vereinigung mit ihm liegenden Sinne des Lebens sei. Wir haben im Ersten Teil dieser Arbeit diese Möglichkeit bloß angedeutet. Daß nun das 465

[1] [Die angloamerikanischen Herausgeber haben das Kp. VII der Originalausgabe von 1952, «Das Opfer», aufgeteilt in VII «The Dual Mother» (Die zweifache Mutter) und VIII «The Sacrifice» (Das Opfer). Da dieser Band 1956, also zu Lebzeiten des Autors, erschienen ist, schließen wir uns ihrem Vorgehen an. – D. Hg.]

[2] [FLOURNOY (l. c., p. 49): «allusion probable aux Andes et aux Montagnes rocheuses».]

Suchende männlichen und das Gesuchte weiblichen Geschlechtes ist, ist weiter nicht erstaunlich, da zunächst der hauptsächliche Gegenstand der unbewußten Sehnsucht die Mutter ist, wie sich aus all dem, was wir bereits erfahren haben, ergeben dürfte. «Celle qui comprendra» bedeutet in der Infantilsprache die Mutter. Die ursprüngliche konkrete Bedeutung von «comprendre», «begreifen», «erfassen» usw. ist ein mit Händen oder Armen Umfassen und Festhalten. Das ist das, was die Mutter mit dem hilfe- oder schutzsuchenden Kind tut, und was das Kind an die Mutter verhaftet. Je älter es aber wird, desto mehr wächst die Gefahr, daß diese Art des «Verstehens» zu einer Verhinderung der natürlichen Entwicklung führt. Statt die notwendige Anpassungsleistung an neue Umweltbedingungen zu vollbringen, regrediert die Libido des Kindes zu den Schutz und Erleichterung gewährenden Armen der Mutter und verpaßt damit den Anschluß an die Zeit. Es geht dann so, wie ein alter *Hermestext* sagt: «... ego vinctus ulnis et pectori meae matris et substantiae eius, continere, et quiscere meam substantiam facio, et invisibile ex visibili compono ...»[3] Bleibt ein Mensch an die Mutter verhaftet, so verläuft jenes Leben, das er hätte leben sollen, in Gestalt von bewußten und unbewußten Phantasien, welche bei einer Frau in der Regel einer Heldengestalt zugeschrieben werden, beziehungsweise von einer solchen agiert werden, wie in unserem Fall. Er hat dann die große Sehnsucht nach der verstehenden Seele, er ist auf der Suche und besteht die Abenteuer, welche die bewußte Persönlichkeit tunlichst vermeidet; er bietet mit großartiger Gebärde seine Brust den Pfeilschüssen der feindlichen Umwelt und zeigt allein jenen Mut, den das Bewußtsein so sehr vermissen läßt. Wehe dem Mann, der durch irgendeine Tücke des Schicksals an diese kindliche Frau herangerät: er wird sofort mit dem Animushelden als identisch erklärt und unerbittlich zur Idealfigur er-

3 «Gefesselt in den Armen und an der Brust meiner Mutter, lasse ich meine Substanz mit ihrer Substanz verschmelzen und zur Ruhe kommen und setze Unsichtbares aus Sichtbarem zusammen.» Das Subjekt des Satzes (Mercurius oder die Arkansubstanz) läßt sich als innere Phantasietätigkeit verstehen. Das Zitat hat im Urtext natürlich einen viel umfassenderen, anagogischen Sinn, benützt aber das Urbild der Beziehung zur Mutter. Es stammt aus: *Septem tractatus aurei* (Kp. IV, p. 24). Zu Mercurius vgl. [JUNG,] *Der Geist Mercurius* [und *Psychologie und Alchemie*].

nannt, die von den schwersten Strafen bedroht wird, wenn sie irgendwie Miene macht, auch nur im geringsten vom Ideal abzuweichen!

In diesem Stadium befindet sich unsere Autorin. Chiwantopel ist ein Teufelskerl: er ist ein Herzenbrecher am laufenden Band, alle Frauen schwärmen für ihn. Er kennt so viele, daß er sie «Revue passieren» lassen kann. Natürlich erreicht ihn keine, denn er sucht eine, welche nur unsere Autorin zu kennen vermeint. Sie glaubt nämlich heimlicherweise, daß sie die Gesuchte sei. Darin täuscht sie sich allerdings, denn dieser Hase läuft, wie die Erfahrung zeigt, ganz anders. Nicht sie ist es, welche dieser typische «Sohn»-Held und -Animus meint, sondern nach urtümlicher Vorlage ist es die Mutter. Dieser Heldenjüngling ist stets der frühsterbende Sohngeliebte der Muttergöttin. (Abb. 49) Die Libido, die nicht in das zeitgemäße Leben strömt, gerät regredierend in die Mythenwelt der Archetypen und belebt jene Bilder, die seit Urzeiten das nicht menschliche Leben der oberen und unteren Götter ausdrücken. Geschieht diese Regression dem jugendlichen Menschen, so wird sein individuelles Leben ersetzt durch das archetypische Drama der Götter, das für ihn um so verheerender ausfällt, als die Erziehung seines Bewußtseins ihm keinerlei Mittel an die Hand gibt, das zu erkennen, was gespielt wird, und damit die Möglichkeit, sich von dieser Faszination zu befreien. Das war die lebendige Bedeutung des Mythus, daß er dem ratlosen Menschen erklärte, was in seinem Unbewußten, das ihn nicht losließ, vorging. Der Mythus sagte ihm: «Das bist nicht du, das sind die Götter. Sie wirst du nie erreichen, darum wende dich deinem menschlichen Leben zu, die Götter fürchtend und verehrend.» Der christliche Mythus, in welchem diese Bestandteile wohl enthalten sind, ist zu verhüllt, als daß er unsere Autorin hätte aufklären können. Auch steht im Katechismus nichts davon. «Les sommets lumineux» sind den Sterblichen unerreichbar, und «le mot surhumain d'Amour» verrät die göttliche Natur der dramatis personae, da schon die bloß menschliche Liebe dem Sterblichen ein so dorniges Problem ist, daß er sich davor lieber in alle Winkel verkriecht, als ein Zipfelchen davon anzufassen. Die zitierten Worte zeigen, wie sehr die Autorin in das unbewußte Drama einbezogen und der Faszination desselben erlegen ist. In diesem Sinne betrachtet, klingt das Pathos hohl, und die Gebärde wirkt hysterisch. 466

467 Die Sache sieht allerdings etwas anders aus, wenn wir sie nicht vom personalistischen Standpunkt aus, das heißt als persönlichen Zustand von Miss Miller ansehen, sondern vom Standpunkt des dem Archetypus eigenen Lebens. Man kann ja, wie schon erwähnt, die Phänomene des Unbewußten auch als mehr oder weniger spontane Manifestationen autonomer Archetypen erklären, wobei sich diese, dem Laien vielleicht befremdliche Hypothese auf die Tatsache stützt, daß der Archetypus numinosen Charakter besitzt: er wirkt faszinierend, er tritt in wirksamen Gegensatz zum Bewußtsein, ja er formt auf lange Sicht Schicksale durch unbewußte und erst viel später erkannte Beeinflussung unseres Denkens, Fühlens und Handelns. Man kann in der Tat vom urtümlichen Bilde (das ein «pattern of behaviour» darstellt [4]) sagen, daß es sich durchsetze, und zwar mit der bewußten Persönlichkeit, ohne oder gegen sie. Obschon uns der Bericht von Miss Miller eine gewisse Ahnung vermittelt von der Art und Weise, wie ein Archetypus sich dem Bewußtsein allmählich nähert, um es schließlich in Besitz zu nehmen, so ist ihr Material doch zu spärlich, um diesen Prozeß völlig zu veranschaulichen. Ich muß deshalb meinen Leser auf eine Traumserie verweisen, die ich in *«Psychologie und Alchemie»* (1944) behandelt habe: In dieser Serie sieht man einen bestimmten Archetypus allmählich hervortreten, verbunden mit allen Anzeichen der diesem eigenen Autonomie und Autorität.

468 Von diesem Standpunkt aus betrachtet stellt der Held Chiwantopel ein psychisches ens dar, das man einer fragmentarischen Persönlichkeit vergleichen und daher mit relativem Bewußtsein und ebensolchem Willen ausstatten müßte. Diese Folgerungen ergeben sich notwendigerweise, wenn die Prämisse der Autonomie und Sinnhaftigkeit des Komplexes zu Recht besteht. In diesem Falle können die Absichten sowohl Chiwantopels wie auch die der hinter und über ihm zu vermutenden Mutter-Imago untersucht werden. Chiwantopel scheint sich ganz in der Rolle des Schauspielers zu erfüllen. Er zieht als Idealfigur das Interesse unserer Autorin auf sich, er spricht ihre geheimsten Gedanken und Wünsche aus, und zwar, wie Cyrano, in jener Sprache, die dem Millerschen Herzen selber entquillt. Er ist darum seines Erfol-

4 [JUNG,] *Der Geist der Psychologie* [später *Theoretische Überlegungen zum Wesen des Psychischen*, Paragr. 343 ff.]

ges sicher und sticht alle Nebenbuhler aus. Er erobert die Seele unserer Träumerin, aber nicht zum gewöhnlichen Leben, sondern zu geistigem Schicksal, denn er ist ein Todesbräutigam, einer der Sohngeliebten, die frühe sterben, weil sie kein eigenes Leben haben, sondern nicht mehr sind als eine bald welkende Blüte am mütterlichen Baume. Ihr Sinn und ihre Lebenskraft sind in der Muttergöttin beschlossen. Wenn also Chiwantopel als «ghostly lover»[5] Miss Miller vom Alltagspfade des Lebens wegzieht, so tut er das gewissermaßen im Auftrage der Mutter-Imago, welche bei Frauen einen besondern Aspekt des Unbewußten personifiziert. Sie stellt nicht, wie die Anima, das chaotische Leben des Unbewußten in allen seinen Aspekten dar, sondern den eigenartigen faszinierenden Hintergrund der Seele, nämlich die Welt der urtümlichen Bilder. Es besteht keine geringe Gefahr, daß, wer in jene Welt tritt, am Felsen festwächst, wie Theseus und Peirithoos, welche die Unterweltgöttin entführen wollten. Allzuleicht kehrt einer vom Reiche der Mütter nicht mehr zurück. Wie ich schon andeutete, hat Miss Miller dieses Schicksal erlitten. Was aber das Verderbliche ist, könnte ebensogut das Rettende sein, nämlich dann, wenn im Bewußtsein die Mittel zu einem adäquaten Verständnis der unbewußten Inhalte vorhanden wären. Bei unserer Autorin ist das allerdings nicht der Fall. Für sie sind diese Phantasien «merkwürdige» Produkte einer unbewußten Tätigkeit, welcher sie so gut wie hilflos gegenübersteht, obschon, wie wir noch sehen werden, der Kontext ihrer Phantasie alle nötigen Hinweise enthält, welche sie in den Stand setzen könnten, bei einiger Nachdenklichkeit die Bedeutung ihrer Phantasiegestalten zu erraten und damit die durch die Symbole dargebotene Möglichkeit zur Assimilation der unbewußten Inhalte zu benutzen. Aber unsere Kultur hat dafür weder Auge noch Herz. Was der Psyche entstammt, ist sowieso verdächtig, und was seine unmittelbare, materielle Nützlichkeit nicht sofort dartut, hat das Nachsehen.

Der Held als Animusfigur handelt stellvertretend für das bewußte 469
Individuum, das heißt er tut das, was das Subjekt tun müßte, könnte oder möchte, aber zu tun unterläßt. Was im bewußten Leben geschehen könnte, aber nicht geschieht, das spielt sich im Unbewußten ab und erscheint infolgedessen an projizierten Gestalten. Chiwantopel ist

5 Vgl. Harding, *Der Weg der Frau* [Kp. II «Der Schattengeliebte», p. 60 f.]

charakterisiert als der Held, der sich von Familie und Vaterhaus losreißt, um seine seelische Ergänzung zu suchen. Er stellt also das dar, was normalerweise geschehen sollte. Daß dies aber an einer Phantasiegestalt erscheint, beweist, wie wenig es die Autorin selber tut. Was in der Phantasie geschieht, ist also kompensatorisch in bezug auf den Zustand oder die Einstellung des Bewußtseins. Das ist bei den Träumen die Regel.

470 Wie richtig unsere Vermutung ist, daß es sich im Unbewußten von Miss Miller um den Selbständigkeitskampf handle, zeigt ihre Angabe, daß der Abschied des Helden aus dem Vaterhause sie an das Schicksal des jungen Buddha erinnere, der alles heimatliche Wohlleben aufgab, um in die Welt hinauszuziehen, seiner Bestimmung ganz zu leben[6]. Er gab das gleiche heroische Vorbild wie Christus, der sich von der Verwandtschaft abschneidet und sogar bittere Worte führt wie (*Matthäus* 10, 34 ff.):

«Meinet nicht, daß ich gekommen sei, Frieden auf die Erde zu bringen. Ich bin nicht gekommen, Frieden zu bringen, sondern das Schwert. Denn ich bin gekommen, einen Menschen mit seinem Vater zu entzweien und eine Tochter mit ihrer Mutter und eine Schwiegertochter mit ihrer Schwiegermutter, und ‹des Menschen Feinde werden die eignen Hausgenossen sein›. Wer Vater oder Mutter mehr liebt als mich, ist meiner nicht wert.»

471 Horus entreißt seiner Mutter den Kopfschmuck, das Zeichen ihrer Macht. NIETZSCHE sagt:

«Man darf vermuthen, daß ein Geist, in dem der Typus ‹freier Geist› einmal bis zur Vollkommenheit reif und süß werden soll, sein entscheidendes Ereigniß in einer *großen Loslösung* gehabt hat, und daß er vorher um so mehr ein gebundener Geist war und für immer an seine Ecke und Säule gefesselt schien. Was bindet ihn am festesten? welche Stricke sind beinahe unzerreißbar? Bei Menschen einer hohen und ausgesuchten Art werden es die Pflichten sein: jene Ehrfurcht, wie sie der Jugend eignet, jene Scheu und Zartheit vor allem Altverehrten und Würdigen, jene Dankbarkeit für den

6 Eine andere Quelle, die Miss Miller hier angibt, nämlich SAMUEL JOHNSON, *Histoire de Rasselas, Prince d'Abyssinie,* war mir nicht zugänglich.

Boden, aus dem sie wuchsen, für die Hand, die sie führte, für das Heiligthum, wo sie anbeten lernten; – ihre höchsten Augenblicke selbst werden sie am festesten binden, am dauerndsten verpflichten. Die große Loslösung kommt für solchermaaßen Gebundene plötzlich ...

‹Lieber sterben als *hier* leben› – so klingt die gebieterische Stimme und Verführung: und dieß ‹hier›, dieß ‹zu Hause› ist Alles, was sie ⟨die Seele⟩ bis dahin geliebt hatte! Ein plötzlicher Schrecken und Argwohn gegen Das, was sie liebte, ein Blitz von Verachtung gegen das, was ihr ‹Pflicht› hieß, ein aufrührerisches willkürliches vulcanisch stoßendes Verlangen nach Wanderschaft, Fremde, Entfremdung, Erkältung, Ernüchterung, Vereisung, ein Haß auf die Liebe, vielleicht ein tempelschänderischer Griff und Blick *rückwärts*[7], dorthin, wo sie bis dahin anbetete und liebte, vielleicht eine Gluth der Scham über das, was sie eben that, und ein Frohlocken zugleich, *daß* sie es tat, ein trunkenes inneres frohlockendes Schaudern, in dem sich ein Sieg verräth – ein Sieg? über was? über wen? ein räthselhafter, fragenreicher fragwürdiger Sieg, aber der *erste* Sieg immerhin: – dergleichen Schlimmes und Schmerzliches gehört zur Geschichte der großen Loslösung. Sie ist eine Krankheit zugleich, die den Menschen zerstören kann, dieser erste Ausbruch von Kraft und Willen zur Selbstbestimmung ...»

Die Gefahr ist, wie NIETZSCHE ausführt, die Vereinsamung in sich selber: 472

«Die Einsamkeit umringt und umringelt ihn, immer drohender, würgender, herzzuschnürender, jene furchtbare Göttin und *mater saeva cupidinum*.»[8]

Die von der «Mutter» zurückgenommene Libido, welche nur widerstrebend folgt, wird bedrohend wie eine Schlange, das Symbol der Todesangst, denn die Beziehung zur Mutter hat zu sterben, woran man selber fast stirbt. In dem Maße nämlich, in welchem ein Sohn an 473

7 Vgl. die sakrilegische Gewalttat des Horus an der Isis, worüber sich PLUTARCH (*De Iside et Osiride*, Kp. 20, p. 32 f.) entsetzt; er sagt folgendes darüber: «Wenn aber Jemand annehmen und behaupten wollte, dies alles sei in Bezug auf die glückselige und unvergängliche Natur, welcher zumeist entsprechend das Göttliche gedacht wird, wirklich geschehen und vorgefallen: dann – um mit Aischylos zu reden ‹muß man ausspeien und den Mund sich reinigen›.»

8 *Menschliches, Allzumenschliches.* Vorrede, p. 6 ff.

die Mutter gebunden war, fällt auch die Gewaltsamkeit der Trennung aus, und je stärker das zerrissene Band war, desto gefährlicher tritt ihm die «Mutter» in Gestalt des Unbewußten entgegen. Dieses nämlich ist die «mater saeva cupidinum», die wilde Mutter der Begierden, die den eben Entronnenen in anderer Form zu verschlingen droht. (Man beachte die Schlangensymbolik!)

474 Miss Miller gibt uns noch einen weiteren Hinweis auf ein Material, das in einer mehr allgemeinen Weise ihre Schöpfung beeinflußt habe: Es ist dies das große indianische Epos von LONGFELLOW *«The Song of Hiawatha»* [9]. Mein Leser wird sich häufig gewundert haben, wie oft ich Dinge aus anscheinend größter Entfernung zum Vergleiche heranziehe und wie sehr ich die Basis verbreitere, auf der sich die Schöpfungen von Miss Miller erheben. Es werden ihm auch Zweifel aufgetaucht sein, ob wohl ein solches Unternehmen gerechtfertigt sei, an Hand von spärlichen Andeutungen prinzipielle Erörterungen über die mythischen Grundlagen dieser Phantasien anzustellen: denn, wird man sagen, hinter den Millerschen Phantasien ist solches wohl kaum zu suchen. Ich brauche nicht zu betonen, wie sehr auch mir solche Vergleiche als Wagnis erscheinen. In diesem Fall kann ich mich allerdings darauf berufen, daß es Miss Miller selber ist, die ihre Quellen namhaft macht. Insofern wir diesen Angaben folgen, bewegen wir uns auf sicherem Boden. Solche Hinweise, die wir von den Patienten erhalten, sind selten vollständig. Es fällt ja auch uns selber nicht leicht, uns zu erinnern, woher gewisse unserer Vorstellungen oder Anschauungen stammen. Kryptomnesien sind dabei nicht selten. Es ist aber mehr als wahrscheinlich, daß nicht alle unsere Vorstellungen individuelle Erwerbungen sind, auch wenn wir uns nicht mehr entsinnen können, wo wir sie aufgelesen haben. Anders verhält es sich jedoch mit der Art und Weise, wie unsere Vorstellungen gebildet und in was für Zusammenhänge sie angeordnet werden. Solches läßt sich zweifel-

9 [Wir entnehmen der angloamerikanischen Aufgabe diese Angaben: «Erschienen 1855. Es fußt auf einer amerikanischen Legende und bezieht seine Quellen zur Hauptsache aus dem Werk von HENRY ROWE SCHOOLCRAFT, einem Pionier der Indianer-Ethnologie. Hiawatha war, historisch, im 16. Jh. ein irokesischer Führer, aber die Terminologie und das Legendenmaterial der Dichtung sind die der Algonkin. (Vgl. *Standard Dictionary of Folklore,* s. v. ‹Hiawatha›.) LONGFELLOW übernahm das Versmaß aus dem finnischen Epos *Kalewala*.»]

los erlernen und erinnern. Das braucht aber keineswegs immer der Fall zu sein, indem der menschliche Geist universelle, typische Verhaltungsweisen hat, entsprechend dem biologischen «pattern of behaviour». Diese a priori vorhandenen, angeborenen Formen (Archetypen) können in den verschiedensten Individuen praktisch identische Vorstellungen oder Zusammenhänge solcher produzieren, für deren Ursprung man keine individuelle Erfahrung verantwortlich machen kann. Es gibt in den Psychosen sehr viele Ideen und Bilder, welche dem Kranken und seiner Umgebung wegen ihrer absoluten Fremdheit eindrücklich, dem Kenner aber wegen ihrer motivischen Verwandtschaft mit gewissen Mythologemen keineswegs ungewohnt sind. Weil die Grundstruktur der Psyche überall mehr oder weniger dieselbe ist, so lassen sich zum Beispiel anscheinend individuelle Traummotive mit Mythologemen irgend welcher Provenienz vergleichen. Ich zögere deshalb nicht, den indianischen Mythus auch mit der sogenannten modernen amerikanischen Seele zu vergleichen.

Ich hatte *«Hiawatha»* früher nie gelesen, bis ich im Verlaufe meiner 475
Untersuchung zu diesem Stück kam, das ich mir solange aufgespart habe, bis die Fortsetzung meiner Arbeit die Lektüre nötig machte. *«Hiawatha»*, eine poetische Kompilation indianischer Mythen, zeigte mir zu meiner Genugtuung, wie berechtigt alle hier vorangegangenen Überlegungen sind, indem nämlich in diesem Epos ein seltener Reichtum an mythologischen Motiven ausgebreitet wird. Diese Tatsache dürfte an dem Beziehungsreichtum der Millerschen Phantasien viel erklären. Es ist daher angezeigt, auf die Inhalte dieses Epos näher einzutreten.

Nawadaha singt die Gesänge vom Helden Hiawatha, dem Men- 476
schenfreunde:

> There he sang of Hiawatha,
> Sang the song of Hiawatha,
> Sang his wondrous birth and being,
> How he prayed and how he fasted,
> How he lived, and toiled, and suffered,
> That the tribes of men might prosper,
> That he might advance his people! [10]

[10] l. c., p. 114 ff. Zu dem Motiv des «Freundes» siehe meinen Aufsatz *Über Wiedergeburt* [Paragr. 240 ff.].

477 Die teleologische Bedeutung des Helden als jener symbolischen Figur, welche Libido in Form von Bewunderung und Anbetung auf sich vereinigt, um sie über die Symbolbrücken des Mythus höheren Verwendungen zuzuführen, ist hier vorweggenommen. So werden wir mit Hiawatha als einem «Heiland» bekannt und sind bereit, von all dem zu hören, was von einem solchen ausgesagt werden muß: von wundersamer Geburt, frühen großen Taten und seiner Aufopferung für die Mitmenschen. Der erste Gesang beginnt mit einem «Evangelium»: Gitche Manito, der «master of life», des Haders seiner Menschenkinder müde, ruft seine Völker zusammen und verkündet ihnen frohe Botschaft:

"I will send a Prophet to you,
A Deliverer of the nations,
Who shall guide you and shall teach you,
Who shall toil and suffer with you.
If you listen to his counsels,
You will multiply and prosper;
If his warnings pass unheeded,
You will fade away and perish!"

478 Gitche Manito, der Mächtige, «the creator of the nations» [11], ist dargestellt, wie er «on the great Red Pipe-stone Quarry» steht:

From his footprints flowed a river,
Leaped into the light of morning,
O'er the precipice plunging downward
Gleamed like Ishkoodah, the comet.

479 Dieses Bild hat eine Parallele in gewissen ägyptisch-christlichen Vorstellungen. In den *«Mysteries of Saint John and the Holy Virgin»* heißt es:

"⟨The Cherubim⟩ answered and said unto me: 'Seest thou that the water is under the feet of the Father? If the Father lifteth up His feet, the water riseth upwards; but if at the time when God is about to bring the water

[11] Die Gestalt des Gitche Manito kann als eine Art Urmensch (Anthropos) aufgefaßt werden.

up, man sinneth against Him, He is wont to make the fruit of the earth to be little, because of the sins of men' " [12] etc.

Mit dem Wasser ist die Nilquelle gemeint, von welcher Ägyptens Fruchtbarkeit abhängt.

Nicht nur die Füße, sondern auch die Tätigkeit derselben, das Tre- 480
ten, scheint Fruchtbarkeitsbedeutung zu haben. In den Tänzen der Pueblos besteht der Tanzschritt, wie ich beobachtete, in einem «calcare terram»; es ist recht eigentlich eine nachhaltige und angestrengte Bearbeitung der Erde mit der Ferse («nunc pede libero pulsanda tellus» [13]). Kaineus fährt mit «geradem Fuß die Erde spaltend» in die Tiefe. Faust gelangt zu den Müttern, indem er stampft: «Versinke stampfend, stampfend steigst du wieder.» [14]

Im Sonnenverschlingungsmythus stampfen die Helden oder stem- 481
men sich im Schlunde des Ungeheuers. So durchstampft Thor den Schiffsboden im Kampf mit dem Ungeheuer und tritt bis auf den Grund des Meeres. Die Regression der Libido bringt es mit sich, daß die rituelle Handlung des Tretens im Tanzschritt etwas wie eine Wiederholung des infantilen «Strampelns» zu sein scheint. Letzteres ist mit der Mutter und mit Lustgefühlen verbunden und stellt zugleich jene Bewegung dar, die schon intrauterin geübt wird [15]. Dem Fuß und dem Treten kommt zeugende Bedeutung zu [16], respektive die des Wiedereintrittes in den Mutterleib, das heißt der Rhythmus des Tanzes versetzt den Tänzer in einen unbewußten Zustand («Mutterleib»). Die Derwisch-Schamanen- und andere primitive Tänze bestätigen das Gesagte. Der Vergleich des aus den Fußstapfen fließenden Wassers mit einem Kometen bedeutet Licht- respektive Libidosymbolik für das befruchtende Naß. Nach einer Notiz bei VON HUMBOLDT nennen gewisse südamerikanische Indianerstämme die Meteore «Harn der Sterne» [17]. Es wird dann noch erwähnt, wie Gitche Manito Feuer macht: er bläst

[12] BUDGE, *Coptic Apocrypha in the Dialect of Upper Egypt*, p. 244.

[13] [HORAZ, *Ode*, XXXVII, 1–2.]

[14] *Faust*, 2.Teil, 1. Akt, p. 318.

[15] Zur Bedeutung des Strampelns vgl. [JUNG,] *Über K flikte der kindlichen Seele* [Paragr. 47].

[16] Vgl. dazu die Belege in: AIGREMONT, *Fuß- und Schuhsymbolik.*

[17] *Kosmos. Versuch einer physischen Weltbeschreibung* I, p. 72.

auf einen Wald, so daß die Bäume, aneinander gerieben, in Feuer geraten. Diese Gottheit ist also ebenfalls ein Libidosymbol: auch das Feuer erzeugt er.

482 Nach diesem Prolog folgt im zweiten Gesang die Vorgeschichte des Helden: Der große Krieger Mudjekeewis (der Vater Hiawathas) hat den großen Bären, «the terror of the nations», listig überwältigt und ihm den magischen «belt of Wampum», einen Muschelgürtel, gestohlen. Wir begegnen hier dem Motiv der «schwer erreichbaren Kostbarkeit», die der Held dem Ungeheuer entreißt. Mit wem der Bär «mystisch» identisch ist, zeigen die Vergleiche des Dichters: Mudjekeewis schlägt den Bären auf den Kopf, nachdem er ihm den Schmuck geraubt:

> With the heavy blow bewildered,
> Rose the Great Bear of the mountains;
> But his knees beneath him trembled,
> And he whimpered like a woman.

483 Mudjekeewis sagt spottend zu ihm:

> " Else you would not cry and whimper
> Like a miserable woman!
> But you, Bear! sit here and whimper,
> And disgrace your tribe by crying,
> Like a wretched Shaugodaya,
> Like a cowardly old woman! "

484 Diese drei Vergleiche mit einem Weibe finden sich auf einer Seite beieinander. Was Mudjekeewis erschlägt, ist das Weibliche, das Animabild, dessen erste Trägerin die Mutter ist. Er hat als rechter Held das Leben wieder einmal dem Tode, der alles verschlingenden furchtbaren Mutter, aus dem Rachen gerissen. Diese Tat, die, wie wir gesehen haben, auch dargestellt wird als Höllenfahrt, «Nachtmeerfahrt» [vgl. Paragr. 309.], Überwindung des Ungeheuers von innen, bedeutet zugleich eine Wiedergeburt, deren Folgen auch für Mudjekeewis bemerkbar werden. Wie in der Zosimosvision, so wird auch hier der Eintretende zum πνεῦμα, zum Windhauch oder Geist: Mudjekeewis wird zum Westwind, diesem fruchtbaren Hauche, zum Vater der Winde [18].

[18] Porphyrios (*De antro nympharum*, c. 24, zit. bei Dieterich, *Mithrasliturgie*,

Seine Söhne wurden zu den übrigen Winden. Von ihnen und ihrer Liebesgeschichte erzählt ein Intermezzo, aus dem ich nur die Werbung Wabuns, des Ostwindes, erwähnen möchte, weil hier das Kosen des Windes besonders anschaulich geschildert ist. Er sieht jeden Morgen ein hübsches Mädchen auf einer Wiese, das er umwirbt:

Every morning, gazing earthward,
Still the first thing he beheld there
Was her blue eyes looking at him,
Two blue lakes among the rushes.

Der Vergleich mit dem Wasser ist nicht nebensächlich, denn «aus 485
Wind und Wasser» soll der Mensch wiedergeboren werden.

And he wooed her with caresses,
Wooed her with his smile of sunshine,
With his flattering words he wooed her,
With his sighing and his singing,
Gentlest whispers in the branches,
Softest music, sweetest odors ...

In diesen onomatopoetischen Versen ist die schmeichelnde Werbung 486
des Windes trefflich ausgedrückt[19].

Der dritte Gesang bringt die Vorgeschichte der Mütter Hiawathas. 487
Seine Großmutter lebte als Mädchen auf dem Monde. Dort schaukelte sie sich einst auf einer Liane, ein eifersüchtiger Liebhaber aber schnitt die Liane ab, und Nokomis, Hiawathas Großmutter, fiel auf die Erde herunter. Die Menschen, die sie herunterfallen sahen, hielten sie für

p. 63) sagt, daß nach der Mithraslehre den Seelen, die aus der Geburt gingen, Winde bestimmt seien, da diese Seelen Windhauch (πνεῦμα) eingezogen und daher ein derartiges Wesen hätten: ψυχαῖς δ'εἰς γένεσιν ἰούσαις καὶ ἀπὸ γενέσεως χωριζομέναις εἰκότως ἔταξαν ἀνέμους διὰ τὸ ἐφέλκεσθαι καὶ αὐτὰς πνεῦμα ... καὶ οὐσίαν ἔχειν τοιαύτην.

19 In der Mithrasliturgie geht der zeugende Geisthauch von der Sonne aus, vermutlich «aus der Sonnenröhre». Vgl. Erster Teil [Paragr. 149–154 dieses Bandes]. Entsprechend dieser Vorstellung heißt im *Rigveda* die Sonne der «Einfüßer». Vgl. dazu das armenische Gebet, daß die Sonne ihren Fuß auf dem Angesichte des Betenden möge ruhen lassen. (Abeghian, *Der armenische Volksglaube*, p. 41)

eine Sternschnuppe. Diese wunderliche Herkunft der Nokomis wird durch einen späteren Passus desselben Gesanges näher beleuchtet. Dort fragt der kleine Hiawatha die Großmutter, was der Mond sei. Nokomis belehrt ihn darüber folgendermaßen: Der Mond sei der Körper einer Großmutter, die ein kriegerischer Enkel im Zorn dort hinaufgeworfen habe. Im antiken Glauben ist der Mond ein Sammelort der abgeschiedenen Seelen[20] (Abb. 91), ein Samenbewahrer, daher auch wieder ein Ursprungsort des Lebens von weiblicher Bedeutung. (Abb. 92) Das Merkwürdige ist, daß Nokomis, auf die Erde fallend, eine Tochter, Wenonah, gebar, die nachmalige Mutter Hiawathas. Das Hinaufschleudern der Mutter und das Herunterfallen und Gebären scheint etwas Typisches an sich zu haben. So erzählt eine Geschichte aus dem 17. Jahrhundert, daß ein wütender Stier eine schwangere Frau in Haushöhe emporgeworfen und ihr den Leib aufgerissen habe, und das Kind sei wohlbehalten auf die Erde gefallen. Man hielt dieses Kind infolge seiner wunderbaren Geburt für einen Helden oder Wundertäter, aber es starb frühzeitig. Bekanntlich ist bei den Primitiven der Glaube verbreitet, die Sonne sei weiblich und der Mond männlich. Bei den Namaqua, einem Hottentottenstamm, besteht die Meinung, die Sonne bestehe aus klarem Speck: «die Leute, die auf Schiffen fahren, ziehen sie durch Zauber allabendlich herunter, schneiden sich ein tüchtiges Stück ab und geben ihr dann einen Fußtritt, daß sie wieder an den Himmel hinauffliegt».[21] Die infantile Nahrung kommt von der Mutter. Wir begegnen in den Gnostikerphantasien einer vielleicht hierher gehörenden Menschenentstehungslegende: Die ans Himmelsgewölbe angebundenen weiblichen Archonten vermögen infolge der schnellen Umdrehung des Himmels ihre Früchte nicht bei sich zu be-

[20] Firmicus Maternus (*Matheseos libri VIII,* I, 6, 10; p. 16): «Cui ⟨animo⟩ descensus per orbem solis tribuitur, per orbem vero lunae praeparatur ascensus» [Es heißt, daß der Geist durch die Sonnenbahn herabsteigt, durch die Mondbahn aber wird sein Aufstieg vorbereitet]. Lydus (*De mensibus,* IV, 3) berichtet, der Hierophant Praetextatus habe gesagt, daß Janus τὰς θειοτέρας ψυχὰς ἐπὶ τὴν σεληνικὸν χόρον ἀποπέμπει [die göttlicheren Seelen zu der Mondschar sendet]. Epiphanius (*Adversus octoginta haereses,* LXVI, 52): ὅτι ἐκ τῶν ψυχῶν ὁ δίσκος (τῆς σελήνης) ἀποπίμπλαται [die Mondscheibe ist mit Seelen gefüllt]. In exotischen Mythen ist es das gleiche. (Frobenius, l. c., p. 352 ff.)

[21] Waitz, *Anthropologie* II, p. 342.

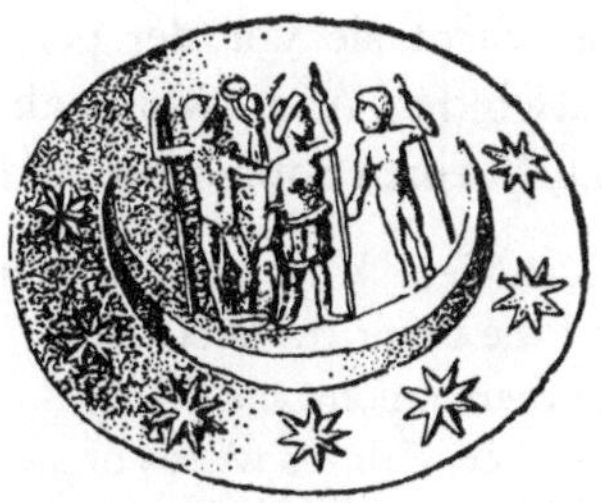

Abb. 91 Der Mond als Seelenort. Nach einer Chalzedon-Gemme (1. Jh. v. Chr.)

halten, sondern lassen sie auf die Erde herunterfallen, woraus die Menschen entstehen. Ein Zusammenhang mit barbarischen Geburtshelferkünsten (Herunterfallenlassen der Gebärenden) ist nicht ausgeschlossen. Die Vergewaltigung der Mutter ist schon mit dem Abenteuer des Mudjekeewis eingeführt und fortgesetzt in der gewaltsamen Behandlung der «Großmutter», der Nokomis, die infolge des Abschneidens der Liane und des Herunterfallens irgendwie schwanger geworden zu sein scheint. Das «Abschneiden des Zweiges», das Pflükken, haben wir bereits als Andeutung der Tabuverletzung erkannt. (Vgl. oben.) Jener bekannte Vers vom «Lande Sachsen, wo die schönen Mädchen auf den Bäumen wachsen», und Redensarten, wie «die Kirschen in Nachbars Garten pflücken», spielen auf ein ähnliches Bild an. Das Herunterfallen der Nokomis verdient mit einer poetischen Figur bei HEINE verglichen zu werden:

Es fällt ein Stern herunter
Aus seiner funkelnden Höh!
Das ist der Stern der Liebe,
Den ich dort fallen seh'!

Es fallen vom Apfelbaume
Der Blüten und Blätter viel.
Es kommen die neckenden Lüfte
Und treiben damit ihr Spiel. [22]

Wenonah wird später vom Westwind umworben und wird von ihm schwanger. Wenonah als junge Mondgöttin hat die Schönheit des 488

[22] [*Buch der Lieder*, p. 23.]

Mondlichtes. Nokomis warnt sie vor der gefährlichen Werbung des Mudjekeewis, des Westwindes. Aber Wenonah läßt sich betören und empfängt vom Windhauch einen Sohn, unseren Helden:

And the West-Wind came at evening, –
Found the beautiful Wenonah,
Lying there among the lilies,
Wooed her with his words of sweetness,
Wooed her with his soft caresses,
Till she bore a son in sorrow,
Bore a son of love and sorrow.

489 Der Stern oder Komet gehört offenbar zur Geburtsszene, auch Nokomis kommt zur Erde wie ein fallender Stern. Mörikes Dichterphantasie hat sich einen ähnlichen göttlichen Ursprung ersonnen:

Und die mich trug im Mutterleib,
Und die mich schwang im Kissen,
Die war ein schön frech braunes Weib,
Wollte nichts vom Mannsvolk wissen.

Sie scherzte nur und lachte laut
Und ließ die Freier stehen:
«Möcht' lieber sein des Windes Braut,
Denn in die Ehe gehen!»

Da kam der Wind, da nahm der Wind
Als Buhle sie gefangen:
Von dem hat sie ein lustig Kind
In ihrem Schoß empfangen. [23]

490 Buddhas wunderbare Geburtsgeschichte, von Sir Edwin Arnold nacherzählt, weiß ebenfalls davon:

Maya the queen ...
Dreamed a strange dream; dreamed that a star
  from heaven –
Splendid, six-rayed, in color rosy-pearl,

[23] [*Jung Volkers Lied* in: Werke II, p. 48.]

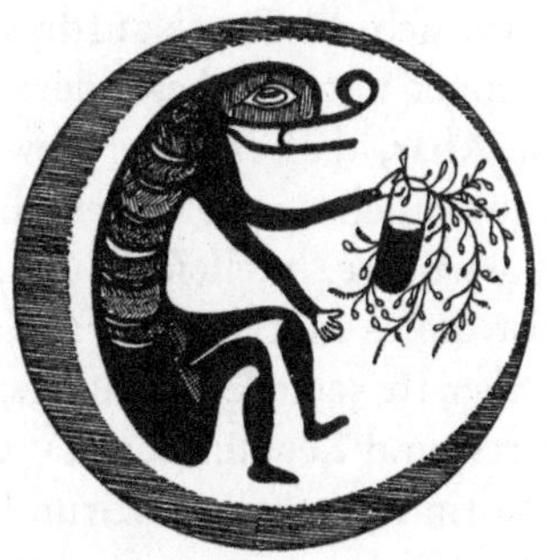

Abb. 92 Der Mond als Ursprungsort des Lebens. Tatauirmuster der Haida-Indianer (Nordamerika)

Whereof the token was an Elephant
Six-tusked, and white as milk of Kamadhuk –
Shot through the void; and, shining into her,
Entered her womb upon the right.[24] (Abb. 93)

Während der Empfängnis bläst ein Wind über Land und Meer: 491

... a wind blew
With unknown freshness over lands and seas.

Nach der Geburt kommen die vier Genien des Ostens, Westens, 492
Südens und Nordens, um als Palanquinträger Dienste zu leisten. (Das Zusammenkommen der Weisen bei Christi Geburt.) Zur Vervollständigung der Symbolik findet sich im Buddhamythus noch die Befruchtung durch ein theriomorphes Symbol, nämlich den Elefanten, der als Bodhisattva den Buddha zeugt. In der christlichen Bildersprache ist außer der Taube auch das Einhorn ein Symbol des zeugenden Logos oder Geistes[25].

[24] *The Light of Asia* I, p. 22 f. Auf entsprechenden Abbildungen sieht man, wie der Elefant der Maja mit dem Rüssel in die Seite dringt. Bei Maria findet nach mittelalterlicher Überlieferung die Zeugung durch das Ohr statt.

[25] *Psychologie und Alchemie* [Paragr. 518 ff.].

493 An dieser Stelle dürfte sich die Frage aufdrängen, warum wohl die Geburt eines Helden immer unter so besonderen Umständen erfolgen muß. Es wäre auch denkbar, daß er unter gewöhnlichen Umständen geboren würde und allmählich aus seiner niedrigen und unansehnlichen Umgebung emporwüchse, vielleicht unter vielen Mühen und Gefahren. (Übrigens ist dieses Motiv dem Heldenmythus nicht völlig fremd.) In der Regel aber ist seine Entstehungsgeschichte wunderbar. Die sonderbaren Geburts- und Zeugungsumstände gehören schlechthin zum Heldenmythus. Worin liegt nun der Grund zu solchen Aussagen?

494 Die Antwort auf diese Frage lautet: Der Held wird darum nicht wie ein gewöhnlicher Sterblicher geboren, weil seine Geburt eine Wiedergeburt aus der Mutter-Gattin darstellt. Darum hat der Held so häufig zwei Mütter. Wie RANK[26] an vielfachen Beispielen gezeigt hat, muß der Held öfters Aussetzung und Unterbringung bei Pflegeeltern erfahren. Auf diese Weise kommt er zu den zwei Müttern. Ein anschauliches Beispiel ist auch das Verhältnis des Herakles zu Hera. (Vgl. oben.) Im Hiawatha-Epos stirbt Wenonah nach der Geburt[27], und Buddha erhält eine Pflegemutter. Öfters ist die Pflegemutter ein Tier (Abb. 94; vgl. auch Abb. 3: die Wölfin des Romulus und Remus usw.). Die zweifache Mutter kann auch durch das *Motiv der zweimaligen Geburt* ersetzt sein, welches in verschiedenen Religionen zu hoher Bedeutung gelangt ist. Im Christentum zum Beispiel ist es die Taufe, welche eine Wiedergeburt darstellt, wie wir gesehen haben. So wird der Mensch nicht bloß banal geboren, sondern noch einmal auf geheimnisvolle Weise, wodurch er irgendwie des Göttlichen teilhaftig wird. Auf diese Weise wird jeder, der wiedergeboren ist, zum Helden, zu einer Art halbgöttlichen Wesens. Daher wohl kommt es, daß der das Heil erzeugende Kreuzestod Christi als «Taufe» aufgefaßt wird, das heißt als Wiedergeburt durch die zweite Mutter, symbolisiert durch den Todesbaum. (Abb. 71 und 72) So sagt Christus (*Lukas* 12, 50): «Mit einer Taufe aber muß ich getauft werden, und wie ist

26 *Der Mythus von der Geburt des Helden.*

27 Das rasche Wegsterben der Mutter oder die Trennung von der Mutter gehört zum Heldenmythus. Im Schwanjungfraumythus ist es der Gedanke, daß die Schwanjungfrau nach erfolgter Kindeserzeugung wieder wegfliegen kann; denn dann hat sie ihren Zweck erfüllt.

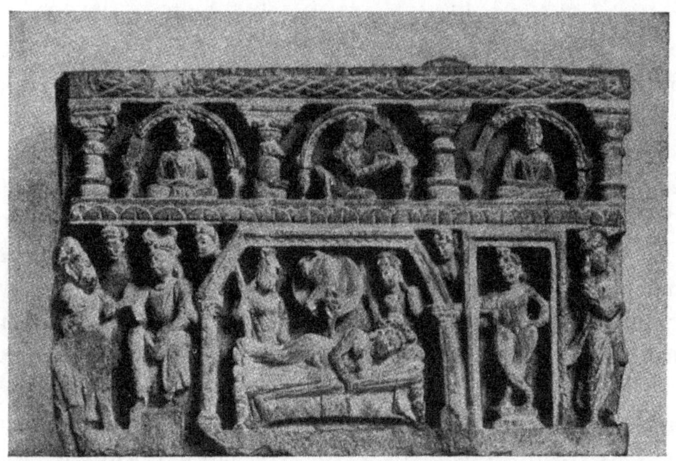

Abb. 93 Buddhas Zeugung durch den weißen Elefanten. Relief. Gandhara (Indien)

mir so bange, bis sie vollendet ist!» Seinen Tod faßt er somit symbolisch als Wiedergeburt auf.

Das *Motiv der zwei Mütter* deutet auf den Gedanken der doppelten 495
Geburt hin. Die eine Mutter ist die wirkliche, menschliche; die andere aber die symbolische, sie ist als göttlich, übernatürlich oder sonstwie als außerordentlich gekennzeichnet. Sie kann auch theriomorph dargestellt sein. In manchen Fällen hat sie mehr menschliche Proportionen; es handelt sich dann um Projektionen der archetypischen Idee auf gewisse Personen der Umgebung, woraus dann meistens Komplikationen entstehen. So wird das Wiedergeburtssymbol gerne auf die Stief- oder Schwiegermutter projiziert (natürlich unbewußterweise), wie auch die Schwiegermutter ihrerseits oft Mühe hat, den Schwiegersohn nicht mythologischerweise zum Sohn-Geliebten zu erwählen. Der Variationen dieses Motives sind unendlich viele, namentlich wenn wir zum kollektiven, mythologischen Vorkommen noch das individuelle hinzunehmen.

Wer von zwei Müttern abstammt, ist ein Held: die erste Geburt 496
macht ihn zum Menschen, die zweite zu einem unsterblichen Halbgott. Darauf zielen die zahlreichen Andeutungen der Zeugungsgeschichte des Helden. Der Vater Hiawathas überwältigt zuerst die

Mutter unter dem furchterregenden Symbol des Bären [28], dann erzeugt er, selber zum Gott geworden, den Helden. Was Hiawatha als Held zu tun hätte, deutet ihm Nokomis mit der Legende der Mondentstehung an: er solle seine Mutter hinaufwerfen, dann werde sie durch diese Gewalttat schwanger und würde eine Tochter gebären. Diese verjüngte Mutter wäre nach ägyptischer Phantasie als Tochter-Gattin dem Sonnengott, dem «Vater seiner Mutter», zur Selbstwiedererzeugung beschieden. Was Hiawatha in dieser Hinsicht tut, werden wir unten sehen. Wie sich die vorderasiatischen sterbenden und wiedererstehenden Götter verhalten, haben wir bereits gesehen. Was die Präexistenz Christi betrifft, so ist ja, wie bekannt, das *Johannes-Evangelium* ein Kronzeuge für diesen Gedanken: zum Beispiel das Wort des Täufers (*Johannes* 1, 30): «Nach mir kommt ein Mann, der vor mir gewesen ist; denn er war als Erster vor mir.» Ebenso ist auch der Anfang des Evangeliums von Bedeutung: «Im Anfang war das Wort und das Wort war bei Gott, und das Wort war Gott. Dieses war im Anfang bei Gott. Alle Dinge sind durch dasselbe geworden, und ohne dasselbe ist auch nicht eines geworden, das geworden ist.» Darauf folgt die Verkündigung des Lichtes, gewissermaßen eines Sonnenaufganges, jenes Sol mysticus, der vorher war und nachher sein wird. Am Baptisterium in Pisa ist Christus dargestellt, wie er den Menschen den Lebensbaum überbringt, sein Haupt ist vom Sonnenrad umgeben. Über diesem Relief stehen die Worte: «Introitus Solis».

497 Weil der Geborene sein eigener Erzeuger war, darum ist seine Zeugungsgeschichte so sonderbar verhüllt unter symbolischen Ereignissen, welche verdecken und zugleich andeuten. Dazu gehört die so außerordentliche Behauptung von der jungfräulichen Empfängnis. Die Idee einer übernatürlichen Konzeption wird zwar als metaphysische Tatsache verstanden, psychologisch aber besagt sie, daß ein Inhalt des Unbewußten («Kind») ohne natürliches Zutun eines menschlichen Vaters (das heißt des Bewußtseins) entstanden sei. (Abb. 17) Vielmehr sei ein Gott der Erzeuger des Sohnes, und überdies sei der Sohn identisch mit dem Vater, was in psychologischer Sprache heißt, daß ein

[28] Der Bär ist der Artemis zugeordnet. Er ist also ein «weibliches» Tier. Vgl. auch die gallorömische Dea Artio (Abb. 95). Im übrigen siehe Jung, *Zum psychologischen Aspekt der Kore-Figur* [Paragr. 340 ff.].

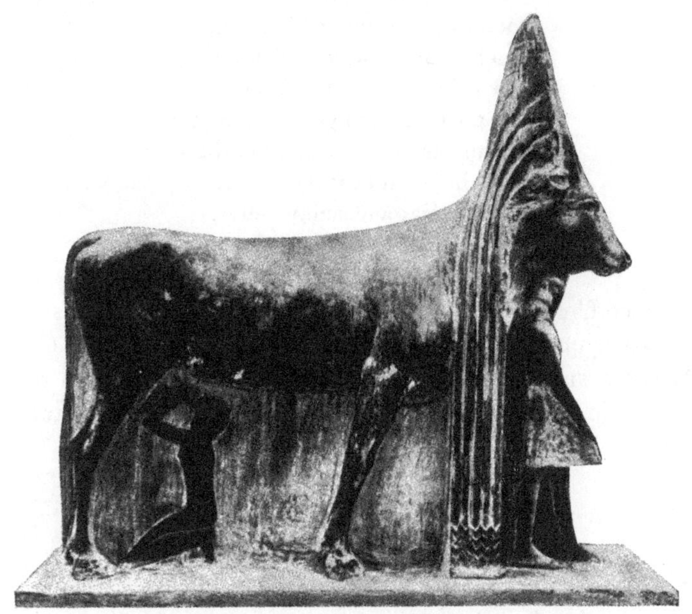

Abb. 94 Die Hathorkuh. Ägypten (11. Dynastie)

zentraler Archetypus, nämlich das Gottesbild, sich erneuert («wiedergeboren») und dem Bewußtsein wahrnehmbar «inkarniert» hatte. Die «Mutter» entspricht der «jungfräulichen Anima», welche nämlich nicht der Außenwelt zugewendet und daher von dieser nicht «korrumpiert» ist. Sie ist der «inneren Sonne», dem «Gottesbilde», das heißt dem Archetypus der transzendenten Ganzheit zugewendet, nämlich dem Selbst [29].

Entsprechend der Entstehung des Helden und erneuerten Gottes 498
aus dem Meere des Unbewußten, verbringt Hiawatha seine Kindheit zwischen Land und Wasser, am Ufer des großen Sees.

By the shores of Gitche Gumee,
By the shining Big-Sea-Water,

[29] Siehe dazu die eingehende Darstellung bei LAYARD, *The Incest Taboo and the Virgin Archetype*, p. 253 ff.

Stood the wigwam of Nokomis,
Daughter of the Moon, Nokomis.
Dark behind it rose the forest,
Rose the black and gloomy pine-trees,
Rose the firs with cones upon them;
Bright before it beat the water,
Beat the clear and sunny water,
Beat the shining Big-Sea-Water.

499 In dieser Umgebung zog ihn Nokomis auf. Hier lehrte sie ihn die ersten Worte und erzählte ihm die ersten Märchen, und die Geräusche des Wassers und des Waldes mischten sich darein, so daß das Kind nicht nur die Sprache der Menschen, sondern auch der Natur verstehen lernte:

At the door on summer evenings
Sat the little Hiawatha;
Heard the whispering of the pine-trees,
Heard the lapping of the waters,
Sounds of music, words of wonder;
" Minne-wawa! " [30] said the pine-trees,
" Mudway-aushka! " [31] said the water.

500 Hiawatha hört in den Naturgeräuschen menschliche Sprache; er versteht so die Sprache der Natur. Der Wind sagt «wawa». Der Schrei der Wildgans ist «wawa». Wah-wah-taysee heißt der kleine Leuchtkäfer, der ihn entzückt. So schildert der Dichter die allmähliche Einbeziehung der äußeren Natur in die Welt des Subjektiven und die Kontamination des primären Objektes, dem die Lallworte galten und von dem die ersten Laute kamen, mit dem sekundären Objekt, der Natur, die unmerklich an Stelle der Mutter tritt und jene erstmals von der Mutter gehörten Laute und mehr noch von jenen Gefühlen übernimmt, die wir in all der warmen Liebe für Mutter Natur später in uns wieder entdecken. Das spätere entweder pantheistisch-philosophische oder ästhetische Verschmelzen des empfindsamen Kulturmen-

30 Indianisches Wort für das Geräusch des Windes in den Bäumen.

31 Bedeutet Geräusch der Brandung (l. c., p. 120).

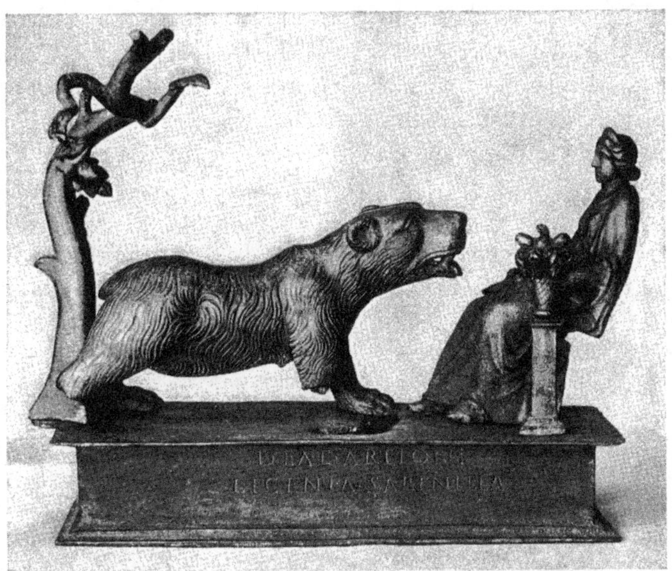

Abb. 95 Die Göttin Artio mit einem Bären. Eine römische Parallele zu Artemis. Bronzegruppe, der Göttin von Licinia Sabinilla geweiht. Aus Muri bei Bern

schen mit der Natur[32] ist, nach rückwärts betrachtet, ein Wiederverschmelzen mit der Mutter, die uns erstes Objekt war und mit der wir auch wirklich einmal ganz eins waren. Sie war uns erstes Erlebnis eines Außen und daher zugleich auch eines Innen: Aus der Innenwelt trat ein Bild hervor, anscheinend eine Spiegelung des äußeren Mutterbildes, jedoch älter, ursprünglicher und unvergänglicher als dieses, eine Mutter, die sich in eine Kore, eine ewig verjüngte Gestalt, rückverwandelte. Dies ist die Anima, welche das kollektive Unbewußte

32 Karl Joël (*Seele und Welt*, p. 153f.) sagt: «Im Künstler und Propheten mindert sich nicht, sondern steigert sich das Leben. Sie sind die Führer ins verlorene Paradies, das nun erst ein Wiederfinden zum Paradiese wird. Es ist nicht die alte, dumpfe Lebenseinheit mehr, zu der der Künstler strebt und führt, es ist die gefühlte Wiedervereinigung, nicht die leere, sondern die volle Einheit, nicht die Einheit der Indifferenz, sondern die Einheit der Differenz ... Alles Leben ist Aufhebung des Gleichgewichts und Zurückstreben ins Gleichgewicht. Solche Heimkehr aber finden wir in Religion und Kunst.»

personifiziert. Es ist daher nicht erstaunlich, wenn wir in der Bildersprache eines modernen Philosophen, KARL JOËL, wiederum die alten Bilder auftauchen sehen, welche das Einssein mit der Mutter symbolisieren, indem sie das Zusammenfließen von Subjekt und Objekt im Unbewußten veranschaulichen. JOËL schreibt folgendes über das «Urerlebnis»:

«Ich liege am Meeresstrand; blau schimmert die flimmernde Flut in die träumenden Augen; weithin flattern fächelnde Lüfte ... anstürmend, abschäumend, aufregend, einschläfernd kommt der Wogenschlag ans Ufer ... oder ans Ohr? Ich weiß es nicht. Ferne und Nähe verschwimmen in eins; draußen und drinnen gleiten ineinander über. Näher und näher, trauter und heimischer tönt der Wogenschlag; jetzt schlägt er als donnernder Puls in meinem Kopfe, und jetzt schlägt er hinweg über meine Seele, umschlingt sie, verschlingt sie, während sie selber doch zugleich hinausschwimmt, als blauende Flut. Ja, draußen und drinnen sind eins. Schimmern und Schäumen, Rinnen und Fächeln und Dröhnen – die ganze Symphonie empfundener Reize verklingen in einen Ton, alle Sinne werden zu einem Sinn, der eins wird mit dem Gefühl; die Welt verhaucht in die Seele und die Seele löst sich in die Welt ... Unser kleines Leben ist von einem großen Schlaf umflossen ... Der Schlaf unsere Wiege, der Schlaf unser Grab ... der Schlaf unsere Heimat, aus der wir am Morgen ausziehn, in die wir am Abend wieder einziehn, unser Leben aber die kurze Wanderschaft, die Spannung zwischen dem Auftauchen aus der Ureinheit und dem Versinken in sie! ... Blau flutet das Meer, das unendliche, darin die Qualle jenes Urleben träumt, zu dem unser dämmerndes Ahnen noch durch Aeonen der Erinnerung hinabsickert. Denn jedes Erlebnis enthält eine Änderung und eine Wahrung der Lebenseinheit. In dem Augenblick, da sie nicht mehr verschmolzen sind, da ein Erlebender noch blind und triefend sein Haupt hebt aus der Versunkenheit im Strom des Erlebens, aus dem Verquollensein mit dem Erlebten, in dem Augenblicke, da die Lebenseinheit staunend, befremdet die Änderung von sich ablöst, als ein Fremdes vor sich hält, in diesem Augenblick der Entfremdung ... haben sich die Erlebnisseiten substantiiert zu Subjekt und Objekt, in dem Augenblick ist das Bewußtsein da.» [33]

[33] l. c., p. 147. Unter «Urerlebnis» ist jene erste menschliche Unterscheidung zwischen Subjekt und Objekt, jenes erstmalige bewußte Objektsetzen zu verstehen, welches psychologisch nicht denkbar ist ohne Voraussetzung einer inneren Entzweiung des «animal» Mensch mit sich selber, wodurch er sich eben von der mit sich einsseienden Natur getrennt hat.

JOËL schildert hier in unmißverständlicher Symbolik das Zusammenfließen von Subjekt und Objekt als die Wiedervereinigung von Mutter und Kind. Die Symbole stimmen mit der Mythologie sogar in Einzelheiten überein. Das Um- und Verschlingungsmotiv klingt vernehmlich an. Das sonnenverschlingende und wiedergebärende Meer ist uns bereits bekannt. Der Moment der Bewußtseinsentstehung, der Trennung von Subjekt und Objekt ist eine Geburt. Es ist wie wenn das philosophische Denken flügellahm an den wenigen großen urtümlichen Bildern der menschlichen Sprache hinge, über deren einfache alles überragende Größe sich kein Gedanke wirklich erhebt! Das Bild der Qualle, des «Verquollenseins» ist nicht zufällig. Als ich einmal einer Patientin die mütterliche Bedeutung des Wassers erklärte, empfand sie bei dieser Berührung des Mutterkomplexes ein sehr unangenehmes Gefühl: " It makes me squirm ", sagte sie, " as if I touched a jellyfish. " [Es gruselt mich, als ob ich eine Qualle berührte.] Der selige Schlafzustand vor der Geburt und nach dem Tode ist, wie auch JOËL bemerkt, etwas wie alte schattenhafte Erinnerung an jenen ahnungslos lebendigen Zustand erster Kindheit, wo noch kein Widerstand das ruhige Dahinfließen dämmernden Lebens störte; wohin uns die innere Sehnsucht immer und immer wieder zurückzieht, und von wo sich das tätige Leben immer wieder mit Kampf und Todesangst befreien muß, damit es nicht einem Schlafzustande anheimfalle. Lange vor JOËL hat das gleiche ein indianischer Häuptling mit den gleichen Worten zu einem der nie rastenden weißen Männer gesagt: «Ach, mein Bruder, du wirst nie das Glück kennen lernen, nichts zu denken und nichts zu tun; dies ist nächst dem Schlafe das Allerentzückendste. So waren wir vor der Geburt, so werden wir nach dem Tode sein.» [34] 501

Wir werden bei den späteren Schicksalen Hiawathas sehen, wie wichtig seine frühen Kindheitseindrücke für die Wahl seiner Gattin wurden. Hiawathas erste Tat war, daß er mit seinem Pfeil einen Rehbock erlegte. 502

Dead he lay there in the forest,
By the ford across the river ...

34 CRÈVECOEUR, *Voyage dans la haute Pensylvanie* I, p. 362. Ähnliches sagte mir ein Häuptling der Taospueblos: Er hielt die Amerikaner wegen ihrer Rastlosigkeit für geisteskrank.

503 Das ist typisch für die Taten Hiawathas: was er tötet, liegt meistens beim oder im Wasser, am ehesten halb im Wasser, halb auf dem Lande[35]. Die späteren Abenteuer werden erklären, warum dies wohl so ist. Auch der Rehbock war kein gewöhnliches Tier gewesen, sondern ein magisches, das heißt eines mit einer unbewußten (symbolischen) Nebenbedeutung. Hiawatha hatte sich Handschuhe und Mokassin (Schuhe) aus dessen Leder gefertigt: die Handschuhe gaben ihm eine solche Kraft in den Armen, daß er Felsen zu Staub zerreiben konnte, und die Mokassin hatten die Tugend der Siebenmeilenstiefel. Dadurch, daß er sich in die Haut des Bockes hüllte, ist er also eigentlich eine Art Riese geworden. Das Tier, das an der Furt[36] getötet wurde, war demnach ein «Doktortier», das heißt ein verwandelter Zauberer oder ein dämonisches Wesen: es ist ein Symbol, das sich auf die animalischen und «sonstigen» Kräfte des Unbewußten bezieht. Darum wird das Tier an der Furt erlegt, beim Übergang, auf der Grenzlinie zwischen bewußt und unbewußt. Das Tier ist ein Repräsentant des Unbewußten, welches als Matrix des Bewußtseins mütterliche Bedeutung hat. Daher ist auch die Mutter (siehe oben) durch den Bären dargestellt. Alle Tiere gehören zur Großen Mutter, und in jedem Jagdtier, das erlegt wird, hat ein Übergriff an der Mutter stattgefunden. Wie für das kleine Kind die Mutter riesengroß ist, so kommt auch der archetypischen «Großmutter», der Mater Natura, das Attribut der Größe zu. Wem es gelingt, das «magische» Tier, den symbolischen Vertreter der Tiermutter zu erlegen, der erlangt etwas von deren Riesenkraft. Das wird dadurch ausgedrückt, daß sich der Held in die Tierhaut kleidet und damit dem «magischen» Tiere eine Art von Auferstehung ermöglicht. Bei mexikanischen Menschenopfern stellten Verbrecher die Götter dar; sie wurden geschlachtet, abgehäu-

35 Auch die Drachen der griechischen (und schweizerischen) Sagen wohnen in oder bei Quellen oder sonstigen Gewässern, deren Hüter sie öfters sind. Hierzu gehört auch das Motiv des «Kampfes an der Furt».

36 Wo man den Fluss durchwaten kann; vgl. oben die Besprechung des Um- und Verschlingungsmotives. Das Wasser als Hindernis in Träumen scheint auf die Mutter hinzudeuten, nämlich auf die Regression der Libido. Das Überkreuzen von Wasser gleich Überwindung des Widerstandes, d. h. der Mutter als Symbol der Sehnsucht nach dem schlaf- oder todähnlichen Zustand. Siehe JUNG, *Über die Psychologie des Unbewußten* [Paragr. 132 ff.].

tet, und die Priester verkleideten sich in die blutigen Hüllen, um die Auferstehung respektive Erneuerung der Götter zu veranschaulichen [37].

Hiawatha hat mit seinem ersten Rehbock auch zugleich den symbolischen Vertreter des Unbewußten, das heißt seine eigene participation mystique mit der Tiernatur erlegt; daher stammt seine Riesenkraft. Nunmehr zieht er aus zum großen Kampfe mit Mudjekeewis, dem Vater, um seine Mutter Wenonah zu rächen. (Vgl. Gilgameshs Kampf mit dem Riesen Chumbaba.) Bei diesem Kampfe kann der Vater auch durch irgendein «magisches» Tier vertreten sein, das überwunden werden muß. Die «magischen» Tiere haben hier den Aspekt des «Vaters», der ebensowohl durch einen Riesen oder Zauberer oder bösen Tyrannen dargestellt werden kann. Unter entsprechend geänderten Umständen sind die Tiere auf die «Mutter» zu deuten, auf jene «mater saeva cupidinum» oder auf jene Isis, die dem Gemahl freundlicherweise eine Hornviper in den Weg legt, das heißt auf die «furchtbare Mutter», die zerstört und verschlingt und so den Tod selber darstellt [38]. (Ich erinnere mich an den Fall einer Mutter, die ihre Kinder mit unnatürlicher Liebe und Devotion an sich fesselte. Sie verfiel zur Zeit des Klimakteriums in eine depressive Psychose mit deliriösen Zuständen, in welchen sie sich als Tier, besonders als Wolf und Schwein, vorkam und sich dementsprechend gebärdete: sie lief auf allen vieren, heulte wie ein Wolf und grunzte wie ein Schwein. In der Psychose wurde sie selber zum Symbol der allesverschlingenden Mutter. [39]) 504

Die Deutung auf die Eltern ist aber an sich nur eine façon de parler. In Wirklichkeit findet ja dieses Drama in einer individuellen Psyche statt, in welcher die «Eltern» nicht sie selber, sondern nur ihre imagines sind, nämlich diejenigen Vorstellungen, welche aus dem Zu- 505

37 Vgl. auch den attischen Gebrauch des Stierausstopfens im Frühling, die Gebräuche der Luperkalien, Saturnalien usw.

38 Auf Grund dieser Tatsache hat meine Schülerin Dr. SPIELREIN ihren Gedanken des «Todestriebes» entwickelt, den dann FREUD aufgenommen hat. Es handelt sich aber m. E. keineswegs nur um einen Todestrieb, sondern ebensowohl um den «andern» Trieb (GOETHE), der geistiges Leben bedeutet.

39 [Fall ausführlich beschrieben in: JUNG, *Die Bedeutung der analytischen Psychologie für die Erziehung*, Paragr. 107.]

sammentreffen der Elterneigenart mit der individuellen Disposition[40] des Kindes entstanden sind. Diese imagines werden belebt und nach allen Richtungen variiert durch eine Triebkraft, die ebenfalls zum Individuum gehört; sie entstammt seiner Instinktsphäre und äußert sich in der Form der Triebhaftigkeit. Diese Dynamis wird in Träumen durch theriomorphe Symbole dargestellt. Alle die Löwen, Stiere, Hunde und Schlangen, welche unsere Träume beleben, stellen eine undifferenzierte, noch nicht domestizierte Libido dar, welche zugleich einen Teil der menschlichen Persönlichkeit bildet und daher passend als anthropoide Seele bezeichnet werden kann. Wie die Energie, so erscheint auch die Libido nicht an und für sich, sondern nur in Gestalt einer «Kraft», das heißt eines bestimmten energetischen Zustandes von «etwas», zum Beispiel bewegter Körper, chemischer oder elektrischer Spannung usw. So ist auch die Libido an bestimmte Formen oder Zustände gebunden. Sie erscheint als die Intensität von Impulsen, Affekten, Tätigkeiten usw. Insofern diese Erscheinungen nie unpersönlich sind, manifestieren sie sich wie Persönlichkeitsteile. Die gleiche Überlegung gilt für die Theorie der Komplexe: auch diese verhalten sich wie Persönlichkeitsteile.

506 Es ist diese anthropoide Seele, welche nicht, oder nur höchst widerwillig und ungenügend in die rationalen Kulturformen eingeht und der kultürlichen Entwicklung soviel wie möglich widerstrebt. Es ist, wie wenn sich ihre Libido stets zurücksehnte nach dem ursprünglichen, unbewußten Zustande der ungezähmten Wildheit. Der Rückweg, das heißt die Regression, führt zurück in die Kindheit und schließlich sogar quasi in den Mutterleib hinein. Die Intensität dieser rückschauenden Sehnsucht, so glänzend dargestellt durch die Gestalt des Enkidu im *Gilgameshepos*, steigert sich zur Unerträglichkeit, wenn die Anpassungsleistung erhöhte Anforderungen stellt. Letzteres kann aus exogenen oder endogenen Gründen geschehen. In diesem Fall, das heißt wo die Forderung von «innen» kommt, besteht die

40 Zu dieser Disposition gehört das apriorische Vorhandensein «anordnender Faktoren», nämlich der Archetypen, welche als angeborene Funktionsweisen zu verstehen sind und in ihrer Gesamtheit die menschliche Natur ausmachen. Das Hühnchen hat die Art und Weise, wie es aus dem Ei herauskommt, nicht gelernt, sondern es besitzt sie a priori.

Hauptschwierigkeit nicht in der Ungunst äußerer Umstände, sondern in einer, wie es scheint, mit den Jahren allmählich zunehmenden Erhöhung des «subjektiven» Anspruches und eines stärkeren Hervortretens der inneren, bisher vielleicht verborgenen, «wirklichen» Persönlichkeit. Die Quelle dieser Veränderung ist allem Anschein nach die anthropoide Seele. Auf diese zielt und bei dieser endet jede Regression, welche sofort, wenigstens andeutungsweise, schon in jedem Falle, wo mit dem Jasagen zur Anpassungsleistung auch nur gezögert wird, einsetzt; gar nicht zu reden von den Fällen, wo der äußeren Anforderung überhaupt nicht nachgelebt werden kann.

In sicherer Witterung dieses Tatbestandes entwertet nicht nur die religiös begründete, sondern auch die konventionelle Moral und – last not least – sogar die Theorie FREUDS die Regression und ihr scheinbares Ziel, nämlich die Rückkehr zum Infantilismus, zur sogenannten «infantilen Sexualität», zum Inzest und zur «Mutterleibsphantasie». Hier muß die Vernunft allerdings haltmachen, denn wie sollte man noch weiter zurückgehen können als in den mütterlichen Uterus? Der Konkretismus stößt hier an eine Mauer; ja noch mehr, die moralische Verurteilung stürzt sich auf die regredierende Tendenz und versucht mit allen Mitteln der Entwertung den sakrilegischen Rückgriff auf die Mutter zu verhindern, wobei die einseitige «biologische» Orientierung der FREUDschen Psychologie noch unfreiwillige Helferdienste leistet. Was den Rahmen des persönlichen Bewußtseins überschreitet, bleibt leicht unbewußt und erscheint daher in projizierter Gestalt, das heißt die so heftig bekämpfte Halbtierseele mit ihrem regressiven Verlangen wird der Mutter zugeschrieben, die Abwehr dagegen dem Vater. Projektion ist aber nie ein Heilmittel; sie hindert den Konflikt nur scheinbar, erzeugt aber dafür eine Neurose, welche das Ausweichen in die Krankheit gestattet. Damit ist der Teufel durch Beelzebub ausgetrieben. 507

Die Therapie dagegen muß die Regression unterstützen, und zwar so lange, bis diese den «pränatalen» Zustand erreicht. Es muß hier nämlich in Betracht gezogen werden, daß die «Mutter» in Wirklichkeit eine imago, ein bloßes psychisches Bild ist, welches zwar viele verschiedene, aber bestimmt sehr wichtige unbewußte Inhalte besitzt. Die «Mutter», als erste Inkarnation des Anima-Archetypus, personifiziert sogar das ganze Unbewußte. Die Regression führt daher nur 508 scheinbar zur Mutter zurück; diese ist aber in Wirklichkeit das Tor, das sich ins Unbewußte, ins «Reich der Mütter» öffnet. Wer dort eintritt, unterwirft seine bewußte Ichpersönlichkeit dem beherrschenden Einfluß des Unbewußten, oder, wenn er das Gefühl hat, er sei unversehens hineingetappt, oder jemand habe ihm den Tort angetan, ihn hineinzustoßen, dann wird er sich verzweifelt wehren, ohne daß sein Widerstand ihm zum Vorteil gereichen würde. Die Regression macht nämlich, wenn man sie nicht stört, bei der «Mutter» keineswegs halt, sondern geht über diese zurück zu einem sozusagen pränatalen «Ewig-Weiblichen», das heißt zur Urwelt der archetypischen Möglichkeiten, wo «umschwebt von Bildern aller Kreatur» das «göttliche Kind» seiner Bewußtwerdung entgegenschlummert. Dieser Sohn ist der Keim der Ganzheit, als welcher er durch die ihm eigentümlichen Symbole gekennzeichnet ist.

509 Als Jonas vom Walfisch verschlungen wurde, da war er im Bauche des Ungetüms nicht einfach gefangen, sondern er hat da, wie PARACELSUS erzählt, «gewaltige Mysteria» gesehen [41]. Diese Ansicht stammt wohl aus den *Pirkê de Rabbi Eliezer*, wo es heißt:

«(Jona) qui ingressus est in os eius (piscis) veluti homo qui intrat Synagogam amplam et subsistit. Erant autem duo oculi istius piscis veluti fenestras tecti lumen praebentes Jonae. R. Meir dixit: Margarita quaedam erat suspensa in visceribus piscis lucem subministrans Jonae instar solis in meridie splendentis et conspiciendum illi praebuit quicquid in mari et abyssis erat» etc. [42]

510 In der Dunkelheit des Unbewußten ist ein Schatz verborgen, eben die «schwer erreichbare Kostbarkeit», die in unserem Text, wie an vielen andern Orten, als leuchtende Perle charakterisiert ist, oder wie bei PARACELSUS, als «mysterium», das ein fascinosum par excellence

[41] *Liber Azoth*, SUDHOFF XIV, p. 576.

[42] Kp. x: «Jonas trat in sein ⟨des Fisches⟩ Maul ein, wie ein Mensch eine weite Synagoge betritt und stehen bleibt. Die zwei Augen des Fisches aber waren wie zwei Dachlucken, die dem Jonas Licht gaben. Rabbi Meir sprach: Es war eine Perle in den Eingeweiden des Fisches aufgehängt, die dem Jonas Licht gab, wie die Sonne am Mittag, und es ihm ermöglichte, alles im Meer und im Abyssos zu sehen» usw. (GANZ, *Chronologia sacro-profana*, p. 21)

bedeutet. Diese Möglichkeiten eines «geistigen» oder «symbolischen» Lebens und Fortschreitens sind es, welche letztes, aber unbewußtes Ziel der Regression bilden. Damit die regredierende Libido nicht bei der mütterlichen Leiblichkeit stecken bleibe, dazu helfen die Symbole als Ausdruck, Brücke und Hinweis. Das Dilemma ist wohl nirgends klarer formuliert als im Nikodemus-Gespräch: einerseits die Unmöglichkeit des Eingehens in den Mutterleib, andererseits die Wiedergeburt aus «Wasser und Geist». Der Held ist ein Held, weil er in jeglicher Schwierigkeit des Lebens den Widerstand gegen das verbotene Ziel sieht und diesen Widerstand mit der ganzen Sehnsucht bekämpft, die nach der schwer- oder unerreichbaren Kostbarkeit strebt; eine Sehnsucht, welche den gewöhnlichen Menschen lähmt und tötet.

511 Hiawathas Vater ist Mudjekeewis, der Westwind: Der Kampf findet also im Westen statt. Von dort her kam das Leben (Befruchtung der Wenonah), von dort kam auch der Tod (der Wenonah). Hiawatha kämpft also den typischen Heldenkampf um die Wiedergeburt im Westmeer. Der Kampf findet statt mit dem Vater, der das Hindernis auf dem Wege zum Ziel bedeutet. In anderen Fällen besteht der Kampf im Westen in einer Überwältigung der verschlingenden Mutter. Von beiden Eltern droht Gefahr, wie wir gesehen haben: vom Vater, weil er anscheinend die Regression verunmöglicht, und von der Mutter, weil sie die regredierende Libido in sich aufnimmt und behält, wobei der, welcher Wiedergeburt sucht, den Tod findet. Mudjekeewis, der selber einstmals durch die Überwindung des «mütterlichen» Bären göttliche Natur erwarb, wird jetzt selber vom Sohn überwunden:

Back retreated Mudjekeewis,
Rushing westward o'er the mountains,
Stumbling westward down the mountains,
Three whole days retreated fighting,
Still pursued by Hiawatha
To the doorways of the West-Wind,
To the portals of the Sunset,
To the earth's remotest border,
Where into the empty spaces
Sinks the sun, as a flamingo
Drops into her nest at nightfall ...

512 Die drei Tage sind eine stereotype Form für das Verweilen im «Nachtmeergefängnis» (21. bis 24. Dezember), auch Christus verweilt drei Tage in der Unterwelt. Bei diesem Ringkampf im Westen wird vom Helden jeweils die schwererreichbare Kostbarkeit erobert: In diesem Fall muß der Vater dem Sohne ein großes Zugeständnis machen, er gibt ihm göttliche Natur[43], und zwar dieselbe Windnatur, deren Unleiblichkeit allein Mudjekeewis vor dem Tode geschützt hat. Er sagt zum Sohne:

> " I will share my kingdom with you,
> Ruler shall you be thenceforward
> Of the Northwest-Wind, Keewaydin,
> Of the home-wind, the Keewaydin. "[44]

513 Daß nun Hiawatha Herr des Heimatwindes wird, hat seine genaue Parallele im *Gilgameshepos*, wo Gilgamesh von dem weisen alten Utnapishtim, der im Westen wohnt, schließlich das Zauberkraut erhält, das ihn heil wieder übers Meer in die Heimat zurückbringt (Abb. 45), welches ihm aber, zu Hause angelangt, von einer Schlange wieder geraubt wird. Hiawatha erhält als Siegespreis einen «pneumatischen» Körper, einen der Korruption entzogenen «Hauch»-Körper oder «subtle body». Auf der Heimfahrt hält Hiawatha an beim geschickten Pfeilmacher, der eine liebliche Tochter besitzt:

> And he named her from the river,
> From the water-fall he named her,
> Minnehaha, Laughing Water.

514 Als Hiawatha in frühester Kindheit, träumend, die Geräusche von Wasser und Wind an sein Ohr dringen fühlte, erkannte er in den Lauten der Natur die Sprache der Mutter wieder. «Minnewawa» sagten die säuselnden Fichten am Gestade des großen Sees. Und über das

43 Im *Gilgameshepos* ist es ebenfalls die Unsterblichkeit, die sich der Held holen möchte.

44 Vgl. Zosimos, *Über die Kunst* (Berthelot, *Collection des anciens alchemistes grecs*, III, I, 2, p. 108: ἐξ ἀνάγκης ἱερατευόμενος πνεῦμα τελοῦμαι. (Aus Notwendigkeit zum Priester geworden, werde ich als «Geist» vollendet.)

Säuseln des Windes und das Geplätscher des Wassers findet er früheste Kindheitsträume wieder in seiner Erwählten, in «Minnehaha», dem lachenden Wasser. Auch der Held, er sogar vor allen andern, findet im Weibe die Mutter wieder, um wieder Kind werden und damit die Unsterblichkeit gewinnen zu können. Jener Archetypus des Weiblichen, die Anima, erscheint zuerst in der Gestalt der Mutter und überträgt sich dann von ihr auf die Geliebte.

Die Tatsache, daß Minnehahas Vater ein geschickter Pfeilmacher 515
ist, verrät ihn als einen Teilnehmer am unbewußten Drama, nämlich als den Vater des Helden (wie die Geliebte wiederum die Mutter ist). Im Vater erscheint erstmals der Archetypus des alten (weisen) Mannes, eine Personifikation des Sinnes und des Geistes, auch in dessen zeugerischer Bedeutung [45]. Der Vater des Helden ist oft ein geschickter Zimmermann oder ein sonstiger Künstler. Nach einer arabischen Legende soll Tare [46], der Vater Abrahams, ein geschickter Werkmeister gewesen sein, der aus jedem Holze Bolzen zu schnitzen verstand, das heißt er war nach arabischem Sprachgebrauch ein Erzeuger trefflicher Söhne. Außerdem war er Verfertiger von Götterbildern. Tvashtar, der Vater Agnis, ist der Weltbildner, ein Schmied und Zimmermann, der Erfinder des Feuerbohrens. Josef, der Vater Christi, war Zimmermann, ebenso Kinyras, der Vater des Adonis, er soll Hammer, Hebel, Dach- und Bergbau erfunden haben. Auch der Vater des vielgestaltigen Hermes ist ein kunstreicher Werkmeister und Bildner, Hephaistos (neben Zeus). Im Märchen ist der Heldenvater bescheidenerweise der traditionelle Holzhauer. Im *Ṛigveda* wird die Welt aus einem Baume vom Weltbildner ausgehauen. Daß der Schwiegervater Hiawathas ein Pfeilmacher ist, will wohl bedeuten, daß das mythologische Attribut, das sonst den Heldenvater kennzeichnet, hier auf den Schwiegervater übertragen ist. Das entspricht durchaus der psychologischen Tatsache, daß die Anima stets in einem Tochterverhältnis zum alten Weisen steht [47]. Auch kommt es praktisch nicht selten vor, daß der Schwieger-

45 Vgl. dazu [JUNG,] *Zur Phänomenologie des Geistes im Märchen* [Paragr. 400 ff.].

46 SEPP, *Das Heidentum und dessen Bedeutung für das Christentum*, 1853, III, p. 82, zit. in: DREWS, *Die Christus-Mythe*, p. 78.

47 Ein anschauliches Beispiel hiefür ist die von IRENAEUS berichtete Liebesgeschichte der Sophia (*Adversus haereses*, I, II, 2, p. I, 5 f.)

vater in eigentümlicher Betonung den wirklichen Vater ersetzt. Dahinter liegt dann der eben erläuterte archetypische Zusammenhang.

516 Schließlich kommen die Vaterattribute gelegentlich dem Helden selber zu, nämlich dann, wenn seine Wesenseinheit mit dem Vater offenbar wird. Der Held stellt *das unbewußte Selbst* des Menschen dar, und dieses erweist sich empirisch als die Summe und der Inbegriff aller Archetypen, schließt also auch den Typus des «Vaters», beziehungsweise den des alten Weisen ein. Insofern ist der Held sein eigener Vater und erzeugt sich selbst. Bei Mâni findet sich diese Vereinigung der Motive. Er tut seine großen Taten als Religionsstifter, verbirgt sich jahrelang in einer Höhle, stirbt, wird geschunden, ausgestopft und aufgehängt; daneben ist er ein Künstler und hat einen verkrüppelten Fuß. Eine ähnliche Vereinigung der Motive findet sich bei Wieland dem Schmied.

517 Was Hiawatha beim alten Pfeilmacher gesehen, verschwieg er bei seiner Heimkehr der alten Nokomis, auch tut er nichts weiteres, um Minnehaha zu gewinnen. Und nun geschah etwas, das, wenn es nicht in einem indianischen Epos stünde, man eher in der Anamnese einer Neurose erwarten würde: Hiawatha introvertiert seine Libido, das heißt er verfällt in einen äußersten Widerstand gegen die natürliche Entwicklung der Ereignisse; er baut sich im Wald eine Hütte, um darin zu fasten und Träume und Visionen zu erleben. An den ersten drei Tagen wandert er, wie einst in der frühesten Jugend, durch den Wald und sieht sich alle Tiere und Pflanzen an:

> Master of Life! he cried, desponding,
> Must our lives depend on these things?

518 Die Frage, ob das Leben von «diesen Dingen» abhängen müsse, ist sehr sonderbar. Sie klingt, wie wenn Hiawatha es unerträglich fände, daß das Leben aus «diesen Dingen», das heißt aus der Natur überhaupt, herrühre. Die Natur scheint plötzlich eine fremdartige Bedeutung angenommen zu haben. Dieses Phänomen kann nur dadurch erklärt werden, daß entweder ein großer Libidobetrag, der bisher unbewußt gewesen war, nun plötzlich auf die Natur übertragen oder von ihr weggenommen wird. Es hat irgendeine entscheidende Veränderung des Allgemeingefühles stattgefunden, welche darin zu bestehen scheint, daß Hiawathas Libido rückläufig wird. Er geht, ohne etwas

unternommen zu haben, heim zu Nokomis; aber auch dort treibt es ihn weg, denn dort steht ihm schon Minnehaha im Wege. Er wendet sich noch weiter weg, zurück in jene frühe Jugendzeit, deren Töne ihm Minnehaha übermächtig wieder ins Gedächtnis rief, wo er die Mutterlaute in den Lauten der Natur hören lernte. In dieser Wiederbelebung des Natureindruckes erkennen wir ein Wiedererstehen jener frühesten und stärksten Natureindrücke, die nur noch von jenen stärkeren Eindrücken, die das Kind von der Mutter empfing, überboten werden. Der Glanz ihres Gefühles wird übertragen auf die Gegenstände der kindlichen Umgebung, von denen dann später jene magisch-seligen Gefühle ausgehen, wie sie frühesten Kindheitserinnerungen eigentümlich sind. Wenn sich daher Hiawatha wieder im Schoße der Natur birgt, so ist dies etwas wie ein Wiedererwachen der Beziehung zur Mutter und zu Jenem, das älter ist als die Mutter, und es ist daher zu erwarten, daß er wiederum in irgendeiner Form neugeboren hervorgehen wird.

Bevor wir uns dieser aus der Introversion hervorgehenden neuen 519
Schöpfung zuwenden, ist noch einer zweiten Bedeutung der obigen Frage, ob das Leben von «diesen Dingen» abhängen müsse, zu gedenken. Das Leben kann auch von «diesen Dingen» ganz einfach in der Weise abhängen, daß man ohne diese verhungern müßte. In diesem Fall müßten wir folgern, daß dem Helden plötzlich etwas wie die Ernährungsfrage am Herzen liege. Die Frage der Ernährung kommt insofern in Betracht, als die Regression zur Mutter notwendigerweise die «alma mater» [48], die Mutter als nährende Quelle sozusagen in Erinnerung ruft. Der Inzest ist nicht der einzige charakteristische Aspekt der Regression, sondern auch der Hunger, welcher das Kind zur Mutter treibt. Wer die Anpassungsleistung aufgibt und in den Schoß der Familie, das heißt letzten Endes der Mutter regrediert, der erwartet dort nicht nur gewärmt und geliebt, sondern auch ernährt zu werden. Wenn die Regression infantilen Charakter hat, dann zielt sie – allerdings ohne diese Absicht einzugestehen – auf Inzest und Ernährtwerden. Wenn aber die Regression nur scheinbar, in Wirklichkeit aber eine zielgerichtete Introversion der Libido ist, dann wird jener endogame Zusammenhang, der sowieso durch das Inzesttabu verboten ist,

[48] Almus = nährend, erquickend, gütig, segenspendend. (Vgl. Abb. 36.)

vermieden, und der Anspruch aufs Ernährtwerden wird durch absichtliches Fasten, wie in Hiawathas Fall, ersetzt. Durch eine derartige Haltung wird die Libido gezwungen, auf ein Symbol oder ein symbolisches Äquivalent der «alma mater» auszuweichen, nämlich auf das kollektive Unbewußte. Einsamkeit und Fasten sind daher die seit alters bekannten Mittel, um jene Meditation, welche den Zugang zum Unbewußten eröffnen soll, zu unterstützen.

520 Am vierten Tage seines Fastens läßt der Held ab, sich an die Natur zu wenden; er liegt erschöpft mit halbgeschlossenen Augen auf seinem Lager, tief in seine Träume versunken, das Bild äußerster Introversion. Wir haben bereits gesehen, daß in solchen Zuständen an Stelle äußeren Lebens und äußerer Realität innere Erlebnisse treten. Hiawatha hat eine Vision:

And he saw a youth approaching,
Dressed in garments green and yellow,
Coming through the purple twilight,
Through the splendor of the sunset;
Plumes of green bent o'er his forehead,
And his hair was soft and golden.

521 Diese merkwürdige Persönlichkeit erklärt sich Hiawatha in folgender Weise:

" From the Master of Life descending,
I, the friend of man, Mondamin,
Come to warn you and instruct you,
How by struggle and by labor
You shall gain what you have prayed for.
Rise up from your bed of branches,
Rise, O youth, and wrestle with me! "

522 Mondamin ist der Mais. Ein Gott, der gegessen wird, entsteht aus der Introversion Hiawathas. Sein Hunger in doppeltem Sinne, seine Sehnsucht nach der ernährenden Mutter, ruft aus dem Unbewußten einen anderen Heros, einen eßbaren Gott, den Mais, den Sohn der Erdmutter, hervor. Die christliche Parallele hiezu ist einleuchtend. Es ist kaum nötig, hier christlichen Einfluß anzunehmen, indem schon

Fray Bernardino de Sahagun Anfang des 16. Jahrhunderts die Eucharistie des Huitzilopochtli bei den alten Mexikanern beschreibt [49]. Dieser Gott wurde ebenfalls (rituell) gegessen. Mondamin, dieser «Freund des Menschen» [50] fordert ihn aber zum Zweikampf heraus, der im Abenddämmer stattfindet. In der Röte des Sonnenunterganges (das heißt soviel wie im Westlande) hebt der mythische Kampf mit dem Gotte an, der wie ein verwandeltes Spiegelbild des introvertierten Bewußtseins aus dem Unbewußten hervorgegangen ist. Er ist als Gott oder Gottmensch ein Vorbild der heroischen Bestimmung Hiawathas, das heißt dieser hat nicht nur die Möglichkeit, sondern auch die Notwendigkeit in sich, seinem Dämon zu begegnen. Auf dem Wege zu diesem Ziele überwindet er die Eltern, das heißt das Hängenbleiben an infantilen Bindungen. Die zutiefstgehende Beziehung ist diejenige zur Mutter. Überwindet er diese, indem er sich den Zugang zu ihrem symbolischen Äquivalent eröffnet, dann kann er in erneuerter Gestalt wiedergeboren werden. In der Bindung an seinen mütterlichen Ursprung nämlich steckt alle jene Kraft, welche den Helden zum Außerordentlichen befähigt, sein eigentlicher Genius, den er durch seinen Wagemut und seine Unbedingtheit aus den Hüllen des Unbewußten befreit. Dadurch tritt der Gott in ihm hervor. Das Mysterium der «Mutter» ist *göttliche Schöpferkraft*, die hier als der Maisgott Mondamin erscheint. (Abb. 96) Diese Auffassung wird bestätigt durch eine Sage der Cherokees, " who invoke it 〈the maize〉 under the name of ' the Old Woman ' in allusion to a myth that it sprang from the blood of an old woman killed by her disobedient sons " [51].

Faint with famine, Hiawatha
Started from his bed of branches,
From the twilight of his wigwam

49 *Einige Kapitel aus dem Geschichtswerk des Fray Bernardino de Sahagun*, p. 258 ff.

50 Zur Freundesgestalt siehe meine Ausführungen über Chadir in: *Über Wiedergeburt* [Paragr. 240 ff., sowie *Psychologie und Alchemie*, Paragr. 155 ff.].

51 [die ihn 〈den Mais〉 unter dem Namen «Die alte Frau» anrufen, in Anspielung auf einen Mythus, daß er dem Blut einer alten Frau entsprang, die durch ihre ungehorsamen Söhne getötet worden war] Frazer, *The Golden Bough*, Part IV, p. 297.

Forth into the flush of sunset
Came, and wrestled with Mondamin;
At his touch he felt new courage
Throbbing in his brain and bosom,
Felt new life and hope and vigor
Run through every nerve and fibre.

523 Der Kampf im Sonnenuntergang mit dem Maisgott gibt Hiawatha neue Kräfte: so muß es wohl sein, denn der Kampf gegen die lähmende Kraft des Unbewußten gibt dem Menschen schöpferische Kräfte. Das ist ja die Quelle aller Schöpfung, aber es braucht Heroenmut, um gegen diese Gewalten zu kämpfen und ihnen die schwererreichbare Kostbarkeit abzuringen. Wem es glückt, der hat allerdings das Beste erreicht. Hiawatha ringt mit sich selber um die Schöpfung seiner selbst [52]. Der Kampf dauert wiederum die mythischen drei Tage. Am vierten Tag, wie Mondamin auch prophezeit hat, überwindet ihn Hiawatha, und ersterer sinkt entseelt zu Boden. Wie Mondamin es vorher gewünscht, gräbt ihm Hiawatha das Grab in der mütterlichen Erde. Und bald darauf wächst aus seinem Grabe, jung und frisch, der Mais als Nahrung des Menschen. (Abb. 96) Hätte Hiawatha ihn nicht überwunden, so hätte Mondamin ihn «getötet», das heißt ersetzt, und Hiawatha wäre ein besessener Schädling geworden [53].

524 Das Merkwürdige ist nun, daß nicht Hiawatha durch den Tod geht und erneuert wiedergeboren wird, wie zu erwarten wäre, sondern der Gott. Nicht der Mensch wandelt sich zum Gotte, sondern der Gott erfährt im und durch den Menschen Verwandlung. Es ist, wie wenn er in der «Mutter», beziehungsweise im Unbewußten Hiawathas geschlafen hätte, dann geweckt und bekämpft würde, damit er nämlich den Menschen nicht überwinde, und schließlich durch Tod und Wiedergeburt hindurchgehend im Mais neue und den Menschen wohltätige Gestalt gewänne. Er erscheint also zunächst in einer sozusagen

52 «Du suchtest die schwerste Last, da fandest du dich!» (NIETZSCHE [vgl. Paragr. 459 dieses Bandes.])

53 Christus hat in der Wüste der Versuchung des Machtteufels mit Erfolg widerstanden. Wer die Macht vorzieht, ist daher, nach christlicher Voraussetzung, vom Teufel besessen, wogegen vom psychologischen Standpunkt aus eigentlich nichts einzuwenden ist.

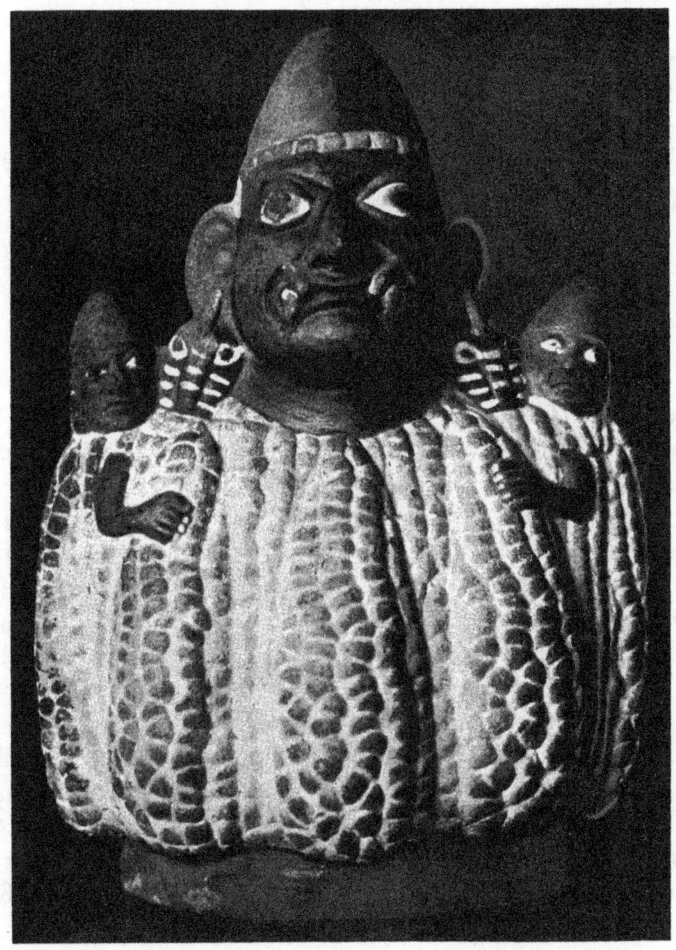

Abb. 96 Maisgottheit. Chimbote-Keramik, Peru

feindseligen Form als Gewalttäter, mit dem der Held ringen muß. Das entspricht der Gewaltsamkeit der unbewußten Dynamis. In dieser offenbart sich der Gott und muß in dieser Form überwunden werden. Der Kampf hat seine Entsprechung im Ringen Jakobs mit dem Engel Jahwes an der Furt des Jabbok. Der Anfall der Triebgewalt ist dann ein Gotteserlebnis, wenn der Mensch der Übermacht nicht erliegt, das heißt nicht blindlings ihr folgt, sondern sein Menschsein gegen den animalischen Charakter der göttlichen Kraft mit Erfolg verteidigt. Es ist «furchtbar, in die Hände des lebendigen Gottes zu fallen», und «wer ihm nahe ist, ist nahe dem Feuer, und wer ihm ferne ist, ist ferne vom Reich», denn «Gott ist ein verzehrendes Feuer», der Messias ist «ein Löwe, der da ist vom Geschlechte Juda»:

«Ein junger Löwe ist Juda;
vom Raube, mein Sohn, wardst du groß.
Er hat sich gekauert, gelagert wie ein Leu,
wie eine Löwin – wer will ihn aufstören?» [54]

525 Auch der «Teufel geht umher wie ein brüllender Löwe» [55]. Diese bekannten Beispiele mögen genügen, um darzutun, wie dieser Gedanke auch in der jüdisch-christlichen Sphäre zu Hause ist.

526 Im mithrischen Mysterium kämpft der Kultheros mit dem Stier; im «transitus» trägt er diesen in die Höhle, wo er ihn tötet. Aus diesem Tode wächst alle Fruchtbarkeit, in erster Linie alles Eßbare [56]. (Abb. 66) Die Höhle entspricht dem Grabe. Der gleiche Gedanke ist auch im christlichen Mysterium in schöneren, menschlichen Formen dargestellt. Der seelische Kampf Christi in Gethsemane, wo er mit sich selber ringt, um sein Werk zu vollenden, dann der «transitus», die Kreuztragung [57], wo er das Symbol der Todesmutter auf sich nimmt und damit sich selber zu Grabe trägt, aus dem er nach drei Tagen aufersteht; all diese Bilder drücken denselben Grundgedanken aus: Christus ist ein Gott, der im Abendmahl gegessen wird. Sein Tod verwandelt ihn in Brot und Wein, die wir als mystische Speise genießen [58].

54 *Gen.* 49, 9.

55 [1. *Petr.* 5, 8.]

56 Es ist eine sozusagen ständige Eigentümlichkeit, daß im Walfischdrachenmythus der Held im Bauche des Ungeheuers sehr hungrig ist und anfängt, sich Stücke vom Tiere abzuschneiden, um sich damit zu nähren. Er befindet sich eben in der «nährenden Mutter». Seine nächste Tat ist, daß er Feuer macht, um sich zu befreien. In einem Mythus der Eskimos an der Beringstraße findet der Held im Walfisch ein Weib, die Seele des Tieres. (Vgl. FROBENIUS, l. c., passim.)

57 Das Baumtragen (die θαλλοφορία) spielte, wie aus einer Notitz bei STRABO (X) hervorgeht, im Kult des Dionysos und der Ceres (Demeter) eine große Rolle.

58 Ein Pyramidentext, der von der Ankunft des toten Pharao im Himmel han-

Die Beziehungen von Agni zum Somatrank und die des Dionysos zum Wein[59] dürfen hier nicht unerwähnt bleiben. Eine Parallele ist auch die Erwürgung des Löwen durch Simson und die nachherige Besiedelung des toten Löwen durch Honigbienen, was zu dem bekannten Rätselspruch führte: «Speise ging aus von dem Fresser, und Süßes ging aus von dem Starken.»[60] Auch in den eleusinischen Mysterien scheinen diese Gedanken eine Rolle gespielt zu haben. (Abb. 6) Außer Demeter und Persephone ist Iakchos ein Hauptgott des eleusinischen Kultes; er war der puer aeternus, der ewig Junge, den Ovid folgendermaßen anruft:

> Tu puer aeternus, tu formosissimus alto
> Conspiceris coelo tibi, cum sine cornibus astas,
> Virgineum caput est, ...[61]

delt, schildert, wie sich der Pharao der Götter bemächtigt, um selber göttlicher Natur, ja zum Herrn der Götter zu werden: «Seine Diener haben die Götter mit der Wurfleine gefangen, haben sie gut befunden und herbeigeschleppt, haben sie gebunden, ihnen die Kehle durchschnitten und ihre Eingeweide herausgenommen, haben sie zerteilt und in heißen Kesseln gekocht. Und der König verzehrt ihre Kraft und ißt ihre Seelen. Die großen Götter bilden sein Frühstück, die mittlern bilden sein Mittagessen, die kleinen bilden sein Abendessen ... Der König verzehrt alles, was ihm in den Weg kommt. Gierig verschlingt er alles, und seine Zauberkraft wird größer als alle Zauberkraft. Er wird ein Erbe der Macht, größer als alle Erben, er wird der Herr des Himmels, er aß alle Kronen und Armbänder, er aß die Weisheit jedes Gottes» usw. (Wiedemann, *Die Toten und ihre Reiche im Glauben der alten Ägypter. Der alte Orient* II, 2, 1900, p. 18, zit. in: Dieterich, l. c., p. 100 f.) Diese Boulimie schildert trefflich die regressive Triebhaftigkeit auf jener Stufe, auf der die Eltern vorwiegend «nutritive» Bedeutung haben.

59 Die sakramentale Opferung des Dionysos-Zagreus und das Essen des Opferfleisches erzeugte den Διόνυσος, die Auferstehung des Gottes, wie es aus dem bei Dieterich (l. c., p. 105) zitierten Kreterfragment des Euripides hervorgeht: ἁγνὸν δὲ βίον τείνων ἐξ οὗ / Διὸς Ἰδαίου μύστης γενόμην / καὶ νυκτιπόλου Ζαγρέως βούτας / τοὺς ὠμοφάγους δαῖτας τελέσας. (Ein geweihtes Leben führend, seit ich / ein Myste des Idäischen Zeus geworden bin, / und ein Rinderhirte des nachtschwärmenden Zagreus, / indem ich die Mahlzeiten rohen Fleisches genossen habe.) Durch das Essen des rohen Opferfleisches nahmen die Mysten der Kultlegende entsprechend den Gott in sich auf. (Vgl. dazu auch den mexikanischen Ritus des Teoqualo, des «Gottessens». [Jung,] *Das Wandlungssymbol in der Messe* [Paragr. 339 ff.])

60 *Richter*, 14, 14.

61 «Unvergänglich ist, blühender Jüngling / Deine Jugend, und du wirst als der

527 Im großen eleusinischen Festzug wurde des Iakchos Bild vorangetragen. Es ist nicht leicht zu sagen, welcher Gott Iakchos ist; wohl ein Knabe oder ein neugeborener Sohn, vielleicht vergleichbar dem etrurischen Tages, der den Zunamen «der frischausgeackerte Knabe» führt, da er nach der Sage aus der Ackerfurche hinter dem Bauern, der den Pflug durchzog, entstanden sei. Dieses Bild zeigt unverkennbar das Mondaminmotiv. Der Pflug ist von bekannter phallischer Bedeutung (Abb. 34), die Ackerfurche stellt (zum Beispiel im Indischen) das Weib dar. Die Psychologie dieses Bildes ist ein symbolisches Äquivalent der Begattung; der Sohn ist die eßbare Ackerfrucht. Er heißt bei den Lexikographen τῆς Δήμητρος δαίμων [der Daimon der Demeter]. Er wurde mit Dionysos, besonders mit dem thrakischen Dionysos-Zagreus identifiziert, dem ein typisches Wiedergeburtsschicksal nachgesagt wird: Hera hatte die Titanen aufgestachelt gegen Zagreus, der, in viele Gestalten sich verwandelnd, jenen zu entkommen suchte, bis sie ihn schließlich erreichten, als er Stiergestalt angenommen hatte. In dieser Gestalt töteten und zerstückelten sie ihn und warfen die Stücke in einen Kochkessel; aber Zeus tötete die Titanen mit dem Blitz und verschluckte das noch zuckende Herz des Zagreus. Durch diesen Akt gab er ihm Wiedergeburt, und Zagreus trat als Iakchos wieder an den Tag.

528 Im eleusinischen Festzug wurde die Getreideschwinge (Abb. 6), die Wiege des Iakchos, mitgeführt (λίκνον, mystica vannus Iacchi). Der orphischen Legende nach[62] wurde Iakchos bei Persephone aufgezogen, wo er nach dreijährigem Schlummer im λίκνον erwachte. Der 20. Boedromion (der Monat Boedromion dauert etwa vom 5. September bis zum 5. Oktober) hieß dem Heros zu Ehren Iakchos. Am Abend dieses Tages fand am Meeresufer das große Fackelfest statt, wobei das Suchen und das Klagen der Demeter aufgeführt wurde. Die Rolle der Demeter, die, ohne Speise und Trank zu genießen, auf der ganzen Erde, ihre Tochter suchend, herumirrt, hat im indianischen Epos Hiawatha übernommen; er wendet sich an alle Geschöpfe, ohne Antwort zu bekommen. Wie Demeter erst bei der Mondgöttin Hekate von ihrer Tochter erfährt, so findet auch Hiawatha erst in tiefster Intro-

Schönste gesehen / In dem hohen Olympus: Ohne Hörner erscheinst du, / wie ein Mädchen gestaltet ...» (*Metamorphoses*, IV, 18 ff., p. 53 f.)

[62] Orphischer Hymnus 46 (ROSCHER, *Lexikon*, s. v. Iakchos).

version (Abstieg in die «Nacht» zu den Müttern) das Gesuchte, den Mondamin[63]. Über den Inhalt der Mysterien erfahren wir durch das Zeugnis des Bischofs Asterius (um 390) folgendes: «Ist dort ⟨in Eleusis⟩ nicht der finstere Niederstieg (Katabasion) und das feierliche Zusammensein des Hierophanten und der Priesterin, zwischen ihm und ihr allein; werden nicht die Fackeln ausgelöscht und hält nicht die unzählbare Menge für ihr Heil, was in der Finsternis von den Beiden vollzogen wird?»[64] Das deutet unzweifelhaft auf eine Hierosgamosfeier, die unterirdisch gefeiert wurde. Die Priesterin der Demeter scheint dabei die Vertreterin der Erdgöttin zu sein, also etwa der Ackerfurche[65]. Der Abstieg in das Erdinnere ist «Mutterleib»-Symbolik und war als Höhlenkult weitverbreitet. Plutarch erzählt von den Magiern, daß sie dem Ahriman opferten εἰς τόπον ἀνήλιον (an einem sonnenlosen Ort)[66]. Lukian läßt den Magier Mithrobarzanes εἰς χωρίον ἔρημον καὶ ὑλῶδες καὶ ἀνήλιον (an einem sumpfigen, einsamen Ort)[67] hinuntersteigen. Nach dem Zeugnis des Moses von Khoren verehrte man in Armenien Schwester Feuer und Bruder Quelle in einer Höhle. Julian berichtet aus der Attislegende eine κατάβασις εἰς ἄντρον, von wo Kybele ihren Sohngeliebten wieder heraufholt[68]. Die Geburtshöhle Christi in Bethlehem («Haus des Brotes») soll ein Attisspelaeum gewesen sein.

Eine weitere Symbolik der Eleusinien gehört in die Hierosgamos- 529
feier, nämlich die mystischen Kisten (Abb. 97), die nach dem Zeugnis des Clemens von Alexandrien Backwerk, Salzspenden und Früchte

63 Eine genaue Parallele hierzu ist die Sage von Izanagi, dem japanischen Orpheus, der, seiner toten Gattin in die Unterwelt folgend, sie bittet, zurückzukehren. Sie ist bereit, bittet ihn aber: «Mögest du nicht auf mich blicken!» Izanagi entzündet dann mit seinem Kamm, d. h. mit einem männlichen Balken desselben, Licht und verliert so seine Gattin. (Frobenius, l. c., p. 343) Für Gattin ist «Mutter», Anima, Unbewußtes, zu setzen. Statt der Mutter bringt der Held das Feuer, Hiawatha den Mais, Odin die Runen usw.

64 Zit. in: De Jong, *Das antike Mysterienwesen*, p. 22.

65 Ein Sohngeliebter aus dem Demetermythus ist Iasion, der die Demeter auf dreimal geackertem Saatfeld umarmt. Iasion wurde dafür von Zeus mit dem Blitz erschlagen. (Ovid, l. c., IX, in: Roscher, l. c., s. v. Iasion, Sp. 60)

66 *De Iside et Osiride.*

67 Vgl. Harman [Hg.], *Menippus*, IV, p. 89.

68 Oratio V, zitiert in: Cumont, *Textes et monuments* I, p. 56.

enthalten haben sollen. Das von CLEMENS überlieferte Synthema (Bekenntnis) des Mysten aber weist noch auf anderes hin:

«Ich habe gefastet, ich habe den Kykeon getrunken, ich habe aus der Kiste genommen und nachdem ich gearbeitet, habe ich es in den Korb zurückgelegt und aus dem Korb in die Kiste.»[69]

530 Die Frage, was in der Kiste lag, beleuchtet DIETERICH[70] des näheren. Das «Arbeiten» bezieht er auf eine phallische Tätigkeit, die der Myste vorzunehmen hatte. Tatsächlich gibt es Darstellungen des mystischen Korbes, in dem, umgeben von Früchten, ein Phallus liegt[71]. Auf der sogenannten Lovatellinischen Grabvase, deren Reliefbilder als eleusinische Zeremonien aufgefaßt werden, ist dargestellt, wie ein Myste die um Demeter sich windende Schlange liebkost. Die Liebkosung des Angsttieres deutet auf eine kultische Inzestüberwindung. Nach dem Zeugnis des CLEMENS VON ALEXANDRIEN war in der mystischen Lade eine Schlange[72]. Diese Schlange bedeutet die Gefahr, welche durch die regressive Libidobewegung droht. ROHDE[73] erwähnt, daß bei den Arrhetophorien Backwerk in Form von Phalli und Schlangen in den Schlund beim Thesmophorion geworfen wurde; die Feier betraf Kinder- und Erntesegen[74]. So spielte auch die Schlange in den Einweihungen eine große Rolle unter dem bemerkenswerten Titel: ὁ διὰ κόλπου θεός (der Gott durch den Schoß)[75]. CLEMENS erwähnt, das Symbol der Sabaziosmysterien sei: ὁ διὰ κόλπον θεός. δράκων δέ ἐστι καὶ

69 Ἐνήστευσα, ἔπιον τὸν κυκεῶνα, ἔλαβον ἐκ κίστης, ἐργασάμενος ἀπεθέμην εἰς κάλαθον καὶ ἐκ καλάθου εἰς κίστην. Statt ἐργασάμενος wird auf LOBECKS Vorschlag ἐγγευσάμενος, «nachdem ich gekostet», gelesen. DIETERICH (*Mithrasliturgie*, p. 125) hält aber am überlieferten Textlaut fest.

70 l. c., p. 125 ff.

71 Z. B. auf einem Campanarelief bei LOVATELLI (*Antichi monumenti* I, IV, Fig. 5). Ähnlich hat der Veroneser Priap einen Korb, mit Phalli gefüllt.

72 DE JONG, *Das antike Mysterienwesen*, p. 21.

73 «ΣΚΙΡΑ», p. 124.

74 Die Mutter ist die Nahrungspendende. Dominicus wird von den Brüsten der Gottesmutter gelabt, und ebenso der alchemistische Adept. Das Sonnenweib der Namaqua besteht aus Speck. Vgl. dazu die Größenideen meiner Patientin, welche versicherte: «Ich bin Germania und Helvetia aus ausschließlich süßer Butter.» (*Über die Psychologie der Dementia praecox* [Paragr. 201].)

75 *Protrepticus*, II, 16, in: DIETERICH, l. c., p. 123.

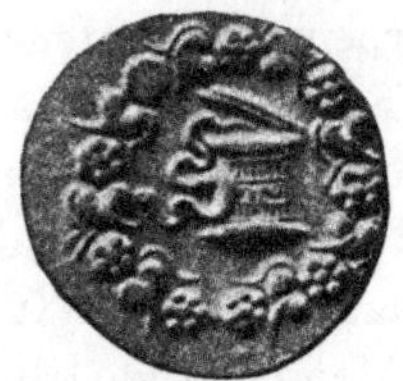 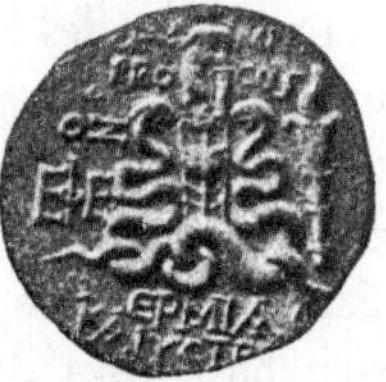

Abb. 97 Kiste und Schlange. Silbernes kistophores Tetradrachmon von Ephesos (57 v. Chr.)

οὗτος διελκόμενος τοῦ κόλπου τῶν τελουμένων. («Der ‹Gott durch den Schoß›; es ist dies aber eine Schlange, und diese wird durch den Schoß des Mysten gezogen.» [76] Durch ARNOBIUS erfahren wir: «aureus coluber in sinum demittitur consecratis et eximitur rursus ab inferioribus partibus atque imis.» [77] Im orphischen Hymnus 52 wird Bakcheus angerufen: ὑποκόλπιε, was darauf hinweist, daß der Gott in den Menschen eintritt wie durch ein weibliches Genitale [78]. Der Hierophant verkündete im eleusinischen Mysterium ἔτεκε πότνια κοῦρον, Βριμὼ βριμόν («Einen heiligen Knaben hat die Erhabene geboren, Brimo den Brimos») [79]. Dieses Weihnachtsevangelium «Euch ist heute ein Sohn geboren» wird besonders beleuchtet durch die Überlieferung, daß die Athener «den an der Epoptie ⟨Feier⟩ Beteiligten das große und wunderbare und vollkommenste epoptische Geheimnis im Stillen zeigen ... eine gemähte Ähre» [80].

76 l. c.

77 «Eine goldene Schlange wird den Geweihten in den Gewandbausch herabgelassen und unten herausgezogen.» (DIETERICH, l. c.)

78 Vgl. die Bilder bei NIETZSCHE: «Eingebohrt», «im eigenen Schachte» usw. [Paragr. 446 und 459 dieses Bandes]. In einem Gebete an Hermes in einem Londoner Papyrus heißt es: ἐλθέ μοι, κύριε Ἑρμῆ, ὡς τὰ βρέφη εἰς τὰς κοιλίας τῶν γυναικῶν. («Komm zu mir, Hermes, wie die Kinder in den Leib der Frauen.» KENYON, *Greek Papyri in the British Museum* I, p. 116; Papyrus CXXII, II, 2 ff., zit. in: DIETERICH, l. c., p. 97.)

79 Brimo = Demeter. Jupiter soll seiner Mutter Deo (= Demeter) in Gestalt eines Stiers beigewohnt haben, worüber die Göttin wütend wurde. Zur Besänftigung täuschte er ihr Selbstentmannung vor. (ROSCHER, l. c., IV, s. v. Sabazios, Sp. 253,5.)

80 Vgl. DE JONG, l. c., p. 22 f. Der Korngott des Altertums war Adonis, dessen Sterben und Wiedererstehen jährlich gefeiert wurde. Er war der Sohngeliebte der

531 Die Parallele zum Motiv des Sterbens und Auferstehens ist das des Verlorengehens und Wiederfindens. Es tritt kultisch auch genau an der gleichen Stelle auf, nämlich in hierosgamosähnlichen Frühlingsfeiern, wobei das Götterbild versteckt und wiederaufgefunden wurde. Es ist eine außerkanonische Tradition, daß Moses als Zwölfjähriger das Vaterhaus verlassen habe, um die Menschen zu lehren. In ähnlicher Weise geht auch Christus den Eltern verloren, und sie finden ihn wieder als Weisheitslehrer; wie in der mohammedanischen Legende Moses und Josua den Fisch verlieren und an seiner Statt der Weisheitslehrer Chidr erscheint, so taucht auch der verloren und tot geglaubte Korngott in neuer Jugend plötzlich aus der Erde auf.

532 Wir verstehen aus diesen Berichten, wie trostreich die eleusinischen Mysterien für die Jenseitshoffnungen des Mysten waren. Ein eleusinisches Epitaph sagt:

> Wahrlich, ein schönes Geheimnis verkünden die seligen Götter!
> Sterblichen nicht ist ein Fluch, sondern ein Segen der Tod!

533 Das gleiche sagt auch der *Demeterhymnus* von den Mysterien:

> Selig, wer diese geschaut hat der erdebewohnenden Menschen!
> Wer an den Handlungen aber, den heiligen, nicht sich beteiligt,
> Ungleiches Loos hat er auch in des Todes umnebelnden Dunkel! [81]

534 In einem Kirchenliede des 19. Jahrhunderts von Samuel Preiswerk findet sich die gleiche Symbolik:

> Die Sach' ist dein, Herr Jesu Christ,
> Die Sach', an der wir stehn,
> Und weil es deine Sache ist,
> Kann sie nicht untergehn.
> Allein das Weizenkorn, bevor
> Es fruchtbar sproßt zum Licht empor,
> Muß sterben in der Erde Schooß,
> Zuvor vom eignen Wesen los ...

Mutter, denn das Korn ist der Sohn und Befruchter des Erdschosses, wie Robertson (*Evangelien-Mythen*, p. 36) richtig bemerkt.

[81] De Jong, l. c., [beide Zitate] p. 14.

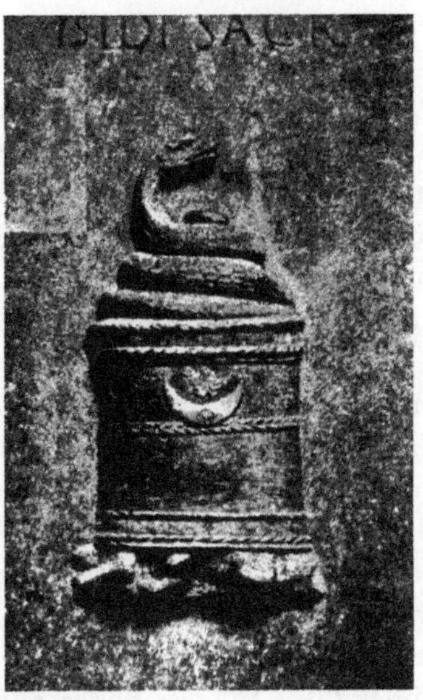

Abb. 98 Korb der Isis mit Schlange. Marmoraltar aus dem von Caligula errichteten Isistempel in Rom

Du gingst, o Jesu, unser Haupt,
Durch Leiden himmelan
Und führest Jeden, der da glaubt,
Mit dir die gleiche Bahn.
Wohlan, so nimm uns allzugleich
Zum Theil am Leiden und am Reich;
Führ' uns durch deines Todes Thor
Sammt deiner Sach' zum Licht empor ...[82]

FIRMICUS berichtet aus dem Attismysterium: 535

«Nocte quadam simulacrum in lectica supinum ponitur, et per numeros digestis fletibus plangitur. Deinde cum se ficta lamentatione satiaverint, lumen infertur. Tunc a sacerdote omnium qui flebant fauces unguentur, quibus peruncus sacerdos hoc lento murmure susurrat: Θαρρεῖτε μύσται τοῦ θεοῦ σεσωσμένου / ἔσται γὰρ ἡμῖν ἐκ πόνων σωτηρία.»[83]

[82] *Gesangbuch für die Evangelisch-reformierte Kirche*, Nr. 170 (p. 186 ff.)]

[83] *De errore profanarum religionum*, XXII, 1, p. 57. «In einer bestimmten

536 Derartige Parallelen zeigen, wie wenig Menschlich-Persönliches und wie viel Allgemein-Mythisches am Christusbilde ist. Der Held ist ein außerordentlicher Mensch, in welchem ein δαίμων wohnt, und es ist dieser, der ihn zum Heros macht. Hierin liegt der Grund, warum die Aussagen über den Helden meist so wenig persönlich und so oft typisch und unpersönlich sind. Christus ist ein Gottwesen, wie frühchristliche Interpretation aus erster Hand lautet. An vielerlei Stellen der Erde und in mannigfaltigster Form und Zeitfärbung tritt der Heiland-Heros auf als eine Frucht des Eingehens der Libido in die mütterliche Tiefe des Unbewußten. Die auf dem Stuckrelief der Farnesina dargestellten bacchischen Weihen enthalten eine Szene, in der ein Myste, verhüllt durch den über den Kopf gezogenen Mantel, zu Silen geführt wird, der das mit einem Tuch bedeckte λίκνον hält. Die Verhüllung des Hauptes bedeutet Unsichtbarkeit, das heißt Tod[84]. Bei den ostafrikanischen Nandis gehen die Frischbeschnittenen, die Eingeweihten, längere Zeit in sonderbaren konischen Grasmützen herum, die, sie allseits verhüllend, bis auf den Boden reichen. Die Beschnittenen sind unsichtbar, das heißt Geister geworden. Die gleiche Bedeutung hat der Schleier der Nonnen. Der Myste stirbt figürlich wie das Saatkorn, wächst wieder empor und kommt in die Getreideschwinge. Proclus berichtet, daß die Mysten bis zum Halse begraben würden[85]. Die Kirche ist in einem gewissen Sinne ein Heroengrab. (Katakomben!) Der Gläubige steigt in das Grab hinunter, um mit dem Heros wieder aufzuerstehen. Daß der der Kirche unterliegende Sinn der des Mutterleibes ist, kann kaum bezweifelt werden. Die tantrische Deutung faßt das Tempelinnere als das Innere des Leibes auf, und das ἄδυτον wird als garbha gṛiha, als Keimstelle oder Uterus, bezeichnet. Am deutlichsten ist wohl die Verehrung des Heiligen Grabes in dieser Hinsicht. Ein gutes Beispiel ist das Heilige Grab von Santo Stefano in

Nacht legt man das Götterbild rücklings auf ein Tragbett und beweint es in rhythmischen Klagen; und wenn sie sich der scheinbaren Totenklage genug hingegeben haben, wird ein Licht hereingebracht. Dann salbt der Priester allen, die weinten, die Kehle und hierauf murmelt der Priester langsam Folgendes: ‹Fasset Mut, ihr Mysten, da der Gott gerettet ist, so wird auch euch aus aller Not das Heil erstehen.›»

84 Dieterich, l. c., p. 167.

85 l. c.

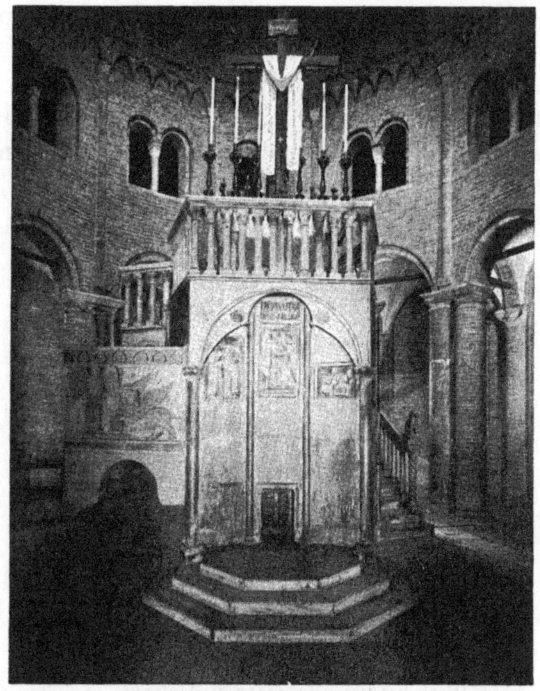

Abb. 99 Das «Heilige Grab» in S. Stefano, Bologna

Bologna. (Abb. 99) Die Kirche selber, ein sehr alter polygonaler Rundbau, besteht aus Resten eines Isistempels. Im Innern befindet sich ein künstliches spelaeum, ein sogenanntes Heiliges Grab, in das man durch eine ganz kleine Türe hineinkriecht. Die Verehrung in einem solchen spelaeum kann wohl nicht umhin, den Adoranten mit dem Toten und Auferstehenden, das heißt dem Wiedergeborenen zu identifizieren. Ähnlichen Initiationen scheinen auch die neolithischen Höhlen von Hal Saflieni auf Malta gedient zu haben. Ein etruskisches ossuarium im archäologischen Museum in Florenz ist zugleich Statue der Matuta (Abb. 100), der Totengöttin, das heißt die Tonfigur der Göttin ist innen hohl zur Aufnahme der Asche. Die beigegebene Abbildung läßt erkennen, daß Matuta die Mutter ist. Ihr Sitz ist mit Sphingen geziert, wie dies der Todesmutter zukommt. (Vgl. den Ödipusmythus.)

537 Von den weiteren Taten Hiawathas können uns nur wenige interessieren; darunter findet sich im achten Gesang der Kampf mit Mishe-Nahma, dem Fischkönig; als typischer Sonenheldenkampf verdient er erwähnt zu werden. Mishe-Nahma ist ein Fischungeheuer, das auf dem Grunde der Gewässer haust. Von Hiawatha zum Kampf herausgefordert, verschlingt es den Helden samt Schiff.

In his wrath he darted upward,
Flashing leaped into the sunshine,
Opened his great jaws, and swallowed
Both canoe and Hiawatha.

Down into that darksome cavern
Plunged the headlong Hiawatha,
As a log on some black river
Shoots and plunges down the rapids,
Found himself in utter darkness,
Groped about in helpless wonder,
Till he felt a great heart beating,
Throbbing in that utter darkness.

And he smote it in his anger,
With his fist, the heart of Nahma,
Felt the mighty King of Fishes
Shudder through each nerve and fibre ...
Crosswise then did Hiawatha
Drag his birch-canoe for safety,
Lest from out the jaws of Nahma,
In the turmoil and confusion,
Forth he might be hurled and perish.

538 Es ist der sozusagen über die ganze Welt verbreitete Mythus von der Tat des Helden. Er fährt zu Schiff, bekämpft das Meerungeheuer, wird verschluckt, stemmt sich gegen das Zerbissen- oder Zerdrücktwerden [86] (Stemm- oder Stampfmotiv), sucht, im Inneren des «Walfischdrachen» angelangt, das lebenswichtige Organ, das er abschnei-

[86] «Wie Wolkenzüge schlingt sich das Getreibe, / Den Schlüssel schwinge, halte sie vom Leibe!» (*Faust,* 2. Teil, 1. Akt, p. 317)

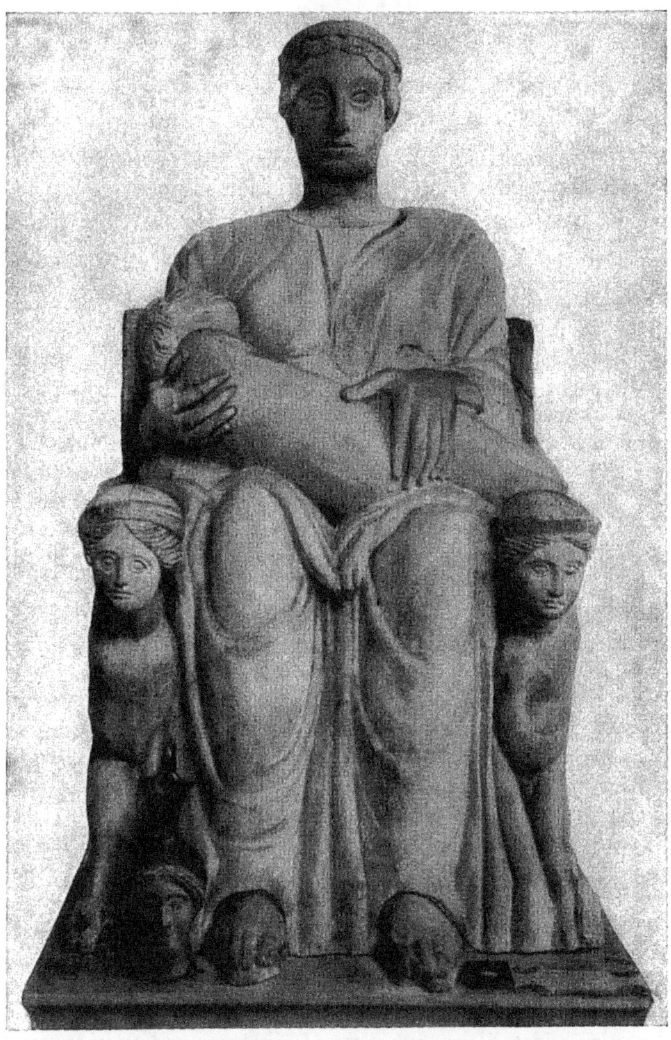

Abb. 100 Matuta, eine etruskische Pietà

det oder sonst zerstört. Öfters geschieht die Tötung des Monstrums dadurch, daß der Held im Innern heimlich Feuer macht; er erzeugt im Leibe des Todes heimlich das Leben, die aufgehende Sonne. Dadurch wird der Fisch getötet, treibt ans Land, wo mittels «Vogelhilfe» der Held wieder ans Tageslicht gelangt[87]. Der Vogel an dieser Stelle dürfte einerseits das erneute Aufgehen der Sonne, die Wiedergeburt des Phönix bedeuten, andererseits auf die «hilfreichen Tiere» weisen, welche als Vögel Luftwesen, das heißt Geister beziehungsweise Engel (die Vogelwesen sind) als übernatürliche Helfer bei der Geburt darstellen. Bei der Geburt erscheinen mythisch ja gerne göttliche Boten, was sich im Gebrauch der Paten (schweizerdeutsch: Götti und Gotte!)

87 Ich erwähne hier als ein Beispiel den Ratamythus (FROBENIUS, l.c., pp. 64–66): «Unter günstigem Winde segelte das Boot behaglich über den Ozean hin, als Nganaoa eines Tages ausrief: ‹O Rata, hier ist ein fürchterlicher Feind, der aus dem Ozean emporsteigt!› Es war eine offene Muschel, von riesigen Dimensionen. Die eine Schale war vor, die andere hinter dem Boote, und das Schiff lag direkt dazwischen. Im nächsten Augenblick konnte die fürchterliche Muschel zusammenklappen und das Boot und sie alle in ihrem Maule zermalmen. Aber Nganaoa war auf diese Möglichkeit vorbereitet. Er ergriff seinen langen Speer und stieß ihn schnell in den Leib des Tieres, so daß das zweischalige Geschöpf, statt zuzuschnappen, sofort auf den Grund des Meeres hinabsank. Nachdem sie dieser Gefahr entronnen waren, setzten sie ihren Weg fort. Doch nach einiger Zeit war die Stimme des immer wachenden Nganaoa abermals zu hören: ‹O Rata, es taucht wieder ein fürchterlicher Feind aus den Tiefen des Ozeans empor.› Diesmal war es ein mächtiger Oktopus, dessen riesige Tentakeln das Boot schon umschlangen, um es zu zerstören. In diesem kritischen Augenblicke ergriff Nganaoa seinen Speer und stieß ihn durch das Haupt des Oktopus. Schlaff sanken die Tentakeln herab, und das tote Ungeheuer trieb auf der Oberfläche des Ozeans von dannen. Abermals setzten sie ihre Reise fort, aber eine noch größere Gefahr harrte ihrer. Eines Tages rief der tapfere Nganaoa aus: ‹O Rata, hier ist ein großer Walfisch!› Das ungeheure Maul desselben war weit offen, der Unterkiefer war schon unter dem Boote und der andere über demselben. Ein Augenblick und der Walfisch hatte sie verschlungen. Nunmehr brach Nganaoa ‹der Drachentöter› (the slayer of monstres) seinen Speer in zwei Stücke, und in dem Augenblicke, als der Walfisch sie zermalmen wollte, richtete er die beiden Stäbe in dem Rachen des Feindes auf, so daß er seine Kiefer nicht zu schließen vermochte. Nganaoa sprang schnell in das Maul des großen Walfisches (*Heldenverschlingen*) und blickte in dessen Bauch hinein, und was sah er? Da saßen seine beiden Eltern, sein Vater Tairitokerau und seine Mutter Vaiaroa, welche beim Fischen von diesem Ungeheuer der Tiefe verschlungen worden waren... Das Orakel hatte sich erfüllt; die Reise hatte ihr Ziel erreicht. Groß war die Freude der Eltern Nganaoas, als sie ihren Sohn erblickten. Waren sie doch jetzt davon überzeugt, daß ihre Befreiung bevorstände. Und Nganaoa beschloß auch die Rache. Er nahm einen von den beiden Stöcken aus dem Maule des Tieres – ein einzelner genügte, um dem Walfisch das Schließen des Rachens unmöglich zu machen und somit Nganaoa und seinen Eltern den Weg freizuhalten. Diesen einen

noch fortsetzt. Das Sonnensymbol des vom Wasser auffliegenden Vogels ist (etymologisch) im singenden Schwan erhalten. «Schwan» stammt von der Wurzel «sven» wie die Sonne und die Töne[88]. Diese Tat bedeutet Wiedergeburt und Herausholen des Lebens aus der Mutter[89] und damit endgültige Zerstörung des Todes, der, wie ein Negermythus berichtet, durch das Versehen einer alten Frau in die Welt gekommen war. Sie hatte bei der allgemeinen Häutung (denn die Menschen verjüngten sich damals durch Häutung wie die Schlangen) aus Zerstreutheit anstatt der neuen ihre alte Haut wieder angezogen, weswegen sie dann starb.

Es ist leicht ersichtlich, was die Bekämpfung des Meer- oder Fisch- 539
monstrums bedeutet: es ist das Ringen um die Befreiung des Ichbewußtseins aus der tödlichen Umschlingung des Unbewußten. Darauf weist die Feuerbereitung im Bauche des Ungetüms. Es ist ein gegen das Dunkel des Unbewußten gerichteter apotropäischer Zauber. Die Errettung des Helden ist zugleich ein Sonnenaufgang, nämlich der Triumph des Bewußtseins. (Abb. 101)

Aber die Wirkung solch heroischer Tat pflegt leider nicht von 540
Dauer zu sein. Immer und immer wieder müssen sich die Mühen des Helden erneuern, und dies immer unter dem Symbol der Befreiung von der Mutter. Wie Hera (als die verfolgende Mutter) die eigentliche

Teil des Speeres zerbrach er also in zwei Teile, um sie als Feuerreibhölzer zu verwenden. Er bat seinen Vater, das eine unten festzuhalten, während er selbst das obere Teil handhabte, bis das Feuer zu glimmen begann (*Feuerentzünden*). Indem er es nun zur Flamme anblies, beeilte er sich, die fettigen Teile in dem Bauche mit dem Feuer zu erhitzen (*Herz*). Das Ungeheuer, im Schmerze sich windend, suchte Hülfe, indem es an das nahe Land schwamm (*Meerfahrt*). Sobald es die Sandbank erreichte (*Landen*), traten Vater, Mutter und Sohn durch das offene Maul des sterbenden Walfisches auf das Land (*Heldenausschlüpfen* ...).» Vgl. Schema, l. c., p. 354 [Paragr. 309 dieses Bandes].

88 Vgl. oben [Paragr. 235 dieses Bandes].

89 In der neuseeländischen Mauisage (FROBENIUS, l. c., p. 66 ff.) ist das zu überwindende Ungeheuer die Ahnfrau Hine-nui-te-po. Maui, der Held, sagt zu den Vögeln, die ihm beistehen: «Meine kleinen Freunde, wenn ich jetzt in den Rachen der alten Frau krieche, dürft ihr nicht lachen, aber wenn ich darin gewesen bin und wieder herauskomme aus ihrem Munde, dann dürft ihr mich mit jubelndem Lachen begrüßen.» Maui kriecht dann tatsächlich der schlafenden Alten in den Mund.

Quelle der großen Taten des Herakles ist, so läßt auch Nokomis den Hiawatha nicht rasten und türmt ihm neue Schwierigkeiten in den Weg, und zwar tödliche Abenteuer, worin der Held vielleicht siegen mag, vielleicht aber auch den Untergang findet. Immer ist der Mensch mit seinem Bewußtsein hinter den Zielen des Unbewußten zurück; er versinkt in faule Tatenlosigkeit, bis ihn seine Libido zu neuen Gefahren herausruft; oder auf den Höhen seines Daseins befällt ihn rückschauende Sehnsucht, und er wird gelähmt. Macht er sich aber auf und folgt dem gefährlichen Drange nach dem Verbotenen oder unmöglich Erscheinenden, so geht er unter oder wird zum Helden. So ist die Mutter der Dämon, der den Helden zu Taten herausfordert und ihm auch die giftige Schlange auf den Weg legt, die ihn fällen wird. So ruft nun Nokomis im neunten Gesang, wo die Sonne purpurn untergeht, und spricht zu ihm:

Yonder dwells the great Pearl-Feather,
Megissogwon, the Magician,
Manito of Wealth and Wampum,
Guarded by his fiery serpents,
Guarded by the black pitch-water.
You can see his fiery serpents,
The Kenabeek, the great serpents,
Coiling, playing in the water ...

541 Die Gefahr, die im Westen lauert, ist der Tod, dem keiner, auch der Mächtigste nicht, entrinnt. Der Zauberer hat, wie wir erfahren, den Vater der Nokomis getötet. Jetzt sendet sie ihren Sohn aus, den Vater zu rächen. Durch die dem Zauberer beigegebenen Symbole läßt sich leicht erkennen, wen er symbolisiert. Schlange und Wasser gehören zur Mutter. Die Schlange umringelt schützend und verteidigend den mütterlichen Fels, bewohnt die Höhle, windet sich am Mutterbaum empor, hütet den Hort, den geheimen «Schatz». Das schwarze stygische Gewässer ist, wie der Schlammbrunnen des Dhulqarnein, der Ort, wo die Sonne erlischt und zur Wiedergeburt eingeht, das Todes- und Nachtmeer der verschlingenden Mutter. Auf die Fahrt dorthin nimmt Hiawatha das magische Öl des Mishe-Nahma mit, das seinem Boot durch das Todeswasser hilft (also eine Art Unsterblichkeitszauber, wie das Drachenblut für Siegfried usw.). Zuerst erschlägt Hiawatha

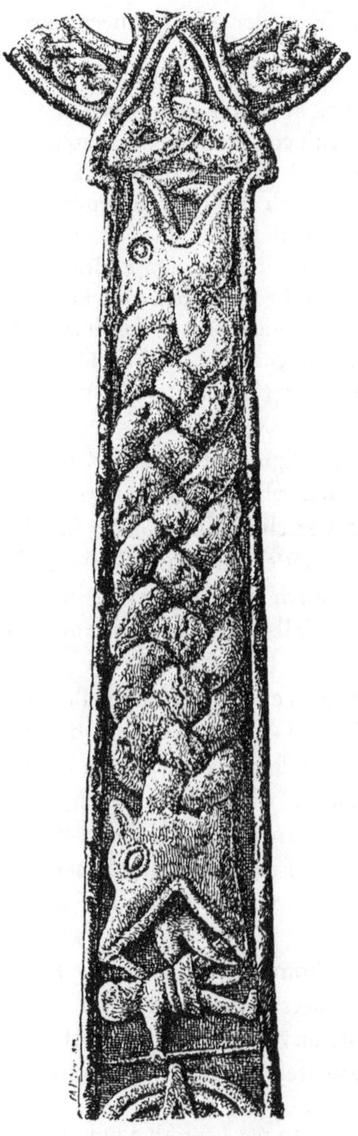

Abb. 101 Vidarrs Kampf mit dem Fenris-Wolf. Relief von einem Kreuz im Kirchhof von Gosforth (Cumberland)

die große Schlange. Von der «Nachtmeerfahrt» über das stygische Gewässer heißt es:

All night long he sailed upon it,
Sailed upon that sluggish water,
Covered with its mould of ages,
Black with rotting water-rushes,
Rank with flags and leaves of lilies,
Stagnant, lifeless, dreary, dismal,
Ligthed by the shimmering moonlight,
And by will-o'-the-wisps illumined,
Fires by ghosts of dead men kindled,
In their weary night-encampments.

542 Diese Beschreibung zeigt deutlich den Charakter eines Todeswassers. Die faulenden Wasserpflanzen weisen auf das bereits erwähnte Motiv der Um- und Verschlingung hin. So heißt es im *«Traumschlüssel des Jagaddeva»* [90]: «Wer mit Bast, Schlingpflanzen oder Stricken, mit Schlangenhaut, Fäden oder Geweben im Traume seinen Körper umschlingt, stirbt ebenfalls.» Ich verweise auf die früheren Belege in dieser Hinsicht.

543 Unzweifelhaft handelt es sich bei dieser Beschreibung um das Reich der «furchtbaren Mutter», welches eben durch den Zauberer, eine negative Vaterfigur, beziehungsweise durch ein männliches Prinzip in der Mutter, vertreten ist, wie übrigens auch der geheime spiritus rector, der Hiawathas Unternehmung bewirkt, durch Nokomis, die Mutter, also ein weibliches Prinzip in der Brust des Helden. Wie diese der Anima Hiawathas, so entspricht jener dem Animus der furchtbaren Mutter.

544 Im Westlande angekommen, fordert der Held den Zauberer zum Kampfe. Ein furchtbares Ringen hebt an. Hiawatha ist machtlos, denn Megissogwon ist unverwundbar. Am Abend zieht sich Hiawatha verwundet und verzweifelt für eine Weile zurück, um auszuruhen:

Paused to rest beneath a pine-tree,
From whose branches trailed the mosses,

90 von Negelein [Hg.], p. 177.

And whose trunk was coated over
With the Dead-man's Moccasin-leather,
With the fungus white and yellow.

Dieser schützende Baum ist geschildert als bekleidet (mit dem Mokassinleder der Toten, dem Pilz). Diese Anthropomorphisierung des Baumes ist ein wichtiger Faktor überall da, wo Baumkultus herrscht, wie zum Beispiel in Indien, wo jedes Dorf seinen heiligen Baum hat (Abb. 102), der bekleidet und überhaupt als ein menschliches Wesen behandelt wird. Die Bäume werden gesalbt mit wohlriechendem Wasser, mit Pulvern bestäubt, mit Kränzen und Gewändern geschmückt. Wie bei Menschen als apotropäischer Zauber gegen Todesfall die Ohrdurchbohrung vollzogen wird, so geschieht dies auch am heiligen Baume. 545

"Of all the trees in India there is none more sacred to the Hindus than the ... Aswatha (Ficus religiosa). It is known to them as Vriksha Raja (king of trees). Brahma, Vishnu and Maheswar live in it, and the worship of it is the worship of the Triad. Almost every Indian village has an Aswatha" etc.[91]

Diese «Dorflinde», die uns wohlbekannt ist, ist hier deutlich als Muttersymbol charakterisiert: sie enthält die drei Götter. Wenn also Hiawatha sich unter den pine-tree[92] zur Rast zurückzieht, so ist das ein nicht unbedenklicher Schritt, denn er begibt sich zur Mutter, deren Kleid ein Totenkleid ist. Wie im Walfischdrachenkampfe, so bedarf der Held auch der «Vogelhilfe», der hilfreichen Tiere, welche entsprechende Regungen oder Einfälle des Unbewußten, das heißt der helfenden Mutter, repräsentieren: 546

Suddenly from the boughs above him
Sang the Mama, the woodpecker:
"Aim your arrows, Hiawatha,
At the head of Megissogwon,
Strike the tuft of hair upon it,
At their roots the long black tresses;
There alone can he be wounded!"

[91] l. c., p. 257.

[92] Der pine-tree sagte bekanntlich das bedeutsame Wort «Minne-wawa!»

547 Nun eilt, komischerweise, muß man sagen, Mama ihm zu Hilfe. Der Specht ist aber auch «Mama» von Romulus und Remus gewesen, indem er den Zwillingen mit seinem Schnabel die Nahrung in den Mund steckte[93]. Der Specht verdankt seine besondere Bedeutung dem Umstand, daß er Löcher in die Bäume hämmert. Es ist daher verständlich, daß er in der römischen Legende als ein alter Landeskönig gefeiert wurde, ein Besitzer oder Beherrscher des heiligen Baumes, das Urbild des Pater familias. Eine alte Fabel erzählt, daß Circe, die Gemahlin des Königs Picus, ihn in den Picus martius verwandelt habe. Sie tötet und verwandelt ihn in den Seelenvogel. Picus wird auch aufgefaßt als Walddämon und Incubus[94], ebenso als weissagend[95]. Picus wird bei den Alten öfters mit Picumnus gleichgestellt. Picumnus ist der unzertrennliche Gefährte des Pilumnus, und beide heißen geradezu «infantium dii», Götter der Kinder. Speziell von Pilumnus wird berichtet, daß er die neugeborenen Kinder gegen die verderblichen Angriffe des Waldschrattes Silvanus verteidige. Der hilfreiche Vogel rät dem Helden, den Zauberer unters Haar zu schießen, wo sich die einzig verwundbare Stelle befinde. Diese befindet sich auf der Höhe des Kopfes, an dem Ort, wo die mythische Kopfgeburt stattfindet, die auch heutzutage noch in den Geburtstheorien der Kinder vorkommt. Dort schießt Hiawatha drei Pfeile[96] hinein und erlegt so Megissogwon. Darauf raubt er den magischen Wampumpanzer, der unverwundbar macht; den Toten läßt er am Wasser liegen.

93 Im Aschenbrödelmärchen kommt das Vöglein auf dem Baume, der auf der Mutter Grab wächst, zu Hilfe.

94 Roscher, l. c., s. v. Picus, Sp. 2496, 30.

95 Der Vater des Picus soll Sterculus oder Sterculius heißen, welcher Name sich deutlich von stercus, Kot, excrementum, herleitet; er soll auch der Erfinder des Düngers sein. Der Urschöpfer, der die Mutter geschaffen hat, tut es auf dem Wege des infantilen Schaffens, das wir früher kennen lernten. Der oberste Gott legt sein Ei, seine Mutter, aus der er sich wiedergebiert. In der Alchemie hat stercus die Bedeutung der prima materia.

96 Spielreins Kranke erhält von Gott drei Schüsse durch Kopf, Brust und Auge, «dann kam eine Auferstehung nur des Geistes» (l. c., p. 376). In der tibetanischen Sage des Bogda Gesser Khan schießt der Sonnenheld der dämonischen Alten, die ihn verschlingt und wieder ausspeit, den Pfeil in die Stirn. In einer kalmückischen Sage schießt der Held den Pfeil in das «Strahlenauge», das sich auf der Stirn des Stieres befindet.

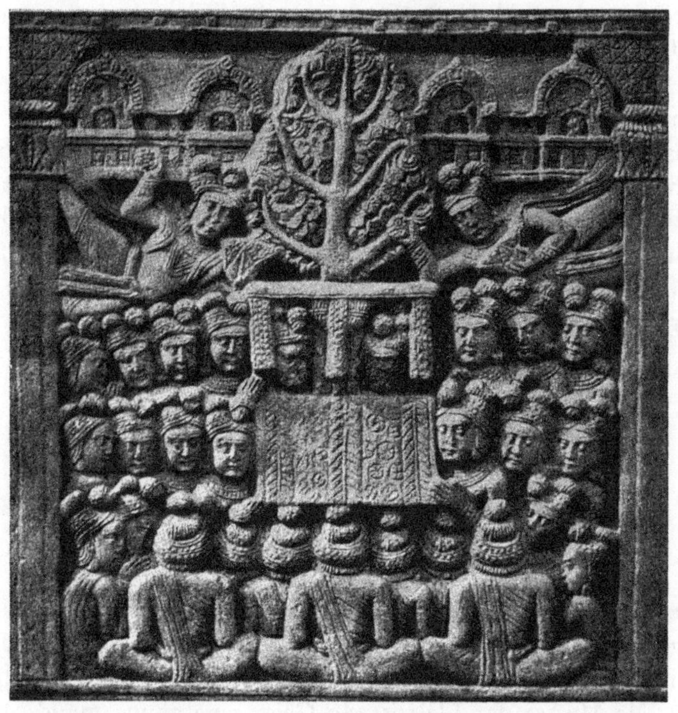

Abb. 102 Der Baum der Erleuchtung. Pfeilerrelief aus Barhut, Indien (1. Jh. v. Chr.)

On the shore he left the body,
Half on land and half in water,
In the sand his feet were buried,
And his face was in the water.

So ist die Situation die gleiche wie beim Fischkönig, denn der Zauberer ist die Personifikation des Totenwassers, welches seinerseits die verschlingende Mutter darstellt. Auf diese größte Tat Hiawathas, wo er in der negativen Vatergestalt zugleich auch die furchtbare Mutter als den todbringenden Dämon überwunden hat, folgt die Hochzeit mit Minnehaha. Er kann sich seinem Menschsein erst zuwenden, nachdem er seine heroische Bestimmung erfüllt hat, nämlich einerseits die Wandlung des Dämons von einem unbeherrschten Naturwesen in eine dem Menschen zur Verfügung stehende Macht zu ermöglichen, und 548 andererseits das Ichbewußtsein von der tödlichen Bedrohung durch das Unbewußte in Gestalt der negativen Eltern dauerhaft zu befreien. Jenes bedeutet die Erzeugung des Willens, dieses die Möglichkeit einer freien Verwendung desselben.

549 Aus dem Späteren (dem zwölften Gesang) ist eine kleine Fabel zu erwähnen, die der Dichter eingeschaltet hat: Ein Greis verwandelt sich in einen Jüngling, indem er durch eine hohle Eiche hindurchkriecht[97]. Im vierzehnten Gesang ist geschildert, wie Hiawatha die Schrift erfindet. Ich beschränke mich auf die Schilderung von zwei hieroglyphischen Zeichen:

Gitche Manito the Mighty,
He, the Master of Life, was painted
As an egg, with points projecting
To the four winds of the heavens.
Everywhere is the Great Spirit,
Was the meaning of this symbol.

550 Die Welt liegt im Ei (Abb. 109), das allerorten sie umhüllt; es ist die Weltgebärerin, deren Symbol PLATON sowohl wie die *Vedas* benutzt haben. Diese Mutter ist wie die Luft, die auch überall ist. Luft aber ist Geist: Die Mutter der Welt ist ein Geist, eine anima mundi. Dieses Bild ist zugleich ein Quaternitätssymbol, welches psychologisch stets auf das Selbst hinweist. Es schildert also das Äußerste und das Innerste, das Größte und das Kleinste, entsprechend der indischen Idee des Atman, der die Welt umhüllt und im Herzen des Menschen als Däumling wohnt[98]. Das zweite Zeichen ist folgendes:

Gitche Manito the Mighty,
He the dreadful Spirit of Evil,
As a serpent was depicted,
As Kenabeek, the great serpent.

97 Synonym mit Eingehen in die Mutter, Versinken in die Innenwelt, Durchziehen, Bohren, Ohrendurchbohrung, Nägeleinschlagen, Schlangenverschlucken usw.

98 Vgl. dazu [JUNG,] *Psychologie und Religion* [Paragr. 97].

Der Geist des Bösen ist die Angst, das Verbot, der Widersacher, der 551
dem nach ewiger Dauer ringenden Leben sowohl wie jeder einzelnen großen Tat hindernd in den Weg tritt, der dem Körper das Gift der Schwäche und des Alters durch meuchlerischen Schlangenbiß einflößt; er ist alles Zurückstrebende, das mit Verhaftung an die Mutter und mit Auflösung und Auslöschung im Unbewußten bedroht. (Abb. 108 und 118) Für den heroischen Menschen ist Angst Forderung und Aufgabe, denn nur das Wagnis kann von der Angst befreien. Und wenn es nicht gewagt wird, so ist etwas am Sinne des Lebens zerbrochen, und alle Zukunft ist zur hoffnungslosen Plattheit verdammt, zu einer Dämmerung, die nur noch durch Irrlichter erhellt wird.

Im fünfzehnten Gesang wird geschildert, wie Chibiabos, Hiawathas 552
bester Freund, der liebenswürdige Spieler und Sänger, die Verkörperung der Lebensfreude, von den bösen Geistern in den Hinterhalt gelockt wird, mit dem Eis einbricht und ertrinkt. Hiawatha beklagt ihn so lange, bis es mit Hilfe der Zauberer gelingt, ihn wieder zurückzurufen. Aber der Wiederbelebte ist bloß ein Geist, und er wird Herr des Geisterlandes. Es folgen wieder Kämpfe, und dann kommt der Verlust eines zweiten Freundes, Kwasind, der Verkörperung der Leibeskraft. Diese Ereignisse sind die Vorzeichen des Endes, ähnlich dem Tode des Eabani im *Gilgameshepos.* Im zwanzigsten Gesang kommt die Hungersnot und der Tod der Minnehaha, angekündigt durch zwei schweigsame Gäste aus dem Totenland; und im zweiundzwanzigsten Gesang bereitet sich Hiawatha zur endgültigen Fahrt nach dem Westland vor:

> "I am going, O Nokomis,
> On a long and distant journey,
> To the portals of the Sunset,
> To the regions of the home-wind,
> Of the Northwest-Wind, Keewaydin."
>
> One long track and trail of splendor,
> Down whose stream, as down a river,
> Westward, westward Hiawatha
> Sailed into the fiery sunset,
> Sailed into the purple vapors,
> Sailed into the dusk of evening.

Thus departed Hiawatha,
Hiawatha the Beloved,
In the glory of the sunset,
In the purple mists of evening,
To the regions of the home-wind,
Of the Northwest-Wind, Keewaydin,
To the Islands of the Blessed,
To the Kingdom of Ponemah,
To the land of the Hereafter!

553 Aus der Umarmung und Umschlingung, dem einhüllenden Schoße des Meeres entreißt sich die Sonne, siegreich emporsteigend, und sinkt, die Mittagshöhe und all ihr glorreiches Werk hinter sich lassend, wieder ins mütterliche Meer, in die alles verhüllende und alles wiedergebärende Nacht. (Abb. 11 und 67) Dieses Bild war gewiß das erste, das tiefste Berechtigung hatte, zum symbolischen Ausdruck menschlichen Schicksals zu werden: Am Morgen des Lebens trennt sich der Sohn mit Schmerzen von der Mutter und dem heimatlichen Herde, um sich zu der ihm bestimmten Höhe emporzuringen, seinen schlimmsten Feind oft vor sich wähnend und ihn doch in sich tragend, jene gefährliche Sehnsucht nach dem eigenen Abgrund, nach dem Ertrinken in der eigenen Quelle, nach dem Hinabgezogenwerden in das Reich der Mütter. Sein Leben ist ein beständiges Ringen mit dem Ausgelöschtwerden, eine gewaltsame und vorübergehende Befreiung von der stets lauernden Nacht. Dieser Tod ist kein äußerer Feind, sondern ein eigenes und inneres Sehnen nach der Stille und der tiefen Ruhe eines gewußten Nichtseins, dem hellsehenden Schlafe im Meere des Werdens und Vergehens. Selbst in seinem höchsten Streben nach Harmonie und Ausgeglichenheit, nach philosophischer Vertiefung und künstlerischer «Ergriffenheit» sucht er den Tod, die Bewegungslosigkeit, die Erfülltheit und die Ruhe. Verweilt er wie Peirithoos zu lange an dieser Stätte der Ruhe und des Friedens, so faßt ihn Erstarrung, und das Gift der Schlange hat ihn vielleicht für immer gelähmt. Soll er leben, so muß er kämpfen und seine Sehnsucht nach rückwärts opfern, um zu seiner ihm eigenen Höhe zu gelangen. Und ist er zur Mittagshöhe gekommen, so hat er auch die Liebe zu seiner eigenen Höhe zu opfern, denn es darf für ihn kein Verweilen geben. Auch die Sonne opfert ihre größte Kraft, um vorwärts zu eilen zu den Früchten

des Herbstes, welche Samen der Wiedergeburt sind. Der natürliche Verlauf des Lebens verlangt zunächst vom jugendlichen Menschen das Opfer seiner Kindheit und seiner kindlichen Abhängigkeit von den leiblichen Eltern, damit er nicht an diese durch das Leib und Seele schädigende Band des unbewußten Inzestes verhaftet bleibe. Diese regressive Neigung wird von den großen psychotherapeutischen Systemen, als welche uns die Religionen erscheinen, von den primitivsten Stufen an bekämpft. Durch die Abtrennung von dem Dämmer der Kindheit wird ein autonomes Bewußtsein erstrebt. Die Sonne löst sich aus den Dünsten des Horizontes und erreicht die ungetrübte Klarheit der Mittagsstellung[99]. Ist dieses Ziel erreicht, dann sinkt die Sonne wieder, um sich der Nacht anzunähern. Dies äußert sich in etwas, was man mit einem allmählichen Versickern des Lebenswassers allegorisieren könnte. Man müßte sich also immer tiefer bücken, um die Quelle wieder zu erreichen. Wenn man sich auf der Höhe fühlt, tut man solches nicht gerne. Man entwickelt einen Widerstand gegen die Tendenz des Absinkens, namentlich wenn man fühlt, daß etwas in einem selber dieser Bewegung folgen möchte, denn man wittert dahinter mit Recht nichts Gutes, sondern Obskures, Verwerfliches und Bedrohliches. Man fühlt ein Abrutschen, und man beginnt gegen diese Neigung zu kämpfen und sich gegen die andrängende dunkle Flut des Unbewußten und dessen Verführung zum Rückschritt zu verteidigen, der sich täuschend in geheiligte Ideale, Prinzipien, Überzeugungen verhüllt. Soll man sich auf der erreichten Höhe behaupten, so muß man sich dauernd um die Erhaltung seines Bewußtseins und dessen Einstellung bemühen. Man wird aber die Erfahrung machen, daß dieser lobenswerte und anscheinend unerläßliche Kampf mit zunehmenden Jahren zur inneren Vertrocknung und Verholzung führt. Die Überzeugungen werden zu abgeleierten Platten, die Ideale zu starren Gewohnheiten und der Enthusiasmus zur automatischen Geste. Die Quelle lebendigen Wassers versickert. Merkt man es nicht selber, dann tut es wohl die Umgebung, und das ist peinlich. Wagt man es einmal, nach innen zu blicken, verbunden vielleicht mit einem energischen Anlauf zu seltener Ehrlich-

99 Vgl. μεσουράνισμα ἡλίου: Mittagsstellung der Sonne als Symbol der Illumination des Mysten bei Zosimos (Berthelot, *Alch. Grecs,* III, v^bis^, p. 118).

keit wenigstens sich selber gegenüber, so kann einen wohl eine Ahnung befallen von Bedürfnissen, Sehnsüchten, Ängstlichkeiten, von Widerwärtigem und Finsterem. Der Sinn strebt davon weg, das Leben aber möchte darein hinunterfließen. Unser Schicksal bewahrt uns vielleicht davor, weil man die Bestimmung hat, zur unverrückbaren, tragenden Säule eines Gebäudes zu werden. Der δαίμων aber stürzt uns hinunter und macht uns zu Verrätern an unseren bisherigen Idealen und besten Überzeugungen, ja an uns selbst, so wie wir uns zu kennen meinten. Das ist die Katastrophe schlechthin, denn sie ist ein ungewolltes Opfer. Anders verlaufen die Dinge aber, wenn dieses Opfer freiwillig gebracht wird. Dann bedeutet es nicht Umsturz, «Umwertung aller Werte», Zerstörung alles dessen, was einstmals heilig war, sondern Wandlung und Erhaltung. Alles Junge wird einmal alt, alle Schönheit verwelkt, alle Wärme erkaltet, jeder Glanz erlischt, und jede Wahrheit wird schal und flach. Denn alle diese Dinge haben einmal Gestalt gewonnen, und alle Gestalten unterliegen der Einwirkung der Zeit; sie altern, kranken, zerfallen – wenn sie sich nicht wandeln. Sie können sich wandeln, denn der unsichtbare Funke, der sie einstmals zeugte, ist aus ewiger Kraft unendlicher Zeugung fähig. Niemand soll die Gefahr des Abstieges leugnen, aber er kann gewagt werden. Man soll ihn nicht wagen, aber es ist sicher, daß jemand ihn wagen wird. Wer hinuntersteigen muß, der tue es mit offenen Augen. Dann ist es ein Opfer, welches selbst den Sinn der Götter beugt. Auf jeden Abstieg folgt ein Aufstieg. Die schwindenden Gestalten werden wiedergestaltet, und gültig ist eine Wahrheit auf die große Dauer nur dann, wenn sie sich wandelt und wiederum Zeugnis ablegt in neuen Bildern, in neuen Zungen, als ein neuer Wein, der in neue Schläuche gefaßt wird.

554 Der *«Song of Hiawatha»* enthält ein Material, das sehr geeignet ist, die Fülle archetypischer Symbolmöglichkeiten, die der menschliche Geist beherbergt, in Fluß zu bringen und zu Gestaltbildung anzuregen. Stets enthalten die Produkte aber die gleichen Menschheitsprobleme, die immer wieder mit neuen Symbolhüllen bekleidet aus der Schattenwelt des Unbewußten emporsteigen.

555 Miss Miller wird durch Chiwantopel an einen andern Helden erinnert, welcher in der Form des WAGNERschen Siegfried auf die Bühne kam. Chiwantopel ruft in seinem Monolog aus: «Es gibt nicht eine,

die mich versteht, die mir ähnlich wäre oder die eine Seele besäße, Schwester meiner Seele.» Miss Miller sagt, daß der Gefühlston dieser Stelle die größte Analogie mit den Gefühlen hätte, welche Siegfried für Brünhilde empfindet. Diese Analogie gibt uns Veranlassung, einen Blick auf die Beziehung von Siegfried zu Brünhilde bei WAGNER zu werfen. Es ist bekannt, daß Brünhilde, die Walküre, die aus dem Bruder-Schwester-Inzest stammende Geburt Siegfrieds begünstigt. Während Sieglinde die menschliche Mutter ist, spielt Brünhilde die Rolle der symbolischen Mutter, der «Geistmutter» (Mutter-Imago), aber nicht verfolgend, wie Hera gegenüber Herakles, sondern hilfreich. Die Sünde des Inzestes, an der sie durch ihre Hilfe mitschuldig wird, bildet den Grund zur Verstoßung durch Wotan. Die Geburt Siegfrieds aus der Schwester-Gattin kennzeichnet ihn als den Horus, als die wiedergeborene Sonne, eine Reinkarnation des alternden Sonnengottes. Die Geburt der jungen Sonne, des Gottmenschen, erfolgt zwar aus Menschen, die aber bloß Träger der kosmischen Symbole sind. So wird die Geburt von der Geistmutter beschützt; sie sendet Sieglinde mit dem Kinde im Schoß [100] auf die «Nachtmeerfahrt» nach Osten:

Fort denn, eile
Nach Osten gewandt! ...

Den hehrsten Helden der Welt
Hegst du, o Weib,
Im schirmenden Schoß! [101]

Das Zerstückelungsmotiv findet sich im zerstückelten Schwert Sieg- 556
munds wieder, welches für Siegfried aufbewahrt wird. Aus der Zerstückelung setzt sich das Leben wieder zusammen. (Medeawunder.) Wie ein Schmied die Stücke aneinander fügt, so wird der zerstückelte Tote wieder zusammengesetzt. (Dieses Gleichnis findet sich auch im *«Timaios»* des PLATON: Die Weltteile sind mit Stiften aneinander geheftet.) *Ṛigveda* 10, 72 ist der Weltschöpfer Brahmanaspati ein Schmied:

[100] Vgl. Flucht der Maria nach Ägypten, Verfolgung der Leto usw.
[101] *Die Walküre*, Zeilen 1782 f., 1792 ff.

Zusammen schweißte diese Welt
Als Grobschmied Brahmanaspati –[102]

557 Das Schwert hat die Bedeutung der Sonnenkraft, weshalb aus dem Munde des apokalyptischen Christus ein Schwert geht (Abb. 19), nämlich das zeugende Feuer, die Rede oder der zeugende Logos. Im *Ṛigveda* ist Brahmanaspati das Gebetswort[103], dem vorweltliche, schöpferische Bedeutung zukommt. *Ṛigveda* 10, 31:

Und dies Gebet des Sängers, aus sich breitend,
Ward eine Kuh, die vor der Welt schon da war;
In dieses Gottes Schoß zusammen wohnend,
Pfleglinge gleicher Hegung sind die Götter.[104]

558 Der Logos wird zur Kuh, das heißt zur Mutter, die schwanger ist mit den Göttern. Die Verwandlung des Logos in die Mutter hat insofern nichts Wunderbares an sich, als in den *Thomasakten* der Heilige Geist als Mutter angerufen wird, und es ist überdies die Mutter-Imago, die einerseits dem Helden zur größten Gefahr, aber eben gerade dadurch auch zur einzigen Quelle seiner Taten und seines Aufstieges wird. Sein Aufstieg bedeutet eine Erneuerung des Lichtes, und damit eine Wiedergeburt des Bewußtseins aus der Verfinsterung, das heißt der Regression ins Unbewußte.

559 Das Verfolgungsmotiv ist hier nicht an die Mutter geknüpft, sondern an Wotan, entsprechend der Linos-Sage und anderen, wo ebenfalls der Vater der Verfolger ist. Wotan ist der Vater Brünhildes. Zu ihm steht sie in einem eigenartigen Verhältnis. Brünhilde sagt zu Wotan:

Zu Wotans Willen sprichst du,
Sagst du mir, was du willst.
Wer – bin ich,
Wär' ich dein Wille nicht?

102 Deussen, *Geschichte der Philosophie* I, p. 145.
103 l. c., p. 139.
104 l. c., p. 140.

Wotan:

– Mit mir nur rat ich,
Red' ich mit dir ... [105]

Brünhilde ist eine Art Abspaltung von Wotan, eine Teilpersönlich- 560
keit desselben, ähnlich wie Pallas Athene von Zeus. Sie ist eine Art Bote oder Exekutive Wotans, entspricht also einem Engel Jahwes oder des christlichen Gottes, dem «Auge Ahuras» oder Vohumano, dem guten Gottesgedanken im Persischen, dem Nabu (Schicksalswort) im Babylonischen, oder dem Götterboten Hermes, der philosophisch zur Weltvernunft und zum Logos wurde. Im Assyrischen kommt dem Feuergott Gibil die Logosrolle zu. Daß WAGNER die Exekutive eines so kriegerischen Gottes wie Wotan in die Hand eines weiblichen Wesens legt, ist merkwürdig, trotz der griechischen Vorlage in Pallas Athene. Eine ganz ähnliche Figur ist die Koregestalt der *Thomasakten,* von welcher der Apostel Thomas singt:

Das Mädchen ist des Lichtes Tochter,
Es ruht auf ihr der Könige stolzer Glanz, ...

Ihr zu Häupten thront der König
Und nährt, die unter ihm wohnen, mit seiner
Götterspeise.
Wahrheit ruht auf ihrem Haupte, ...

Ihre Zunge gleicht dem Türvorhang,
Der für die Eintretenden zurückgeschlagen wird.
Gleich Stufen steigt ihr Nacken auf,
Ihn schuf der erste Weltbaumeister.
Ihre beiden Hände deuten verkündend auf den Chor
der glücklichen Aeonen,
Ihre Finger auf die Tore der Stadt. [106]

105 *Die Walküre,* Zeilen 900–903 und 907–908.

106 HENNECKE [Hg.], *Neutestamentliche Apokryphen,* p. 260.

561 Dieses Mädchen ist, laut den *Thomasakten* die «Mutter der Weisheit». Umgekehrt wird auch der Heilige Geist in einem Eucharistiegebet der *Thomasakten* in weiblicher Gestalt verehrt:

> Komm, Kennerin der Geheimnisse des Auserwählten;
> Komm, die du an allen Kämpfen des edlen Kämpfers
> teilnimmst; ...
>
> Komm, Ruhe (Schweigen),
> Die du die Großtaten der ganzen Größe offenbarst;
> Komm, die du Verborgenes enthüllst
> Und die Geheimnisse kund tust;
> Komm, heilige Taube,
> Die du die Zwillings-Jungen gebierst;
> Komm, verborgene Mutter; ... [107]

562 Diese Eucharistiefeier findet in einem charakteristischen Moment statt, nämlich unmittelbar nachdem Thomas eine «schöne Frau» von einem «unzüchtigen Dämon», der sie jahrelang plagte, befreit hatte. Dies ist wohl kaum zufällig, denn der Hymnus hat die therapeutische Bedeutung der Umwandlung einer sexuellen Obsession in die Anerkennung der positiven Eigenschaften des weiblichen Geistes.

563 Mit den *Thomasakten* stimmt die ophitische Meinung, daß der Heilige Geist das «erste Wort», die «Mutter alles Lebendigen», und die Valentinische Idee, daß er das «Wort der Mutter von oben» sei, überein. Aus diesem Material ist ersichtlich, daß die WAGNERsche Brünhilde eine der vielen den männlichen Gottheiten attribuierten Animafiguren ist, die allesamt eine zu obsedierender Sonderexistenz neigende Abspaltung in der männlichen Psyche überhaupt darstellen. Die Tendenz zur Autonomie bringt es mit sich, daß die Anima Gedanken und Entschlüsse des männlichen Bewußtseins vorwegnimmt, so daß dieses stets mit Situationen konfrontiert ist, die es nicht gesucht und anscheinend nicht verursacht hat. In dieser Lage befindet sich Wotan, wie jeder männliche Held, der seiner eigenen intriganten Weiblichkeit unbewußt ist.

107 l. c., p. 270.

Dieses Bild schwebt WAGNER vor: 564

Klage Wotans:

Keine wie sie
Kannte mein innerstes Sinnen;
Keine wie sie
Wußte den Quell meines Willens;
Sie selbst war
Meines Wunsches schaffender Schoß;
Und so nun brach sie
Den seligen Bund –! [108]

Die Sünde Brünhildes ist die Begünstigung Siegmunds. Dahinter 565
liegt aber der Inzest; dieser ist in das Bruder-Schwesterpaar Siegmund und Sieglinde projiziert: Symbolisch aber ist Wotan, der Vater, in seine selbstgeschaffene Tochter eingegangen, um sich zu verjüngen. Diese archaische Tatsache stellt sich hier etwas verhüllt dar. In der Sage vom «Entkrist» wird sie aber offen vom Teufel, als dem Vater des Antichrists, ausgesagt. Mit Recht ist Wotan über Brünhilde empört, denn sie hat die Isisrolle gespielt und durch die Geburt des Sohnes dem Alten die Macht aus der Hand genommen. Den ersten Anfall des Endes in Gestalt des Sohnes, Siegmund, hat Wotan abgeschlagen und Siegmunds Schwert zerbrochen, aber letzterer erhebt sich wieder im Enkel. Und zu diesem unvermeidlichen Verhängnis hilft immer das Weib, das seines geheimes Sinnes Künderin ist; daher der ohnmächtige Zorn Wotans, der es nicht über sich bringen kann, seine eigene widerspruchsvolle Natur zu erkennen.

Bei Siegfrieds Geburt stirbt Sieglinde, wie sich's gebührt. Die Pflege- 566
mutter [109] ist nun allerdings kein Weib, sondern ein chthonischer Gott, ein krüppelhafter Zwerg, der zu jenem Geschlecht gehört, das der Liebe entsagt [110]. Der Unterweltgott der Ägypter, der verkrüppelte

108 *Die Walküre,* Zeilen 1867–1874.

109 Bei GRIMM ist die Sage erwähnt, daß Siegfried von einer Hirschkuh gesäugt wurde.

110 Vgl. GRIMM, *Deutsche Mythologie* I, p. 314 f. Mime oder Mîmir ist ein riesiges Wesen von großer Weisheit, ein «älterer Naturgott», mit dem die Asen um-

Schatten des Osiris (der eine etwas traurige Auferstehung in Harpokrates feiert), ist der Erzieher des Horus, der den Tod seines Vaters zu rächen hat.

567 Unterdessen schläft Brünhilde den zauberischen Schlaf auf dem Berge, wo Wotan sie mit dem Schlafdorn (*Edda*) in Schlaf versenkt hat[111], umbrannt von Wotans Feuer, das jedem den Zutritt wehrt und doch zugleich eben jenes feurige Verlangen des Helden nach dem verbotenen Ziele darstellt[112]. Mime wird aber zum Feind Siegfrieds und wünscht ihm den Tod durch Fafner. Hier enthüllt sich die dynamische Natur Mimes: er ist ein männlicher Repräsentant der furchtbaren Mutter, die ihrem Sohne den giftigen Wurm in den Weg legt[113]. Siegfrieds Sehnsucht nach der Mutter-Imago treibt ihn fort von Mime.

gehen. Spätere Fabeln machen aus ihm einen Waldgeist und kunstreichen Schmied. Wie Wotan sich bei der weisen Frau Rat holt, so geht Odin zum Brunnen Mîmirs, in dem Weisheit und kluger Sinn verborgen liegen. Er begehrt dort eines Trankes (Unsterblichkeitstrank), den er aber nicht eher empfängt, als bis er sein Auge dem Brunnen opfert. Der Brunnen Mîmirs weist unzweideutig auf die Mutter-Imago hin. In Mîmir und seinem Brunnen verdichten sich Mutter und Embryo (Zwerg, unterirdische Sonne, Harpokrates); zugleich ist er als Mutter die Quelle der Weisheit und Kunst. Wie Bes, der Zwerg und Erzieher, der ägyptischen Muttergöttin zugeordnet ist, so Mîmir der mütterlichen Quelle. Im BARLACHS Drama *Der tote Tag* besitzt die dämonische Mutter einen Hausgeist, den «Steißbart», einen zwerghaften Gesellen wie Bes. Diese Gestalten sind mythologische Animusfiguren. Zu der Gestalt des Animus siehe [JUNG,] *Die Beziehungen zwischen dem Ich und dem Unbewußten* [Paragr. 328 ff.].

111 Auch bei der homerischen Hierosgamosfeier sitzt der zauberische Schlaf dabei.

112 Vgl. die Worte Siegfrieds [Zeilen 2641–2650]:

Durch brennendes Feuer
fuhr ich zu dir;
nicht Brünne noch Panzer
barg meinen Leib:
nun brach die Lohe
mir in die Brust;
es braust mein Blut
in blühender Brunst;
ein zehrendes Feuer
ist mir entzündet.

113 Der Höhlendrache ist die furchtbare Mutter. (Abb. 108) Häufig erscheint in der deutschen Sage die zu erlösende Jungfrau als Schlange oder Drache und muß in dieser Gestalt geküßt werden; dadurch verwandelt sich der Drache in ein schönes Weib. Gewissen weisen Frauen wird ein Fisch- oder Schlangenschwanz beigelegt. In den «goldenen Berg» war eine Königstochter als Schlange verwünscht. Im Oselberg bei Dinkelsbühl haust eine Schlange mit Frauenkopf und Schlüsselbund am Halse. (GRIMM, l. c. II, p. 809 f.)

Siegfried:

Fort mit dem Alp!
Ich mag ihn nicht mehr seh'n.
Aber wie sah meine Mutter wohl aus?
Das kann ich nun gar nicht mir denken! –
Der Rehhindin gleich
Glänzten gewiß
Ihr hellschimmernde Augen. [114]

Siegfried will sich trennen vom «Alp», der ihm «Mutter» war in 568
der Vergangenheit, und tastet sich vorwärts mit der Sehnsucht, die der anderen Mutter gilt. Auch für ihn gewinnt die Natur eine versteckte mütterliche Bedeutung («Rehhindin»); auch er entdeckt in den Tönen der Natur eine Ahnung der Mutterstimme und Muttersprache:

Siegfried:

Du holdes Vöglein!
Dich hört ich wohl nie;
Bist du im Wald hier daheim? –
Verstünd ich sein süßes Stammeln!
Gewiß sagt es mir was –
Vielleicht – von der lieben Mutter? [115]

Durch seine Zwiesprache mit dem Vogel lockt Siegfried aber Fafner 569
aus der Höhle. Seine Sehnsucht nach der Mutter-Imago hat ihn unvermutet der Gefahr ausgesetzt, zurückzuschauen nach der Kindheit und der menschlichen Mutter, die sich dadurch sofort in den toddrohenden Drachen verwandelt. Damit lockt er den schlimmen Aspekt des Unbewußten, nämlich dessen verschlingende Natur hervor (Abb. 69 und 70), personifiziert durch den höhlenbewohnenden Waldschrecken. Fafner ist der Schatzhüter; in seiner Höhle liegt der Hort, die Quelle des Lebens und der Macht. Die Mutter besitzt anscheinend die Libido des Sohnes (neidisch bewacht sie diesen Schatz), und dem ist auch in Wirklichkeit so, solange nämlich der Sohn seiner selbst unbewußt

114 *Siegfried,* Zeilen 1462–1470.
115 l. c., Zeile 1482–1487.

bleibt [116]. In psychologische Sprache übersetzt heißt das: In der Mutter-Imago, das heißt im Unbewußten, liegt die «schwer erreichbare Kostbarkeit» verborgen. Mit diesem Symbol wird ein Geheimnis des Lebens angedeutet, von dem die Mythologie in zahllosen Symbolen spricht. Treten solche Symbole in individuellen Träumen auf, so läßt sich ermitteln, daß damit etwas wie ein Zentrum der Gesamtpersönlichkeit, nämlich der psychischen Ganzheit, die aus Bewußtem und Unbewußtem besteht, gemeint ist. Ich muß den Leser hiefür auf meine späteren Arbeiten verweisen, in denen das Symbol des Selbst ausführlich behandelt wird [117]. Den Gewinn dieses Kampfes mit Fafner hat die Siegfriedsage reichlich ausgemalt: Nach der *Edda* ißt Sigurd Fafners Herz [118], den Sitz des Lebens. Er gewinnt die Tarnkappe, durch deren Zauber sich Alberich in eine Schlange verwandelt hat. Das deutet auf das Häutungsmotiv, die Verjüngung, hin. Eine glückverheißende Kappe ist auch die Amnionhülle, die das Neugeborene gelegentlich über dem Kopfe trägt («Glückshaube»). Außerdem trinkt Siegfried das Drachenblut, wodurch er die Vogelsprache versteht und so in eine eigenartige Beziehung zur Natur, in eine durch Wissen beherrschende Stellung kommt. Auch gewinnt er nicht zuletzt den Hort.

570 Hort ist ein mittel- und althochdeutsches Wort mit der Bedeutung von «gesammelter und verwahrter Schatz», got. huzd, altnord. hodd, germ. hozda, aus vorgerm. kuzdho – für kudtho – das Verborgene. KLUGE [119] stellt dazu gr. κεύθω, ἔκυθον = bergen, verbergen, ebenso Hütte (Hut, hüten, engl. hide), germ. Wurzel hud aus idg. kuth (fraglich zu κεύθω und κύσθος, Höhlung, weibliche Scham). Auch PRELLWITZ [120] stellt goth. huzd, angels. hyde, engl. hide und Hort zu κεύθω. WITHLEY STOKES [121] stellt engl. hide, ags. hydan, nhd. Hütte, lat. cûdo = Helm, sanskr. kuhara (Höhle?) zu urkelt. koudo = Verhehlung, lat.

116 Man lese über dieses Problem bei BARLACH (l. c.), der eine glänzende Darstellung des Mutterkomplexes gibt.

117 [JUNG,] *Psychologische Typen*; *Psychologie und Alchemie*; *Aion*; WILHELM UND JUNG, *Das Geheimnis der Goldenen Blüte.*

118 *Edda*, I, p. 124.

119 *Etymologisches Wörterbuch der deutschen Sprache*, s. v. Hort.

120 *Griechische Etymologie*, s. v. κεύθω, p. 219.

121 *Urkeltischer Sprachschatz.* FICK, *Vergleichendes Wörterbuch der indogermanischen Sprachen* II, p. 89.

occultatio. In diesem Zusammenhang ist auch zu erwähnen, was PAUSANIAS berichtet:

Es bestand in Athen «ein heiliger Raum ⟨ein Temenos⟩ der Gē mit dem Beinamen Olympia. Hier ist der Boden etwa eine Elle breit gerissen; und sie erzählen, nach der Überschwemmung zur Zeit Deukalions sei hier das Wasser abgeflossen; und sie werfen jährlich in den Spalt mit Honig geknetetes Weizenmehl.» [122]

Wir haben bereits gesehen, daß bei den Arrhetophorien Gebäck in 571
Form von Schlangen und Phallen in einen Erdschlund geworfen wird. Wir erwähnten dies im Zusammenhang von Erdbefruchtungszeremonien. Die Todesflut hat sich bezeichnenderweise in den Erdspalt, also wieder in die Mutter verlaufen, denn aus der Mutter ist das allgemeine große Sterben einstmals gekommen. Die Sintflut ist das bloße Gegenstück des allbelebenden und gebärenden Wassers: Ὠκεανοῦ, ὅς περ γένεσις πάντεσσι τέτυκται (des Ozeans, der das Entstehungsprinzip von allem ist). [123] Man opfert der Mutter den Honigkuchen, damit sie einen mit dem Tode verschone. So wurde auch in Rom jährlich ein Geldopfer in den lacus Curtius geworfen, in den ehemaligen Erdschlund, der nur durch den Opfertod des Curtius geschlossen werden konnte. Curtius war der Held, der zur Unterwelt gefahren ist, um die aus der Öffnung des Erdschlundes den römischen Staat bedrohende Gefahr zu überwinden. Im Amphiaraion von Oropos warfen die durch Tempelinkubation Geheilten ihre Geldspende in die heilige Quelle, von der PAUSANIAS sagt:

«Wenn aber jemand durch einen Orakelspruch von einer Krankheit geheilt ist, dann ist es üblich, eine silberne oder goldene Münze in die Quelle zu werfen; denn hier soll Amphiaraos schon als Gott emporgestiegen sein.» [124]

Vermutlich ist diese oropische Quelle auch der Ort der Katabasis 572
des Amphiaraos. Hadeseingänge gab es im Altertum mehrere. So fand sich bei Eleusis ein Schlund, durch den Aidoneus herauf- und hinunterfuhr, als er Kore raubte. Es gab Felsschluchten, durch die die See-

122 PAUSANIAS, I, l. c., 18, 7, p. 42.
123 *Ilias,* XIV, 246.
124 l. c., I, 34, 4, p. 82.

len zur Oberwelt emporsteigen konnten. Hinter dem Tempel der Chthonia in Hermione lag ein heiliger Bezirk des Pluton mit einer Schlucht, durch die Herakles den Kerberos heraufgebracht hatte, ebenso befand sich dort ein «Acherusischer» See [125]. Diese Schlucht ist also der Eingang zu der Stätte, wo der Tod überwunden wird. Die Schlucht am Areopag in Athen galt als Sitz der Unterirdischen [126]. Auf ähnliche Vorstellungen weist eine alte griechische Sitte hin [127]: Die Mädchen wurden zur Jungfrauenprobe in eine Höhle geschickt, wo eine giftige Schlange hauste. Wurden sie von der Schlange gebissen, so war das ein Zeichen, daß sie nicht mehr keusch waren. Das gleiche Motiv finden wir wieder in der aus dem Ende des 5. Jahrhunderts stammenden römischen Silvesterlegende:

«Erat draco immanissimus, in monte Tarpeio in quo est Capitolium collocatum. Ad hunc draconem per CCCLXV gradus, quasi ad infernum, magi cum virginibus sacrilegis descendebant semel in mense cum sacrificiis et lustris ex quibus esca poterat tanto draconi inferri. Hic draco subito ex improviso ascendebat et licet non egrederetur vicinos tamen aeres flatu suo vitiabat. Ex quo mortalitas hominum et maxime luctus de morte veniebat infantum. Sanctus itaque Silvester, cum haberet cum paganis pro defensione veritatis conflictum, ad hoc venit ut dicerent ei pagani ‹Silvester descende ad draconem et fac eum in nomine Dei tui vel uno anno ab interfectione generis humani cessare› . . .» [128]

125 ROHDE, *Psyche* I, p. 214.

126 l. c.

127 MAEHLY, *Die Schlange im Mythus und Kultus der klassischen Völker*, p. 13.

128 «Es gab einen riesigen Drachen auf dem tarpeischen Felsen, auf dem das Capitol steht. Zu diesem Drachen stiegen auf 365 Stufen Zauberer mit frevlerischen Jungfrauen wie in die Unterwelt einmal im Monat mit Opfergaben und Sühnopfern hinab, woraus der große Drache seine Nahrung nehmen konnte. Dieser Drache stieg unversehens plötzlich herauf, und obwohl er nicht herauskam, verpestete er doch die umliegende Luft mit seinem Atem, woraus ein Sterben der Menschen und das große Leid eines Kindersterbens entstand. Als daher der heilige Silvester um der Verteidigung der Wahrheit willen einen Streit mit den Heiden hatte, kam es dazu, daß ihm die Heiden sagten: ‹Silvester, steige zum Drachen hinab und laß ihn im Namen deines Gottes, wenn auch nur ein Jahr lang, mit diesem Menschenmorden aufhören.›» (DUCHESNE, *Liber Pontificalis*, I, p. CIX, zitiert in: CUMONT, *Textes et monuments* I, p. 351.)

Sankt Peter erschien dem Silvester im Traum und riet ihm, dieses Tor der Unterwelt nach dem apokalyptischen Vorbild mit Ketten zu schließen: 573

«Und ich sah einen Engel herabkommen vom Himmel, mit dem Schlüssel des Abgrundes und einer großen Kette auf seiner Hand. Und er griff den Drachen, die alte Schlange, das ist der Teufel und Satan, und band ihn auf tausend Jahre, und warf ihn in den Abgrund, und schloß zu und legte Siegel darauf.» [129]

Aus dem Anfang des 5. Jahrhunderts erwähnt der anonyme Autor einer Schrift *«De promissionibus»* [130] folgende sehr ähnliche Legende: 574

«Apud urbem Romam specus quidam fuit in quo draco mirae magnitudinis mechanica arte formatus, gladium ore gestans [131], oculis rutilantibus gemmis [132], metuendus ac terribilis apparebat. Huic annuae devotae virgines floribus exornatae, eo modo in sacrificio dabantur, quatenus inscias munera deferentes gradum scalae, quo certe ille arte diaboli draco pendebat, contengentes impetus venientis gladii perimeret, ut sanguinem funderet innocentem. Et hunc quidam monachus, bene ob meritum cognitus Stiliconi tunc patricio, eo modo subvertit. Baculo, manu, singulos gradus palpandos inspiciens, statim ut illum tangens fraudem diabolicam repperit, eo transgresso descendens, draconem scidit, misitque in partes; ostendens et hic deos non esse qui manu fiunt.» [133]

[129] *Off.* 20, 1 ff.

[130] Zitiert in: Cumont, l. c.

[131] Vgl. dazu *Off.* 20, 3. Dem gleichen Motiv des bewehrten Drachen, der die Weiber ersticht, begegnen wir in einem Mythus des Oysterbaistammes auf Vandiemensland: «Ein Stachelroche lag in der Höhlung eines Felsens, ein großer Stachelroche! Der Stachelroche war groß, er hatte einen sehr langen Speer. Aus seinem Loche erspähte er die Frauen, er sah sie tauchen; er durchbohrte sie mit einem Spieß, er tötete sie, er brachte sie weg. Eine Zeitlang waren sie nicht mehr zu sehen.» – Das Ungeheuer wurde dann von den beiden Helden getötet. Sie machten Feuer und belebten die Frauen wieder. (Frobenius, l. c., p. 77)

[132] Die Augen des Menschensohnes sind «wie eine Feuerflamme» (*Off.* 1, 14).

[133] «In der Nähe der Stadt Rom befand sich eine Höhle, in der ein riesig großer Drache zu sehen war, ein künstlicher Mechanismus, der ein Schwert im Maule trug und rotfunkelnde Edelsteine als Augen hatte – furchterregend und schrecklich. Dorthin schickte man alljährlich geweihte, blumengeschmückte Jungfrauen als

575 Der den Drachen bekämpfende Held hat vieles mit dem Drachen gemeinsam, respektive er übernimmt Eigentümlichkeiten von ihm, zum Beispiel die Unverwundbarkeit, die Schlangenaugen usw. Drache und Mensch können ein Brüderpaar sein, wie auch Christus sich selbst mit der Schlange identifiziert, welche – similia similibus – die Schlangennot in der Wüste bekämpft hat. (*Johannes* 3, 14) Als Schlange soll er am Kreuz «erhöht» werden, das heißt als Mensch, der nur Menschliches denken und wünschen und darum nur immer wieder, zurückschauend, nach Kindheit und Mutter sich sehnen kann, soll er in seine Vergangenheit zurückblickend sterben. Diese Formulierung soll nicht mehr bedeuten als eine psychologische Interpretation des Kreuzigungssymboles, welches vermöge seiner durch die Jahrtausende sich erstrekkenden Wirkung eine das Wesen der menschlichen Seele irgendwie treffende Idee sein muß. Wäre es das nicht, so wäre dieses Symbol längstens untergegangen. Ich sehe hier vom theologischen Gesichtspunkt ab, wie überhaupt an allen Stellen dieses Buches, wo ich mich mit der Psychologie religiöser Figuren befasse. Ich möchte dies ausdrücklich feststellen, denn ich gebe mir darüber Rechenschaft, daß mein vergleichendes Vorgehen oft Gestalten zueinanderstellt, die von einem anderen Standpunkt aus kaum in Vergleich gesetzt werden könnten. Es ist mir klar, daß infolgedessen ein Laie auf psychologischem Gebiete sich an solchen Vergleichen stoßen kann. Wer sich dagegen viel mit den Phänomenen des Unbewußten beschäftigt hat, weiß, mit welch schwindelerregendem Irrationalismus und mit welch schockierender Takt- und Ruchlosigkeit sich der unbewußte «Geist» über logische Begriffe und moralische Werte hinwegsetzt. Das Unbe-

Opfer, und zwar auf folgende Weise: indem sie nämlich ihre Gaben hinuntertrugen, berührten sie unwissentlich die Treppenstufe, an der dieser Teufelsmechanismus eines Drachen hing, und wurden durch den Stoss des vorschnellenden Schwertes durchbohrt, so daß ihr unschuldiges Blut vergossen ward. Diesen Drachen hat ein Mönch, der damals seiner Verdienste wegen dem Patrizier Stilico bekannt war, folgendermassen vernichtet. Er tastete mit einem Stock und von Hand vorsichtig jede einzelne Stufe ab, entdeckte alsbald den teuflischen Betrug durch Berührung, stieg über die betreffende Stufe weg hinunter, spaltete den Drachen und schlug ihn in Stücke. So bewies er, daß jene, die von Menschenhand hergestellt wurden, keine echten Götter sind.»

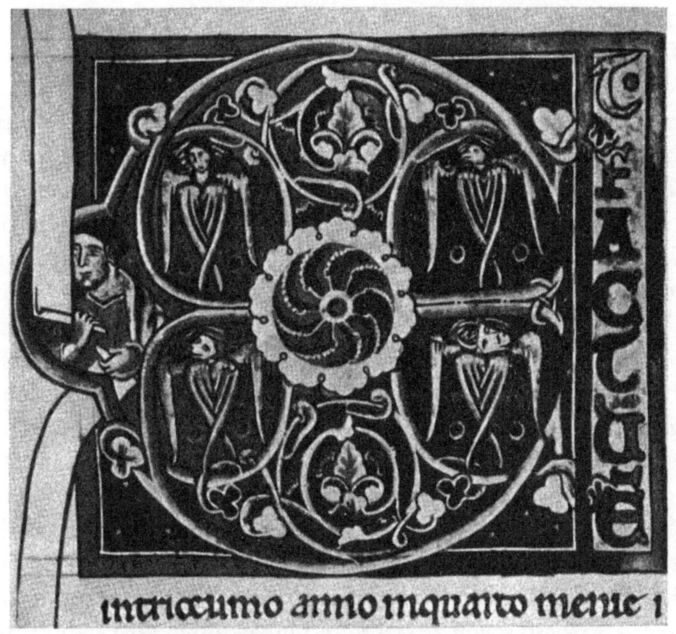

Abb. 103 Die Vision des Ezechiel. Bibel des MANERIUS. Lateinische Handschrift, Paris

wußte gehorcht, wie es scheint, nicht denselben Gesetzen wie das Bewußtsein, und wenn dem nicht so wäre, so käme ihm auch keine kompensatorische Funktion zu.

Christus bedeutet als Held und Gottmensch psychologisch das 576
Selbst; er stellt die Projektion dieses wichtigsten und zentralsten Archetypus dar. (Abb. 114) Diesem kommt funktionell die Bedeutung eines Herrn der inneren Welt, das heißt des kollektiven Unbewußten zu[134]. Das Selbst als ein Symbol der Ganzheit ist eine coincidentia oppositorum, enthält also Licht und Finsternis zugleich. (Abb. 103; Abb. 112) In der Christusgestalt sind die im Archetypus geeinten Gegensätze auseinandergefallen in den lichten Gottessohn einerseits und den Teufel andererseits. Die ursprüngliche Einheit der Gegensätze ist noch erkennbar in der anfänglichen Einheit des Satan mit Jahwe.

134 Vgl. [JUNG,] *Zur Psychologie östlicher Meditation* [Par. 943 ff.]

Christus und der Drache des Antichristen haben nächste Berührung in der Geschichte ihres Auftretens und ihrer kosmischen Bedeutung[135]. Die im Antichristmythus sich bergende Drachensage gehört zum Leben des Helden[136] und ist deshalb unsterblich. Nirgends in neueren Mythenformen sind die Gegensatzpaare so fühlbar einander nahe wie in Christus und Antichrist. (Ich verweise auf die bewundernswerte Schilderung dieses Problems in MERESCHKOWSKIS Roman *«Leonardo da Vinci»*.) Daß der Drache nur künstlich sei, ist ein hilfreicher rationalistischer Einfall. Damit werden die unheimlichen Götter wirksam banalisiert. Die schizophrenen Geisteskranken bedienen sich gern dieses Mechanismus zu apotropäischen Zwecken. Sie sagen öfters: «Es ist alles gespielt, alles künstlich gemacht» usw. Folgender Traum eines Schizophrenen ist bezeichnend: *Der Träumer sitzt in einem dunkeln Raum, der nur ein einziges kleines Fenster hat, durch das er den Himmel sehen kann. Dort erscheinen Sonne und Mond, aber sie sind nur aus Ölpapier künstlich gemacht.* Sonne und Mond als die göttlichen Äquivalente des Elternarchetypus besitzen eine gewaltige psychische Macht, welche apotropäisch abgeschwächt werden muß, weil der Kranke ja sowieso schon zuviel vom Unbewußten überwältigt ist.

577 Der Abstieg von 365 Stufen weist auf einen Sonnenlauf, also wiederum auf die Höhle des Todes und der Wiedergeburt hin. Daß diese Höhle tatsächlich in Beziehung zur unterirdischen Todesmutter steht, dürfte aus einer Notiz bei MALALAS, dem Historiker von Antiochia[137], hervorgehen, welcher berichtet, daß DIOKLETIAN dort eine Krypte der Hekate geweiht habe, zu der man auf 365 Stufen hinabstieg. Auch in Samothrake scheinen ihre Höhlenmysterien gefeiert worden zu sein. Die Hekatemysterien blühten in Rom gegen das Ende des 4. Jahrhunderts, so daß sich die beiden obigen Legenden wohl auf ihren Kult beziehen könnten. Hekate[138] ist eine richtig gespenstische Nacht- und

[135] Vgl. BOUSSET, *Der Antichrist in der Überlieferung des Judentums, des neuen Testaments und der alten Kirche.*

[136] Wie sehr Christus der archetypische Held ist, zeigt z. B. die Meinung des CYRILLUS VON JERUSALEM († 386), wonach Christi Leib ein Köder für den Teufel war, den dieser verschluckte, wegen seiner Unverdaulichkeit aber wieder von sich geben mußte, wie der Walfisch den Jona.

[137] Zitiert in: CUMONT, l. c. I, p. 352.

[138] Vgl. ROSCHER, l. c., Sp. 1891, s. v. Hekate

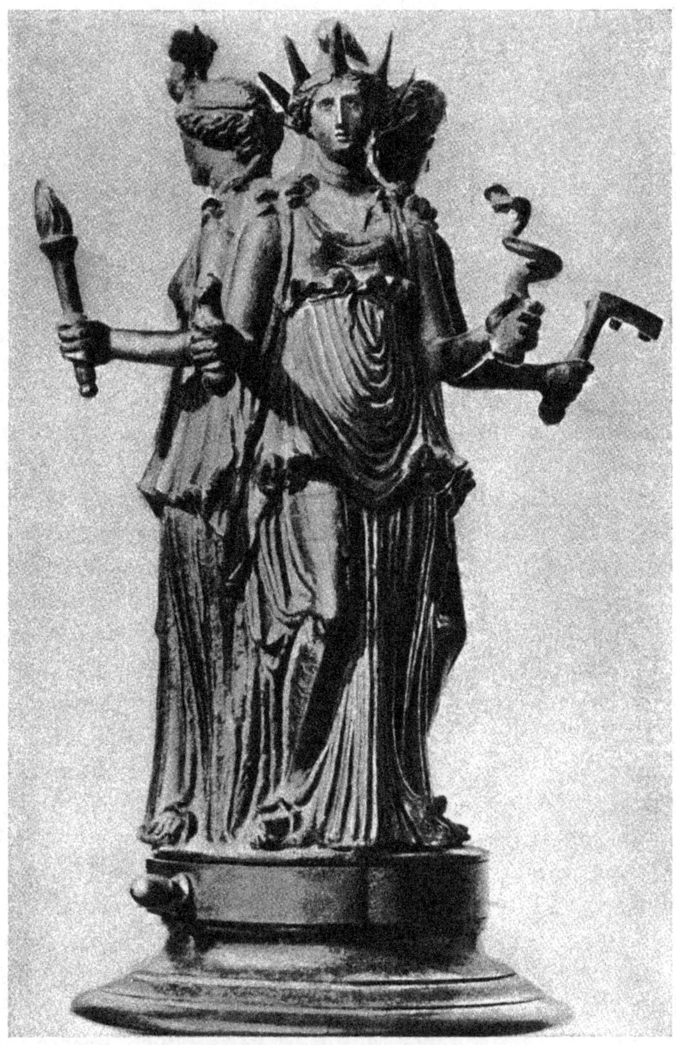

Abb. 104 Die dreigestaltige Hekate. Rom

Spukgöttin, ein Mar; sie wird auch reitend dargestellt und gilt bei Hesiod als Patronin der Reiter. Sie sendet das scheußliche Angstgespenst, die Empusa, von der Aristophanes sagt, sie erscheine in eine blutgeschwellte Blase gehüllt. Nach Libanius hieß auch die Mutter des

Aischines Empusa, und zwar darum, weil sie ἐκ σκοτεινῶν τόπων τοῖς παισίν καὶ ταῖς γυναιξὶν ὡρμᾶτο (aus dunkeln Winkeln über Kinder und Frauen herfiel)[139]. Empusa hat sonderbare Füße: ein Fuß besteht aus Erz, der andere aus Eselsmist. In Tralles kommt Hekate neben Priapos vor, auch gibt es eine Hekate Aphrodisias. Ihre Symbole sind Schlüssel[140], Geißel[141], Dolch und Fackel. Als der Todesmutter sind ihr Hunde beigegeben, deren Bedeutung wir oben ausführlich erörtert haben. Als Türhüterin des Hades, als Hundegöttin von dreifacher Gestalt, ist sie sozusagen mit Kerberos identisch. So bringt Herakles in der Gestalt des Kerberos eigentlich die Göttin überwältigt zur Oberwelt empor. Als die «Geistmutter» sendet sie den Wahnsinn, die Mondsucht. Diese Auffassung ist insofern sinnreich, als die Geisteskrankheiten größtenteils aus Affektionen bestehen, welche einem Einbruch des Unbewußten und einer Überflutung des Bewußtseins entsprechen. In ihren Mysterien wurde eine Rute, λευκόφυλλος genannt, gebrochen. Diese Rute schützt die Reinheit der Jungfrauen und macht den wahnsinnig, der die Pflanze berührt. Wir erkennen darin das Motiv des heiligen Baumes, der als Mutter nicht berührt werden durfte. Nur ein Wahnsinniger würde solches wagen. Als Alp oder Vampyr erscheint Hekate in der Form der Empusa oder als Lamia, als Menschenfresserin, etwa auch in jener schöneren Weise der «Braut von Korinth». Sie ist die Mutter allen Zaubers und aller Zauberinnen, die Schutzgöttin der Medea, denn die Macht der furchtbaren Mutter ist unwiderstehlich, weil vom Unbewußten her wirkend. Im griechischen Synkretismus spielt sie eine bedeutende Rolle: Sie vermischt sich mit Artemis, die auch den Beinamen ἑκάτη, die «ferntreffende» oder «nach ihrem Willen treffende» führt, worin wir wieder ihre überlegene Kraft erkennen. Artemis ist die Jägerin mit Hunden, und so ist auch Hekate eine nächtliche wilde Jägerin. Ihren Namen hat sie mit Apollon gemeinsam (ἕκατος, ἑκάεργος). Die Identifikation der Hekate mit Brimo als unterirdischer Mutter ist verständlich, ebenso mit Per-

139 Roscher, l. c., s. v. Empusa, Sp. 1243.

140 *Faust,* 2. Teil, Mütterszene: Der Schlüssel kommt der Hekate zu als Türhüterin des Hades und psychopompischer Gottheit. Vgl. Janus, Petrus und Aion.

141 Attribut der furchtbaren Mutter: Ishtar hat «das Roß ... mit Peitsche, Stachel und Geißel gequält und zu Tode gemartert». (Jensen, *Gilgamesch-Epos,* p. 18)

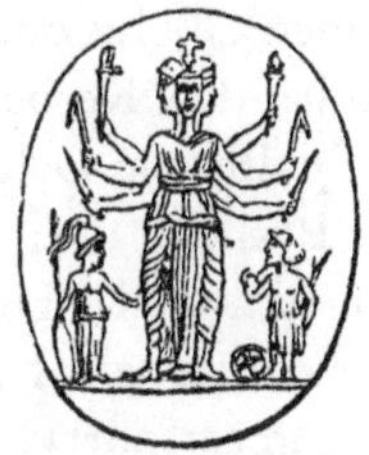

Abb. 105 Hekate von Samothrake. Gnostische Gemme

sephone und Rhea, der uralten Allmutter. Aus der Mutterbedeutung verständlich ist auch die Vermischung mit Ilithyia, der Geburtshelferin. Hekate ist Geburtsgöttin (κουροτρόφος), Mehrerin des Viehstandes und Hochzeitsgöttin. Orphisch tritt sie gar in den Mittelpunkt der Welt als Aphrodite und Gaia, sogar als Weltseele überhaupt. Auf einer Gemme[142] trägt sie auf dem Kopfe das Kreuz. (Abb. 105) Der Balken, an dem die Verbrecher gezüchtigt wurden, hieß ἑκάτη. Ihr war (als der römischen Trivia) der Dreiweg oder Scheideweg oder Kreuzweg geweiht. Und dort, wo die Wege sich spalten oder vereinigen, wurden ihr Hundeopfer gebracht, dorthin warf man die Leichen der Hingerichteten; das Opfer geschieht an der Vereinigungsstelle. Da, wo die Wege «sich kreuzen», sich gegenseitig durchdringen und dadurch das Bild der Vereinigung des Gegensätzlichen ausdrücken, da ist auch die «Mutter», die Gegenstand und Inbegriff von Vereinigung ist. Wo die Wege sich «scheiden», wo Abschied, Scheidung, Trennung, Spaltung ist, da findet sich Scheide und Spalt, das Zeichen für Mutter und zugleich der Inbegriff dessen, was man an der Mutter erlebt, nämlich Trennung und Abschied. Die Bedeutung eines Opfers an dieser Stelle wäre also: die Mutter in beiderlei Bedeutung propitiieren. Unschwer sind der Temenos der Gē, der Erdspalt und die Quelle als jene Pforten des Todes und Lebens aufzufassen[143], «vor denen jeder gern

142 *Arch. Zeitung,* 1857, Taf. 99, zit. in: ROSCHER, l. c., s. v. Hekate, Sp. 1909.

143 Vgl. die Symbolik des Melker Marienliedes (12. Jh.): «Sancta Maria, / Verschlossene Pforte / Aufgetan Gott's Worte – / Brunnen versiegelter, / Garten verriegelter, / Pforte vom Paradies.» Die gleiche Symbolik im Erotischen: «Jungfräulein, soll ich mit euch gehn / In euren Rosengarten, / Dort, wo die roten Röslein

vorüberschleicht»[144] und seinen Obolus oder seine πελανοί opfert, statt seines Leibes, so wie Herakles den Kerberos mit dem Honigkuchen beschwichtigte. So war die Spalte von Delphi mit der Quelle Kastalia der Sitz des chthonischen Python, der vom Sonnenhelden Apollo überwunden wurde. Python hat, durch Hera gehetzt, die mit Apollo schwangere Leto verfolgt; sie aber gebar auf der bis anhin schwimmenden Insel Delos («Nachtmeerfahrt») ihr Kind, das später den Python erschlug. In Hierapolis (Edessa) war der Tempel über dem Erdspalt errichtet, in den sich die Sintflut verlaufen hat, und in Jerusalem bedeckte der Grundstein des Tempels die große Tiefe[145], wie auch christliche Kirchen nicht selten über Höhlen, Grotten, Quellen usw. errichtet sind. In der Mithrasgrotte[146] und den anderen Höhlenkulten bis zu den christlichen Katakomben, die ihre Bedeutung nicht den legendären Verfolgungen, sondern dem Totenkult verdanken[147], begegnen wir dem gleichen Motiv. Auch das Begraben der Toten im heiligen Bezirke (im «Totengarten», in Kreuzgängen, Krypten usw.) ist die Zurückgabe an die Mutter mit der Auferstehungshoffnung, welche mit solcher Bestattung verbunden war. Der die verschlingende Mutter darstellende Drache, der in der Höhle haust, mußte früher durch Menschenopfer, später durch Naturalgaben propitiiert werden. Daher der attische Gebrauch, den Toten die μελιτοῦττα (scil. μᾶζα = Honigkuchen) mitzugeben zur Beschwichtigung des Höllenhundes, des dreiköpfigen Ungeheuers am Tore der Unterwelt. Eine Ablösung der Naturalgaben scheint der Obolus für den Charon zu sein, weshalb ihn ROHDE als den zweiten Kerberos bezeichnete, entsprechend dem ägyptischen Schakalgott Anubis[148]. (Abb. 65) Hund und Unterweltschlange sind identisch. Bei den Tragikern sind Erinnyen sowohl Schlangen wie Hunde; die Monstren Typhon und Echidna sind Eltern

stehn, / Die feinen und die zarten, / Und auch ein Baum daneben, / Der seine Läublein wiegt, / Und auch ein kühler Brunnen, / Der grad darunter liegt.»

144 *Faust*, 1. Teil [vgl. Paragr. 417 dieses Bandes].

145 HERZOG, *Aus dem Asklepieion von Kos*, p. 219 ff.

146 Ein Mithrasheiligtum war, wenn irgend möglich, eine unterirdische Grotte, öfters wurde die Höhle auch bloß nachgeahmt. Es ist denkbar, daß die christlichen Krypten und Unterkirchen von ähnlicher Bedeutung waren. (Abb. 66)

147 Vgl. V. SCHULTZE, *Die Katakomben*, p. 9 ff.

148 *Psyche* I, p. 306. Weitere Nachweise bei HERZOG, l. c., p. 224.

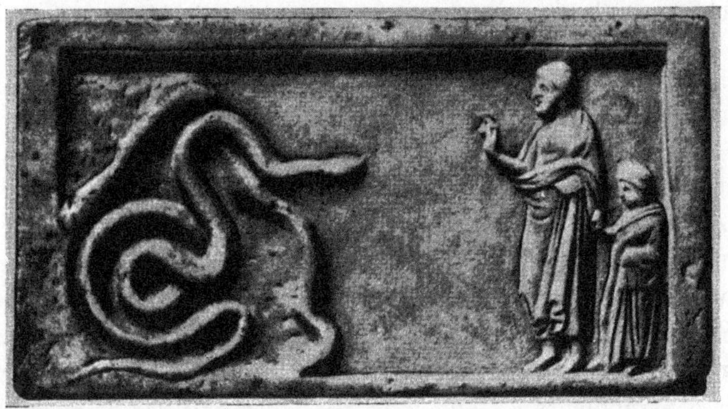

Abb. 106 Das Opfer an die Schlangengottheit. Weihrelief aus Sialesi (Eteonos). Böotien

der Hydra, des Hesperidendrachen und der Gorgo (vgl. Abb. 39), ebenso der Hunde Kerberos, Orthros und Skylla [149]. Schlangen und Hunde sind auch Schatzhüter. Der chthonische Gott war wohl eine in einer Höhle wohnende Schlange und wurde mit πελανοί gefüttert. (Abb. 106) In den Asklepieia der späteren Zeit waren die heiligen Schlangen kaum mehr sichtbar, das heißt sie waren vielleicht nur noch figürlich vorhanden [150]. Es war nur noch das Loch da, in dem die Schlange wohnen sollte. Dort wurden die πελανοί (Opferkuchen) hineingelegt und später der Obolus hineingeworfen. Die heilige Höhle im Tempel von Kos bestand in einer rechteckigen Grube, darauf lag ein steinerner Deckel mit einem viereckigen Loch; diese Einrichtung entspricht den Zwecken eines Thesaurus: Aus dem Schlangenloch war ein Geldeinwurf, ein «Opferstock» entstanden, und aus der Höhle ein «Hort». Daß diese Entwicklung mit den archäologischen Ergebnissen trefflich übereinstimmt, zeigt ein Fund im Tempel des Asklepios und der Hygieia in Ptolemais:

«Es ist eine zusammengeringelte, den Hals hochaufrichtende Schlange von Granit. – In der Mitte der Windungen ist ein schmaler, durch den Gebrauch

149 l. c., p. 225.

150 Allerdings wurden heilige Schlangen gehalten zur Schaustellung und anderen Zwecken.

abgeschliffener Schlitz, gerade groß genug, um eine Münze von höchstens 4 cm Durchmesser durchfallen zu lassen. An den Seiten sind Löcher für Griffe zum Heben des schweren Stückes, dessen untere Fläche als Deckel zum Einsetzen gearbeitet ist.» [151]

578 Die Schlange liegt hier als Hüterin des Hortes auf dem Thesaurus. Die Angst vor dem Mutterschoß des Todes ist zur Wächterin des Lebensschatzes geworden. Daß die Schlange in diesem Zusammenhang wirklich ein Todessymbol ist, geht auch aus dem Umstand hervor, daß die Seelen der Verstorbenen, den chthonischen Göttern gleich, als Schlange erscheinen, als Bewohner des Reiches der Todesmutter [152].

579 Diese Symbolentwicklung läßt den Übergang der primitiven Erdspaltbedeutung als Mutter zur Bedeutung des Thesaurus wohl erkennen und dürfte darum der Etymologie von «Hort», wie sie KLUGE vorschlägt, entsprechen. Das zu κεύθω gehörige κεῦθος bedeutet innerster Erdschoß (Hades), κύσθος, das er dazustellt, ist von ähnlicher Bedeutung: Höhlung, Schoß. PRELLWITZ erwähnt diesen Zusammenhang allerdings nicht. Dagegen stellt FICK [153] nhd. hort, goth. huzd zu armen. kust (venter), kirchenslaw. cista, ved. kostha = Unterleib von der idg. Wurzel koustho-s = Eingeweide, Unterleib, Kammer, Vorratskammer [154]. PRELLWITZ stellt zu κύσθος – κύστις (und κύστη) = Harnblase, Beutel, altind.: kustha-s = Lendenhöhle; sodann κύτος = Höhlung, Wölbung; κυτὶς = kleiner Kasten von κυέω = bin schwanger. Davon κύτος = Höhle, Haut, κύαρ = Loch, κύαθος = Becher, κύλα = Vertiefung unter dem Auge, κῦμα, das Anschwellen, Woge, Welle. Die zugrunde liegenden indog. Wurzeln sind [155]: kevo = schwellen, stark sein. Davon die oben erwähnten κυέω, κύαρ und lat. cavus hohl, gewölbt, Höhlung, Loch, cavea, Höhlung, Gehege, Käfig, Schauplatz und Versammlung; caulae, Höhlung, Öffnung, Einhegung, Stall [156];

[151] HERZOG, l. c., p. 212 f.

[152] ROHDE, l. c., p. 244.

[153] l. c. I, p. 28.

[154] Außerdem ist lat. cuturnium = vas quo in sacrificiis vinum fundebatur [das Gefäß, in das bei den Opfern der Wein gegossen wurde].

[155] FICK, l. c. I, p. 424.

[156] Vgl. die Stallreinigung des Herakles. Der Stall ist, wie die Höhle, ein Geburtsort. Vgl. auch Höhle und Stall, in dem Christus geboren wurde. (Siehe

kuéyô = schwelle, part. kueyonts, schwellend; en-kueyonts = schwanger, ἐγκυέων = lat. inciens, trächtig; vergleiche sanskr. vi-çvàyan = anschwellend [157].

Der Schatz, den der Held aus der dunkeln Höhle herausholt, ist 580
das Leben, ist er selber, neugeboren aus der dunkeln Mutterleibshöhle des Unbewußten, in welches die Introversion oder die Regression ihn versetzt hatte. So heißt der indische Feuerhohler Matariçvan = der in der Mutter Schwellende. Der Held ist als der an der Mutter Haftende der Drache und als der aus der Mutter Wiedergeborene der den Drachen Überwindende. (Abb. 107) Er hat diese paradoxe Natur mit der Schlange gemeinsam. Nach PHILO ist sie von allen Tieren das geistigste, ihre Natur ist die des Feuers, ihre Schnelligkeit gewaltig. Sie hat langes Leben, und mit ihrer Haut streift sie auch das Alter ab [158]. In Wirklichkeit ist die Schlange ein Kaltblüter, unbewußt und unbezogen. Sie ist tödlich und heilkräftig, gleicherweise ein Symbol des bösen und des guten Dämons (Agathodaimon), des Teufels und Christi. Schon den Gnostikern gilt sie als ein Vertreter des Hirnstammes und des Rückenmarkes, was mit ihrer vorwiegend reflektorischen Psyche wohl übereinstimmt. Sie ist ein treffliches Symbol des Unbewußten, welches dessen unerwartete, plötzliche Gegenwart, dessen peinliches oder gefährliches Dazwischentreten und dessen angsterregende Wirkung ausdrückt. Als reines Psychologem verstanden ist der Held ein positiver, günstiger Akt des Unbewußten, der Drache dagegen stellt umgekehrt einen negativen und ungünstigen Akt dar, kein Gebären,

ROBERTSON, *Christ and Krishna.*) In einer Basutosage kommt die Stallgeburt ebenfalls vor (FROBENIUS, l. c., p. 105 f.). Die Stallgeburt gehört zur Tierfabel; weshalb z. B. die Schwängerungsgeschichte der unfruchtbaren Sarah schon ägyptisch als Tierfabel vorgebildet ist. Bei HERODOT *(Geschichte,* III, 28, p. 19) heißt es: «Dieser Apis nun, oder Epaphos, ist ein Kalb von einer Kuh, die nicht mehr in den Fall kommen kann, noch eine Leibesfrucht zu bekommen. Und die Ägyptier sagen, ein Strahl vom Himmel komme auf die Kuh, und davon gebäre sie den Apis.» Der Apis ist die Sonne, daher seine Abzeichen: auf der Stirn weißer Fleck, auf dem Rücken die Zeichnung eines Adlers, auf der Zunge ein Käfer.

157 In diesem Zusammenhang wurde auch κῦρος, Macht, κύριος, Herr, altiran. caur, cur, Held, altind. çura-s, stark, Held, gestellt. Der Zusammenhang wird aber bezweifelt bzw. für unwahrscheinlich gehalten.

158 MAEHLY, *Die Schlange in Mythologie und Kultus,* p. 7.

sondern ein Verschlucken, keine aufbauende Wohltat, sondern geizige Zurückhaltung und Zerstörung. (Abb. 108; vgl. auch Abb. 69 und 88.)

581 Jedes psychologische Extrem enthält im geheimen seinen Gegensatz oder steht sonstwie mit diesem in nächster und wesentlichster Beziehung [159]. Ja, es leitet aus dieser Gegensätzlichkeit geradezu seine ihm eigentümliche Dynamik her. Es gibt keinen geheiligten Brauch, der sich nicht gegebenenfalls in sein Gegenteil verkehrt, und je extremer eine Stellung wird, desto eher ist ihre Enantiodromie, ihre Verkehrung ins Gegenteil, zu erwarten. Das Beste ist am allermeisten von teuflicher Verdrehung bedroht, denn es hat das Schlechte am allermeisten unterdrückt. Diese eigentümliche Beziehung zum eigenen Gegensatz zeigt sich schließlich auch in der Sprache wie zum Beispiel in der Komparation von gut, besser, am besten. «Besser» leitet sich von dem alten Worte «baß» = gut ab. Im Englischen heißt «bad» zwar schlecht; sein Komparativ wäre aber «better». Was in der Sprache überall geschieht, ereignet sich auch in der Mythologie: wo in der einen Version eines Märchens «Gott» steht, findet sich in der andern der Teufel. Und wie oft ist es in der Religionsgeschichte vorgekommen, daß Ritus, Orgie und Mysterium zu lasterhafter Ausschweifung geworden sind [160]! So hat ein Gotteslästerer und Sektierer aus dem Anfang des 19. Jahrhunderts vom Abendmahl folgendes gesagt:

«In denen Hurenhäusern ist die Gemeinschaft der Teufel. Alles, was sie da opfern, das haben sie den Teufeln geopfert und nicht Gott; da haben sie der Teufel Kelch und der Teufel Tisch, da haben sie am Kopfe der Schlangen gesogen [161], da haben sie sich mit dem gottlosen Brot genährt und den Wein des Frevels getrunken.»

159 Ein gutes Beispiel hiefür ist die Yang- und Yin-Lehre der klassischen chinesischen Philosophie.

160 Siehe die Beschreibung der Orgien russischer Sektierer bei MERESCHKOWSKI, *Peter der Große und sein Sohn Alexei.* Der orgiastische Kult der Anâhita (Anaïtis) hat sich bei den Ali Illâhiya, den «Lichtauslöschern», bei den Yezîden und den Dushikkurden erhalten, welche nächtliche religiöse Orgien feiern, die in einem wilden sexuellen Durcheinander enden, wobei auch inzestuöse Vermischungen vorkommen. (SPIEGEL, *Erânische Altertumskunde* II, p. 64 ff.) Weitere Nachweise finden sich bei STOLL, *Das Geschlechtsleben in der Völkerpsychologie.*

161 Vgl. zum Schlangenkuß GRIMM, *Deutsche Mythologie* II, p. 809 f. Dadurch wird ein schönes Weib erlöst. SPIELREINS Kranke (l. c., p. 344 f.) sagt folgendes:

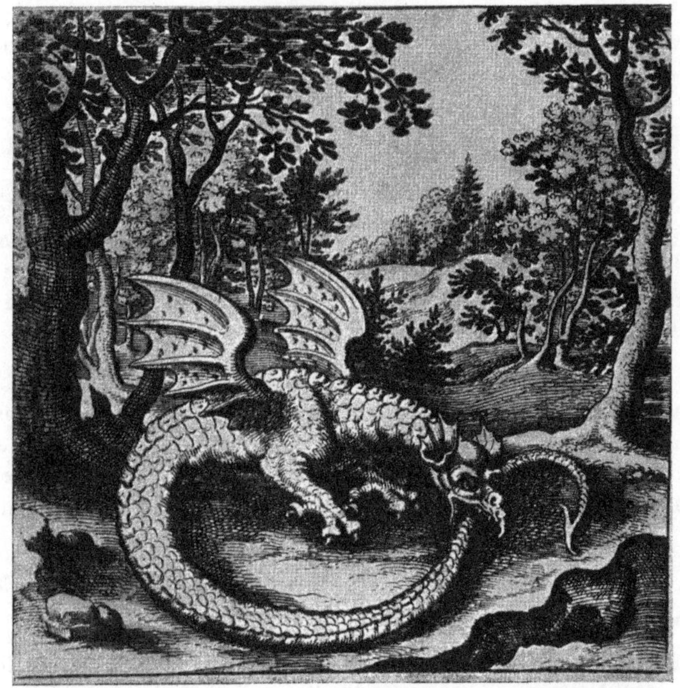

Abb. 107 Der sich selbst verschlingende Drache. LAMBSPRINCK, *Figurae et emblemata* (1678)

UNTERNÄHRER, wie dieser Mann heißt[162], träumt sich als eine Art erotischer Gottheit; er sagt von sich selber: 582

«Wein ist das Blut Jesu ... Das Wasser muss gesegnet werden und wird auch gesegnet von ihm ... der lebendig Begrabene wird zum Weinberge. Jener Wein wird zum Blute ... Das Wasser wird von Kindlichkeit durchsetzt, weil Gott sagt, werdet wie Kinder. Es gibt auch ein spermatisches Wasser, das mit Blut durchtränkt werden kann. Das ist vielleicht das Wasser Jesu». Die Mischung der verschiedenen Vorstellungen ist charakteristisch. WIEDEMANN (l. c., zitiert in: DIETERICH, *Mithrasliturgie*, p. 101) bezeugt den ägyptischen Gedanken, daß man durch das Saugen an der Brust einer Göttin mit der Milch die Unsterblichkeit einsauge. Vgl. dazu den Heraklesmythus, wo der Held durch einen einzigen Zug an der Brust der Hera die Unsterblichkeit gewinnt.

162 *Aus den Schriften des Sektierers Anton Unternährer. Geheimes Reskript der*

«Mit schwarzen Haaren und gar lieblich und schön von Angesicht, und jedermann hört dich gern wegen der holdseligen Reden, die aus deinem Munde gehen; darum lieben dich die Mägde.»

583 Er fährt fort:

«Ihr Narren und Blinde sehet, Gott hat den Menschen zu seinem Bilde geschaffen als ein Männlein und Fräulein und hat sie gesegnet und gesprochen: Seid fruchtbar und mehret euch und füllet die Erde und macht sie euch untertan. Dazu hat er den dürftigen Gliedern am meisten Ehre gegeben und hat sie nackend in den Garten gesetzt» usw.

«Nun sind die Feigenblätter und die Decke abgetan, weil ihr euch zum Herrn bekehrt habt, denn der Herr ist der Geist, und wo der Geist des Herrn ist, da ist Freiheit [163], da spiegelt sich des Herrn Klarheit mit aufgedecktem Angesicht. Das ist köstlich vor Gott und ist die Herrlichkeit des Herrn und der Schmuck unseres Gottes, wenn ihr in Gottes Bild und Ehre stehet, wie euch Gott geschaffen hat, nackend und euch nicht schämet.»

«Wer will den Söhnen und Töchtern des lebendigen Gottes die Glieder des Leibes, die zum Gebären gesetzt sind, nach Würde loben können?»

«In dem Schoß der Töchter Jerusalems, da ist das Tor des Herrn, die Gerechten werden da hineingehen in den Tempel, zu dem Altar. Und in dem Schoß der Söhne des lebendigen Gottes ist die Wasserröhre des oberen Teiles, das ist ein Rohr, einem Stecken gleich, den Tempel und den Altar zu messen. Und unter der Wasserröhre sind die heiligen Steine aufgerichtet, zum Zeichen und Zeugen [164] des Herrn, der den Samen Abrahams an sich genommen hat.»

«Durch den Samen in der Mutterkammer schafft Gott mit seiner Hand einen Menschen, ihm zum Bilde. Da wird den Töchtern des lebendigen Gottes ihr Mutterhaus und ihre Mutterkammer geöffnet und Gott selbst gebiert durch sie das Kind. Also tut Gott aus denen Steinen Kinder erwecken, denn aus den Steinen kommt der Samen.»

bernischen Regierung an die Pfarr- und Statthalterämter, 1821. Ich verdanke die Kenntnis dieses Stückes Herrn Pfarrer Dr. O. Pfister.

163 Nietzsche (*Also sprach Zarathustra,* p. 79): «Und auch dieß Gleichniß gebe ich euch: nicht Wenige, die ihren Teufel austreiben wollten, fuhren dabei selber in die Säue.»

164 In ursprünglicher Zweideutigkeit vgl. testis = Hoden und Zeuge.

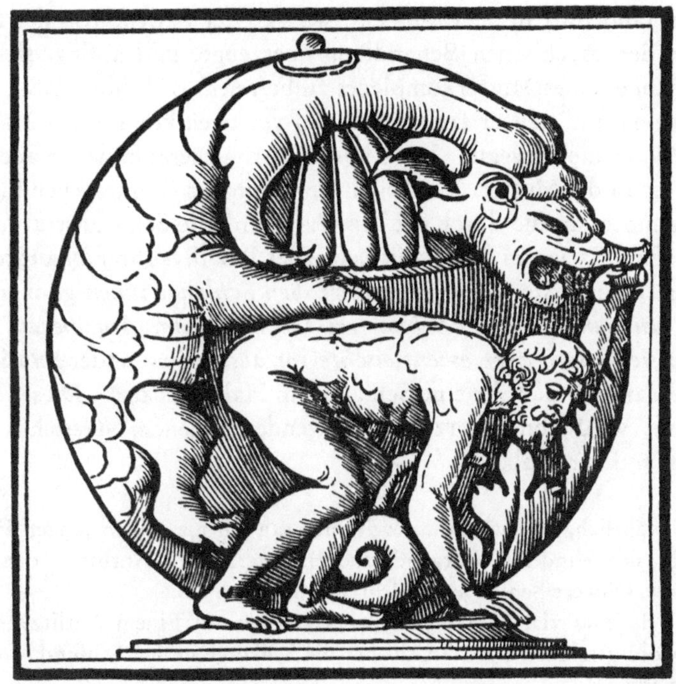

Abb. 108 Die Überwältigung durch den Drachen.
Vitruvius, *De architectura* (1511)

Die Geschichte lehrt an mannigfachen Beispielen, wie das Mysterium leicht genug in die sexuelle Orgie umschlagen kann, indem es eben auch aus dem Gegensatz zur Orgie entstanden ist. Es ist bezeichnend, wie dieser Sektierer wieder zum Symbol der Schlange zurückkehrt, die im Mysterium in den Gläubigen eintritt, ihn befruchtend und vergeistigend, daneben aber phallische Bedeutung besitzt. In den Mysterien der Ophiten wurde die Feier wirklich mit Schlangen abgehalten, wobei die Tiere sogar geküßt wurden. (Vgl. die Liebkosung der Demeterschlange im eleusinischen Mysterium.) In den sexuellen Orgien moderner christlicher Sekten spielt dieser Kuß eine nicht unbeträchtliche Rolle. 584

Ein Patient hatte folgenden Traum: *Eine Schlange schießt aus einer Höhlung hervor und beißt den Träumer in die Genitalgegend.* Dieser 585

Traum fand statt in dem Moment, wo sich der Patient von der Richtigkeit der psychischen Behandlung überzeugte und anfing, sich aus dem Banne seines Mutterkomplexes zu befreien. Er fühlte, daß es vorwärts ging und daß er freier über sich verfügen konnte. Im Moment aber, wo er die Bewegung nach vorwärts fühlt, empfindet er auch die Bindung an die Mutter. Der Schlangenbiß in der Genitalgegend (Abb. 122) erinnert an die durch die Mutter veranlaßte Selbstkastration des Attis. Eine Patientin hatte zur Zeit eines Rezidivs ihrer Neurose folgenden Traum: *Sie war von einer großen Schlange innen ganz ausgefüllt. Nur ein Ende des Schwanzes sah noch zum Arm heraus. Das wollte sie fassen, aber es entwischte ihr auch.* Eine andere Patientin klagte darüber, daß ihr eine Schlange im Halse stecke [165]. Dieser Symbolismus wird von NIETZSCHE verwendet in jenem «Gesicht» vom Hirten und der Schlange:

«Und, wahrlich, was ich sah, desgleichen sah ich nie. Einen jungen Hirten sah ich, sich windend, würgend, zuckend, verzerrten Antlitzes, dem eine schwarze, schwere Schlange aus dem Mund hieng.

Sah ich je so viel Ekel und bleiches Grauen auf Einem Antlitze [166]? Er hatte wohl geschlafen? Da kroch ihm die Schlange in den Schlund – da biß sie sich fest.

Meine Hand riß die Schlange und riß: – umsonst! ... ‹Den Kopf ab! Beiß zu!› – so schrie es aus mir, mein Grauen, mein Haß, mein Ekel, mein Erbarmen, all mein Gutes und Schlimmes schrie mit Einem Schrei aus mir.

Ihr Kühnen um mich ... So rathet mir doch das Räthsel, das ich damals schaute, so deutet mir doch das Gesicht des Einsamsten!

Denn ein Gesicht war's und ein Vorhersehn: – was sah ich damals im Gleichnisse? Und wer ist, der einst noch kommen muß?

Wer ist der Hirt, dem also die Schlange in den Schlund kroch? Wer ist der Mensch, dem also alles Schwerste, Schwärzeste in den Schlund kriechen wird [167]?

165 Vgl. dazu NIETZSCHES Gedicht: «Was locktest du dich in's Paradies der alten Schlange?» usw. [siehe Paragr. 459 dieses Bandes].

166 NIETZSCHE soll selber gelegentlich eine Vorliebe für ekelhafte Tiere gezeigt haben. Vgl. BERNOULLI, *Franz Overbeck und Friedrich Nietzsche* I, p. 166.

167 Ich erinnere an den Traum NIETZSCHES, der im Ersten Teil dieser Arbeit zitiert ist [Paragr. 47, Anm. 1].

– Der Hirt aber biß, wie mein Schrei ihm rieth; er biß mit gutem Bisse! Weit weg spie er den Kopf der Schlange –: und sprang empor. –

Nicht mehr Hirt, nicht mehr Mensch –, ein Verwandelter, ein Umleuchteter, welcher lachte! Niemals noch auf Erden lachte je ein Mensch wie er lachte!

Oh meine Brüder, ich hörte ein Lachen, das keines Menschen Lachen war, – – und nun frißt ein Durst an mir, eine Sehnsucht, die nimmer stille wird.

Meine Sehnsucht nach diesem Lachen frißt an mir: oh, wie ertrage ich noch zu leben! Und wie ertrüge ich's, jetzt zu sterben!»[168]

Das Erlebnis, das NIETZSCHE schildert, ist an Hand des oben Gesagten folgendermaßen zu deuten: Die Schlange stellt die unbewußte Psyche dar, welche, wie in den Sabaziosmysterien der Schlangengott, dem Mysten, das heißt NIETZSCHE selber als dem ποιμήν oder ποιμάνδρης, dem Seelenhirten und Prediger in den Mund kriecht, zunächst wohl, um ihn am allzuvielen Reden zu verhindern, sodann aber um ihn ἔνθεος, gotterfüllt, zu machen. Schon hatte sich die Schlange festgebissen, aber die Angst war schneller und gewalttätiger: sie biß der Schlange den Kopf ab und spie ihn aus. Wenn man will, daß die Schlange einen in die Ferse sticht, muß man ihr den Kopf zertreten. Der Hirt lachte, als er die Schlange los war; er lachte hemmungslos, weil er die Kompensation durch das Unbewußte erledigt hatte. Man konnte nun die Rechnung ohne den Wirt machen – mit dem bekannten Resultate: man lese alle jene Stellen in *«Zarathustra»* nach, wo NIETZSCHE von Lachen und Gelächter spricht. Leider geschah dann nachher alles so, wie wenn die deutsche Nation NIETZSCHES Predigt gehört hätte. 586

Das Unbewußte insinuiert sich in Schlangengestalt, wenn das Bewußtsein vor der kompensierenden Tendenz des Unbewußten Furcht empfindet, und dies ist bei Regression meistens der Fall. Wer aber die Kompensation prinzipiell bejaht, regrediert nicht, sondern wird dem Unbewußten durch Introversion entgegenkommen. Allerdings muß zugegeben werden, daß das Problem, wie es sich bei NIETZSCHE prä- 587

[168] *Also sprach Zarathustra,* p. 233 f. Zu diesem Bilde gehört der germanische Mythus von Dietrich von Bern: Er wird mit einem Pfeil an der Stirne verwundet, und ein Stück bleibt stecken; eben davon heißt er der Unsterbliche. Ähnlich haftet in Thors Haupt die Hälfte von Hrûngnirs Steinkeil. Vgl. GRIMM, *Deutsche Mythologie* I, p. 309.

sentiert, unlösbar war, denn niemand könnte vom Hirten erwarten, daß er eine Schlange unter solchen Umständen hinunterwürgt. Es handelt sich hier um einen jener nicht allzuseltenen, fatalen Fälle, in denen die Kompensation in einer inakzektabeln Form erscheint, die nur durch eine entsprechende Unmöglichkeit überwunden werden könnte. Ein derartiger Fall tritt ein, wenn allzulange und aus Prinzip dem Unbewußten Widerstand geleistet und dadurch der Instinkt gewaltsam dem Bewußtsein entfremdet wurde.

588 Durch die Introversion wird man, laut vielen historischen Zeugnissen, befruchtet, begeistert, wieder erzeugt und wieder geboren. Dieses Bild schöpferischer geistiger Tätigkeit hat in der indischen Philosophie sogar kosmogonische Bedeutung. Der unbekannte Urschöpfer aller Dinge ist nach *Ṛigveda* 10, 121 Prajâpati, der «Herr der Geschöpfe». In den verschiedenen Brâhmanas wird seine kosmogonische Tätigkeit folgendermaßen geschildert:

«Prajâpati begehrte: ‹ich will mich fortpflanzen, will vielfach sein.› Er übte Tapas; nachdem er Tapas geübt, schuf er diese Welten.» [169]

589 Der Begriff des Tapas ist nach Deussen zu übersetzen als: «er erhitzte sich in Erhitzung» [170] mit dem Sinne: «er brütete Bebrütung», wobei Brütendes und Bebrütetes nicht zwei, sondern ein und dasselbe sind. Als Hiranyagarbha ist Prajâpati das aus ihm selber erzeugte Ei, das Weltei, in dem er sich selber bebrütet (Abb. 109): Er kriecht also in sich selber hinein, wird zu seinem eigenen Uterus, geht schwanger mit sich selbst, um die Welt des Vielfachen zu gebären. So verwandelt sich Prajâpati auf dem Wege der Introversion in ein Neues, das Vielfache der Welt. Von besonderem Interesse ist zu bemerken, wie sich Entlegenstes berührt. Deussen sagt: « ... in dem Maße, wie der Begriff tapas (Hitze) im heißen Indien zum Symbol der Anstrengung und Qual wurde, spielte auch jenes tapo atapyata über in den Begriff der Selbstkasteiung und trat dadurch in Zusammenhang mit der Vorstellung ..., daß die Schöpfung von seiten des Schöpfers ein Akt der Selbstentäußerung ist.» [171]

169 Deussen, *Geschichte der Philosophie* I, p. 181.
170 «Sa tapo atapyata» (l. c., p. 182).
171 l. c.

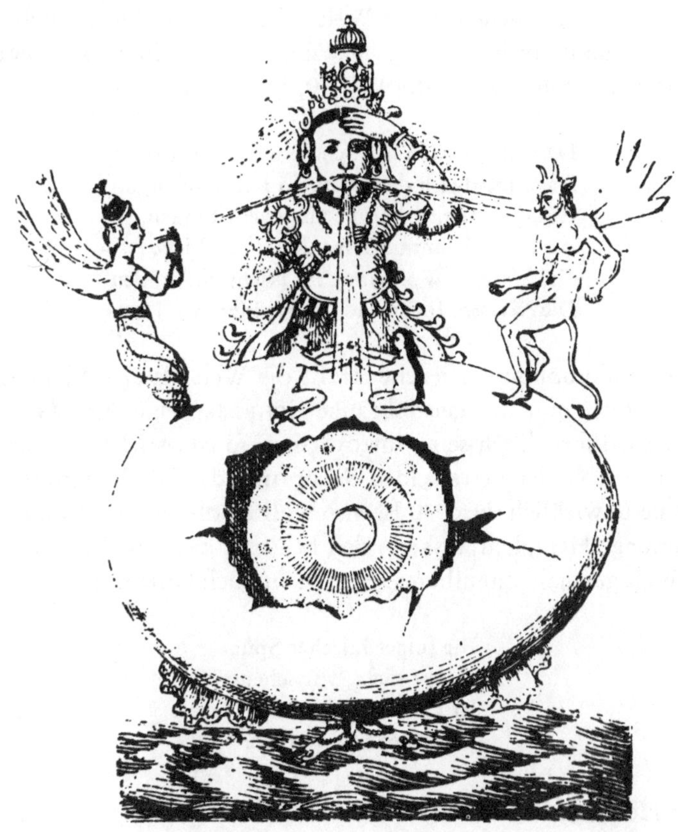

Abb. 109 Prajâpati mit dem Weltei. Indien

Selbstbebrütung[172], Selbstkasteiung und Introversion sind nah zusammenhängende Begriffe. Die Vertiefung in sich selbst (Introversion) ist ein Eingehen in das Unbewußte und zugleich Askese. Aus dieser Handlung entsteht für die Philosophie der Brâhmanas die Welt, für die Mystiker die Erneuerung und geistige Wiedergeburt des Indivi- 590

172 Die stoische Vorstellung von der schaffenden Urwärme, in der wir [Paragr. 102, Anm. 52] bereits die Libido erkannt haben, gehört in diesen Zusammenhang, ebenso die Steingeburt des Mithras, die «solo aestu libidinis» [nur durch die Hitze der Libido] erfolgt.

duums, das in eine neue geistige Welt geboren wird. Die indische Philosophie nimmt auch an, daß aus der Introversion überhaupt die Schöpfung entstehe; wie es *Ṛigveda* 10, 129 heißt:

Da ward, was in der Schale war versteckt,
Das Eine durch der Glutpein Kraft geboren.
Aus diesem ging hervor zuerst entstanden,
Als der Erkenntnis Samenkeim, die Liebe [173];–
Des Daseins Wurzelung im Nichtsein fanden
Die Weisen, forschend, in des Herzens Triebe. [174]

591 Diese philosophische Ansicht erfaßt die Welt als eine Libido-Emanation. Wenn nun der geisteskranke SCHREBER eine Art Weltuntergang herbeiführt durch seine Introversion, so entspricht dies der Auffassung, daß er der bestehenden Schöpfung die Libido entzieht, wodurch sie unwirklich wird [175]. Ebenso wollte SCHOPENHAUER durch die Verneinung (Heiligkeit, Askese) den Fehltritt des Urwillens, wodurch diese Welt geschah, annullieren. Sagt nicht auch GOETHE:

Ihr folget falscher Spur
Denkt nicht, wir scherzen!
Ist nicht der Kern der Natur
Menschen im Herzen? [176]

592 Der Held, der die Erneuerung der Welt, die Besiegung des Todes zu vollbringen hat, personifiziert die welterschaffende Kraft, die, sich selber in der Introversion bebrütend, als Schlange das eigene Ei umschlingend, mit giftigem Biß das Leben bedroht, um es in den Tod zu führen, und aus jener Nacht, sich selber überwindend, wieder gebiert. NIETZSCHES Sprache scheint dieses Bild zu kennen:

[173] Kâma = Eros.

[174] In der genauen Prosaübersetzung heißt dieser Passus: «Da entwickelte sich aus ihm zu Anfang Kâma.» (DEUSSEN, l. c., p. 123) Kâma ist die Libido. «Die Wurzelung des Seienden in dem Nichtseienden fanden die Weisen, indem sie mit Einsicht forschten, im Herzen» (l. c.).

[175] *Denkwürdigkeiten eines Nervenkranken.*

[176] [*Gott und Welt. Ultimatum.* In: Werke III, p. 102.]

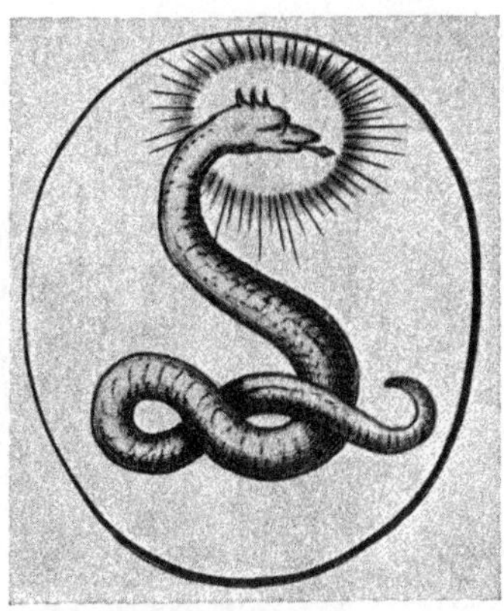

Abb. 110 Agathodaimonschlange. Antike Gemme

Wie lange sitzest du schon auf deinem Mißgeschick
Gieb Acht! Du brütest mir noch
ein Ei
ein Basilisken-Ei
aus deinem langen Jammer aus. [177]

Der Held ist sich selber Schlange, sich selber Opferer und Geopfertes, weshalb sich Christus mit Recht der Heilsschlange des Moses vergleicht (Abb. 23) und der Heiland der christlichen Ophiten eine Schlange war. Sie ist der Agatho- und Kakodaimon. (Abb. 110) In der germanischen Sage heißt es, daß die Helden Schlangenaugen [178] hätten. 593

Im Mythos des Kekrops sind deutliche Spuren von der ursprünglichen Identität von Schlange und Heros vorhanden: Kekrops ist halb Schlange, halb Mann. Er wird wohl auf primitiver Stufe die atheniensische Burgschlange selber gewesen sein. Als begrabener Gott ist er wie Erechtheus ein chthonischer Schlangengott. Über seiner unterirdischen Wohnstätte erhebt sich das Parthenon, der Tempel der Jungfraugöttin. Die Abhäutung des Gottes, die wir bereits flüchtig erwähnten, steht mit der Schlangennatur des Helden in nächster Beziehung. Wir 594

177 *Ruhm und Ewigkeit.* In: Werke VIII/1, p. 425.

178 GRIMM, *Deutsche Mythologie* III, p. 111. Schlangenaugen: «ormr î auga; Sigurdr heißt Ormr î Auga».

haben oben die mexikanischen Abhäutungszeremonien erwähnt. Von Mânî, dem Stifter der manichäischen Religion, wird berichtet, daß er getötet, abgehäutet und ausgestopft aufgehängt wurde[179]. Die Aufhängung hat einen unverkennbaren Symbolwert, indem das Schweben («Hangen und Bangen in schwebender Pein») unerfülltes Sehnen oder gespannte Erwartung ausdrückt, daher Christus, Odin, Attis und andere an Bäumen hängen. Ähnlichen Tod erlitt Jesus ben Pandira am Vorabend eines Passahfestes in der Regierungszeit des ALEXANDER IANNAEUS (106–79). Dieser Jesus soll der Stifter der essenischen Sekte gewesen sein[180], die in gewisser Beziehung stand zu dem nachmaligen Christentum. Der mit dem vorigen Jesus identifizierte, aber ins zweite nachchristliche Jahrhundert verlegte Jesus ben Stada wurde ebenfalls gehängt. Beide wurden vorher gesteinigt, welche Strafe sozusagen eine unblutige war, wie das Hängen. Dieses dürfte nicht ohne Belang sein, indem aus Uganda eine seltsame Zeremonie berichtet wird:

" When a king of Uganda wished to live for ever, he went to a place in Busiro, where a feast was given by the chiefs. At the feast the Mamba[181] clan was especially held in honour, and during the festivities a member of that clan was secretly chosen by his fellows, caught by them, and beaten to death with their fists; no stick or other weapon might be used by the men appointed to do the deed. After death the victime's body was flayed and the skin made into a special whip ... After the ceremony of the feast in Busiro, with its strange sacrifice, the king of Uganda was supposed to live for ever, but from that day he was never allowed to see his mother again. "[182]

595 Marsyas, der ein Ersatz für Attis, den Sohngeliebten der Kybele, zu sein scheint, wurde abgehäutet[183]. Wenn ein Skythenkönig starb, so wurden seine Sklaven und Pferde geschlachtet, abgehäutet und ausgestopft wieder aufgestellt[184]. Wie in Phrygien die Darsteller des

179 *Gal.* 3, 27 spielt unbewußt auf dieses Urbild an: «Denn ihr alle, die ihr auf Christus getauft worden seid, habt Christus angezogen». Das hier verwendete ἐνδύειν (induere) bedeutet: hineinstecken, anziehen, ankleiden.

180 Vgl. ROBERTSON, *Evangelien-Mythen,* p. 123.

181 Mamba heißt die afrikanische Kobra.

182 FRAZER, *The Golden Bough,* part IV, p. 405.

183 l. c., p. 242.

184 l. c., p. 246.

Vater-Gottes geschlachtet und abgehäutet wurden, so geschah es in Athen mit einem Ochsen, der abgehäutet und ausgestopft wieder vor den Pflug gespannt wurde. Auf diese Weise wurde die Auferstehung der Ackerfruchtbarkeit gefeiert [185].

Der Gottheld, symbolisiert als Frühlingszodion (Widder, Stier), überwindet den Tiefstand im Winter und wird jenseits der Sommerhöhe wie von unbewußter Sehnsucht nach dem Untergang befallen. Er ist jedoch uneins mit sich selbst, daher erscheinen ihm der Abstieg und das Ende als boshafte Erfindung der unheimlichen Mutter, die ihm heimlich eine Giftschlange in den Weg gelegt hat, damit er zugrunde gehe. Das Mysterium verkündet aber tröstend, daß kein Widerspruch [186] und keine Disharmonie darin liege, wenn Leben sich in Tod verwandle: ταῦρος δράκοντος καὶ ταύρου δράκων πατήρ [187] (der Stier der Schlange und die Schlange des Stieres Vater). 596

Auch NIETZSCHE spricht dieses Geheimnis aus: 597

Da sitze ich nun, ...

nämlich hinabgeschluckt
von dieser kleinsten Oasis
– sie sperrte gerade gähnend
ihr liebliches Maul auf ...
Heil, Heil jenem Wallfische,
wenn er also es seinem Gaste
wohlsein ließ! ...

185 l. c., p. 249. Zum Abhäutungsmotiv vgl. meinen Aufsatz *Das Wandlungssymbol in der Messe* [Paragr. 348].

186 Ein anderer Lösungsversuch scheint das Dioskurenmotiv (Abb. 264) zu sein. Es sind zwei einander ähnliche Brüder: der eine sterblich, der andere unsterblich. Dieses Motiv findet sich auch im Indischen als die beiden Açvins, die allerdings weiter nicht unterschieden sind. Dagegen erscheint es deutlich in der *Shvetâshvatara-Upanishad* 4, 6 als das Freundespaar, das «einen und denselben Baum umarmt», nämlich als der persönliche und der unpersönliche Atman. Im Mithraskult ist Mithras der Vater, Sol der Sohn, und doch sind beide eins als ὁ μέγας θεὸς Ἥλιος Μίθρας (DIETERICH, l. c., p. 68). Das heißt: der Mensch verwandelt sich nicht in sein Unsterbliches, sondern ist schon im Leben beides, nämlich Ich und Selbst.

187 FIRMICUS MATERNUS, *De errore profanarum religionum,* XXVI, 1, p. 67.

Heil seinem Bauche,
wenn es also
ein so lieblicher Oasis-Bauch war...

Die Wüste wächst: weh dem, der Wüsten birgt!
Stein knirscht an Stein, die Wüste schlingt und würgt.
Der ungeheure Tod blickt glühend braun
Und *kaut* –, sein Leben ist sein Kaun...

Vergiß nicht, Mensch, den Wollust ausgeloht:
Du – bist der Stein, die Wüste, bist der Tod... [188]

598 Nachdem Siegfried den Drachen erschlagen hat, begegnet er dem Vater Wotan, den finstere Sorgen plagen, denn ihm hat die Urmutter Erda sozusagen die Schlange in den Weg gelegt, um sein Leben zu entkräften; er sagt zu Erda:

Wanderer:

Urwissend
Stachest du einst
der Sorge Stachel
in Wotans wagendes Herz:
Mit Furcht vor schmachvoll
Feindlichem Ende
Füllt ihn dein Wissen,
das Bangen band seinen Mut.
Bist du der Welt weisestes Weib
Sage mir nun:
Wie besiegt die Sorge der Gott?

Erda:

Du bist – nicht
Was du dich nennst!

599 Die Mutter hat dem Sohn mit giftigem Stachel die Lebensfreude genommen und raubt ihm die Macht, die mit dem Namen zusammenhängt. Wie Isis den Namen des Gottes fordert, sagt Erda: «Du bist

[188] *Unter Töchtern der Wüste.* In: Werke VIII, p. 407 ff.

nicht, was du dich nennst.» Der «Wanderer» hat aber den Weg gefunden, wie man den tödlichen Zauber der Mutter überwinden kann:

Um der Götter Ende
Grämt mich die Angst nicht,
Seit mein Wunsch es – will!

Dem wonnigsten Wälsung
Weis ich mein Erbe nun an.

Dem ewig Jungen
Weicht in Wonne der Gott. –[189]

Diese weisen Worte enthalten in der Tat den rettenden Gedanken: 600
Nicht die Mutter hat den giftigen Wurm in den Weg gelegt, sondern das Leben selber will es, daß es den Sonnenlauf vollbringe, daß es vom Morgen zum Mittag emporsteige und, den Mittag überschreitend, dem Abend zueile, nicht mit sich selber uneins, sondern auch den Abstieg und das Ende wollend[190].

[189] *Siegfried*, Zeilen 2088–2101, 2117–2119, 2126–2127, 2248–2249.

[190] Es ist auffallend, daß die löwentötenden Helden Simson und Herakles im Kampf waffenlos sind. (Abb. 38) Der Löwe ist das Symbol höchster Sommerhitze, astrologisch ist es das domicilium solis. STEINTHAL (*Die Sage von Simson*, p. 133) macht darüber folgendes Räsonnement, das ich wörtlich anführe: «Wenn also der Sonnengott gegen die Sommerhitze kämpft, so kämpft er gegen sich; tödtet er sie, so tödtet er sich. – Allerdings! Der Phöniker und Assyrer und Lyder schrieb seinem Sonnengotte einen Selbstmord zu. Denn nur als Selbstmord begriff er es, daß die Sonne ihre Hitze mindere. Steht also, glaubte er, die Sonne im Sommer am höchsten, und sengt ihr Strahl mit verzehrender Glut: so verbrennt sich der Gott selbst, stirbt aber nicht, sondern verjüngt sich nur ... Auch Herakles verbrennt sich, steigt aber in den Flammen zum Olymp. – Dies ist der Widerspruch in den heidnischen Göttern. Sie sind, als Naturkräfte, dem Menschen sowohl heilsam, als auch schädlich. Um also wohlzuthun und zu retten, müssen sie gegen sich selbst wirken. Der Widerspruch wird abgestumpft, wenn jede der beiden Seiten der Naturkraft in einem besonderen Gotte personificirt wird; oder wenn sie zwar nur in einer göttlichen Person gedacht wird, ihre zweiseitige Wirkungsweise aber, die wohlthätige und unheilvolle, jede ein besonderes Symbol erhält. Das Symbol wird immer selbstständiger, wird endlich selbst Gott; und während ursprünglich der Gott gegen sich selbst wirkte, sich selbst vernichtete, kämpft nun Symbol gegen Symbol, Gott gegen Gott oder der Gott mit dem Symbol.» Dem Helden fehlt die Waffe, weil er mit sich selber kämpft.

601 Nietzsches Zarathustra lehrt:

«Meinen Tod lobe ich euch, den freien Tod, der mir kommt, weil ich will.

Und wann werde ich wollen? –

Wer ein Ziel hat und einen Erben, der will den Tod zur rechten Zeit für Ziel und Erben.» [191]

602 Nietzsche übertreibt hier den amor fati, und übermenschlich angekränkelt will er dem Schicksal nicht nach- sondern zuvorkommen. Siegfried überwindet den Vater Wotan und bemächtigt sich Brünhildes. Das erste, was er von ihr erblickt, ist das Roß; dann glaubt er in ihr einen gerüsteten Mann zu sehen. Er zerschneidet der Schlafenden den schützenden Panzer. Wie er sieht, daß es ein Weib ist, faßt ihn die Furcht.

Mir schwankt und schwindelt der Sinn! –
Wen ruf ich zum Heil,
Daß er mir helfe? –
Mutter! Mutter!
Gedenke mein! –
Ist dies das Fürchten? –
O Mutter, Mutter!
Dein mutiges Kind!
Im Schlaf liegt eine Frau: –
Die hat ihn das Fürchten gelehrt! –
Erwache! erwache!
Heiliges Weib! –
So saug ich mir Leben
Aus süßesten Lippen –
Sollt ich auch sterbend vergehn!

603 Im darauffolgenden Duett wird die Mutter angerufen:

O Heil der Mutter
Die mich gebar ...

604 Besonders bezeichnend ist das Geständnis Brünhildes:

[191] l. c., p. 106.

O wüßtest du, Lust der Welt,
Wie ich dich je geliebt!
Du warst mein Sinnen,
Mein Sorgen du!
Dich Zarten nährt ich
Noch eh' du gezeugt,
Noch eh' du geboren
Barg dich mein Schild. [192]

Brünhilde, die zu Vater Wotan im Verhältnis der Tochter-Anima steht, wird hier deutlich als symbolische, das heißt geistige Mutter Siegfrieds und bestätigt damit die psychologische Regel, daß für den Sohn die erste Trägerin des Animabildes die Mutter ist. Siegfried sagt bestätigend: 605

So starb nicht meine Mutter?
Schlief die Minnige nur?

Die Mutter-Imago, welche mit der Anima zunächst identisch ist, stellt den weiblichen Aspekt des Helden selber dar. Das erklärt ihm Brünhilde mit den Worten: 606

Du selbst bin ich,
Wenn du mich Selige liebst.

Als Anima ist Brünhilde die Mutter-Gattin-Schwester. Sie ist als Archetypus präexistent, und schon immer hat sie ihn, Siegfried, geliebt. 607

O Siegfried, Siegfried!
Siegendes Licht!
Dich liebt ich immer;
Denn mir allein
Erdünkte Wotans Gedanke.
Der Gedanke, den ich nie
Nennen durfte,
Den ich nicht dachte,

[192] Es war eine etruskische Sitte, die Aschenurne, also den Toten, in der Erde mit dem Schilde zuzudecken. – Zitate *Siegfried,* Zeilen 2478–2482, 2496-2500, 2511–2516, 2542–2543, 2552–2559.

Sondern nur fühlte;
Für den ich focht,
Kämpfte und stritt;
Für den ich trotzte
Dem, der ihn dachte,
Und nur empfand! –
Dürftest du's lösen! –
Mir war er nur Liebe zu dir!

608 Das Animabild bringt noch andere Aspekte der Mutter-Imago mit sich, nämlich unter anderen den des Wassers und des Untertauchens.

Siegfried:

Ein herrlich Gewässer
Wogt vor mir;
Mit allen Sinnen
Seh ich nur sie,
Die wonnig wogende Welle:
Brach sie mein Bild,
So brenn ich nun selbst,
Sengende Glut
In der Flut zu kühlen
Ich selbst, wie ich bin
Springe in den Bach: –
O daß seine Wogen
Mich selig verschlängen ...

609 Das Wasser, das hier angedeutet ist, stellt die mütterliche Tiefe und den Ort der Wiedergeburt dar, und damit das Unbewußte in seinem positiven und negativen Aspekt. Das Mysterium der Wiedererneuerung hat aber schauerliche Natur. Es ist eine tödliche Umarmung. Die Anspielung auf die furchtbare Mutter der Helden, welche diese das Fürchten lehrt, findet sich in den Worten Brünhildes (eigentlich des Pferdeweibes, das die Toten ins Jenseitsland entführt):

Fürchtest du, Siegfried,
Fürchtest du nicht
Das wild wütende Weib?

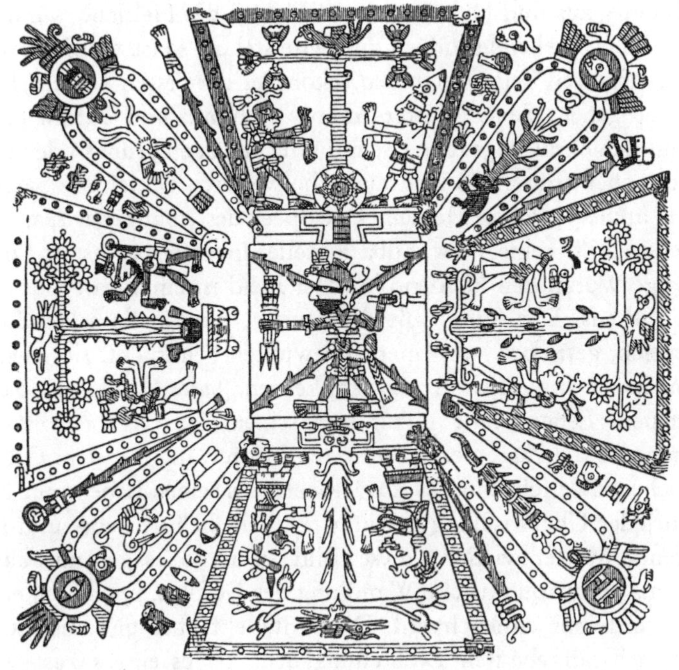

Abb. 111 Mexikanisches Weltschema. Aus einem aztekischen Codex

Das orgiastische «occide moriturus» aus der Liebesszene der *«Metamorphosen»* des APULEJUS [193] tönt uns entgegen in Brünhildes Worten: 610

> Lachend laß uns verderben –
> Lachend zugrunde geh'n!

Und in den Worten: 611

> Leuchtende Liebe,
> Lachender Tod! [194]

findet sich derselbe bedeutsame Gegensatz. Dieser Orgiasmus und diese barbarische Maßlosigkeit machen das Wesen der «mater saeva

[193] I, p. 32.

[194] *Siegfried*, Zeilen 2561–2562, 2565–2566, 2571–2590, 2738–2750, 2797–2799, 2818–2819, 2862–2863.

cupidinum» aus und bedingen das Schicksal des Helden: es muß ihm ein unvorherzusehendes Glück zur Seite stehen, sonst würde er an seinem gesteigerten Selbstvertrauen schon bei der ersten Unternehmung zugrunde gehen. Seine Mutter-Anima ist blind, und darum erreicht ihn sein Schicksal ungeachtet seines Glückes doch früher oder später, meistens aber früher. So sind auch die weiteren Schicksale Siegfrieds die des archetypischen Helden: Der Speer des einäugigen Hagen, des Finsteren, trifft seine verwundbare Stelle. In Hagens Gestalt fällt der einäugige Wotan den Heldensohn. Der Held ist ein Idealtypus männlichen Lebens. Der Sohn läßt die Mutter, die Quelle seines Lebens, hinter sich, getrieben von einer unbewußten Sehnsucht, sie wieder zu finden, um in ihren Schoß zurückzukehren. Jedes Hindernis, das sich auf seinem Lebenspfade türmt und seinen Aufstieg bedroht, trägt schattenhaft die Züge der furchtbaren Mutter, die mit dem Gifte des heimlichen Zweifels und des Zurückweichens seinen Lebensmut lähmt, und in jeder Überwindung gewinnt er die lächelnde liebe- und lebenspendende Mutter wieder – dieses Bild ist, als sozusagen musikalische Figur, als kontrapunktische Wandlung des Gefühls, unendlich einfach und unmittelbar einleuchtend. Dem Intellekt aber und insbesondere der logisch aufgebauten Darstellung bedeutet es eine sozusagen unüberwindliche Schwierigkeit. Der Grund hiefür liegt in dem Umstand, daß kein Stück des Heldenmythus eindeutig ist und daß – cum grano salis – alle Gestalten auswechselbar sind. Sicher und zuverlässig ist nur die Tatsache, daß der Mythus existiert und unverkennbare Analogien mit andern Mythen besitzt. Mythendeutung ist eine mißliche

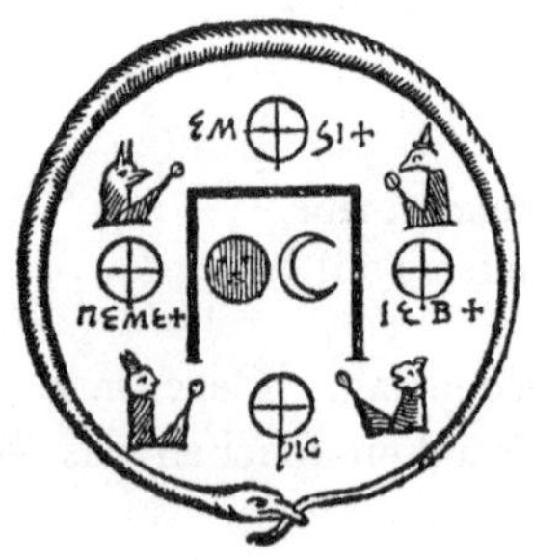

Abb. 112 Koptische Darstellung der vier Weltecken des Tierkreises mit Sonne und Mond als Zentrum

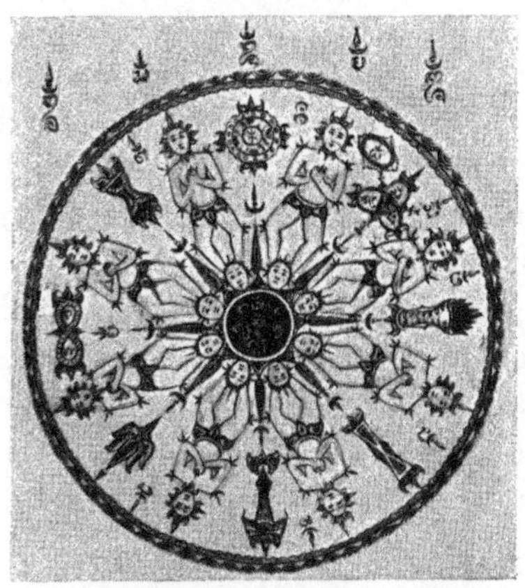

Abb. 113 Balischer Götterkreis

Sache und begreiflicherweise scheel angesehen, dies nicht ohne etwelche Berechtigung. Der bisherige Mythendeuter befand sich allerdings insofern in einer wenig beneidenswerten Situation, als er nur über höchst fragwürdige Orientierungspunkte verfügte, wie zum Beispiel astronomische und meteorische Daten. Die moderne Psychologie hat den ausgesprochenen Vorteil, daß sie ein Gebiet psychischer Phänomene praktisch kennengelernt hat, welches zweifellos den Mutterboden aller Mythologie darstellt, nämlich die Träume, Traumvisionen, Phantasien und Wahnideen. Hier findet sie nicht nur häufige Entsprechungen zu Mythenmotiven, sondern hat auch die unschätzbare Gelegenheit, die Entstehung beziehungsweise das Funktionieren solcher Inhalte in vivo zu beobachten und zu analysieren. Beim Traum können wir in der Tat die gleiche Vieldeutigkeit und anscheinend unbeschränkte Auswechselbarkeit der Gestalten nachweisen. Auf der anderen Seite sind wir aber auch in der Lage, gewisse Gesetzmäßigkeiten oder wenigstens Regeln festzustellen, welche die Deutung etwas sicherer gestalten. So wissen wir zum Beispiel, daß die Träume in der Hauptsache die Bewußtseinslage kompensieren, respektive das ergänzen, was dort fehlt[195]. Diese für die Deutung der Träume wichtige

[195] Obschon das Unbewußte im allgemeinen zum Bewußtsein *komplementär* ist, so hat doch im einzelnen Fall die Komplementierung nicht einen mechanischen und

Erkenntnis gilt auch für den Mythus. Durch die Erforschung der Produkte des Unbewußten ergeben sich überdies erkennbare Andeutungen archetypischer Strukturen, die mit den mythischen Motiven in eins fallen, und darunter gewisse Typen, die den Namen *Dominanten* verdienen: Es handelt sich um Archetypen wie Anima, Animus, alter Mann, Hexe, Schatten, Erdmutter usw. und die Ordnungsdominanten des Selbst, des Kreises und der Quaternität, respektive der vier «Funktionen» oder der Aspekte des Selbst (Abb. 103 und Abb. 114) oder des Bewußtseins. Es ist ohne weiteres ersichtlich (Abb. 111, 112 und 113), daß die Kenntnis dieser Typen die Mythendeutung erheblich erleichtert und zugleich auf den Boden stellt, auf den sie gehört, nämlich auf die Grundlage der Psyche.

612 So ist der Heldenmythus ein unbewußtes Drama, welches nur in der Projektion erscheint, vergleichbar den Vorgängen im Höhlengleichnis des Platon. Der Heros selber erscheint dabei als ein Wesen, das mehr besitzt als bloße Menschlichkeit. Er ist von vornherein als ein andeutungsweiser Gott gekennzeichnet. Da er psychologisch ein Archetypus des Selbst ist, so wird mit seiner Göttlichkeit ausgesprochen, daß das Selbst numinos ist, das heißt quasi ein Gott oder an göttlicher Natur teilhabend. In diesem Mythologem dürfte der Grund für den Homoousiestreit aufzufinden sein. Es ist nämlich psychologisch durchaus nicht gleichgültig, ob das Selbst als ὁμοούσιος oder bloß ὁμοιούσιος τῷ πατρί (wesensgleich oder wesensähnlich dem Vater) aufzufassen sei. Die Entscheidung für die Homoousie war von psychologischer Bedeutung. Damit wurde nämlich festgestellt, daß Christus Wesensgleichheit mit Gott besitze. Christus ist aber, vergleichend religionsgeschichtlich und psychologisch betrachtet, ein Typus des Selbst. Psychologisch ist das Selbst eine imago Dei und kann empirisch nicht davon unterschieden werden. (Abb. 114) Es ergibt sich daher eine Wesensgleichheit beider Vorstellungen. Der Held ist der Schauspieler der Gotteswandlung im Menschen; er entspricht dem, was ich als «Manapersönlichkeit» [196] bezeichnet habe. Diese hat für das Bewußt-

deshalb eindeutig vorauszusehenden Charakter, sondern benimmt sich zweckmäßig und intelligent, weshalb sie besser als *Kompensation* aufgefaßt wird.

196 Vgl. *Die Beziehungen zwischen dem Ich und dem Unbewußten* [Paragr. 374 ff.].

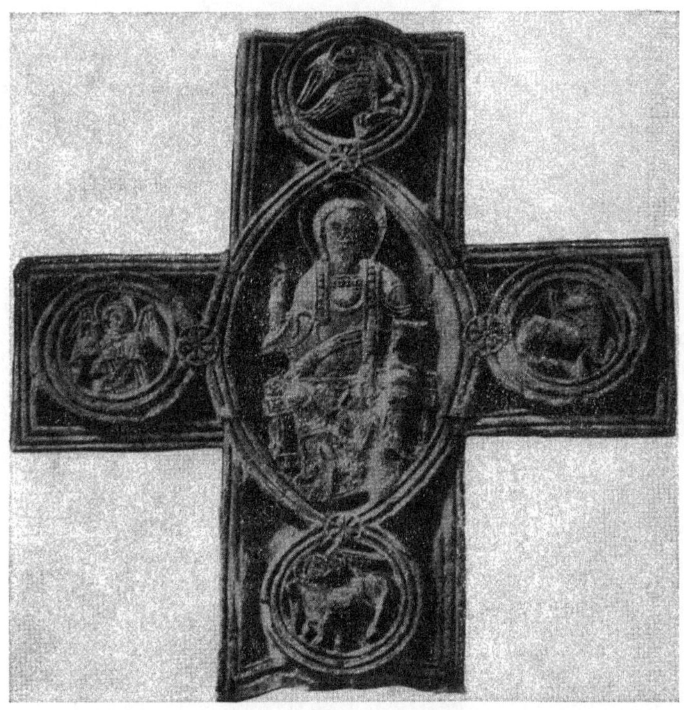

Abb. 114 Christus zwischen den Evangelisten. Relief. Kirche in Arles-sur-Tech, Pyrénées-Orientales (11. Jh.)

sein eine große Faszination, das heißt das Ich erliegt leicht der Versuchung, sich mit dem Heros zu identifizieren, wodurch eine psychische Inflation mit allen ihren Konsequenzen eintritt. In diesem Sinne ist die Abneigung gewisser kirchlicher Kreise gegen den «inneren Christus» verständlich, und zwar als vorbeugende Maßnahme gegen die psychische Inflationsgefahr, welche den christlichen Europäer bedroht. Obschon die indische Religionsphilosophie zum größten Teil vom Homoousiegedanken beherrscht ist [197], droht davon doch weniger Gefahr, insofern der Inder einen entsprechenden Gottesbegriff besitzt, was beim Christen keineswegs der Fall ist. Dieser hat eine noch viel zu geringe Introspektion, um realisieren zu können, welche Modifikation

197 Identität des persönlichen und des überpersönlichen Atman.

am Gottesbegriff die Homoousie des Selbst bedeutet. Mein Leser möge diese scheinbar fernliegenden Überlegungen entschuldigen. Ich füge sie nur an, um die Numinosität des Heldenarchetypus ins richtige Licht zu setzen [198].

198 Weiteres siehe [JUNG,] *Psychologische Typen* [Paragr. 338 ff. der deutschen Ausgabe] und *Über die Symbolik des Selbst* in: *Aion.*

VIII. DAS OPFER[1]

Wir kehren nun wieder zu den Millerschen Phantasien zurück, um den weiteren Verlauf des Heldendramas zu betrachten. Chiwantopel spricht mit schmerzlicher Bewegtheit: 613

«‹Dans ce monde entier, il n'y en a pas une seule! J'ai cherché dans cent tribus. J'ai vieilli de cent lunes depuis que j'ai commencé. Est-ce qu'il n'y en aura jamais une qui connaîtra mon âme? – Oui, par le Dieu souverain, oui! – Mais dix mille lunes croîtront et décroîtront avant que naisse son âme pure. Et c'est d'un autre monde que ses pères arriveront à celui-ci. Elle aura la peau pâle et pâles les cheveux. Elle connaîtra la douleur avant même que sa mère l'ait enfantée. La souffrance l'accompagnera; elle aussi cherchera – et ne trouvera personne qui la comprenne. Bien des prétendents voudront lui faire la cour, mais il n'y en aura pas un qui saura la comprendre. La tentation souvent assaillira son âme – mais elle ne faiblira pas... Dans ses rêves, je viendrai à elle, et elle comprendra. J'ai conservé mon corps inviolé. Je suis venu dix mille lunes avant sont époque et elle viendra dix mille lunes trop tard. Mais elle comprendra! Ce n'est qu'une fois, toutes les dix mille lunes qu'il naît une âme comme celle-là!› (Une lacune.) – Une vipère verte sort des broussailles, se glisse vers lui et le pique au bras, puis s'attaque au cheval, qui succombe le premier. Alors Chi-wan-to-pel au cheval: ‹Adieu, frère fidèle! Entre dans ton repos! Je t'ai aimé et tu m'as bien servi. Adieu, je te rejoins bientôt!› Puis au serpent: ‹Merci, petite sœur, tu as mis fin à mes pérégrinations!› – Puis il crie de douleur et clame sa prière: ‹O Dieu souverain, prends-moi bientôt! J'ai cherché à te connaître et à garder ta loi! Oh! ne permets pas que mon corps tombe dans la pourriture et la puanteur, et serve de pâture aux aigles!› Un volcan fumant s'aperçoit à distance, on entend le grondement d'un tremblement de terre, suivi par un glissement de terrain. Chi-wan-to-pel s'écrie dans le délire de la souffrance, tandis que la terre recouvre son corps: ‹J'ai conservé mon corps inviolé. – Ah! elle comprendra! – Ja-ni-wa-ma, Ja-ni-wa-ma, toi, tu me comprends!›»

[1] [Vgl. p. 393, Anm. 1.]

614 Die Prophezeiung Chiwantopels ist eine Wiederholung aus LONGFELLOWS *«Hiawatha»*, wo der Dichter die Sentimentalität nicht vermeiden konnte, am Schluß der Laufbahn des Helden Hiawatha noch den Heiland der Weißen hereinzubringen, in Form der Ankunft der erhabenen Vertreter christlicher Religion und Sitte. (Man denke an das «Heilandswerk» der Spanier in Mexico und Peru und an die Indianerkämpfe in Nordamerika!) Mit dieser Prophezeiung Chiwantopels ist die Persönlichkeit der Autorin wieder in nächste Beziehung zum Helden gesetzt, und zwar als das eigentliche Objekt der Sehnsucht Chiwantopels. Gewiß hätte der Held sie geheiratet, wenn sie schon zu seinen Zeiten gelebt hätte; aber leider kommt sie zu spät, und zwar nicht weniger als zehntausend Monde. Diese beträchtliche zeitliche Distanz zeigt eine Distanz auch in anderem Sinne an: das Ich von Miss Miller ist durch einen Abgrund von der Gestalt des Chiwantopel getrennt. Er ist ganz «jenseitig». So wie er sie, so wird sie ihn vergeblich suchen: es wird zu keiner Vereinigung oder Verbindung des Bewußtseins mit dem Unbewußten kommen, was doch zur Kompensation des Bewußtseins und zur Herstellung der Ganzheit nötig wäre. Sie oder er werden höchstens von solcher Begegnung träumen, und nur so werden sich ihre Seelen verstehen, das heißt lieben und umarmen könen. Aber zur bewußten Tatsache soll diese Liebe nie werden. Daraus ergibt sich für Miss Miller in dieser Hinsicht keine günstige Prognose, denn jede richtige Liebesbeziehung besteht doch darin, daß ein Mädchen seinen Helden und ein Jüngling seine Seele in tastbarer Wirklichkeit findet.

615 Der nächste Satz des Textes lautet: «J'ai conservé mon corps inviolé.» Dieser stolze Satz, den natürlich nur eine Frau aussprechen kann – denn ein Mann pflegt damit nicht zu prahlen – bestätigt nochmals, daß der Körper unverletzt und alle Unternehmungen nur Träume geblieben seien. Die Behauptung des Helden, daß er unverletzt sei, weist zurück auf das mißglückte Attentat im vorigen Kapitel und erklärt nachträglich, was eigentlich damit gemeint war. Er sagt es mit den Worten: «La tentation souvent assaillira son âme – mais elle ne faiblira pas.» Diese Behauptung schildert die abweisende Haltung unserer Autorin, welche ihr allerdings von ihrem «ghostly lover»[2]

[2] Vgl. HARDING, *Der Weg der Frau* [Kap. II, p. 60 ff.].

sozusagen diktiert wird. Auf alle Fälle pflegt das Erwachen dieser Heldengestalt («Animus») derartige Folgen für die bewußte Haltung zu haben. Es ist, wie wenn «ein neuer Trieb» erwachte und eine bisher unbekannte Sehnsucht die Seele ergriffe: das Bild der irdischen Liebe verblaßt vor dem der himmlischen, welche Herz und Sinn der sogenannten natürlichen Bestimmung entfremden. Das Wort «natürlich» hat hier den Sinn, den ihm die französische Aufklärung gegeben hat. In Wirklichkeit ist die weltabgewandte Leidenschaft des «Geistes» ebenso natürlich wie der Hochzeitsflug der Insekten. Die Liebe zum «himmlischen Bräutigam» oder zur Sophia ist ein Phänomen, dessen Vorkommen sich keineswegs auf das christliche Gebiet beschränkt. Es ist in der Tat der «andere», ebenso natürliche Trieb, den Realitäten der Seele anzuhangen. Letztere sind eben keine Verlegenheitserfindungen, wie gewisse Theorien glauben machen wollen, sondern Tatsachen und Gestalten, welche den Menschen mit ebensoviel Leidenschaft erfassen, betören und beglücken können wie die Geschöpfe dieser Welt. «Du bist dir nur des einen Triebs bewußt» [3], sagt Faust zu Wagner. Miss Miller aber scheint im Begriff zu sein, diesen einen Trieb zu vergessen um des andern willen. Dadurch entgeht sie nicht der Gefahr der Einseitigkeit, sondern wechselt nur deren Vorzeichen. Wer die Erde liebt und deren Pracht und das «dunkle Reich» darob vergißt oder gar damit ersetzt (was die Regel bildet), der hat den «Geist» zum Feinde, und wer die Erde flieht, um in die «ewigen Arme» zu fallen, dem ist das Leben feind. So geschieht es denn dem Helden Chiwantopel, der Miss Millers Jenseitigkeit personifiziert, daß er in gefährlichen Gegensatz zu der grünen Schlange gerät [4]. Die Grüne deutet auf ein Vegetationsnumen («grün ist des Lebens goldner Baum»), und die Schlange ist der Vertreter der Instinktwelt, und zwar jener Lebensvorgänge, welche psychologisch am unerreichbarsten sind. Die Schlangenträume, welche bekanntlich häufig vorkommen, weisen immer auf eine Diskrepanz zwischen der Haltung des Bewußtseins und dem Instinkt hin. Die Schlange personifiziert die Bedrohlichkeit eines derartigen Konfliktes. Das Erscheinen der grünen Viper bedeutet daher etwas wie: «Achtung! Lebensgefahr!»

3 *Faust*, 1.Teil, p. 165.

4 Vgl. A. Jaffés Arbeit über E. T. A. Hoffmann, *Der Goldne Topf*.

616 Aus der Erzählung wissen wir, daß Chiwantopel gründlich aus dem Wege geräumt wird; erstens tötet ihn die Schlange, ebenso wird sein Pferd, seine animalische Lebenskraft, vernichtet, und schließlich wird sein Körper noch von einem Vulkanausbruch verschlungen. Diese Lösung des Problems bedeutet eine Kompensation und Hilfe, welche das Unbewußte an eine eher bedrohliche Lage des Bewußtseins leistet. Von letzterer haben wir bis jetzt nur Andeutungen vernommen. Wenn es einer so drastischen Vernichtung des Helden, entgegen seiner sonstigen mythologischen Rolle, bedarf, so ist der Schluß gerechtfertigt, daß die menschliche Persönlichkeit der Autorin durch den Einbruch des Unbewußten (euphemistischerweise als «schöpferische Phantasie» aufgefaßt) in höherem Grade gefährdet ist. Kann der attraktive Chiwantopel aus dem Wege geräumt werden, so besteht einige Hoffnung, daß sich das Interesse wieder der Erde und ihrer Grüne zuwende, weil «der Weg nach drüben verrannt», respektive wegen des Todes des Geliebten aussichtslos ist. Der Einbruch des Unbewußten ist nämlich dann eine wirkliche Gefahr für das Bewußtsein, wenn dieses nicht imstande ist, die eingebrochenen Inhalte mit Verständnis aufzufangen und zu integrieren. Man hat nun gar nicht das Gefühl, daß Miss Miller diejenige sei, die schon jetzt «versteht», so deutlich es auch ist, daß mit dem «elle comprendra» auf sie hingewiesen wird. Da sie nun tatsächlich gar nicht begreift, was passiert, ist ihre Lage kritisch, indem die Möglichkeit besteht, daß unter diesen Umständen das Bewußtsein vom Unbewußten überwältigt wird, was wenig später in Wirklichkeit auch mit fataler Wirkung geschehen ist [5].

617 Wenn etwas derartiges wie ein Einbruch des Unbewußten sich ereignet, so handelt es sich oft um eine Situation, in welcher das Unbewußte das Bewußtsein überholt. Das Bewußtsein ist irgendwie stehengeblieben, weswegen das Unbewußte das Vorwärtsstreben und die Wandlung in der Zeit gewissermaßen übernimmt und den Stillstand unterbricht. Die dann ins Bewußtsein einströmenden Inhalte stellen in archetypischer Form das dar, was das Bewußtsein hätte erleben sollen, um nicht stillezustehen. Die Tendenz zum Stillstand läßt sich unschwer aus der nachdrücklichen Betonung der Unverletztheit des Körpers, sowie aus dem Wunsche, diesen vor der Zersetzung im Grabe

5 Siehe Vorwort zur zweiten Auflage [p. 17 dieses Bandes].

zu bewahren, erkennen. Man möchte in die Speichen des Rades greifen, das die Jahre rollend vorüberträgt, man möchte sich Kindheit und ewige Jugend bewahren, nicht sterben und in der Erde verfaulen («Oh, ne permets pas que mon corps tombe dans la pourriture et la puanteur»). Wenn man es auch im lange, vielleicht zu lange bewahrten Jugendgefühl, im Traumzustand der hartnäckig festgehaltenen Erinnerungen vergessen kann, daß das Rad rollt, so melden es unbarmherzig das graue Haar, die Erschlaffung der Haut und die Furchen des Gesichtes, daß, auch wenn man den Körper den zerstörenden Gewalten des Lebens nach Möglichkeit nicht aussetzt, das Gift der heimlich schleichenden Zeitschlange dennoch an unserem Körper zehrt. Die Flucht vor dem Leben befreit nicht von dem Gesetz des Alterns und des Todes. Der Neurotiker, der sich der Notwendigkeit des Lebens zu entschlagen sucht, gewinnt nichts und lädt sich nur die Bürde eines vorausgenossenen Alterns und Sterbens auf, das bei der Inhalt- und Sinnlosigkeit seines Lebens besonders grausam ausfallen muß. Wird der Libido ein vorwärtsstrebendes Leben, das alle Gefahr und den endlichen Untergang auch will, nicht ermöglicht, dann schlägt sie den anderen Weg ein und wühlt sich in die eigene Tiefe, hinuntergrabend zu der alten Ahnung der Unsterblichkeit alles Lebens, zur Sehnsucht nach der Wiedergeburt.

Diesen Weg zeigt HÖLDERLIN in seiner Dichtung und seinem Leben. 618
Ich lasse den Dichter in seinen Liedern sprechen:

An eine Rose

Ewig trägt im Mutterschoße,
Süße Königin der Flur,
Dich und mich die stille, große,
Allbelebende Natur.

Röschen! unser Schmuck veraltet,
Sturm entblättert dich und mich,
Doch der ew'ge Keim entfaltet
Bald zu neuer Blüte sich. [6]

[6] Gesammelte Werke II (*Gedichte*), p. 91.

619 Zum Gleichnis dieses Gedichtes ist folgendes zu bemerken: Die Rose ist das Symbol des geliebten Weibes[7]. Wenn der Dichter sich mit der Rose im Mutterschoße der Natur träumt, dann heißt der psychologische Tatbestand, daß er bei der Mutter ist. Dort ist ein ewiges Keimen und Wiedererneuern, ein potentielles Leben, das alles vor sich hat, noch alle Möglichkeiten der Verwirklichung in sich enthält, ohne der Mühsal ihrer Gestaltung unterworfen zu sein. In naiver Form zeigt PLUTARCH in seiner Tradition des Osirismythus dieses Motiv: Osiris und Isis im Mutterleib sich begattend. Dies empfindet HÖLDERLIN auch als das neidenswerte Vorrecht der Götter, ewig früheste Kindheit zu genießen; so sagt er in «Hyperions Schicksalslied»:

Schicksallos, wie der schlafende
Säugling, atmen die Himmlischen;
Keusch bewahrt in bescheidener Knospe,
Blühet ewig ihnen der Geist,
Und die seligen Augen
Blicken in stiller
Ewiger Klarheit.[8]

620 Dieser Passus zeigt, was himmlische Seligkeit bedeutet. HÖLDERLIN hat es nie mehr vermocht, diese erste und höchste Seligkeit zu vergessen, deren traumhaftes Bild ihn dem wirklichen Leben entfremdete. Im Osirismythos ist das Motiv der Zwillinge im Mutterleib angedeutet. Bei FROBENIUS[9] findet sich eine Sage, in der die große Schlange (hervorgegangen aus einer kleinen Schlange in einem hohlen Baum durch das «Schlangengroßziehen») schließlich alle Menschen aufgefressen hat (verschlingende Mutter = Tod), wobei nur eine schwangere Frau überlebt. Sie gräbt eine Grube, bedeckt sie mit einem Stein und, darin lebend, gebiert sie Zwillinge, die nachmaligen Drachentöter. Das Zusammensein in der Mutter findet sich auch in der folgenden

7 «Rosa» ist sogar ein Inbegriff der Geliebten, und als «Rosa mystica» Bezeichnung der Maria. Vgl. dazu die mit RICHARD WILHELM herausgegebene Schrift *Das Geheimnis der Goldenen Blüte* [Paragr. 31 ff.] und die Mandalasymbolik in: [JUNG,] *Psychologie und Alchemie* [Paragr. 99 und 139]; sowie HARTLAUB, *Giorgiones Geheimnis.*

8 l. c., p. 160.

9 FROBENIUS, *Das Zeitalter des Sonnengottes,* p. 68.

Sage: «Im Anfang liegen Obatala der Himmel und Odudua die Erde, sein Weib, in einer Kalabasse fest aufeinander gepreßt.» [10] Das Bewahrtsein «in bescheidener Knospe» ist ein Bild, das bei PLUTARCH schon vorkommt, wo es heißt, daß die Sonne aus einer Blütenknospe am Morgen geboren werde. Auch Brahma kommt aus der Knospe (vgl. Abb. 86); in Assam wird das erste Menschenpaar daraus geboren.

Der Mensch

Kaum sproßten aus den Wassern, o Erde, dir
Der jungen Berge Gipfel, und dufteten,
Lustatmend, immergrüner Haine
Voll, in des Ozeans grauer Wildnis

Die ersten holden Inseln; und freudig sah
Des Sonnengottes Auge die Neulinge,
Die Pflanzen, seiner ew'gen Jugend
Lächelnde Kinder, aus dir geboren:

Da auf der Inseln schönster, wo immerhin
Den Hain in zarter Ruhe die Luft umfloß,
Lag unter Trauben einst, nach lauer
Nacht, in der dämmernden Morgenstunde

Geboren, Mutter Erde, dein schönstes Kind; –
Und auf zum Vater Helios sieht bekannt
Der Knab' und wacht und wählt, die süße
Beere versuchend, die heil'ge Rebe

Zur Amme sich. Und bald ist er groß; ihn scheun
Die Tiere, denn ein anderer ist, wie sie,
Der Mensch; nicht dir und nicht dem Vater
Gleicht er, denn kühn ist in ihm und einzig

Des Vaters hohe Seele mit deiner Lust,
O Erd'! und deiner Trauer von je vereint;
Der Göttermutter, der Natur, der
Allesumfassenden möcht' er gleichen!

10 l. c., p. 269.

Ach! darum treibt ihn, Erde! vom Herzen dir
Sein Übermut, und deine Geschenke sind
Umsonst, und deine zarten Bande;
Sucht er ein Besseres doch, der Wilde!

Von seines Ufers duftender Wiese muß
Ins blütenlose Wasser hinaus der Mensch,
Und glänzt auch, wie die Sternennacht, von
Goldenen Früchten sein Hain, doch gräbt er

Sich Höhlen in den Bergen und späht im Schacht,
Von seines Vaters heiterem Lichte fern,
Dem Sonnengott auch ungetreu, der
Knechte nicht liebt und der Sorge spottet.

Denn freier atmen Vögel des Walds, wenn schon
Des Menschen Brust sich herrlicher hebt, und der
Die dunkle Zukunft sieht, er muß auch
Sehen den Tod und allein ihn fürchten.

Und Waffen wider alle, die atmen, trägt
In ewigbangem Stolze der Mensch; im Zwist
Verzehrt er sich, und seines Friedens
Blume, die zärtliche, blüht nicht lange

Ist er von allen Lebensgenossen nicht
Der seligste? Doch tiefer und reißender
Ergreift das Schicksal, allausgleichend,
Auch die entzündbare Brust dem Starken.[11]

621 Dieses Gedicht verrät den beginnenden Zwiespalt zwischen dem Dichter und der Natur; er fängt an, sich der Wirklichkeit zu entfremden. Bemerkenswert ist, wie das kleine Menschenkind sich die «Rebe zur Amme» wählt. Zu dieser dionysischen Anspielung ist zu sagen: Im Jakobssegen heißt es von Juda (*Genesis* 49, 11), «Er bindet seinen Esel an den Weinstock und an die Rebe das Füllen seiner Eselin ...»

[11] Hölderlin, l. c., p. 128 f.

Es ist eine gnostische Gemme erhalten, auf der eine ihr Füllen säugende Eselin dargestellt ist, darüber die Figur des Krebses (Cancer) und die Umschrift: D.N.IHY.XPS.: Dominus noster Jesus Christus, mit dem Zusatz: Dei Filius [12]. Wie schon JUSTINUS MARTYR mit Entrüstung durchblicken läßt, sind die Beziehungen der christlichen Legende zu der des Dionysos unverkennbar (zum Beispiel das Weinwunder). In seiner Legende spielt der Esel als Reittier des Silen eine gewisse Rolle. Der Esel gehört zur «zweiten Sonne», zum Saturn. Dieser ist der Stern Israels, und daher wird Jahwe etwa mit Saturn identifiziert. Der eselköpfige Spottkruzifixus vom Palatin (Abb. 83) spielt darauf an, daß im Tempel zu Jerusalem ein Eselskopf verehrt werde. Der Unterschied zwischen Christen und Juden war damals einem Außenstehenden undeutlich. 622

HÖLDERLIN zieht hauptsächlich die dionysische Natur des Menschen in Betracht: der Weinstock ist seine Amme, und sein Ehrgeiz ist, der «ewigen Natur, der Göttermutter, der furchtbaren» zu «gleichen». Die furchtbare Mutter ist die «mater saeva cupidinum», ungehemmte und ungebrochene Natur, dargestellt durch den gegensatzreichsten Gott des griechischen Pantheons, Dionysos, der bezeichnenderweise auch NIETZSCHES Gott war, obschon dessen Urerlebnis eigentlich und ursprünglich auf den unheimlichen Jäger Wotan zielte. WAGNER hat dies um so deutlicher gesagt. 623

«Übermut» treibt den Menschen von der Mutter und von der Erde weg und entfremdet ihn dem väterlichen Lichte, bis sein Trotz in Angst umschlägt. Als Kind der Natur entzweit sich der Mensch mit ihr, eben weil er und insofern er «der Göttermutter» gleicht. Keine Vernunft leitet ihn, sondern die dionysische libido effrenata. 624

An die Natur

Da ich noch um deinen Schleier spielte,
Noch an dir wie eine Blüte hing [13],

[12] ROBERTSON, *Evangelien-Mythen*, p. 92.

[13] Unter der Natur ist im Anschluß an unsere früheren Erörterungen und an das vorangehende Gedicht HÖLDERLINS die Mutter zu verstehen. (Abb. 7) Hier schwebt dem Dichter die Mutter als Baum vor, an dem das Kind wie eine Blüte hängt. (Abb. 76)

Noch dein Herz in jedem Laute fühlte,
Der mein zärtlich bebend Herz umfing,
Da ich noch mit Glauben und mit Sehnen
Reich, wie du, vor deinem Bilde stand,
Eine Stelle noch für meine Tränen,
Eine Welt für meine Liebe fand;

Da zur Sonne noch mein Herz sich wandte,
Als vernähme seine Töne sie,
Und die Sterne seine Brüder nannte [14],
Und den Frühling Gottes Melodie,
Da im Hauche, der den Hain bewegte,
Noch dein Geist, dein Geist der Freude sich
In des Herzens stiller Welle regte:
Da umfingen goldne Tage mich.

Wenn im Tale, wo der Quell mich kühlte [15],
Wo der jugendlichen Sträuche Grün
Um die stillen Felsenwände spielte
Und der Äther durch die Zweige schien,
Wenn ich da, von Blüten übergossen,
Still und trunken ihren Odem trank,

[14] Er nannte einst «die Sterne seine Brüder». Ich muß hier an die Ausführungen des Ersten Teiles dieser Arbeit [Paragr. 130] erinnern, besonders an jene mystische Identifikation mit den Gestirnen: Ἐγώ ξιμι σύμπλανος ὗμῖν ἀστὴρ usw. Die Abtrennung und Unterscheidung von der Mutter, die «Individuation», schafft jenes Gegenübertreten von Subjekt und Objekt, die Grundlage des Bewußtseins. Was vorher war, war Einssein mit der Mutter, d. h. mit dem Weltganzen. Nicht damals schon kannte man die Sonne als Bruder, sondern erst nachmals; nach erfolgter Abtrennung drängt sich dem Ahnungsvollen seine Verwandtschaft mit den Gestirnen auf. Ein Vorgang, der in der Psychose nicht allzu selten vorzukommen scheint: Ein junger Handwerker erkrankte an Schizophrenie; seine ersten krankhaften Gefühle bezogen sich darauf, daß er ein besonderes Verhältnis zur Sonne und den Gestirnen wahrnahm. Die Sterne wurden ihm bedeutungsvoll, er dachte, sie hätten irgend etwas mit ihm zu tun, und die Sonne gab ihm Gedanken ein. Man trifft dieses anscheinend ganz neue Empfinden der Natur gelegentlich bei dieser Krankheit an. Ein anderer Patient fing an, die Sprache der Vögel zu verstehen, welche ihm Botschaft von seiner Geliebten brachten (vgl. Siegfried!).

[15] Die Quelle gehört zum Ganzen des Bildes.

Und zu mir, von Licht und Glanz umflossen,
Aus den Höhn die goldne Wolke sank [16]; ...

Oft verlor ich da mit trunknen Tränen
Liebend, wie nach langer Irre sich
In den Ozean die Ströme sehnen,
Schöne Welt! in deiner Fülle mich;
Ach! da stürzt' ich mit den Wesen allen
Freudig aus der Einsamkeit der Zeit,
Wie ein Pilger in des Vaters Hallen,
In die Arme der Unendlichkeit. –

Seid gesegnet, goldne Kinderträume,
Ihr verbargt des Lebens Armut mir,
Ihr erzogt des Herzens gute Keime,
Was ich nie erringe, schenktet ihr!
O Natur! an deiner Schönheit Lichte,
Ohne Müh' und Zwang, entfalteten
Sich der Liebe königliche Früchte [17],
Wie die Ernten in Arkadien.

Tot ist nun, die mich erzog und stillte,
Tot ist nun die jugendliche Welt,
Diese Brust, die einst ein Himmel füllte,
Tot und dürftig wie ein Stoppelfeld;
Ach! es singt der Frühling meinen Sorgen
Noch, wie einst, ein freundlich tröstend Lied,
Aber hin ist meines Lebens Morgen,
Meines Herzens Frühling ist verblüht.

16 Dieses Bild drückt die göttlich-kindliche Seligkeit aus, wie in Hyperions Schicksalslied: «Ihr wandelt droben im Licht / Auf weichem Boden, selige Genien! / Glänzende Götterlüfte / Rühren euch leicht ...»

17 Diese Stelle ist besonders bezeichnend: In der Kindheit war ihm alles geschenkt, und der Mann ist unfähig, es sich wieder zu erringen, denn es geht nicht anders als mit «Mühe und Zwang»; sogar die Liebe kostet Mühe. In der Kindheit strömte der Quell in sprudelnder Fülle. Im späteren Leben kostet es sogar harte Arbeit, die Quelle strömend zu erhalten, denn mit steigendem Alter hat sie wachsende Neigung, zum Ursprung zurückzufließen.

Ewig muß die liebste Liebe darben,
Was wir lieben, ist ein Schatten nur,
Da der Jugend goldne Träume starben,
Starb für mich die freundliche Natur;
Das erfuhrst du nicht in frohen Tagen,
Daß so ferne dir die Heimat liegt,
Armes Herz, du wirst sie nie erfragen,
Wenn dir nicht ein Traum von ihr genügt.[18]

Palinodie

Was dämmert um mich, Erde, dein freundlich Grün?
Was wehst du wieder, Lüftchen, wie einst, mich an?
In allen Wipfeln rauscht's ...
. . . .

Was weckt ihr mir die Seele? was regt ihr mir
Vergangnes auf, ihr Guten? o schonet mein
Und laßt sie ruhn, die Asche meiner
Freuden, ihr spottet nur; o wandelt,

Ihr schicksallosen Götter, vorbei und blüht
In eurer Jugend über den Alternden,
Und wollt ihr zu den Sterblichen euch
Gerne gesellen, so blühn der Jungfraun

Euch viel, der jungen Helden, und schöner spielt
Der Morgen um die Wangen der Glücklichen,
Und lieblich tönen ...
Euch die Gesänge der Mühelosen.

Ach! vormals rauschte leicht des Gesanges Well'
Auch mir vom Busen, da noch die Freude mir,
Die himmlische vom Auge glänzte ....[19]

625 Die Trennung von der Jugend hat sogar von der Natur den goldenen Glanz hinweggenommen, und als hoffnungslose Leere erscheint die Zukunft. Was der Natur aber den Glanz raubt und dem Leben die Freude, das ist das Zurückschauen auf ein einstmaliges Außen, statt

[18] HÖLDERLIN, l. c., p. 97 ff.
[19] l. c., p. 285.

eines Hineinblickens in das Innen des depressiven Zustandes. Das Zurückschauen führt zur Regression und bildet den Anfang derselben. Die Regression ist insofern auch eine unwillkürliche Introversion, als Vergangenheit eine Reminiszenz und damit ein psychischer Inhalt, ein endopsychischer Faktor ist. Regression ist ein Abgleiten in die Vergangenheit, verursacht durch eine Depression in der Gegenwart. Die Depression ist als ein unbewußtes Kompensationsphänomen zu betrachten, dessen Inhalt, um volle Wirksamkeit zu erreichen, bewußtgemacht werden müßte. Dies kann dadurch geschehen, daß man der depressiven Tendenz folgend bewußt regrediert und dadurch die belebten Reminiszenzen dem Bewußtsein integriert. Dies entspricht der Zweckabsicht der Depression.

Empedokles

Das Leben suchst du, suchst, und es quillt und glänzt
Ein göttlich Feuer tief aus der Erde dir,
Und du in schauderndem Verlangen
Wirfst dich hinab in des Ätna Flammen.

So schmelzt' im Weine Perlen der Übermut
Der Königin; und mochte sie! Hättest du
Nur deinen Reichtum nicht, o Dichter,
Hin in den gärenden Kelch geopfert!

Doch heilig bist du mir, wie der Erde Macht,
Die dich hinwegnahm, kühner Getöteter!
Und folgen möcht' ich in die Tiefe,
Hielte die Liebe mich nicht, dem Helden. [20]

Dieses Gedicht verrät die heimliche Sehnsucht nach der mütterli- 626
chen Tiefe und dem wiedergebärenden Schoße. (Abb. 115) Im Weine möchte er wie Perlen gelöst, im Kelche, dem «Krater» der Wiedergeburt, geopfert sein. Er möchte Empedokles nachahmen, von dem Horaz sagt:

[20] l. c., p. 202.

Deus immortalis haberi
Dum cupit Empedocles ardentem frigidus Aetnam
Insiluit ...[21]

627 Er möchte dem Helden, dem ihm vorschwebenden idealen Typus folgen und dessen Schicksal teilen. Doch ihn hält die Liebe noch im Lichte des Tages zurück. Noch hat die Libido ein Objekt, um dessentwillen das Leben lebenswert ist. Wird dieses Objekt aber aufgegeben, dann wird sie versinken in das Reich der unterirdischen, wiedergebärenden Mutter.

Nachruf

Wohl geh' ich täglich andere Pfade, bald
Ins Grün im Walde, bald zu der Quelle Bad,
Zum Felsen, wo die Rosen blühen,
Blicke vom Hügel ins Land; doch nirgend,

Du Holde, nirgend find' ich im Lichte dich,
Und in die Lüfte schwinden die Worte mir,
Die frommen, die bei dir ich ehmals
....

Ja, ferne bist du, seliges Angesicht!
Und deines Lebens Wohllaut verhallt vor mir,
Nicht mehr belauscht, und ach! wo seid ihr
Zaubergesänge, die einst das Herz mir

Besänftiget mit Ruhe der Himmlischen?
Wie lang' ist's! o wie lange! der Jüngling ist
Gealtert, selbst die Erde, die mir
Damals gelächelt, ist anders worden.

O lebe wohl! es scheidet und kehrt zu dir
Die Seele jeden Tag, und es weint um dich
Das Auge, daß es heller wieder
Dort, wo du säumest, hinüberblicke.[22]

21 [Da er für einen unsterblichen Gott gehalten zu werden begehrte, sprang Empedokles kühl in den feurigen Ätna ...] *Ars poetica*, 464 f.

22 Hölderlin, l. c., p. 209.

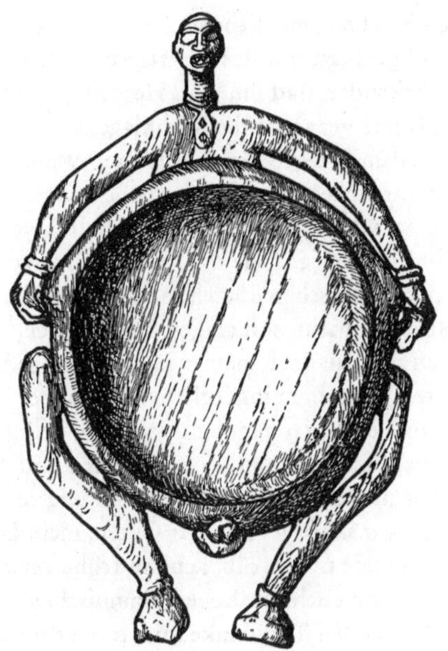

Abb. 115 Der Schoß der Weltmutter. Holzschale aus dem Kongo

Deutlich klingt hier schon der Verzicht ans Ohr, ein Neid auf die eigene Jugend, auf jene Zeit der «Mühelosigkeit», die man so gern festhalten möchte. Die letzte Strophe aber verkündet Bedenkliches: Ein Hinüberblicken nach dem anderen Lande, der fernen Küste des Sonnenunter- oder -aufganges. Die Liebe hält den Dichter nicht mehr, die Bande mit der Welt sind zerrissen, und laut tönt nun sein Hilferuf an die Mutter: 628

Achill

Herrlicher Göttersohn! da du die Geliebte verloren,
Gingst du ans Meergestad, weintest hinaus in die Flut,
Weheklagend hinab verlangt' in den heiligen Abgrund,
In die Stille dein Herz, wo, von der Schiffe Gelärm
Fern, tief unter den Wogen, in friedlicher Grotte die schöne
Thetis wohnt', die dich schützte, die Göttin des Meers.
Mutter war dem Jünglinge sie, die mächtige Göttin,

Hatte den Knaben einst liebend am Felsengestad
Seiner Insel gesäugt, mit dem kräftigen Liede der Welle
Und im stärkenden Bad ihn zum Heroen gemacht.
Und die Mutter vernahm die Wehklage des Jünglings,
Stieg vom Grunde der See trauernd, wie Wölkchen, herauf,
Stillte mit zärtlichem Umfangen die Schmerzen des Lieblings,
Und er hörte, wie sie schmeichelnd zu helfen versprach.
Göttersohn! o wär' ich, wie du, so könnt' ich vertraulich
Einem der Himmlischen klagen mein heimliches Leid.
Sehen soll ich es nicht, soll tragen die Schmach, als gehört' ich
Nimmer zu ihr, die doch meiner mit Tränen gedenkt.
Gute Götter! doch hört ihr jegliches Flehen der Menschen,
Ach! und innig und fromm liebt' ich dich, heiliges Licht,
Seit ich lebe, dich Erd' und deine Quellen und Wälder,
Vater Äther und dich fühlte zu sehnend und rein
Dieses Herz – o sänftiget mir, ihr Guten, mein Leiden,
Daß die Seele mir nicht früh, ach! zu frühe verstummt,
Daß ich lebe und euch, ihr hohen himmlischen Mächte,
Noch am fliehenden Tag danke mit frommem Gesang,
Danke für voriges Gut, für Freuden vergangener Jugend,
Und dann nehmet zu euch gütig den Einsamen auf. [23]

629 Diese Lieder schildern deutlicher, als man es mit dürren Worten zu tun vermöchte, das stete Zurückbleiben und die immer größer werdende Entfremdung vom Leben, das allmähliche Versinken in den Abgrund der Erinnerung. Zu diesen Liedern rückschauender Sehnsucht tritt befremdlich als ein unheimlicher Gast der apokalyptische Gesang *«Patmos»*, umschleiert von den Nebeln der Tiefe, den umschlingenden «Wolkenzügen» der wahnsinnspendenden Mutter. In ihm leuchten die Gedanken des Mythus wieder auf, die in Symbole gekleidete Ahnung des Sterbens und Wiedererstehens des Lebens.

630 Ich gebe einzelne bedeutsame Stücke aus *«Patmos»* [24] wieder:

Nah ist
Und schwer zu fassen der Gott.
Wo aber Gefahr ist, wächst
Das Rettende auch.

[23] l. c., p. 213 f.
[24] *Sämtliche Werke*, p. 230 ff.

Diese Worte zeigen an, daß die Libido nun eine Tiefe erreicht hat, wo «die Gefahr groß» ist[25]. Dort ist «der Gott nahe»: dort fände der Mensch das mütterliche Gefäß der Wiedergeburt, die Keimstätte, an der sich sein Leben wieder erneuern könnte. Denn das Leben geht weiter, trotz dem Verlust an Jugendlichkeit, ja, es kann mit größter Intensität gelebt werden, wenn nicht das Zurückschauen auf Untergehendes den Schritt lähmt. Das Zurückschauen wäre ja ganz in der Ordnung, wenn es sich nicht bei den Äußerlichkeiten, die doch nicht mehr zurückgebracht werden können, aufhielte, sondern sich Rechenschaft gäbe, woher die Faszination des Gewesenen eigentlich herrührt. Der goldene Schimmer früher Kindheitserinnerungen beruht weniger auf den bloßen Tatsachen, als vielmehr auf der Beimischung zauberhafter, mehr geahnter als wirklich bewußter Bilder. Das Gleichnis von Jona, der vom Walfisch verschluckt wird, gibt die Situation trefflich wieder. Man versinkt in die Kindheitserinnerung und entschwindet damit der gegenwärtigen Welt. Man gerät anscheinend in die tiefste Finsternis, hat aber dann unerwartete Visionen einer jenseitigen Welt. Das «mysterium», das man wahrnimmt, stellt jenen Schatz an Urbildern dar, den jeder als Menschheitsangebinde mit sich ins Dasein bringt, jene Summe von angeborenen Formen, die den Instinkten eignen. Ich habe diese «potentielle» Psyche als das kollektive Unbewußte bezeichnet. Wird diese Schicht durch die regredierende Libido belebt, so entsteht die Möglichkeit einer Erneuerung des Lebens und zugleich einer Zerstörung desselben. Eine konsequente Regression bedeutet eine Rückverbindung mit der Welt der natürlichen Instinkte, welche auch in formaler, das heißt ideeller Hinsicht Urstoff darstellt. Kann dieser vom Bewußtsein aufgefangen werden, so wird er eine Neubelebung und Neuordnung bewirken. Erweist sich das Bewußtsein dagegen als unfähig, die einbrechenden Inhalte des Unbewußten zu assimilieren, so entsteht eine bedrohliche Lage, indem dann die neuen Inhalte ihre ursprüngliche, chaotische und archaische Gestalt beibehalten und damit die Einheit des Bewußtseins sprengen. Die daraus resultierende geistige Störung heißt darum bezeichnenderweise Schizophrenie, «Spaltungsirresein». 631

[25] *Faust*, 2.Teil, Mütterszene.

632 Hölderlin schildert in seinem Gedicht das Erlebnis des Eintretens in jene Wunderwelt der Urbilder:

Im Finstern wohnen
Die Adler, und furchtlos gehn
Die Söhne der Alpen über den Abgrund weg
Auf leicht gebaueten Brücken.

633 Mit diesen Worten schreitet das dunkelphantastische Gedicht weiter. Der Adler, der Sonnenvogel, wohnt im Dunkeln – die Libido hat sich verborgen, hoch hinüber aber schreiten die Bewohner der Berge, wohl die Götter («Ihr wandelt droben im Licht»), Bilder der über den Himmel wandernden Sonne, die wie ein Adler die Tiefe überfliegt.

Drum, da gehäuft sind rings
Die Gipfel der Zeit
Und die Liebsten nah wohnen, ermattend auf
Getrenntesten Bergen,
So gib unschuldig Wasser,
O Fittiche gib uns, treuesten Sinns
Hinüber zu gehn und wiederzukehren!

634 Das erste ist ein dunkles Bild von Bergen und von Zeit – wohl durch die über die Berge wandernde Sonne veranlaßt; das folgende Bild, ein Nahesein und, im selben, Getrenntsein der Liebsten, scheint auf das Leben in der Unterwelt zu deuten [26], wo man mit allem, was einem einst lieb war, vereinigt ist und doch das Glück der Vereinigung nicht genießen kann, denn es ist alles Schatten, wesenlos und des Lebens bar. Dort trinkt der Hinuntersteigende das «unschuldige» Wasser, den Trunk der Erneuerung [27], daß ihm Flügel wachsen, und

[26] Vgl. die Stelle in der Hadesfahrt, wo Odysseus seine Mutter umarmen will: «... ich aber, durchbebt von inniger Sehnsucht, / Wollt' umarmen die Seele der abgeschiedenen Mutter. / Dreimal strebt' ich hinan, voll heißer Begier der Umarmung; / Dreimal hinweg aus den Händen, wie nichtiger Schatten und Traumbild, / Flog sie; und heftiger ward in meinem Herzen die Wehmut.» (*Odyssee*, XI, Verse 204 ff.)

[27] Spielreins Kranke (l. c., p. 345) spricht im Zusammenhange der Abendmahls-

er beflügelt sich wiederum emporwende zum Leben, wie die beschwingte Sonnenscheibe (Abb. 12 und 21), die wie ein Schwan vom Wasser auffliegt. («Fittiche, hinüber zu gehn und wieder zu kehren.»)

So sprach ich, da entführte
Mich schneller, denn ich vermutet,
Und weit, wohin ich nimmer
Zu kommen gedacht, ein Genius mich
Vom eigenen Haus. Es dämmerten
Im Zwielicht, da ich ging,
Der schattige Wald
Und die sehnsüchtigen Bäche
Der Heimat; nimmer kannt ich die Länder ...

Nach den dunklen Rätselworten des Eingangs, worin der Dichter 635
die Ahnung des Kommenden ausspricht, beginnt die Fahrt nach Osten, zum Aufgang, zum Geheimnis der Ewigkeit und Wiedergeburt, von der auch NIETZSCHE träumt und in bedeutenden Worten spricht:

«Oh, wie sollte ich nicht nach der Ewigkeit brünstig sein und nach dem hochzeitlichen Ring der Ringe, – dem Ring der Wiederkunft! Nie noch fand ich das Weib, von dem ich Kinder mochte, es sei denn dieses Weib, das ich liebe: denn ich liebe dich, oh Ewigkeit [28].»

HÖLDERLIN faßt die gleiche Sehnsucht in ein herrliches Bild, dessen 636
einzelne Züge uns bereits vertraut sind:

Doch bald, in frischem Glanze,
Geheimnisvoll
Im goldenen Rauche, blühte,
Schnell aufgewachsen

bedeutung von «mit Kindlichkeit durchsetztem Wasser», «spermatischem Wasser», «Blut und Wein»; p. 368 sagt sie: «Die ins Wasser gefallenen Seelen werden von Gott gerettet: sie fallen auf den tieferen Grund. – Die Seelen werden vom Sonnengotte gerettet.» Vgl. dazu auch die wunderbaren Eigenschaften der aqua permanens (*Psychologie und Alchemie* [Paragr. 336 f.]).

[28] *Also sprach Zarathustra*, p. 334 ff.

Mit Schritten der Sonne,
Mit tausend Gipfeln duftend,

Mir Asia auf, und geblendet sucht
Ich eines, das ich kennete, denn ungewohnt
War ich der breiten Gassen, wo herab
Vom Tmolus fährt
Der goldgeschmückte Paktol
Und Taurus stehet und Messogis,
Und voll von Blumen der Garten,
Ein stilles Feuer; aber im Lichte
Blüht hoch der silberne Schnee;
Und Zeug' unsterblichen Lebens,
An unzugangbaren Wänden
Uralt der Epheu [29] wächst, und getragen sind
Von lebenden Säulen, Zedern und Lorbeern,
Die feierlichen,
Die göttlichgebauten Paläste.

637 Das Bild ist apokalyptisch: die mütterliche Stadt im Lande der ewigen Jugend, umgrünt und umblüht von unvergänglichem Frühling [30]. Der Dichter identifiziert sich hier mit Johannes, der auf Patmos lebte, der einst dem «Sohne des Höchsten» gesellt war und ihn von Angesicht sah:

Da, beim Geheimnisse des Weinstocks, sie
Zusammensassen, zu der Stunde des Gastmahls,
Und in der großen Seele ruhig ahnend den Tod
Aussprach der Herr, und die letzte Liebe ...

[29] Das φάρμακον ἀθανασίας, der Somatrank, der Haoma der Perser, soll aus Ephedra vulgaris gemacht werden. (SPIEGEL, *Erânische Altertumskunde* I, p. 433)

[30] Wie die himmlische Stadt in HAUPTMANNS *«Hanneles Himmelfahrt»* (p. 92): «Die Seligkeit ist eine wunderschöne Stadt, / Wo Friede und Freude kein Ende mehr hat. / Ihre Häuser sind Marmel, ihre Dächer sind Gold, / Rother Wein in den silbernen Brünnlein rollt, / Auf den weißen, weißen Straßen sind Blumen gestreut, / Von den Thürmen klingt ewiges Hochzeitsgeläut. / Maigrün sind die Zinnen, vom Frühlicht beglänzt, / Von Faltern umtaumelt, mit Rosen bekränzt. / ... Dort unten wandeln sie Hand in Hand: / Die festlichen Menschen durch's himmlische Land. / Das weite, weite Meer füllt roth rother Wein, / Sie tauchen mit strahlenden Leibern

... Drauf starb er. Vieles wäre
Zu sagen davon. Und es sahn ihn, wie er siegend blickte,
Den Freudigsten, die Freunde noch zuletzt ...

Drum sandt er ihnen
Den Geist, und freilich bebte
Das Haus und die Wetter Gottes rollten
Ferndonnernd über
Die ahnenden Häupter, da, schwersinnend.
Versammelt waren die Todeshelden,
Itzt, da er scheidend
Noch einmal ihnen erschien.
Denn itzt erlosch der Sonne Tag,
Der königliche, und zerbrach
Den geradestrahlenden,
Den Zepter, göttlichleidend, von selbst,
Denn wiederkommen sollt er
Zu rechter Zeit ...

Die zugrunde liegenden Bilder sind Opfertod und Auferstehung 638
Christi, als das Selbstopfer der Sonne, die freiwillig ihr Strahlenszepter zerbricht, in der Erwartung der Auferstehung. Zur Substanz des «Strahlenszepters» ist folgendes anzumerken: Spielreins erwähnte Kranke sagt, daß «Gott mit einem Strahle die Erde durchbohre». Die Erde hat bei der Patientin die Bedeutung eines Weibes. Sie faßt auch den Sonnenstrahl in mythologischer Weise als etwas Festes auf: «Jesus Christus hat mir seine Liebe gezeigt, indem er mit einem Strahle an das Fenster schlug.» [31] Auch bei einem anderen Geisteskranken habe ich dieselbe Idee der festen Substanz des Sonnenstrahles angetroffen. Thors Hammer, der die Erde spaltend, tief in sie eindringt, ist zu vergleichen dem Fuße des Kaineus. Der Hammer verhält sich im Inneren der Erde auch wie der Hort, indem er im Laufe der Zeit allmählich wieder an die Oberfläche kommt (der Schatz «blüht»), das heißt er wird aus der Erde wieder herausgeboren. Wo Simson den Eselskinn-

hinein. / Sie tauchen hinein in den Schaum und den Glanz, / Der klare Purpur verschüttet sie ganz, / Und steigen sie jauchzend hervor aus der Fluth, / So sind sie gewaschen durch Jesu Blut.»

[31] l. c., pp. 375 und 383.

backen hinwarf, ließ Gott eine Quelle aufsprudeln[32]. (Quellen aus Roßtrappe, Fußstapfen, Pferdehuf.) In diesen Bedeutungszusammenhang gehört der Zauberstab, das Szepter überhaupt. Griech. σκῆπτρον = Szepter gehört zu σκᾶπος, σκηπάνων, σκήπων = Stab, σκηπτός = Sturmwind, lat. scapus, Schaft, Stengel, ahd. scaft: Speer, Lanze[33]. (Abb. 85) Wir begegnen in dieser Zusammenstellung wieder jenen Zusammenhängen, die uns bereits als Libidosymbole bekannt sind. Das Zerbrechen des Szepters bedeutet also die Opferung der bisherigen Macht, das heißt einer in bestimmter Richtung organisierten Libido.

639 Die Überleitung von der Asia über Patmos auf das christliche Mysterium im Gedichte HÖLDERLINS ist scheinbar eine oberflächliche Verknüpfung, im Grunde genommen aber ein höchst sinnvoller Gedankengang: es ist das Eingehen in Tod und Jenseitsland als ein Selbstopfer des Helden zur Erlangung der Unsterblichkeit. In dieser Zeit, wo die Sonne untergegangen, wo das Leben anscheinend erloschen ist, herrscht heimliche Erwartung der Wiedererneuerung desselben:

> ... und Freude war es
> Von nun an,
> Zu wohnen in liebender Nacht und bewahren
> In einfältigen Augen unverwandt
> Abgründe der Weisheit.

640 In der Tiefe wohnt die Weisheit, die Weisheit der Mutter; eins seiend mit ihr ist dem Sinne Ahnung gegeben von den tieferen Dingen, von den Urbildern und Urkräften, welche allem Lebendigen zugrunde liegen und dessen nährende, erhaltende und schöpferische Matrix bilden. Der Dichter in seiner kranken Ekstase fühlt ein mehreres von der Größe des Geschauten, aber ihm liegt wenig mehr daran, es heraufzubringen zum lichten Tage, was er in der Tiefe erschürft hat – im Gegensatz zu Faust.

> Und nicht ein Übel ists, wenn einiges
> Verloren gehet und von der Rede

32 *Richter* 15, 17 ff.

33 PRELLWITZ, *Wörterbuch der griechischen Sprache*, s. v. σκήπτω, p. 416 f.

Verhallet der lebendige Laut,
Denn göttliches Werk auch gleichet dem unsern.
Nicht alles will der Höchste zumal.
Zwar Eisen träget der Schacht
Und glühende Harze der Ätna,
So hätt ich Reichtum,
Ein Bild zu bilden und ähnlich
Zu schauen, wie er gewesen, den Geist [34].

In der Tat ist das, was der Dichter in vulkanischer Tiefe erblickt, der «Geist», so wie er immer war, nämlich die Gesamtheit der Urformen, aus denen die archetypischen Bilder hervorgehen. In dieser Welt des kollektiven Unbewußten ist es ein Typus, dem, wie es scheint, die Hauptbedeutung zukommt und der ausgedrückt ist durch die Gestalt des göttlichen Heros, welcher Figur im Abendlande Christus entspricht. 641

... Die Toten wecket
Er auf, die noch gefangen nicht
Vom Rohen sind ...

Und wenn die Himmlischen jetzt
So, wie ich glaube, mich lieben ...

... Still ist sein [35] Zeichen
Am donnernden Himmel. Und einer stehet darunter
Sein Leben lang. Denn noch lebt Christus.

Aber wie einst Gilgamesh, das Wunderkraut aus dem seligen Westland zurückbringend (Abb. 45), von der dämonischen Schlange seiner Beute beraubt wird, so klingt auch Hölderlins Gedicht in eine schmerzliche Klage aus, die uns verrät, daß seinem Niedersteigen zu den Schatten kein diesseitiges Auferstehen folgen wird: 642

34 Ich habe ursprünglich eine alte Hölderlin-Ausgabe benützt. In den neueren steht statt «Geist» «Christ». Ich habe die alte Lesart stehenlassen, weil ich aus innerer Evidenz daraus Christus abgeleitet habe, bevor mir die spätere Lesart bekannt wurde. [l. c., p. 234].

35 des Vaters.

... schmählich
Entreißt das Herz uns eine Gewalt.
Denn Opfer will der Himmlischen jedes.

643 Diese Erkenntnis, daß man die rückschauende Sehnsucht, welche nur die Kindheit mit ihrer dämmernden Seligkeit und ihrer Mühelosigkeit wiederbringen möchte, opfern sollte, bevor die «Himmlischen» uns die Opfer «entreißen», wobei sie aber auch den ganzen Menschen mitnehmen, kam dem Dichter zu spät.

644 Daher nenne ich es einen weisen Rat, den das Unbewußte unserer Autorin gibt, ihren Helden sterben zu lassen, denn er war wirklich nicht viel mehr als die Personifikation einer regressiven und infantilen Träumerei, welche weder die Absicht bekundete, noch die Kraft dazu besaß, für die Abwendung von dieser Welt eine andere aus dem Urmeer des Unbewußten aufzufischen, was eine wahre Heldentat gewesen wäre. Dieses Opfer geschieht nur in einer völligen Hingabe an das Leben, wobei auch alle die in familiären Banden gebundene Libido aus dem engen Kreise in die Weite gebracht werden muß; denn es ist für das Wohlbefinden des Einzelnen erforderlich, daß er, nachdem er in seiner Kindheit bloß mitdrehendes Partikel in einem rotierenden System gewesen war, nunmehr erwachsen, selber Zentrum eines neuen Systems werde. Daß ein derartiger Schritt auch die Lösung oder wenigstens die Berücksichtigung des erotischen Problems einschließt, ist ohne weiteres klar, denn wenn dies nicht geschieht, dann bleibt die nicht verwendete Libido unweigerlich in der unbewußten endogamen Beziehung zu den Eltern stecken und macht das Individuum in wesentlichen Stücken unfrei. Wir erinnern daran, daß die Lehre Christi mit Rücksichtslosigkeit den Menschen von seiner Familie trennen möchte, und im Nikodemusgespräch sahen wir die besondere Bemühung Christi, der Regression symbolischen Sinn zu geben. Beide Tendenzen dienen demselben Ziele, nämlich den Menschen aus seiner Bindung an die Familie zu befreien, welche nicht höherer Einsicht, sondern der Weichheit und Unbeherrschtheit des infantilen Gefühles entspricht. Denn, wenn er seine am Kindheitsmilieu haftende Libido gewähren läßt und nicht zu höheren Zielen befreit, dann steht er unter dem Einfluß unbewußten Zwanges. Das Unbewußte schafft ihm, wo er auch immer sei, stets wieder das Infantilmilieu durch Projektion

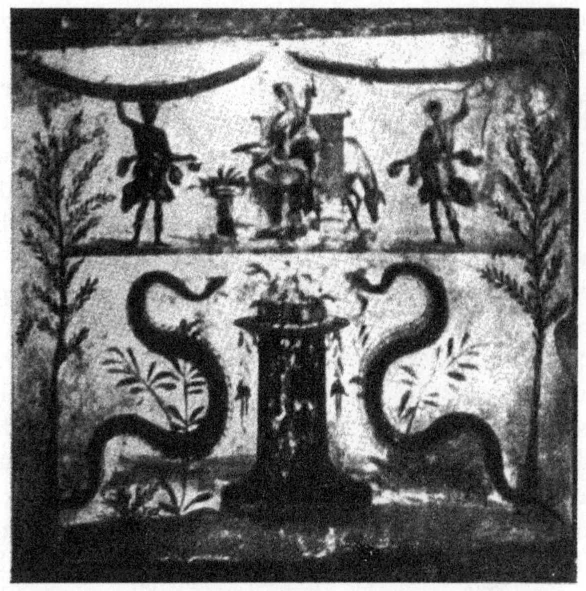

Abb. 116 Schlangenmysterium. Larenaltar in Pompeji

seiner Komplexe, wodurch die gleiche Abhängigkeit und Unfreiheit, welche das Verhältnis zu den Eltern kennzeichneten, jedesmal wieder aufs neue und ganz gegen sein vitales Interesse hergestellt werden. Seine Schicksale gehen nicht durch seine Hand; seine Τυχία καὶ Μοῖραι [Lose und Geschicke] fallen ihm sozusagen von den Sternen zu. Die Stoiker nannten diesen Zustand εἱμαρμένη, nämlich den Zwang der Schicksalssterne, dem jeder «Unerlöste» verfallen ist. Die Libido, die so in primitivster Form verhaftet bleibt, hält den Menschen auf entsprechend tiefer Stufe, nämlich derjenigen der Unbeherrschtheit und des Ausgeliefertseins an die Affekte. Das war die psychologische Lage der ausgehenden Antike, und der Heiland und Arzt jener Zeit war der, der die Menschen aus der Heimarmene zu befreien versuchte [36].

[36] Diesen Zweck verfolgen eigentlich alle Mysterien. Sie schaffen Symbole von Tod und Wiedergeburt. (Abb. 116) Wie FRAZER (*The Golden Bough*, part III: «The Dying God», p. 214 ff.) zeigt, haben auch exotische Völker in ihren Mysterien die gleichen Symbole des initiatorischen Sterbens und Wiedergeborenwerdens,

645 Wenn die Vision von Miss Miller das Problem des Opfers zum Gegenstand hat, so ist dies zwar zunächst ein individuelles Problem; wenn wir aber einen Blick auf die Form werfen, in der diese Bearbeitung geschieht, dann werden wir inne, daß es sich hier um etwas handelt, das auch der Menschheit im allgemeinen Problem sein muß. Denn die Symbole – die Schlange, die das Pferd tötet, und der sich freiwillig opfernde Held –, sind Figuren der aus dem Unbewußten quellenden Mythen.

646 Insofern die Welt und alles Seiende unmittelbar eine Schöpfung der Vorstellung ist, so geht aus dem Opfer der nach dem Vergangenen sich zurücksehnenden Libido die Schaffung der Welt hervor. Für den Rückschauenden wird die Welt, selbst der gestirnte Himmel, wiederum die über ihn gebeugte und ihn von allen Seiten umfassende Mutter, und aus dem Verzichte auf dieses Bild und auf die Sehnsucht nach ihm entsteht das Weltbild, das moderner Erkenntnis entspricht. Aus diesem einfachen Grundgedanken ergibt sich die Bedeutung des kosmischen Opfers. Ein gutes Beispiel dafür ist die Tötung der babylonischen Urmutter Tiâmat (Abb. 117), des Drachens, dessen Leichnam dazu bestimmt ist, Himmel und Erde zu bilden [37]. Am vollendetsten wohl treffen wir diesen Gedanken in der indischen Philosophie ältesten Datums, nämlich in den Liedern des *Ṛigveda.* Das Lied (10, 81, 4) fragt:

> Was ist das Holz, was ist der Baum gewesen,
> Aus dem sie Erd' und Himmel ausgehauen?
> Ihr Weise, forscht im Geiste diesem nach ... [38]

genau wie Apuleius (*Metamorphosen,* XI, 23, p. 240) von der Einweihung des Lucius in die Isismysterien (Abb. 9) sagt: «Accessi confinium mortis: et calcato Proserpinae limine, per omnia vectus elementa remeavi». [«Ich ging bis zur Grenzscheide zwischen Leben und Tod. Ich betrat Proserpinens Schwelle, und nachdem ich durch alle Elemente gefahren, kehrte ich wiederum zurück» (p. 425).] Lucius starb figürlich (ad instar voluntariae mortis» [«gleichsam eines freiwilligen Todes»] und wurde wiedergeboren (renatus).

37 Aus der Drachenopferung geht in der Alchemie der Mikrokosmos des lapis philosophorum hervor. (Vgl. [Jung,] *Psychologie und Alchemie* [Paragr. 404].)

38 Deussen, *Geschichte der Philosophie* I, p. 136.

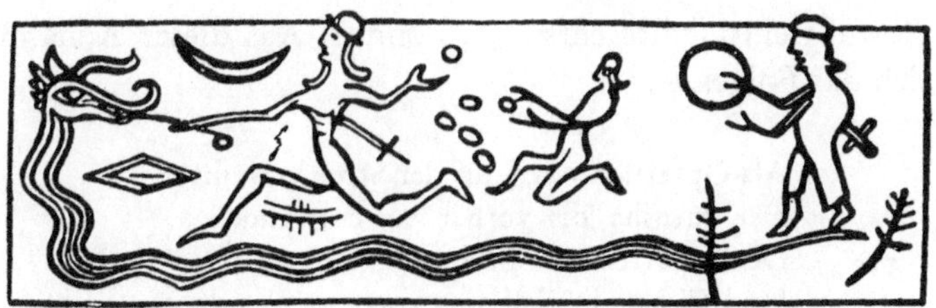

Abb. 117 Marduk bekämpft die Tiâmat. Assyrischer Siegelzylinder

Viçvakarman, der Allschöpfer, der aus dem unbekannten Baume die Welt schuf, tat es folgendermaßen: 647

Der, opfernd, sich in alle diese Wesen
Als weiser Opfrer senkte, unser Vater,
Der ging, nach Gütern durch Gebet verlangend,
Ursprungverhüllend in die niedre Welt ein.
Doch was hat wohl als Standort ihm ...
Was hat und wie als Stützepunkt gedient ihm ...?

Ṛigveda 10, 90 gibt Antwort auf diese Fragen: Der Purusha (Mann oder Mensch) ist das Urwesen, das 648

Bedeckt ringsum die Erde allerorten,
Zehn Finger hoch noch drüber hin zu fließen.

Man sieht, Purusha ist eine Art Platonischer Weltseele, die die Welt auch von außen umgibt: 649

Geboren überragte er die Welt
Nach vorn, nach hinten und an allen Orten.

Als allumhüllende Weltseele hat der Purusha auch mütterlichen Charakter. Als Urwesen stellt er einen psychischen Urzustand dar: er ist das Umhüllende sowohl wie das Umhüllte, Mutter und ungeborenes Kind, ein undiskriminierter, unbewußter Zustand. Als solcher muß er beendet, und, da er zugleich ein Gegenstand regressiver Sehnsucht ist, geopfert werden, damit überhaupt distinkte Wesen, das 650 heißt Bewußtseinsinhalte entstehen können. Aus dieser Annahme erklärt sich das Folgende:

> Als Opfertier ward auf der Streu geweiht
> Der Purusha, der vorher war entstanden,
> Den opferten da Götter, Selige
> Und Weise, die sich dort zusammenfanden.

651 Dieser Vers ist merkwürdig. Wenn man dieses Mythologem in das Prokrustesbett der Logik spannen wollte, so müßte ihm wohl oder übel Gewalt angetan werden. Wie außer den Göttern noch gewöhnliche «Weise» dazu kommen, das Urwesen zu «opfern», ist eine unerhört phantastische Vorstellung, ganz abgesehen von dem Umstande, daß außer dem Urwesen nichts anfänglich existiert hat (das heißt vor dem Opfer), wie wir noch sehen werden. Wenn nun damit jenes große Geheimnis des psychischen Urzustandes gemeint sein sollte, dann wird alles klar:

> Aus ihm als ganz verbranntem Opfertier
> Floß ab mit Schmalz gemischter Opferseim,
> Daraus schuf man die Tiere in der Luft
> Und die im Walde leben und daheim.
> Aus ihm als ganz verbranntem Opfertier
> Die Hymnen und Gesänge sind entstanden,
> Aus ihm auch die Prunklieder allesamt,
> Und was an Opfersprüchen ist vorhanden ...
>
> Aus seinem Manas ist der Mond geworden,
> Das Auge ist als Sonne jetzt zu sehen,
> Aus seinem Mund entstand Indra und Agni,
> Vâyu, der Wind, aus seines Odems Wehn.
> Das Reich des Luftraums ward aus seinem Nabel,
> Der Himmel aus dem Haupt hervorgebracht,
> Die Erde aus den Füßen, aus dem Ohre
> Die Pole, so die Welten sind gemacht.[39]

39 l. c., p. 156 f.

Es ist evident, daß damit keine physische, sondern eine psychologische Kosmogonie gemeint ist. Die Welt entsteht, wenn der Mensch sie entdeckt. Er entdeckt sie aber, wenn er sein Verhülltsein in der Urmutter, nämlich den anfänglichen, unbewußten Zustand, opfert. Was ihn zu dieser Entdeckung treibt, hat FREUD als die «Inzestschranke» aufgefaßt. Das Inzestverbot tritt dem kindlichen Sehnen nach der Mutter entgegen und zwingt die Libido auf die Bahn des biologischen Ziels. Die durch das Inzestverbot von der Mutter abgedrängte Libido sucht nach dem Sexualobjekt an Stelle der verbotenen Mutter. In diesem Sinne, der in der Gleichnissprache von «Inzestverbot», «Mutter» usw. sich ausdrückt, ist wohl auch FREUDS paradoxer Satz zu deuten: «Ursprünglich haben wir nur Sexualobjekte gekannt.» [40] Dieser Satz ist nicht viel mehr als sexualistische Allegorisierung, wie wenn man von männlichen und weiblichen Schlüsseln usw. spricht. Es ist einfach die Rückübertragung der Teilwahrheit eines Erwachsenen in ganz anders geartete kindliche Zustände. FREUDS Anschauung ist, wenn wörtlich verstanden, insofern unrichtig, als man genauer sagen müßte, daß wir noch ursprünglicher nur nährende Brüste gekannt hätten. Wenn der Säugling Lust am Saugen hat, so ist damit keineswegs bewiesen, daß es sich etwa um Sexuallust handelt, denn Lust kann verschiedenen Quellen entstammen. Vermutlich frißt die Raupe mit ebensoviel Vergnügen, obschon sie keinerlei Sexualfunktion besitzt, und der Nutritionsinstinkt etwas ganz anderes als der Sexualtrieb ist, unbekümmert darum, was eine spätere sexuelle Stufe aus diesen früheren Betätigungen etwa macht. Der Kuß zum Beispiel stammt viel eher vom Ernährungsakte ab als von der Sexualität. Sodann ist die «Inzestschranke» eine sehr zweifelhafte Hypothese (so gut sie sich auch für die Beschreibung neurotischer Zustände eignet), insofern sie eine Kulturerrungenschaft darstellt, welche nicht erfunden worden, sondern natürlicherweise entstanden ist, auf Grund jener komplizierten biologischen Notwendigkeiten, die mit dem Entstehen der sogenannten Heiratsklassensysteme zusammenhängen. Diese bezwecken keinesfalls die Verhinderung des Inzestes, sondern sie suchen der sozialen Gefahr der Endogamie durch das «cross-cousin-marriage» zu begegnen. Die typische Heirat mit der Tochter des mütterlichen Oheims 652

40 *Zur Dynamik der Übertragung*, p. 171.

wird geradezu mit jener Libido bewerkstelligt, welche sich der Mutter oder der Schwester bemächtigen könnte. Es handelt sich also nicht um die Vermeidung des Inzestes, der übrigens bei den häufigen Anfällen von Promiskuität der Primitiven genug Gelegenheit findet, sondern vielmehr um die soziale Notwendigkeit der Ausdehnung der Familienorganisation auf den ganzen Stamm [41].

653 Es kann also gar nicht das Inzesttabu gewesen sein, was die Menschen aus dem psychischen Urzustand der Nichtunterscheidung herausgetrieben hat, sondern es war der dem Menschen eigentümliche Entwicklungstrieb, der ihn von den anderen animalia so gründlich unterscheidet und der ihm zahllose Tabus, darunter das Inzesttabu, aufgenötigt hat. Gegen diesen «andern» Trieb sträubt sich der «animalische» Mensch mit seinem instinktiven Konservatismus und Misoneïsmus, welche beide hervorstechende Merkmale des primitiven und wenig bewußten Menschen sind. Unser Fortschrittswahn stellt die dazu gehörige krankhafte Kompensation dar.

654 Die FREUDsche Inzesttheorie beschreibt gewisse Phantasien, welche die Regression der Libido begleiten und besonders für das persönliche Unbewußte der Hysterie charakteristisch sind. Für eine gewisse Wegstrecke sind es infantil-sexuelle Phantasien, welche deutlich dartun, warum die hysterische Einstellung so defekt und untauglich ist. Sie verraten den Schatten. Selbstverständlich ist die Sprache dieser Kompensation dramatisierend und übertreibend. Die daraus abgeleitete Theorie entspricht der hysterischen Auffassung, um derentwillen das Individuum neurotisch ist. Man sollte daher diese Ausdrucksweise nicht so ernst nehmen, wie es FREUD tut. Sie ist ja ebenso unwahrscheinlich wie die angeblichen sexuellen Traumata der Hysterischen. Überdies wird die neurotische Sexualtheorie auch dadurch überholt, daß der letzte Akt des Dramas in der Rückkehr in den Mutterleib besteht. Diese erfolgt meist nicht per vias naturales, sondern per os, das heißt durch das Gefressen- und Verschlucktwerden (Abb. 118), womit eine noch infantilere Version sich offenbart, welche RANK ausgebaut hat. Es handelt sich nicht um bloße Verlegenheitsallegorik, sondern darum, daß die Regression die tiefere, zeitlich der Sexualität

[41] Vgl. dazu [JUNG,] *Die Psychologie der Übertragung* [Paragr. 433 ff.] und LAYARD, *The Incest Taboo and the Virgin Archetype.*

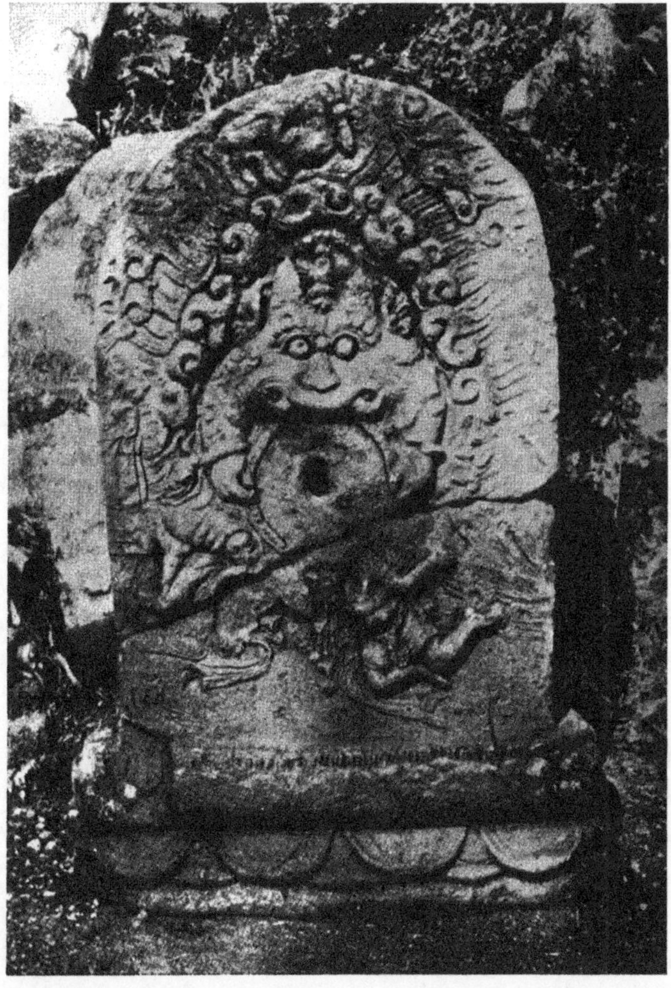

Abb. 118 Verschlingendes Ungeheuer. Stein. Belahan, Ostjava (11. Jh.)

vorausgegangene, nutritive Funktionsschicht erreicht und sich nunmehr in die Erlebniswelt des Säuglings kleidet: die sexuelle Gleichnissprache der Regression verwandelt sich bei weiterem Rückschritt in die Metaphern der Ernährungs- und Verdauungsfunktion, welche für nicht mehr als eine façon de parler zu halten sind. Der sogenannte

Ödipuskomplex mit seiner Inzesttendenz verwandelt sich auf dieser Stufe in den Jona-Walfisch-Komplex, der viele Varianten hat, wie etwa die Hexe, welche Kinder frißt, der Wolf, der Oger, der Drache usw. Die Inzestangst wandelt sich in die Befürchtung, von der Mutter aufgefressen (Abb. 119) zu werden. Die regredierende Libido desexualisiert sich anscheinend dadurch, daß sie allmählich bis auf vorsexuelle, frühinfantile Stufen zurückweicht. Auch dort macht sie nicht halt, sondern greift sogar auf den intrauterinen, pränatalen Zustand zurück (was man nicht wortwörtlich nehmen soll!) und bricht damit aus der Sphäre persönlicher Psychologie in diejenige der kollektiven Psyche ein, das heißt Jona sieht die Mysterien, die «représentations collectives», im Walfischbauche. Die Libido erreicht damit sozusagen eine Art Urzustand, in welchem sie, wie Theseus und Peirithoos bei ihrer Unterweltfahrt, festwachsen kann. Sie kann sich aber auch aus der mütterlichen Umschlingung wieder befreien und eine neue Lebensmöglichkeit an die Oberfläche heraufbringen.

655 Was in Wirklichkeit bei der Inzest- und Mutterleibsphantasie geschieht, ist ein Versinken der Libido ins Unbewußte, in welchem sie einerseits persönliche infantile Reaktionen, Affekte, Meinungen und Einstellungen provoziert, andererseits aber auch Kollektivbilder (Archetypen) belebt, welchen kompensierende und heilende Bedeutung, die der Mythus von jeher hatte, zukommt. FREUD macht seine Neurosentheorie, die auf das Wesen der Neurosen so ausgezeichnet paßt, zu sehr abhängig von den neurotischen Anschauungen, um derentwillen die Leute eben krank sind. Dadurch entsteht der Anschein (der nota bene dem Neurotiker eben so ausgezeichnet paßt), als ob die causa efficiens der Neurosen in ferner Vergangenheit läge. In Wirklichkeit wird die Neurose tagtäglich aufs neue fabriziert, und zwar durch eine falsche Einstellung, die gerade darin besteht, daß der Neurotiker so denkt und so fühlt, wie er es tut und mit seiner Neurosentheorie rechtfertigt.

656 Nach dieser Abschweifung kehren wir zu dem *Ṛigveda*-Liede zurück. *Ṛigveda* 10, 90 schließt mit dem bedeutsamen Vers, der auch für das christliche Mysterium von größter Wichtigkeit ist:

> Die Götter, opfernd, huldigten dem Opfer,
> Und dieses war der Opferwerke erstes;

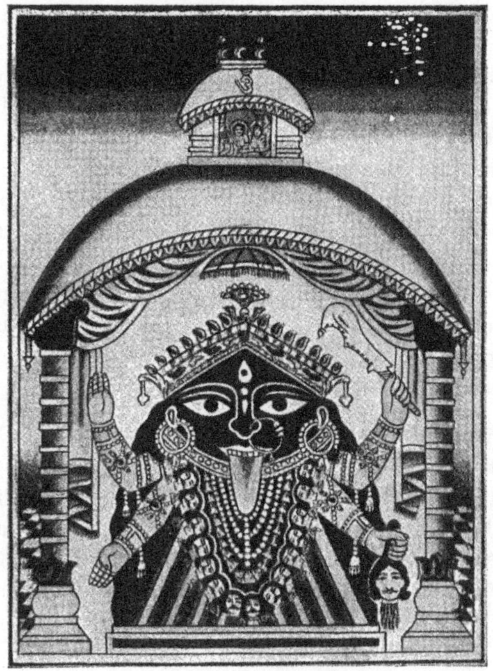

Abb. 119 Die menschenfressende Göttin Kali. Indische Volkskunst

Sie drangen mächt'gen Wesens auf zum Himmel,
Da wo die alten, seligen Götter weilen.[42]

Durch das Opfer wird eine Fülle der Macht erlangt, die an die Macht der Götter heranreicht. In der gleichen Weise, wie die Welt entstand durch das Opfer, durch den Verzicht auf die persönliche Bindung an die Kindheit, wird nach der Lehre der *Upanishaden* auch der neue Zustand der Menschen erzeugt, den man als den unsterblichen bezeichnen kann. Dieser neue Zustand nach dem menschlichen Dasein wird wieder durch ein Opfer erreicht, nämlich durch das Roßopfer, dem eine kosmische Bedeutung zukommt. Was das geopferte Pferd bedeutet, sagt *Bṛihadâranyaka-Upanishad* 1, 1: 657

[42] Deussen, *Geschichte der Philosophie* I, p. 158.

«Om!

1. Die Morgenröte, wahrlich, ist des Opferrosses Haupt, die Sonne sein Auge, der Wind sein Odem, sein Rachen das allverbreitete Feuer, das Jahr ist der Leib des Opferrosses. Der Himmel ist sein Rücken, der Luftraum seine Bauchhöhle, die Erde seines Bauches Wölbung; die Pole sind seine Seiten, die Zwischenpole seine Rippen, die Jahreszeiten seine Glieder, die Monate und Halbmonate seine Gelenke, Tage und Nächte seine Füße, die Gestirne seine Gebeine, das Gewölk sein Fleisch. Das Futter, das es verdaut, sind die Sandwüsten, die Flüsse seine Adern, Leber und Lungen die Gebirge, die Kräuter und Bäume seine Haare. Die aufgehende Sonne ist sein Vorderteil, die niedergehende sein Hinterteil. Was es bleckt, das ist Blitz, was es schauert, ist Donner, was es wässert, Regen; seine Stimme ist Rede.

2. Der Tag, fürwahr, ist entstanden für das Roß als die Opferschale, die vor ihm stehet: seine Wiege ist in dem Weltmeere gen Morgen; die Nacht ist für es entstanden als die Opferschale, die hinter ihm stehet: ihre Wiege ist in dem Weltmeere gen Abend; diese beiden Schalen entstanden, das Roß zu umgeben. Als Roß zog es die Götter, als Kämpfer die Gandharven, als Renner die Dämonen, als Pferd die Menschen. Der Ozean ist sein Verwandter, der Ozean seine Wiege.» [43]

658 Wie Deussen bemerkt, hat das Roßopfer die Bedeutung einer «Entsagung auf das Weltall». Wenn das Roß geopfert wird, so wird gewissermaßen die Welt geopfert und zerstört – ein Gedankengang, der auch Schopenhauer vorgeschwebt hat. Das Roß steht im obigen Text zwischen zwei Opferschalen, von der einen kommt es, und zur anderen geht es, wie die Sonne vom Morgen zum Abend geht. (Abb. 11) Indem das Pferd das Reit- und Arbeitstier des Menschen ist und dieser die Energie sogar nach «Pferdekräften» mißt, so bedeutet das Roß einen dem Menschen zur Verfügung stehenden Energiebetrag. Es stellt so die Libido dar, die in die Welt eingegangen ist. Oben sahen wir, daß die der Mutter anhängende Libido geopfert werden mußte, um die Welt zu erzeugen; hier wird die Welt aufgehoben durch die erneute Opferung derselben Libido, die erstmals der Mutter gehörte und dann in die Welt einging. Das Roß kann daher füglich als Symbol für diese Libido eingesetzt werden, indem es, wie wir oben sahen, viel-

43 Übersetzt von Deussen. (*Geheimlehre des Veda*, p. 21 f.)

fache Beziehung zur Mutter hat[44]. Durch die Opferung des Rosses kann also nur wieder eine Introversionsphase erzeugt werden, welche derjenigen vor der Weltschöpfung gleicht. Die Stellung des Rosses zwischen den beiden Schalen, welche die gebärende und die verschlingende Mutter darstellen, weist auf das Bild des im Ei eingeschlossenen Lebens hin, weshalb die Schalen die Bestimmung haben, das Roß zu «umgeben». Daß dem tatsächlich so ist, beweist *Bṛihadâranyaka-Upanishad* 3, 3:

1. «‹Wohin die Nachkommen des Parikshit kamen, das frage ich dich, Yâjñavalkya! Wohin kamen die Nachkommen des Parikshit?› –

2. Yâjñavalkya sprach: ‹Er hat euch gesagt, sie gelangten dorthin, wohin (alle) die kommen, die das Roßopfer darbringen. Nämlich diese Welt erstreckt sich so weit, wie zweiunddreißig Tage des Götterwagens (der Sonne) reichen. Diese (Welt) umgibt ringsum die Erde zweimal so weit. Diese Erde umgibt ringsum der Ozean zweimal so weit. Daselbst ist, so breit wie die Schneide eines Schermessers oder wie der Flügel einer Fliege, ein Raum zwischen (den beiden Schalen des Welteies). Jene nun brachte Indra als Falke zum Winde; und der Wind nahm sie in sich auf und führte sie dorthin, wo die Darbringer des Roßopfers waren. So etwa sprach er (der Gandharva zu euch) und pries den Wind.› –

Darum ist der Wind die Besonderheit (vyashṭi) und der Wind die Allgemeinheit (samashṭi). Der wehrt dem Wiedertode, wer solches weiß! –»[45]

Wie dieser Text sagt, kommen die Darbringer des Roßopfers in jene engste Spalte zwischen den Schalen des Welteies, an jene Stelle, wo sie sich vereinigen und zugleich geschieden sind[46]. Indra, der als Falke 659

44 *Bundahish,* XV, 27, wird der Stier Sarsaok beim Weltuntergang geopfert. Sarsaok aber war der Ausbreiter des Menschengeschlechtes; er hat neun von fünfzehn Menschenrassen auf seinem Rücken durch das Meer nach fernen Weltgegenden gebracht. Das Urrind des Gayomart hat, wie wir oben sahen, wegen seiner Fruchtbarkeit mütterliche Bedeutung.

45 *Geheimlehre des Veda,* p. 38.

46 DEUSSEN sagt dazu: «‹Dort›, d. h. wohl am Horizonte, wo Himmel und Meer aneinanderstossen, ist zwischen den beiden Schalen des Welteies eine schmale Ritze, durch die man aus ihm heraus, also wohl auf den ‹Rücken des Himmels› ... gelangt, woselbst ... Vereinigung mit Brahman ... stattfindet.» (*Bṛihdâranyaka-Upanishad* 3, 3 in: *Sechzig Upanishad's des Veda,* p. 434)

den Soma (die schwer erreichbare Kostbarkeit) geraubt hat, bringt als Psychopompos die Seelen zum Winde, zum zeugenden Pneuma, zum individuellen und kosmischen prâna (dem Lebenshauch)[47], bis zur Befreiung vom «Wiedertode». Dieser Gedankengang resümiert den Sinn vieler Mythen; zugleich ist er treffliches Beispiel dafür, inwiefern die indische Philosophie in gewissem Sinne nichts anderes als verfeinerte und sublimierte Mythologie ist[48]. Im Millerschen Drama fällt zuerst das Pferd als der tierische Bruder des Heros. (Entsprechend dem frühen Tode des halbtierischen Enkidu, des Bruderfreundes des Gilgamesh.) Dieser Opfertod erinnert an die ganze Kategorie der mythologischen Tieropfer. Das Tieropfer, wo es die primitive Bedeutung des einfachen Opfergeschenkes verlassen und eine höhere religiöse Bedeutung angenommen hat, steht in innerer Beziehung zum Heros respektive zur Gottheit. Das Tier repräsentiert den Gott selbst, so der Stier den Zagreus-Dionysos und den Mithras, das Lamm Christus[49] usw. Die Opferung des Tieres bedeutet Opferung der Tiernatur, das heißt der triebmäßigen Libido. Am deutlichsten drückt sich dies aus in der Kultlegende des Attis. Attis ist der Sohngeliebte der Göttermutter, der Agdistis-Kybele. Von der in ihn verliebten, wahnsinnspendenden Mutter rasend gemacht, entmannt er sich selbst, und zwar unter einer Fichte. Die Fichte spielt in seinem Kult eine Rolle (Abb. 120): alljährlich wird nämlich eine Fichte bekränzt, ein Bild des Attis an ihr aufgehängt und dann wird sie gefällt. Kybele nimmt nun diese Fichte, trägt sie in ihre Höhle und beweint sie dort. Der Baum bedeutet in diesem Zusammenhang offenbar den Sohn – nach einer Version wurde Attis eben in die Fichte verwandelt –, welchen die Mutter Kybele in ihre Höhle, das heißt in den mütterlichen Schoß zurücknimmt. Dem Baum kommt aber zugleich auch Mutterbedeutung zu,

47 Ein Symbol des Brahman. (Deussen, l. c.)

48 Wenn für Silberer die mythologische Symbolik ein Erkenntnisprozeß auf mythologischer Stufe ist (*Über die Symbolbildung*), so besteht zwischen dieser Ansicht und der meinigen völlige Übereinstimmung.

49 Aus der Bibliothek Assurbanipals stammt ein interessantes sumerisch-assyrisches Fragment (zit. in: Gressmann, *Altorientalische Texte und Bilder* I, p. 101): «Zu dem Weisen sprach er: / Ein Lamm ist Ersatz für einen Menschen; / Das Lamm gibt er für sein Leben, / Den Kopf des Lammes gibt er für den Kopf des Menschen . . .»

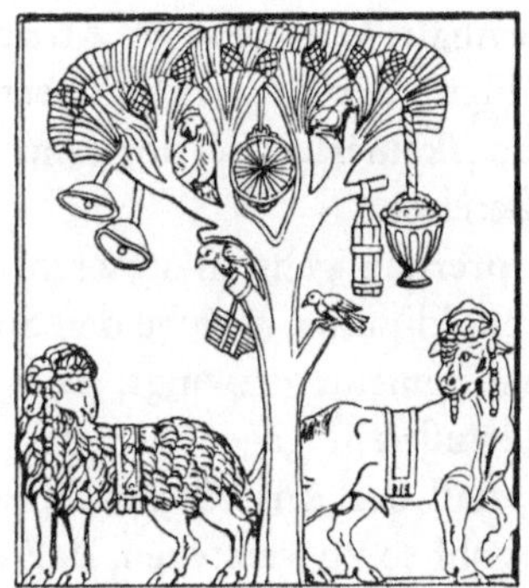

Abb. 120 Der heilige Baum des Attis. Relief von einem Kybele-Altar

indem die Aufhängung des Sohnes, respektive seines Bildes an ihm eine Vereinigung von Sohn und Mutter darstellt. Die gewöhnliche Sprache verwendet dieses Bild ebenfalls: man «hängt an der Mutter». Die Fällung der Fichte geht sodann der Entmannung parallel und erinnert darum an diese. In dem Falle hätte der Baum mehr phallische Bedeutung. Da der Baum aber in erster Linie die Mutter bedeutet, so käme dessen Fällung die Bedeutung einer Opferung der Mutter zu. Diese schwer zu entwirrenden Verwicklungen und Bedeutungsüberschneidungen lassen sich dadurch einigermaßen lösen, daß man sie auf einen gemeinsamen Nenner bringt. Dieser Nenner ist die Libido: Der Sohn personifiziert die Sehnsucht nach der Mutter, und zwar in der Psyche eines Individuums, das sich in einer solchen oder ähnlichen Situation befindet. Die Mutter personifiziert die (inzestuöse) Liebe zum Sohne. Der Baum personifiziert die Mutter einerseits, den Phallus des Sohnes andererseits. Das membrum virile veranschaulicht seinerseits die Libido des Sohnes. Die Fällung der Fichte, die «Entmannung», bedeutet die Opferung dieser Libido, welche das ebensosehr Unzweckmäßige wie Unmögliche sucht. Der Mythus beschreibt also durch das Arrangement und die Natur seiner Gestalten das Schicksal einer Libidoregression, die hauptsächlich im Unbewußten verläuft. Im Bewußtsein erscheinen dabei, wie in einem Traume, die dramatis personae, die ihrem Wesen nach Veranschaulichungen von Strömungen und Tendenzen der Libido sind. Das ausschlaggebende Agens aller Figuren ist die Libido, welche ihre Gestaltungen durch ihre (der Libido) Einheit so nahe zusammenhält, daß gewisse Attribute oder Tätigkeiten leicht von der einen Figur zur andern hinüberwechseln können, was der intuitiven Erfassung keinerlei, der logischen Erklärung aber endlose Schwierigkeiten bereitet.

660 Der Anstoß zur Opferung geht in unserem Fall von der Mutter aus, der «mater saeva cupidinum», welche den Sohn wahnsinnig macht und so zur Selbstverstümmelung zwingt. Die Mutter stellt als Ursprungswesen dem Bewußtsein gegenüber das Unbewußte dar. Der Mythus besagt daher, daß der Anstoß zur Opferung vom Unbewußten ausgehe. Dies ist wohl so zu verstehen, daß die Regression lebenswidrig wird und die instinktiven Grundlagen der Persönlichkeit stört; infolgedessen erfolgt eine kompensierende Reaktion derselben in Form einer gewaltsamen Unterdrückung und Ausmerzung der inkompatibeln Tendenz. Es handelt sich um einen natürlichen, unbewußten Vorgang, um eine Auseinandersetzung oder Kollision instinktiver Tendenzen, denen das bewußte Ich meist passiv ausgeliefert ist, insofern es normalerweise diese Bewegungen der Libido nicht wahrnimmt und daher im Bewußtsein nicht mitmacht.

661 Bei Ovid heißt es von der Fichte:

> Grata deum matri, siquidem Cybeleius Attys
> Exuit hac hominem, truncoque induruit illo [50].

662 Die Verwandlung in die Fichte bedeutet soviel als eine Bestattung in der Mutter, wie auch Osiris von der Erika umwachsen wurde. (Abb. 64) Auf dem Koblenzer Attisrelief [51] scheint Attis aus einem Baum hervorzuwachsen, worin Mannhardt [52] das dem Baum innewohnende Numen der Vegetation erblicken möchte. Es ist wohl einfach eine Baumgeburt, wie bei Mithras. (Heddernheimer Relief. Vgl. Abb. 77.) Wie Firmicus Maternus berichtet, haben Baum und Bild im Isis- und Osiriskult und ebenso im Kult der Jungfrau Persephone

[50] *Metamorphosen*, lib. X, p. 254. «... und Fichten im Wipfel / Nur mit stachligen Blättern geschmückt und der Mutter der Götter / Wert, weil der cybelische Attis das Menschsein in diesem / Baume verlor und unter dem Stamme verhärtete ...»

[51] Vgl. Roscher, *Lexikon*, s. v. Attis, Sp. 722, 10.

[52] *Wald- und Feldkulte* II, p. 292.

eine Rolle gespielt[53]. Dionysos hatte den Beinamen Dendrites, und in Böotien soll er ἔνδενδρος geheißen haben, also «im Baum»[54]. Die mit dem Dionysosmythus verbundene Pentheussage bringt das bemerkenswerte und ergänzende Gegenstück zum Tode des Attis und der nachherigen Beweinung: Pentheus[55], neugierig, die Orgien der Mänaden zu erspähen, klettert auf eine Fichte, er wird aber von seiner Mutter bemerkt, die Mänaden fällen den Baum, und Pentheus wird, für ein Tier gehalten, von ihnen in der Raserei zerrissen[56]; als erste stürzt sich die eigene Mutter auf ihn[57]. In dieser Sage ist die phallische Bedeutung des Baumes (Fällen = Entmannung), dessen Mutternatur (der Baum trägt Pentheus) und dessen Identität mit dem Sohne (Fällen = Tötung des Pentheus) vorhanden; zugleich zeigt sich hier das ergänzende Gegenstück zur Pietà, nämlich die furchtbare Mutter. Das Fest des Attis wurde als Beklagung und dann als Freudenfest im Frühling gefeiert. (Karfreitag und Ostern.) Die Priester des Attis-Kybelekultes waren Kastraten und hießen Galloi[58]. Der Archigallos hieß Atys (Attis)[59]. Statt der jährlichen Kastration ritzten sich die Priester bloß die Arme blutig. (Arm statt Phallus. «Armausdrehen»[60].) Eine ähnliche Symbolik der Triebopferung treffen wir in der Religion des Mithras, wo wesentliche Stücke des Mysteriums die Einfangung und Bändigung des Stieres darstellen. Eine Parallelfigur zu Mithras ist der Urmensch Gayomart. Er wurde zusammen mit seinem Rind geschaffen, und die beiden lebten in seligem Zustande sechstausend Jahre

53 Firmicus Maternus, *De errore profanarum religionum,* XXVII, p. 69: «... per annos singulos arbor pinea caeditur, et in media arbore simulacrum iuvenis subligatur.» [Jedes Jahr wird eine Fichte geschlagen, und mitten im Baum wird das Bild eines Jünglings angeheftet.]

54 Preller, *Griechische Mythologie* I, p. 555, zit. in: Robertson, *Evangelien-Mythen,* p. 137.

55 Pentheus als Heros von Schlangennatur; sein Vater war Echion, die Natter.

56 Der typische Opfertod im Dionysoskult.

57 Roscher, s. v. Dionysos, Sp. 1054, 56 ff.

58 An den Festzügen trugen sie Weiberkleider.

59 In Bithynien hieß Attis πάπας (Papa, Papst), und Kybele Μᾶ. Ich erwähne, daß in den vorderasiatischen Kulten dieser Muttergöttin Fischverehrung und Verbot des Fischessens für die Priester bestand. Ebenso ist es wissenswert, daß der Sohn der mit Astarte, Kybele usw. identischen Atargatis Ἰχθύς hieß. (Roscher, l. c., s. v. Ichthys, Sp. 94)

60 Frobenius, l. c., passim.

lang. Als aber die Welt ins Zeitalter der Waage (libra) kam, brach das böse Prinzip herein. Libra ist astrologisch das sogenannte positive Domizil der Venus, das böse Prinzip kam also unter die Herrschaft der Liebesgöttin, welche den erotischen Aspekt der Mutter personifiziert. Da dieser Aspekt, wie wir gesehen haben, psychisch sehr gefährlich ist, so droht die klassische Katastrophe über den Sohn hereinzubrechen. Infolge dieser Konstellation starben schon nach dreißig Jahren Gayomart und sein Rind. (Auch die Prüfungen Zarathushtras dauern bis zum dreißigsten Jahre.) Aus dem toten Rind kamen fünfundfünfzig Getreidearten, zwölf Arten heilsamer Pflanzen usw. Der Same des Stieres kam in den Mond zur Reinigung, der Same des Gayomart aber in die Sonne. Dieser Umstand dürfte auf eine verborgene weibliche Bedeutung des Stieres hinweisen. Gosh oder Drvâshpa ist die Seele des Stieres und wird als weibliche Gottheit verehrt. Sie wollte zuerst aus Kleinmut nicht Göttin der Viehherden werden, bis ihr das Kommen des Zarathushtra tröstend verkündet wurde. Dies hat seine Parallele in einem indischen Purâna, wo der Erde das Kommen des Krishna versprochen wird[61]. Die Stierseele fährt wie Ardvîçûrua, die Liebesgöttin, auf einem Wagen. Die Stieranima scheint daher entschieden weiblich zu sein. Astrologisch ist Taurus ebenfalls ein domicilium Veneris. Der Mythus von Gayomart wiederholt in veränderter Form die Urvorstellung des in sich geschlossenen Kreises einer sich selber begattenden und wiedergebärenden mannweiblichen Gottheit.

663 Wie der geopferte Stier, so hat das Feuer, dessen Opferung wir in Kapitel III bereits besprochen haben, im Chinesischen weibliche Natur, wie der Kommentator des Philosophen Tschuang-Tse (–350) erwähnt: «Der Herdgeist heißt Ki (= Haarflechte). Er ist in helles Rot gekleidet, welches dem Feuer gleicht, und ist anzusehen wie eine hübsche, liebliche Jungfrau.» Im *Buch der Riten* heißt es: «Holz wird in den Flammen verbrannt für den Au-Geist. Dieses Opfer für Au ist ein Opfer an alte (abgeschiedene) Frauen.»[62] Diese Herd- und Feuergeister sind die Seelen der abgeschiedenen Köche und heißen daher «alte Frauen». Der Küchengott entwickelt sich aus dieser vorbuddhistischen Überlieferung und wurde später (männlichen Geschlechtes) der Herr-

61 Spiegel, l. c. II, p. 77.

62 Nagel, *Der chinesische Küchengott Tsau-kyun*, p. 24.

scher der Familie und der Mittler zwischen Familie und Gott. So wurde der alte weibliche Feuergeist eine Art von Logos und Mittler.

Aus dem Stiersamen gingen die Stammeltern der Rinder hervor, 664
sowie 272 Arten nützlicher Tiere[63]. Nach dem *Mînôkhired*[64] hat Gayomart den Dév Azûr, welcher als der Dämon der bösen Begierde angesehen wird, vernichtet. Azî, ebenfalls ein böser Dämon, hält sich trotz dem Wirken Zarathushtras am längsten auf Erden. Er wird aber als letzter bei der Auferstehung vernichtet (wie der Satan in der *Apokalypse* des Johannes); in anderer Fassung heißt es, daß Angro Mainyus und die Schlange bis zuletzt übrig bleiben, um von Ahura Mazda selber vernichtet zu werden[65]. Nach der Vermutung von Kern soll Zarathushtra «Goldstern» heißen und mit Mithras identisch sein[66]. Mithras' Name hängt zusammen mit neupers. mihr, was Sonne und Liebe bedeutet.

Bei Zagreus sehen wir, daß der Stier identisch ist mit dem Gotte, 665
weshalb das Stieropfer ein Gottesopfer ist. Das Tier ist gewissermaßen nur ein Teil des Heros; er opfert nur sein Tier, gibt also symbolisch nur seine Triebhaftigkeit auf. Die innere Teilnahme am Opferakt[67] drückt sich im schmerzlich-ekstatischen Gesichte des stiertötenden Mithras trefflich aus. Er tut es freiwillig und unfreiwillig[68], daher der eigenartig pathetische Ausdruck auf gewissen Monumenten, der einige Ähnlichkeit hat mit dem etwas zu sentimentalen Gesicht des Crucifixus von Guido Reni. Benndorf sagt von Mithras:

«Die Gesichtszüge, welche doch besonders in den oberen Partien einen durchaus idealen Charakter tragen, haben einen in hohem Grade krankhaften Ausdruck.»[69]

63 Spiegel, l. c. I, p. 511.

64 Spiegel, *Grammatik der Pârsisprache,* pp. 134 und 166.

65 Spiegel, *Erânische Altertumskunde* II, p. 164.

66 Spiegel, l. c. I, p. 708.

67 Porphyrius (*De antro nympharum*) sagt: ὡς καὶ ὁ ταῦρος δημιουργὸς ὢν ὁ Μίθρας καὶ γενέσεως δεσπότης («Da der Stier die Schöpferkraft darstellt, ist Mithras auch der Herr des Entstehens.») Zit. bei: Dieterich, *Mithrasliturgie,* p. 72.

68 Der Stiertod selber ist gewollt und ungewollt. Indem Mithras den Stier ersticht, kneift ein Skorpion diesen in die Hoden (Herbstäquinoktium des Stierzeitalters. Abb. 77).

69 *Bildwerke des Lateranischen Museums,* Nr. 547, zit. in: Cumont, *Textes et monuments* I, p. 182.

666 Cumont hebt ebenfalls über den Gesichtsausdruck des Tauroktonos (Stiertöter) hervor:

« Ce visage, tel qu'on peut l'observer dans les meilleures répliques, est celui d'un jeune homme d'une beauté presque féminine; une abondante chevelure bouclée qui se dresse sur le front, l'entoure comme d'une auréole; la tête est légèrement penchée en arrière de façon que le regard se dirige vers le ciel, et la contraction des sourcils et des lèvres donne à la physionomie une étrange expression de douleur.» [70]

667 Der bei Cumont abgebildete Kopf von Ostia (Mithras tauroctonus?) hat allerdings einen Ausdruck, wie wir ihn als den eines sentimentalen Resignierens bei unseren Patienten wohl kennen. Es ist eine bemerkenswerte Tatsache, daß mit der eigentümlichen geistigen Wandlung in den ersten nachchristlichen Jahrhunderten eine ebenso außerordentliche Befreiung oder Auslösung des Gefühles Hand in Hand ging. Dies äußerte sich nicht nur in der hohen Form der caritas und des amor divinus, sondern auch in sentimentalen und infantilen Zügen. Dazu gehört vor allem die Lämmchenallegorik der frühchristlichen Kunst.

668 Da Sentimentalität die Schwester der Brutalität ist und die beiden nie allzu weit voneinander getrennt sind, so handelt es sich dabei wohl um einen für die Zeit des 1. bis 3. Jahrhunderts sehr charakteristischen Tatbestand. Der morbide Gesichtsausdruck weist auf das Uneins- und Gespaltensein des Opfernden hin: er will – und will nicht. Dieser Konflikt spricht aus, daß der Heros zugleich Opferer und Geopfertes ist. Immerhin opfert Mithras nur seine Tiernatur, das heißt seine Triebhaftigkeit [71], immer in naher Analogie mit dem Sonnenlauf.

70 Cumont, l. c. An einer anderen Stelle (p. 183) spricht Cumont von der «grâce douloureuse et presque morbide des traits du héros».

71 Die Libidonatur des Geopferten ist unzweifelhaft. In Persien verhilft ein Widder den ersten Menschen zur ersten Sünde, zur Kohabitation, er ist auch das erste Tier, das sie opfern. (Spiegel, l. c. I, p. 511 f.) Der Widder ist also gleich der Paradiesesschlange, die nach manichäischer Dichtung Christus war. Meliton von Sardes (2. Jh.) soll gelehrt haben, dass Christus ein Lamm war, vergleichbar dem Widder, den Abraham an Stelle seines Sohnes opferte. Dabei stelle der Busch das Kreuz vor. (Fragment V, zit. in: Robertson, l. c., p. 143 f.)

669 Wir haben im Verlaufe dieser Untersuchung gesehen, daß jene Libido, die religiöse Gebilde aufbaut, in letzter Linie zu der Mutter regrediert und damit eigentlich jenes Band darstellt, durch das wir mit unserem Ursprung verbunden sind. Wenn die Kirchenväter das Wort religio von religare ableiten, so dürfen sie sich wenigstens auf diese psychologische Tatsache zur Stützung ihrer Auffassung berufen[72]. Wie wir sahen, verbirgt sich die regredierende Libido in zahlreichen und recht verschiedenartigen Symbolen, gleichviel ob männlicher oder weiblicher Natur; auch die Geschlechtsunterschiede sind im Grunde genommen sekundärer Natur und spielen psychologisch nicht die Rolle, wie man etwa bei oberflächlicher Betrachtung vermuten könnte. Substanz und motivierende Kraft des Opferdramas bestehen in einer an sich unbewußten energetischen Wandlung, die dem Ich so bewußt wird, wie etwa den Seeleuten ein untermeerischer Vulkanausbruch. Es ist dabei zuzugeben, daß in Anbetracht der Schönheit und Erhabenheit des Opfergedankens sowohl wie des feierlichen Ritus eine psychologische Formulierung erschreckend nüchtern wirkt. Die dramatische Anschaulichkeit des Opferaktes wird dadurch gewissermaßen auf ein dürres abstractum reduziert, und das blühende Leben der Gestalten zur Zweidimensionalität mortifiziert. Der wissenschaftliche Verstand hat leider derart beklagenswerte Wirkungen – einerseits; aber andererseits ermöglicht gerade die Abstraktion ein tieferes Verständnis der Phänomene. So erkennen wir, daß die Gestalten des mythischen Dramas auswechselbare Eigenschaften besitzen, weil ihnen nicht dieselbe existentiale Bedeutung zukommt, wie den konkreten Gestalten der physischen Welt. Letztere erleiden gegebenenfalls eine Tragödie wirklich, erstere stellen sie bloß dar, und zwar auf der subjektiven Bühne eines introspektiven Bewußtseins. Was menschliche Kühnheit vom Wesen der phänomenalen Welt spekuliert, nämlich daß der Reigen der Sterne und die menschliche Weltgeschichte die wesenhafte Veran-

[72] Die ursprüngliche Ableitung von relegere dürfte wahrscheinlicher sein. (Cicero, *De inventione,* 2, 53, und *De natura deorum,* 1, 42) Lactantius (*Divinae institutiones,* 4, 28) leitet von religare ab: «Hoc vinculo pietatis obstricti Deo et religati sumus» [Wir sind durch dieses Band der Pietät mit Gott verknüpft und verbunden]. Ebenso Hieronymus und Augustin. Siehe dazu Walde, *Lateinisches etymologisches Wörterbuch,* s. v. diligo. Der bezeichnende Gegensatz ist religo und neglego.

schaulichung eines göttlichen Traumes sei, das wird, angewendet auf das innere Drama, zu wissenschaftlicher Wahrscheinlichkeit: Das Wesentliche des mythischen Dramas ist nicht der Konkretismus der Gestalten, das heißt es ist unwesentlich, was für ein Tier geschlachtet oder was für ein Gott durch das Opfertier dargestellt wird; wichtig ist nur, daß ein Opferakt stattfindet, das heißt im Unbewußten ein Wandlungsprozeß stattfindet, dessen Dynamik, dessen Inhalte und dessen Subjekt an sich unbewußt sind, aber indirekt dem Bewußtsein dadurch anschaulich werden, daß sie das diesem zur Verfügung stehende Vorstellungsmaterial anregen und sich gewissermaßen damit bekleiden, wie die Tänzer mit Tierfellen und die Priester mit den Häuten geopferter Menschen.

670 Die wissenschaftliche Abstraktion verschafft uns den großen Vorteil eines Schlusses auf den geheimnisvollen Vorgang hinter der Bühne des Mysterienspiels, wo wir, die farbige Welt des Theaters hinter uns lassend, eine nicht weiter reduzierbare Wirklichkeit psychischer Dynamik und Sinnhaftigkeit erschließen. Diese Erkenntnis benimmt den sogenannten unbewußten Vorgängen alle Epiphänomenalität und läßt sie als das erscheinen, was sie nach aller Erfahrung auch sind, nämlich als autonome Größen. Damit wird jeder Versuch, das Unbewußte vom Bewußtsein her abzuleiten, zur leeren Künstelei, zu einem sterilen, intellektualistischen Spiel. Man darf dies überall dort vermuten, wo die Autoren wohlgemut von «Unterbewußtsein» sprechen, ohne sich dabei bewußt zu werden, welch anmaßende Präjudizierung sie damit vornehmen. Woher wissen sie denn so genau, daß das Unbewußte «unter» und nicht «über» dem Bewußtsein ist? Sicher ist bei dieser Terminologie nur, daß sich das Bewußtsein höher oben wähnt, höher als die Götter selber. Vielleicht wird es ihm, so wollen wir hoffen, einmal bei seiner «Gottähnlichkeit bange».

671 Das jährliche Jungfrauopfer an den Drachen stellt wohl den Idealfall eines Opfers auf der mythologischen Stufe dar. Um den Zorn der furchtbaren Mutter zu stillen, opferte man die schönste Jungfrau als das Symbol seiner Begehrlichkeit. Mildere Formen sind das Opfer der Erstgeburt und verschiedener wertvoller Haustiere. Ein zweiter Idealfall ist die Selbstentmannung im Dienste der Mutter; eine mildere Form davon ist die Beschneidung. Dabei wird wenigstens ein Stück geopfert, was bereits einem Opferersatz durch einen symbolischen Akt

gleichkommt[73]. Mit diesen Opfern, deren Gegenstände begehrte und geschätzte Besitzobjekte darstellen, wird eben dieses triebhafte Begehren, die Libido, aufgegeben, um sie in erneuerter Gestalt wiederzugewinnen. Im Opfer kauft man sich von der Todesangst los und versöhnt sich den opferheischenden Hades. In jenen späten Kulten, wo der Heros, der seit alters in seinen Taten alles Übel und den Tod überwindet, zur göttlichen Hauptfigur geworden ist, wird er zum priesterlichen Selbstopferer und zum Wiedererzeuger des Lebens. Da er nun eine göttliche Figur und sein Opfer ein überweltliches Mysterium ist, dessen Bedeutung weit über den Wert einer gewöhnlichen Opfergabe hinausgeht, so hat diese Vertiefung der Opfersymbolik regressiv den Gedanken des Menschenopfers wieder aufgenommen, weil sie eines stärkeren und totaleren Ausdruckes bedurfte, um den Gedanken des Selbstopfers zur Anschauung zu bringen. Die Beziehung zwischen Mithras und seinem Stier kommt diesem Gedanken schon sehr nahe. Im Christentum ist es der Heros selbst, der sich freiwillig opfert. Auf Monumenten des mithrischen Kultes begegnen wir häufig einem sonderbaren Symbol: ein Krater[74] (Mischkrug) umwunden von der Schlange, dabei etwa ein Löwe, der antagonistisch der Schlange gegenübersteht[75]. Es sieht aus, wie wenn sich die beiden um den Krater stritten. Der Krater symbolisiert das mütterliche Wiedergeburtsgefäß, die Schlange Angst und Widerstand, und der Löwe stärkstes Begehren[76]. Die Schlange assistiert fast regelmäßig dem mithrischen Stieropfer, indem sie sich gegen das aus der Wunde fließende Blut hinbewegt. Es scheint daraus hervorzugehen, daß das Leben des Stieres (das Blut) in gewissem Sinne der Schlange zufließt, das heißt eine Opfer-

73 Vgl. «Blutbräutigam der Mutter» (2. *Mos.* 4, 25 f.). *Jos.* 5, 2 ff. heißt es, daß Josua die Beschneidung und die Loskaufung der Erstgeburt wieder einführte. «Damit soll auch er das Kinderopfer, wie es früher dem Jahve dargebracht zu werden pflegte, durch die Opferung der männlichen Vorhaut ersetzt und hiermit eine menschlichere Form des Opferkultus begründet haben.» (Drews, *Die Christusmythe* I, p. 47)

74 Aus einem Berichte des Porphyrius ist folgendes zu entnehmen: παρὰ τῷ Μίθρᾳ ὁ κρατὴρ ἀντὶ τῆς πηγῆς τέτακται (bei Mithras befindet sich der Mischkrug an Stelle der Quelle; zit. in: Cumont, l. c. I, p. 101[1]), was für die Deutung des Kraters von Belang ist. Vgl. auch den den Krater des Zosimos (Berthelot, *Alch. grecs*, III, li, 8, p. 245 (236).

75 Vgl. Cumont, l. c. I, p. 100.

76 Als Zodion höchster Sonnenhitze.

gabe an die Unterirdischen bedeutet, wie das Bluttrinken der Schatten in der Nekyia des Odysseus. Wir haben oben bereits auf die Wechselbeziehung von Schlange und Stier hingedeutet und dort gefunden, daß der Stier den lebenden Heros symbolisiert, die Schlange aber den toten, begrabenen oder chthonischen Helden. Da er im Zustande des Todes sich in der Mutter befindet, so stellt die Schlange auch die verschlingende Mutter dar. Die Verbindung des Stierblutes mit der Schlange sieht wie eine Gegensatzvereinigung aus. Löwe und Schlange, um den Krater streitend, könnten ähnliches bedeuten. Hierin liegt wohl auch der Grund, warum nach dem Stieropfer die wunderbare Fruchtbarkeit eintritt. Schon auf primitiver Stufe (Australneger) findet sich die Auffassung, daß die Lebenskraft sich abnütze, «schlecht» werde oder in Verlust gerate und deshalb in gewissen Intervallen einer Erneuerung bedürfe. Wann immer ein solches «abaissement» auftritt, dann muß der Ritus der Lebenserneuerung ausgeführt werden. Diese Riten sind von unendlicher Mannigfaltigkeit. Aber auch auf der höchsten Stufe lassen sie ihren Ursinn der Lebenserneuerung erkennen. So bedeutet die mithrische Stiertötung ein Opfer an die furchtbare Mutter, das heißt an das Unbewußte, welches die Energie des Bewußtseins spontan an sich gezogen hat, weil letzteres sich zu weit von seinen Wurzeln entfernte, der Götter Mächte vergaß, ohne welche alles Leben verdorrt oder sich in perverse Entwicklungen mit katastrophalen Ausgängen verliert. Im Opfer verzichtet das Bewußtsein auf Besitz und Macht zugunsten des Unbewußten. Dadurch wird eine Gegensatzvereinigung ermöglicht, deren Folge in einer Energieauslösung besteht. Der Akt des Opfers hat zugleich den Sinn einer Befruchtung der Mutter; der chthonische Schlangendämon trinkt das Blut, das heißt die Seele des Helden. Dadurch wird das Leben unsterblich erhalten, denn wie die Sonne, so erzeugt sich auch der Heros wieder durch seine Selbstopferung und sein Wiedereingehen in die Mutter. Nach allen früheren Materialien dürfte es nicht mehr schwierig sein, auch im christlichen Mysterium das Menschenopfer oder Sohnesopfer an die Mutter zu erkennen. Wie Attis sich um seiner Mutter willen entmannte und in Erinnerung dieser Tat sein Bild an der Fichte aufgehängt wurde, so hängt[77] auch Christus am Lebensbaum und Marter-

77 Ein ähnlicher Opfertod ist das Ende des Prometheus. Er wird an den Felsen

holz, der Ἑκάτη und Mutter (Abb. 71), und kauft die Schöpfung dadurch vom Tode los. Indem er wieder eingeht in den Schoß der Mutter, bezahlt er im Tode[78], was der Protanthropos (Urmensch) Adam im Leben gesündigt hat, und durch seine Tat erneuert er das durch die Erbsünde verdorbene Leben auf geistiger Stufe. Der Tod Christi hat bei AUGUSTIN (wie schon erwähnt) tatsächlich die Bedeutung eines Hierosgamos mit der Mutter, ähnlich der Adonisfeier, wo Venus und Adonis aufs Brautlager gelegt wurden.

« Procedit Christus quasi sponsus de thalamo suo; praesagio nuptiarum exiit ad campum saeculi, ... pervenit usque ad crucis thorum ⟨torus hat die Bedeutung von Bett, Beischläferin, Leichenbahre⟩ et ibi firmavit ascendendo coniugium; ubi cum sentiret anhelantem in suspiriis creaturam commercio pietatis se pro coniuge dedit ad poenam ... et copulavit sibi, perpetuo iure matronam.»[79]

Die matrona bedeutet in der Augustinischen Sprache die Kirche als Braut des Lammes. Der Gefühlston des antiken Hierosgamos hat sich hier in sein Gegenteil gewandelt. An Stelle der Lust tritt die Qual und an Stelle der Muttergeliebten der Marterpfahl; das, was früher als lustbetont, wird jetzt als schmerzhaft empfunden, nämlich die Vereinigung des männlichen Bewußtseins mit dem weiblichen Unbewuß- 672

gefesselt. In einer anderen Version sind seine Ketten durch eine Säule gezogen. Ihm geschieht zur Strafe, was Christus freiwillig auf sich nimmt. Das Schicksal des Prometheus erinnert daher an das Mißgeschick von Theseus und Peirithoos, die am Felsen, der chthonischen Mutter, hängen bleiben. Nach ATHENAEUS gebot Jupiter dem Prometheus, nachdem er ihn befreit hatte, eine Weidenkrone und einen eisernen Ring zu tragen, womit symbolisch seine Unfreiheit und Gebundenheit dargestellt war. ROBERTSON vergleicht die Krone des Prometheus mit der Dornenkrone Christi. Die Andächtigen tragen zu Ehren des Prometheus ebenfalls Kronen, um die Gebundenheit darzustellen (*Evangelien-Mythen*, p. 126). In diesem Zusammenhange bedeutet daher die Krone dasselbe wie der Ring des Verlöbnisses. Es sind κάτοχοι τοῦ θεοῦ, Gefangene des Gottes.

78 Der Lanzenstich des Longinus ersetzt den Dolchstoß im mithrischen Stieropfer. Dem gefesselten und geopferten Prometheus wird des «ehernen Keiles gegeschärfter Zahn» durch die Brust getrieben (AISCHYLOS, *Prometheus*). Odin und Huitzilopochtli werden vom Speer durchbohrt, Adonis vom Eberzahn getötet. (Vgl. Abb. 163.)

79 *Sermo suppositus* 120, 8 [vgl. Paragr. 411 dieses Bandes].

ten – oder man könnte auch sagen, daß das Symbol des Hierosgamos nicht mehr konkretistisch auf der Stufe der Körperhaftigkeit, sondern auf einem höheren, psychischen Niveau als Vereinigung des Gottes mit seiner Gemeinde (seinem corpus mysticum) erlebt wurde. Modern ausgedrückt bedeutet letztere Projektion die Konjunktion des Bewußtseins mit dem Unbewußten, das heißt die dem Individuationsprozeß eigentümliche transzendente Funktion. Die Integration des Unbewußten ins Bewußtsein hat Heilwirkung [80].

673 Die Vergleichung des mithrischen und des christlichen Opfers dürfte klar zeigen, worin die Überlegenheit des christlichen Symbols besteht: es ist die unumwundene Einsicht, daß nicht nur die animalische Triebhaftigkeit, dargestellt durch das Tier, zu opfern ist, sondern der ganze naturhafte Mensch, der mehr ist, als was sein theriomorphes Symbol ausdrückt. Während ersteres die animalische Triebhaftigkeit, das heißt die ausschließliche Unterworfenheit an das Gesetz der Spezies darstellt, bedeutet der natürliche Mensch darüber hinaus noch das spezifisch Menschliche, nämlich das Vom-Gesetz-abweichen-Können, worunter die religiöse Sprache die Fähigkeit zur «Sünde» versteht. Infolge dieser Variabilität, welche stets noch andere Wege offen hält, ist überhaupt geistige Entwicklung beim homo sapiens möglich. Der Nachteil aber ist, wenn man so will, daß die absolute und darum notgedrungenerweise als zuverlässig erscheinende Führung durch die Instinkte durch eine abnorme Lernfähigkeit, die man auch bei den Anthropoiden antrifft, verdrängt wird. An Stelle der Instinktsicherheit tritt Unsicherheit, und damit erscheint die Notwendigkeit eines erkennenden, bewertenden, wählenden und entscheidenden Bewußtseins. Wenn es letzterem gelingt, die Instinktsicherheit mit Erfolg zu kompensieren, so wird es in zunehmendem Maße instinktives Handeln und intuitives Wittern durch zuverlässige Regeln und Verhaltungsweisen ersetzen. Dadurch tritt schließlich die entgegengesetzte Gefahr ein, daß das Bewußtsein sich nämlich von seiner instinktiven Basis ab-

80 Es ist zu erwähnen, daß die nordische Mythologie den gleichen Gedanken kennt: Durch das Hängen am Lebensbaume gewann Odin die Kenntnis der Runen und den begeisternden Rauschtrank, der ihm Unsterblichkeit verlieh. Man ist geneigt, dieses Mythologem auf christliche Einflüsse zurückzuführen. Was ist es dann aber mit Huitzilopochtli?

trennt und den bewußten Willen an die Stelle des natürlichen Impulses setzt.

Durch das Opfer des natürlichen Menschen wird versucht, dieses 674
Ziel zu erreichen, denn erst dann ist die herrschende Idee des Bewußtseins in der Lage, sich völlig durchzusetzen und die menschliche Natur in diesem Sinne zu gestalten. Die Größe und Höhe dieses Ideals ist unbestreitbar und soll auch nicht bestritten werden. Doch eben auf dieser Höhe befällt einen der Zweifel, ob die Natur an sich fähig sei, diese Formung zu ertragen, und ob unsere herrschende Idee so beschaffen sei, daß sie den natürlichen Rohstoff, ohne Schaden für diesen, zu gestalten vermag. Nur die Erfahrung kann diese Frage beantworten. Der Versuch, diese Höhe zu erklimmen, muß daher gewagt werden, denn ohne eine derartige Unternehmung kann nie der Beweis erbracht werden, daß dieser ebenso kühne wie gewaltsame Wandlungsversuch tatsächlich möglich ist. Auch könnte man nie ermessen und nie verstehen, welches die Mächte sind, die einen solchen Versuch begünstigen oder verunmöglichen. Ebenso kann es sich nur dann herausstellen, ob das Selbstopfer des natürlichen Menschen, wie es das Christentum auffaßt, eine endgültige Lösung oder eine noch modifizierbare Anschauung bedeutet. Während das mithrische Opfer noch durch eine archaische Tieropferung symbolisiert ist und eine Domestikation und Disziplinierung des nur triebhaften Menschen bezweckt [81], verlangt der christliche Opfergedanke, durch den Tod eines Menschen veranschaulicht, eine Hingabe des ganzen Menschen, also nicht nur eine Zähmung seiner animalischen Triebe, sondern einen totalen Verzicht auf dieselben und darüber hinaus eine Disziplinierung seiner spezifisch menschlichen, geistigen Funktionen auf ein überweltliches geistiges Ziel hin. Dieses Ideal bedeutet eine harte Schulung, welche nicht umhin konnte, den Menschen seiner eigenen Natur und der Natur überhaupt in hohem Maße zu entfremden. Dieser Versuch war, wie die Geschichte zeigt, durchaus möglich und hat im Laufe der Jahrhunderte zu einer Bewußtseinsentwicklung geführt, die ohne dieses Training schlechthin unmöglich gewesen wäre. Solche Entwicklungen sind keine arbiträren oder gar intellektuellen Erfindungen und Phantasien, sondern haben

81 Der Mithraismus war die römische Militärreligion und kannte nur Männer als Eingeweihte.

ihre innere Logik und Notwendigkeit. Die seit der Aufklärungszeit anhaltende (materialistische) Kritik, die sich auf die physische Unwahrscheinlichkeit der Dogmen richtet, trifft völlig daneben. Das Dogma muß eine physische Unmöglichkeit sein, denn es sagt über die Physis ja gar nichts aus, sondern ist ein Symbol transzendenter, das heißt unbewußter Vorgänge, welche, soweit die Psychologie solches überhaupt feststellen kann, mit der unvermeidlichen Entwicklung des Bewußtseins zu tun haben. Der Glaube an das Dogma ist ein ebenso unvermeidlicher Notbehelf, der früher oder später durch ein adäquates Verstehen und Erkennen abgelöst werden muß, wenn unsere Kultur fortbestehen soll.

675 So liegt auch in der Phantasie von Miss Miller eine innere Nötigung vor, daß sie vom Pferdeopfer zum Selbstopfer des Helden übergeht. Während ersteres das Aufgeben der biologischen Triebtendenzen symbolisiert, hat letzteres den tieferen und ethisch wertvolleren Sinn des menschlichen Selbstopfers, des Verzichtes auf die bloße Ichhaftigkeit. Dies ist allerdings in diesem Fall nur metaphorisch richtig, indem ja nicht die Verfasserin der Geschichte, sondern der Held derselben, Chiwantopel, das freiwillige Opfer bringt und zugleich ist. Der moralisch bedeutsame Akt ist dem Helden delegiert, während Miss Miller nur bewundernd und applaudierend zuschaut, offenbar ohne zu ahnen, daß ihre Animusgestalt, eben Chiwantopel, das zu tun veranlaßt ist, was sie selber zu tun unterläßt. Der Fortschritt gegenüber dem Tieropfer (das durch den Tod des Pferdes dargestellt ist), besteht daher nur in der Idee, und wenn Miss Miller bei diesem imaginären Opferakt die Rolle der andächtigen Zuschauerin spielt, so kommt dieser Teilnahme keine ethische Bedeutung zu. Wie dies in solchen Fällen zu gehen pflegt, ist sie sich auch gänzlich unbewußt darüber, was es bedeutet, wenn der Held, der Träger der lebenswichtigen, magischen Handlung, untergeht. Was dann geschieht, ist nämlich, daß die Projektion wegfällt und der drohende Opferakt infolgedessen an das Subjekt, das heißt an das persönliche Ich der Träumerin herantritt. In welcher Form sich dann die Ereignisse abspielen, vermöchte ich nicht vorauszusagen. Ich habe auch im Millerschen Falle infolge der Mangelhaftigkeit des Materials und meiner Unkenntnis der Persönlichkeit nicht vorausgesehen, respektive nicht gewagt anzunehmen, daß es gerade eine Psychose sein werde, welche die Entsprechung zum

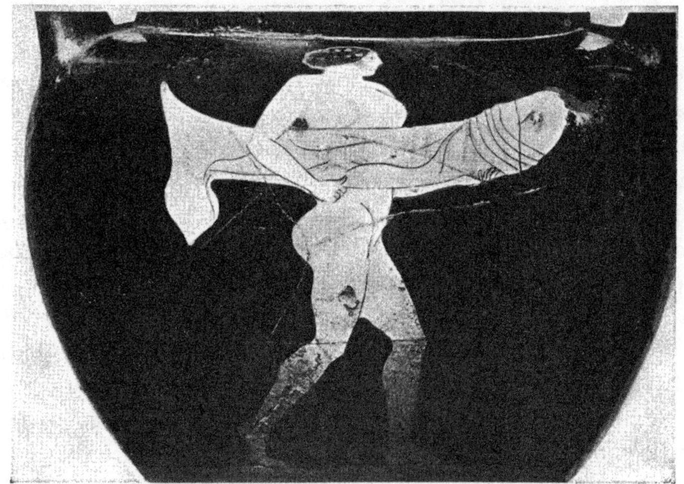

Abb. 121 Der phallische Fisch der Demeter-Mysterien. Griechisches Vasenbild des Pan-Malers

Opfer Chiwantopels bilden würde. Es war aber in Wirklichkeit eine totale Hingabe, beziehungsweise Verhaftung (κατοχή), nicht an die positiven Möglichkeiten des Lebens, sondern an die nächtliche Welt des Unbewußten, ein Untergang analog dem ihres Helden.

Chiwantopel wird von einer Schlange getötet. Die Schlange als 676 Opferinstrument fanden wir bereits reichlich belegt (Silvesterlegende, Jungfrauenprobe, Verwundung des Rê und des Philoktet, Lanzen- und Pfeilsymbolik). Sie ist das tötende Messer, aber auch der Phallus als ein Symbol jener regenerativen Kraft (Abb. 121) des Weizenkornes, das, in der Erde wie ein Leichnam begraben, zugleich ein erdbefruchtender Same ist. Die Schlange symbolisiert das Numen des Wandlungsaktes sowohl als der Wandlungssubstanz, wie dies in der Alchemie in besonderem Maße der Fall ist. Als chthonische Höhlenbewohnerin lebt sie im Schoße der Mutter Erde, wie die tantrische Kundalini die Bauchhöhle bewohnt. Die Alchemie hat zum Beispiel die Legende von Gabricus und Beya, dem königlichen Bruder-Schwester-Paar. Beim Hierosgamos dringt der Bruder überhaupt als Ganzes in den Leib der Schwester ein und verschwindet darin, das heißt er wird in ihrem Schoß begraben, in Atome aufgelöst und verwandelt sich als Heros zur Seelenschlange (serpens mercurialis; Abb. 15) usw.[82]. Solche Phantasien kommen auch nicht selten bei Patienten vor. So hatte eine meiner Patientinnen die Phantasie, *sie sei eine Schlange, die sich um die Mutter winde und schließlich ganz in diese hineinkrieche.*

677 Die Schlange, die den Helden tötet, ist grün. Grün ist auch die Schlange meiner Patientin, die von ihr sagt: *«Da kam ein grünes Schlänglein mir bis zum Munde – das hatte den feinsten lieblichsten Sinn, wie wenn es Menschenverstand hätte, mir etwas sagen wollte, gerade, wie wenn es mich hätte küssen wollen.»* [83] SPIELREINS Patientin sagt von der Schlange: «Es ist ein Gottestier, das so wunderbare Farben hat: grüne, blaue, weiße. Grün ist die Klapperschlange; sie ist sehr gefährlich. Die Schlange kann Menschengeist haben, kann Gottesurteil haben; sie ist eine Kinderfreundin. Sie würde diejenigen Kinder retten, die zur Erhaltung des Menschenlebens notwendig sind.» [84] Die Bedeutung der Schlange als Regenerativum ist unverkennbar. (Abb. 110)

678 Wie das Pferd der Bruder, so ist die Schlange die Schwester des Chiwantopel («ma petite sœur»). Reiter und Pferd bilden eine kentaurische Einheit, wie der Mensch und sein Schatten, respektive der superiore und inferiore Mensch oder das Ichbewußtsein und der Schatten, oder wie Gilgamesh und Enkidu. So gehört zum Manne auch das Weibliche, und zwar seine eigene unbewußte Weiblichkeit, die ich als Anima bezeichnet habe. Sie tritt bei Patienten häufig in der Gestalt der Schlange auf. Grün als Farbe des Lebens paßt trefflich zu ihr. Grün ist auch die Farbe des Creator Spiritus. Ich habe die Anima als Archetypus des Lebens schlechthin definiert[85]. Wenn ihr nun hier, in anscheinendem Widerspruch, vermöge des Schlangensymbols auch das Attribut des «Geistes» zugedacht wird, so geschieht dies deshalb, weil die Anima zunächst und solange das ganze Unbewußte personifiziert, als ihre Gestalt nicht von anderen Archetypen unterschieden werden kann. Bei weiteren Differenzierungen löst sich von der Anima

82 Vgl. dazu [JUNG,] *Psychologie und Alchemie* [Paragr. 436: «Visio Arislei»].
83 *Über die Psychologie der Dementia praecox* [Paragr. 283].
84 *Über den psychologischen Inhalt eines Falles von Schizophrenie*, p. 366.
85 *Über die Archetypen des kollektiven Unbewußten* [Paragr. 66].

in der Regel die Gestalt des alten (weisen) Mannes los, welcher ein Archetypus des «Geistes» ist. Dieser verhält sich zu ihr als (geistiger) Vater (zum Beispiel Wotan und Brünhilde, oder Bythos und Sophia. Klassische Beispiele in den Romanen von RIDER HAGGARD!).

Wenn Chiwantopel die Schlange als seine «kleine Schwester» be- 679
zeichnet, so ist dies nicht ohne Bedeutung für Miss Miller, denn der Held ist ja ihr Bruder-Geliebter, ihr «ghostly lover», der Animus. Sie selber ist seine Lebensschlange, die ihm den Tod bringt. Wenn der Held und sein Pferd sterben, so bleibt die grüne Schlange übrig, welche nichts anderes ist als die unbewußte Seele der Autorin selber, und diese wird jetzt, wie wir bereits sahen, das Schicksal Chiwantopels erleiden: sie wird von ihrem Unbewußten überwältigt werden.

Der Gegensatz zwischen Pferd und Schlange oder zwischen Stier 680
und Schlange stellt einen Gegenatz der Libido in sich selber dar, ein Vorwärts- und Zurückstreben in einem[86]. Es ist nicht nur so, daß die Libido ein unaufhaltsames Vorwärtsstreben, ein endloses Leben- und Aufbauenwollen wäre, als welches SCHOPENHAUER seinen Weltwillen formuliert hat, wobei der Tod eine von außen herantretende Tücke oder Fatalität ist; sondern die Libido will, dem Sonnengleichnis entsprechend, auch ihren Untergang, ihre Involution. In der ersten Lebenshälfte will sie Wachstum, in der zweiten deutete sie erst leise, dann vernehmlich die Änderung ihres Zieles an. Und wie in der Jugend der Trieb zu ungemessener Expansion des Lebens öfters unter der verhüllenden Schicht eines Widerstandes gegen dasselbe liegt, so verbirgt sich auch der «andere Trieb« häufig unter einer eigensinnigen und unzweckmäßigen Anklammerung an die bisherige Lebensform. Dieser scheinbare Gegenatz im Wesen der Libido ist illustriert durch eine Priapusstatuette in der Veroneser Antikensammlung[87]: Priapus deutet lächelnd mit dem Finger darauf, wie eine Schlange in sein Membrum beißt. (Abb. 122)

Ein ähnliches Motiv findet sich im «Jüngsten Gericht» von RUBENS 681
(München, alte Pinakothek), wo eine Schlange einen Mann entmannt.

[86] Dies hat BLEULER als Ambivalenz oder -tendenz bezeichnet, STEKEL (*Die Sprache des Traumes*, p. 535 f.) als «Bipolarität aller psychischen Phänomene».

[87] Ich verdanke die Erlaubnis zur Publikation dieser unedierten Statuette dem liebenswürdigen Entgegenkommen der Direktion der Veroneser Antikensammlung.

Dieses Motiv erklärt den Sinn des Weltunterganges[88]. Die Phantasie vom Weltbrande, überhaupt vom katastrophalen Weltende, ist die Projektion des urtümlichen Bildes der großen Umkehr; daher stellt Rubens die Entmannung durch die Schlange als einen Spezialfall des Unterganges dar. Das Bild der Veränderung, welche das Phänomen der zur psychischen Einzelexistenz gehörenden Welt wieder auflöst, keimt im Unbewußten und tritt dem Bewußtsein in Träumen und Ahnungen gegenüber. Je unwilliger das Bewußtsein ist, diese Kunde zu vernehmen, desto ungünstiger und beängstigender werden die Symbole sein, in denen sie sich wahrnehmbar macht. Die Schlange spielt als Angstsymbol in den Träumen keine geringe Rolle. Wegen ihres Giftes geht ihr Bild in Träumen als Frühsymptom nicht selten körperlichen Krankheiten voraus. In der Regel drückt sie eine abnorme Belebung des Unbewußten (ein «konstelliertes Unbewußtes») und die damit verbundenen physiologischen (abdominalen) Symptome aus. Die jeweilige Deutung ist natürlich, wie stets, von allen möglichen individuellen Umständen abhängig, beziehungsweise muß diesen entsprechend modifiziert werden. Der Jugend bedeutet sie Angst vor dem Leben, dem Alter dagegen Angst vor dem Tode. Bei unserer Autorin kann man im Lichte der späteren Ereignisse die fatale Bedeutung der grünen Schlange ohne weiteres sehen. Es dürfte aber nicht so leicht sein anzugeben, was der eigentliche Grund für das Übergewicht des Unbewußten war. Dazu fehlt das biographische Material. Ich kann nur im allgemeinen sagen, daß ich in solchen Fällen sehr häufig eine bemerkenswerte Enge des Bewußtseins, eine ängstliche Steifigkeit des Standpunktes, und einen durch kindliche Naivität oder schulmeisterliches praeiudicum eingeschränkten geistigen sowohl wie affektiven Horizont beobachtet habe. Nach dem wenigen, was wir von der Autorin wissen, scheint es sich bei ihr um affektive Naivität gehandelt zu

[88] Dem Weltuntergang ist die mythische Rolle der Schlange analog. In der *Völuspa* heißt es, daß sich die Flut erhebe, wenn die Midgardschlange zur allgemeinen Vernichtung erwacht. Sie heißt Jörmungandr, was wörtlich «allgemeiner Wolf» bedeutet. Der vernichtende Fenriswolf hat wiederum Beziehung zum Meere. (Abb. 101) «Fen» findet sich in Fensalir (Meersäle), der Wohnung der Frigg, und bedeutet ursprünglich Meer. (Frobenius, l. c., p. 179) Im Märchen vom Rotkäppchen ist ebenfalls statt Schlange oder Fisch Wolf gesetzt, denn er ist ebenfalls ein typischer Verschlinger.

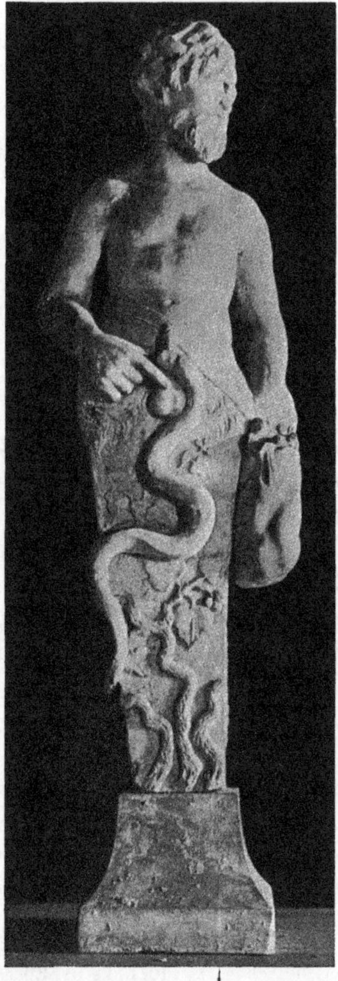

Abb. 122 Priapus mit der Schlange. Römisch

haben: sie hat wohl ihre Möglichkeiten unterschätzt und hat zu leicht zu gefährliche Tiefen übersprungen, wo ein gewisses psychologisches Wissen um den Schatten angebracht gewesen wäre. Gerade solchen Fällen sollte soviel psychologisches Wissen wie nur möglich vermittelt werden. Auch wenn es sie nicht vor dem Ausbruch der Psychose bewahren sollte, so verbessert es doch die Prognose, wie ich oft gesehen habe. Ein richtiges psychologisches Verständnis ist für solche Grenzfälle oft lebensrettend.

682 Wie am Anfang unserer Untersuchung der Name des Helden es notwendig machte, von der Symbolik des Popocatepetl, als des «schöpferischen» Teiles des menschlichen Körpers, zu reden, so gibt das Ende des Millerschen Dramas Gelegenheit, zu sehen, wie der Vulkan auch dem Tode des Helden assistiert und durch ein Erdbeben diesen in der Erde verschwinden läßt. Wie der Vulkan dem Helden Namen und Geburt gegeben, so verschluckt er ihn am Ende der Tage wieder [89]. Aus den letzten Worten des Helden erfahren wir, daß seine ersehnte Geliebte, die einzig ihn versteht, Ja-ni-wa-ma heißt. Wir finden in diesem Namen jene aus LONGFELLOWS *«Hiawatha»* bekannten Lallworte aus der ersten Kindheit des Helden: Wawa, wama, mama. Die Einzige, die uns wirklich versteht, ist die Mutter. Denn verstehen (althochdeutsch firstân) leitet sich wahrscheinlich ab aus einer urgermanischen Vorsilbe fri, die mit περί um, herum, identisch ist; ahd. antfristôn (= verdolmetschen) wird mit firstân als identisch zusammengestellt. Daraus ergäbe sich eine Grundbedeutung von verstehen als «sich um etwas herumstellen» [90]. Comprehendere und κατασυλλαμβάνειν drücken ein ähnliches Bild aus, wie das deutsche «erfassen». Das Gemeinsame dieser Ausdrücke ist das «Umgeben» und «Umfassen». Und es herrscht kein Zweifel darüber, daß nichts in der Welt uns je so gänzlich umfaßt wie die Mutter. Wenn der Neurotiker klagt, daß die Welt «verständnislos» sei, so sagt er damit indirekt, daß ihm die Mutter fehle. PAUL VERLAINE hat in seinem Gedicht «Mon Rêve familier» diesen Gedanken in schönster Weise ausgesprochen:

89 Vgl. die empedokleische Sehnsucht HÖLDERLINS. Ebenso die Höllenfahrt Zarathustras durch die Hadesöffnung des Vulkans. (Die Textstelle bei NIETZSCHE ist, wie ich nachgewiesen habe, eine Kryptomnesie [JUNG, *Kryptomnesie,* Paragr. 180 ff.].) Der Tod ist das Wiedereingehen in die Mutter. Daher ließ auch der ägyptische König Mykerinos seine Tochter in einer hölzernen und vergoldeten Kuh beisetzen. Das ist die Garantie der Wiedergeburt. Die Kuh stand in einem Prunkgemache, und es wurden ihr Opfer gebracht. In einem anderen Gemach, nahe bei dieser Kuh, standen die Bildnisse der Kebsweiber des Mykerinos. (HERODOT, *Geschichte,* 2. Buch, I, p. 194)

90 KLUGE, *Etymologisches Wörterbuch der deutschen Sprache.*

Je fais souvent ce rêve étrange et pénétrant
D'une femme inconnue, et que j'aime, et qui m'aime,
Et qui n'est, chaque fois, ni tout à fait la même
Ni tout à fait une autre, et m'aime et me comprend.

Car elle me comprend, et mon cœur, transparent
Pour elle seule, hélas! cesse d'être un problème
Pour elle seule, et les moiteurs de mon front blême,
Elle seule les sait rafraîchir, en pleurant.

Est-elle brune, blonde ou rousse? – Je l'ignore.
Son nom? Je me souviens qu'il est doux et sonore
Comme ceux des aimés que la Vie exila.

Son regard est pareil au regard des statues,
Et, pour sa voix lointaine, et calme, et grave, elle a
L'inflexion des voix chères qui se sont tues. [91]

[91] *Poèmes Saturniens*, VI.

IX. SCHLUSSWORT

683 Der melancholische Ausklang der Millerschen Phantasien rührt wohl daher, daß sie in jenem entscheidenden Moment abbrechen, welcher die drohende Gefahr einer Überwältigung durch das Unbewußte eben noch erkennen läßt. Es ist ja kaum anzunehmen, daß Miss Miller, die so ahnungslos in bezug auf die Bedeutung ihrer visionären Erlebnisse ist und welcher auch THÉODORE FLOURNOY trotz seinem richtigen Wertgefühl nichts Erklärendes zu sagen wußte, imstande sein würde, der nunmehr folgenden Phase des Prozesses, nämlich der unvermeidlichen Assimilation des Helden an ihre bewußte Persönlichkeit, mit der richtigen Einstellung entgegenzukommen. Diese müßte erkennen, was das Schicksal verlangt und was die fremdartigen Bilder, die in ihr Bewußtsein eingebrochen sind, zu bedeuten haben. Es liegt ja bereits eine Dissoziation vor, indem das Unbewußte selbständig vorgeht und ihr Bilder vor die Augen führt, die sie bewußt nicht selber geschaffen hat und daher als fremd und sonderbar empfindet. Dem objektiven Beobachter wird es allerdings klar, daß die Phantasien aus einer psychischen Energie hervorgehen, welche nicht der Kontrolle des Bewußtseins unterliegt. Es sind Sehnsüchte, Impulse und symbolische Ereignisse, mit denen das Bewußtsein weder positiv noch negativ fertig werden kann. Dem instinktiven Impuls, der die Träumerin aus dem Dämmer der Kindheit hinausstoßen möchte, setzt sich ein persönlicher, sehr unangebrachter Stolz und vermutlich auch ein dementsprechend enger moralischer Horizont entgegen, und dem geistigen Gehalt der Symbolik gegenüber kommt dem Bewußtsein nichts zu Hilfe. Unsere Kultur hat ja schon längst vergessen, symbolisch zu denken, und selbst der Theologe weiß mit der Hermeneutik der Kirchenväter nichts mehr anzufangen. Die cura animarum liegt beim Protestantismus vollends im argen. Wer würde sich die Mühe nehmen, christliche Grundgedanken aus dem «Wust pathologischer Phantasien» zusammenzuklauben? Für Patienten in dieser Situation kann es

allerdings eine Lebensrettung bedeuten, wenn der Arzt sich solcher Produkte annimmt und den darin angedeuteten Sinn dem Patienten zugänglich macht. Auf diesem Wege ermöglicht er es nämlich letzterem, wenigstens ein Stück des Unbewußten zu assimilieren und damit die gefahrdrohende Dissoziation um ebensoviel abzubauen. Zugleich schützt die Assimilation des Unbewußten vor der gefährlichen Isolierung, die jeder empfindet, der mit einem unverstehbaren, irrationalen Stück seiner Persönlichkeit konfrontiert ist. Die Vereinsamung führt nämlich zur Panik, und damit beginnt nur zu oft die Psychose. Je weiter sich der Spalt zwischen Bewußtsein und Unbewußtem auftut, desto näher rückt die Spaltung der Persönlichkeit, welche bei neurotisch Disponierten zur Neurose, bei psychotisch Veranlagten aber zur Schizophrenie, zum Persönlichkeitszerfall, führt. Die Bestrebung der Therapie geht dahin, die Dissoziation dadurch zu verringern und eventuell aufzuheben, daß die Tendenzen des Unbewußten dem Bewußtsein integriert werden. Normalerweiser werden die Antriebe des Unbewußten unbewußt oder – wie man sagt – «instinktiv» verwirklicht, wobei der dazu gehörige geistige Gehalt unbeachtet bleibt, aber dennoch sich unbewußt in das bewußte Geistesleben einschleicht, allerdings in vielfachen Verkleidungen. Letzteres kann dann ohne besondere Schwierigkeiten stattfinden, wenn im Bewußtsein Vorstellungen symbolischer Natur vorhanden sind: «Habentibus symbolum facilis est transitus» [1], wie es in der Alchemie heißt. Besteht dagegen bereits eine gewisse, vielleicht schon aus der Jugend datierende Dissoziation, dann vergrößert jeder Vorstoß des Unbewußten die Distanz zwischen Bewußtsein und Unbewußtem. In der Regel bedarf es der Kunsthilfe, um eine derartige Spaltung aufzuheben. Hätte ich Miss Miller behandelt, so hätte ich ihr einiges von dem, was in diesem Buch steht, mitteilen müssen, um ihr Bewußtsein soweit zu bilden, daß es die Inhalte des kollektiven Unbewußten hätte erfassen können. Anders als mit Hilfe der «représentations collectives» (Lévy-Bruhl), die schon bei Primitiven von psychotherapeutischer Bedeutung sind, lassen sich die archetypischen Zusammenhänge der Produkte des Unbewußten nicht verstehen. Keinesfalls genügt dazu eine ausschließlich personalistisch orientierte Psychologie. Wer also dergleichen Dissozia-

[1] [Jenen, die das Symbol haben, fällt der Übergang leicht.]

tionen behandeln will, der muß notgedrungenerweise etwas von der Anatomie und Entwicklungsgeschichte des Geistes, den er zu kurieren sich anschickt, wissen. Man verlangt vom Arzte, der körperliche Krankheiten behandelt, auch die Kenntnis der Anatomie, Physiologie, Embryologie und der vergleichenden Entwicklungsgeschichte. Neurotische Dissoziationen können allerdings in gewissem Maße mit rein personalistischer Psychologie behoben werden, nicht aber das sich in den meisten Fällen stellende Übertragungsproblem, welches immer kollektive Inhalte in sich birgt.

684 Der Millersche Fall ist ein Schulbeispiel für die einer schwereren psychischen Störung vorausgehenden Manifestationen des Unbewußten. Ihr Vorhandensein beweist allerdings nicht, daß eine derartige Störung eintreten muß. Das hängt nämlich unter anderem, wie schon gesagt, von der mehr oder weniger willigen oder widerstrebenden Einstellung des Bewußtseins ab. Der Fall kam mir insofern gelegen, als ich in keinerlei Weise damit zu tun hatte und darum den häufig gehörten Einwurf, ich hätte die Patientin beeinflußt, entkräften konnte. Wenn der Fall schon bei den ersten spontanen Phantasieschöpfungen zur Behandlung gekommen wäre, so hätte zum Beispiel die spätere Chiwantopel-Episode einen ganz andern Charakter angenommen, und das Ende wäre – so wollen wir hoffen – weniger schmerzlich gewesen.

685 Mit diesen Bemerkungen haben wir das Ende unseres Programmes erreicht. Wir hatten uns vorgenommen, ein individuelles Phantasiesystem auf die Zusammenhänge mit seinen Quellen zu untersuchen, und sind bei dieser Gelegenheit auf Probleme gestoßen, deren Proportionen so gewaltig sind, daß unsere Versuche, sie in ihrem ganzen Umfange zu begreifen, notwendigerweise nicht mehr als eine oberflächliche Orientierung bedeuten können. Ich kann mich nicht mit dem Standpunkt befreunden, gewisse Arbeitshypothesen deshalb zu unterdrücken, weil sie möglicherweise keine ewige Gültigkeit besitzen oder weil sie vielleicht irgendwie irrtümlich sind. Gewiß suchte ich mich tunlichst vor Irrtum zu schützen, der einem auf so schwindligen Pfaden besonders verderblich werden könnte, indem ich mir der Gefahren einer derartigen Untersuchung wohl bewußt bin. Wir Ärzte sind eben nicht in der gleichen Lage wie Forscher auf anderen Gebieten. Wir können uns nicht eine Aufgabe auswählen oder ein For-

schungsgebiet abstecken, sondern der zu behandelnde Kranke konfrontiert uns gegebenenfalls mit unabsehbaren Problemen und fordert von uns die Erfüllung einer therapeutischen Aufgabe, der man sich kaum gewachsen fühlt. Der stärkste Antrieb zur unablässigen Forschungsarbeit kam mir aus der Therapie und bestand in der nicht zu überhörenden Frage: «Wie kannst du etwas behandeln, was du nicht verstehst?» Träume, Visionen, Phantasien und Wahnideen sind Situationsausdrücke. Wenn ich daher die Träume nicht verstehe, so verstehe ich die Situation des Patienten nicht, und was soll dann meine Behandlung nützen? Es kam mir nie darauf an, meine Theorien am Patienten zu rechtfertigen, denn es schien mir wesentlicher, die Situation des Kranken in allen ihren Aspekten zu verstehen, wozu selbstverständlich die unbewußte Kompensation gehört. Ein solcher Fall war mir Miss Miller. Ich habe es versucht, ihre Situation bestmöglich zu verstehen und habe in dieser Untersuchung die Resultate meiner Bemühung dargestellt als ein Beispiel für die Art und den Umfang der Problematik, um die ein Arzt, der Psychotherapie betreiben will, wissen sollte. Er braucht eine *Wissenschaft von der Seele*, nicht eine Theorie über dieselbe. Ich betrachte den Betrieb der Wissenschaft nicht als einen Wettkampf ums Rechthaben, sondern als eine Arbeit an der Mehrung und Vertiefung der Erkenntnis. An Menschen, die ähnlich über Wissenschaft denken, wendet sich diese Arbeit.

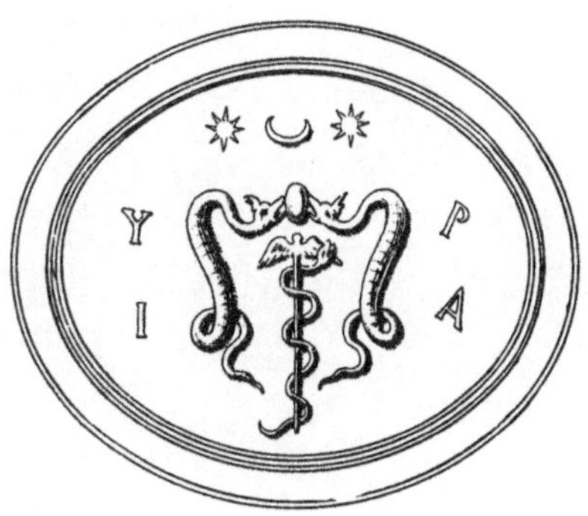

Abb. 123 Antike Gemme

ANHANG

ÜBERSETZUNGEN

Seite Paragraph

13 ... was überall, was immer, was von allen geglaubt wird. [VINZENZ VON LERIN (Lerinum, Lérins), † vor 450, gallischer Kirchenschriftsteller (c. 3, al. 2)]

19 Da es also die Theorie ist, die den Tatsachen ihren Wert und ihre Bedeutung verleiht, ist sie oft sehr nützlich, selbst wenn sie teilweise falsch ist; denn sie wirft Licht auf Phänomene, die niemand beachtete, zwingt, Fakten, um die sich vorher niemand kümmerte, unter verschiedenen Blickwinkeln zu untersuchen, und regt zu gründlicheren und erfolgreicheren Forschungen an ... Das Wagnis, Irrtümer zu begehen und sich der Kritik auszusetzen, ist somit moralische Pflicht des Wissenschaftlers, damit die Wissenschaft immer weiter fortschreite ... Ein Schriftsteller hat den Verfasser [FERRERO] heftig angegriffen, indem er fand, dies sei ein höchst beschränktes und dürftiges wissenschaftliches Ideal ... Aber jene, die hinreichend ernsthaften und kühlen Sinnes sind, um nicht zu meinen, alles, was sie schreiben, sei Ausdruck der absoluten, ewigen Wahrheit, werden dieser Auffassung zustimmen, welche die Interessen der Wissenschaft weit über die kleinliche Eitelkeit und die engherzige Eigenliebe des Gelehrten stellen.

31 13 Und was ist Denken? Und wie denkt man? Wir denken in Wörtern; das allein ist sinnenhaft und führt zur Natur zurück. Man bedenke, ein Metaphysiker hat zur Erstellung des Weltsystems nur den perfektionierten Schrei der Affen und der Hunde. Was er tiefsinnige Ergründung und transzendente Methode nennt, besteht darin, Stück um Stück, in willkürlicher Anordnung, die Laute aneinanderzureihen, die in den Urwäldern Hunger, Angst und Liebe hinausschrieen und mit denen sich allmählich Sinngehalte verknüpften, die man für abstrakt hält, wo doch nur die Verbindung erschlafft ist. – Man befürchte nicht, daß diese Folge gedämpfter, abgeschwächter kleiner Schreie, die ein philosophisches Werk ausmachen, uns zuviel Wissen über das Universum vermittle, so daß wir darin nicht mehr leben könnten.

47 27 Gerade auf diesen oberen Teil der Funktionen, auf ihre Anpassung an die aktuellen Umstände wirken sich die Neurosen aus ... [p. 386]

Neurosen sind Störungen oder Stockungen im Ablauf der Funktionen [p. 388]. Neurosen sind Krankheiten, die sich auf die verschiedenen Funktionen, die in ihrem Zusammenspiel, ihrer Anpassung an den jeweiligen Augenblick, an den Zustand der Außenwelt und des Individuums gehemmt werden, während die alten Teile derselben Funktionen nicht beeinträchtigt sind. [p. 392]
An der Stelle dieser oberen Wirkungen entwickeln sich physische und geistige Unrast und vor allem Erregbarkeit. Diese ist ... nur die Neigung, die oberen Tätigkeiten durch Übersteigerung bestimmter unterer Wirkungen und namentlich durch groben Aufruhr der Eingeweide zu ersetzen [p. 393].

48 35 Es ist durchaus üblich, anzunehmen, daß der Mensch mit zunehmender zeitlicher Ferne sich in seiner Gedankenwelt und seinen Gefühlen entsprechend stärker von uns unterscheide; daß die Psychologie der Menschheit von Jahrhundert zu Jahrhundert wechsle wie die Mode oder die Literatur. Sobald man daher in der älteren Geschichte auf eine Einrichtung, einen Brauch, einen Glauben stößt, die etwas anders sind als jene, die wir tagtäglich sehen, sucht man alle möglichen komplizierten Erklärungen, welche es meistens bei Aussagen bewenden lassen, deren Sinn nicht allzu eindeutig ist. Nun ändert sich der Mensch aber nicht so rasch; seine Psychologie bleibt im Grunde dieselbe; und wenn seine Kultur von einer Epoche zur anderen stark variiert, ändert das am Funktionieren seines Geistes doch nur wenig. Die Grundgesetze des Geistes bleiben sich gleich, zumindest für die so kurzen historischen Zeitabschnitte, von denen wir Kenntnis haben; und nahezu alle Phänomene, selbst die fremdartigsten, müssen sich aus jenen gemeinsamen Gesetzen des Geistigen erklären lassen, die wir in uns selber feststellen können.

56 48 *Cyrano* (liest).
«Roxane, lebe wohl; ich sterbe!» –
Roxane (stutzt).
Sie lesen laut?
Cyrano (liest).
«Bald ruft mich mein Geschick!
Wie voll mein Herz von Zärtlichkeit gewesen,
Hast du's geahnt? Nie wird mein trunkener Blick,
Nie mehr in sel'ger Lust ...»
Roxane.
Wie schön Sie lesen!
Cyrano (fortfahrend).
«Die Lüfte küssen, die du Zauberin
Mit lieblichen Gebärden leis bewegt;
Wie deine Hand sich an die Stirne legt,

Ich seh's im Geist, und Grüße send' ich hin ...»
Roxane.
Sie lesen seinen Brief so ...
(Es wird allmählich Nacht.)
Cyrano.
«Tausend Grüße:
Leb wohl! ...»
Roxane.
Sie lesen ihn ...
Cyrano.
«Du Holde, Süße ...»
Roxane.
Mit einer Stimme ...
Cyrano.
«Du Geliebte! ...» [V, 5; p. 264 f.]
[*Cyrano von Bergerac.* Übers. von LUDWIG FULDA.]

57 49 *Cyrano.*
Schielt er nicht
Nach meiner Nase, der stumpfnäs'ge Wicht?
(Den Degen erhebend.)
Ihr sagt, es sei vergeblich? – Wohl, ich weiß! –
Schlägt man sich nur in Hoffnung auf den Sieg?
Weit schöner ist ein aussichtsloser Krieg. –
Was kommt dort an? – Welch lästiges Geschmeiß?
Der ganze Troß der alten Widersacher!
Die Lüge? (Er sticht mit seinem Degen ins Leere.)
Da! – Der überlebte Brauch,
Feigheit und Vorurteil! (Er sticht wieder.) Glaubt ihr,
ich treibe Schacher?
Niemals, niemals! – Aha, die Dummheit auch!
Ich weiß, ihr triumphiert und bleibt im Rechte;
Was liegt daran? Ich fechte, fechte, fechte!
(Er thut wilde Ausfälle und hält endlich keuchend inne.)
Entreißt mir nur den Lorbeer und die Rosen!
Mir bleibt ein Gut, trotz aller Stürme Tosen,
Das niemals ward befleckt im Kampfgefild,
Und das ich heut, am Ende meiner Tage,
Getrost zur blauen Himmelsschwelle trage;
Dies Gut –
(Er thut mit erhobenem Degen einen Schritt nach vorwärts.)
es ist ...
(Der Degen entsinkt seiner Hand; er taumelt und fällt in die Arme Arme von Le Bret und Ragueneau.)

Roxane
(sich über ihn beugend und ihn auf die Stirn küssend).
Es ist . . .?
Cyrano
(öffnet noch einmal die Augen, erkennt sie und sagt lächelnd).
Mein Wappenschild. [l. c., V, 6; p. 274 f.]

58 53 Es ist mir gelungen, ihn zur Wiedergabe von Landschaften zu bringen, wie die des Genfer Sees, wo er nie gewesen war, und er behauptete, «ich vermöchte ihn Dinge zeichnen zu lassen, die er nie zuvor gesehen, und ihm die Empfindung einer entsprechenden Atmosphäre zu vermitteln, die er nie erlebt hatte; kurz, ich bediente mich seiner wie er sich selbst seines Bleistifts, nämlich wie eines bloßen Instrumentes».

75 81 Da ich döste, fast schon schlummernd, plötzlich ward ein Tappen laut,
als ob einer leise pochte, pocht' an meine Kammertür.
«Nur ein Gast», sagt' ich im stillen, «klopft an meine Kammertür –
einzig das, und weiter nichts.»

76 82 «Dies zum Abschied», schrie ich jählings, «Vogel oder Satansbrut!
Weich zurück in Sturm und Wetter und der Nacht Plutonischen Strand!
Laß mir keine schwarze Feder hier als Lügenunterpfand!
Laß mich einsam und in Frieden – heb dich weg von jener Büste,
deinen Schnabel aus meinem Herzen, fort mit dir von meiner Tür!»
Krächzt der Rabe «Nimmermehr!»

106 116 Ich sehnte mich nach dir, als ich zum ersten Male ins Bewußtsein kroch
all meine Träume handelten von dir, als ich noch in der Puppe lag.
Oft geben Myriaden meiner Art ihr Leben auf
im Anprall gegen einen schwachen Funken, der aus dir stammt.
Nur eine Stunde noch – und mein armseliges Leben ist vorbei;
mein letztes Streben aber, wie mein erster Wunsch, soll sein,
zumindest in die Nähe deiner Herrlichkeit zu kommen; dann,
wenn ich einen einzigen hingerissenen Blick erhascht, will ich zufrieden sterben,
denn einmal durfte ich den Quell der Schönheit, Wärme und des Lebens
in seiner grenzenlosen Pracht erschau'n!

141 73 Der Herr hat zwölf Apostel, welche die Zahl der zwölf Monate der Sonne tragen. [p. 356]
Dann setzte der allweise Weltenschöpfer durch seinen allerhöchsten Befehl den großen Drachen mit der sternenfunkelnden Krone in Bewegung, nämlich die zwölf Zeichen des Tierkreises, die auf seinem Rücken entstehen. [p. 35]

144 166 Gelobt sei Gott!
Für das was war,
Für das was ist!

Denn Du, Herr, bist
Gott über Alles, was da ist und war,
Zeit, Raum, Unendlichkeit und Tod·und Leben,
Was sichtbar ist und unsichtbar;
Du nimmst, was Du gegeben!
Und soll ich lästern, soll gen Himmel schrein
Um ein'ge Atemzüge? – Nein!
In Tod und Leben will ich Gottes sein, –
Ich zittre nicht, mag auch das Weltall beben! [3. Szene, p. 187]

145 167 Vgl. oben (Übersetzungen), p. 57, Paragr. 49 [Anhang p. 567].

146 169 ... doch von ihm bethört,
Hat seine Lockungen der Mensch gehört,
Und ihr des Weibes Lockung. – Schön ist sie,
Der Schlange Flüstern war so lockend nie,
Als ihre Küsse sind. Der Schlange Raub
War nichts als Staub;
Sie aber lockt, himmlichem Recht zuwider,
Des Himmels Heerschar auf die Erde nieder. [l. c., p. 177]

147 170 Wie? aber kann die Erde nicht entstehn
Und kann sie nicht zu Grunde gehn,
Ohne der Himmelsgeister sel'ge Reihen
Zu einem tiefen Bruche zu entzweien ...? [l. c., p. 176]
[*Himmel und Erde. Ein Mysterium.* Übers. von OTTO GILDEMEISTER.]

148 ff. 171 *Anah.*
Seraph! auf welchem Sonnenball
Dein hehrer Glanz auch thronen mag,
Ob in des Himmels blauen Fernen
Du wachest mit den Sieben Sternen,
Ob Weltenchöre
Vor deinem strahlenden Flügelschlag
Fliehn durch das unbegrenzte All,
O höre!
Denk' ihrer, die sich sehnt zu dir,
Und ist sie auch ein Nichts für dich,
Bedenke, du bist Alles ihr! [l. c., 1. Szene, p. 146 f.]

Ewigkeit ist in deinen Jahren,
In deines Auges Pracht
Ewiger Schönheit Macht,
Der ungeborenen, unwandelbaren.
Hoch aber wie dein Glanz erscheint,
Es giebt ein Band, das uns vereint, –

Die Lieb'! – o höre sie und glaub',
Niemals hat liebevollrer Staub
Auf Erden noch geweint.
Du wandelst über Welten hin
Und schauest Ihn in seiner Macht,
Der dich so groß gemacht,
Wie ich der Letzten Eine bin
Von denen, die aus Edens Pforte
Verstoßen sind von Seinem Worte;
Dennoch beschwör' ich dich:
O höre mich!
Du liebst mich ja, und sterben will ich nicht,
Bis ich nicht weiß, was Tod zu wissen wäre,
Daß du vergessen kannst auf deiner Sphäre
Sie, deren Liebe selbst der Tod kaum bricht.
Groß ist die Liebe derer, die
In Furcht und Sünde lieben müssen,
Und Sünd' und Furcht, wie kämpfen sie
Mit meines Herzens liebenden Ergüssen!
Der Sterblichen vergieb,
Mein Seraph, ihrer Zweifel bangen Trieb:
Denn Schmerz ist unser Element; ...

Die Stund' ist da,
Die Trost in Einsamkeit verspricht!
O nahe, nah'!
Seraph!
Azaziel, mein Geliebter, nah'
Und überlaß die Sterne ihrem Licht! [l. c., p. 146 ff.]

Aholibamah.
Ich rufe – ich erwart' – ich liebe dich! ...

Ich bin aus Staub gemacht,
Und du aus Gluten,
Heller als Morgenpracht
Auf Edens Fluten;
Doch deine Göttlichkeit vergilt mir nicht
Mit wärmrer Lieb' als meine
Mein Lieben. In mir ist ein Licht,
Das, ob es auch verborgen scheine,
Durch Gottes Licht entflammt ward und das deine.
Verhüllt sein mag es lang; das Strafgericht,
Durch welches wir Verfall und Sterben
Von unsrer Mutter Eva erben,
Schreckt meine Seele nicht;

Und ob auch dieser Leib dereinst zerbricht,
Mein Herz darf doch um deine Liebe werben. . . .

Mit dir, es möge, was da will, geschehn,
Ich kann es theilen, selbst den ew'gen Schmerz.
Du theiltest ja mit mir das niedre Leben,
Wie soll denn ich vor deinem ew'gen beben?
Nein! stäche gleich die Schlange mir ins Herz,
Wärst du die Schlange selbst, – umschlängst du mich,
Nur lächeln würde ich,
Und ließ' in meinen Armen
Dich sanft wie je erwarmen.
Doch nieder steige,
Damit ich zeige,
Was Liebe giebt,
Die einen Seraph liebt . . . [l. c., p. 148 ff.]

152 172 *Aholibamah.*
Wolken zerstieben vor ihrem Gefieder,
Gleich als wäre der Morgen erwacht.
Anah.
Wenn unser Vater erblickte die Pracht!
Aholibamah.
Er würde glauben, daß der Mond
Um eine Stunde früher als gewohnt,
Durch eines Zaubrers Lied gebannt,
Aufgeh' am Himmelsrand.
Anah.
Sieh hin! der ganze Westen glüht,
Wie zweiter Sonnenuntergang,
Und um den eben noch verborgnen Hang
Des Ararat buntfarbig sprüht
Ein Streifen ihren Pfad entlang.
Sieh, wie er blitzt, ein sanfter Bogen,
Und nun versinkt er wiederum in Nacht,
Dem aufgewühlten Schaume gleich,
Welchen des Leviathans Macht
Aufpeitscht aus seinem bodenlosen Reich,
Wann er sein Spiel treibt auf den stillen Wogen:
Hoch braust er empor, dann sinket er wieder
Zu des Oceans schlafenden Quellen hernieder. [l. c., p. 150 f.]

153 174 *Japhet.*
. . . den dunklen Bann
Der ew'ge Wille wird auf ewig lösen,
Den bangen Traum des Guten und des Bösen,

Versöhnt mit allen Zeiten, allen Dingen,
Sie sammelnd unter Seiner Allmacht Schwingen,
Und dann versinkt vor Strömen Seines Lichts
Die Höll' in Nichts!
Er giebt der ersten Schönheit Glück
Der neugebornen Welt zurück,
Ein unvergänglich Paradies.
Geister.
Und wann wird man dies hohe Wunder sehn?
Japhet.
Wann der Erlöser kommt, daß Er uns rette,
Zuerst in Knechtsgestalt und Leid,
Und dann in Herrlichkeit.
Geister.
Ein neues Leben, neue Welt und Zeit,
Doch alte Thränen, alte Sünd' und Leid,
Uralter Fluch und innrer Streit
Wird über eure Zukunft stürmen,
Den Wassern gleich, die bald sich weit und breit
Über dem Grab der Riesenhelden thürmen. [l. c., 3. Szene, p. 162 f.]
[*Himmel und Erde. Ein Mysterium.* Übers. von Otto Gildemeister.]

159 176 2. Denn es gibt nur einen Rudra – sie lassen keinen zweiten zu – der alle Welten mit seinen Kräften regiert. Er steht hinter allen Menschen, und nachdem er alle Welten erschaffen hat, er, der Beschützer, rollt er sie am Ende der Zeit ein.

3. Jener eine Gott, der seine Augen, sein Antlitz, seine Arme und seine Füße an jedem Ort hat, wenn er Himmel und Erde hervorbringt, schmiedet sie zusammen mit seinen Armen und seinen Flügeln.

4. Er, der Schöpfer und Aufrechterhalter der Götter, Rudra, der große Seher, der Allherr, er, der früher Hira*n*yagarbha geboren, möge er uns gute Gedanken eingeben.

159 177 7. Jene, die jenseits dessen den Hohen Brahman erkennen, den weiten, der in den Körpern aller Geschöpfe verborgen ist und als einziger alles umgibt als Herr, sie werden unsterblich.

8. Ich kenne diesen großen Menschen (purusha) von sonnengleichem Glanz jenseits allen Dunkels. Wer ihn wahrhaftig kennt, geht über den Tod hinweg; es gibt keinen anderen Weg.

11. ... er wohnt in den Höhlen (des Herzens) aller Wesen, er ist alldurchdringend, daher ist er der allgegenwärtige Shiva.

160 179 12. Der Mann von Daumengröße wohnt in der Mitte, inmitten des Selbst, der Vergangenheit und der Zukunft Herr.

13. Der Mann von Daumengröße, wie eine Flamme frei von Rauch,

Herr über Vergangenheit und Zukunft, er ist derselbe heute, morgen wird er derselbe sein.

163 182 19. Greifend ohne Hände, eilend ohne Füße, sieht er ohne Augen, hört er ohne Ohren. Er weiß, was wißbar ist, aber keiner kennt ihn; man nennt ihn den Ersten, den Großen (purusha).
20. Das Selbst, kleiner als klein, größer als groß . . .

210 241 So ist denn alles Gott!
Das Opfer ist Brahm, das Öl und Korn
Sind Brahm, das Feuer ist Brahm, das Fleisch, das es verzehrt,
Ist Brahm, und Brahm selbst erreicht,
Wer in solchem Gottesdienst über Brahm nachsinnt.

220 253 Unter allen Leidenschaften ist die uns selber unbekannteste die Trägheit; sie ist die glühendste und bösartigste von allen, obschon ihre Heftigkeit unmerklich und die Schäden, die sie anrichtet, ganz verborgen sind. Wenn wir ihre Macht aufmerksam betrachten, werden wir sehen, daß sie bei jeder Gelegenheit unsere Gefühle, unsere Interessen und Vergnügungen beherrscht; sie ist die Remora, welche die Kraft hat, die größten Schiffe zum Stillstand zu bringen; eine Flaute, die den wichtigsten Unternehmungen gefährlicher wird als Klippen und Unwetter. Die Ruhe der Trägheit ist ein heimlicher Zauber der Seele, der mit einemmal die eifrigsten Bestrebungen und beharrlichsten Entschlüsse stillegt; um schließlich die wahre Vorstellung von dieser Leidenschaft zu geben, muß man sagen, daß die Trägheit eine Art Seligkeit der Seele ist, die sie über alle ihre Verluste hinwegtröstet und ihr alle ihre Güter ersetzt.

233 272 In meiner Kindheit interessierte ich mich ganz besonders für aztekische Fragmente sowie für die Geschichte Perus und der Inkas.

309 362 Als ihre Zeit erfüllt, stand im Palasthof
Maja um Mittag unter einem Palsa
Mit mächt'gem Stamm, aufragend wie ein Thurm,
Voll duft'ger Blüthen und voll prächt'ger Blätter.
Allwissend war ihm kund: die Stund' ist da.
Und nieder senkt der Baum jetzt seine Wipfel
Sich vor der Kön'gin Majestät zu neigen.
Es läßt die Erd' auf einmal tausend Blumen
Ersprießen, um ein Ruhebett zu schaffen,
Und es entspringt dem Felsen dicht daneben
'nes Stroms krystall'ne Flut, bereit zum Bade.
So bracht' sie schmerzlos ihren Sohn zur Welt . . . [p. 3]
[*Die Leuchte Asiens.* Übers. von ARTHUR PFUNGST.]

341 402 Es ist eine ebenso bemerkenswerte wie wohlbezeugte Tatsache, daß die Druiden in ihren Hainen den stattlichsten und schönsten Baum

als Sinnbild der von ihnen verehrten Gottheit auszuwählen pflegten, und nachdem sie die Seitenäste abgeschnitten hatten, befestigten sie zwei der größten von ihnen am oberen Teil des Stammes, in der Weise, daß jene Äste, die beiderseits herausragten wie die Arme eines Menschen, zusammen mit dem Rumpf den Anblick eines mächtigen Kreuzes boten; und in der Rinde war tatsächlich an verschiedenen Stellen der Buchstabe «Tau» eingeritzt.

352 420 Die Gestalt des Chi-wan-to-pel taucht von Süden her auf, zu Pferd, gehüllt in eine buntfarbene Decke, rot, blau und weiß. Ein Indianer in perlenbesticktem Wildledergewand und Federschmuck schleicht heran, geduckt, und schickt sich an, einen Pfeil auf Chi-wan-to-pel abzuschießen. Dieser bietet ihm seine Brust dar, in herausfordernder Haltung, und der Indianer, von dem Anblick gebannt, macht sich davon und verschwindet im Wald.

393 464 Vom Ende des Rückgrats dieser Kontinente, vom äußersten Rande des Tieflands irrte ich hundert Monde lang umher, nachdem ich den Palast meines Vaters verlassen hatte, immer verfolgt von meinem wahnsinnigen Wunsche, «jene, die verstehen wird» zu finden. Mit Juwelen habe ich manche Schöne verlockt, mit Küssen versucht, ihnen ihr Herzensgeheimnis zu entreißen, mit Heldentaten habe ich ihre Bewunderung erobert. (Er läßt die Frauen, die er kannte, im Geist an sich vorüberziehen:) Chi-ta, die Prinzessin von meinem Geblüt ... sie war eine Gans, eitel wie ein Pfau, im Kopf nichts anderes als Schmuck und Schminke. Ta-nan, das Bauernmädchen ... bah, ein bloßes Mutterschwein, nichts weiter als ein Busen und ein Bauch und nur auf Genuß aus. Und dann Ki-ma, die Priesterin, ein richtiger Papagei, die den Priestern ihre hohlen Phrasen nachplapperte; ganz auf Schein eingestellt, ohne echte Bildung noch Aufrichtigkeit, mißtrauisch, wichtigtuerisch und heuchlerisch! ... Ach! nicht eine, die mich verstanden hätte, nicht eine, die mir ähnlich oder deren Seele für die meine Schwesterseele gewesen wäre. Es gibt nicht eine, unter ihnen allen, die meine Seele erkannt hätte, nicht eine, die meine Gedanken hätte lesen können – weit entfernt; keine einzige fähig, mit mir die leuchtenden Gipfel zu suchen oder mit mir das übermenschliche Wort Liebe zu stammeln!

401 476 Dort sang er von Hiawatha,
sang das Lied von Hiawatha,
sang von seiner wundersamen Geburt und seinem Wesen,
wie er betete und wie er fastete,
wie er lebte, sich abmühte und litt,
um die Stämme der Menschen zum Gedeihen,
um sein Volk voran zu bringen!

402 477 «Ich will euch einen Propheten senden,
einen Befreier der Völker,
der euch leiten soll und lehren,
der mit euch sich mühen, mit euch leiden soll.
Wenn ihr auf seine Ratschläge hört,
werdet ihr euch vermehren und werdet gedeihen;
wenn seine Ermahnungen unbeachtet bleiben,
werdet ihr dahinschwinden und untergehen.»

402 478 Von seinen Fußstapfen ging ein Fluß aus,
sprang in das Licht des Morgens,
stürzte hinunter über die Klippe,
glänzte wie Ishkoodah, der Komet.

402 f. 479 ⟨Die Cherubim⟩ antworteten und sprachen zu mir: «Siehst du, daß sich das Wasser unter den Füßen des Vaters befindet? Wenn der Vater seine Füße hebt, steigt das Wasser; wenn aber zu der Zeit, da Gott das Wasser ansteigen läßt, der Mensch sich gegen ihn versündigt, mindert Er jeweils die Frucht der Erde wegen der Sünden der Menschen.»

404 482 Ob dem schweren Schlag benommen,
bäumte sich der Große Bär der Berge;
doch seine Knie schlotterten unter ihm,
und er wimmerte wie ein Weib.

404 483 «Sonst würdest du nicht weinen und wimmern
wie ein elendes Weib!
Doch du, Bär! hockst da und wimmerst
und machst deinem Stamm Schande durch dein Gewinsel,
wie eine erbärmliche Shaugodaya,
wie eine feige alte Memme!»

405 484 Jeden Morgen, wenn er erdwärts blickte,
waren stets das erste, was er dort sah,
ihre blauen Augen, die nach ihm ausschauten,
zwei blaue Seen zwischen den Binsen.

405 485 Und er umwarb sie mit Zärtlichkeiten,
umwarb sie mit seinem Lächeln aus Sonnenschein,
mit seinen Schmeichelworten warb er um sie,
mit seinem Seufzen und seinem Singen,
sanftestem Gewisper in den Zweigen,
lieblichster Musik, süßesten Düften.

408 488 Und der Westwind kam des Abends,
fand die schöne Wenonah,
dort unter Lilien liegend,

warb um sie mit süßen Worten,
warb um sie mit lindem Kosen,
bis sie in Kummer einen Sohn trug,
einen Sohn von Lieb' und Gram trug.

408 f. 490 Maja, der Kön'gin, ward ein Traum gar seltsam:
Ihr war's als ob ein Stern vom Firmament
– Voll Glanz, sechsstrahlig, rosenroth von Farbe,
Den ihr verkündete ein Elephant,
Weiß wie Kamadhuk's Milch, sechs Zähne tragend –
Einherschoß durch die Luft, und sie mit Licht
Erfüllend ganz, eindring' in ihren Schooß. [l. c., p. 2]
[*Die Leuchte Asiens*. Übers. von ARTHUR PFUNGST.]

413 f. 498 An den Ufern von Gitche Gumee,
am schimmernden Groß-Meer-Wasser,
lag das Wigwam von Nokomis,
der Tochter des Mondes Nokomis.
Dunkel stand dahinter der Wald,
standen die schwarzen, düsteren Kiefern,
standen die Föhren mit ihren Zapfen.
Hell plätscherte davor das Wasser,
plätscherte das klare, sonnenbeglänzte Wasser,
plätscherte das schimmernde Groß-Meer-Wasser.

414 499 Am Eingang saß an Sommerabenden
der kleine Hiawatha;
hörte das Wispern der Kiefern,
hörte das Schwappen des Wassers,
Musikklänge, Wunderworte,
«Minne-wawa» sagten die Kiefern, «Mudway-aushka» sprach das Wasser.

417 502 Tot lag er dort im Wald
an der Furt, die über den Fluß führt.

423 511 Mudjekeewis zog sich zurück,
stürmte westwärts über die Berge,
stolperte westwärts, die Berge hinab,
drei volle Tage zog er kämpfend sich zurück,
stets verfolgt von Hiawatha,
zu den Pforten des Westwinds,
zu den Toren des Sonnenuntergangs,
zu der Erde fernster Grenze,
wo in die leeren Räume
die Sonne sinkt, wie ein Flamingo
in sein Nest fällt, wenn die Nacht hereinbricht.

424 512 Ich will mein Reich mit dir teilen,
Herrscher sollst du sein von nun an
des Nordwestwinds, Keewaydin,
des heimischen Windes, des Keewaydin.

424 513 Und er benannte sie nach dem Fluß,
nach dem Wasserfall nannte er sie
Minnehaha, Lachendes Wasser.

426 517 «Meister des Lebens!» rief er verzagt,
«muß unser Leben von solchen Dingen abhängen?»

428 520 Und er sah einen Jüngling sich nähern,
gekleidet in ein grün-gelbes Gewand,
der durch die purpurne Dämmerung kam,
durch die Pracht des Sonnenunterganges;
grüne Federn bogen sich über seiner Stirn,
und sein Haar war weich und golden.

428 521 «Vom Meister des Lebens hernieder
komme ich, der Freund der Menschen, Mondamin,
komme euch warnen und belehren,
wie durch Anstrengung und Mühe
ihr erlangen werdet, worum ihr gebetet.
Erhebe dich von dem Lager aus Zweigen,
steh auf, Jüngling, und ringe mit mir.»

429 522 ... die ihn ⟨den Mais⟩ anrufen unter dem Namen «die alte Frau», in Anspielung an einen Mythus, wonach er entstand aus dem Blut einer alten Frau, die von ihren ungehorsamen Söhnen umgebracht worden war.

429 f. 522 Schwach vor Hunger stand Hiawatha
auf von seinem Lager aus Zweigen,
aus dem Zwielicht seines Wigwams,
hinaus in die Glut der untergehenden Sonne,
kam und kämpfte mit Mondamin;
bei seiner Berührung spürte er neuen Mut
in seinem Hirn und seinem Busen pochen,
fühlte neues Leben und Hoffnung und Kraft
durch jeden Nerv und jede Faser fließen.

442 537 In seinem Zorn schnellte er empor,
schoß blitzend in das Sonnenlicht,
öffnete seine großen Kiefer und verschlang
beide, das Kanu und Hiawatha.

Hinunter in die finstere Höhle
tauchte Hiawatha kopfvoran,
wie ein Klotz auf schwarzem Flusse
schießt und taucht er die Stromschnellen hinab,
fand sich in äußerster Dunkelheit,
tastete herum in hilfloser Bestürzung,
bis er ein großes Herz klopfen spürte,
pochend in dieser äußersten Dunkelheit.

Und er hieb es ab in seinem Zorne
mit seiner Faust, das Herz des Nahma,
fühlte den mächtigen König der Fische
schaudern durch alle Nerven und Fasern.
Kreuzweise knüpfte Hiawatha dann
sein Birkenkanu zur Sicherung fest,
um nicht in dem Aufruhr und Wirrwarr
aus den Kiefern Nahmas gewirbelt zu werden und umzukommen.

446 540 Drüben wohnt der große Perlen-Feder,
Megissogwon, der Zauberer,
Manitu von Reichtum und Wampum [Muschelgeld],
bewacht von seinen feurigen Schlangen,
behütet durch das schwarze Pechwasser.
Du kannst seine feurigen Schlangen sehen,
die Kenabeek, die großen Schlangen,
die sich ringeln, spielen im Wasser.

448 541 Die ganze Nacht hindurch segelte er darauf,
segelte über dieses träge Wasser,
bedeckt mit dem Moder des Alters,
schwarz von verfaulenden Binsen,
überwuchert von Geschling und Lilienblättern,
stagnierend, leblos, traurig, düster,
beglänzt vom schimmernden Mondlicht
und von Irrlichtern beleuchtet,
Feuern, gehütet von Geistern Abgeschiedener
in ihren trostlosen nächtlichen Lagern.

448 f. 544 Hielt inne, um auszuruhen an einer Kiefer,
von deren Ästen das Moos in Fetzen hing
und deren Stamm umhüllt war
vom Mokassinleder des Toten Mannes,
von dem weiß- und gelben Schimmel.

449 545 Von allen Bäumen in Indien gibt es keinen, der den Hindus heiliger wäre als der ... Aswatha (Ficus religiosa). Er ist ihnen bekannt als Vriksha Raja (König der Bäume). Brahma, Vishnu und Maheswar

leben in ihm, und sein Kult ist die Verehrung der Dreiheit. Nahezu jedes indische Dorf hat einen Aswatha.

449 546 Plötzlich sang von den Zweigen über ihm
Mama, der Specht:
«Ziele deine Pfeile, Hiawatha,
auf den Kopf des Megissogwon,
triff den Haarbusch darauf,
an ihren Wurzeln die langen, schwarzen Zöpfe,
dort allein ist er verwundbar.

451 547 Am Ufer ließ er den Leichnam liegen,
halb an Land und halb im Wasser,
im Sand waren seine Füße begraben,
und sein Antlitz lag im Wasser.

452 549 Gitche Manito, der Mächtige,
er, der Meister des Lebens, ward gemalt
als ein Ei, dessen Enden
in die vier Himmelswinde wiesen.
«Allgegenwärtig ist der Große Geist»,
war die Bedeutung dieses Sinnbilds.

452 550 Gitche Manito, der Mächtige,
er, der schreckliche Geist des Bösen,
ward als Schlange geschildert,
als Kenabeek, die große Schlange.

453 f. 552 «Ich gehe nun, o Nokomis,
auf eine lange, weite Reise
zu den Pforten des Sonnenuntergangs,
in die Regionen des heimischen Windes,
des Nordwestwinds, Keewaydin ...

Eine einzige lange, leuchtende Spur und Fährte,
deren Strömung entlang Hiawatha wie einen Fluß hinab
westwärts, westwärts segelte,
segelte in den feurigen Sonnenuntergang,
segelte in den purpurnen Dunst,
segelte in das Abenddämmer.

So brach Hiawatha auf,
Hiawatha der Geliebte,
in der Pracht des Sonnenunterganges,
in den purpurnen Nebelschleiern des Abends,
in die Gegenden des heimischen Windes,
des Nordwestwinds, Keewaydin,

zu den Inseln der Gesegneten,
in das Reich des Ponemah,
ins Jenseitsland.

501 613 «In dieser ganzen Welt gibt es auch nicht eine einzige! Ich habe hundert Stämme durchsucht. Ich bin um hundert Monde älter geworden, seit ich begann. Wird es nie eine geben, die meine Seele erkennen wird? – Doch, beim erhabenen Gott, ja! Aber zehntausend Monde werden wachsen und schwinden, bevor ihre reine Seele geboren werden wird. Und ihre Väter werden aus einer anderen Welt in diese kommen. Sie wird eine helle Haut und helle Haare haben. Sie wird den Schmerz kennen, noch bevor ihre Mutter sie zur Welt gebracht haben wird. Das Leid wird sie begleiten; auch sie wird suchen – und wird niemand finden, der sie verstünde. Viele Verehrer werden um sie werben wollen, aber keiner wird imstande sein, sie zu verstehen. Die Versuchung wird ihre Seele öfters befallen – doch wird sie nicht schwach werden ... In ihren Träumen werde ich zu ihr kommen, und sie wird verstehen. Ich habe meinen Leib unversehrt bewahrt. Ich bin zehntausend Monde vor ihrer Zeit gekommen, und sie wird um zehntausend Monde zu spät sein. Aber sie wird verstehen! Nur einmal alle zehntausend Monde wird eine Seele wie diese geboren!» (Eine Lücke) – Eine grüne Viper kriecht aus dem Dickicht, gleitet zu ihm hin und beißt ihn in den Arm, greift dann das Pferd an, das als erstes stirbt. Da [sagt] Chi-wan-to-pel zum Pferd: «Gott befohlen, getreuer Bruder! Geh ein in deine Ruhe! Ich habe dich geliebt, und du hast mir gut gedient. Lebe wohl, ich komme dir bald nach!» Dann zur Schlange: «Hab Dank, kleine Schwester, du hast meiner Wanderschaft ein Ende gesetzt!» Dann schreit er vor Schmerz auf und ruft betend aus: «Erhabener Gott, nimm mich bald [zu dir]! Ich habe mich bemüht, dich zu erkennen und dein Gesetz zu beachten. Oh! laß nicht zu, daß mein Körper in Fäulnis und Gestank zerfalle und den Geiern zum Fraße diene!» Man sieht in der Ferne einen rauchenden Vulkan, man hört das Grollen eines Erdbebens, dem ein Geländerutsch folgt. Chi-wan-to-pel schreit im Wahnsinn des Leidens, während die Erde seinen Körper zudeckt: «Ich habe meinen Leib unversehrt bewahrt. – Ach! Sie wird verstehen! – Du, Ja-ni-ma-wa, du verstehst mich!»

542 666 Dieses Antlitz, wie man ihm in den besten Wiedergaben begegnen kann, ist das eines Jünglings von beinahe weibischer Schönheit; eine üppige Lockenfülle, die sich über der Stirne bauscht, umgibt es wie eine Aureole, der Kopf ist leicht zurückgebeugt, so daß sein Blick sich zum Himmel richtet, und die verzogenen Augenbrauen und Lippen geben den Gesichtszügen einen seltsam schmerzlichen Ausdruck.

557 682 Ich habe öfters diesen seltsamen, eindringlichen Traum
von einer Unbekannten, die ich liebe und die mich liebt,
und die jeweils nicht ganz die gleiche und nicht völlig eine andere ist
und die mich liebt und mich versteht [erfaßt].
Denn sie versteht mich, und mein Herz,
durchsichtig nur für sie, hört auf, Problem zu sein
für sie allein, und einzig sie vermag mit Tränen
die Feuchte meiner blassen Stirn zu kühlen.
Ist sie braun, blond oder rot? – Ich weiß es nicht.
Ihr Name? Ich entsinne mich, daß er anmutig ist und wohlklingt,
wie der all jener Vielgeliebten, die vom Leben ausgewiesen wurden.
Ihr Blick ist gleich dem Blick der Statuen,
und ihre Stimme – ferne, leis und ernst –
sie hat den Tonfall jener teuren Stimmen, die verstummt sind.

Miss Frank Miller
[Pseudonym], aus New York:
Phänomene vorübergehender Suggestion oder momentaner Autosuggestion

[Vollständiger Text, übersetzt nach der französischen Fassung, wie sie von Théodore Flournoy unter dem Titel «Quelques Faits d'imagination créatrice subconsciente» mit einer Einführung herausgegeben wurde in: *Archives de Psychologie* V (Genf 1906) pp. 36–51.]

I

Ich bezeichne so, mangels eines besseren Ausdrucks, ein sonderbares Phänomen, das ich an mir selbst beobachtet habe und das sich unter verschiedenen Formen zeigt. Es besteht darin, daß sich mir, zu gewissen Zeiten und nur für einige Augenblicke, Eindrücke oder Empfindungen anderer so lebhaft aufdrängen, daß sie mir als meine eigenen erscheinen, obschon ich, sobald die Suggestion vorüber ist, völlig sicher bin, daß dies nicht der Fall war. Hier einige Beispiele:

1. Ich habe leidenschaftlich gern Kaviar, dessen Geruch und Geschmack hingegen gewissen Mitgliedern meiner Familie äußerst zuwider sind. Wenn nun eines von ihnen im Moment, da ich zu essen anfange, seinem Ekel Ausdruck gibt, drängt sich mir dieser Ekel unverzüglich so eindeutig auf, daß ich einige Augenblicke lang einen absoluten Widerwillen für Geruch und Geschmack dieser Speise empfinde. Es bedarf jedoch nicht mehr als einer Minute und einer Anstrengung meinerseits, um diesen Eindruck loszuwerden und mich den Kaviar so schmackhaft wie gewöhnlich finden zu lassen.

2. Umgekehrt hier ein Beispiel für die Übertragung von etwas Angenehmem. Es gibt Duftstoffe und Essenzen, die mir wegen ihres aufdringlichen Geruches so zuwider sind, daß sie mir Übelkeit verursachen und mich geradezu krank machen. Wenn aber eine Dame an ihrem Kölnisch-Wasser riecht und mir seine Konzentration und seinen köstlichen Duft anpreist, wird ihr Gefallen daran einen Augenblick lang – wahrscheinlich nicht mehr als drei bis fünf Sekunden – das meine, wonach es verschwindet und meiner üblichen Abneigung gegen starke Gerüche weicht. Es fällt mir, wie mich dünkt, viel leichter, angenehme Suggestionen abzuwehren und in meinen wirklichen Eindruck von Ekel zurückzufallen, als umgekehrt.

3. Wenn ich mit großem Interesse einer Geschichte folge, die ich lese oder die man mir erzählt, habe ich oft die Illusion, die bis zu einer Minute andauern kann, wirklich am Geschehen teilzuhaben, statt es bloß zu lesen oder zu hören. Besonders ausgeprägt ist das bei schönen Theaterstücken (beispielsweise in Vorstellungen von Sarah Bernhardt, der Duse oder von Irving). Die Illusion wird bei gewissen aufwühlenden Szenen so vollständig, daß ich etwa im «Cyrano», wie Christian getötet wird und Sarah Bernhardt sich über ihn stürzt, um das Blut seiner Wunde zu stillen, einen echten und stechenden Schmerz in meiner eigenen Brust verspürt habe, genau da, wo Christian den Stoß empfangen haben soll. Diese Art Suggestion kann eine Minute oder eine Sekunde dauern.

4. Diese momentane Suggestion nimmt hie und da merkwürdige Formen an, wobei die Einbildung eine noch bedeutendere Rolle spielt. So habe ich zum Beispiel meine Meerreisen ungeheuer genossen, und ich erinnere mich besonders lebhaft an die Überfahrt über den Atlantik. Nun hat man mir neulich eine schöne Aufnahme eines Dampfers auf hoher See gezeigt: augenblicklich – die Illusion war von packender Gewalt und Schönheit – nahm ich das Stampfen der Maschinen, das Auf und Ab der Wogen, das Schwanken des Schiffes wahr. Dies kann kaum mehr als eine Sekunde gedauert haben, aber während dieses gerade nur spürbaren Augenblicks war mir, als ob ich mich wieder auf offenem Meer befunden hätte. Dasselbe Phänomen wiederholte sich, wenn auch weniger deutlich, als ich diese Photographie ein paar Tage später nochmals sah.

5. Nun ein Beispiel, das voll und ganz dem Bereich der schöpferischen Phantasie zugehört. Eines Tages, als ich im Bad war und mich zum Duschen bereitete, band ich mir ein Handtuch um den Kopf, um meine Haare vor dem Wasser zu schützen. Das Tuch, aus dichtem Gewebe, hatte eine konische Form angenommen, und ich stand vor einem Spiegel, um es mit Nadeln festzustecken. Diese Kegelform erinnerte zweifellos verblüffend an den spitz zulaufenden Kopfputz der alten Ägypter; wie dem auch sei, einen Moment lang und mit einer geradezu bestürzenden Deutlichkeit schien mir, ich befinde mich auf einem Sockel, wie eine echte ägyptische Statue, in allen ihren Einzelheiten: starre Gliedmaßen, einen Fuß vorangestellt, Insignien in der Hand, usw. Es war großartig, und ich empfand mit Bedauern, wie dieser Eindruck schwand, so wie ein Regenbogen sich auflöst; und ebenfalls wie ein Regenbogen wiederholte er sich abgeschwächt, bevor er gänzlich verging.

6. Noch ein Phänomen. Ein ziemlich bekannter Künstler wollte einige meiner Publikationen illustrieren. Nun habe ich in diesen Belangen meine eigenen Vorstellungen und bin schwer zufriedenzustellen: nun, es ist mir gelungen, ihn zur Wiedergabe von Landschaften zu bringen, wie die des Genfer Sees, wo er nie gewesen war, und er behauptete, «ich vermöchte ihn Dinge zeichnen zu lassen, die er nie zuvor gesehen, und ihm die Empfindung einer entsprechenden Atmosphäre zu vermitteln, die er nie erlebt hatte; kurz, ich bediente mich seiner wie er sich selbst seines Bleistifts, nämlich wie eines bloßen Instrumentes».

Ich messe den paar Tatsachen, die ich hier berichtet habe, kein großes Gewicht bei – sie sind so flüchtig und so nebelhaft – und ich nehme an, daß alle Leute von nervösem, einbildungsfähigem Temperament, die mittels Einfühlung fremde Eindrücke empfangen, vergleichbare Erlebnisse haben. Diese scheinen mir nicht an sich von großer Bedeutung; höchstens, daß sie andere, weniger elementare Tatsachen verstehen helfen mögen. Ich meine, daß dieses mitempfindende oder mitschwingende (*sympathetic*) Temperament bei Menschen von durchaus normaler Gesundheit eine bedeutende Rolle spielt beim Entstehen solcher «angeregten» Bilder und Eindrücke oder der Möglichkeit hiezu. Und wäre es nun nicht denkbar, daß unter bestimmten günstigen Bedingungen etwas Niedagewesenes, von allem Bekannten Unterschiedenes, am geistigen Horizont aufsteigen könnte, ebenso blendend und prächtig wie ein Regenbogen und dennoch nach Herkunft und Entstehungsursache ebenso natürlich? Denn diese seltsamen kleinen Erlebnisse (ich spreche von den oben erwähnten) sind vom gewohnten und alltäglichen Lauf des Lebens gewiß so verschieden, wie ein Regenbogen sich vom blauen Himmel unterscheidet.

Diese vorstehenden paar Beobachtungen haben zum Zweck, den zwei drei folgenden, bedeutsameren Fällen als Einführung zu dienen: diese scheinen mir ihrerseits geeignet, einiges Licht auf noch komplexere und trügerischere Phänomene bei anderen Leuten zu werfen, die darauf hereinfallen, weil sie das anormale, unterschwellige oder unterbewußte Funktionieren ihres Geistes nicht analysieren können oder nicht analysieren wollen.

II

«Ruhm sei Gott», Traumgedicht

1. Man kann sich nichts Zauberhafteres vorstellen als die Fahrt auf dem Seewege von Odessa nach Genua im Winter, mit kurzen aber herrlichen Zwischenhalten in Konstantinopel, Smyrna, Athen und den Häfen Siziliens und der Westküste Italiens ... Man müßte ein Spießer sein, bar allen Schönheitssinnes, um nicht hingerissen zu werden von der Pracht des Bosporus oder nicht alle Saiten der Seele schwingen zu fühlen im Gedanken an die Vergangenheit von Athen ... Diese Reise durfte ich 1898 im Alter von zwanzig Jahren mit meiner Familie machen ...

Nach der langen und beschwerlichen Reise von New York nach Stockholm, dann nach Petersburg und Odessa, war es für mich eine wahre Lust, die Welt der Städte, der lärmigen Straßen, der Geschäfte, in einem Wort des Festlands zu verlassen, um in die der Fluten, des Himmels und der Stille einzugehen ... Ich lag stundenlang traumverloren in einem Liegestuhl auf dem Deck des Schiffes: die Geschichten, Legenden, Mythen der verschiedenen wie aus der Ferne wahrgenommenen Länder kamen mir verschwommen wieder in Erinnerung, eingeschmolzen in eine Art leuchtenden Dunstes, durch den hindurch die wirklichen Dinge ihren Realitätscharakter verloren und die Vorstellungen den der einzig echten Wirklichkeit annahmen. Zu Anfang mied ich sogar jede Gesellschaft und hielt mich abseits, versunken in meine Träumereien, in denen mir alles, was ich an wahrhaft Großem, Schönem und Gutem kannte, mit neuem Leben und neuer Kraft erfüllt in Erinnerung kam. Ich brachte auch einen guten Teil meiner Tage damit zu, meinen fernen Freunden zu schreiben, zu lesen, oder kleine Versstücke zu kritzeln, zum Andenken an die verschiedenen Stätten, die wir besuchten. Einige dieser Dichtungen waren eher ernster Natur. Als sich aber die Reise ihrem Ziele näherte, zeigten sich die Bordoffiziere von ihrer beflissensten und liebenswürdigsten Seite, und ich verwendete manche lustige Stunde darauf, ihnen Englisch beizubringen.

An der sizilischen Küste, im Hafen von Catania, verfaßte ich ein «Lied des Seemanns», das übrigens kaum etwas anderes war als die Adaptation eines ganz bekannten Liedes über das Meer, den Wein und die Liebe (*brine, wine, and damsels fine*). Die Italiener singen im allgemeinen alle gut; und einer der Offiziere hatte mir mit seinem Gesang nachts während der Wache auf Deck großen Eindruck gemacht und mich auf den Einfall gebracht, ein paar Worte zu schreiben, die zu seiner Melodie passen könnten.

Kurz nachher hätte ich beinahe das alte Sprichwort «Neapel sehen und sterben» umgekehrt; denn im Hafen von Neapel wurde mir zunächst sterbensübel (wenn ich auch keineswegs in Gefahr war); dann erholte ich mich soweit, daß ich an Land gehen und im Wagen die Hauptsehenswürdigkeiten der Stadt besuchen konnte. Dieser Tag ermüdete mich sehr, und da wir im Sinne hatten, anderntags Pisa zu besichtigen, kehrte ich bald an Bord zurück und ging früh zu Bett, ohne an Ernsteres zu denken als an die Schönheit der Offiziere und die Häßlichkeit der Bettler in Italien.

2. Von Neapel nach Livorno braucht man mit dem Schiff eine Nacht, während der ich mehr oder minder gut schlief – denn mein Schlaf ist selten tief oder traumlos – und mir schien, die Stimme meiner Mutter weckte mich genau am Ende des hier folgenden Traumes, der somit unmittelbar vor dem Erwachen stattgefunden haben muß:

Ich war mir zunächst unbestimmt der Worte bewußt «when the morning stars sang together» (als die Morgensterne zusammen sangen), die, wenn ich mich so ausdrücken darf, das Präludium bildeten zu einer verworrenen Vorstellung von der Schöpfung und zu machtvollen Chorälen, die durch das ganze Weltall widerhallten. Aber mit diesem für den Traum charakteristischen Zug seltsamer Wirrnis und Widersprüchlichkeit fand sich all das vermischt mit Oratorienchören, aufgeführt von einer der ersten Musikgesellschaften New Yorks, und mit undeutlichen Anklängen an «Das verlorene Paradies» von Milton. Dann hoben sich allmählich deutliche Wörter aus diesem Durcheinander, und sie erschienen hierauf in drei Strophen in meiner Handschrift, auf einem gewöhnlichen Blatt Schreibpapier, blau liniert, nämlich einer Seite meines alten Albums, in das ich meine Gedichte schreibe und das ich immer bei mir trage; kurz, sie erschienen mir genau so, wie sie sich tatsächlich einige Minuten später darauf fanden.

In diesem Augenblick rief mich meine Mutter: «Nun wach schon auf! Man kann nicht den ganzen Tag schlafen und gleichzeitig Pisa ansehen!» Das ließ mich von meiner Pritsche springen und schreien: «Sprich nicht mit mir! Kein Wort! Ich habe soeben den schönsten Traum meines Lebens gehabt, ein richtiges Gedicht! Ich habe die Wörter, die Strophen und sogar den Kehrreim gesehen und gehört. Wo ist mein Album? Ich muß es augenblicklich niederschreiben, bevor ich irgend etwas davon vergesse.» Meine Mutter, durchaus gewohnt, mich zu jeglicher Stunde schreiben zu sehen, nahm meine Schrulle gutmütig auf, ja sie bewunderte meinen Traum, den ich ihr hersagte, so rasch ich meine Sätze nur in Worte fassen konnte. Ich brauchte einige Minuten, um mein Album und Schreibzeug zu finden und ein Kleidungsstück überzuziehen; doch so kurz dieser Aufschub auch war, er genügte, um die unmittelbare Erinnerung an den Traum alsbald schwinden zu lassen, so daß die Worte, als ich zum Schreiben bereit war, bereits an Klarheit eingebüßt hatten. Die erste Strophe kam zwar ziemlich mühelos, die zweite aber war schwerer wiederzufinden, und es bedurfte einer großen Anstrengung meinerseits, um mir die letzte in Erinnerung zu bringen, abgelenkt wie ich war durch das Gefühl, mich lächerlich zu machen, so mit Kritzeln beschäftigt, halb angekleidet auf dem oberen Kajütenbett kauernd, während meine Mutter sich über mich lustig machte. Daher läßt die erste Fassung zu wünschen übrig. Meine Pflichten als Cicerone nahmen mich hierauf in Beschlag, bis zum Ende unserer langen Reise, und erst ein paar Monate später, als ich in Lausanne für mein Studium eingerichtet war, suchte mich der Gedanke an diesen Traum wieder heim, in der Ruhe meines Alleinseins, und ich fertigte eine zweite Fassung meines Gedichtes an, eine genauere, ich meine dem geträumten Original viel näherkommende als die erste. Ich gebe es hier in beiden Formen wieder.

Als Gott zu Beginn den Ton erschaffen hatte,
Entsprangen ins Dasein Myriaden Ohren,
Und durch das ganze Weltall
Widerhallte gewaltiges Echo:
«Ruhm sei dem Gott des Tons!»

Als Schönheit (Licht) zu Beginn von Gott gegeben ward,
Entsprangen Myriaden Augen, um zu sehen,
Und hörende Ohren und sehende Augen
Ließen aufs neue den gewaltigen Gesang erschallen:
«Ruhm sei dem Gott der Schönheit (des Lichts)!»

Als Gott zu Beginn die Liebe gespendet hatte,
Sprangen Myriaden Herzen hervor;
Und Ohren voller Musik, Augen allesamt voll Schönheit,
Herzen voller Liebe, alle sangen:
«Ruhm sei dem Gott der Liebe!»

Als der Ewige den Ton erschuf,
Entsprangen Myriaden Ohren, um zu hören,
Und durch das ganze Weltall
Widerhallte ein Echo, tief und klar:
«Aller Ruhm sei dem Gott des Tons!»

Als der Ewige das Licht erschuf,
Entsprangen Myriaden Augen, um zu sehen,
Und hörende Ohren und sehende Augen
Nahmen aufs neue den gewaltigen Chor auf:
«Aller Ruhm sei dem Gott des Lichts!»

Als der Ewige zu Beginn die Liebe schenkte,
Da brachen Myriaden Herzen auf ins Leben;
Ohren füllten sich mit Musik, Augen mit Licht,
Und jauchzten zusammen mit Herzen, übervoll von Liebe:
«Aller Ruhm sei dem Gott der Liebe!»

3. Da ich nie Adeptin des Spiritismus und des Widernatürlichen ([contrenaturel] das ich vom Übernatürlichen [surnaturel] unterscheide) gewesen bin, wagte ich mich ein paar Monate später an den Versuch, die wahrscheinlichen Ursachen und notwendigen Bedingungen für einen solchen Traum zu entdecken. Was mir am meisten auffiel und mir noch heute als Phantasie unerklärt bleibt, ist, daß im Gegensatz zum Mosaischen Bericht, an den ich immer glaubte, mein Gedicht die Erschaffung des Lichtes an zweite statt an erste Stelle setzte. Es mag interessant sein, daran zu erinnern, daß Anaxagoras ebenfalls den Kosmos aus dem Chaos mittels eines Wirbelwindes entstehen läßt – was im allgemeinen nicht ohne Tonerzeugung vor sich geht. Zu diesem Zeitpunkt hatte ich jedoch noch keinerlei philosophische Studien betrieben, und ich wußte nichts von Anaxagoras noch von seinen Theorien über den νοῦς, deren System ich unbewußt nachvollzogen hatte. Ebenso befand ich mich in völliger Unkenntnis des Namens Leibniz und infolgedessen seiner Lehre «dum Deus calculat fit mundus» [indem Gott rechnet, entsteht die Welt]. Aber kommen wir zu dem, was ich hinsichtlich der wahrscheinlichen Quellen meines Traumes herauszubringen vermochte.

Da ist zuerst «Das verlorene Paradies» von Milton, wovon wir zu Hause eine schöne Ausgabe besassen, illustriert von Gustave Doré, in der ich seit meiner Kindheit immer wieder geblättert hatte. Sodann das Buch Hiob, aus dem man

mir vorgelesen hatte, so weit meine Erinnerungen zurückreichen. Wenn man nun meinen ersten Vers mit den ersten Worten des «Verlorenen Paradieses» vergleicht, stellt man fest, daß das Versmaß dasselbe ist (◡–/◡–/◡–/◡/):
Of man's first disobedience ...
When the Eternal first made sound.
Überdies erinnert die Grundvorstellung meines Gedichtes ein wenig an verschiedene Stellen in Hiob, und auch an ein oder zwei Stücke aus dem Oratorium von Händel «Die Schöpfung» (das irgendwie schon am Anfang des Traumes hineinspielte).

Ich erinnere mich, daß ich mich im Alter von fünfzehn Jahren einmal stark erregte über einen Artikel, den mir meine Mutter vorgelesen hatte von der «Idee, die spontan ihr Objekt erzeugt». Ich regte mich dermaßen auf, daß ich fast die ganze Nacht nicht schlafen konnte, indem ich immer und immer wieder überlegte, was das heißen wolle. Im Alter von neun bis sechzehn Jahren ging ich alle Sonntage in eine Presbyterianerkirche, an der damals ein sehr gebildeter Mann als Pfarrer amtete, der jetzt Präfekt eines hochangesehenen Colleges ist. In einer der frühesten Erinnerungen, die ich von ihm bewahrt habe, sehe ich mich als ganz kleines Mädchen in einem großen Kirchenstuhl sitzen in beständiger Bemühung, mich wach zu halten und aufzupassen, ohne aber um alles in der Welt imstande zu sein, zu verstehen, was er damit sagen wollte, als er uns vom «Chaos», «Kosmos» und von der «Gabe der Liebe» (don d'amour) sprach.

Was die Träume betrifft, so erinnere ich mich, daß ich mit fünfzehn Jahren einmal während meiner Vorbereitungen für eine Geometrieprüfung, als ich, außerstande, auch nur ein Problem zu lösen, schlafen gegangen war, mitten in der Nacht erwachte, mich in meinem Bett aufsetzte, eine Formel, die ich soeben im Traum gefunden hatte, vor mich hin wiederholte, wieder einschlief und daß am Morgen darauf in meinem Geiste alles geklärt war. Gleiches ist mir auch mit einer lateinischen Vokabel passiert, die ich wiederzufinden versuchte. – Auch habe ich manches Mal geträumt, daß weit in der Ferne lebende Freunde mir geschrieben hätten, und das gerade vor dem tatsächlichen Eintreffen ihrer Briefe, was ich mir ganz einfach mit der Tatsache erkläre, daß ich in meinem Schlaf annähernd errechnet hatte, zu welchem Zeitpunkt man mir schreiben dürfte, und daß die Vorstellung vom tatsächlichen Eintreffen des Briefes im Traum die Erwartung dieser wahrscheinlichen Ankunft ersetzte. Ich ziehe diesen Schluß aus dem Umstand, daß ich einige Male auch geträumt habe, daß ich Briefe bekäme, die dann gar nicht eintrafen.

Wenn ich zusammenfassend über die vorstehenden Erörterungen und die Tatsache nachdenke, daß ich zur Zeit meines Traumes eben eine Anzahl Gedichte verfaßt hatte, kommt mir dieser nicht mehr so außergewöhnlich vor wie im ersten Augenblick. Er scheint mir entstanden aus Vorstellungen aus dem «Verlorenen Paradies», «Hiob» und der «Schöpfung», die in meinem Geist eine Verbindung eingegangen waren mit Begriffen von der «Idee, die spontan ihr Objekt erzeugt», von der «Gabe der Liebe», vom «Chaos» und vom «Kosmos». Wie unregelmäßige bunte Glassplitterchen in einem Kaleidoskop prachtvolle, seltene Muster bilden, so setzten sich meiner Meinung nach die in mir vorhandenen Brocken von Philosophie, Ästhetik und Religion zusammen – unter der Anregung der Reise und aller flüchtig erlebten Länder, zusammen mit der großen Stille und dem unfaßbaren Zauber des Meeres – um diesen schönen Traum zu erzeugen. Es war nur dies, und weiter nichts: *«Only this and nothing more!»*

III

«Die Motte und die Sonne», hypnagogisches Gedicht

Mein letzter Tag vor der Abreise von Genf nach Paris war äußerst anstrengend gewesen. Ich hatte einen Ausflug auf den Salève unternommen, und bei meiner Rückkehr fand ich ein Telegramm vor, das mich zwang, meine Koffer zu packen, alle meine Angelegenheiten in Ordnung zu bringen und innerhalb von zwei Stunden abzureisen. Meine Müdigkeit in der Bahn war derart, daß ich kaum eine Stunde schlafen konnte. Es war entsetzlich heiß im Damenabteil. Gegen vier Uhr morgens hob ich meinen Kopf von meinem Koffer, der mir als Kopfkissen diente, setzte mich auf und streckte meine erstarrten Glieder. Ein kleiner Falter, eine Motte (*moth*) flatterte gegen das Licht, das hinter dem mit der Rollbewegung des Wagens hin- und herwehenden Vorhang durch die Glasscheibe schimmerte. Ich legte mich erneut und versuchte wieder einzuschlafen; es gelang mir beinahe, das heißt ich kam dem Schlaf so nahe als möglich, ohne jedoch das Bewußtsein meiner selbst ganz zu verlieren. Da kam mir mit einemmal das untenstehende Versstück in den Sinn. Es war mir trotz wiederholten Bemühungen nicht möglich, es daraus zu vertreiben. Ich nahm einen Bleistift und schrieb es unverzüglich auf:

Die Motte an die Sonne

Ich sehnte mich nach dir, als ich zum ersten Male ins Bewußtsein kroch
all meine Träume handelten von dir, als ich noch in der Puppe lag.
Oft geben Myriaden meiner Art ihr Leben auf
im Anprall gegen einen schwachen Funken, der aus dir stammt.
Nur eine Stunde noch – und mein armseliges Leben ist vorbei;
mein letztes Streben aber, wie mein erster Wunsch, soll sein,
zumindest in die Nähe deiner Herrlichkeit zu kommen; dann,
wenn ich einen einzigen hingerissenen Blick erhascht, will ich zufrieden sterben,
denn einmal durfte ich den Quell der Schönheit, Wärme und des Lebens
in seiner grenzenlosen Pracht erschau'n!

Dieses kleine Gedicht machte mir einen tiefen Eindruck. Ich vermochte zunächst keine genügend eindeutige und unmittelbare Erklärung dafür zu finden. Wenige Tage danach aber, wie ich einen philosophischen Artikel wieder vornahm, den ich im Winter zuvor in Berlin gelesen und der mich begeistert hatte, und ihn einer Freundin vorlas, stieß ich auf die Worte: «Das gleiche leidenschaftliche Trachten der Motte nach dem Stern, des Menschen nach Gott». Ich hatte sie völlig vergessen, doch schien mir ganz offensichtlich, daß sie es waren, die in meinem hypnagogischen Gedicht wieder zutage traten. Ferner kam mir ein Drama mit dem Titel «Motte und Flamme», das ich vor etlichen Jahren gesehen hatte, als weitere mögliche Ursache für mein Stück in den Sinn. Man sieht, wie oft mir der Ausdruck «Motte» eingeprägt worden war! – Ich füge hinzu, dass ich im Frühjahr eine Sammlung ausgewählter Texte von Byron gelesen und großen Gefallen daran gefunden hatte. Sie war mir immer wieder einmal unter die Augen gekommen. Nun besteht eine große Ähnlichkeit im Rhythmus zwischen meinen beiden letzten Versen «denn einmal durfte ich den Quell ...» usw. und den folgenden von Byron:

Now let me die as I have lived in faith
Nor tremble tho' the Universe should quake!

Es ist denkbar, daß die so häufige Lektüre dieses Bandes einen Einfluß auf mich ausgeübt und dazu beigetragen hat, meine Inspiration sowohl in bezug auf den zugrunde liegenden Gedanken als auch auf die rhythmische Form vorzubereiten.

Indem ich dieses Gedicht, das mir im Zustand halben Wachtraumes eingefallen ist, einerseits an die Seite derer stelle, die ich in vollem Wachsein verfasse, und andererseits neben das vorangehende, welches das Werk des eigentlichen Schlafes ist, so scheinen mir diese drei Kategorien eine völlig natürliche Serie zu bilden: der mittlere Fall stellt einen einfachen und zwanglosen Übergang zwischen den beiden Extremen dar und beseitigt so jeden Verdacht von etwas «Okkultem», der sich hinsichtlich des im Schlafzustand verfaßten Stückes hätte einstellen können.

IV

«Chiwantopel», hypnagogisches Drama

Die Grenzphänomene (*borderland phenomena*) – oder, wenn Sie lieber wollen, die Kompositionen des Gehirns im Dämmerzustand (*half-dream* [FLOURNOY: «état crépusculaire»]) – interessieren mich besonders, und ich glaube, daß ihre genaue und einsichtige Erforschung viel dazu beitragen würde, die Geheimnisse aufzuhellen und den Aberglauben an die sogenannten «Geister» zu zerstreuen. In dieser Absicht stelle ich Ihnen einen Fall zu, der in den Händen jemandes, der sich weniger um die genaue Wahrheit kümmern oder keine Bedenken verspüren würde, sich beliebige Ausschmückungen und Zutaten zu erlauben, Anlaß zu irgendeinem phantastischen Roman hätte bieten können und sich mit den erfundenen Geschichten Ihrer Medien vergleichen ließe. Ich habe die folgende Beobachtung so getreu wie möglich abgefaßt, auf Grund meiner unmittelbar nach dem Halbtraum aufgeschriebenen Notizen, und ich beschränke mich darauf, zwischen Klammern eine oder zwei Bemerkungen einzuschieben sowie Buchstaben, die auf die erläuternden Bemerkungen am Schluß hinweisen.

Beobachtung vom 17. März 1902, 12.30 Uhr nachts.

1. Phase. – Nach einem Abend voller Verwirrung und Beklemmung ging ich um halb zwölf zu Bett. Ich fühlte mich aufgeregt; unfähig, zu schlafen, trotz völliger Erschöpfung. Ich hatte den Eindruck, in einer empfangsbereiten Verfassung (*receptive mood*) zu sein. Kein Licht im Zimmer. Ich schloß die Augen und hatte das Gefühl, auf etwas zu warten, was geschehen müßte. Dann verspürte ich eine starke Entspannung, und ich blieb so völlig passiv als möglich. Linien, Funken und Feuerspiralen entstanden vor meinen Augen, Anzeichen von Nervosität und einer Übermüdung der Augen, gefolgt von einer kaleidoskopischen Reihe bruchstückhafter Bilder von trivialen Ereignissen aus der letzten Zeit. Dann der Eindruck, daß mir im nächsten Augenblick etwas mitgeteilt werden müßte. Es scheint mir, daß die Worte «Rede, Herr, denn deine Dienerin hört, / Öffne du selbst meine Ohren» sich in mir wiederholen. Der Kopf einer Sphinx erscheint plötzlich im Blickfeld, in ägyptischer Aufmachung; dann erlischt das. In diesem Augenblick haben meine Eltern mich gerufen, und ich habe ihnen sofort völlig zusammenhängend Antwort gegeben, ein Beweis, daß ich nicht eingeschlafen war.

2. Phase. – Plötzlich erscheint ein Aztek, vollständig klar in jedem Detail: die Hand offen mit großen Fingern, profilierter Kopf, Rüstung, Kopfschmuck ähnlich dem Federschmuck der amerikanischen Indianer. Das Ganze erinnert etwas an mexikanische Skulpturen (Anmerkung A). – Der Name «Chi-wan-to-pel» formt sich Stück um Stück, und er scheint der ebenerwähnten Gestalt zuzugehören (Anmerkung B). – Dann ein Gewimmel von Leuten. Pferde, eine Schlacht, der Anblick einer *Traumstadt* (Anmerkung C). – Ein seltsamer Nadelbaum mit knorrigen Ästen, spitze Segel in einer Bucht mit purpurnem Wasser, eine steilabfallende Klippe. Gewirr von Lauten, wie Wa-ma, Wa-ma usw.

(Eine Lücke.) – Der Schauplatz hat sich in einen Wald verwandelt. Bäume, Büsche, Gestrüpp usw. Die Gestalt des Chi-wan-to-pel taucht von Süden her auf, zu Pferd, gehüllt in eine buntfarbene Decke, rot, blau und weiß. Ein Indianer in perlenbesticktem Wildledergewand und Federschmuck schleicht heran, geduckt, und schickt sich an, einen Pfeil auf Chi-wan-to-pel abzuschließen. Dieser bietet ihm seine Brust dar, in herausfordernder Haltung, und der Indianer, von dem Anblick gebannt, macht sich davon und verschwindet im Wald. Chi-wan-to-pel bricht auf einem Hügel zusammen, läßt sein Pferd an der Leine weiden und ergeht sich im folgenden Selbstgespräch, ganz auf englisch: «Vom Ende des Rückgrats dieser Kontinente, vom äußersten Rande des Tieflands irrte ich hundert Monde lang umher, nachdem ich den Palast meines Vaters verlassen hatte, immer verfolgt von meinem wahnsinnigen Wunsche, «jene, die verstehen wird» zu finden. Mit Juwelen habe ich manche Schöne verlockt, mit Küssen versucht, ihnen ihr Herzensgeheimnis zu entreißen, mit Heldentaten habe ich ihre Bewunderung erobert. (Er läßt die Frauen, die er kannte, im Geist an sich vorüberziehen:) Chi-ta, die Prinzessin von meinem Geblüt ... sie war eine Gans, eitel wie ein Pfau, im Kopf nichts anderes als Schmuck und Schminke. Ta-nan, das Bauernmädchen ...

bah, ein bloßes Mutterschwein, nichts weiter als ein Busen und ein Bauch und nur auf Genuß aus. Und dann Ki-ma, die Priesterin, ein richtiger Papagei, die den Priestern ihre hohlen Phrasen nachplapperte; ganz auf Schein eingestellt, ohne echte Bildung noch Aufrichtigkeit, mißtrauisch, wichtigtuerisch und heuchlerisch! ... Ach! nicht eine, die mich verstanden hätte, nicht eine, die mir ähnlich oder deren Seele für die meine Schwesterseele gewesen wäre. Es gibt nicht eine, unter ihnen allen, die meine Seele erkannt hätte, nicht eine, die meine Gedanken hätte lesen können – weit entfernt; keine einzige fähig, mit mir die leuchtenden Gipfel zu suchen oder mit mir das übermenschliche Wort Liebe zu stammeln!

(Eine Lücke.) – Er ruft schmerzlich aus: «In dieser ganzen Welt gibt es auch nicht eine einzige! Ich habe hundert Stämme durchsucht. Ich bin um hundert Monde älter geworden, seit ich begann. Wird es nie eine geben, die meine Seele erkennen wird? – Doch, beim erhabenen Gott, ja! Aber zehntausend Monde werden wachsen und schwinden, bevor ihre reine Seele geboren werden wird. Und ihre Väter werden aus einer anderen Welt in diese kommen. Sie wird eine helle Haut und helle Haare haben. Sie wird den Schmerz kennen, noch bevor ihre Mutter sie zur Welt gebracht haben wird. Das Leid wird sie begleiten; auch sie wird suchen – und wird niemand finden, der sie verstünde. Viele Verehrer werden um sie werben wollen, aber keiner wird imstande sein, sie zu verstehen. Die Versuchung wird ihre Seele öfters befallen – doch wird sie nicht schwach werden ... In ihren Träumen werde ich zu ihr kommen, und sie wird verstehen. Ich habe meinen Leib unversehrt bewahrt. Ich bin zehntausend Monde vor ihrer Zeit gekommen, und sie wird um zehntausend Monde zu spät sein. Aber sie wird verstehen! Nur einmal alle zehntausend Monde wird eine Seele wie diese geboren!»

(Eine Lücke.) – Eine grüne Viper kriecht aus dem Dickicht, gleitet zu ihm hin und beißt ihn in den Arm, greift dann das Pferd an, das als erstes stirbt. Da [sagt] Chi-wan-to-pel zum Pferd: «Gott befohlen, getreuer Bruder! Geh ein in deine Ruhe! Ich habe dich geliebt, und du hast mir gut gedient. Lebe wohl, ich komme dir bald nach!» Dann zur Schlange: «Hab Dank, kleine Schwester, du hast meiner Wanderschaft ein Ende gesetzt!» Dann schreit er vor Schmerz auf und ruft betend aus: «Erhabener Gott, nimm mich bald [zu dir]! Ich habe mich bemüht, dich zu erkennen und dein Gesetz zu beachten. Oh! laß nicht zu, daß mein Körper in Fäulnis und Gestank zerfalle und den Geiern zum Fraße diene!» Man sieht in der Ferne einen rauchenden Vulkan, man hört das Grollen eines Erdbebens, dem ein Geländerutsch folgt. Chi-wan-to-pel schreit im Wahnsinn des Leidens, während die Erde seinen Körper zudeckt: «Ich habe meinen Leib unversehrt bewahrt. – Ach! Sie wird verstehen! – Du, Ja-ni-ma-wa, du verstehst mich!»

Bemerkungen und Erläuterungen

Sie werden, nehme ich an, zugeben, daß diese hypnagogische Phantasie als Werk der Einbildungskraft wohl einige Aufmerksamkeit verdient. Sie ermangelt nämlich nicht der Differenziertheit und Eigentümlichkeit der Gestaltung und darf sogar eine gewisse Originalität in der Zusammenstellung der Themen für sich in Anspruch nehmen. Man könnte beinahe eine Art Melodrama daraus machen. Wenn ich grundsätzlich dazu neigen würde, die Bedeutung solcher Kompositionen zu überschätzen, und unfähig wäre, in dieser wunderlichen Träumerei manche vertraute Elemente wiederzuerkennen, könnte ich mich so weit gehen lassen, Chi-wan-to-pel nach dem Beispiel zahlreicher Medien als meinen «contrôle», meinen Kontrollgeist, anzusehen. Ich brauche Ihnen kaum zu sagen, daß ich nichts derartiges tue. Suchen wir also die vermutlichen Quellen dieses kleinen Romans.

Zunächst zum Namen Chi-wan-to-pel: eines Tages kam mir in vollem Wachzustand plötzlich das Wort A-ha-ma-ra-ma in den Sinn, in assyrischem Rahmen, und ich brauchte ihn nur in Zusammenhang mit anderen, mir schon bekannten Namen wie Ahasuerus, Asurabama (der zweite, der keilförmige Ziegel herstellte) zu bringen, um seine Herkunft zu erraten. Ebenso hier; vergleichen Sie Chi-wan-to-pel mit Po-po-cat-a-pel, dem Namen eines Vulkans in Mittelamerika, so wie man ihn uns aussprechen lehrte: die Ähnlichkeit ist auffallend.

Weiterhin möchte ich bemerken, daß ich Tags zuvor einen Brief aus Neapel erhalten hatte, dessen Umschlag eine Ansicht des in der Ferne rauchenden Vesuv trug (K). – In meiner Kindheit interessierte ich mich ganz besonders für aztekische Fragmente sowie für die Geschichte Perus und der Inkas (A und B). – Kürzlich hatte ich eine großartige Ausstellung von Indianern gesehen mit ihren Kostümen usw., die ihren gebührenden Platz in meinem Traum gefunden haben (D). – Die berühmte Stelle von Shakespeare, wo Cassius dem Brutus seine entblößte Brust darbietet, legt mir eine Erklärung für die Szene (E) nahe; und die Szene (F) erinnert mich einerseits an die Begebenheit, wie Buddha sein Vaterhaus verläßt, andererseits auch an die Geschichte von Rasselas, dem Prinzen von Abessinien, von Samuel Johnson. – Zahlreiche Einzelheiten lassen auch an das Lied von Hiawatha, das Indianerepos von Longfellow, denken, dessen Rhythmus an mehreren Stellen im Monolog von Chi-wan-to-pel unbewußt übernommen worden ist. Und seine brennende Sehnsucht nach jemandem, der ihm artverwandt wäre (G), weist eine eindrückliche Analogie mit den Gefühlen Siegfrieds für Brünhilde auf, die Wagner so wunderbar auszudrücken verstand. – Endlich (I) hatte ich unlängst einen Vortrag von Felix Adler über die unversehrte Persönlichkeit (*The inviolate Personnality*) gehört.

In dem fieberhaften Leben, das man in New York führt, verschmelzen oft tausend verschiedene Elemente zum Gesamteindruck eines einzigen Tages. Konzerte, Vorträge, Bücher, Zeitschriften, Theatervorstellungen usw. – all das kann einem das Gehirn wirklich in einen Wirbel versetzen. Es wird behauptet, nichts von dem, was in den Geist eindringt, gehe je völlig verloren; es bedürfe nur irgendeiner Gedankenverbindung oder eines bestimmten Zusammentreffens von Umständen, um selbst den schwächsten Eindruck wieder aufleben zu lassen. Dies dürfte in sehr vielen Fällen zutreffen. Zum Beispiel entsprachen die Einzelheiten der Traumstadt (C) sozusagen genau denjenigen auf dem Umschlag einer der Zeitschriften, die ich vor kurzem gelesen hatte. Und es ist – alles in allem – möglich, daß diese ganze Angelegenheit nichts weiter ist als ein Mosaik aus den folgenden Bestandteilen:

A. – Aztekische Fragmente und Geschichte der Inkas von Peru.
B. – Pizarro in Peru.
C. – Kupferstiche und Illustrationen, in letzter Zeit in verschiedenen «Magazinen» gesehen.
D. – Indianerausstellung mit ihren Kostümen usw.
E. – Reminiszenz an eine Stelle aus «Julius Cäsar» von Shakespeare.
F. – Abschied Buddhas und Rasselas'.
G. und H. – Siegfried, der nach Brünhilde schmachtet.
I. – Erinnerung an einen Vortrag über die Unversehrte Persönlichkeit.
K. – Ansicht des Vesuv auf einem Briefumschlag.

Und nun, wenn ich hinzufüge, daß ich die vorangehenden Tage hindurch auf der Suche nach einer «originellen Idee» gewesen war, bedarf es keiner großen Anstrengungen, um sich vorzustellen, daß dieses Mosaik von selber mittels tausender Eindrücke, wie sie bei einem vielbeschäftigten Menschen vorkommen, entstanden ist und diese phantastische Traumform angenommen hat. Es war um Mitternacht herum, und möglicherweise hat mein Zustand der Übermüdung und geistigen Erregung bis zu einem gewissen Grade den Strom meiner Gedanken getrübt und umgelenkt.

P. S. Ich fürchte, die Sorge um Genauigkeit könnte mich verleitet haben, meinen Beobachtungen einen allzu persönlichen Akzent zu verleihen. Doch hoffe ich – und das ist meine Entschuldigung – sie könnten anderen Menschen behilflich sein, sich inmitten ähnlich gearteter Erlebnisse zurechtzufinden, und möchten dazu beitragen, vielschichtigere Phänomene, wie sie bei Medien häufig in Erscheinung treten, zu erhellen.

BILDERNACHWEIS

Die Bibliographie jedes Werkes wird hier nur einmal vollständig aufgeführt. Bei Wiederholungen erscheint die betreffende Nummer in eckigen Klammern.

1 Austreibung der Dämonen. Anonymer Kupferstich (17. Jh.) 11

2 Sonnengott-Idol eines Schamanen. – Wirth, H. F.: *Der Aufgang der Menschheit.* Jena 1928, Tafel XI, Figur 1. 41

3 Romulus und Remus mit der Wölfin. – Bildersammlung des Autors. 47

4 Christus im Schoß der Jungfrau. – Wachlmayr, A.: *Das Christgeburtsbild der frühen Sakralkunst.* München 1939, p. 4. 71

5 Die eberköpfige Muttergöttin. – Zimmer, H.: «Die indische Weltmutter» in: *Eranos-Jahrbuch 1938* (Zürich 1939). 83

6 Szenen aus den eleusinischen Mysterien. – *Bulletino della commissione archeologica comunale di Roma* VII/2 (Rom 1879). 95

7 Die Mutter des Alls. – Béroalde de Verville, F.: *Le Tableau des riches inventions ... qui sont représentées dans le Songe de Poliphile.* Paris 1600, p. 22. 103

8 Verehrung der Buddhalehre als Sonnenrad. – Cohn, W.: *Buddha in der Kunst des Ostens.* Leipzig 1925, Tafel 16. 115

9 Die Einweihung des Lucius. – *Les Métamorphoses ou l'Asne d'or de L. Apulée, philosophe Platonique.* Paris 1648, p. 346. 117

10 Das Auge Gottes. – *Seraphisches Blumengärtlein oder geistliche Extracten aus Jacob Boehmens Schriften.* Amsterdam 1700. 122

11 Die Sonnenwanderung. – Haas, H.: *Bilderatlas zur Religionsgeschichte.* 2.–4. Lieferung: Ägyptische Religion. Leipzig 1924, Figur 15. 123

12 Die geflügelte Sonnenscheibe. – Carter, H., und A. C. Mace: *Tut-ench-Amun. Ein ägyptisches Königsgrab.* Leipzig 1924, I, Tafel 49. 127

13 Germanisches Sonnen-Idol. – *Abgötter der alten Sachsen.* Magdeburg 1570, p. 10. 128

14 Die lebenspendende Sonne. – Budge, E. A. W.: *The Gods of the Egyptians.* 2 Bde. London 1904, II, p. 74. 131

15 Die Merkurschlange. – Barchusen, J. C.: *Elementa chemiae.* Leiden 1718, Figur 62. 132

16 Die Sonnenhände. – Jung, E.: *Germanische Götter und Helden.* München und Berlin 1939, Figur 2. 133

17 Obumbratio [Überschattung] Mariae. – Spiess, K. von: «Marksteine der Volkskunst» in: *Jahrbücher für historische Volkskunde* V–VI, VIII–IX (Berlin 1937/42), 2. Teil, p. 112. 134

18 Die Verführung Evas. – Worringer, W.: *Die altdeutsche Buchillustration.* München 1919, Abb. 6, p. 37. 137
19 Der Menschensohn zwischen den sieben Leuchtern. – Schmitt, O.: *Reallexikon zur deutschen Kunstgeschichte.* Stuttgart 1937, I, Abb. 12, p. 765. 139
20 Mithras mit Schwert und Fackel. – Cumont, F.: *Textes et monuments figurés relatifs aux mystères de Mithra.* 2 Bde. Brüssel 1896/99, II, Figur 28, p. 202. 141
21 Geflügelte Sonne mit Mond und Lebensbaum. – Jeremias, A.: *Das Alte Testament im Lichte des alten Orients.* 4. Aufl. Leipzig 1930, Abb. 28, p. 95. 143
22 Schlange, die Mondbahn darstellend. – Roscher, W. H.: *Ausführliches Lexikon der griechischen und römischen Mythologie.* 11 Bde. Leipzig 1884–1937, IV, Sp. 1475. 145
23 Die erhöhte Schlange. – Bilderarchiv der *Ciba-Zeitschrift*, Basel 149
24 Die Sinnlichkeit. – Bayrische Staatliche Gemäldesammlung, München. 151
25 Die «Sonnengott-Tafel». – *A Guide to the Babylonian and Assyrian Antiquities.* London 1922, Tafel XXVI. 157
26 Bes mit Horusaugen. – Lanzone, R. V.: *Dizionario di Mitologia Egizia.* 2 Bde. Turin 1881/85, Tafel LXXX, Figur 3. 161
27 Der Fruchtbarkeitsgott Frey. – Haas, H., 1. Lieferung: Germanische Religion, Figur 46. [11] 163
28 Die gebärende Höhle. – Danzel, Th. W.: *Symbole, Dämonen und heilige Türme.* Hamburg 1930, Tafel 87. 165
29 Odysseus als kabirische Mißgestalt. – Pfuhl, E.: *Tausend Jahre griechischer Malerei.* München 1940, Tafel 249, Abb. 616. 167
30 Gelage des Kabiros. – Pfuhl, E., Tafel 249, Abb. 613. [29] 169
31 Phanes im Ei. – *Revue archéologique* XL (Paris 1902), Tafel I, gegenüber p. 432. 177
32 Der Feuergott Tjintya. – Bilderarchiv der *Ciba-Zeitschrift*, Basel. 187
33 Agni mit den zwei Hölzern. – Prampolini, G.: *La Mitologia nella vita dei popoli.* 2 Bde. Mailand 1937/38, II, p. 107. 189
34 Der phallische Pflug. – Dieterich, A.: *Mutter Erde. Ein Versuch über Volksreligion.* Leipzig 1905, p. 108. 193
35 Der Quirlbohrer. – Bilderarchiv der *Ciba-Zeitschrift*, Basel. 195
36 Die nährende Mutter Erde. – Clemen, P.: *Die romanischen Wandmalereien des Rheinlands.* (Publikationen der Gesellschaft für rheinische Geschichtskunde 25) Düsseldorf 1905, Tafel 51. 203
37 Die Quirlung des Milchmeeres. – *Mythologie asiatique illustrée.* Paris 1928, p. 68. 213
38 Die ersten drei Taten des Herakles. – Robert, C.: *Die antiken Sarkophag-Reliefs.* Berlin 1897, III/1, Tafel XXXIX, Figur 128 (Ausschnitt). 217
39 Gorgo. – Guirand, F.: *Mythologie générale.* Paris 1935, p. 173. 229
40 Indianischer Tänzer. – Publikation anläßlich des «Inter-Tribal Indian Ceremonial» in Gallup (New Mexico) 1949. 233

41 Der gekrönte Hermaphroditus. – *Tractatus qui dicitur Thomae Aquinatis de alchimia.* Ms. Voss. chem. F. 29, Fol. 91 (1520), Universitätsbibliothek, Leiden. 235

42 Der gehörnte Alexander. – BERNOULLI, J. J.: *Die erhaltenen Darstellungen Alexanders des Großen.* München 1905, Tafel VIII, Figur 4. 245

43 Mithras und Helios. – BURCKHARDT, J.: *Die Zeit Constantins des Großen.* Wien [o. D., Phaidonausgabe], Abb. 139. 249

44 Priester mit Fischmaske als Oannes. – JEREMIAS, A., Abb. 32, p. 96. [21] 251

45 Gilgamesh mit dem Unsterblichkeitskraut. – Metropolitan Museum of Art, New York. 253

46 Die Dadophoren. – CUMONT, F., II, Figuren 111 und 113, p. 270. [20] 255

47 Androgyne Gottheit. – LAJARD, F.: *Recherches sur le culte, les symboles, les attributs, et les monuments figurés de Vénus en orient et en occident.* Paris 1849, Tafel I, Figur 1. [Textteil siehe Bibliographie.] 257

48 Der Gott Men auf dem Hahn. – ROSCHER, W. H., II/2, Spalte 2731. [22] 259

49 Kybele und ihr Sohngeliebter Attis. – ROSCHER, W. H., II/1, Spalte 1647. [22] 260

50 Das neue Jerusalem. – Bibel, illustriert und gedruckt von M. MERIAN. Frankfurt 1704. 263

51 Diana von Ephesos. – BURCKHARDT, J., Abb. 122. [43] 265

52 Shiva und Parvati vereint. – ZIMMER, H.: *Myths and Symbols in Art and Civilisation.* (Bollingen Series VI) New York 1946, Figur 70. 267

53 Lingam mit Yoni. – Bildersammlung des Autors. 269

54 Das von der furchtbaren Mutter verschlungene Paar. – VAILLANT, G. C.: *Indian Arts in North America.* New York 1939, Tafel 41. 271

55 Noah in der Arche. – EHRENSTEIN, Th.: *Das Alte Testament im Bilde.* Wien 1923, Figur 38, p. 493. 273

56 Die große Babylon. – WORRINGER, W., Abb. 88, p. 136. [18] 275

57 Die Lebensquelle. – Ikonensammlung Dr. S. Amberg, Ettiswil bei Luzern. 277

58 Angelsächsisches Taufbecken. – Bildersammlung von Prof. Dr. C. A. Meier, Zürich. 279

59 Phallischer Hänge-Haken. – FUHRMANN, E.: *Neu-Guinea.* (Kulturen der Erde XIV) Hagen i. W. 1922, p. 69. 281

60 Göttin im Lingam. – ZIMMER, H., Tafel 64. [52] 283

61 Die Mutter Ecclesia. – HILDEGARD VON BINGEN: *Wisse die Wege (Scivias).* Hg. von Maura Böckeler. Salzburg 1954, p. 41. 289

62 Der Lebensbaum. – Louvre, Paris. Bildersammlung des Autors. 297

63 Die kuhköpfige Hathor. – HAAS, H., Figur 31. [11] 301

64 Osiris im Erikasarg. – BUDGE, E. A. W.: *Osiris and the Egyptian Resurrection.* 2 Bde. London 1911, I, p. 5. 303

65 Der schakalköpfige Gott Anubis. – GADDIS, A., und G. SEIF: *The Book of the Dead.* Luxor [o. D.], Tafel 19. 305

66 Die auf das mithraische Opfer folgende Fruchtbarkeit. – CUMONT, F., II, Figur 28, p. 202. [20] 307

67 Nit, die Sonne gebärend. – BUDGE, E. A. W., II, p. 101. [14] 309
68 Die Himmelskuh. - ERMAN, A.: *Die Religion der Ägypter.* Berlin und Leipzig 1934, p. 15. 311
69 Sonnenverschlingender Dämon. Zeitschrift *Cultureel Indie* I (Leiden, Februar 1939), p. 41. 313
70 Der sonnenverschlingende Löwe. – Bilderarchiv der *Ciba-Zeitschrift,* Basel. 315
71 Christus am Lebensbaum. – Straßburger Galerie. Bildersammlung des Autors. 317
72 Das Kreuz aus Adams Grab. – SCHMITT, O., I, Abb. 2, p. 157. [19] 319
73 Lamia entführt Neugeborenes. – GUIRAND, F.: *Mythologie générale.* Paris 1935, p. 121. 321
74 Die menschenfressende Mutter. – VAILLANT, G. C., Tafel 92. [54] 323
75 Die Formung des Welteies. – BUDGE, E. A. W., I, p. 500. [14] 329
76 Der «Wak-Wak-Baum». – KENTON, E.: *The Book of Earths.* New York 1928, Tafel XIX. 333
77 Das Stieropfer des Mithras. – CUMONT, F., II, Tafel VII. [20] 337
78 Das Kreuz von Palenque. – GRAY, L. H., und J. A. MacCULLOCH [Hg.]: *The Mythology of all Races.* 13 Bde. Boston 1916–1928, XI, Tafel XXb. 339
79 Der Mensch als Kreuz. – AGRIPPA VON NETTESHEIM, H. C.: *De occulta philosophia libri tres.* Köln 1533, p. 162. 341
80 Die lebenspendende crux ansata. – BUDGE, E. A. W., II, p. 24. [14] 345
81 Erneuerung im Mutterleib. – VAILLANT, G. C., Tafel 80. [54] 347
82 Wotan auf dem Sleipnir. – GRAY, L. H., und J. A. MacCULLOCH, II, Tafel VIII. [78] 353
83 Das «Spottkruzifix». – BURCKHARDT, J., Abb. 48. [43] 355
84 Aion mit den Tierkreiszeichen. – Museo Profano, Vatikan. Bildersammlung des Autors. 359
85 Der Tod als Bogenschütze. – SPIESS, K. von, 1. Teil, p. 225. [17] 367
86 Die aus Vishnus Nabel wachsende Lotosblüte mit Brahma. – GUIRAND, F., p. 320. [73] 377
87 Vishnu als Fisch. – PRAMPOLINI, G., II, p. 278. [33] 379
88 Quetzalcoatl verschlingt einen Menschen. – DANZEL, Th. W.: «Zur Psychologie der altamerikanischen Symbolik» in: *Eranos-Jahrbuch 1937* (Zürich 1938), Abb. 11, p. 235 (Ausschnitt). 385
89 Stiertragender Mithras. – CUMONT, F.: *Die Mysterien des Mithra.* Leipzig 1911, Tafel IV, Figur 4. 389
90 Ixion auf dem Rade. – ROSCHER, W. H., II/1, Spalte 770. [22] 391
91 Der Mond als Seelenort. – CHAPOUTHIER, F.: *Les Dioscures au service d'une déesse.* (Bibliothèques des Ecoles françaises d'Athènes et de Rome, fasc. 137) Paris 1935, Figur 67, p. 324. 407
92 Der Mond als Ursprungsort des Lebens. – DANZL, Th. W., Tafel 35. [28] 409

93 Buddhas Zeugung durch den Elephanten. – Le Coq, A. von: *Die Buddhistische Spätantike in Mittelasien.* Teil I: Die Plastik. Berlin 1922, Tafel 14a. 411

94 Die Hathorkuh. – Jeremias, A., Abb. 274. [21] 413

95 Die Göttin Artio mit einem Bären. – Bernisches Historisches Museum, Bern. 415

96 Maisgottheit. – Fuhrmann, E.: *Reich der Inka. Sprache und Kultur im ältesten Peru.* (Kulturen der Erde I und II) 2 Bde. Hagen i. W. 1922, Tafel 59. 431

97 Kiste und Schlange. – Haas, H., Fig. 163. [11] 437

98 Korb der Isis mit der Schlange. – Gressmann, H.: *Die orientalischen Religionen im hellenistisch-römischen Zeitalter.* Berlin und Leipzig 1930, Abb. 15, p. 40. 439

99 Das «Heilige Grab» in S. Stefano, Bologna. – Bildersammlung des Autors. 441

100 Matuta, eine etruskische Pietà. – Museo Topografico dell'Etruria, Firenze. Bildersammlung des Autors. 443

101 Vidarrs Kampf mit dem Fenris-Wolf. – Gray, L. H., und J. A. MacCulloch, II, Tafel XXI. [78] 447

102 Der Baum der Erleuchtung. – Cohn, W., Abb. 3, p. XXIV. [8] 451

103 Die Vision des Ezechiel. – Ms. latin 11534, Bibliothèque Nationale, Paris. 469

104 Die dreigestaltige Hekate. – Prampolini, G., I, p. 354. [33] 471

105 Hekate. – Roscher, W. H., I/2, Spalte 1909. [22] 473

106 Das Opfer an die Schlangengottheit. – Bilderarchiv der *Ciba-Zeitschrift,* Basel. 475

107 Der sich selbst verschlingende Drache. - *Musaeum Hermeticum.* Frankfurt 1678, p. 353. 479

108 Die Überwältigung durch den Drachen. – Vitruvius, P. M.: *De architectura.* Kommentiert und illustriert von Fra G. Giocondo. Venedig 1511, Buch I, p. 9. 481

109 Prajapati mit dem Weltei. – Müller, N.: *Glauben, Wissen und Kunst der alten Hindus.* Mainz 1822, Tafel II, Figur 21. 485

110 Agathodaimonschlange. – Macarius, J. P.: *Abraxas.* Antwerpen 1657, Tafel XV, Figur 63. 487

111 Mexikanisches Weltschema. – Danzl, Th. W.: *Altmexikanische Bilderschriften.* (Kulturen der Erde XI) Darmstadt 1922, Tafel 53. 495

112 Koptische Darstellung der vier Weltecken des Tierkreises. – Jeremias, A., Abb. 21. [21] 496

113 Balischer Götterkreis. – Bilderarchiv der *Ciba-Zeitschrift,* Basel. 497

114 Christus zwischen den Evangelisten. – Aubert, M.: *La Sculpture française au Moyen Age.* Paris 1946, p. 26. 499

115 Der Schoß der Weltmutter. – Danzl, Th. W., Tafel 88. [28] 515

116 Schlangenmysterium. – Bilderarchiv der *Ciba-Zeitschrift,* Basel. 525

117 Marduk bekämpft Tiâmat. – Jeremias, A., Abb. 14. [21] 527

118 Verschlingendes Ungeheuer. – Zeitschrift *Cultureel Indie* I (Leiden, Februar 1939), p. 41. 531
119 Die menschenfressende Kali. – Bilderarchiv der *Ciba-Zeitschrift*, Basel. 533
120 Der heilige Baum des Attis. – GRESSMANN, H., Abb. 41, p. 99. [98] 537
121 Der phallische Fisch. – DEUBNER, L.: *Attische Feste*. Berlin 1932, Tafel 4. 551
122 Priapus mit Schlange. – Museo Archeologico, Verona. Bildersammlung des Autors. 555
123 Das von zwei Drachen gehaltene Ei. – BACHOFEN, J. J.: *Versuch über die Gräbersymbolik der Alten*. Basel 1859, Tafel II, Abb. 1. 561

BIBLIOGRAPHIE

ABEGHIAN, Manuk: Der armenische Volksglaube. Leipzig 1899.

ABRAHAM, Karl: Traum und Mythus. Eine Studie zur Völkerpsychologie. (Schriften zur angewandten Seelenkunde, hg. von S. Freud, IV) Leipzig und Wien 1909.

AESCHYLOS: Der gefesselte Prometheus. Der Prometheus-Trilogie erhaltenes Mittelstück. Verdeutscht von Max Eduard Liehburg. Zürich [o. D.].

AGRIPPA VON NETTESHEIM, Heinrich Cornelius: De occulta philosophia libri tres. Köln 1533.

AIGREMONT, —, Dr. [Pseud. für Siegmar von Schultze-Galléra]: Fuß- und Schuh-Symbolik und -Erotik. Folkloristische und sexualwissenschaftliche Untersuchungen. Leipzig 1909.

— Volkserotik und Pflanzenwelt. 2 Bde. Halle 1908/09.

ALCIATI, Andrea: Emblemata cum commentarijs amplissimis. Padua 1661.

Apokryphen, Neutestamentliche. Hg. von Edgar Hennecke u. a. 2. Aufl. Tübingen 1924.

[APULEIUS:] Lucii Apuleii Madaurensis Platonici philosophi opera. Bd. I: Metamorphoseos sive De asino aureo. Altenburg 1778. Deutsch: Die Metamorphosen oder Der goldene Esel. Übersetzung von August Rode. Neu bearbeitet von Hanns Floerke. München und Leipzig 1909.

ARNOBIUS: Disputationum adversus gentes libri septem. In: Migne, Patrologia Latina V col. 713-1290.

ARNOLD, Sir Edwin: The Light of Asia or The Great Renunciation ... being the Life and Teaching of Gautama. London 1895. Deutsch: Die Leuchte Asiens oder Die große Entsagung (Mahabhinischkrámana). Übersetzung. Leipzig 1887.

— Siehe Bhagavad Gita.

ARNOLD, Robert Franz: Die Natur verrät heimliche Liebe. In: *Zeitschrift des Vereins für Volkskunde* XII (Berlin 1902) pp. 155-167 und 291-295.

ARTEMIDOROS (aus Daldis): Symbolik der Träume. Übersetzt und mit Anm. versehen von Friedrich S. Krauß. Wien, Pest, Leipzig 1881.

AUGUSTINUS (S. Aurelius Augustinus): Opera omnia. Opera et studio monachorum ordinis S. Benedicti e congregatione S. Mauri. 11 Bde. Paris 1836-1838:

— Confessionum libri tredecim. Tom. I [col. 132-410]. Deutsch: Die Bekenntnisse des heiligen Augustinus. Übers., eingeleitet und mit Anm. versehen von Otto F. Lachmann. Reclam. Leipzig 1888.

— De civitate Dei contra paganos libri viginti duo. Tom. VII [ganzer Bd.]
— Sermones ad populum: In appendice, sermones supposititii. Tom. V/2 [sermo supposititius CXX].
— In Ioannis evangelium tractatus XXXVII. Tom. III/2.

Baldwin, James Mark: Das Denken und die Dinge oder Genetische Logik. Eine Untersuchung der Entwicklung und der Bedeutung des Denkens. Unter Mitwirkung des Verfassers ins Deutsche übertragen von W. F. G. Geiße. 3 Bde. Leipzig 1908-1914.

Barlach, Ernst: Der tote Tag. Drama in fünf Akten. Berlin 1912.

[Bernardino de Sahagun (Fray):] Einige Kapitel aus dem Geschichtswerk des Fray B' de S'. Aus dem Aztekischen übersetzt von Eduard Seler. Hg. von Caecilie Seler-Sachs. Stuttgart 1927.

Bernoulli, C[arl] A[lbrecht]: Franz Overbeck und Friedrich Nietzsche. Eine Freundschaft. 2 Bde. Jena 1908.

Berthelot, Marcelin: Collection des anciens alchimistes grecs. 3 Bde. Paris 1887-1888.

Bertschinger, H.: Illustrierte Halluzinationen. In: *Jahrbuch für psychoanalytische und psychopathologische Forschungen* III (Leipzig und Wien 1912) pp. 69-100.

[Bhagavad Gita.] The Song Celestial, or Bhagavad Gita. Translated by Sir Edwin Arnold. London 1930.

Bibel. Folgende drei Ausgaben werden in diesem Band zitiert:
— The Holy Bible, containing the Old and New Testaments. [«King James Version»]. London [o. D.]
— Die Bibel oder die ganze Heilige Schrift des Alten und Neuen Testaments nach der deutschen Übersetzung D. Martin Luthers. Stuttgart 1932.
— Die Heilige Schrift des Alten und Neuen Testaments. [«Zürcher Bibel»] Zürich 1942.

Biblia pauperum. Deutsche Ausgabe von 1471. Gesellschaft der Bibliophilen, Weimar 1906.

Bleuler, Eugen: Zur Theorie des schizophrenen Negativismus. In: *Psychiatrisch-neurologische Wochenschrift* XII (Halle 1910) Nrn. 18-21.

Bousset, Wilhelm: Der Antichrist in der Überlieferung des Judentums, des neuen Testaments und der alten Kirche. Ein Beitrag zur Auslegung der Apokalypse. Göttingen 1895.

Bṛhadâranyaka-Upanishad: Siehe Deussen, Paul: Die Geheimlehre.

Briefe Jakob [sic] Burckhardts an Albert Brenner. Mit Einleitung und Anmerkungen von Hans Brenner. In: *Basler Jahrbuch 1901* (Basel 1901) pp. 87-110.

Brugsch, Heinrich: Die Adonisklage und das Linoslied. Berlin 1852.
— Dictionnaire hiéroglyphique (Hieroglyphisch-demotisches Wörterbuch). Lithographiert. 7 Bde. Leipzig 1867-1882.
— Religion und Mythologie der alten Ägypter. Leipzig 1891.

Buber, Martin: Siehe Ekstatische Konfessionen.

Bücher, Karl: Arbeit und Rhythmus. (Abhandlungen der philologisch-historischen Classe der sächsischen Gesellschaft der Wissenschaften XVII/5) Leipzig 1896.

– Die Aufstände der unfreien Arbeiter 143 bis 129 vor Christus. Frankfurt 1874.

Buddha (Buddho): Siehe Reden, Die.

Budge, Sir Ernest Alfred Thompson Wallis: Coptic Apocrypha in the Dialect of Upper Egypt. London 1913.

– The Gods of the Egyptians. 2 Bde. London 1904.

– Osiris and the Egyptian Resurrection. 2 Bde. London 1911.

Bundahish. In: E. W. West [Hg.]: Pahlavi Texts. (Sacred Books of the East V) Oxford 1880.

Burckhardt, Jacob: Die Cultur der Renaissance in Italien. Ein Versuch. 2. Aufl. Leipzig 1869.

– Die Zeit Constantins des Großen. Große illustrierte Phaidon-Ausgabe. Wien [o. D.]

– Siehe Briefe Jakob Burckhardts.

Byron, George Gordon Noel, Lord: The Poetical Works. Complete. Pearl Edition. London 1902.

– Lord B's Werke. Übersetzt von Otto Gildemeister. 6 Bde. 2. Aufl. Berlin 1866. [«Heaven and Earth» in Bd. IV.]

Caesar (C. Julius): Commentarii de bello Gallico. Amsterdam 1746. Deutsch: Des Cajus Julius Caesar Denkwürdigkeiten des Gallischen und des Bürgerkriegs. Übersetzt von A. Baumstark. Stuttgart 1854.

Caetani-Lovatelli, Ersilia, Contessa: Antichi monumenti illustrati. Rom 1889.

Carlyle, Thomas: Über Helden, Heldenverehrung und das Heldentümliche in der Geschichte. Sechs Vorträge. Übersetzung. Halle a. d. S. [o. D.].

Chamberlain, Houston Stewart: Die Grundlagen des neunzehnten Jahrhunderts. 5. Aufl. 2 Bde. München 1904.

Chantepie de la Saussaye, Pierre Daniel: Siehe Lehrbuch der Religionsgeschichte.

Cicero (Marcus Tullius): Tusculanarum disputationum ad M. Brutum libri quinque. Erklärt von Dr. Gustav Tischer. 8. Aufl. Berlin 1884.

– Siehe Lexikon zu den Reden des Cicero.

Claparède, Edouard: Quelques mots sur la définition de l'hystérie. In: *Archives de psychologie de la Suisse romande* VII (Genf 1908) pp. 169-183.

Conybeare, F. C.: Die jungfräuliche Kirche und die jungfräuliche Mutter. Eine Studie über den Ursprung des Mariendienstes. In: *Archiv für Religionswissenschaft* IX (Leipzig 1906) pp. 73-86.

Creuzer, Friedrich: Symbolik und Mythologie der alten Völker, besonders der Griechen. In Vorträgen und Entwürfen. 4 Bde. Leipzig und Darmstadt 1810-1812.

[Crèvecoeur, Michel Guillaume Jean de:] Voyage dans la Haute Pensylvanie. 3 Bde. Paris 1801.

Cumont, Franz: Die Mysterien des Mithra. Ein Beitrag zur Religionsgeschichte der römischen Kaiserzeit. Übersetzung. 2. Aufl. Leipzig 1911.

– Textes et monuments figurés relatifs aux mystères de Mithra. 2 Bde. Brüssel 1896/99.

De Gubernatis, Angelo: Siehe Gubernatis.

De Jong, K. H. E.: Das antike Mysterienwesen in religionsgeschichtlicher, ethnologischer und psychologischer Bedeutung. Leiden 1909.

Deussen, Paul: Allgemeine Geschichte der Philosophie mit besonderer Berücksichtigung der Religionen. 2. Aufl. 2 Doppelbde. Leipzig 1906/15.

– Die Geheimlehre des Veda. Ausgewählte Texte der Upanishad's. 3. Aufl. Leipzig 1909.

– Sechzig Upanishad's des Veda. Aus dem Sanskrit übersetzt und mit Einleitungen und Anmerkungen versehen. 3. Aufl. Leipzig 1938.

Diagnostische Assoziationsstudien. Beiträge zur experimentellen Psychopathologie. Hg. von C. G. Jung. 2 Bde. J. A. Barth, Leipzig 1906/10. Neuauflagen 1911 und 1915. [Jungs Beiträge Ges. Werke II]

Dieterich, Albrecht: Abraxas. Studien zur Religionsgeschichte des späteren Altertums. Festschrift für Hermann Usener. Leipzig 1891.

– Eine Mithrasliturgie. 2. Aufl. Berlin 1910.

– Mutter Erde. Ein Versuch über Volksreligion. Leipzig und Berlin 1905.

Drews, Arthur: Die Christusmythe. Verbesserte und erweiterte Aufl. Jena 1910.

– Plotin und der Untergang der antiken Weltanschauung. Jena 1907.

Ebbinghaus, Hermann: «Psychologie». In: Die Kultur der Gegenwart. Hg. von Wilhelm Dilthey u. a. Berlin und Leipzig 1910.

Eberschweiler, Adolf: Untersuchungen über die sprachliche Komponente der Assoziation. In: *Allgemeine Zeitschrift für Psychiatrie und psychisch-gerichtliche Medizin* LXV (Berlin 1908) pp. 240-271.

Edda. Bd. I: Heldendichtung. Übertragen von Felix Genzmer, mit Einleitungen und Anmerkungen von Andreas Heusler. (Thule. Altnordische Dichtung und Prosa) Jena 1912.

[Eliezer ben Hyrcanus:] Pirkê de Rabbi Eliezer. Übersetzt und hg. von Gerald Friedlander. London und New York 1916.

Ekstatische Konfessionen. Gesammelt von Martin Buber. Jena 1909.

Emerson, Ralph Waldo: The Conduct of Life. In: The Complete Works of R' W' E', VI. Centenary Edition. 16 Bde. 1903–1904.

Ephraem Syrus (Ephräm der Syrer): Hymni et sermones. Hg. von Thom. Jos. Lamy. 4 Bde. Mecheln 1882-1902.

Epiphanius: [Panarium] Contra octoginta haereses opus quod inscribitur Panarium sive Arcula. In: Migne, Patrologia Graeca XLI col. 173–XLII col. 832.

Erdmann, Benno: Logische Elementarlehre. (Logik I). 2. Aufl. Halle a. S. 1907.

Erman, Adolf: Ägypten und ägyptisches Leben im Altertum. Tübingen 1885.

Evangelisches Gesangbuch: Siehe Gesangbuch, Evangelisches.

FERENCZI, Sandor: Introjektion und Übertragung. In: *Jahrbuch für psychoanalytische und psychopathologische Forschungen* I (Leipzig und Wien 1909) pp. 422-457.

FERRERO, Guillaume. Les Lois psychologiques du symbolisme. Übersetzung. Paris 1895.

FICHTE, Immanuel Hermann von: Psychologie. 2 Bde. Leipzig 1864/73.

FICK, August: Vergleichendes Wörterbuch der Indogermanischen Sprachen. 4. Aufl., bearbeitet von Adalb. Bezzenberger, Aug. Fick und Whitley Stokes. 3 Bde. Göttingen 1890-1909.

— Siehe STOKES.

FIRMICUS MATERNUS, Iulius: De errore profanarum religionum. Hg. von Konrat Ziegler. Leipzig 1907.

— Matheseos libri VIII. Pars I: libri IV. Hg. von C. Sittl. Leipzig 1894.

FLOURNOY, Théodore: Des Indes à la planète Mars. Etude sur un cas de somnambulisme avec glossolalie. 3. Aufl. Paris und Genf 1900.

— Siehe MILLER.

FRANCE, Anatole: Le Jardin d'Epicure. Paris 1908.

FRAZER, Sir James George: The Golden Bough. A Study in Magic and Religion. Part III: The Dying God; Part IV: Adonis, Attis, Osiris. 3. Aufl. London 1911 und 1907.

FREUD, Sigmund: Analyse der Phobie eines 5jährigen Knaben. In: *Jahrbuch für psychoanalytische und psychopathologische Forschungen* (Leipzig und Wien 1909) pp. 1-109.

— Der Dichter und das Phantasieren. In: Sammlung kleiner Schriften zur Neurosenlehre. 2. Folge. Leipzig und Wien 1909.

— Eine Kindheitserinnerung des Leonardo da Vinci. (Schriften zur angewandten Seelenkunde VII) Leipzig und Wien 1910.

— Psychoanalytische Bemerkungen über einen autobiographisch beschriebenen Fall von Paranoia (Dementia paranoides). In: *Jahrbuch für psychoanalytische und psychopathologische Forschungen* III (Leipzig und Wien 1911) pp. 9-68 [Nachtrag: «P. Schreber: Denkwürdigkeiten eines Nervenkranken», pp. 588-590 des gleichen Bandes].

— Die Traumdeutung. Leipzig und Wien 1900.

— Die Zukunft einer Illusion. 2. Aufl. Leipzig und Wien 1928.

— Drei Abhandlungen zur Sexualtheorie. Leipzig und Wien 1905.

— Totem und Tabu. Einige Übereinstimmungen im Seelenleben der Wilden und der Neurotiker. Leipzig und Wien 1913.

— Zur Dynamik der Übertragung. In: *Zentralblatt für Psychoanalyse* II (Wiesbaden 1911) pp. 167-173.

FRIEDLÄNDER, S.: Venicreator! [sic]. Zehn Jahre nach dem Tode Friedrich Nietzsche's. In: *Jugend*, Nr. 35 (München 1910) p. 823.

FROBENIUS, Leo: Das Zeitalter des Sonnengottes. Berlin 1904.

GANZ, R. David: Chronologia Sacro-Profana. Lyon 1644.

GATTI, Attilio: South of the Sahara. 2. Aufl. New York 1945.

Gesangbuch, Evangelisches, für Kirche, Schule und Haus in Basel-Stadt und Basel-Land. Basel 1854.

Gesangbuch für die Evangelisch-reformierte Kirche der deutschen Schweiz. Basel 1897.

GOETHE, Johann Wolfgang von: Werke. Vollständige Ausgabe letzter Hand. 31 Bde. Cotta, Stuttgart 1827-1834.

— Faust. Gesamtausgabe Insel, Leipzig 1942.

GOODENOUGH, Erwin R.: The Crown of Victory in Judaism. In: *Art Bulletin* XXVIII/3 (Yale, New York, Sept. 1946) pp. 139-159.

GÖRRES, Joseph von: Die christliche Mystik. 4 Bde. Regensburg und Landshut 1836-1842.

GRAF, Max: Richard Wagner im «Fliegenden Holländer». Ein Beitrag zur Psychologie künstlerischen Schaffens. (Schriften zur angewandten Seelenkunde IX) Leipzig und Wien 1911.

GRESSMANN, Hugo [Hg.]: Altorientalische Texte und Bilder zum Alten Testamente. 2 Bde. Tübingen 1909.

GRIMM, Jacob [Ludwig]: Deutsche Mythologie. 4. Ausgabe, hg. von Elard Hugo Meyer. 3 Bde. Gütersloh 1876-1877.

GUBERNATIS, Angelo de: Die Thiere in der indogermanischen Mythologie. Übersetzung. Leipzig 1874.

GUNKEL, Hermann: Schöpfung und Chaos in Urzeit und Endzeit. Eine religionsgeschichtliche Untersuchung über Gen. 1 und Ap. Joh. 12. Göttingen 1895.

HAMANN, Johann Georg: Schriften. Hg. von Friedrich Roth. 8 Bde. Berlin 1821-1843. [«Metakritik über den Purismum der reinen Vernunft» in Bd. VII]

HARDING, Esther: Der Weg der Frau. Eine psychologische Deutung. Mit einer Einleitung von C. G. Jung. Zürich 1935.

HARTLAUB, Gustav Friedrich: Giorgiones Geheimnis. Ein kunstgeschichtlicher Beitrag zur Mystik der Renaissance. München 1925.

HARTMANN, Eduard von: Die Weltanschauung der modernen Physik. 2. Aufl. Bad Sachsa 1909.

HAUPTMANN, Gerhart: Hanneles Himmelfahrt. Traumdichtung in zwei Teilen. 11. Aufl. Berlin 1902.

— Die versunkene Glocke. Ein deutsches Märchendrama. 57. Aufl. Berlin 1904.

— Siehe STEKEL.

HEIDEL, Alexander: The Gilgamesh Epic and Old Testament Parallels. Chicago 1946.

HEINE, Heinrich: Sämtliche Werke. [«Buch der Lieder» pp. 1-64] Stuttgart und Leipzig 1899.

HENNECKE, Edgar: Siehe Apokryphen, Neutestamentliche.

Hermetica. The ancient Greek and Latin writings which contain religious or philosophic teachings ascribed to Hermes Trismegistus. Hg. von Walter Scott. 4 Bde. Oxford 1934-1936.

Herodotus: Neun Bücher der Geschichte. Bd. I: Erstes bis viertes Buch. München und Leipzig 1911.

Herrmann, Paul: Nordische Mythologie in gemeinverständlicher Darstellung. Leipzig 1903.

Herzog, Rudolf : Aus dem Asklepieion von Kos. In: *Archiv für Religionswissenschaft* X (Leipzig 1907) pp. 201-228; 400-415.

Hesiod: Werke. Verdeutscht im Versmaß der Urschrift von Eduard Eyth. 4. Aufl. (Langenscheidtsche Bibliothek sämtlicher griechischer und römischer Klassiker II) Berlin und Stuttgart 1855-1911.

Hippolytus: Elenchos [= Refutatio omnium haeresium]. Hg. von Paul Wendland. (Die griechischen christlichen Schriftsteller der ersten drei Jahrhunderte) Leipzig 1906.

Hirt, Hermann: Etymologie der neuhochdeutschen Sprache. Darstellung des deutschen Wortschatzes in seiner geschichtlichen Entwicklung. München 1909.

Hoffmann, E. T. A.: Die Elixiere des Teufels. Nachgelassene Papiere des Bruders Medardus, eincs Kapuziners. Berlin-Leipzig 1908.

Hölderlin, Friedrich: Sämtliche Werke. Insel, Leipzig [o. D.].

– Gesammelte Werke. Bd. II: Gedichte. 3 Bde. Jena 1909.

[Homer:] Homer's Werke von Johann Heinrich Voß. Bd. I: Ilias. Bd. II: Odyssee. Stuttgart und Tübingen 1842.

Horaz (Quintus Horatius Flaccus): Werke. Hg. von O. Keller und A. Holder. 2 Bde. Leipzig 1899/1925.

Huch, Ricarda: Liebesgedichte. Insel, Leipzig [1916].

Hugo von St. Victor: De laude caritatis. In: Migne, Patrologia Latina CLXXVI col. 969-976.

Humboldt, Alexander von: Kosmos. Entwurf einer physischen Weltbeschreibung. 4 Bde. (in 2) Stuttgart 1889.

I Ging. Das Buch der Wandlungen. Aus dem Chinesischen verdeutscht und erläutert von Richard Wilhelm. Jena 1924.

[Irenaeus (von Lyon):] S. Irenaei episcopi Lugdunensis contra omnes haereses libri quinque. Oxford-London 1702. [Im Buchinnern ist der übliche Titel «*Adversus* omnes haereses» verwendet.] Deutsch: Des heiligen I' fünf Bücher gegen die Häresien. (Bibliothek der Kirchenväter) Buch I-III Kempten und München 1912.

Jaffé, Aniela: Bilder und Symbole aus E. T. A. Hoffmanns Märchen «Der Goldne Topf» in: Jung, Gestaltungen des Unbewußten. Siehe dort.

Jähns, Max: Roß und Reiter in Leben, Sprache, Glauben und Geschichte der Deutschen. Eine kulturhistorische Monografie. 2 Bde. Leipzig 1872.

James, William: Psychologie. Leipzig 1909.

JANET, Pierre: Les Névroses. Paris 1909.

JENSEN, Peter: Das Gilgamesch-Epos in der Weltliteratur. Straßburg 1906.

JODL, Friedrich: Lehrbuch der Psychologie. 2 Bde. Stuttgart und Berlin 1908.

JOËL, Karl: Seele und Welt. Versuch einer organischen Auffassung. Jena 1912.

JOHNSON, Samuel: The History of Rasselas, Prince of Abissinia. London 1759.

JONES, Ernest: On the Nightmare. In: *American Journal of Insanity* LXVI (Baltimore 1910) pp. 383-417. Deutsch: Der Alptraum in seiner Beziehung zu gewissen Formen des mittelalterlichen Aberglaubens. Leipzig und Wien 1912.

JUNG, Carl Gustav*: Allgemeines zur Komplextheorie. (Kultur- und staatswissenschaftliche Schriften der Eidgenössischen Technischen Hochschule XII) Sauerländer, Aarau 1934. Später in: Über psychische Energetik und das Wesen der Träume. (Psychologische Abhandlungen II) Rascher, Zürich 1948. Neuausgabe (Paperback) 1965. Studienausgabe Walter, Olten 1971. [Ges. Werke VIII (1967, 1977)]

– Die Beziehung zwischen dem Ich und dem Unbewußten. Reichl, Darmstadt 1928. Neuausgabe Rascher, Zürich 1933. Neuauflagen 1935, 1939, 1945, 1950, 1960 und (Paperback) 1966. Studienausgabe Walter, Olten 1971. [Ges. Werke VII (1964, 1974)]

– Gestaltungen des Unbewußten. Mit einem Beitrag von Aniela Jaffé. (Psychologische Abhandlungen VIII) Rascher, Zürich 1950. [JUNGS Beiträge Ges. Werke XV (1971, 1972) und IX/1 (1977)]

– Der Geist Mercurius. In: *Eranos-Jahrbuch* IX (1942). Rhein-Verlag, Zürich 1943. Erweiterte Neuausgabe in: Symbolik des Geistes. Siehe dort. [Ges. Werke XIII (1978)]

– Der Geist der Psychologie. In: *Eranos-Jahrbuch* XIV (1946). Rhein-Verlag, Zürich 1947. Erweiterte Neuausgabe als «Theoretische Überlegungen zum Wesen des Psychischen» in: Von den Wurzeln des Bewußtseins. Siehe dort. [Ges. Werke VIII (1967, 1977)]

– Der Inhalt der Psychose. (Schriften zur angewandten Seelenkunde III) Deuticke, Leipzig und Wien 1908. Erweiterte Neuauflage 1914. [Ges. Werke III (1968)]

– Die Lebenswende. In: Seelenprobleme der Gegenwart. (Psychologische Abhandlungen III) Rascher, Zürich 1931. [Ges. Werke VIII (1967, 1977)]

– Mysterium Coniunctionis. Untersuchungen über die Trennung und Zusammensetzung der seelischen Gegensätze in der Alchemie. Unter Mitarbeit von Marie-Louise von Franz. 2 (3) Bde., Rascher, Zürich 1955. [Bde. I und II als Ges. Werke XIV/1 und 2 (1968)]

– Paracelsica. Zwei Vorlesungen über den Arzt und Philosophen Theophrastus. Rascher, Zürich 1942. [Ges. Werke XIII (1978) und XV (1971, 1972)]

– Paracelsus als geistige Erscheinung. Siehe Paracelsica. [Ges. Werke XIII (1978)]

– Psychologie und Alchemie. (Psychologische Abhandlungen V) Rascher, Zürich 1944. Revidierte Neuauflage 1952. [Ges. Werke XII (1972, 1976)]

* In diesem Band zitierte Werke, alphabetisch

– Psychologie und Erziehung. Rascher, Zürich 1946. Neuauflage 1950. Neuausgabe (Paperback) 1963. Studienausgabe Walter, Olten 1977. [Ges. Werke XVII (1972)]
– Psychologie und Religion. Die Terry Lectures, gehalten an der Yale University. Rascher, Zürich 1940. Neuauflagen 1942, 1947 und 1962 (Paperback). Studienausgabe Walter, Olten 1971. [Ges. Werke XI (1963, 1973)]
– Die Psychologie der Übertragung. Erläutert an Hand einer alchemistischen Bilderserie für Ärzte und praktische Psychologen. Rascher, Zürich 1946. [Ges. Werke XVI (1958, 1976)]
– Psychologische Typen. Rascher, Zürich 1921. Neuauflagen 1925, 1930, 1937, 1940, 1942, 1947 und 1950. [Ges. Werke VI (1960, 1967 und 1976)]
– Symbolik des Geistes. Studien über psychische Phänomenologie, mit einem Beitrag von Riwkah Schärf. (Psychologische Abhandlungen VI) Rascher, Zürich 1948. Neuauflage 1953. [Jungs Beiträge Ges. Werke IX/1 (1976), XI (1963, 1973) und XIII (1978)]
– Über die Archetypen des kollektiven Unbewußten. In: *Eranos-Jahrbuch* II (1934), Rhein-Verlag, Zürich 1934. Bearbeitet in: Von den Wurzeln des Bewußtseins. Siehe dort. [Ges. Werke IX/1 (1976)]
– Über Konflikte der kindlichen Seele. In: Psychologie und Erziehung. Siehe dort. [Ges. Werke XVII (1972)]
– Über psychische Energetik und das Wesen der Träume. (Psychologische Abhandlungen II) Rascher, Zürich 1948. Paperback 1965, Studienausgabe Walter, Olten 1971. [Ges. Werke VIII (1967, 1977)]
– Über die Psychologie der Dementia praecox. Ein Versuch. Carl Marhold, Halle 1907. [Ges. Werke III (1968)]
– Über die Psychologie des Unbewußten. Rascher, Zürich 1943. Neuauflagen 1948, 1960 und Pb 1966. [Ges. Werke VII (1964, 1974)]
– Über die Symbolik des Selbst. In: Aion. Untersuchungen zur Symbolgeschichte, mit einem Beitrag von Marie-Louise von Franz. (Psychologische Abhandlungen VIII) Rascher, Zürich 1951. [Jungs Beiträge Ges. Werke IX/2 (1977)]
– Über Wiedergeburt. In: Gestaltungen des Unbewußten. Siehe dort. [Ges. Werke IX/1 (1976)]
– Versuch zu einer psychologischen Deutung des Trinitätsdogmas. In: Symbolik des Geistes. Siehe dort. [Ges. Werke XI (1963, 1973)]
– Die Visionen des Zosimos. In: Von den Wurzeln des Bewußtseins. Siehe dort. [Ges. Werke XIII (1978)]
– Von den Wurzeln des Bewußtseins. Studien über den Archetypus. (Psychologische Abhandlungen IX) Rascher, Zürich 1954. [Ges. Werke VIII (1967, 1977) IX/1 (1976) und XI (1963, 1973)]
– Das Wandlungssymbol in der Messe. In: Von den Wurzeln des Bewusstseins. Siehe dort. [Ges. Werke XI (1963, 1973)]
– Zur Empirie des Individuationsprozesses. In: Gestaltung des Unbewußten. Siehe dort. [Ges. Werke IX/1 (1976)]

– Zur Phänomenologie des Geistes im Märchen. In: Symbolik des Geistes. Siehe dort. [Ges. Werke IX/1 (1976)]
– Zur Psychologie östlicher Meditation. In: Symbolik des Geistes. Siehe dort. [Ges. Werke XI (1963, 1973)]
– Zur Psychologie und Pathologie sogenannter occulter Phänomene. Eine psychiatrische Studie. Dissertation. Oswald Mutze Leipzig 1902. [Ges. Werke I (1966)]
– und Karl KERÉNYI: Einführung in das Wesen der Mythologie. Das göttliche Kind / Das göttliche Mädchen. Rhein-Verlag, Zürich 1951. [JUNGS Beiträge Ges. Werke IX/1 (1976)]
– Siehe Diagnostische Assoziationsstudien. [JUNGS Beiträge Ges. Werke II]
– Siehe WILHELM. [JUNGS Beitrag Ges. Werke XIII]

JUNG, Emma: Ein Beitrag zum Problem des Animus. In: JUNG, Carl Gustav: Wirklichkeit der Seele. Anwendungen und Fortschritte der neueren Psychologie. (Psychologische Abhandlungen IV) Rascher, Zürich 1934. Neuauflagen 1939, 1947. Emma JUNGS Beitrag ist, zusammen mit dem Aufsatz «Die Anima als Naturwesen», unter dem Titel «Animus und Anima» gesondert als Paperback bei Rascher 1967 erschienen.

KALTHOFF, Albert: Die Entstehung des Christentums. Neue Beiträge zum Christusproblem. Leipzig 1904.
KERÉNYI, Karl: Die Geburt der Helena, samt humanistischen Schriften aus den Jahren 1943-45. (Albae Vigiliae, Neue Folge III) Zürich 1945.
– Die Göttin Natur. In: *Eranos-Jahrbuch* XIV (1946). Zürich 1947.
– Mysterien der Kabyren. Einleitendes zum Studium antiker Mysterien. In: *Eranos-Jahrbuch* XI (1944), Zürich 1945.
– Prometheus. Das griechische Mythologem von der menschlichen Existenz. (Albae Vigilae, Neue Folge IV) Zürich 1946.
KERNER, Justinus: Die Seherin von Prevorst. Eröffnungen über das innere Leben des Menschen und über das Hereinragen einer Geisterwelt in die unsere. 6. Aufl. Stuttgart 1892.
KIRCHER, Athanasius: Oedipus Aegyptiacus. 3 Teile in 4 Bdn. Rom 1652-1654.
KLEINPAUL, Rudolf: Das Leben der Sprache und ihre Weltstellung. 3 Bde. Leipzig 1893.
KLUGE, Friedrich: Etymologisches Wörterbuch der deutschen Sprache. 7. Aufl. Straßburg 1910.
KOCH-GRÜNBERG, Theodor: Südamerikanische Felszeichnungen. Berlin 1907.
Koran, Der. Aus dem Arabischen wortgetreu neu übersetzt und mit erläuternden Anmerkungen versehen von L. Ullmann. 4. Aufl. Bielefeld 1857.
KUHN, Adalbert: Mythologische Studien. Bd. I: Die Herabkunft des Feuers und des Göttertranks. Ein Beitrag zur vergleichenden Mythologie der Indogermanen. 2. Aufl. Gütersloh 1886.

Külpe, Oswald: Grundriß der Psychologie auf experimenteller Grundlage dargestellt. Leipzig 1893.

Lactantius Firmianus: Opera omnia. Hg. von Samuel Brandt und Georg Laubmann. (Corpus scriptorum ecclestiasticorum Latinorum XIX und XXVII) 3 Bde. Wien 1890-1893. [Pars I: Divinae institutiones.]

Laistner, Ludwig: Das Rätsel der Sphinx. 2 Bde. Berlin 1889.

Lajard, Jean Baptiste Félix: Recherches sur le culte, les symboles, les attributs et les monuments figurés de Vénus en orient et en occident. [Textteil] Paris 1837. Siehe auch Bilderverzeichnis.

La Rochefoucauld, François, Duc de: Oeuvres complètes. 3 Bde. Paris 1868. [«Maximes» in Bd. I.]

Layard, John: The Incest Taboo and the Virgin Archetype. In: *Eranos-Jahrbuch* XII (1945). Zürich 1946.

Le Blant, Edmond: Les Sarcophages chrétiens de la Gaulle. Paris 1886.

Lehrbuch der Religionsgeschichte. Begründet von Chantepie de la Saussaye. Hg. von Alfred Bertholet und Eduard Lehmann. 4. Aufl. 2 Bde. Tübingen 1925.

Lexikon zu den Reden des Cicero. Mit Angabe sämtlicher Stellen, von H. Marquet. 4. Aufl. Jena 1884.

Lexikon, Ausführliches, der griechischen und römischen Mythologie. Hg. von W. H. Roscher u. a. 11 Bde. Leipzig 1884-1890.

Liepmann, Hugo: Über Ideenflucht: Begriffsbestimmung und psychologische Analyse. Halle 1904.

Lombroso, C(esare): Genie und Irrsinn in ihren Beziehungen zum Gesetz, zur Kritik und zur Geschichte. Übersetzung. Leipzig 1887.

Longfellow, Henry Wadsworth: The Song of Hiawatha. In: The Complete Poetical Works. Cambridge Edition. Boston und New York 1893.

Lotze, Hermann: Logik. Drei Bücher vom Denken, vom Untersuchen und vom Erkennen. (System der Philosophie I) Leipzig 1874.

Lovatelli: Siehe Caetani-Lovatelli.

Löwis of Menar, A. von: Nordkaukasische Steingeburtssagen. In: *Archiv für Religionswissenschaft* XIII (Leipzig 1910) pp. 509-524.

Lucian, Menippus. In Lucian. With an English translation by A. M. Harman. (Loeb Classical Library) 8 Bde. London 1913 ff.

Lukrez (T. Lucretius Carus): De rerum natura libri sex. Hg. von Hermann Diels. Berlin 1923.

Lydus, Johannes: De mensibus. Hg. von Richard Wünsche. Leipzig 1898.

MacDonell, Arthur Antony: A Practical Sanskrit Dictionary. London 1924.

Macrobius, Ambrosius Aurelius Theodosius: Saturnaliorum libri VII. [Zusammen mit: In somnium Scipionis libri II] Lyon 1556.

Maeder, A(lphons): Die Symbolik in den Legenden, Märchen, Gebräuchen und Träumen. In: *Psychiatrisch-neurologische Wochenschrift* X (Halle 1908) pp. 45 und 55.

MAEHLY, J(acob): Die Schlange im Mythus und Cultus der classischen Völker. Basel 1867.

MAETERLINCK, Maurice: L'Oiseau bleu. Féerie en six actes et douze tableaux. 98e mille, Paris [o. D.; Uraufführung Moskau/Paris 1908/11]

— La Sagesse et la destinée. 55e mille, Paris 1914.

MANNHARDT, Wilhelm: Wald- und Feldkulte. 2. Aufl. 2 Bde. 1904/05.

MAURICE, Thomas: Indian Antiquities. 7 Bde. London 1796.

MAUTHNER, Fritz: Sprache und Psychologie. (Beiträge zu einer Kritik der Sprache I) Stuttgart 1901.

MAYN, Georg: Über Byrons «Heaven and Earth». Dissertation. Breslau 1887.

MEAD, G. R. S.: A Mithraic Ritual. (Echoes from the Gnosis VI) London und Benares 1907.

[MECHTHILD VON MAGDEBURG:] Das fließende Licht der Gottheit der M' von M'. Ins Neudeutsche übertragen und erläutert von Mela Escherich. Berlin 1909.

MERESCHKOWSKI, Dmitry Sergejewitsch: Leonardo da Vinci. Historischer Roman aus der Wende des 15. Jahrhunderts. Übersetzung. Leipzig 1910.

MERINGER, Rudolf: Wörter und Sachen. *Indogermanische Forschungen* XVI (Straßburg 1904) pp. 101-196.

MEYER, Elard Hugo: Indogermanische Mythen. 2 Bde. (in einem) Berlin 1883/87.

MILLER, Frank (Miss, Pseud.): Quelques faits d'imagination créatrice subconsciente. Introduction par M. Th. Flournoy. In: *Archives de psychologie de la Suisse romande* (Genf 1906) pp. 36-51. Deutsch siehe Anhang [p. 581 ff. dieses Bandes].

MÖRIKE, Eduard: Sämtliche Werke. 6 Bde. (in 2), Leipzig [1905 ?].

MÜLLER, F. Max: Einleitung in die vergleichende Religionswissenschaft. Straßburg 1874.

— Vorlesungen über den Ursprung und die Entwicklung der Religion mit besonderer Rücksicht auf die Religionen des alten Indiens. Straßburg 1880.

— Siehe Upanishads, The.

MÜLLER, Johannes: Über die phantastischen Gesichtserscheinungen. Coblenz 1826.

MÜLLER, J. G.: Geschichte der Amerikanischen Urreligionen. 2. Aufl. Basel 1867.

MUTHER, Richard: Geschichte der Malerei. 3 Bde. Bd. II: Die Renaissance im Norden und die Barockzeit. Leipzig 1909.

Mythology of all Races, The. Hg. von L. H. Gray und J. A. MacCulloch. 13 Bde. Boston 1916-1928.

NAGEL, A: Der chinesische Küchengott Tsau-kyun. In: *Archiv für Religionswissenschaft* XI (Leipzig 1908) pp. 23-43.

NEGELEIN, Julius von: Das Pferd im Seelenglauben und Totenkult. In: *Zeitschrift des Vereins für Volkskunde* XI (Berlin 1901) pp. 406-420; XII (1902) pp. 14-25 und 377-390.

— Der Traumschlüssel des Jaggadeva. Ein Beitrag zur indischen Mantik. (Religionsgeschichtliche Versuche und Vorarbeiten VI) Gießen 1912.

NERVAL, Gérard de (Pseud. für Gérard Labrunie): Aurélia. (Ecrits intimes) Pléiade, Paris 1927. Deutsch: Aurelia. (Sammlung Klosterberg) Basel 1943.

NEUMANN, Karl Eugen: Siehe Reden, Die, des Gotamo Buddho's.

Neutestamentliche Apokryphen: Siehe Apokryphen.

NIETZSCHE, Friedrich: Werke. 16 Bde. Leipzig 1899-1911. [Zitiert Bde. II: Menschliches, Allzumenschliches; VI: Also sprach Zarathustra. Ein Buch für Alle und Keinen; VIII: Zarathustra-Sprüche und -Lieder.]

NORDEN, Eduard: Die Geburt des Kindes. Geschichte einer religiösen Idee. (Studien der Bibliothek Warburg III) Leipzig und Berlin 1924.

OVID (Publius Ovidius Naso): Opera. Ex recensione Dan. Heinsii. Amsterdam 1630.

PARACELSUS (Theophrastus Bombastus von Hohenheim): Sämtliche Werke. Hg. von Karl Sudhoff und Wilhelm Matthiesen. 15 Bde. München und Berlin 1922-1935. Bd. IV: Liber Azoth sive de ligno et linea vitae.

PAUL, Hermann: Prinzipien der Sprachgeschichte. 4. Aufl. Halle a. S. 1909.

[PAUSANIAS:] Pausanias' Beschreibung von Griechenland. Aus dem Griechischen übersetzt von Joh. Heinrich Chr. Schubart. (Langenscheidtsche Bibliothek sämtlicher griechischen und römischen Klassiker 37. und 38. Bd.) 4. Aufl. Berlin und Stuttgart 1855-1907.

[PETRONIUS (Titus Arbiter):] P'ii satyrae et liber Priapeorum. [*Satyricon*] Hg. von F. Buecheler. Berlin 1882.

PFISTER, Oskar: Die Frömmigkeit des Grafen Ludwig von Zinzendorf. Ein psychoanalytischer Beitrag zur Kenntnis der religiösen Sublimierungsprozesse und zur Erklärung des Pietismus (Schriften zur angewandten Seelenkunde VIII) Leipzig und Wien 1910.

Pistis Sophia. A Gnostic Miscellany. Ins Englische übersetzt und hg. von G. R. S. Mead. London 1921.

[PLATON:] P's Gastmahl. Ins Deutsche übertragen von Rudolf Kaßner. 2. Aufl. Jena 1906.

— Timaios / Kritias / Gesetze X. Ins Deutsche übertragen von Otto Kiefer. Jena 1909.

Platonis liber quartorum: Siehe Theatrum chemicum.

PLINIUS (Secundus C.): Naturalis historiae libri XXXVII. Rec. Car. Mayhoff. 6 Bde. Leipzig 1875-1906. Deutsch: Die Naturgeschichte des P' S' C'. Hg. von G. C. Wittstein. 6 Bde. Leipzig 1881-1882.

[PLUTARCH:] P' über Isis und Osiris. Nach neuverglichenen Handschriften mit Übersetzungen und Erläuterungen hg. von Gustav Parthey. Berlin 1850.

POE, Edgar Allan: The Raven and Other Poems. New York 1845.

PÖHLMANN, Robert von: Geschichte des antiken Kommunismus und Sozialismus. 2 Bde. München 1893/1901.

PRELLER, L(udwig): Griechische Mythologie. 2 Bde. Leipzig 1854.

PRELLWITZ, Walther: Etymologisches Wörterbuch der griechischen Sprache. 2. Aufl. Göttingen 1905.

PREUSS, K. Th.: Der Ursprung der Religion und Kunst. In: *Globus. Illustrierte Zeitschrift für Länder- und Völkerkunde* LXXXVI (Braunschweig 1904) pp.

321-327; 355-363; 375-379; 388-392; LXXXVII (1905) pp. 333-337; 347-350; 380-384; 394-400; 413-419.

RANK, Otto: Ein Traum, der sich selbst deutet. In: *Jahrbuch für psychoanalytische und psychopathologische Forschungen* II/2 (Leipzig und Wien 1910) pp. 465-540.

— Der Künstler; Ansätze zu einer Sexualpsychologie. (Imago-Bücher I) Leipzig-Wien-Zürich 1925.

— Die Lohengrinsage. Ein Beitrag zu ihrer Motivgestaltung und Deutung. (Schriften zur angewandten Seelenkunde XII) Leipzig und Wien 1911.

— Der Mythus von der Geburt des Helden. Versuch einer psychologischen Mythendeutung. (Schriften zur angewandten Seelenkunde V) Leipzig und Wien 1909.

Reden, Die, des Gotamo Buddho's aus der Sammlung der Bruchstücke Suttanipāto des Pāli-Kanons. Übersetzt von Karl Eugen Neumann. Leipzig 1905.

REITZENSTEIN, R(ichard): Die hellenistischen Mysterienreligionen. Ihre Grundgedanken und Wirkungen. Leipzig und Berlin 1910.

RENAN, Ernest: Dialogues et fragments philosophiques. Zitiert: Les Sciences de la nature et les sciences historiques. Lettre à M. Marcellin Berthelot (août 1863) pp. 153-191. Paris 1876.

RIKLIN, Franz (senior): Siehe Diagnostische Assoziationsstudien.

Ṛigveda (Ṛgveda, Rig-Veda): Siehe DEUSSEN.

ROBERTSON, John M.: Christ and Krishna. London 1889.

— Die Evangelien-Mythen. Übersetzung. 2. Aufl. Jena 1910.

ROHDE, Erwin: Psyche. Seelencult und Unsterblichkeitsglaube der Griechen. 2 Bde. (in einem) 4. Aufl., Tübingen 1907.

— Σκιρα. ἐπι Σκιρῳ ἱεροποια. In: *Hermes* XXI (Berlin 1886) p. 124.

ROSCHER, Wilhelm Heinrich: Siehe Lexikon, Ausführliches.

ROSTAND, Edmond: Cyrano de Bergerac. Comédie héroique en cinq actes. 161e mille. Paris 1899. Deutsch: Cyrano von Bergerac. Romantische Komödie in fünf Aufzügen. Übersetzt von Ludwig Fulda. 7. Aufl. Stuattgart 1899.

SAINT-EXUPÉRY, Antoine de: Le petit Prince. Paris 1946. Deutsch: Der kleine Prinz. Mit Zeichnungen des Verfassers. Zürich 1950.

[SALLUST (Sallustius C. Crispus):] Werke. Übersetzt und erläutert von Carl Cless. 2. Aufl. 2 Bde. Stuttgart 1865/68.

SCHÄRF, Riwkah: Die Gestalt des Satans im Alten Testament. In: C. G. JUNG, Symbolik des Geistes. Siehe dort.

SCHELLING, Friedrich Wilhelm Joseph von: Philosophie der Mythologie. Sämmtliche Werke II/1 und 2. Stuttgart und Augsburg 1856/57.

SCHEFFEL, Joseph Victor von: «Ein Harung liebt' eine Auster ...» In: Liederbuch für den Neu-Zofingerverein [Anhang, p. 113]. Zürich 1861.

SCHILLER, Friedrich: Die Piccolomini. 2. Teil von: Wallenstein, ein dramatisches Gedicht. Sämtliche Werke VI. Stuttgart und Tübingen 1823.

SCHMID, Hans: Zur Psychologie der Brandstifter. In: Psychologische Abhandlungen I. Zürich 1914.

SCHOPENHAUER, Arthur: Die Welt als Wille und Vorstellung. Sämtliche Werke in sechs Bänden, hg. von Eduard Griesebach, I und II. 2. Aufl. Reclam, Leipzig 1891.

SCHOTT, Albert: Das Gilgamesch-Epos. Leipzig [1934].

SCHREBER, Daniel Paul: Denkwürdigkeiten eines Nervenkranken nebst Nachträgen usw. Leipzig 1909.

SCHULTZ, Wolfgang: Dokumente der Gnosis. Jena 1910.

SCHULTZE, Fritz: Psychologie der Naturvölker. Leipzig 1900.

SCHULTZE, Victor: Die Katakomben. Die altchristlichen Grabstätten. Ihre Geschichte und ihre Monumente. Leipzig 1882.

SCHWARTZ, W.: Indogermanischer Volksglaube. Ein Beitrag zur Religionsgeschichte der Urzeit. Berlin 1885.

SCHWEITZER, Albert: Geschichte der Leben-Jesu-Forschung. 5. Aufl. Tübingen 1933.

SCOTT, Walter [Hg.]: Siehe Hermetica.

SELER, Eduard [Hg.]: Siehe BERNARDINO DE SAHAGUN.

[SENECA:] L. Anneae S'ae opera quae supersunt. Hg. von Frdr. Haase. 3 Bde. Leipzig 1871-1873.

Septem tractatus seu capitula Hermetis Trismegisti, aurei [*Tractatus aureus*]. In: Ars chemica [pp. 5-31]. Straßburg 1566.

SHAKESPEARE, William: The Complete Works. London 1947. Deutsch: [«Julius Caesar» in Bd. 4]

SHARPE, Samuel: Egyptian Mythology and Egyptian Christianity with their influence on the opinions of modern Christendom. 2. Aufl. London 1896.

SIECKE, Ernst: Der Gott Rudra im Rig-Veda. In: *Archiv für Religionswissenschaft* I (Freiburg i. Br. 1898) pp. 113-151; 209-259.

SILBERER, Herbert: Bericht über eine Methode, gewisse symbolische Halluzinationserscheinungen hervorzurufen und zu beobachten. In: *Jahrbuch für psychoanalytische und psychopathologische Forschungen* I (Leipzig und Wien 1909) pp. 513-525.

— Phantasie und Mythus. (Vornehmlich vom Gesichtspunkte der «funktionalen Kategorie» aus betrachtet.) In: *Jahrbuch für psychoanalytische und psychopathologische Forschungen* II/2 (Leipzig und Wien 1910) pp. 541-622.

SPIEGEL, Friedrich: Erânische Altertumskunde. 3 Bde. Leipzig 1871-1878.

— Grammatik der Parsisprache nebst Sprachproben. Leipzig 1851.

[SOPHOKLES:] Philoktet. In: Tragödien. Berlin 1862.

SPIELREIN, Sabine: Über den psychologischen Inhalt eines Falles von Schizophrenie (Dementia praecox). In: *Jahrbuch für psychoanalytische und psychopathologische Forschungen* III (Leipzig und Wien 1912) pp. 329-400.

SPITTELER, Carl: Imago. Jena 1919.

— Prometheus und Epimetheus. Ein Gleichnis. Jena 1923.

Standard Dictionary of Folklore, Mythology and Legend. Hg. von Mary Leach. 2 Bde. New York 1949/50.

STEINTHAL, H.: Die Sage von Simson. In: *Zeitschrift für Völkerpsychologie und Sprachwissenschaft* II (Berlin 1862) pp. 129-178.

— Die ursprüngliche Form der Sage von Prometheus. In: *Zeitschrift für Völkerpsychologie und Sprachwissenschaft* II (Berlin 1862) pp. 1-29.

STEKEL, Wilhelm: Die Sprache des Traumes. Für Ärzte und Psychologen. Wiesbaden 1911.

— Aus Gerhart Hauptmanns Diarium. In: *Zentralblatt für Psychoanalyse* II (Wiesbaden 1912) pp. 365f.

STOKES, Whitley: Urkeltischer Sprachschatz. Übersetzung. (Vergleichendes Wörterbuch der Indogermanischen Sprachen, hg. von August Fick, II; siehe auch FICK) Göttingen 1894.

STOLL, Otto: Das Geschlechtsleben in der Völkerpsychologie. Leipzig 1908.

STRABO: Siehe Lexikon, Ausführliches.

SUETON: Die zwölf Cäsaren. Nach der Übersetzung von Adolf Stahr. (Klassiker des Altertums, erste Reihe XII) München und Leipzig 1912.

TERTULLIAN (Quintus Septimus Tertullianus): Apologeticus adversus gentes pro Christianis. [*Apologia*] In: Migne, Patrologia Latina I col. 257-536.

Theatrum chemicum, praecipuos selectorum auctorum tractatus... continens. 6 Bde. Ursel und Straßburg 1602-1661. Platonis liber quartorum in Bd. V (Straßburg 1622).

THEOKRIT: Theokrits Idyllen. Mit deutscher Erklärung hg. von Ad. Th. Hermann Fritzsche. 2. Aufl. Leipzig 1869.

THIELE, Georg: Antike Himmelsbilder. Mit Forschungen zu Hipparchos, Aratos und seinen Fortsetzern und Beiträgen zur Kunstgeschichte des Sternhimmels. Berlin 1928.

THOMPSON, Reginald Campbell [Hg.]: The Epic of Gilgamish. London 1928.

Upanishads, The. Part II. Übersetzt und hg. von F. Max Müller (The Sacred Books of the East XV) Oxford 1900.

USENER, Hermann: Das Weihnachtsfest. (Religionsgeschichtliche Untersuchungen I) 2. Aufl. Bonn 1911.

VERGIL: Hirtengedichte / Vom Landbau. Deutsch von Rudolf Alexander Schröder. Leipzig 1939.

VERLAINE, Paul: Oeuvres complètes. 5 Bde. Paris 1923-1926. [«Poèmes Saturniens» in Bd. I, 1925.]

VOLLERS, Karl: Chidher. In: *Archiv für Religionswissenschaft* XII (Leipzig 1909) pp. 234-284.

WAGNER, Richard: Gesammelte Schriften. Hg. von Julius Kapp. 14 Bde. Leipzig [o. D.]. [«Siegfried» und «Walküren» in Bd. IV.]

WAITZ, Theodor: Anthropologie der Naturvölker. 6 Theile. Leipzig 1859-1872.

WALDE, Alois: Lateinisches etymologisches Wörterbuch. (Indogermanische Bibliothek, 2. Reihe I) 2. Aufl. Heidelberg 1910.

WEGENER, Thomas a Villanova: Das wunderbare innere und äußere Leben der Dienerin Gottes Anna Katharina Emmerich aus dem Augustinerorden. Dülmen i. W. 1891.

WIEDEMANN, Alfred: Die Toten und ihre Reiche im Glauben der alten Ägypter. In: Der Alte Orient II/2 (Leipzig 1900) pp. 33-68.

WILHELM, Richard: Das Geheimnis der Goldenen Blüte. Ein chinesisches Lebensbuch. Mit einem europäischen Kommentar von C. G. Jung. Dorn Verlag, München 1929. Neuausgabe, Rascher 1938. Neuauflagen 1939, 1944, 1948, 1957, 1971, 1973. [JUNGS Beitrag in: Ges. Werke XIII (Olten 1978)]

— Siehe I Ging.

WIRTH, Albrecht [Hg.]: Aus orientalischen Chroniken. Frankfurt a. M. 1894.

WOLFIUS, Christianus (Christian Freiherr von Wolff): Psychologia empirica methodo scientifica pertractata usw. Frankfurt und Leipzig 1732.

Wörterbuch, Lateinisches etymologisches. Siehe WALDE.

WUNDT, Wilhelm: Grundriß der Psychologie. 5 Aufl. Leipzig 1902.

— Über naiven und kritischen Realismus. Dritter Artikel: II, Der Empiriokriticismus (Schluß). (In: Philosophische Studien, hg. von W' W', XIII) Leipzig 1898.

ZÖCKLER, Otto: Das Kreuz Christi. Religionshistorische und kirchlich-archäologische Untersuchungen. Zugleich ein Beitrag zur Philosophie der Geschichte. Gütersloh 1875.

ZOSIMOS: Siehe BERTHELOT.

PERSONENREGISTER

Abälard 31 f., 39
Abegg, Emil 192[21]
Abeghian, Manuk 142[77], 405[19]
Abraham, Karl 23, 43[28], 45, 185, 276[18]
Adler, Alfred 12
Agrippa von Nettesheim 341*
Aigremont — Dr. 188[10], 305[52], 331[122], 357[14, 16], 403[16]
Aeschylos 547[78]
Alciati (Alciatus), Andrea 226[10]
Alexander Iannaeus 488
Allendorf, J. L. K. 231
Amenhotep (Amenophis) IV. 129 ff., 131*
Anaxagoras 67, 73, 158[2]
Apuleius Lucius 93[52], 116[14], 117*, 130[45], 138, 188[10], 371[47], 495, 526[36]
Aristophanes 471
Arnobius 437
Arnold, Sir Edwin 308, 408, 409
Artemidoros 25
Asterius, Bischof 435
Assurbanipal, Aschschurbanaplu 241, 536[49]
Athenaeus 278 f., 547[77]
Augustin (us Aurelius) 38[23], 94, 96[58], 100, 101, 140, 168, 346, 543[72], 547

Baldwin, J. M. 30[6], 33
Bancroft, H. H. 340[136]
Bapp, K. 186[6]
Barchusen, J. C. 132*
Barlach, Ernst 462[110], 464[116]
Beneke, F. 170
Benndorf, Otto 541
Bergson, Henri 361
Bernardino de Sahagun 429[49]
Bernoulli, C. A. 55[1], 482[166]
Béroalde de Verville, François 103
Berthelot, Marcelin 180[24], 424[44], 455[99], 545[74]
Bertschinger, H. 225
Bleuler, Eugen 37[21], 49, 61[2], 219[3], 553[86]
Boehme, Jacob 122*
Bousset, Wilhelm 470[135]
Brenner, Albert 54
Brugsch, Heinrich 207[39], 273[13], 306[53 ff.], 307[58], 308[59], 314[79] 329[110], 344[151]
Bruno, Giordano 40
Buber, Martin 120[24], 121[27], 122[28], 124[30]
Bücher, Karl 97[59], 196[27]
Buddha(o) Gotamo 310[63], 369, 398, 408
Budge, E. A. T., Wallis 403[12]
Burckhardt, Jacob 38[23], 45, 54, 99
Burgkmair, H. 275*
Byron, George Gordon, Lord 144, 145, 147, 148 ff., 152, 153

Caesar C. Iulius 52, 320
Caetani-Lovatelli, Ersilia 436[71]
Cagliostro, Alessandro di 282[23]
Cannegieter, Hendrik 319
Carlyle, Thomas 122[28]
Carus, C. G. 222
Chamberlain, Houston Stewart 108[5]
Chantepie de la Saussaye, P. D. 335[126]
Cicero Marcus Tullius 167

Claparède, Edouard 43[27]
Clemens von Alexandrien 535 f.
Clemens von Rom 141[73]
Coleridge, Samuel Taylor 146
Conybeare, F. C. 275[16]
Creuzer, Friedrich 303, 304
Crèvecoeur, M. G. J. de 417[34]
Cumont, Franz 94[52], 96[57], 97[59], 99, 131[46], 133[49], 138[63 f.], 139[66], 140[68 f.], 142[78 f.], 247[44, 47 f.], 251, 252[57 f.], 276[21], 358[21], 360[24], 361[27], 371[46], 388[69], 435[68], 466[128], 467[130], 470[137], 542, 545[74 f.]
Cyprian s. Pseudo-C.
Cyrillus von Jerusalem 470[136]
Dante Alighieri 110[7]
De Jong, K. H. E. 435[64], 436[72], 437[80], 438[81]
Deussen, Paul 203[36], 205[37, 38], 212[54], 254[62], 258[102 ff.], 533[42], 534[43], 535[46]
Diels, H. 101[68]
Dieterich, Albrecht 66[9], 93[51 f.], 116[15], 121[26], 124[32], 125[33], 131[46], 132[47], 133, 136[56 f.], 192[21], 200, 236[21], 254[62], 273[13], 331[117], 346[155], 404[18], 433[58 f.], 436[69, 75], 437[77 f.], 440[84 f.], 479[161], 489[186], 541[67]
Diez, Friedrich Christian 350[160]
Dio Chrysostomus 358
Diodorus 303
Dionysius Areopagita 252
Dioscorides 188[10]
Doré, Gustave 68
Drews, Arthur 52[45], 176[14 ff.], 425[46], 545[73]
Drexler, W. 311
Duchesne, L. 466[128]
Duns Scotus 39

Ebbinghaus, Hermann 29[2]
Eberschweiler, Adolf 35[15], 197[28]
Eliezer ben Hyrcanus 422
Emerson, Ralph Waldo 94[53]
Emmerich, Anna Katharina 368 ff.
Ephräm der Syrer 211
Epiphanius 406[20]
Erdmann, Benno 33
Erman, Adolf 118[20], 129[37], 299[42]
Euripides 433[59]
Eusebius von Alexandrien 140
Ferenczi, Sandor 175[10]
Ferrero, Guglielmo 19, 48
Fichte, Immanuel Hermann 50[41]
Fick, August 312[71], 320[96], 464[121], 476[153, 155]
Fiechter, Ernst 342[143]
Firdosi 461
Firmicus Maternus 236[21], 406[20], 439, 489[187]
Flournoy, Théodore 51[42], 54, 558
Fouillé, A. 170
France, Anatole 31, 51[43]
Franz von Assisi 116, 134[64]
Frazer, Sir James G. 488[182 ff.], 489[185], 525[36]
Freud, Sigmund 12, 21, 24, 28, 36[18], 42[25 ff.], 43[27, 29], 44, 50, 51, 72[16], 98, 170, 171, 172, 178, 182, 190[15], 194, 197, 219, 238[25], 239, 261, 276[18], 285, 319[92], 336, 386[65], 419[38], 421, 529[40], 530
Friedländer, S. 122[28]
Frobenius, Leo 212[56], 248[49], 250[52], 264, 265[30], 266 f., 274[15], 280[25], 302[44], 304[51], 308[62], 313[73], 318[87], 324[101, 103], 327, 328, 331[118], 336[127], 406[20], 432[56], 435[63], 444[87], 445[89], 467[131], 447[156], 506[9], 507[10], 539[60], 554[88]

Galilei, Galileo 175
Ganz, David 422[42]
Gatti, Attilio 382[61]
Geisse, W. F. 33
Goethe, Johann Wolfgang von (81), 110, 111, 162, 207 f., 244[31], 260, 350, 419[38], 486

Goodenough, E. R. 231[17]
Görres, Joseph von 141[72]
Graf, Max 258[73]
Greßmann, Hugo 536[49]
Grimm, Jacob 191[17], 238[23], 308[61], 314[74], 315[81], 316[85], 320[93 ff.], 331, 334[125], 461[109 f.], 462[113], 478[161], 483[168], 487[178]
Gubernatis, Angelo de 238[23], 380[58]
Gunkel, Hermann 326[108], 327
Gurlitt, W. 388[69]

Haggard, Sir Henry Rider 353
Hahn, J. G. 192[21]
Hamann, Johann Georg 30[6], 32[11]
Harding Esther 397[5], 502[2]
Hartlaub, Gustav Friedrich 102[70], 506[7]
Hartmann Eduard von 222
Hauptmann Gerhart 375[53], 390, 520[29]
Heidel, Alexander 251[55]
Heine Heinrich 207[40], 407
Hennecke, Edgar 459[106], 460[107]
Herodot 130, 164, 273[13], 330, 371[44], 477[156], 556[89]
Herrmann, Paul 314[76], 320[96]
Herzog, Rudolf 474[415, 418], 475[149]
Hesiod 176[12], 471
Hesych 186
Hieronymus 133[49], 142[78], 543[72]
Hildegard von Bingen 121, 289[*]
Hippokrates 188[10]
Hippolytos von Rom 66[7], 116[17]
Hirt, Hermann 190[16]
Hoffmann, E. T. A. 333, 503[4]
Hölderlin, Friedrich 208, 505, 506, 507 ff., 509 ff., 512, 513, 514, 515 f., 518, 519 ff., 522 ff., 556
Homer 314 f., 354 f., (438), 465[123], 518[26]
Honegger, J. 179
Horaz 403, 513 f.
Huch Ricarda 125[34]
Hugo von St. Victor 89
Humboldt, Alexander von 403
Hyginus 273[13]

Ignatius von Loyola 159[4]
Irenaeus 425[47]
Jähns, Max 354[6]
Jaffé, Aniela 503[4]
James, William 30[4], 37, 38[22]
Janet, Pierre 43[27], 172
Jensen, Peter 216[1], 251, 336[128], 472[141]
Jodl, Friedrich 33
Joël, Karl 416, 417
Johannes Chrysostomus 139
Johnson, Samuel 398[6]
Jones, Ernest 23, 318[90]
Jubinal, Achille 316
Julian der Apostat 435
Jung, Carl Gustav 29[2], 43[29], 47[36 f.], 50[39], 51[42], 72[15 f.], 76[22], 77[23], 102[71], 104[73], 107[1], 125[34], 135[54 f.], 137[59], 162[9], 169[31], 172, 194[23], 200[30 f.], 239, 242[28], 250[52], 252[58], 282[31], 295[37], 312[70], 318[86], 319[92], 334[124], 343[146 ff.], 379[56], 386, 394[3], 396[4], 403[15], 409[25], 418[36], 425[45], 429[50], 433[59], 436[74], 452[98], 462[110], 464[117], 469[134], 489[185], 498[196], 500[198], 506[7 f.], 519[27], 526[37], 530[41], 552[82 ff.]
Jung, Emma 230[15]
Justinus Martyr 509

Kalthoff, Albert 52[45], 103 f.
Kant Immanuel 32[11]
Kenyon, F. G. 236[21], 437[78]
Kepler, Johannes 41
Kerényi, Karl 47[36 f.], 77[23], 81[30], 102[69], 164[12], 166[21], 188[11]
Kern, O. 541
Kerner, Justinus 131[46]
Kircher, Athanasius 73[17]
Kleinpaul, Rudolf 31[7]
Kluge, Friedrich 464, 476, 556[90]
Koch-Grünberg, Theodor 195
Kraepelin, Ernst 61

Kuhn, Adalbert 185 f., 190[13, 15], 191, 212[55], 331
Külpe, Oswald 29[2], 36

Lactantius Firmianus 543[72]
Laistner, Ludwig 319[91]
Lajard, Jean Baptiste Félix 256
Lamsprinck 479[107]
La Rochefoucauld, François de 219 f.
Laurentius Laurentii 232
Layard, J. W. 413[29], 530[41]
Le Blant, Edmond 141[73]
Lehmann, Edv. 335[126]
Leibniz, Georg Wilhelm 67
Lévy-Bruhl, Lucien 181, 559
Libanius 471
Liepmann, Hugo 29[2]
Lombroso, Cesare 239[26]
Longfellow, Henry W. 18, 400, 502, 556
Lotze, Rudolf Hermann 30[5]
Lovatelli s. Caetani-L.
Löwis of Menar, A. von 315[80]
Lukian 435
Lukrez 101
Lydus 406[20]

Macrobius 361
Maeder, Alphons 23[6]
Maehly, Jacob 466[127], 477[158]
Maeterlinck, Maurice 73, 195
Marcus Aurelius 139
Mannhardt, Wilhelm 193[22], 538
Maurice, Thomas 340 f.
Mauthner, Fritz 30[6], 35
Mayer, Julius Robert 169
Mead, G. R. S. 134
Mechthild von Magdeburg 120, 125, 361
Meliton von Sardes 139, 542[71]
Mereschkowski, Dmitry S. 470, 478[160]
Meringer, Rudolf 192[21]
Meyer, Elard Hugo 358[19]
Milton, John 70
Möbius, P. J. 170[2]
Mörike, Eduard 27, 408
Morisse, Richard 348[157]
Moses von Khoren 435
Müller, F. Max 66[7], 209[41]
Müller, Johannes 221[7]
Müller, J. G. 340[133 f.]
Muther, Richard 286[35]
Mutianus Rufus 130[45]

Nazari, Oreste 169[30]
Negelein, Julius von 353[1], 356[9, 10], 357[17], 362[30], 448[90], 449[91]
Nerval, Gérard de 76[22], 77[23]
Neumann, Karl Eugen 369[38]
Nietzsche, Friedrich 30[5, 6], 32, 39, 44, 55[1], 124, 125, 130, 219, 372 f., 375, 387 f., 390, 430[52], 437[78], 480[163], 482 f., 489 f., 492 ff., 509, 519, 556[89]
Norden, Eduard 109[7]

Origenes 331[119]
Ovid(ius) 371, 433 f., 538

Paracelsus 422
Paul, Hermann 32[11]
Paulus, Apostel 89
Pausanias 310, 311, 465
Petrarca 38[23]
Petronius (Titus Arbiter) 304
Pfister, Oskar 23[9]
Philo von Alexandrien 361[27], 477
Pick, Arnold 51
Pindar 371
Pitra, J. B. 139[66]
Plato(n) 204[36], 210, 342, 452, 457, 498
Plautus 237
Plinius (Secundus C.) 164[13]
Plotin 176[17 f.]
Plutarch 298, 310, 322[100], 336, 356, 399[7], 435[66], 507
Poe, Edgar Allan 76
Pöhlmann, Robert 97[60]

Porphirius 404[18]
Preiswerk, Samuel 438
Preller, Ludwig 357[12], 539[54]
Prellwitz, Walther 280[26], 464, 476, 522[33]
Preuß, K. Th. 192[19]
Proclus 440
Pseudo-Cyprian 139
Pythagoras 207

Rabelais, François 268
Rank, Otto 23, 45[33], 47[36], 264[4], 286[34], 410, 530
Reitzenstein, Richard 93[51]
Renan, Ernest 121[25], 158
Reni, Guido 541
Ribot, Th. A. 170[2]
Riklin, Franz (sen.) 23, 45, 135
Robertson, John M. 285[32], 340[136 f., 139], 342, 358[70], 438[80], 477[156], 488[180], 509[12], 542[71], 547[77], 574
Rhode, Erwin 436, 466[125 f.], 476[152]
Roscher, Wilhelm Heinrich 164[12, 15], 165[19], 176[13], 186[6, 8], 187[9], 236[21], 247[48], 256[68], 311[68], 371[45], 372, 380[57], 434[62], 437[79], 450[94], 470[138], 472[139], 538[51], 539[57, 59]
Rossellini, N. F. 340[137]
Rostand, Edmond 56 [f.], 70
Rückert, Friedrich 242
Rubens, Peter Paul 554
Rufus s. Mutianus R.

Sacer, Gottfried Wilhelm 232
Saint-Exupéry, Antoine de 332[125]
Saint-Germain, Comte de 242
Sallust(ius) 168
Schärf, Riwkah 80[26], 241
Scheffel Joseph Victor von 313[73]
Schelling, Friedrich Wilhelm Joseph von 50[41]
Schiller, Friedrich 94[53]
Schmid, Hans 214
Schopenhauer, Arthur 32, 174, 175, 222, 244[31], 486, 534, 553
Schott, Albert 251[55]
Schreber, Daniel Paul 51[42], 65[5], 125, 166[22], 172[7], 386, 387[66], 486
Schultz, Wolfgang 66[8]
Schultze, Fritz 192[20], 345[153]
Schultze, Viktor 474[147]
Schwartz, W. 354[7], 356[11], 357[18], 358[20]
Schweitzer, Albert 534[5]
Scott, Walter 66[8]
Scotus s. Duns Scotus
Seneca 95, 100, 105[74], 114
Sepp, J. N. 425[46]
Shakespeare, William 362 f.
Sharpe, Samuel 340[138]
Siecke, Ernst 282[28]
Silberer, Herbert 23[8], 217[2], 225, 261, 536
Simon Magus 66
Smith, George 324
Sophokles 378[56]
Spencer, Herbert 170[2]
Spiegel, Friedrich 209[46], 314[77], 361[28], 478[160], 520[29], 540[61] 541[63 ff.], 542[71]
Spielrein, Sabine 179[21], 180[25 f.], 196, 302[46], 362[29], 371[46], 373[51], 387[66], 388[68], 419[38], 450[96], 478[161], 518[27], 521, 552
Spitteler, Carl 65[5], 309[63]
Steinthal, H. 158[1], 181, 185[3], 187[10], 360[25], 491[190]
Stekel, Wilhelm 553[86]
Stephens, J. L. 340[134]
Stokes, Whitley 464
Stoll, Otto 478[160]
Strabo 432[57]
Stuck, Franz 27, 151[93,*]
Sueton(ius) 354[4]
Symeon der Neue Theologe 121, 123

Tabari 243, 244
Tertullian(us) 45, 142, 278
Theokrit 237, 369[39]

Theophrastus 272[13]
Thiele, Georg 389[70]
Thomas von Aquin 39
Thompson, R. Campbell 251[55]
Tieck, Ludwig 286[35]
Tschuang-Tse 540

Unternährer, Anton 479
Usener, Hermann 139[67], 142[78]

Varro 164[16]
Vergil(ius) 109
Verlaine 556 f.
Vollers, Karl 244[34], 246[39, 42], 293

Wagner, Richard 457 f., 459, 461 ff.
Waitz, Theodor 406[21]
Walde, Alois 169[30], 190[12], 543[72]
Weber, Albrecht 190[13]
Wegener, P. Thomas a Villanova 368[37]
Wesendonck, Mathilde 123[29]
White, A. 135[53]
Wiedemann, Alfred 433[58], 479[161]
Wilhelm, Richard 77, 389[70], 464[117], 506[7]
Wilhelm von Occam 39
Wirth, Albrecht 142, 276[20]
Wolff, Christian 30[3]
Wundt, Wilhelm 32, 39[24], 50, 170[2]

Zöckler, Otto 316, 338[130], 340[135, 138], 342[141], 344[149], 348[157]
Zoroaster 94[52], 361[28]
Zosimos 180, 424[44], 455[99]

SACH- UND TEXTREGISTER

«Abaissement du niveau mental» [JANET] 546
Abendmahl s. Eucharistie
Aberglaube 180, 198
Abhäutung s. Häutung
Abraham 425, 542[71]
Abstieg 435, 470, 489
– u. Aufstieg 456, (465)
– Gefahr des 456
Abstraktion 91, 99 f., 543
– wissenschaftliche 544
«Acherusischer» See 466
Acker, als Weib 193[22], 263, 434
Ackerbau 202
Ackerfruchtbarkeit 489
Adam 282, 316, 337
– Schuld des 316, 338, 348 f., 547
Adonis (s. auch Attis) 142, 273[13], 278, 285[32], 332, 437[80], 547[78]
Affekt, Affekte 26, 174, 525, 532
Agathodämon 346, 477, 487, 487*
Agni 186, 188, 189*, 190, 192[21], 205, 210 ff., 211[53], 233, 353, 425
– als Mittler 209
– Opfer des 209, 211 f.
Ägypten, Polytheismus in 129
– Rahab als 326
Ägyptisches Totenbuch s. Totenbuch
Ahasver 242, 245, 251
Aholibamah 146, 148, 150 ff., 241
Ahriman 354[2], 361, 435
Ahuramazda 334, 361, 541
– auf Angromainyu 353 f., 541
Aidoneus 465
Aion, mithrischer 141[73], 358[22], 359*, 360, 362
Aitareya-Upanishad 205
Alchemie, aqua permanens der 518[27]
– alchemisches Gefäss 211
– Bruder-Schwester-Paar in der 551
– coniunctio in der 285
– Krone in der 231[17]
– lapis philosophorum 526[37]
– Motiv des kranken Königs 379[56]
– Naturgefühl in der 103[71]
– peregrinatio in der 125[29]
– prima materia der 238, 450[95]
– theriomorphe Symbole in der 132*, 315*, (551)
– Wandlung in der s.d.
Alexander d. Grosse 244[31], 245*, 246, 248[50]
Alkmene 380[58]
Altern, Gesetz des 505
Altes Testament s. Bibel
Alypius 94, 102, 109
Ambitendenz (b. BLEULER) 219
Ambrosianische Hymne 139
Amon von Theben 129, 129[41]
Amon, das Urgewässer 306 f.
Amphiaraos 465
Anachoretentum 110
Anah 146, 148, 152, 241
Anale 238
Analogiebildung 181
Analogien d. Triebvorgänge 291
Analyse 24, 65, 67, 73[19] f.
Ananke 94[52], 361[28]
Angst (s. auch Inzestangst) 199, 383, 453, 483
– neurotische 335, 383
– vor dem Schicksal 143
– triebbeschränkende 194 f., 198
Angsttraum 318

Anima 282[29], 378, 397, 448, 552
— Archetypus der 77[23], 343[146], 425, 498
— als Archetypus d. Lebens 552
— Autonomie der 460
— Brünhilde als s.d.
— Identität mit der 364[33]
— Mutter als s.d.
— u. Alter Weiser s.d.
anima mundi 452
Animus 230, 282[29], 386, 392, 394 f., 448, 462[110], 498, 503
— Archetypus des 77[23]
— Chiwantopel als 391, 397, 502 f., 550, 553
— Held als s.d.
Animus-Besessenheit 234
«Anlockungsmechanismen» 197
Anpassung 30, 38, 46, 179, 222, 300 f., 377, 394, 420 f., 427
— Störungen der 172, 178, 220
Antäus 224
Anthropomorphismus d. Antike s.d.
Anthropos 402[11]
— Absturz des, in die Physis 104
Antichrist 470
Antike 21 ff., 39, 525
— Anthropomorphismus der 41, 80[28]
— mythologisches Denken der s. Denken
— Naturgefühl in der 99 ff.
— Phantasie in der 40, 47
— Roheit der 293 f.
— technische Ansätze in der 35, 36[17]
Anubis 302, 304, 305*, 474
Aphrodite (s. auch Venus) 276, 282[30], 311[67], 473
— himmlische u. irdische (b. PLOTIN) 178
Apis (s. auch Tiere: Stier), als Sonne 477[156]
— Osiris als 300
Apokalypse s. Bibel: NT, *Johannes-Apokalypse*
Apollo 208, 335
— u. Linos 272[13]
— u. Python 273[13]
— pestbringender 370[43]
Apostel 141
appetitus 166, 168, 174
Apsû 324
aqua permanens 519[27]
arbor philosophica s. Alchemie
Arche 265, 268
Archetypus, Archetypen 65[5], 81, 120, 291, 301, 377, (517), (522)
— Autonomie des 87, (295), 396
— Belebung der 532
— als Daimones 328
— angeborene Disposition als 135, 200 f., 401
— Energie des 92, 115, 119 f., 378
— Erlebnis des 296
— Gottesbild als s.d.
— mütterlicher, Feindschaft des 387
— Numinosität des 200, 295, 378, 396
— Projektion des 77[23]
— Rolle des, in div. Kulten 538 f.
— u. individuelle Seele 90
— des Selbst s.d.
— als Vorstellungskomplex 87, 114
— Wiederentstehung der, autochthone 188
Ardvîçûra 264[3], 276, 540
Ardvîçûra-Anâhita 276
Ares 311[67], 330[115]
Arjuna 219[4]
Arm, «Armausdrehen» 305[51], 539
Arrhetophorien 436, 465
Artemis 81[30], 256, 412[28], 472
Artio 412[28], 415*
Arzt, Persönlichkeit des 65
Aschanes, Geburt des 309[63], 315
Askese 108[5], 110, 485 f.
Asklepieia 475
Asklepios 304, 475
Assoziationsexperiment 35[15], 197
Assoziationskette 67

Astarte 302[45], 308
Astrologie 354[3]
Athene 459
— hl. Baum der 322, 331[119]
Atman 203, 254[61], 452, 489[186], 499[197]
Attis 142[78], 164, 257, 332, 488
— hl. Baum des 537*
— Fest des 539
— Fichte des 278, 298, 536 ff.
— Selbstkastration des 278, 304[51] f., 482, 536 f.
— als Sohngeliebter 285[32], 488, 536
— als sterbender u. wiedererstehender Gott 142
Attislegende 435, 536
Attismysterium 439
Attisrelief, Koblenzer 538
Atum 118, 129
«audition colorée» 208
Aufklärung 40, 46, 550
Aufstieg, des Helden s.d.
Auge, Augen 159, 161*
— als Mond 344[150]
— als Mutterschoß 344
Außen und Innen, Einssein von 415
Autismus 49 f.
Autoerotismus 49 f.
Avesta 210
Azaziel 146 f.
Azteke, als Uramerikaner, Vateraspekt des 229, 233 ff.

Baal v. Edessa 252
Babel, Turmbau zu 147
Babylon, als furchtbare Mutter s.d.
Bacchus 166[20], 228, 437
— bacchische Weihen 440
Bakairimythus 256[66], 280[25]
Balder, als puer aeternus 332
— Roß des 357
— Tod des 331
— u. Loki 52
Bärengestirn 136, 136[57]
Bastardierung 108[5]
Basuto-Mythus 250[52], 477[156]
Batamärchen s. Märchen
Baum (s. auch Lebensbaum, Totenbaum, arbor philosophica) 296 ff., 333*, 527
— Anthropomorphisierung des 341 f., 449
— Aufhängen im 298, 338 ff., 488, 536 f., 548[80]
— heiliger 352, 451*, 472
— — , der Athene s.d.
— hermaphroditischer Charakter des 282 f.
— in versch. Kulten 449, 538 f.
— als Libidosymbol 284
— als mütterliches Symbol 308, 314 ff., 331, 333*, 449, 472, 536 f., 539
— phallische Bedeutung des 537, 539
— u. Schlange 335
— Symbolgeschichte des 298, 308
— der Wissenschaft (indischer) 342
— Eiche 452
— Erika des Osiris s. Osiris
— Esche 314, 371
— Fichte des Attis s. Attis
— Linde 316[85], 449
— pine-tree (schützender) 448 f.
Baumgeburt 314 ff., 538
Baumtragen 432[57]
Bay, Etymologie von 349 f.
Befruchtung, in den Arrhetophorien 436, 465
— dch. den Elefanten 409, 411*
— dch. den Geist 340[138]
— dch. Introversion 484
— dch. den Wind 132[48]
Begattung 192, 434
Begehren 112 f., 143 ff., 148, 168
«Begriff», als Ausduck der Inbesitznahme 180
Behemoth u. Leviathan 78 ff.
Bellerophontes 357[13]
— u. Pegasus 357
Bes 161*, 462[110]

Beschneidung, als Opfer 544
Besessenheit 199, 214
Bestimmung, geistige 91, 234
Bewegungen, rhythmische 182 ff., 196 f.
Bewußtsein 50 f., 201, 290, 333 f., 337, 498, 510[14]
— Ablösung des, vom Instinkt 548
— Einstellung des 227, 380, 554, 559
— Entstehung des 416
— Entwicklung des 213, 300, 549
— erkennendes 548
— Isolierung des 88
— modernes 99
— u. Unbewußtes 72, 91 f., 227, 233 f., 258, 335, 378, 380, 384, 392, 397, 422, 445 f., 452, 455, 464, 468 f., 472, 483 f., 502, 504, 517, 538, 544, 546 ff., 554, 559
— — komplementäre bzw. kompensator. Beziehungen zwischen 91
— Vater als 412
— Wiedergeburt des 458
Bewußtwerdung 201, 349
Bhagavad-Gîtâ 209, 219[4]
Bhrgu, Etymologie von 186 f.
Bibel 287
— Altes Testament 205, 262
Daniel 25, 210; *Exodus* 545[73]; *Ezechiel* 206, 241 f.; *Genesis* 146[82], 241, 432[54], 508; *Hiob* 68, 69[12], 70, 75, 77, 78[25], 157, 206, 327, 337[129], 372; *Jeremia* 205, 262; *Jesaja* 86[34], 205 f., 211, 262, 276[19], 315, 326; *Jesus Sirach* 369[39], *Josua* 545[73]; *Maleachi* 139[67]; *Moses s. Genesis und Exodus; Psalmen* 116, 125, 205, 327, 371; *Richter* 433[60], 522[32]; *1. Samuel* 221, 224; *2. Samuel* 205; *Sprüche Salomos* 206; *Weisheit Salomos* 230.
— Neues Testament 287
Apokalypse s. Johannes-Apokalypse; Epheserbrief 86[34]; *Galaterbrief* 88[39], 268, 274, 488[179]; *Hebräerbrief* 87[37], 89[41 f.]; *Jakobusbrief* 86, 88[39], 206; *Johannes-Apokalypse* 136, 206, 270-274, 284, 285, 467[129, 131, 132], 541; *1. Johannesbrief* 86[33], 89, 90[46] f., 91[49], 115[13]; *Johannes-Evangelium* 116[18], 119[23], 140[70], 141[73], 246[43], 287, 412, 423, 468, 524; *Kolosserbrief* 86[34]; *Lukas-Evangelium* 410; *Matthäus-Evangelium* 245, 250[54], 299, 398; *Offenbarung s. Johannes-Apokalypse; Paulus-Briefe* s. einzeln; *1. Petrusbrief* 86[32], [35 f.]; *Philipperbrief* 86[32]; *Römerbrief* 91[50]
— Luther-Bibel 79, 230[16], 369[39]
— Zürcher Bibel 79
Bild, Bilder, psychische s. Archetypus
Biblia pauperum 211
Bileam, Esel des 354
Bisexualität s. Hermaphroditismus
Blitz 136[57], 356
— als Pferd 356
Bluttrinken 464, 546
Bohren 182 ff., 452[97],
— u. Feuerbereitung s.d.
— infantiles 196, 202
Böse, das 147, 294, 299, 540
— Geist des 453
Brahma 376, 507
— u. Vishnu 376, 377*
— — u. Maheswar 449
Brahman 159, 535[46]
Brahmanaspati 457 f.
Brandstiftung 214, 233[20]
«Brautlager» auf d. Acker 193[22]
Bṛhadâranyaka-Upanishad: 203, 205, 212[54], 360, 535
Brimo 437, 472
Brüder 251 f., 254
— Held u. Drache als 468
— ungleiche 306, 489[186]
Bruder-Schwester-Paar, der Alchemie 551

Brüllen, Bedeutung des 124 f.
Brünhilde 492
– als Animafigur 460 f., 493
– als «Geistmutter» 457, 493
– als Mutter-Gattin-Schwester 493
– als Abspaltung Wotans 459
Brunnen Mimirs 321[98], 462[110]
Brutalität (u. Sentimentalität) 668
Buch der Riten (China) 540
Buddha, Buddho 398
– Geburtsgeschichte des 308, 309[63 f.], 408 f., 411*
Bundahish, Bundehesh 314, 535[44]

Cagliostro 242[27]
Cancer 354[3], 509
Carneval s. Karneval
Cäsar, Julius (SHAKESPEARE) 355
Cassius u. Brutus 362 ff.
Cautes u. Cautopates 251 f., 257
Cerberus (auch Kerberos) 228, 466, 472, 474 f.
Ceres 130[45]
Chadir s. Chidr
Chaos u. Kosmos 71, 75
Charon, zu Pferde 362, 474
Chidr (auch Chidher) 242 ff., 246, 248 ff., 254, 429[50], 438
– u. Elias 244 ff., 250
Chimära 228
Chiwantopel 216, 235, 237, 240 f., 362, 365 f., 390 ff., 393 ff., 456, 501 ff.
– als Animus s.d.
– Opfer des 352, (366), (501)
Chnum 129, 329, 346
– u. Hatmehit 306
– – Râ, als Widder 306
Christentum 92 f., 97, 99, 108[4], 116, 130, 293 f.
– asketische Tendenz des 292, 331[119]
– Entstehung des 289
– Selbstopfer des Heros im 545, 549
– Theriomorphismus im 49, 81[30]
Christus 139*, 140, 142, 211 f., 236[21], 315 f., 332, 398, 488
– u. der Antichrist 470
– Bild Christi 52[45], 440
– als Crucifixus 374
– u. Elias 245 f.
– auf dem Esel 354
– als Fisch 248[50]
– Geburt Christi 409
– Geburtshöhle Christi 435
– als Heiland 369 f.
– als göttlicher Heros 523
– Höllenfahrt Christi 424
– «innerer» 499
– Kreuz Christi 298, 315 f., 340 f.
– kreuztragender 388, 432
– als Lamm 536[49], 542[71]
– am Lebensbaum 317*, 546
– – den Lebensbaum überbringend 412
– Lehre Christi 524
– u. die Marien 285[32]
– u. Mithras 142, 245[35]
– u. Petrus 245 ff.
– als «Reis» 317[85]
– u. die Schächer 252
– u. Schlange 141[73], 468, 487
– Schwert Christi 458
– als Selbst 469, 498
– Selbstopfer Christi 545
– als Sol novus 138
– u. Sonne 138 f., 140 ff.
– u. der Teufel 430[53]
– Tod Christi 338[130]
– – , u. Wiedergeburt 276, 411, 432, 521
– Verlorengehen Christi 438
– Vermenschlichung d. Gestalt Christi 290
– Wesensgleichheit des, mit Gott 498
Chryse u. Philoktet 378[56]ff.
Chthonia, Tempel der 466
Chymische Hochzeit 285

Coincidentia oppositorum s. Gegensatzvereinigung
Comte de St. Germain 242, 254
Concupiscentia 199, 360
Coniunctio, der Alchemie 285
Corpus mysticum 548
Cross-Cousin-Marriage 194, 349[159], 529
crux ansata s. Kreuz
Curtius, Opfertod des 465
Cyrano de Bergerac (ROSTAND) 56 ff., 69 f., 77, 145, 363, 366

Dadophoren 251 f., 255*, 257, 304
Daimon 90, 102, 147, 456
Daktylen 160, 164, 240, 257, 357
— Metrum des Daktylos 164[14], 280[25]
Dämon, Dämonen 198, 210, 313*
— böser 541
— als Symbol der Libido 216
— Überwindung des 451
— Wandlung des 451
Daumen 267
Däumlinge, 160, 164[13], 452
Deianira, Raub der 48
Deifikation s. Gottwerdung
Delphi 318[89], 321[98], 474
Delphin 318[89]
Dementia praecox 61[2]
Demeter 302[47], 304, 432[57], 433 ff.
— u. Kore (415)
— Verwandlung der, in ein Roß 353[1]
Demeterhymnus 438
Demiurg 141[73], 342, 541[67]
Denken, archaisches 46, 49 f.
— zwei Arten des 25 ff., 49 ff.
— «assoziatives» (b. JAMES) 36, 38[22]
— Entwicklungsgeschichte des 102, 181
— u. Feuerbohrung 188
— gerichtetes 30 ff., 35 f., 38 f., 46, 49 f.
— nicht gerichtetes 36, 49
— infantiles 43
— (b. KÜLPE) 36
— mythologisches, der Antike 43
— naturwissenschaftliches 290
— Phantasiedenken 37 f., 49 ff.
— der Primitiven 43
— u. Sprache 29 ff., 33, 35, 37
— subjektives 49
— symbolisches 293, 558
— u. Träumen (Traumdenken) 37 f. 41 ff.
— unabhängiges 102
Depression 182, 215, 513
De promissionibus 167
Derwisch-Schamanen 403
Deukalion u. Pyrrha 240
Deus leontocephalus 141[73], 360
Deutung der Produkte des Ubw.
— auf Objektstufe 154[97]
— auf Subjektstufe 154[97]
Dhulqarnein 244, 246, 446
Diana von Aricia 215
— von Ephesus 265*
— karische 278
Diebstahl, Motiv des 26
Dietrich von Bern 483[168],
Diogenes 343
Dionysos 81[30], 165 f., 211[53], 258[72], 282[30], 302[47], 356, 433, 509, 539
— — Lysios 176
— als Sohngeliebter 285[32]
— — Zagreus, Wiedergeburt des 434
Dionysos-Mythus u. christl. Legende 509
Dionysien 137[61]
Dioskuren 164, 251, 253, 489[186]
Dissoziation 261, 558 ff.
Dogma, kirchliches 104 f., 550
— Konkretismus des 290
«Doktortier» 418
Dolch 26, 547[78]
— als Attribut der Hekate 472
Domestikation, Zwang zur 349
Drache (s. auch Schlange) 206, 228, 271 f., 334, 470, 477, 532, 544

Drache, *Forts.*
— Kampf mit dem (442), 468
— u. furchtbare Mutter 462[113]
— Opferung des 526
— Rahab als 326 f.
— u. Heros s.d.
— um- u. verschlingender 479*, 481*
— Höhlendrache 462[113]
Dreifuß 162, 260
Druide 331, 334, 341
«Durée créatrice» (BERGSON) 361

Ea 250, 324
Echidna 228, 272, 474
Edda 147[84], (339), 462, 464
Ego s. Ich
Egoismus u. Massenpsychologie 98
Eiche s. Baum
Eileithyia, Ilithyia 304, 369[39], 473
Einbrecher, Motiv des 26
Eindruck, ästhetischer 102
— bewußter, u. Träume 65
— erotischer 64, 78, 82, 84, 113
— — Unterschätzung des 64 f., 77
Eine, das (b. PLOTIN) 176
Einfallsmethode 68
Einheit u. Vielheit 130
Einhorn, als Symbol d. zeugenden Logos 409
Einsamkeit 428
— b. NIETZSCHE 124, 126, 399
Einstellung, bewusste 234
— falsche 532
— neurotische 226
— zum Triebe 178
Ekstase, religiöse 116
Elias, Himmelfahrt des 138[64], 245 f.
Eltern, Ablösung von den 454 f., 524 f.
— als Gefahr 423
— kosmische 306[57]
— Pflegeeltern 46 f., 410, 460
— theriomorphe Attribute der 227
— Überwindung der 429
Eltern-Imago, als Symbol 120 f.
— u. hilfreiche Tiere 227[11]
— u. magische Tiere 419 f.
— Wiederbelebung der 179, 257, 420
Empfängnis, jungfräuliche 412
Empirie, moderne 35
Empusa 471 f.
Enantiodromie 478
endogame u. exogame Tendenz 194, 201, 349[159], 524
Energie 169
— des Archetypus s.d.
— des Intellektes, Weltseele als (b. PLOTIN) s.d.
— Libido als s.d.
— psychischer (s. auch Libido) 36, 114 173, 178, 254
Energieform 114
Engel 318[86], 444
Enkidu (Eabani) 420, 453
— Gilgamesch und s.d.
enkolpia s. Kreuz
Enneas [Neunheit] 344
Entkrist, Sage vom 461
Entmannung s. Kastration
Entscheidung, ethische 99
Entwicklung, geistige 548
Entwicklungstrieb 530
Epilepsie 185
Erbsünde s. Sünde
Erechtheus 487
Erda, Urmutter 490
Erde, Kugelgestalt der 179
— als Mutter 180, 201 f., 203*, 315
— Schlange als Symbol der 135
— Spaltung der 371, 403
— als Weib 263, 521
Erdbefruchtungszeremonien (436), 465
Erdmutter 498
Erdschlund 465
Erdspalt s. Höhle
Erfahrung, religiöse 88, 293
Erika, des Osiris s.d.
Erinnyen 474

Erlösung 86, 89, 97
Erlösungserwartung 109
Ermüdung 46
Ernährung 202, 427 f.
Ernährungsakt 196, 529
Ernährungsfunktion 184 f., 531
Eros 113, 233, 386
— erotischer Eindruck s.d.
— erotisches Problem, b. Faust s. *Faust*
— kosmogon. Bedeutung des (b. HESIOD) 176
— als Mittler 210
Eroten, sepulkrale 252
Erotik 92, 99, 369[40]
Erotomanie 69[13]
Erziehung 64
— christliche 87, 98 f.
Esche s. Baum
Essener 488
Ethik 290
Eucharistie 429, 432, 460, 478, 518[27]
Europa, Raub der 48
Evangelienbuch, Brüggener 272[12]
excrementum 241
Extraversion u. Introversion 224
Ezechiel, Vision des 469*
Fackel, als Attribut d. Hekate 471*, 472
Farben, Tonqualität der 208
Fasten 428
Faust (GOETHE) 54[46], 77 f., 107 f., 110 f., 161 ff., 258 ff., 280, 350, 376[54] 403, 442[86], 472[140], 474[144], 503, 517, 522
— Doctor Marianus, Gebet des 285
— erotisches Problem bei 78, 81 f.,
— Sonnensymbolik im *Faust* 138[64]
Feder, als Symbol d. Macht 118[19]
Feigenbaum 282[30]
Fejérvarische Handschrift 340
Felsgeburt s. Geburt
Fenriswolf 554[88]
Feuer 113 f., 119, 120[23], 121 f., 187*, 403 f.
— als Agni 209
— als Energie des Archetypus 121
— Doppelaspekt des 142 f.
— Erfindung des 196, 202 f., 205
— Flamme 130 f.
— Gott als 432
— Gott des 67
— als Götterbote 210
— als das Göttliche 254[62]
— als Analogie der Leidenschaft 172
— als Libido 126 f., 282, 328
— Opferung des 540
— Pferd als 358
— «Schwester Feuer» 435
— und Soma 211 f.
— und Sprache 205 f., 208, 213
— als Subjekt u. Objekt des Opfers 209
— als Symbol des Vaters 288
— «Urfeuer» 94[52]
— weibliche Natur des 540
Feueradler 187[9]
Feuerattribute 114, 120
Feuerbereitung 203, 212, 268, 445
— und Bohren, Reiben 185 f., 202, 233, 404
— Numinosität der 214
Feuerbohrung 188 f., 195*, 196, 215, 305[51], 331, 445[87]
— und Sexualität 190 ff., 202
Feuergott, der Balier 185[3], 187*
Feuerofen, drei Männer im 210 f.
Feuerzeichen (NIETZSCHE) 126, 130
Fichte, des Attis s.d.
— Fällen der 537, 539
— Verwandlung in die 536, 538
filius philosophorum, der Vierte als 211[51]
Finger 164, 280[25]
Flamme s. Feuer
Flut s. Sintflut
«fonction du réel» (JANET) 172 f.

Freir, auf dem Eber 354
Freund 401[10], 429[50]
Frigg 357, 554[88]
Fruchtbarkeit 121, 304, 307*, 344, 346, 372, 403
— crux ansata als 346
— geistige 73
— als Symbol der Libido 282
— nach dem Stieropfer 546
Fruchtbarkeitstrank 178
Fruchtbarkeitszauber 342
Frühlingsfeier, hierosgamosähnliche 438
Funktion, Funktionen, vier 498
— differenzierte 386
— intellektuelle 40
— transzendente 548
Furt 418
— Kampf an der 418[35], 431
Fuss 142, 163, 305, 403, 405[19]
— des Kaineus 521
— Spaltung mit dem 371 f., 403
— Verwundung am 378[56]

Gäa 228
Gabricus und Beya 551
Ganzheit 422, 502
— Archetypus der 413
— Kreuz als Symbol der s.d.
— Zentrum der 464
Gargantua 268
Gayomart 535[44], 539 ff.
Gebet (86), 221, 224, 378
Geburt Christi s.d.
— Felsgeburt 315, 335
— aus dem Geist s.d.
— des Gottmenschen s.d.
— des Helden s.d.
— jungfräuliche, Dogma der 293
— Kopfgeburt 450
— aus dem Ohr 268
— aus dem Wasser s.d.
— zweimalige 410 f.
Gedanke, göttlicher 67
— schöpferischer 70 ff., 75, 376
Gefäß 256, 297*
— alchemistisches 211
— als Muttersymbol 380[59]
Gefühlston, des Komplexes 114
Gegensatz, Gegensätze 469, 478
Gegensatzpaare 219, 470
Gegensatzvereinigung 473, 546
— coincidentia oppositorum, Selbst als 469
— von Löwe u. Schlange 545
— von Stier u. Schlange 545 f.
Geheimnis 261
Geissel, als Attribut der Hekate 472[141]
Geist 249[51], 291 f., 404, 503, 523
— als Attribut der Anima 552
— «Auferstehung» des 450[96]
— Dynamik des 336
— Entwicklungsgeschichte des 560
— Geburt aus dem 287, 407 ff.
— Gottes 306[57]
— Grundlage, instinktiv-archaische des 50
— und Körper 49
— moderner 103
— «Spannung» des (b. NIETZSCHE) 39
— als Symbol des Vaters 288
— als autonome Wirklichkeit 292
Geist, Heiliger 131[46],
— mütterliche Bedeutung des 176, 458, 460
— als Taube 132 f.
— als «erstes Wort» 460
«Geister» der Spiritisten 328
Geistesgeschichte, menschliche 23 f.
Geisteskrankheit 61[2], 69, 133, 135, (472)
Geisttriade 318[86]
Geldopfer 465, 474 ff.
Gemeinschaft, christl. 88 f., 92 f., 98, 288
— archetypischer Natur 92
Gerüchte, Rolle der 369
Geryon 228, 247

Geryon, *Forts.*
— Rinder des 215
Gestalt, religiöse, und individuelle Psyche s.d.
Getreideähre 437[80]
Getreideschwinge 434, 440
Gewalttat 26, 212
— sexuelle 47
Gewimmel 261
Gewitter 356 f.
ghostly lover 397, 502, 553
Gilgamesh, Gilgamesch, Gilgamish 250 f. 253*, 311, 384, 523
— u. Chumbaba 419
— u. Enkidu 246, 250, 536, 552
— u. Ishtar s.d.
Gilgamesh-Epos 216, 258[72], 272[11], 335, 336[128], 338, 420, 424
Glaube 290, 294 f.
— blinder 293, 296
— «legitimer» 296
— Postulat des 87
«Glückshaube» (Amnionhülle) 249[51], 464
«Gnade» als Feuer 131[46]
Gold 136[57]
— u. Feuer 136
— Kot und 238[23]
— philosophisches 207[40]
Goldregenpfeifer s. Tiere
Golf, Etymologie von 349 f.
Gorgo 228, 229*
Gott 114 f., 119, 146 ff., 224
— Ambivalenz des (80 f.), (157 f.)
— als kollekt. Archetypus 81[29], (113 f.)
— Erneuerung des 345
— als der Fruchtbare 78
— Geburt des 299
— als Geist 91 f.
— gekreuzigter 338
— u. Hiob 77 ff., 142, 153, 157 f., 337[129], 372
— jüdischer, astrologischer Aspekt des 354[5]
— Darstellung des, in Kreuzform 342
— als Licht 135[52], 236[21]
— als Liebe 89, 90[46], 115, 120
— Mensch und 81, 89 f., 148, 395, 430 ff.
— als Schöpfer (s. auch Schöpfergott) 78
— Sehnsucht nach dem 112
— sichtbarer 223
— u. Sonne 157 f.
— sterbender und wiedererstehender 142, 154, 430
— u. der Teufel 77 f., 469, 478
— des Tones, des Lichtes u. der Liebe 67, 77, 113
— Vereinigung mit 292
— Verjüngung des 328
— in der Wahnidee einer Paranoiden 135[52]
— Wandlung des 329, 430, 498
— Zeit als s.d.
Götter 102, 491[190]
— Erneuerung der 419
— u. Göttinnen, als Libidosymbole 282
Götterinzest 330 f.
Götterkreis, balischer 497*
Göttertriaden, babyl. 252
Gottesbild 85 f., 413
— als Archetypus 81 f., 87, 114, 130, 227, 413
— als subjektives Phänomen 114
— Wandlung des 337[129]
— als persönliches Wesen 91
«Gottessen» 432[58], 433[59]
Gottessohn, der Vierte als 211
Gotteswette 77
Gottheit 78
— mannweibliche, Mythus der 540
— das Mütterliche u. Väterliche in der 81
— nefaste Seite der 80 f.

Gottheit, *Forts.*
— theriomorphe Verstellungen von der 49, 81
Gottheld, symbolisiert als Frühlingszodion 489
Gottmensch, Geburt des 457
Gottwerdung 114, 116, 118
Grab, Hl. in S. Stefano (Bologna) 440 f., 441*
Gralskönig 380[58]
Gralslegende 379[56]
Greis, Verwandlung des 452
Große Mutter, s. Mutter Große
grün, das Grüne 503, 552
Grünende, der s. Chidr
Gut und Böse 78
— Etymologie von 478

Haarausfall, des Sonnenhelden s.d.
Hades s. Unterwelt
Halirrhotios 322, 331[119]
Hand 184, 229, 232 f.
Hängen, Aufhängen (s. Baum)
Hanumant 267
Harpokrates 305, 462[110]
Haß 175
Hathor (Athor), kuhköpfige 301*, 306, 340[138], 413*
Häutungsmotiv 445, 464, 487 ff.
— mexikan. Abhäutungszeremonien 488
Heaven and Earth (BYRON) 144 ff., 241
Heidentum, Naturverbundenheit des 102
Heiland, -Heros 440
— Hiawatha als 402
Heiligenschein 118[19], 140
Heimarmene 93[52], 525
Heinzelmännchen 165
Heiratsgesetze 300
Heiratsklassensystem 285, 349[159]
Hekate 47[37], 304, 348[158], 353[1], 470, 471*, 472 f., 473*
Hel, Todesgöttin 362
Held, Heros (s. auch Sonnenheld) 47, 223, 250[52], 257 f., 423 ff., 442 ff., 514
— als Animusfigur 397, 503
— archetypischer, Schicksale des 496
— Archetypus des, Numinosität des 500
— Assimilation des 558
— Aufstieg des 458
— Chiwantopel als 397 f.
— u. Drache 468, 470, 477
— Entstehung des 216 ff., 413
— Erzeugung des, dch. Selbstopfer 546
— Geburt des 45[33], 147[84], 410 ff.
— Kreuztragung des 390
— Leben des, und Mythus 52
— als Libido 216, 244[31]
— als Manapersönlichkeit 498
— zwei Mütter des s.d.
— Mutter-Anima des 496
— im mütterlichen Baume 278
— als Opferer und Geopfertes 487, 542, 545, 550
— paradoxe Natur des 477
— als Personifikation der Schöpferkraft 486
— u. Schlange 477, 487, 546
— als Selbst 426, 498
— Selbstopfer des 522, 526
— u. Sonne 258
— Tod des 147[84], 367, 392, 550 f.
— Verjüngung des 328
— Verrat am 52
— Verwandlung des, in Seelenschlange 552
— Wiedergeburt des 250[52], 429, 477
Heldenkampf 386, 423 f., 442
Heldenmythos, Zweideutigkeit des 496, 498
Heldenverschlingen u. -ausschlüpfen 266 ff., 444[87 f.]
Heldenwanderung s. peregrinatio
Helios 135 f., 247, 358
— u. Mithras s. Mithras

Hephaistos 163, 311[67], 425
— Netz des s.d.
Hera 228, 310, 380[59], 387, 445
Herakles 217* 228, 258[72], 303, 311, 335, 491[190]
— als Daktylos 164
— u. Hera 380[59], 410, 445 f., 479[161]
— u. Mithras 247[46]
— u. Omphale 385[63]
— Säulentragen des 388[70 f.]
— als Sonne 380[59]
— Taten des 380[59]
Herbst 344, 541[68]
— Früchte des, als Samen der Wiedergeburt 454 f.
Herdeninstinkt 32
Hermaphroditismus 282[31], (372)
Hermaphroditus 231[17], 235*
Herme, phallische 165
Hermes 163, 437[78]
— ithyphallischer 164
Heroenkult 223
Heros s. Held
Herz 368, 445[87]
Hexe, Hexen 532
— Archetypus der 498
— Verwandlung der, in Pferde 353[1]
Hiawatha, Song of (LONGFELLOW) 400 ff., 456, 502
— Freunde des 453
— als Held 423, 442
— Introversion des 426 ff., 434 f.
— Kindheit des 413 f., 424, 427
— Mütter des 405
Hierosgamos 193, 198, 202, 310, 346, 435, 438, 462[111], 547 f., 551
— Hymnus 311
— u. Wiedergeburtsmythus 311
Himmelfahrt, des Elias s.d.
— des Mithras s.d.
Himmelskuh 300, 308, 311*, 345[152], 358[22], 383
— Isis als 344
— Nut als 308
Himmelswanderung 123[29]
— der Seele s.d.
Hiob, Gott und s.d.
— Satan und s.d.
Hippolytus, Mythus von 384[62]
Hirschkuh s. Tiere
Historie und Psychologie 24 ff., 74[19]
Hochzeit, chymische, s. Chymische Hochzeit
Hochzeit des Lammes 272/74, 285
Höhle 165*, 250[52], 318[88], 388, 435, 463 f., 470, (473), 476 f.
— als Grab 380[59], 432
— von Hal Saflieni 441
— der Kybele 536
— als mütterliches Symbol (162), 270
— von Kos 475
— der Siebenschläfer 243
Höhlendrache s. Drache
Höhlenkulte 435, (465), 474
HÖLDERLIN, *Gedichte* von 208, 509-516, 518-524
Holle, Frau, als Geburtsgöttin 357
Höllenfahrt 303, 324
Holz, Hölzer 192[21]
— zur Feuererzeugung 190, 193, 331
— als Symbol der Mutter 190[15], 315
Homoousiestreit 498
Honigkuchen, als Opfer 303, 465, 474
Horpi-chrud s. Horus
Hort 463, 475
— Etymologie von 464, 476 f.
Horus 295, 305, 308, 322, 336, 398, 457
— u. Isis 399[7]
— von Edfu 129
— des Ostens 129
Hufeisen 357
Huitzilopochtli 547[78], 548[80]
— Eucharisti des 429
Hundsstern, Erscheinen des 303
Hunger 90, 168, 170[3], 174 f., 178, 427 f.
Hvarenô («Gnade des Himmels») 131[46]

Hydra, Kampf mit der 380[59]
Hydrant 26
Hymne, Ambrosianische 139
Hymnus, ägyptischer 299, 381 f.
– von Hibis 306
– orphischer 434[62], 437
Hypnose 225
Hysterie 37[21], 61[2], 328, 368, 530
Iakchos 433 f.
– als puer aeternus 433
– Zagreus als 434
Iasion 435[65]
Ich, und Archetypus 92
– , bewußtes, Kollision instinktiver Tendenzen mit 538
– und Selbst 489[186]
– u. das Unbewußte 387
Ichbesetzung, Störung in der 171
Ichbewußtsein 445, 452
– u. Schatten 552
Ichhaftigkeit, Verzicht auf 550
Ichtrieb 171
Ichthys, Sohn der Atargatis 539[59]
Ideale, Wirkung der 199
Idealfigur, Gleichgeschlechtlichkeit der 365
Idee 71 f.
– Aufstieg zur 96[56]
– eines Mittlers 97
– Selbständigkeit der 102
Idiosynkrasien 199
I Ging 215, 385[22]
Ilias (HOMER) 310 f., 354 f., 465[123]
Imago, u. Komplex 65[5]
– Mutter-Imago s.d.
– Vater-Imago s.d.
– Eltern-Imago s.d.
«inconscient supérieur» (b. MAETERLINCK) 73
Inder, rituelle Vorschriften der, bei Feuerbereitung 212
Indianer, Menschwerdung bei 180[28]
– als Schatten 230
Individualität 221 ff.
Individuation 510[14]
Individuationsprozeß 387, 548
Indra 263, 344, 380[58]
– als Psychopompos 536
Infantilismus 49, 296, 365 ff., 383, 391 f., 421
Infantilmilieu 524
Inflation, psychische 499
Innenwelt, Außenwelt 104
Innerlichkeit 100, (102)
Inspiration 67[10]
Instinkt, Instinkte 45, 484, 517
– Bewußtsein und 503 f.
– psychische Dynamik der 175 f.
– als objektive Gegebenheit 50
– Hemmung des 201
– Regression des 201
– der Selbsterhaltung 26, 174
– Verdrängung der 226 f., 548
– Verletzung des 226
Instinktkraft, natürliche Attribute der 81
Instinktsicherheit 548
Instinktverdrehtheit, neurotische 178
Intellekt (b. PLOTIN) 176
Intendieren s. Libido
Interesse s. Libido
Intimität 92
Introjektion 175[10]
Introversion 37[21], 51, 61 f., 66, 119, 218, 221, 224, 376 ff., 427 f., 470
– Extraversion und s.d.
Introversionszustand 60 f., 375
Inzest 21 f., 72, 201, 219 f., 257, 270, 285 f., 298 ff., 300[43], 330 ff., 334, 421, 427, 455, 457 f., 461, 529 f.
– Drache als Widerstand gegen den 334
– des Ödipus 228 f.
Inzestangst 334 f., 378, 532
Inzestphantasie 21, 67[10], 532
«Inzestschranke» 529
Inzesttendenz 288, 299, 378
– Opferung der 338

Inzestverbot 194, 285 f., 300, 328, 332, 336, 349[159], 427, 529 f.
Ishtar 335
— u. Gilgamesh 336, 338, 378
Isis 228[13], 236, 298 f., 302, 304 ff., 322, 336, 340, 344, 348, 385, 399[7], 419
Isismysterien 116, 526[36]
Isispriester 118[19]
Isolierung 559
— durch Geheimnis 261
Ixion 135, 390[71], 391*
Izanagi 435[63]

Jagaddeva, Traumschlüssel des 448
Jäger 210, 374
Jahwe, Eifersucht des 335
— als Feuer 211
— u. Hiob (s. auch Hiob) 337[129]
— u. Satan 469
— Identifikation des, mit Saturn 509
Jakob, Kampf des, mit dem Engel 431
Jakobssegen 508
Janus 406[20], 472[140]
Japhet 148[88], 153 f.
Jenseitigkeit, religiöse 109, 111
Jerusalem 263*
— himmlisches 262, 269, 274, 276
Jesus, als Adam secundus 337
— historischer 52[45], 223, 294
— u. Johannes d. Täufer 246
— u. sein Ka 276[16]
— u. Nikodemus 287 ff., 291
Jesus ben Pandira 488
Jesus ben Stada 488
Johannes der Täufer 246[43], 250
— als Elias 246[37]
— auf Patmos 520
Jokaste 22, 228
Jonas 422, 470[136], 517
Jona-Walfisch-Komplex 532
Joschua 285[32]
Josef 25
Judas 51 ff.
— Verrat des 53
— als Opferer des Gotteslammes 51[44]
Jungfrau, Jungfrauen 135, 310, 340[38]
— in der Mithrasliturgie 135
— als Schlange, Drache 462[13]
Jungfrau Maria (s. auch Maria) 71*, 73
Jungfrauenprobe 466, 551
Juno 278
Jupiter 165
Jusas, auch Nebit-Hotpet 344

Kabbala 231[17]
Kabiren 160, 164[12]ff., 169*, 257
Kaineus 326[107], 371, 388, 403, 521
Jungfrau Kainis 371
Kâma, indischer Liebesgott 176, 486[173, 174]
Kanathos, Quell von 310
Kanone 26, 28
Karneval 137[61], 192[21]
Kasten s. Kiste
Kastraten 172
Kastration 305[51]
— als Opferung der Libido 537
— der Priester 331[119]
— sakrale 257
— durch die Schlange 553
— Selbstkastration 544
— — des Attis s.d.
Katabasis, des Amphiaraos 465
Katakomben 140[71], 440, 474
Katatonie 182[1], 185
Katha-Upanishad 160
Kausalität, Psychische 68
Kausalreihe, bew. u. unbew. 53
Kekrops, Mythus des 487
Kerberos s. Cerberus
Kind, Kinder 72
— Denken des 41, 46, 49, 50,
— Götter der 450
— «göttliches» 422
— Identität des, mit der Mutter 300
— Instinkte des 227
— Mythenbildung beim 45
— Opferung des 340

Kind, *Forts.*
— phantasiebegabte 41
— Psychologie des 42, 238, 319
— «pupilla» als 345
— u. Vater 72
Kindheit, Ablösung von der 301
— Erinnerungen der 119, 375, 517
— Libido in der 183 f.
— Opfer der 455
— Regression in 286, 299
— vorsexuelle Stufe, Regression auf s. Regression
— — Psychologie der 202
— Wertschätzung der 238
Kinn 188[10]
Kirche, als Heroengrab 440
— katholische 92, 212, 223, 289*
— als mütterliches Symbol 270, 274[16], 288, 301, 348[156], 440, 547
Kiste, mystische 435 f., 437*, 439*
— als weibliches Symbol 264, 268, 308
Klagenfurter Monument (Mithrasdarstellungen) 247
Klappfelsen 312[73]
Klosterwesen 110
Kneph u. Athor, mit crux ansata 340[138]
Kohabitation, beständige 264, 266, 276[16]
— inzestuöse 286
Komet 402, 408
Komplex, Komplexe 56, 65[5], 86 f., 107[1], 180 f., 328, 420
— abgespaltener 51
— Autonomie des 396
— Gefühlston des 114
— als Persönlichkeitsteile 420
— Projektion der 524 f.
— Reaktionsweisen gegen 224
— Sinnhaftigkeit des 396
Komplexbearbeitung, unbewußte 107, 111
Konflikt, Konflikte 84 f., 367, 374
— als Bedingung der Neurose 218
— Bewußthalten der 86
— Elementarkonflikte, menschliche, Identität der 22
— erotischer 26, 28
— individueller 21
— innerer 220
Konkretismus, des Dogmas s.d.
— der Gestalten im inneren Drama 543 f.
— des Nikodemus 288
Kopfgeburt s. Geburt
Koran, Entstehung des Chidrmythus im 243
Kore 415, 459 f.
Korngott 438
Körper und Psyche 50
Kosmogonie s. Schöpfung
Kostbarkeit, schwer erreichbare 212, 334, 378, 404, 422 ff., 430, 464, 536
Kot 238, 240 f.
— und Gold s.d.
Kranz, goldener, des Mithras 136[56, 57]
Krater (Mischkrug) 545, 546
Kreis 498
Kreuz 338, 340 ff., 341*, 344, 346, 388 ff.
— aus Adams Grab 316, 319*
— Christi s.d.
— crux ansata 340[138], 344, 345*, 346
— enkolpia 302[45]
— als Symbol der Ganzheit 390
— als Lebensbaum 298, 315 f., 340, 346
— als Mutter 346, 348
— bei den Muysca-Indianern 344
— von Palenque 340
— als «Vereinigung» 342, 346
Kreuzesbaum, Hängen am 298
Kreuzigung 248, 340
— Symbol der 468
Kreuzopfer s. Opfer
Kreuzschlagen 340
Kreuztragung 388[70], 432
Kreuzung 344

Kreuzweg 473
Kriechen 452[97]
Krishna 209, 219[4], 540
Kristallgitter 377
Krokodilgötter 129
Krone (s. auch Strahlenkrone) 230 ff., 231[17], 247 f., 547[77]
— goldene 137
Kronos 176, 353[1], 360
Krönung, als Sonnenidentifikation 116, 118[19],
Kryptomnesien 400
Küchengott, chinesischer (Tsau-kyun) 540
Kult, Kulte 93
— antike, Sexualgehalt der 292
Kultur, antike, lebendiger Sinn der 23
— Stillstand der 296
Kulturentwicklung, Geheimnis der 36
Kundalinischlange, tantrische 551
Kunst, Komplex und 180
Kurden (Dushikkurden) 478[160]
Kuß 529
Kybele 257, 260*, 262
— u. Attis 536

Lade s. Kiste
Lähmung (384), 386
Lamia 318, 321*, 335, 380[59], 384, 472
Lämmchenallegorik 542
Lammopfer 252, 388
Lanze 26, 371 ff.
— als Libidosymbol 522
lapis philosophorum 526[37]
Latona zu Delos 278
Leben, crux ansata als 344, 346
— Flucht vor dem 505
— Sonnenlauf des 491
Lebensbaum 264[3], 297*, 315 f.
— Grünen u. Absterben des 358[23]
— Hängen am 548[80]
— Kreuz als s.d.
— als Muttersymbol 278, 296, 338
Lebenserneuerung 546
Lebensquelle, Lebensstrom 158, 244, 246, 248, 277*, 332
— Schlange als 381 f.
Lebenstrieb, kontinuierlicher 174
Lebenswasser 296, 455
Lebenswende 386[64]
Leichenfraß 302
Leiden, Symbolismus des 375
Leidener Papyrus 66
Leidenschaft 143, 146 ff., 153
Leistung, geistige 73
Lenclos, Ninon de 22[2]
Leto 273[13], 335, 474
Leviathan 152 f., 206, 327
Liber, Zeugungsgott 169[30]
«libidinöser Zuschuss» (FREUD) 170, 172 f.
Libido 170 ff., 173, 218, 221, 284, 514, 522
— Aktivität der 367
— als appetitus 174 f.
— Befreiung der 288, 524
— Begriff der 166 ff., 170 ff.
— als bewußtseinstranszendente Kraft 147
— als cupiditas 175
— als psychische Energie (s. auch Energie, psychische) 71, 114 f., 173
— Feuer als s.d.
— Gegensätzlichkeit der (163) 362, 553
— moral. Indifferenz der 162
— Intendieren als 175
— als Interesse 171 f.
— Introversion der 82, 119, 173, 224, 257, 375, 377 f., 426 f.
— Licht als s.d
— von der Mutter abgelöste 284, 399, 534
— Opferung der 326, 537 ff., 545
— Personifizierbarkeit der 162, 254, 328
— Pferd als s.d.
— progressive 270

Libido, *Forts.*
— als Propagationstrieb 174, 197
— Regression der 173, 184 f., 195 f., 201 f., 213 f., 218 f., 270, 330, 339, (375 f.), 377, 380[59], 394 f., 403, 423, 436, (505), 517, 530, 532, 537
— Schlange als s.d.
— u. Sexualität s.d.
— Sonne als s.d.
— Stauung der 214 f., 220
— ekstatische Symbole der 124, (125 f.)
— phallische Symbole der (s. auch Phallus) 255, 284
— theriomorphe Symbole der 126 ff., 225 f., 420
— 3 Arten von Symbolisierung 127 ff.
— Tapas als (484)
— têjas als 209
— Trägheit der 219 f.
— Übergang der, in Feuerbereitung 203
— unbew. Umformung der (99), 294
— Verlagerung der 77, (112 f.), (82 f.), 290 f., 295, 330, 339
— Wandlung der 182 ff., 194
Libidomanifestationen, ubw. 226
Libidomythus 372
Libidosymbole 284, 522
Libidotheorie SCHREBERS 166[22]
Libidozwang 94, 524
Libitina, Leichengöttin 169[30]
libra s. Waage
Licht 67
— (b. PLOTIN) 176
— Erschaffung des 64[3], 66
— Gott des 67, 77
— als Libido (121), 126, 280, 328
— Pferde als 358
— «Urlicht» 94[52]
— Verkündigung des 412
Lichtattribute (in d. Mithrasliturgie) 114, 120
Lichtgott, theoriemorphe Natur des 152
Lichtsymbole 113, 122*
— Bildung der 178
Lichtsymbolik 138, 162[6]
Lichtvision 152
— einer Paranoiden 135[52]
Liebe 88 f.
— als Anthropomorphismus 90
— «christliche» 91
— Erschaffung der 64[3], 66 f.
— Gabe der 71 f., 75
— «geistige» 91 f.
— Gott der 67, 77
— «göttliche» 91 f.
— irdische u. himmlische 89 ff., 287[35], 503
— u. Macht 392
— menschliche «Liebe» 90
— menschliche 395
— subjektives Erlebnis der 113
— u. Tod 366
— Unfähigkeit zur 218
Liebeslied, epirotisches 75[21]
Liebkosung 436
Lilith 317 f., 335
Linde s. Baum
Linos 272[13], 458
Lippenzupfen 195
List 212, 299
Litaolane-Mythus der Basuto 250[52]
Logos 72 f., 93, 233, 386, 458
— Feuergeist als 541
— Identifikation mit 96
— Inkarnation des 103 f.
— Schwert als 458
— spermatikos (der Stoiker) 67[10]
— Thot als 340[138]
— Verwandlung des in die Mutter 458
Loki 356
Longinus, Lanzenstich des 547[78]
Lotus 343
— u. Brahma 376, 379*
Löwe 26, 81[30]
— als Libidosymbol 129

Löwe, *Forts.*
— Messias als 432
— des Mithras 354
— nemeischer 228, 380[59]
— u. Schlange 361, 545
— sonnenverschlingender 315*
— Teufel als 432
— Tod des, durch Simson 433
— als Zodiakalbild der Sommerhitze 158, 360[25], 491[190]
Luperkalien 137[61], 419[37]
Luzifer 146, 148
Lygodesma 311
Lygosstamm, u. Bild d. samischen Hera 310

Macht 92, 175, 392, 430[53], 533
— individuelle 118
— u. Liebe s.d.
— Opferung der 522
Mahadeva 264
Maheswar 449
Mais, Maisgott, Mondamin 428 f., 430, 431*, 434, 435[63]
Mama 43[28], 322, 351, 450
Manapersönlichkeit 498
Mandala 389[70], 495*, 496*, 497*, 499*, 506[7]
— als Symbol des Selbst 262[2]
Mâni 131[46], 163, 426, 488
Manichäismus 141[73], 142, 163, 488
Manu 248[50]
manthami (mathnâmi) 188 f., 212
Mar 318, 320 f., 324[102], 356
— Etymologie von 321 f.
— Hekate als 471
Märchen 478
— Aschenbrödel 450[93]
— Batamärchen 308[60]
— Dornröschen 308
— Hänsel u. Gretel 318
— Rotkäppchen 554[88]
— Rumpelstilzchen 236
Traummechanismus der 45
Marduk 325 f., 527*
Maria 71*, 73, 132 f., 506[7]
— Flucht der 457[100],
— u. das Kreuz 348
— Obumbratio Mariae 134*
Marianus s. *Faust*
Marienklage, altenglische 348
Marienlied, Melker 473[143]
Marsyas 298, 488
Massenpsyche s. Psyche
Masturbation s. Onanie
Mâtariçvan (indischer Feuerholer) 185 f., 268, 477
materia, Material 202
Matuta (Totengöttin) 441, 443*
Mauisage s. Sage
Mautmes, Königin 340[138]
Maya 309, 322, 409[24]
Medea, Schutzgöttin der 472
Medeawunder 457
Meditation 428
Meer, als mütterliches Symbol 264, 267, 276 ff., 308, 322, (349 f.), 362, 416 f., 554[88]
Meerfahrt, Motiv der (s. auch Nachtmeerfahrt) 58, 60, 75[21], 247 f., 265
Melampus 164
Melkart, Verbrennungsopfer des 318[89]
Men 256 f., 259*, 335, 354 f.
Mensch, in der Antike 23
— — Interesse des 36[17]
— in archetypischer Gestalt 92
— Entstehung des 406
— und Gott s.d.
— als Individuum 223
— als Jäger, Opferer und Opfermesser 80, 374 f.
— u. Mythus 45
— u. Natur 414 f., 549
— naturhafter, Opferung des 548 f.
— Persönlichkeitsbewußtsein des 328
— u. Schatten 552
— u. Schöpfer 85
— u. Sonne 216

Mensch, *Forts.*
— sterblicher u. unsterblicher 254
— u. Tier 338
— Wandlung des 329
Menschenopfer 338, 340, 418, 474, 545 f.
Mercurius 394[3]
Merkurschlange s. Schlange
Meschia u. Meschiane 314
Metrum des Daktylos s.d.
Midgardschlange 554[88]
Milieu, Milieusuggestion (178), 200
Miller, Miss Frank (Pseud., Patientin von THÉODORE FLOURNOY) 17, 55 f., 60-62, 63-68, 70 f., 74-77, 82-84, 106, 111-113, 143-145, 216 f., 221, 229 f., 233-237, 242, 261, 349, 351, 352, 362, 365-367, 390-392, 395-398, 400 f., 456 f., 501-504, 526, 550, 553, 556, 558-561.
— Anhang: *Phänomene vorübergehender Suggestion oder momentaner Autosuggestion* (Übersetzung)
Mime 461 f.
Mîmir 321[98], 461[110]
Mînôkhired 314[77], 541
Minze 188[10]
Mißgestalt 164, 166
Mistel 331, 333 f.
Mithras 97[57], 126, 133[49], 137[59], 141*, 142[78, 79], 159[4], 165, 246 f., 257, 257[70], 258[72], 298, 315, 489[186]
— dreifacher 252
— Geburt des 276, 315, 336
— u. Helios 135 f., 247, 249*
— Himmelfahrt des 138[64], 247
— Name des, und Sonne 541
— mit Pfeil 371[46]
— als Sohngeliebter 285[32]
— auf dem Stier 354, 545
— stiertragender 388, 389*
— u. die Strahlenkrone 338
Mithrasgrotte 474
Mithraismus 93, 97, 99 f., 108, 276, 549[81]
Mithrasliturgie 121, 124, 132 f., 135, 136[56], 254[62], 405[19]
Mithrasmysterium 81[30], 361, 432, 539
Mithrasopfer 252[56], 303 f., 337*, 542, 545 f.
— Dolch im 547[78]
Mithrasrelief, von Heddernheim 304, 307*, 315, 336, 337*
Mittler, Agni als s.d.
— Idee des 97
— b. PLATON 210
Mysteries of Saint John and the Holy Virgin 402 f.
Mond 41, 130, 176, 256, 405 f., 407*, 409*
— männliche Bedeutung des 406
— Auge des Osiris, als 344[150]
— als Samenbewahrer 344, 406
Mondamin s. Mais
Mondgöttin 407
Monotheismus 130
Moral 97[59], 335
Mord, Mörder, Motiv des 26
Morgenstern s. Stern
moria (hl. Baum d. Athene) 331[119]
Moses 47, 243 f., 248, 250, 438
Motte, Lied von der 106 ff., 366
— u. Sonne 106 f., 142 f.
Mund 204 ff.
— Erzeugung des Feuers aus dem 204
— Sprache u. Feuer 206 ff.
Muschel 444[87]
Musik 174, 197
Mutter 201, 257 f., 296, 299 ff., 335 f., 421 ff., 556
— Analoga der 286
— als Anima 404, 413, 415, 421, 425, 493 f.
— als anima mundi 452
— Archetypus der 301, 322
— als Bär s. Tiere
— Befreiung von der 445

Mutter, *Forts.*
— Doppelnatur der (336), (446)
— Drache als 474
— Eingehen in die 345, 347*, 452[97]
— Erdmutter 498
— als Ernährerin 202, 436[74]
— erotischer Aspekt der 540
— furchtbare 220, 271*, 302, 323*, 336, 494, 496, 533*, 539, 546
— — Babylon als 271 f., 274, 275*
— — u. Drache 462[13]
— — als «mater saeva cupidinum» 400, 419, 495 f., 509, 538
— — Opfer an die 546
— — Sphinx als 225, 228 ff., 233 f.
— — verschlingende, Totenwasser als 451
— — Walfischdrache als 318, 322
— gebärende u. verschlingende 515* 535
— Geier als s. Tiere
— Hinaufschleudern u. Herunterfallen der 406 ff., 412
— Identität mit der 300, 365
— Kampf um die Befreiung von der 352 ff.
— Kompensierung der Beziehung zur 301
— als Kuh s. Tiere
— u. Mar 321 f.
— Meer als s.d.
— als Mörderin 318, (381)
— zwei Mütter des Helden 411
— Muttersohn s. Sohn
— Mutter Natur s. Natur
— Pflegemutter 410, 461 (Pflegeeltern)
— Sehnsucht nach der 268, 285[32], 302, 383, 394, 428, 462 f., 496, 513
— — Sohn als Personifikation der 537
— Sohn und 284 f., 285[32], 349, 378, 383, 399 f., 454, 463, 537
— Spaltung der 326[107]
— Symbole der 261 ff., 312/314
— Trennung von der 410[27], 510[14]
— als Inbegriff der Vereinigung u. Trennung 473
— Überwältigung der 324, 326, 336, 338, 380[59], 423
— als das Unbewußte 333, 378, 400, 421 f., 430, 538
— als Unterwelt 272
— zweifache Mutter, die 393 ff.
Mutter des Alls 103*
Mutter, Große 240, 331[119], 418
Mutter-Imago 343, 421, 457 f., 464
— Ablösung der Libido von der 284
— u. Anima 493
— u. Gottesbild 81, 85
— als Lamia 384
— Projektion der, auf das Wasser 278
— als das Unbewußte 384, 397
— Wiederbelebung der 119, (270), (380[59])
Mutterkomplex 417, 464[116], 482
— in Amerika 234
Mutterleibsphantasie 532
Mutterleibsymbolik 264, 268, 435
Myrthe, Adonis in der 278
Myste, der 116, 120
— als Helios verehrt 116
Mysterien 478, 525[36], 525*
— eleusinische 433 ff., 435 ff., 481
— heidnische 116
— der Ophiten 481
— u. Orgie 481
Mystik 121
Mythenbildung 45
Mythendeutung 496 ff.
Mythenmotive, typische 52, 54, (526)
Mythologie 40, 45 f., 146, 268
— griechische 40, 276
— Produkte des Ubw. als Mutterboden der 497
— sublimierte, indische Philosophie als 536
mythologische Gleichungen 246[41]
mythologische Synonyme 119

Mythus, Mythen 44 f., 50 ff., 268
— lebendige Bedeutung des 395
— christlicher 395
— Leben mit und ohne 13
— als Massentraum des Volkes (b. RANKE) 45
— religiöser 295
— als traumähnliches Gebilde 45
— Widersprüche der 284

Nabel 376, 377*, 380[54]
«Nachdenken» 37[21]
Nachtmeerfahrt 265 f., 268, 277, 298, 302, 308, 404, 446, 448, 457, 474
Nachtmeergefängnis 324, 424
Nachtschlange s. Schlange
Naivität, kindliche 554
Name 181, 383, 490
— magisch wirksamer 180, 236
Natur 100, 102, 146[84], 426 ff., 512
— Mutter Natur 414, 418, 509
— Sprache der 414
Naturgefühl der Antike s.d.
Naturvorgang, geistige Schöpfung als s.d.
Naturwissenschaft, Anfänge der 40
Nebukadnezar 25, 210 f.
Neger, Traum eines 135
— als Schatten 230[14]
Nektar 177
Nekyia (s. auch Nachtmeerfahrt) 546
Nephth (Schwester d. Osiris) 299, 340
Netz, zauberisches, des Hephaistos 311[67]
Neues Testament s. Bibel
Neurose 37[21], 43[27], 49, 74, 88[38], 173, 178 f., 198, 235, 383, 391, 421, 532, 559
Neurosentheorie (b. FREUD) 171, 178, 532
Neurotiker 69, 143, 294, 349, 505, 532, 556
neurotische Einstellung 226
Nichtsein 454, 486[174]
nigredo 76[22]
Nikodemus 287 ff., 423
Nit (auch Nêith) 306 f., 309*
Noah 148[88], 266, 273*
Normaler u. Neurotischer 294
Nornen 320
Notfeuer 191
Notlage 199, 378
— u. Introversion 378
Nous 67, 73, 104
— u. Pneuma 67[10]
Numinosität 114
— des Archetypus s.d.
— der Feuerbereitung s.d.
Nun, männl. u. weibl. Urstoff 306 ff., 329
Nut (Himmelsgöttin) 308
Nutritionsenergie 184

Oannes - Ea 250, 251*
Obumbratio Mariae s. Maria
Odin 354[8], 373, 435[63], 547[78]
— an der Weltesche 298, 322, 339, 488, 548[80]
— als Opferer u. Geopfertes 375
Ödipus 22, 54, 225, 233, 305
— u. die Sphinx 225, 228 f.
— Sage von 21 ff., 111
Ödipuskomplex 532
Odyssee (HOMER) 518[26]
Odysseus 167*, 518[26], 546
Ofen (s. auch Feuerofen) als Muttersymbol 211
Offenbarung s. *Johannes-Apokalypse*
Oegger, Abbé (A. FRANCE) 51 ff.
Ogyges, Mythus des 262 f., 268, 276
Ohrdurchbohrung 452[97]
— als apotropäischer Zauber 449
Okeanos 138[64]
Öl, magisches, des Mishe-Nahma 446
Ölbaum der Athene 322
Oleg (russ. Sonnenheld) 380[58]
Om 66[7], 534
Omphalos 380[59]

Onanie 183 f., 195, 214
Opfer 209 f., 252[56] f., 339 f., 390, 473 ff., 501 ff., 526, 533, 543 ff.
– der Erstgeburt 544
– freiwilliges 456, 550
– an die furchtbare Mutter 544, 546
– der Jungfrau, an den Drachen 544
– kosmisches 526
– Kreuzopfer 340, 344, 373
– am Kreuzweg 473
– Menschenopfer s.d.
– mithrisches u. christliches 548 f.
– Roßopfer s. Pferd
Opferschalen 534 f.
Opferstock 475
Opfertod 293, 521
Ophiten 460, 481, 487
Orgie 478
Orpheus 164, 435[63]
Osiris 278, 298 ff., 308, 322, 344, 383, 462
– als Apis 300
– als Crucifixus 340
– in der Erika 278, 302, 303*, 538
– u. Isis 298, 506
– Klage um 302
– Phallus des 304
– als Sohngeliebter 285[32]
– als Personifikation der Sonne 306
– als sterbender u. wiedererstehender Gott 142
Osterburken Monument (Mithrasdarstellung) 247
Osterritus 215

Pamyles 298 f.
Pamylien 298
Pan 256
Panik 61, 179, 559
Papst (223), 248, 539[59]
Paradies 135, 316, 415[32]
Verlorenes Paradies (MILTON) 63, 68 ff., 75, 77
Paranoia 171 f.
Paranoider, System eines 179
Paredroi 252
Paris u. Helena 162, 211
«participation mystique» (LÉVY-BRUHL) 181
Parvati 264
Paten 444
«pattern of behaviour» 201, 396, 401
Pegasus 357
Peirithoos 376[55], 397, 454, 532, 547[77]
Pentheus 539
peregrinatio 123*, 125[34]
Perle 422
Persephone 433, 472, 662
– Raub der 48
Persönlichkeit 294
Persönlichkeitsspaltung 214
Persönlichkeitsteile, Komplexe als s.d.
petitio principii 290
Petrus 245, 246 ff., 467
Pfahlgötter 129[43]
Pfeifen 124
Pfeil 369 ff., 373, 390 f., 450[96]
– als Libidosymbol 375
– Tod durch den 368, 380
Pferd 26, 206, 225, 261, 318 ff., 322, 352 ff., 533
– des Balder 357
– u. Baumsymbolik 362
– der Brünhilde 492
– des Chiwantopel 352, 504
– dreibeiniges 362
– als Feuer u. Licht 358
– als Libidosymbol 353, 534
– als priapisches Tier 356 f.
– als Psychopompos 362
– u Reiter 354, 354[6], 552
– Roßopfer 534 f., 550
– u. Schlange, Gegensatz zwischen 553
– u. Teufel 356
– als tierische Komponente des Menschen 356, (536)

Pferd, *Forts.*
— weißes u. schwarzes (Tishtriyalied) 334, 371[46]
— u. das Unbewußte 354 ff., 362
— als Wind 357
— als Zeitsymbol 360
Pferdefuß 356 f.
Pflug, phallischer 192[21], 193*, 434
Phädra 384[62]
Phales 166
Phallophorien 298
Phallus 163, 232, 281*
— apotropäische Bedeutung des 357
— Backwerk in Form von 436, 465
— Baum als 537
— Etymologie von 279 f.
— im Kult des Dionysos 165
— als Libido 127, 131 f., 160 ff., 256, 284, 298
— als Quelle der Libido 127
— als Lingam 264, 269*, (283*)
— des Osiris s.d.
— Pramantha als s.d.
— Sohn als s.d.
Phalluskörbe 264, 436
Phanes 176, 177*
Phantasie, Phantasien 46 ff., 72 f. 558
— bewußte 53
— erotische 47
— Grundlage der, ubw. 50
— Kompensation des Bewußtseins durch 46 f., 397 f.
— eines fünfzehnjährigen Mädchens 72
— Mechanismus 53
— moderne, von Schlangen 552
— als Mutterboden aller Mythologie 497
— Phantasiedenken s. Denken
— schöpferische 291
— als Situationsausdrücke 561
— Tagesphantasien 51
Phantasieren 38
Phantasiewelt, archaische 178 f.
Pharao 25, (116[16]), 331, 432[58]
Philoktet, von der Schlange verwundet 378 ff.
Philosophie, indische, als sublimierte Mythologie 536
Phlogistontheorie 178
Phobien 199
Phönix 141[71], 142, 207[40]
— Wiedergeburt des 444
Phryger 164
Physis, Absturz in die 104
— Minderbewertung der 98
Picus 450
Pileus 164 f., 257
Pirkê de Rabbi Eliezer 422
Plazenta 306
Platonis liber quartorum 125
Pluto 466
Pneuma 70, 73, 131[46], 287, 306[57], 404, 536
— Nous und s.d.
Poimandres 66
Poine 272[13], 335
Polytheismus, in Aegypten 129
— hellenistischer 130
— Monotheismus 130
— römischer 130
Popocatepetl 236, 240, 556
Poseidon 272 [13], 353[1], 371, 384[62]
Prajâpati 484
Pramantha (feuerreibendes Holz) 185 ff., 212
— als Phallus 188, 190
Pramati (= Vorsorge) 188
Priapus 166, 176, 191[18], 472
— Veroneser 436[71], 555*
prima materia, in der Alchemie 238, 450[95]
Progression, als Charakteristikum d. wahren Denkens (b. FREUD) 41
Projektion 84 f., 146, 226, 368 f., 421
Prometheus 185 ff., 547[78]
— u. pramantha 185 ff.
Propagationstheorie, des Kindes 238
Propagationstrieb 174, 197

Proserpina 130[45]
Protestantismus 223, 558
Psalterium v. Utrecht 360
Psyche 175, 401
– Entwicklungsgeschichte der 50
– individuelle, religiöse Gestalt und 88
– als Grundlage der Mythen 498
– kollektive 532
– Massenpsyche 98
– tierische 222
psychisch, psychische, Dynamik 544
– Epidemien 214
– Ganzheit 464
– Inflation 499
– Phänomene, und Mythologie 497
– Urzustand 528
– – Purusha als 527
– Wirklichkeit 198 f.
Psychische, das, Ambivalenz des 73[17]
– das emotional Psychische 123
– Kosmogonie des 529
– Variabilität des 88
– Zielgerichtetheit des 82
Psychologie, analytische, Grundsätze der 25
– u. Historie 24, 73[19]f.
– moderne 104, 290, 497
– als Wissenschaft 295
psychologisch, psychologische, Extrem 478
– Formulierung d. Opfergedankens 543
Psychopathologie 61
Psychophysik 223
Psychopompos, Indra als 535 f.
– Pferd als s.d.
– Vergil als (110[7])
Psychose 42[27], 88[38], 182, 235, 386, 401, 419, 510[14], 555, 559
– depressive 419
– latente 61[2]
«Psychosexualität» (b. FREUD) 173
Pubertät 71 f., 184
Pubertätsphantasie 46, 72 f.
Pueblo-Indianer 403
puer aeternus 165, 332
– Iakchos als 433
Pulcinello 137[61], 188[10]
Purûravas 189 f., 193
Purusha 205, 527
Pyramidentext (Kampf d. toten Pharao um die Vorherrschaft im Himmel schildernd) 331
Pyrrha 240
Python 335, 474

Quadriga, mystische 358
Qualle 417
Quaternität 452, 498
Quelle 101, 357, 455, 473 f., 510[15], 522
– Bruder Quelle 435
– Kanathos 310
– als Symbol der Mutter 270, 276 f.
– oropische 465

Rad 255 f.
Rahab 326 ff.
Râmasage 263
Raphael, Erzengel 146 f.
Rapport, mit der Außenwelt 171, 261
Ratamythus, polynesischer 444[87]
Rationalismus, moderner 104, 198
Rätsel 225, 228, 283, 354, 433
«Rätsel, psychologische» 77
Raven, The (Der Rabe, POE) 76
Raub, Motiv des 47 f., 215
– Feuererzeugung als 212, 215
– der Sabinerinnen usw. 48
Räuber, Motiv des 26, 47
Rauschtrank 211 f., 272
Raute 255
Rê (Ra, Chnum-Rê, Amon-Rê) 118, 129, 236, 250[53], 299, 305 ff., 308, 314, 345[152], 381 ff.
Realitätsfunktion (s. auch «fonction du réel»), Wegfall der 61, 178 f.
Realitätsverlust 172 f., 179

Rede 32
– u. Feuer s.d.
Regression 51, 198, 202, 218 ff., 227 f., 296, 300, 339, 420 ff., (455)
– der Libido s.d.
– religiöse 120
– symbolischer Sinn der 524
– als Charakteristikum des Traumdenkens (b. FREUD) 41 f.
– ins Unbewußte 458
– auf vorsexuelle Stufe 184 f., 201 f.
Rehbock, Rehhindin s. Tiere
Reiben 184, 186, 190, 195, 204, 212
Reiten 318 f.
Reittiere, mythologische 354
religio 543
Religion, Religionen 119 f., 175, 199, 286, 346[155], 349, 455
– als Hüter der symbol. Wahrheiten 290
– Wert der 98 f.
Religionsgeschichte 46, 148[87]
Religionsphilosophie, indische 499
Religionspsychologie 23
Religionsstifter 52
Reivas, Baum 314
Renaissance 103
«représentations collectives» (LÉVY-BRUHL) 199 f., 532, 559
Rhea 262, 298, 473
Rhythmus 164[14], 183 f., 186, 195 ff.
– u. Sexualität 197, 256[64], 319 f.
– des Tanzes 403
– rhythmisierender Faktor 197
Rhythmisierung emotionaler Vorgänge 197
Riese 166, 335, 418 f.
Rigveda, Ṛ. 190, 280, 405[19], 425, 457, 484, 526 f., 532 f.
Ritus, Riten 196, 212 f., 478
– des Feuerbereitens 214
Röhre, der Sonnenscheibe 131 f.
– als Ursprungsort des Windes 132[47], 134 f.
Rom 98[60], 271
Romulus u. Remus 47, 47*, 450
Rose 506
– rosa mystica 506[7]
Roß s. Pferd
Rudra (Windgott) 158[2], 159, 280 f.

Sabaziosmysterien 436, 483
Sage, vom Entkrist 461
– Mauisage, neuseeländische 445[89]
– – , polynesische 331[118]
– von Ödipus 21 ff., 111
– Râmasage 263
– von Shaktideva 274[15]
– tibetanische, des Bogda Kesser Khan 450[96]
– Ynglingasage 263
– Yorubasage 331[118]
Salamander s. Tiere
Samen 165, 179, 264[3]
– der Wiedergeburt s.d.
Samiasa 146 f.
Sänger 62, 66 f., 113
Sarah 477[156]
Sassanidenkönige 116[16]
Satan (s. auch Teufel) 77 f., 80, 469, 541
– u. Hiob 69, 77 f., 80
Saturn 354[5]
– als Stern Israels 509
Saturnalien 137[61], 419[37]
Schatten 230[14], 333 f., 498, 552, 555
Schatz 463 f.
– das Leben als ein 477
Schiff, als Muttersymbol 314 f.
Schild 493[192]
Schizophrenie 49, 61[2], 125, 172 f., 178 f., 183, 185, 328, 510[14], 517, 559
– u. Neurose 179
Schizophrenen, Traum eines 470
Schlaf 311[67], 417, 462
Schlange (s. auch Drache) 250, 360 f., 384 f., 436, 466, 481 ff., 526, 555*

Schlange, *Forts.*
— als Angstsymbol 334, 554
— Apophisschlange 361
— Backwerk in Form von 436, 465
— u. Baum s.d.
— Chryse als 380
— Demeter umwindende 436
— erhöhte 141[3], 149*
— Eva und 137*
— bei Gilgamesh 250, 384, 424, 523
— grüne 501, 503, 552 ff., 554
— heilige 475, 475*
— u. Herakles 247[46]
— u. Heros s.d.
— als Hüterin des Schatzes 334, 446, 475 f.
— als Instinkt 503
— der Isis 299, 305, 322, 439*
— als Libido 126 ff., 131, 135, 399 f., 420, 436 f.
— u. Löwe s.d.
— Melampus und die 164[11]
— Merkurschlange 132*, 552
— Mischkrug (Krater), umwunden von der 545[74]
— u. Mithras 247[46], 354
— als Attribut der Mutter 446
— als Numen der Mutter 381
— Nachtschlange 308
— — Kampf mit der 324
— als Opferinstrument (378[56]), 551
— der Ophiten, als Agathodämon 487
— im Paradies 69, 135, 137*, 542[71]
— phallische Bedeutung der 481, 551
— als Regenerativum 552
— u. Stier 546, 553
— als Symbol Christi u. des Teufels 477
— als Symbol des Unbewußten 477, 483
— als Symbol der Wiedererneuerung 346
— als Teufel 467
— als Todessymbol 476, (553)
— in Träumen u. Phantasien 26 f., 552, 554
— Verwandlung in 464, 551 f.
— u. Wandlung 551
— Zodiakus, Darstellung des, als 141[73], 145*
Schlangenbiß 380, 466, 481 ff.
Schlangengift 384, 385*, 387[66], 554
Schlangenkuß 478[161], 481, 552
Schlangenstichmotiv 381
Schleier 440
Schlüssel 161, 260, 360, 472
— als Attribut der Hekate 472[140]
Schnalzen 124
Scholastik 39[24] ff.
Schöpfergott 66 f., 77, 80, 84, 113, 157
— als Naturphänomen 85
Schöpferhymnus 60 ff., 107, 111
Schöpferkraft, göttliche 429
«Schöpferwort» der *Genesis* 66
Schöpfung 63, 66 f., 70, 72, 75, 176
— Entstehung der, durch Introversion 427, 486, 535
— Entstehung der, durch das Opfer der Libido 326, 526, (533)
— durch den «Gedanken» 67, 70
— geistige, als Naturvorgang 85
— ideale, anstelle der realen 73
— durch Marduk 326
— psychologische 529
Schrift, Erfindung der 452
Schwan s. Tiere
Schwanjungfraumythus 331[118], 410[27]
Schwangere 357, 406 f.
Schwangerschaft 316, 407 f.
Schweigen 124 f.
Schwein s. Tiere
Schwert 26, 137, 368[36]
— des Mithras 137[59]
— des Siegmund 457, 461
«Schwester-Gattin-Mutter» 385
Scylla 228
Sebastian, Martyrium des 373

Seele (s. auch Weltseele), antropoide 420 f.
— Flamme als Bild der 131[46]
— Himmelswanderung der 123[29]
— Lichtsubstanz der 150[91, 92]
— als feuriger Lufthauch bei den Griechen 131[46]
— menschliche, Existenzrecht der 104
— u. Mutter-Imago 343
— «obere und untere» (b. PLOTIN) 178
Seelenvögel s. Vögel
Seher, Blindheit des 164
Sehnsucht 112, 144, 268, 454
— nach der Mutter s.d.
— Opfer der 524
— nach der Sonne (144), 157
— nach Unsterblichkeit s.d.
— Wandern als Bild der s.d.
— nach der Wiedergeburt s.d.
Selbst 413, 452, 498
— Archetypus des 469
— als Summe aller Archetypen 426
— Christus als s.d.
— als coincidentia oppositorum 469
— Held als s.d.
— Homoousie des 498 ff.
— Ich und 489[186]
— als imago Dei 498
— Kreuz als 390
— Symbol des 262[2], 464
— als Symbol der Ganzheit 469
Selbständigkeit, Gefährdung der 390 f.
— der Idee 102 f.
— Kampf um die 391, 398
Selbstbefruchtung 375
Selbsterkenntnis 22
Selbstkastration s. Kastration
Selbstmord 143, 375
Selbstopfer 545, 550
— göttliches 158[1]
— des Helden s.d.
Selbsttäuschung 82, 85
Semiramis 47
semitische Götter, und Paredroi 252
Sentimentalität (und Brutalität) 542
Septem tractatus aurei 394[3]
serpens mercurialis s. Schlange (Merkurschlange)
Seth 316
Sexualität 64, 73, 173, 184 f., 194, (198), 287[35], 300[43]
— Abweg in die 198
— u. Feuererzeugung 191
— Hemmung der 201
— infantile 421
— als Instinkt, Trieb 26, 178, 226
— Rolle der, in den Kulten 93, 292
— Leistung als Surrogat für 197
— u. Libido 162, 168 f., 170, 175, 256 f., 282
— u. Musik 174
— Opfer der 258
— psychischer Wert der 197 f.
— u. Rhythmus 196, 256[64]
— sexualistische Allegorisierung 529
— sexuelle Erregung einer Katatonen 182 f.
— sexuelle Inhalte als Metaphern 166, 172
— sexuelle Obsession, Umwandlung der 460
— sexuelle Störungen 179, 214
— Verdrängung der 226 f.
— vorsexuelle Stufe s. Kindheit
Sexualsymbolik, des Traumes s.d.
Sexualtheorie 173 f.
— neurotische 530
Shakti 343
Shiva und Parvati 264, 267*
Siebenschläfer 243
Siegfried (WAGNER) 456 ff.
Siegfried 358, 456 f., 462 f., 490, 492 ff.
— Geburt des 457, 461
— u. Hagen 52
Silen 440
Silvanus (Waldschratt) 304, 450
St. Silvesterlegende 466 f.

Simson 158[1], 360[25], 385, 388[70 f.], 433, 491[190]
Sinnlichkeit 151*, 286[35]
Sintflut 144 f., 146, 153, 266, 358, 376, 465
— ogygische 263, 268
Sîtâ 263
Skarabäus s. Tiere
Sklaventum, Sklaven 98, 488
Skorpion s. Tiere
Skythen, Totenriten bei s.d.
Sobk, Wassergott 129[36], 129[42]
Sohn, Chiwantopel als Sohn-Held 395
— Inzesttendenz des 378
— als Kronos (b. PLOTIN) 176
— Libido des 284
— u. Mutter s.d.
— «der Mutter» 332
— — als Gott 334
— als Phallus 190 f.
— als Entsprechung des Bewusstseins und des Unbewusstseins 333 f.
Sohngeliebter, frühsterbender 395, 397
— Attis als s.d.
— Dionysos als s.d.
— Jasion als 435[65]
— Mithras als s.d.
— Tod des 258
Sol invictus 118[19]
— Mithras als 136
— Petrus als 248
Sol und Mithras 337 f.
Sol mysticus 412
Soma 380[58], 536
— Agni als 211
Somadeva Bhatta 274[15]
Somatrank 177 f., 179 f., 211 f., 433, 520[29]
Somnambulismus 217
Sonne 41, 113 f., 121, 126 ff., 140, 253 f., 256, 264, 305 f., 454 f., 457, 518 f.
— Altern der, im Herbst 381
— Attribute der 135
— brennende 158
— als Brüderpaar 254
— als Einfüsser (*Rigveda*) 405[19]
— Geburt der, aus Blütenknospe 507
— Gott der 67
— als Gottesbild 138, 158
— als göttlicher Logos 138
— Identifikation mit der 118[19], 230, 244[31]
— «Introitus Solis» 412
— Kampf der, mit dem Drachen 361
— als Lebensquelle 131*, 158, 443 f.
— als Libido 158, 254, 256, 282, 328
— u. Mond 470
— Nachtmeerfahrt der 265 ff.
— Selbstopfer der 521
— Strahlenkrone der 230
— «tönende» 312[72]
— unterirdische 462[110]
— als Vater der Welt 119
— wandernde 123[29], 123*, 149[90]
— weibliche Bedeutung der 406
— Wiedergeburt der 267
— zeugender Geisthauch aus der 405[19]
Sonnenaufgang 445
Sonnengott 41*, 346
— Chnum-Rê als 306
— Selbstmord des 491[190]
Sonnenhände 131, 133*
Sonnenheld 138, 142, 267, 380[58]
— Haarausfall des 312
— Kampf des, mit dem Walfischdrachen 322, 442 ff.
Sonnenhorus 116[16]
Sonnenidol 128*, 131
Sonnenkult 140, 142
Sonnenkrönungen 138
Sonnenmythus 258, 268, 286, 302, 308
Sonnenphallus 133, 200
Sonnenrad 115*, 140[71], 316
Sonnenscheibe 41, 122, 131
— geflügelte 127*, 139[67], 143*, 159, (161*), 519
— lebende 126, 129, (132)

Sonnenschiff 247, 314[78]
Sonnenstier 244[31]
Sonnensymbole, Bildung der 178
Sonnenverschlingungsmythus 403
Sonnenwanderung 123*
Sophia, Liebe zur 503
— u. Bythos 553
Spaltung der Erde s.d.
Specht s. Tiere
Speichel, magische Bedeutung des 385
Speisetabus 300
Sphingiden s. Tiere (Schmetterling)
Sphinx 225, 228 ff., 321 f., 441
— männlich u. weiblich 229 f.
— als Mutter 225, 228 f., 233
Spottkruzifixus 354, 355*, 509
Sprache 30 ff., 204, 208, 213
— u. Denken s.d.
— erotische Metaphern der 26, 67, (166), (172)
— der Natur 414
— onomatopoetische Relikte der 31
— u. Rede 32
Stabwurz 191
Stachelroche s. Tiere
Stadt 296
— als mütterliches Symbol 262 f., 270, 274[15], 520
— Symbolik der 270 f., 284
Stall 476
— Geburt im 250[52], 477[156]
Stemm- u. Stampfmotiv 403, 442
«Stempe» 320[95]
sterblich u. unsterblich 251, 254
Sterculus (Sterculius) 450[95]
Stern, Sterne 112, 136[57], 137[58], 148[89], 358[22], 403, 510
— Morgenstern(e), singende 63, 66 f., 75, 77, 112, 148[89]
Sternbild 125, 358
Sternschnuppe 237, 406
Stier 140[71], 303 f., 336, 406, 420
— Apisstier 129[40], 477[156]
— Taurus als Äquinoktialzeichen 252
— Bändigung des 539
— als Dionysos 536
— — Kult des 165
— als Frühlingszodion 489
— als Libidosymbol 129, (135), 225, (282)
— als Mithras 536
— des Mithras, als Lebensspender 354
— als Triebhaftigkeit 336, 338
— als domicilium Veneris 540
— weibliche Bedeutung des 540
— als Zagreus 536, 541
Stiergötter 135
Stieropfer 158[1], 251 ff., 303 f., (336), 337*, 541
Stiersamen 541
Stigmatisation 116, 369 f.
Stillstand, psychischer 215
Stoiker 167
Strahlenkrone 118[19], 230, 247, 338
Strahlenszepter 521 f.
Strampeln 184, 403
Stuten Lusitaniens 132[48]
Styx 277
Subjektstufe, Deutung auf der 278[23]
Subjekt u. Objekt 414 ff.
«subtle body» 424
Suggestion 59, 61, 200
Suggestibilität 55
Sünde, Sünden 86 f., 89, 98 f., 285
— Bekenntnis der 86, 88 ff.
— Erbsünde 547
— Fähigkeit zur 548
Sündenfall 77
— Motiv des 68
Swastikakreuz 140[71], 316
Symbol, Symbole 105, 295, 548
— phallisches 284
— psychologische Wahrheit des 295
— sexuelle 160, 291
— Superstitionen als 180
— theriomorphe 225 f.
— u. Zeichen 105, 160
Svetâsvatara-Upanishad 158 ff.

Symbolbildung 178, 292 f.
– als Ersatzprodukt (b. FREUD)
Symbolik 288 ff.
– Analogie in der 23
– mythologische 536[48]
Synkretismus 130, 130[45], 142

Tabula smaragdina 73[17]
Tabuverletzung 407
Tage, drei, mythische 424, 426, 430, 432
Tages 165, 250[52], 434
Tagesphantasien s. Phantasien
Tahmuraht 354[2]
Tammuz 142, 273[13], 332
Tanz, Tänze 403
Tapas 484
Tare (Vater Abrahams) 425
Tarnkappe 464
Tartaros 228
Taube s. Tiere
– Hl. Geist als s.d.
Taubstumme, der 32
Taufe 236, 340
– als Wiedergeburt 410 f.
Taufwassersymbolik 278
Taurophorie des Mithras 388
Taurus s. Stier
Technik, moderne 35, 38
têjas s. Libido
Temenos 465, 473
Tendenzen, nicht anerkannte, Bewusstmachung der 53
tertium comparationis 284, 357
testis 480[164]
Teufel (s. auch Satan) 78, 80, 108, 147, 158, 162, 356, 362
– als Blitzgottheit 356
– Gott und s.d.
– mit Hexe auf dem Pferd 353[1]
– als Löwe 432
– sexuelle Natur des 356
– Schlange als s.d.
– als Vater des Antichrist 461
Theben 228, 262
Themis 109[6]
Theriomorphismus, in der Alchemie s.d.
– der Antike s.d.
– im Christentum s.d.
Theseus 376[55], 397, 532, 547[77]
Thomas-Akten 274[16], 459
Thor 403, 483[168]
– Hammer des 521
Thot 340[138]
Tiâmat 324 f., 326 f., 526, 527*
Tier, Tiere
– Adler 207[40], 228, 230, 518
– – Feueradler 187[9]
– Affe 267
– Bär 81[30], 404, 415*
– – als Mutter 404, 412[28], 418, 423
– Delphin 318[89]
– Eber 129
– Einhorn 409
– Elefant 26
– – Befruchtung durch 409, 411*
– Esel 129, 355, 357, 362
– – des Bileam 354
– – als Reittier des Silen 509
– Falke, als Sonnengott 329[111]
– Fisch 81[30], 248, 250, 304, 306, 314[77], 318, 376, 379*
– – phallischer 551*
– Geier, ägyptischer 132[48], 302, 307
– Goldregenpfeifer 372
– Hahn 49, 247, 257[69], 320, 360 f.
– Hirschkuh 461[109]
– Hund 108, 162, 225, 302 ff., 472 ff.
– – als Schatzhüter 475
– – u. Unterweltschlange 474
– Käfer 307
– Krokodil 129[36], 225
– Kuh 300, 307, 458
– – als Muttersymbol 227, 306, 413* 556[89]
– Lamm 49, 81[30]
– – Christus als s.d.
– – Hochzeit des s. Hochzeit

Tier, *Forts.*
– Löwe s.d.
– Pfau 141[71]
– Pferd s.d.
– Rabe 76, 81[30], 318[86]
– Rehbock 417 ff.
– Rehhindin 463
– Salamander 132*
– Schlange s.d.
– Schmetterling (auch Sphingide) 321 f.
– Schwalbe 313[73]
– Schwan 207[40], 445
– Schwein 225, 419
– Skarabäus 346
– Skorpion, als Äquinoktialzeichen 252
– Specht 450
– Stachelroche 467[131]
– Stier s.d.
– Taube 49, 81[30], 313[73], 409
– Tiger 26
– Vogel 28, 232 f., 272[11], 313[73] f.
– «Walfischdrache» s.d.
– Widder 140[71 f.], 272[13], 306, 353, 542[71]
– Wolf 419, 532, 554[88]
– – als Attribute der Eltern 227
– – als Gottheit 536
– – hilfreiche 227, 444, 449
– – magische 418
– – u. Große Mutter 418
– – als «Mutter» 419
– – als «Vater» 419
– – wilde 26
Tierkreis, Tierkreiszeichen 141, 141[73], (252), 359*, 496*
Tierreihe, aufsteigende 174
Tieropfer 548 ff.
– Beziehung der, zur Gottheit 536
– mythologische 536
– als Opferung der triebmässigen Libido 536
Timaios 342 f., 343[146]
Tishtriya, als weisses Pferd 371[46]
Tishtriya-Lied 334, 371[46]
Tod 277, 303, 310, 318, 349, 367*, 440, 443, 445, 454, 505
– als Gefahr im Westen 446
– Symbolik des 366 f., 476
– Identifikation mit dem Toten u. Auferstehenden 441
– u. Wiedergeburt 303, 310, (438), 445, 470
Todesangst 151[93], 151*, 349, 383
Todesmutter 348, 470
Todesphantasien 143
Todestrieb 419[38]
Todeswasser 446, 451
Ton 67, 445
– Erschaffung des 66 f.
– Farbqualität des 208
– Gott des 77
Tonsur 118[19]
«Totenbaum» 298, 314 ff.
Totenbuch, Aegyptisches 314, 329, 361
Totengeister 198
Totenklage 440[83]
Totenkult 474
Totenritus, bei Skytenkönigen 488
Totenschiff 314
Tractatus qui dicitur Thomae Aquinatis de alchemia 235*
Tradition, Autorität der 296
Trägheit, geistige 296
– der Libido s.d.
Transitus 388, 432
Traum, Träume 25 f., 41 ff., 51, 65, 88, 198, 497
– als Antizipationen v. Bewußtseinsänderungen 37, 74[19]
– erotische, bei Frauen 26
– Gestalten der 328
– Grundlage, ubw., der 50
– kompensatorische Bedeutung der 28, 398, 497[195] f.
– u. Mythus 45, 401, 497 f.
– nach NIETZSCHE 44, 482[167]

Traum, *Forts.*
— prophetische Bedeutung der 74[19]
— Rolle d. Schlange in den 554
— Sexualsymbolik des 26, 28
— als Situationsausdrücke 561
— Symbolik der 25, 29
— Traumdenken s. Denken
— «Träumen» 37
— Wachträume 51
— u. Wirklichkeit 226
Träume von Patienten v. C. G. JUNG 28, 225, 282, 312, 356, 470, 481, 552
— von NIETZSCHE 55[1]
— von St. Silvester 467
Traumbilder, Sinn der 25 f.
Traumdeutung, 25
— Monotonie der 28
Träumerei, infantile 644
Triaden s. Göttertriaden
Trieb, Triebe 166, 170, 175, 178, 290 ff.
— Bändigung der 97
— Beschränkung der, durch Angst 195, 198, 202
— Einstellung zum s.d.
— Entwicklungstrieb 530
— Machttrieb 92
— schaffender 46
— sich-treiben-lassen 82
— Spaltung des 201
— Verdrängung 199
«Triebbündel» 170
Triebhaftigkeit 99, 291, 335 f., 420
— Opfer der 258, 339, 541 f.
— theriomorphe Symbole der 225 f., 420
— «tierische» 225 f.
— Überwindung der 336, 338 f.
Triebkraft s. Libido
Triebvorgänge, Analogien der 291
— Steigerung der 178
Trinität 176, 293
Tum (s. auch Chnum) 344, 346, 361
Tvashtar 425
Typhon 299, 302, 305, 322, 474
— ägyptischer 330[115]

Übermensch 223
Übertragung 37[21], 86, 560
Umnachtung, geistige 76[22]
Umschlingung, Etymologie von 312
Umschlingungsmotiv 308 ff., 312[73], 361 f., 417, 418[36], 444[87], 448, 454, 531*
Unbewußte, das 60, 72, 73[19 f.], 88, 162, 221 f., 258, 335, 354, 356, 369, 464, 494
— als Angstquelle 80
— Anima, als Personifikation des 552
— animalische Kräfte des 418
— Anspruch des 380, 384, 386
— archetypische Struktur des 377
— Assimilation des 559
— Belebung des 261, 554
— Bewußtsein und s.d.
— Einbruch des 472
— — Gefährdung durch den 504, 517
— Energie des 115
— Gleichförmigkeit des 221 f.
— historische Schichtung des 65
— Inhalte des, archetypische 224
— — Assimilation der 396 f.
— — Autonomie der 224
— — Fisch als 248[50]
— — «Kind» als 412
— Integration des 387, 548
— Kampf gegen das 380[59], 430
— kollektives 201, 223[8], 333, 375, 428, 469, 517, 523
— Kompensation durch das 28, 468 f., 483 f., 498[195], 502, 504, 561
— Meer als s.d.
— Mutter als s.d.
— mütterliche Bedeutung des 278, 400, 418, 532
— persönliches 230[14]
— — der Hysterie (FREUDSCHE Inzesttheorie) 530

Unbewußte, *Forts.*
– Produkte des 498
– – Deutung der, auf Objekt- u. Subjektstufe 154[97]
– – u. Mythologie 51
– Regression in das s.d.
– Schlange als s.d.
– Sehnsucht des 258
– Überwältigung durch das 553, 558
– verschlingende Natur des 463
– Verstärkung des 214
Unbewußtheit 226
Unfruchtbarkeit 331[122]
Ungeheuer (s. auch Drache, Walfisch), Kampf mit dem 442, 445, 467[131]
– Überwindung des 404
unio mystica 370
Unschuld, bei Geisteskranken 69
Unsterblichkeit, Erlangen der 334, 380[59], 425, 522
– Gilgameshs Suchen nach 250 f., 424[43]
– des Herakles 479[161]
– Sehnsucht nach 268, 350, 505
Unsterblichkeitstrank 246, 248, 462[110], 548[80]
Unsterblichkeitszauber 446
«Unterbewußtsein» 544
Unterwelt 465, 518
– Tor der 465 f., 474
Unterweltsfahrt 376, 465 f., 532
Unterweltgott der Ägypter 461 f.
Upanishaden 163 f., 203, 533[34] (s. auch Aitareya-, Brhadâranyaka-, Katha-, Shvetâshvatar-Upanishad)
Uranos 176
Uräusschlange 126
Urbilder s. Archetypen
Urerlebnis (b. JOËL) 416 f.
– mythische Aussagen als 200
«Urfeuer» s. Feuer
Urgewässer 306
Urhorde 194, 365
«Urlicht» s. Licht
Urmensch (s. auch Anthropos), des *Bundehesh* 314
Urvaçi 189 f., 193
Urvarâ 263
Urworte 32
Uterus (s. auch Gefäß) 211, 256, 318[89], 421, 440
Utnapishtim (Noah) 250, 424

Vater 72, 119, 199, 288, 419, 421, 423, 425
– als Ursache der Angst 335
– Beziehung zum 66
– Doppelnatur des 336
– als Gefahr für die Frau 229
– als Geist 335 f.
– als Gesetz 336
– des Helden 425 f.
– negative Vaterfigur 448, 451
– Schwiegervater 425 f.
– u. Sohn 165 f.
– -Sohn-Symbolismus 305
– als Stier 227
Vatergottheit 72, 85
Vater-Imago 65[5], 66[6], 77, 81, 84 f.
– Wiederbelebung der 84, 119, 270[10]
Veda, Vedas, Veden (s. auch Rigveda) 203[34], 210 f., 212[55], 276, 376
Vendidâd 138[64], 264[3]
Venus (s. auch Aphrodite) 102, 130, 540
– u. Adonis 547
«Verblödung, affektive» 240
Verbrennungsopfer, des Melkarth 318[89]
Verdrängung 28, 82-86, 226 f., 369
– als Symptom einer neurot. Einstellung 226
– Wille zur, Ursprung des 199
Vereinigung, Kreuz als s.d.
Verfolgung 26, 457[100], 458, 474
Verhüllung 249[51], 440
Verjüngung 445, 452, 461, 464
Verlorengehen u. Wiederfinden, Motiv vom 435

Vermännlichung, der Frau 386
Verrat, Motiv des 52
Verschlingen s. Umschlingen
Verstehen, Etymologie von 556
Verstümmelung 305[51], 313[73]
Verweiblichung, des Mannes 386
Viçvakarman, der Allschöpfer 527
Vidarrs Kampf mit dem Fenris-Wolf 447*
Vierte, der, als Gottessohn 211
Vishnu (vârâha) 83*, 376, 377*, 379*, 449
Vision, Visionen 88
– des Hiawatha 428
– hypnagogische 221
– als Mutterboden der Mythologie 497 f.
– als Situationsausdrücke 561
– des Zosimos 180, 404
Vogel s. Tiere
– Seelenvögel 318[86], 372
«Vogelhilfe» 318[86], 443 f., 449 f.
Volksmenge, als Symbol für Bewegung des Ubw. 261
Völuspa 554[88]
«Vorbewußte, das» (b. SCHELLING) 50[41]
«vorbewußte Region» (b. FICHTE) 50[41]
Vorstellungskomplex s. Archetypen
Vorstellungen, religiöse, Verständnis der 292
Vourukasha (Regensee) 264[3], 314[77], 362
Vulva 188, 345

Waage, Zeitalter der 540
Waberlohe 358
Wachträume s. Träume
Wachstumsenergie 184
Wahnsinn 380[59]
Wahrheit, Psychologische u. metaphysische 295
– symbolische 288 ff., 293
– – u. empirische 288 ff.
– Wandlung der 456
Wald, Mutterbedeutung des 352
Walfischdrache 312, 318, 322, 442, 470[136]
– Mythus vom 432[56]
Wampumgürtel, Wampumpanzer 404, 450
Wanderer 258[72], 490 f.
Wandern 258
Wandlung 338, 456, 504
– Gottes s.d.
– des Gottesbildes s.d.
– des Menschen 301, 329
– als Substanz des Opferdramas 543
– Symbole der, in der Alchemie 132*
– im Unbewußten 544
Wasser 291, 402 f., 418, 418[36], 446, 448, 455
– aqua permanens 519[27]
– Geburt aus dem 287
– als Gottheit 344
– u. Kreuz 344
– als mütterliches Symbol 180, 276, 277*, 278, 284, 288, 315, 322, 344, 494
– schwarzes Gewässer 446
– als das Unbewußte 494
Wasserschöpfen 298
– als Archetypus 299
Watschandies, Befruchtungszauber der 192, 198, 201 f.
Weiberraub 48
Weibliche, das, im Manne, Archetypus des s. Anima
– «Ewig-Weibliche», das 422
Weinwunder 509
Weise, der alte, Anima und 425
– Archetypus des 425 f., 498, 552 f.
– als Archetypus des «Geistes» 425, 553
Welt, im Zeitalter der Waage 540
Weltbild, Entstehung des 526
Weltbrand, und Sintflut 358
Weltei 329*, 452, 484, 485*, 486, 535

Weltesche Yggdrasill 298, 314, 319, 322, (362)
— Wiedergeburtsfunktion der 314
Weltflucht 99, 101 f., 108[5]
Weltkörper s. Weltseele
Weltmutter s. Mutter
Weltschöpfung s. Schöpfung
Weltschöpfungsepos, babylonisches 324
Weltseele (s. auch anima mundi) 362
— als Energie des Intellektes (b. PLOTIN) 176
— Hekate als 473
— bei PLATON 204[36], 342, 527
— Teilbarkeit der (b. PLOTIN) 176
Weltuntergang 334[125], 358, 376, 486, 554[88]
Werkzeuge 360 f.
Werte, subjektive u. objektive 113
Westen, Kampf im 423 f., 430, (446)
Widdergötter 129
Widerstand 218 ff.
— Bekämpfung des 423
— gegen das Lieben 218
Wiedererneuerung 494
Wiedergeburt 248, 286 f, 298 f., 303, 318, 404, 410 f., 413, 444, 494, 513, 519
— des Bösen 299
— Fisch und 248 ff.
— geistige, durch Introversion 484 f.
— des Helden s.d.
— Mythen der 286, 308, 311, 324[102]
— Samen der 455
— Sehnsucht nach der 268, 350, 505
— der Sonne s.d.
— Symbole der 261 ff., 411
— Tod und s.d.
— aus «Wasser u. Geist» 423
— aus «Wind u. Wasser» 405
Wieland der Schmied 163, 426
Wille 174 f.
— bewußter 549
— Erzeugung des 452
«Willenshandlung, innere» (b. KÜLPE) 36
Wind 132[47], 287, 325, 404[18], 535 f.
— Befruchtung durch den 132[48], 325 f., 407 ff.
— Chnum als 306[57]
— Entstehung des 133 ff., 200
— als Nous 67[10], 73
— Pferde als 357
— u. Wasser 405
— Westwind 404, 407 ff., 423
Windgötter 158[2], 358[19]
Wintersonnenwende 302
Wirklichkeit, Abspaltung von der 61
— geistige 290
— «innere», als Angstquelle 198 f.
— — u. äußere 198
Wissen und Weisheit 40
Wissenschaft, u. gerichtetes Denken 38
Wollen, Zwiespältigkeit des 219
Wort 412
— Substantialität des 39
«Wortfetischismus» (MAUTHNER) 30[6]
Wotan 353, 357, 457 ff., 460 f., 490, 492 f., 509
— u. Brünhilde 459, 553
— auf Sleipnir 353*
Wünsche, unerfüllte 369
Wurm, ehrwürdiger (in ägypt. Hymnus) 381
— giftiger 462
— roter 312

Yama (indischer Totengott) 356
Yang und Yin 478[159]
Yggdrasill s. Weltesche
Yoni 189[12], 344
— Lingam mit Yoni 269*

Zackenkrone 118[19]
Zagreus 434, 541
— als Stier 434
Zarathushtra 299, 540 f.

Zarathustra (NIETZSCHE) 374 f., 480[163], 483[168], 492
Zauber 472
– apotropäischer 445, 449
– primitiver u. moderner 199
Zauberer 418, 446
– als negative Vaterfigur 448
Zauberkraut (auch Lebens-, Unsterblichkeits- u. Wunderkraut) 215, 250, 253*, 384, 523
Zauberspruch 313[73]
Zauberstab, als Libidosymbol 522
«Zeichen» 160
Zeit 361
– als Gott 361[27]
– als Libidosymbol 360 ff.
Zeitgott (mithrischer s. Aion)
Zentauren 358, 390[71]
Zerstückelungsmotiv 302, 457
Zeugung 132
– durch das Ohr 409[24]
Zeugungskraft 119, 121
Zeus 109[6], 176, 186, 310, 390[71], 459
Ziegenfisch 248
Zivilisation 49, 99
– Geschichte der 290
Zodiakus s. Tierkreis
Zrwan akarana 361
Zufälle 68
Zügellosigkeit 97
Zulumythus 256[66]
Zupfen 184, 195
Zürcher Bibel 79
Zusammensetzungsmotiv 302
Zwangsideen 199
Zweig, «Abschneiden» des 405, 407
«Zweihörnige», der 244[31]
Zwerge 161, 461
Zwerggestalt (Dionysos, Iupiter Anxurus, Tages) 165
Zwerggott 163
Zwillinge, im Mutterleib 506